Histologie

Verstehen – Lernen – Nachschlagen

Renate Lüllmann-Rauch

W0011155

303 meist farbige Abbildungen
in 587 Einzeldarstellungen,
10 Tabellen

Georg Thieme Verlag
Stuttgart · New York

Prof. Dr. Renate Lüllmann-Rauch
Anatomisches Institut
der Universität Kiel
Olshausenstraße 40
24098 Kiel

*Bibliografische Information der
Deutschen Bibliothek*

Die Deutsche Bibliothek verzeichnet
diese Publikation in der Deutschen
Nationalbibliografie; detaillierte bibliografische Daten sind im Internet über
http://dnb.ddb.de abrufbar.

Zeichnungen:
Stephanie Gay, Bremen

Umschlaggestaltung:
Thieme-Verlagsgruppe

Umschlaggrafik:
Martina Berge, Erbach
unter Verwendung der Grafiken
von Stephanie Gay

© 2003 Georg Thieme Verlag
Rüdigerstraße 14
D-70469 Stuttgart
Unsere Homepage:
http://www.thieme.de

Printed in Germany

Satz:
Hagedorn Kommunikation, Viernheim
Druck: Stürtz GmbH, Würzburg

ISBN 3-13-129241-5   3 4 5 6

Vorwort

Vielen Generationen von Studierenden der Medizin und Zahnmedizin war seit 1967 das *Tachenlehrbuch der Histologie* von Helmut Leonhardt ein Begleiter durch die vorklinische Ausbildung und vielleicht auch darüber hinaus. Es erschien (in der 8. Auflage) letztmalig 1990. Das nun vorliegende Taschenlehrbuch *„Histologie: Verstehen, Lernen, Nachschlagen"* soll die Nachfolge des „Histo-Leo" antreten. Es wurde völlig neu geschrieben, einige Abbildungen wurden in veränderter Fassung von Leonhardt (1990) übernommen.

Es versteht sich von selbst, dass ein Buch wie das vorliegende zuallererst **solide histologische Grundkenntnisse** vermitteln muss. Darüber hinaus möge es das Bewusstsein dafür wecken, dass im mikroskopischen und molekularen Bereich die Grenzen zwischen den vorklinischen Disziplinen – heute mehr denn je – fließend sind. Darum wird, wo immer es dem Verständnis der Struktur förderlich erscheint, auf **Struktur-Funktions-Beziehungen** und **molekulare Zusammenhänge** hingewiesen, soweit dies im Rahmen eines Taschenlehrbuches möglich ist. Kurze **klinische Hinweise** sollen nicht der kompetenten Unterweisung in späteren Studienabschnitten vorgreifen, sondern in erster Linie die medizinische und funktionelle Bedeutung der abgehandelten Zusammenhänge unterstreichen. Alle über die Basis-Histologie hinausgehenden Ausführungen dürfen nur als Andeutungen verstanden werden, die der Verzahnung der Histologie mit den Nachbardisziplinen dienen und zum weiteren „Beforschen" des jeweiligen Gegenstandes anhand ausführlicher Lehrbücher und einschlägiger Literatur anregen sollen.

Danksagung

Bei der Vorbereitung dieses Buches ist mir Hilfe von vielen Seiten zuteil geworden. Herzlich danken möchte ich den Kolleginnen und Kollegen, die bestimmte Kapitel kritisch durchsahen oder mich berieten: Professores Doctores K. Lennert, R. Mentlein, U. Mrowietz, M. R. Parwaresch, H.-C. Plagmann, J. Sievers, B. Tillmann (alle Kiel); D. Drenckhahn (Würzburg), A. F. Holstein (Hamburg), Charlotte Remé (Zürich), Birte Steiniger (Marburg), K. Zilles (Düsseldorf) sowie PD Dr. G. Gronow, PD Dr. Janka Held-Feindt, PD Dr. B. Kurz, PD Dr. Jutta Lüttges und Dr. Dorothee Wittke (alle Kiel). Besonderer Dank gebührt auch den Kolleginnen und Kollegen, die mir Präparate oder Originalaufnahmen zur Verfügung gestellt haben, ihre Namen sind im Zusammenhang mit den entsprechenden Abbildungen genannt.

Sämtliche abgebildeten Paraffinschnitte stammen, soweit nicht anders vermerkt, aus dem Fundus des Anatomischen Institutes Kiel, der seit über 50 Jahren für Unterrichtszwecke zusammengetragen wurde und zu dessen Mehrung und Bewahrung in den letzten 25 Jahren die technischen Assistentinnen Karin Clausen, Bettina Facompré, Rita Kirsch und Marlies Rall vorzüglich beigetragen haben. Besonderer Dank gebührt Dagmar Niemeier für die stetige, hervorragende Assistenz bei der Elektronenmikroskopie sowie Heide Siebke und Heidi Waluk für die Ausführung der photographischen Arbeiten.

Bei der Verwirklichung des Buchprojektes ermöglichte der Georg Thieme Verlag dankenswerterweise eine großzügige Ausstattung mit Illustrationen. Besonderer Dank gebührt Frau Stephanie Gay (Bremen), die mit großem Einfühlungsvermögen die Abbildungsvorlagen zeichnerisch umgesetzt und dadurch entscheidend zum Entstehen des Buches beigetragen hat. Frau Dr. Petra Kundmüller (Georg Thieme Verlag) danke ich herzlich für ihr unermüdliches Engagement bei der redaktionellen Betreuung, Herrn Rainer Zepf (Georg Thieme Verlag) für seine Geduld mit den vielen Korrekturwünschen bezüglich der Bildreproduktionen und Herrn Gerd Rodriguez (Georg Thieme Verlag) für die herstellerische Betreuung des Buches. In der Konzeptionsphase wurde das Buchprojekt ferner von Frau Marianne Mauch (Georg Thieme Verlag) unterstützt.

Mein herzlichster Dank gehört zuletzt und zuerst meinem Mann Professor Dr. Heinz Lüllmann, der mit viel Geduld, Verständnis und liebevoller Kritik das langwierige Entstehen dieses Buches begleitet hat.

Kein Lehrbuch kann fehlerfrei sein, erst recht kein völlig neu geschriebenes. Ich möchte W. Kahle (1976) zitieren: „Die Fachkollegen werden, dessen bin ich sicher, beim Aufspüren der Fehler, die sich in eine erste Auflage unvermeidlich einschleichen, einige vergnügliche Stunden verbringen". Dennoch hoffe ich, die Wünsche und Erwartungen, mit denen der Leser das vorliegende Taschenbuch aufschlägt, einigermaßen erfüllen zu können. Für konstruktive Kritik und Verbesserungsvorschläge werde ich jederzeit dankbar sein.

Renate Lüllmann-Rauch
Kiel, im Januar 2003

Inhaltsverzeichnis

Zellenlehre

Einleitung: Was ist Histologie?

Die Histologie (wörtlich: Gewebelehre) ist eine Disziplin, in der (meist anhand von dünnen Schnitten) die mikroskopische Struktur von Zellen, Geweben und Organen aller Lebewesen erforscht und beschrieben wird. So bildet die Histologie, angewandt auf den Menschen, gemeinsam mit der makroskopischen Anatomie, der Physiologie und der Biochemie eine der wesentlichen Grundlagen der Medizin.

Organe bestehen aus Geweben, diese wiederum setzen sich aus Zellen und Extrazellulärmaterial zusammen. In dem vorliegenden *Taschenlehrbuch der Histologie* wird zunächst die Zelle als kleinste lebende Einheit des Organismus besprochen (**Zellenlehre, Zytologie**), dann werden die vier Grundgewebe des Körpers (**Allgemeine Histologie**) und schließlich die Feinstruktur der Organe behandelt (**Mikroskopische Anatomie**).

Die Zellenlehre gehört in den Bereich der **Zellbiologie**. Dies ist ein Gebiet, in dem sich Morphologie (Lehre von der Gestalt), Physiologie und Biochemie (Lehre von den physikalischen und chemischen Funktionen des Körpers) stark überschneiden. Im Abschnitt „Zellenlehre" dieses Buches wird natürlich die Morphologie im Mittelpunkt stehen, die Funktionen vieler Strukturen blieben jedoch ohne einige Kenntnisse über physiologische und biochemische Zusammenhänge unverständlich. Daher werden, soweit es für das Verständnis der Funktionen notwendig erscheint, physiologische und biochemische Eigenschaften der Zellbestandteile in *stark vereinfachter und verkürzter Form* mitgeteilt. Dies möge den Leser anregen, sich die entsprechenden Grundlagen aus den einschlägigen Lehrbüchern zu beschaffen.

Allgemeine Histologie und mikroskopische Anatomie. Gründliche histologische Kenntnisse sind Voraussetzung für das Verstehen normaler Abläufe und krankhafter Prozesse im menschlichen Körper. Um dies deutlich zu machen, werden Bezüge zu den vorklinischen und klinischen Nachbardisziplinen angedeutet, wo immer es angebracht erscheint. Dabei soll das eigentliche Anliegen dieses Buches – die Vermittlung von Kenntnissen über die normale Mikrostruktur – nicht außer Acht geraten.

Abschnitte in Kleindruck. Genauere Erklärungen zu molekularen und funktionellen Aspekten sind häufig in Kleindruck gesetzt, ebenso die ▶ Klinischen Hinweise ◀. Man braucht sie nicht alle zu lesen, ausreichende histologische Grundkenntnisse lassen sich auch ohne diese Abschnitte erwerben. Aber erst durch die Verknüpfung mit den Nachbargebieten wird die Histologie recht eigentlich lebendig – und zum intellektuellen Vergnügen. Und einmal umgekehrt gefragt: Was wären, besonders im Zeitalter der Molekularbiologie, die Nachbardisziplinen ohne Morphologie? Der Organismus ist bekanntlich kein Reaktionsgefäß und kein Homogenat, sondern ein bis ins Kleinste wunderbar geordnetes System von Strukturen, die den molekularen Prozessen erst ihre Heimat verleihen.

Zellenlehre

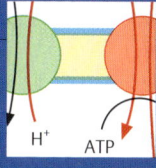

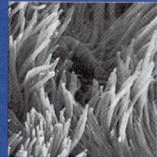

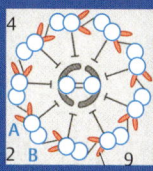

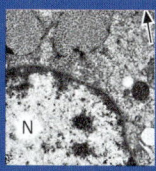

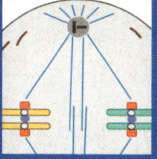

1 Organisation der Zelle

Die Zelle ist die kleinste selbstständig lebensfähige Bau- und Funktionseinheit
des Körpers, im Organismus treten die meisten Zelltypen allerdings im festen
Verband mit ihresgleichen auf (*Gewebe*). Lichtmikroskopisch lassen sich in der
Regel **Zellleib** (**Zytoplasma**) und **Zellkern** (**Nukleus**) unterscheiden (Abb. 1.**1**).
Nur ganz wenige Zelltypen (z.B. Erythrozyt) sind im ausgereiften Zustand kern-
los. Im Zellkern sind die genetischen Anweisungen für die Synthese von Protei-
nen gespeichert. Das Zytoplasma enthält die flüssige Grundmasse der Zelle
(*Zytosol*), das *Zytoskelett* und verschiedene *Zellorganellen*.

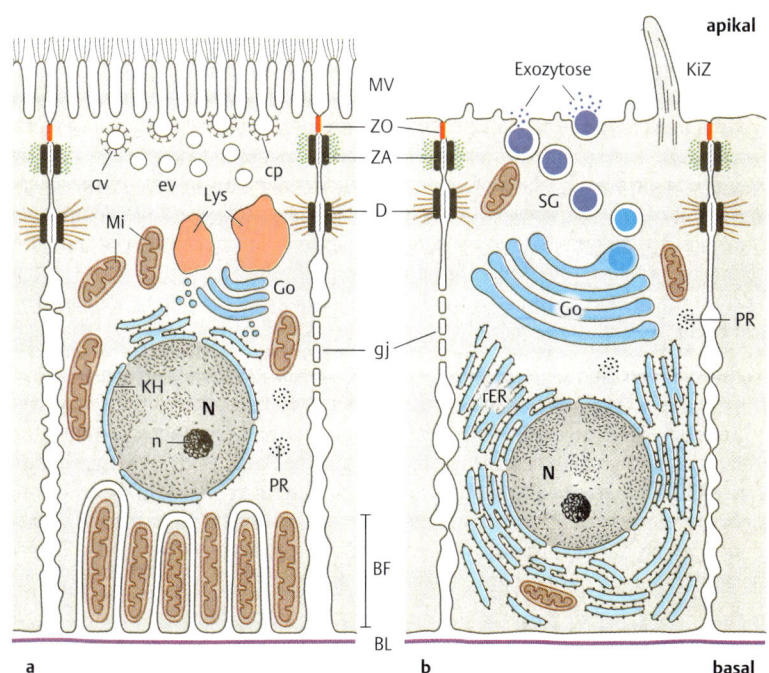

Abb. 1.**1** **Übersicht über die Zelle** am Beispiel **a** einer resorbierenden Epithelzelle (z.B. proximaler
Nierentubulus) und **b** einer sezernierenden Epithelzelle. **BL**, Basallamina. *Organellen*: **Go**, Golgi-Apparat. **Lys**, Lysosom. **Mi**, Mitochondrium. **N**, Nukleus mit Nukleolus (**n**) und Kernhülle (**KH**). **PR**, Polyribo-
somen. **ev**, Endozytose-Vesikel. **rER**, raues Endoplasmatisches Retikulum. **SG**, Sekretgranulum. **cp, cv**,
Stachelsaumgrübchen und -vesikel (coated pit, coated vesicle). *Oberflächendifferenzierungen*: **BF**, inter-
digitierende basale Falten, die mit den Falten der Nachbarzelle verschränkt sind. **KiZ**, Kinozilium. **MV**,
Mikrovilli mit Glykokalyx. *Zellkontakte*: **ZO**, Zonula occludens (Tight junction). **ZA**, Zonula adhaerens. **D**,
Desmosom. **gj**, Gap junction.

Plasmamembran. Die Zelle ist von der Plasmamembran umgeben. Diese besteht – wie auch alle Biomembranen innerhalb der Zelle – aus *polaren Lipiden* und *Proteinen.* Aufgrund ihres Lipidcharakters stellt die Plasmamembran für wasserlösliche Stoffe eine Diffusionsbarriere zwischen Intra- und Extrazellulärraum dar. Die Proteine der Plasmamembran sind für viele Mechanismen verantwortlich, die die Zelle befähigen, Stoffaustausch mit ihrer Umgebung zu betreiben (z.B. *Kanäle, Transporter, Pumpen*) und sich mit ihr zu verständigen (z.B. *Rezeptoren* für Wirkstoffe; *Zelladhäsionsmoleküle*).

Oberflächendifferenzierungen. Bei vielen Zellen ist die Fläche der Plasmamembran durch zahlreiche Falten oder Fortsätze stark vergrößert. Manche Zellen tragen einen Rasen von eigenbeweglichen Fortsätzen (*Kinozilien*), die durch koordinierte Schläge einen Flüssigkeitsstrom erzeugen.

Zytoskelett und Zellkontakte. Das Zytosol wird von einem dreidimensionalen Gerüst aus Filamenten durchzogen, die als Zytoskelett zusammengefasst werden (*Aktinfilamente, Mikrotubuli, Intermediärfilamente*). Diese verleihen der Zelle samt ihren Fortsätzen die nötige mechanische Stabilität. Wenn gleichzeitig *Motorproteine* beteiligt sind, dient das Zytoskelett der aktiven Beweglichkeit der Zelle und dem Transport von Zellbestandteilen innerhalb der Zelle. Aktin- und Intermediärfilamente inserieren häufig an Spezialisierungen der Plasmamembran, mittels derer die Zellen **interzelluläre Kontakte** ausbilden oder sich an Strukturen im Extrazellulärraum (*Extrazellulärmatrix*) festhalten (**Zell-Matrix-Kontakte**).

Zellorganellen sind Unterabteilungen der Zelle (*intrazelluläre Kompartimente*), die durch eine eigene Biomembran gegenüber dem Zytosol abgegrenzt sind. Mit Hilfe spezieller Proteine in ihren Membranen und in ihrem Innern erfüllen die Zellorganellen jeweils spezifische Funktionen im Rahmen des Zellhaushaltes. Das **Endoplasmatische Retikulum** (**ER**) ist ein System von flachen Zisternen, in dem Proteine (*raues ER*) und Lipide (*glattes ER*) synthetisiert werden. Die Proteine werden über *Transportvesikel* an den **Golgi-Apparat** weitergereicht. Dieser besteht ebenfalls aus flachen Zisternen, in denen die Proteine chemisch modifiziert werden. Proteine, die exportiert (= sezerniert) werden sollen, werden hier in membranbegrenzte **Sekretvesikel** (**Sekretgranula**) abgepackt. Der Inhalt der Sekretgranula (z.B. Verdauungsenzyme des Pankreas, Hormone der Pankreasinseln) wird durch *Exozytose* aus der Zelle ausgeschleust. **Lysosomen** sind Verdauungsorganellen mit einer ungewöhnlich hohen Protonenkonzentration (ca. pH 4,5). Hier werden abgenutzte und überflüssige Zellbestandteile enzymatisch in die einzelnen Bausteine zerlegt. Durch *Endozytose* (umgekehrter Weg wie bei der Exozytose) aus dem Extrazellulärraum aufgenommene Stoffe (z.B. Zelltrümmer, Bakterien) werden in den Lysosomen abgebaut und unschädlich gemacht. Die **Mitochondrien** dienen der oxidativen (d.h. unter Verwendung von Sauerstoff bewerkstelligten) Gewinnung von energiereichen Verbindungen (z.B. Adenosintriphosphat, ATP; oxidative Phosphorylierung), die dann für andere Energie-verbrauchende Prozesse in der Zelle verwendet werden. **Peroxisomen** sind kleine Organellen, in denen u.a. bestimmte Fettsäuren abgebaut werden.

Im Zytosol kommen Gruppen von Ribosomen (**Polyribosomen**) vor, an denen lösliche Proteine synthetisiert werden, die für den eigenen Haushalt der Zelle bestimmt sind. Außerdem sind im Zytosol energiereiche Vorratsstoffe der Zelle gelagert: **Glykogenpartikel** und **Lipidtröpfchen**.

2 Plasmamembran und Oberflächendifferenzierungen

Die Plasmamembran bildet die **Grenze zwischen Extra- und Intrazellulärraum**. Für Gase und hydrophobe Stoffe stellt sie keine Barriere dar, dagegen können Ionen und andere hydrophile Stoffe die Plasmamembran nur mit Hilfe von selektiven Kanal- und Transportproteinen durchqueren.

Die Plasmamembran (Zellmembran, das Plasmalemm) erscheint im üblichen elektronenmikroskopischen Bild als ca. 8 nm dicke trilaminäre Struktur (zwei kontrastreiche Linien, in der Mitte eine helle Zone). Die Außenseite kann mit einem deutlich sichtbaren Filz (*Glykokalyx*) bedeckt sein. Das molekulare Grundgerüst der Plasmamembran besteht aus einer **Doppelschicht von polaren Lipiden** (hauptsächlich *Phospholipiden*) und **Proteinen**, die ein- und angelagert sind.

Durch verschiedene **Differenzierungen der Zelloberfläche** wird die Fläche für den Stoffaustausch vergrößert (*Mikroplicae, Mikrovilli, basale Falten*). *Kinozilien* und *Geißeln* (*Flagellen*) dienen zwar ganz anderen Zwecken, werden aber auch in diesem Abschnitt beschrieben, weil es sich ebenfalls um dauerhafte Oberflächenspezialisierungen handelt. Fortsätze, die nur vorübergehend existieren (z.B. bei Wanderungs- und Fressvorgängen), werden an anderer Stelle besprochen.

Aufbau der Plasmamembran

Der im Folgenden beschriebene Bau der Plasmamembran gilt im Prinzip für alle Biomembranen (Abb. 2.**1**). Unterschiede betreffen hauptsächlich die Einzelheiten der Lipid- und Proteinzusammensetzung.

Polare Lipide der Plasmamembran

Die häufigsten Lipide der Membranen sind **Phospholipide**; kleinere Fraktionen werden von Glykolipiden gebildet (z.B. Ganglioside, Cerebroside, Sulfatide). Gemeinsam ist allen Membranlipiden der physikochemische Charakter: Sie besitzen einen hydrophilen und einen hydrophoben Molekülanteil und sind somit **amphiphil**. In wässrigem Medium bilden polare Lipide Aggregate und ordnen sich dabei stets so an, dass ihre hydrophilen Teile dem Wasser zugewandt sind und ihre hydrophoben Teile „unter sich" bleiben. Eine der Aggregationsmöglichkeiten ist die Doppelschicht, wie sie in der Plasmamembran und allen Biomembranen verwirklicht ist. So vertragen sich die beiden Oberflächen der

Membran mit den angrenzenden wässrigen Medien, während das Innere der Membran eine hydrophobe Zone darstellt. Die Lipide werden ausschließlich durch physikochemische Kräfte (s.u.) zusammengehalten. Man muss sich die Lipiddoppelschicht als recht flexiblen Film vorstellen, in dem die Lipidmoleküle innerhalb ihrer Ebene leicht umherschwimmen können (*laterale Diffusion* der Membranbausteine, *Fluidität* der Biomembran). Ein Überwechseln in die andere Lamelle der Doppelschicht geschieht dagegen selten, wenn nicht spezielle Enzyme dies erleichtern. Die Fluidität der Membran wird durch **Cholesterin**, das zwischen den Phospholipiden steckt, gemindert, dadurch wird die Membran etwas versteift.

Proteine der Plasmamembran

Die Proteine sind für die meisten *spezifischen* biologischen Funktionen der Membranen verantwortlich. Genau wie die Lipidmoleküle können die Membranproteine in der Lipidschicht umherschwimmen („*Flüssig-Mosaik-Modell*" der Biomembran), es sei denn, sie sind immobilisiert (z.B. durch Anbindung an das Zytoskelett, S. 20).

Proteine können auf verschiedene Weise mit der Plasmamembran verbunden sein. Hier werden nur die Transmembranproteine und die peripheren Proteine erwähnt (Abb. 2.**1d**).

Transmembranproteine sind *integrale Membranproteine*. Sie sind in die Lipiddoppelschicht eingebettet, durchspannen sie ganz und haben somit Anschluss an den Intra- und Extrazellulärraum. Sie dienen u.a. dem Stoffaustausch und der Kommunikation zwischen der Zelle und ihrer Umgebung. Beispiele sind Ionenkanäle, Transporter, Pumpen und Rezeptoren (S. 11).

Eine räumliche Vorstellung von der Biomembran und den Transmembranproteinen erhält man durch die **Gefrierbruchtechnik**. Mit dieser Methode kann man Membranen entlang ihrer hydrophoben Zone aufbrechen, sodass die beiden Lipidlamellen voneinander getrennt werden und der Blick auf die hydrophoben Flächen frei wird. Transmembranproteine bleiben beim Bruch meist in der inneren (zytoplasmatischen) Lamelle stecken und erscheinen hier als „intramembranäre Partikel", das Gefrierbruchbild der äußeren Lamelle weist komplementär dazu Löcher auf.

Periphere Membranproteine sind durch physikochemische Bindung an die integralen Membranproteine mit der äußeren oder inneren Membranoberfläche assoziiert. Periphere Membranproteine auf der Innenseite dienen häufig als **Adaptoren**, die die Verbindung zwischen Zytoskelett und Transmembranproteinen vermitteln (S. 19, 28).

Glykokalyx

Die Glykokalyx (gr.: „Zuckermantel") erscheint elektronenmikroskopisch wie eine Schicht aus kleinen „Antennen" oder filzigem Material auf der Außenseite

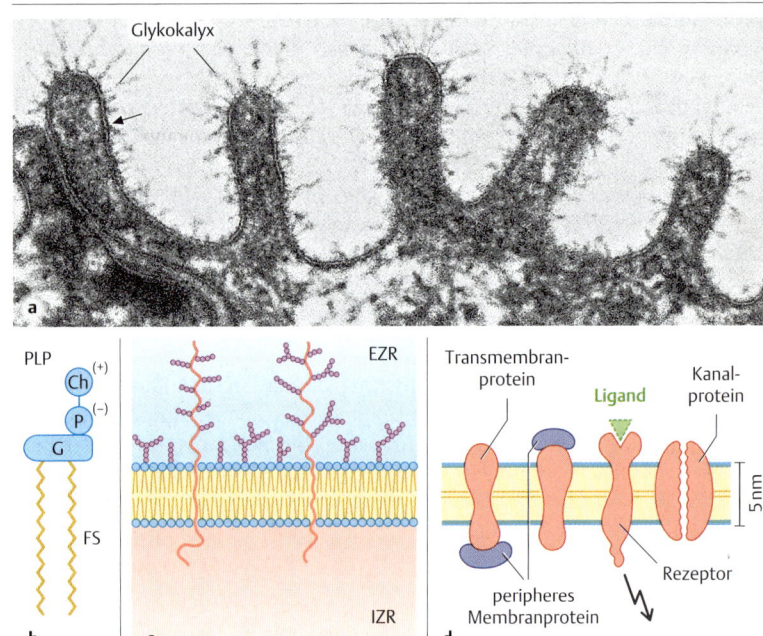

Abb. 2.**1** **Plasmamembran.** a, EM-Bild, b–d Schemata. **a** Apikale Plasmamembran (zu Mikroplicae aufgeworfen) einer Superfizialzelle im unverhornten mehrschichtigen Plattenepithel des Ösophagus (Affe). Der **Pfeil** weist auf die trilaminäre Struktur der Plasmamembran. Vergr. 90 000fach. **b** **Phospholipid** (PLP), vereinfachte Darstellung am Beispiel von Lecithin: Das Molekül besteht aus einem hydrophilen Anteil (*blau*: Glycerin, Phosphorsäure, Cholin) und einem hydrophoben Anteil (*gelb*: 2 Fettsäuren). **c** **Plasmamembran,** Bauprinzip (vereinfacht). Doppelschicht aus polaren Lipiden. Transmembranproteine *rot*. Oligosaccharidketten der Glykokalyx *violett*. **EZR** und **IZR**, Extra- und Intrazellulärraum. **d** **Membranproteine.** Transmembranproteine *rot*. Periphere Membranproteine *dunkelblau*. *Grün*: ein Wirkstoff ist an den Membranrezeptor gebunden (*Ligand*), der Rezeptor setzt im IZR eine Signalkette (*Pfeil*) in Gang.

der Plasmamembran (Abb. 2.**1**). Die Dicke der Glykokalyx hängt von der Zellart und der Darstellungsmethode ab. Besonders dicke Glykokalyx-Schichten sind an den Spitzen der Mikrovilli des Darmepithels und auf manchen Endothelien (z.B. Nierenglomerulus, bis 300 nm, S. 385) beschrieben worden. Die Glykokalyx ist integraler Bestandteil der Plasmamembran und kommt folgendermaßen zustande: (1) Die äußere Lipidlamelle enthält neben Phospholipiden **Glykolipide**, die an ihrem nach außen weisenden Ende Zuckerketten (*Oligosaccharide*) und häufig *Sialinsäuren* (von Zuckern abgeleitete Säuren) tragen. Die Zuckerreste ragen über die Ebene der Lipidschicht hinweg in den Extrazellulärraum. (2) Manche integralen Membranproteine (**Glykoproteine**, **Muzine**, **Proteoglykane**) besitzen Oligosaccharid-reiche Abschnitte bzw. lange Glykanketten, mit denen sie weit über die äußere Lipidschicht hinausragen können. Die Gesamtheit aller zuckerhaltigen „Anhängsel" ist die Glykokalyx. Die chemische Zusammensetzung ist für jede Zellart spezifisch. Manche Oligosaccharide der Glykokalyx sind Erkennungsstellen für Zucker-bindende Proteine (**Lektine**), die für Zell-Zell-Bindungen von Bedeutung sind (z.B. Selektine, S. 238). Die Glykokalyx verleiht der Zelloberfläche aufgrund der zahlreichen anionischen Reste (Sialinsäuren, sulfatierte Glykosaminoglykane) Negativladungen (wichtig z.B. für die Funktion der Blut-Harn-Schranke im Nieren-Glomerulus, S. 387).

Exkurs: Bindungen

Durch **kovalente chemische Bindungen** werden die Atome eines Moleküls zusammengehalten. Sie sind ohne Mithilfe von Enzymen weder leicht zu bilden noch zu lösen. Für das biologische Miteinander der Makromoleküle sind jedoch **nicht-kovalente (physikochemische) Bindungen (Interaktionen)** genauso wichtig. Häufig können sich solche Interaktionen je nach Umgebungsbedingungen leicht ausbilden und auch leicht wieder lösen. Sie ermöglichen daher rasch reversible Veränderungen in der Zelle und sind damit für die *Dynamik* vieler Vorgänge und auch vieler scheinbar stationärer Strukturen (z.B. Plasmamembran, Zytoskelett) verantwortlich. Über die verschiedenen Typen von physikochemischen Bindungen (z.B. elektrostatische Bindungen, Wasserstoffbrücken, van der Waals-Interaktionen, hydrophobe Interaktionen) informieren die Lehrbücher der Biochemie.

Nur einige wenige Strukturen und Vorgänge seien als **Beispiele** genannt, bei denen nicht-kovalente Bindungen eine zentrale Rolle spielen: Zytoskelett; Zellkontakte; intrazellulärer Vesikel-Transport; Endo- und Exozytose; Organisation der Extrazellulärmatrix; Zelladhäsion; Muskelkontraktion.

Kanäle, Transporter, Pumpen, Rezeptoren

Für Gase und hydrophobe Stoffe bietet die Plasmamembran keinerlei Hindernis; sie diffundieren entsprechend ihrem Konzentrationsgradienten einfach hindurch und werden daher auch als „membrangängig" charakterisiert. Für Ionen, elektrisch geladene und hydrophile Moleküle ist die Lipiddoppelschicht dagegen so gut wie undurchlässig. Für solche Stoffe – sofern sie physiologisch vorkommen – enthält die Plasmamembran spezifische Kanäle, Transporter (Carrier) und Pumpen, die alle durch Transmembranproteine verkörpert werden (Abb. 2.**2**). Die Plasmamembran besitzt dadurch eine **selektive Durchlässigkeit**. Dasselbe gilt grundsätzlich auch für die intrazellulären Biomembranen.

Kanäle (Proteintunnel mit hydrophilem Inneren) erlauben den Durchtritt von **Ionen** (z.B. K^+, Na^+, Ca^{2+}, Cl^-) entlang einem Gradienten (bergab). Ionenkanäle sind jeweils selektiv für ein bestimmtes Ion durchlässig, ihre Öffnung und Schließung sind streng reguliert (z.B. durch elektrische Spannung, durch Hormone und andere Wirkstoffe). Für **Wasser**, von dem früher ange-

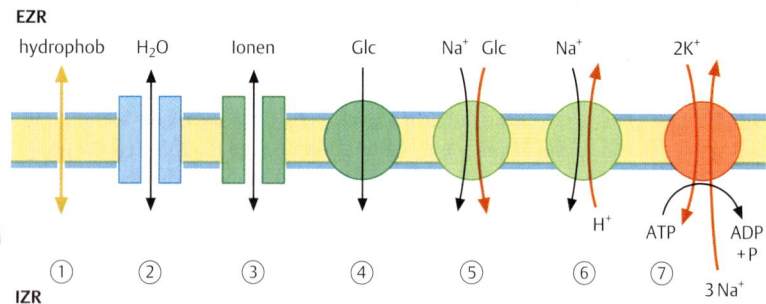

Abb. 2.2   **Stoffaustausch durch die Plasmamembran** (vereinfachtes Schema). **EZR** und **IZR,** Extra- und Intrazellulärraum. **(1)** Hydrophobe Stoffe diffundieren passiv durch die Membran. **(2)** Wasserkanal aus Aquaporin. **(3)** Ionenkanal mit regulierter Durchgängigkeit. **(4)** Passiver Transport mittels eines Transporters (Carrier) entlang einem Gradienten. **(5)** und **(6)** Sekundär aktiver Transport: Der Bergauf-Transport (roter Pfeil) eines Stoffes ist an den Bergab-Transport eines anderen Stoffes (schwarzer Pfeil) gekoppelt. (5) Symport. (6) Antiport. **(7)** Primär aktiver Transport am Beispiel der Na^+/K^+-ATPase. Die Energie für den Bergauf-Transport (rote Pfeile) wird aus der Spaltung von ATP gewonnen.

nommen wurde, dass es die Plasmamembran ohne Hilfsmittel durchqueren kann, besitzen die meisten Zellen Kanäle, die permanent offen sind. Die Proteine, aus denen sie aufgebaut sind, heißen **Aquaporine** (s. z.B. Epithel, S. 82; Niere S. 390).

Transporter (*Carrier*) ermöglichen den Durchtritt von Ionen und kleinen hydrophilen Molekülen (z.B. Glucose, Aminosäuren) entlang einem Gradienten (bergab). Dabei müssen die Transporterproteine eine Konformationsänderung durchmachen. Die Durchtrittsmechanismen über Kanäle und Transporter, die nur bergab verlaufen, werden als **passiver Transport** zusammengefasst.

Cotransporter sind Carrier, die mehrere Stoffe gleichzeitig transportieren, entweder in derselben Richtung (*Symport*) oder in entgegengesetzter Richtung (*Austausch, Antiport*). Dabei folgt der eine Stoff (meist Na^+-Ionen) einem Gradienten (bergab), den die Zelle an anderer Stelle mittels einer Pumpe aufrecht erhalten muss. Die in diesem Gradienten steckende Energie wird genutzt, um den anderen Stoff *entgegen* einem Gradienten (bergauf) zu befördern. Dieser Vorgang wird als **sekundär aktiver Transport** bezeichnet. Beispiele: Na^+-Glucose-Symport im Darmepithel (S. 326), Na^+/H^+-Antiport im proximalen Nierentubulus (S. 390).

Pumpen sind Membranproteine, die Ionen (z.B. Na^+, K^+, H^+, Ca^{2+}) entgegen einem Gradienten (bergauf) durch die Membran befördern (**primär aktiver Transport**). Die hierfür erforderliche Energie beziehen die Pumpen aus der Spaltung von ATP (Adenosintriphosphat), sie werden daher als **Transport-ATPasen** zusammengefasst. Am weitesten verbreitet ist die **Na^+/K^+-ATPase**. Sie spaltet pro Aktionszyklus ein Molekül ATP und pumpt dabei „bergauf" 3 Na^+ aus der Zelle und 2 K^+ in die Zelle.

Aufgrund der Abschirmung des Intrazellulärraumes durch die selektiv permeable Plasmamembran kann die Zelle mittels der Pumpen im Innern ein spezifisches Milieu aufrechterhalten, das sich von dem des Extrazellulärraumes unterscheidet. *Ein* wesentlicher Unterschied betrifft die Konzentration der K^+- und Na^+-Ionen: $[K^+]$ ist innen hoch, außen niedrig (ca. 4,5 mmol/l); $[Na^+]$ ist innen niedrig, außen hoch (ca. 140 mmol/l). Die Na^+/K^+-ATPase kommt neben anderen Transport-ATPasen in der Plasmamembran jeder Zelle vor. Indem sie die Na^+- und K^+-Gradienten aufrechterhält, ist sie indirekt die Triebkraft für viele Prozesse, die über Kanäle, Transporter, und Cotransporter verlaufen. Ein weiterer wichtiger Unterschied zwischen Zytosol und Extrazellulärraum betrifft die Konzentration der **freien Ca^{2+}-Ionen**: Sie ist im Zytosol rund 10^4-mal niedriger als im Extrazellulärmedium (ca. 10^{-7} mol/l gegenüber ca. 10^{-3} mol/l). Hierfür sind u.a. **Ca^{2+}-Pumpen** in der Plasmamembran und in intrazellulären Membranen verantwortlich, die Ca^{2+}-Ionen aus dem Zytosol nach draußen oder in intrazelluläre Kompartimente pumpen.

Membranpotenzial. Aus der Ungleichverteilung von K^+ und Na^+ im Intra- und Extrazellulärraum und aus den ungleichen Permeabilitäten der Membran für diese Ionen (in der ruhenden Membran sind mehr Kanäle für K^+ offen als für Na^+) ergibt sich ein elektrisches Feld über der Plasmamembran. Die Innenseite ist negativ (-40 bis -80 mV je nach Zellart) gegenüber der Außenseite: **Ruhemembranpotenzial**. Der **polarisierte** Zustand der Membran ist Vorbedingung für die **elektrische Erregbarkeit** von Zellen, einer Erregung liegt eine **Depolarisation** der Membran zugrunde. Diese Grundkenntnisse sind erforderlich für das Verständnis der Struktur und Funktion von Nervengewebe (S. 146) und Muskulatur (S. 187).

Membranrezeptoren. Die Mehrzahl der *Wirkstoffe* (z.B. Hormone, Neurotransmitter, Wachstumsfaktoren) sind wasserlösliche Moleküle. Sie können nicht einfach in die Zielzelle eindringen, in der sie einen biologischen Effekt auslösen. Der Effekt wird durch ein Transmembranprotein (**Rezeptor**) vermittelt, das den Wirkstoff (*Ligand*) spezifisch bindet. Nach Bindung des Liganden an die extrazelluläre Domäne des Rezeptors verändert sich das Rezeptormolekül vorübergehend mit folgendem Ergebnis: (a) Entweder wird die Durchlässigkeit eines an den Rezeptor angeschlossenen Ionenkanals beeinflusst, was den Effekt auslöst; oder (b) der Rezeptor setzt mit seiner intrazellulären Domäne eine Reaktionskette im Inneren der Zelle in Gang, durch die das Signal noch verstärkt und schließlich in den Effekt übersetzt wird (*Signaltransduktion*).

Differenzierungen der Zelloberfläche

Polare Organisation der Zellen

Viele Zellen – vor allem Epithelzellen (S. 5, 78), aber nicht nur diese – besitzen zwei Pole, die sich u.a. bezüglich der biochemischen Zusammensetzung und

Funktion der Plasmamembranen sowie bezüglich des Oberflächenreliefs unterscheiden. Bei Epithelzellen kann ein apikaler Pol und entsprechend eine **apikale Membran** (zur freien Oberfläche des Epithels orientiert) von einer **basolateralen Membran** unterschieden werden (Abb. 1.**1**). Fortsätze der Zelloberfläche enthalten in der Regel ein spezielles Binnengerüst (S. 20), das ihre Form aufrechterhält oder ihnen Eigenbeweglichkeit (S. 25) verleiht.

Differenzierungen zur Vergrößerung der Membranoberfläche

Mikroplicae sind niedrige faltenförmige Fortsätze am apikalen Pol (Abb. 2.**1**, 2.**3**). Man findet sie beispielsweise regelmäßig an der Oberfläche von unverhorntem, mehrschichtigem Plattenepithel (z.B. Ösophagus, S. 315; Plica vocalis, S. 285; Cornea, S. 493), wo sie die Haftung eines Flüssigkeitsfilms begünstigen.

Mikrovilli (lat.: *villus* = Zotte) sind fingerförmige Fortsätze am apikalen Zellpol. Sie sind ca. 0,1 µm dick und je nach Zellart bis zu 2 µm lang. In vielen resorbierenden Epithelien (z.B. Darm, S. 326; proximaler Nierentubulus, S. 390) ist jede Zelle von einem gleichmäßigen Rasen aus Mikrovilli bedeckt (Abb. 1.**1**, 2.**3**, 2.**4**). Das lichtmikroskopische Äquivalent ist der *Bürstensaum* (Abb. 7.**3**). Aufgrund der Mikrovilli steht eine große Membranfläche für die Unterbringung von Kanälen, Transportern oder Pumpen zur Verfügung (bis zu 30fach größer als bei glatter Zelloberfläche).

Stereozilien sind besonders lange (bis zu 10 µm) Mikrovilli. Der Name Stereozilie, der so viel wie „steife Wimper" bedeutet (gr.: *stereos*; lat.: *cilium*), wird für zwei funktionell völlig verschiedene Arten von Fortsätzen benutzt.
- **Samenweg-Stereozilien** (Abb. 2.**4**) auf den Epithelzellen des Nebenhodengangs und Samenleiters (S. 410) sind nicht steif, sondern durchaus flexibel. Abgesehen von ihrer Länge entsprechen sie den Mikrovilli anderer Epithelien. Büschel solcher Stereozilien sind lichtmikroskopisch zu erkennen (Abb. 7.**3**). Der Name soll hier wohl andeuten, dass sie im Gegensatz zu den ebenfalls langen *Kinozilien* (s.u.) nicht eigenbeweglich sind. Zur lichtmikroskopischen Unterscheidung zwischen Stereo- und Kinozilien s. Abb. 7.**3**.
- **Innenohr-Stereozilien** sind charakteristisch für die Sinneszellen des Gehörund Gleichgewichtsorgans (S. 482, 486). Diese Fortsätze sind aufgrund eines speziell gebauten Binnengerüstes wirklich stocksteif, was für ihre Funktion als Bewegungssensoren erforderlich ist (Abb. 25.**5**).

Vergrößerung der basolateralen Membranoberfläche (Abb. 1.**1**, 2.**5**). Bei den Zellen vieler transportierender Epithelien (S. 82) zeigt die basolaterale Membran zahlreiche **fingerförmige Fortsätze** (z.B. Darm- und Gallenblasenepithel). Eine noch stärkere Oberflächenvergrößerung wird durch **basale Falten** erreicht. Diese sind meist mit entsprechenden Falten der Nachbarzellen verzahnt (*inter-*

digitierende Falten) und können im Extremfall (z. B. distaler Nierentubulus, S. 391, Streifenstück von Speicheldrüsen, S. 298) bis in die obere Hälfte des Zellleibes hinaufreichen. Die Membran des Faltenapparates, der auch als *basales Labyrinth* bezeichnet wird, ist meist Sitz der Na^+/K^+-ATPase. Lichtmikroskopisches Äquivalent des basalen Faltenapparates ist die **basale Streifung**. Diese wird allerdings auch durch die in den Falten hochkant gestellten Mitochondrien hervorgerufen.

Kinozilien und Geißeln

Kinozilien („Flimmerhärchen") (Abb. 2.**3**, 2.**4**) sind Zellfortsätze (Länge meist ca. 5 µm, Durchmesser konstant 0,25 µm), die aufgrund ihrer Ausstattung mit **Mikrotubuli und zugehörigen Motorproteinen** schlagende Bewegungen ausführen können (S. 25). Viele Zellen können ein einzelnes Kinozilium besitzen (Funktion meist unklar). Flimmerepithelien (z. B. Atemwege, S. 281; Eileiter, S. 431) dagegen tragen einen dichten Rasen von Kinozilien, der schon lichtmikroskopisch sichtbar ist (Abb. 7.**3**). Alle Kinozilien eines Epithels schlagen rhythmisch in einer festgelegten Richtung (z.B. im Luftröhrenepithel 20/sec, Förderrichtung zum Rachen). Die Schläge erfolgen koordiniert nacheinander, nicht synchron, sondern *metachron*. Die aktiven Bewegungen laufen wellenartig über den Rasen, lebendes Flimmerepithel ähnelt einem Kornfeld im Wind. Über dem Epithel kommt dadurch ein steter Flüssigkeitsstrom zustande, in dem Partikel gerichtet befördert werden können.

Die **Geißel** (Flagellum) ist eine einzelne, besonders lange Kinozilie (55 µm) im Schwanz des Spermiums. Sie dient der raschen Vorwärtsbewegung der Zelle im Ejakulat. Über den Bewegungsapparat der Kinozilien und Geißeln s. nächstes Kapitel (S. 25).

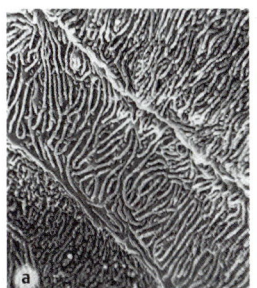 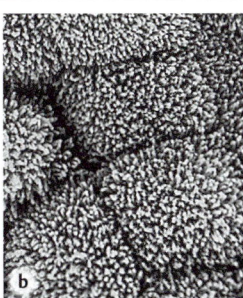 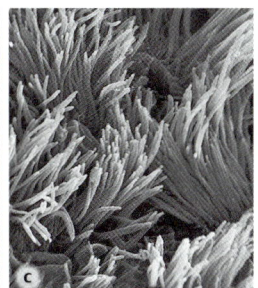

Abb. 2.**3** **Oberflächendifferenzierungen am apikalen Zellpol, Raster-EM.** **a** **Mikroplicae**, Epithel auf der Plica vocalis (Kehlkopf, Mensch). **b** **Mikrovilli**, Dünndarm-Epithel (Maus). **c** **Kinozilien**, Luftröhren-Epithel (Mensch). Präparate und Aufnahmen: B. Tillmann, Anat. Inst. Kiel. Vergr. 5000fach.

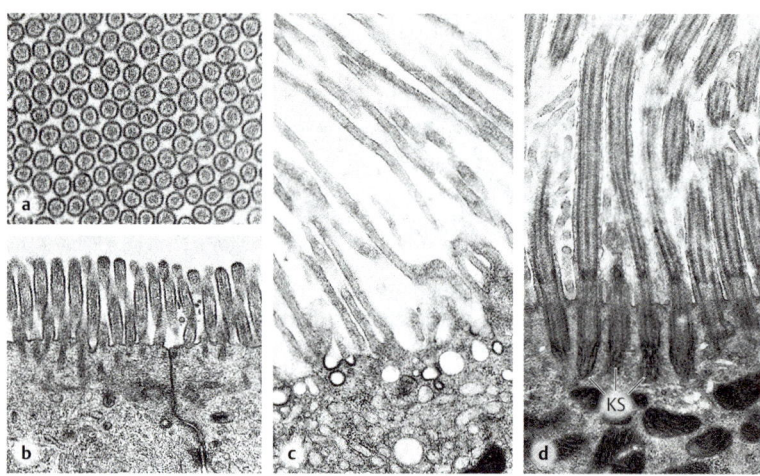

Abb. 2.**4** **Oberflächendifferenzierungen am apikalen Zellpol, Transmissions-EM. a, b Mikrovilli** (Dünndarmepithel, Maus) im Quer- und Längsschnitt. **c Samenweg-Stereozilien**, Nebenhodengang (Maus). **d Kinozilien** (Flimmerepithel, Mittelohrschleimhaut, Maus). **KS**, Kinetosom. Vergr. 20 000fach (a), 12 000fach (b–d).

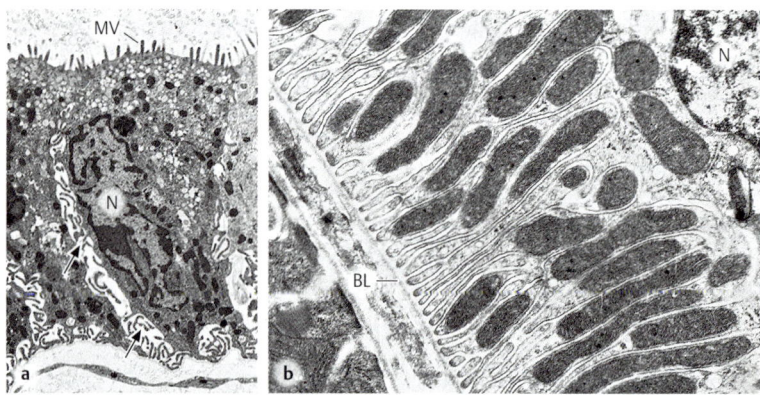

Abb. 2.**5** **Oberflächendifferenzierungen am basolateralen Zellpol. a Fingerförmige Fortsätze** (**Pfeile**), Gallenblasen-Epithel (Maus). Außerdem kurze Mikrovilli (**MV**) am apikalen Pol. **N**, Zellkern. **b** **Basale Falten mit Mitochondrien**, distaler Nierentubulus (Maus). **BL**, Basallamina.Vergr. 3 000fach (a), 12 000fach (b).

3 Zytoskelett

Das Zytosol ist von einem dreidimensionalen Netzwerk, dem **Zytoskelett**, durchzogen. Die Hauptbestandteile sind Filamente, die sich u.a. aufgrund des Durchmessers unterscheiden lassen:
- **Aktin- oder Mikrofilamente (7 nm)**,
- **Intermediärfilamente (10 nm)**,
- **Mikrotubuli (25 nm)**.

Mit Hilfe von spezifischen **Begleitproteinen** bilden die Filamente geordnete Systeme (Abb. 3.**1**).

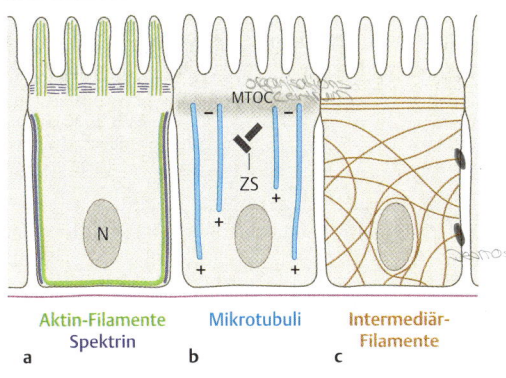

Aktin-Filamente Spektrin a **Mikrotubuli** b **Intermediär-Filamente** c

Abb. 3.**1** **Übersicht** über die wichtigsten Zytoskelett-Elemente und ihre intrazelluläre Verteilung am Beispiel des Dünndarmepithels. **a** **Aktinfilamente** (*grün*) und Spektrin (*dunkelblau*). **N**, Nukleus. **b** **Mikrotubuli. ZS**, Zentrosom. Die Mikrotubuli sind mit ihrem (–)-Ende im MTOC (S. 22) verankert, das in Epithelzellen ausnahmsweise nicht um das ZS herum liegt; mit dem (+)-Ende strahlen sie in den Zellleib aus. **c** **Intermediärfilamente**; die Desmosomen, an denen sie inserieren, sind weggelassen.

Allgemeine Eigenschaften des Zytoskeletts

Alle Systeme des Zytoskeletts bestehen aus Einzelbausteinen (Proteinen), die sich zu **Filamenten** zusammenlegen (*Selbstassoziation, Polymerisation*) und auch wieder auseinander fallen können (*Dissoziation*). Die Einstellung des Gleichgewichts zwischen dem dissoziierten Zustand (Einzelbausteine im Zytosol gelöst) und dem polymeren Zustand (Filament) wird u.a. durch **Begleitproteine** (assoziierte Proteine) reguliert, die für jedes Filamentsystem spezifisch sind. Durch weitere Begleitproteine werden die Filamente eines Systems untereinander und mit Filamenten anderer Systeme verbunden sowie an Membranproteinen befestigt. Erst dadurch kann das Zytoskelett als Ganzes seine vielfältigen Funktionen erfüllen; einige seien hier genannt:

- **Mechanische Stabilisierung** der Zelle und ihrer Ausläufer; hieran sind alle drei Filamentarten in jeweils spezifischer Weise beteiligt.
- **Bewegungen der Zelle** (z. B. Muskelkontraktion, Zellwanderung, Bildung von vorübergehenden Fortsätzen) kommen durch Aktinfilamente in Zusammenarbeit mit ihren Motorproteinen (Myosine) zustande. Für die Bewegung der Kinozilien sind Mikrotubuli und ein Motorprotein (Dynein) verantwortlich.
- **Bewegungen innerhalb der Zelle** (z.B. Transport von Zellorganellen und Chromosomen). Der Transport über längere Strecken wird von Mikrotubuli samt deren Motorproteinen (Kinesine, Dyneine) besorgt, für Kurzstreckentransporte in der Zellperipherie ist das Aktin-Myosin-System verantwortlich.

Aktinfilamente und ihre Motorproteine

Aktine sind globuläre Proteine, die in verschiedenen *Isoformen* in allen Zellen vorkommen, den höchsten Aktingehalt besitzt die Muskulatur (ca. 50 % des Gesamtproteins). Funktionstüchtig wird das Aktinsystem erst durch seine diversen Begleitproteine und Motorproteine.

Aufbau der Aktinfilamente

Die globulären Aktin-Monomere (**G-Aktin**) können zu den 7 nm dicken Aktinfilamenten (**F-Aktin**) polymerisieren (Abb. 3.**2**). Das Aktinfilament hat zwei ungleiche Enden: Ein (+)-Ende, an dem rasche Polymerisation (Verlängerung), aber auch ebenso rascher Zerfall stattfinden kann, und ein (−)-Ende, an dem diese Vorgänge langsamer ablaufen. Diese *dynamische Instabilität* der Aktinfilamente ermöglicht den raschen Umbau des Systems je nach Bedarf. **Aktin-Begleitproteine** regeln den Umbau, die geometrische Anordnung und die Befestigung der Aktinfilamente.

Verlängerung und Zerfall. In Muskelzellen (S. 181) sind Aktinfilamente recht beständig, in nicht-muskulären Zellen dagegen kann das Verhältnis von G-Aktin zu F-Aktin sehr rasch wechseln. Stabilisierende Begleitproteine legen sich parallel (z.B. *Tropomyosin*) an die Filamente oder setzen sich kappenartig an die freien Enden und verhindern den Zerfall oder die Verlängerung. Andere Begleitproteine bewirken den Zerfall der Filamente in kleine Fragmente oder binden sich an G-Aktin und verhindern oder fördern die Polymerisation. Auf diese Weise kann die Zelle ihr Aktingerüst stabil halten oder sehr rasch umbauen (z.B. zur Schaffung von kurzlebigen Fortsätzen bei der Zellwanderung).

Aktin-vernetzende Proteine. Einige Aktin-Begleitproteine können Aktinfilamente zu einem geordneten System verbinden (Abb. 3.2). *Fimbrin*, *Villin* und *Espin* beispielsweise fassen Aktinfilamente durch Bildung von Querbrücken zu **Bündeln** zusammen, die z.B. das Binnengerüst in Mikrovilli und Stereozilien bilden. *α-Actinin* veranlasst die Bildung von Aktinfilament-Bündeln, die in Kombination mit Myosin II der Zelle *Kontraktilität* verleihen. Solche kontraktilen Bündel entstehen z.B. als Reaktion der Zelle auf einwirkende Scherkräfte (**Stressfasern**) und inserie-

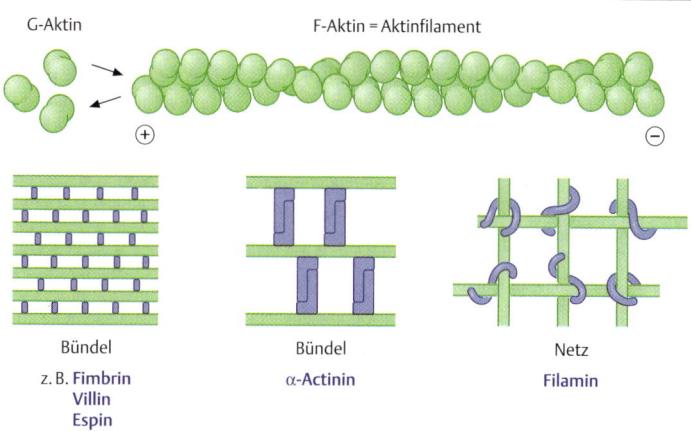

G-Aktin　　　　　　　　　F-Aktin = Aktinfilament

Bündel　　　　　Bündel　　　　　Netz

z. B. Fimbrin　　　α-Actinin　　　Filamin
Villin
Espin

Abb. 3.**2** **Aktinfilament**, entstehend durch die Polymerisation von G-Aktin. **Untere Reihe**: Bildung von Bündeln und Netzen durch Aktin-Begleitproteine (*dunkelblau*), von denen nur einige genannt sind.

ren über Adaptoren (s.u.) an der Plasmamembran, die ihrerseits an der Unterlage befestigt ist (Fokalkontakt, S. 32). *Filamin* bewirkt die Bildung von dreidimensionalen **Netzen**, z.B. für das *kortikale Aktinnetz* (s.u.). Zwei sehr lange Proteine (*Spektrin, Dystrophin*) verbinden das kortikale Aktinnetz mit der Plasmamembran (Membranskelett, s.u.).

Verankerung von Aktinfilamenten an der Plasmamembran. Einige Aktin-Begleitproteine (z.B. *α-Actinin, Vinculin, Talin*) vermitteln als **Adaptoren** die Verankerung von kontraktilen Aktinfilament-Bündeln an Transmembranproteinen der Plasmamembran (s. Zellkontakte, S. 28). Manche Stimuli induzieren die akute Bildung von Zellfortsätzen oder Änderungen der Zellform. Dabei müssen Aktinfilamente sehr rasch und reguliert umgebaut und vorübergehend an die Plasmamembran geheftet werden. Hierbei fungieren u.a. Proteine der **ERM-Familie** (Ezrin, Rhadixin, Moesin) als Adaptoren. Sie liegen im inaktiven Zustand ständig im Zytoplasma bereit und werden durch die Signalkette, die der Reiz in Gang gesetzt hat, in die aktive Form überführt.

Kortikales Aktinnetz und Membranskelett

Als Kortex (Rinde) der Zelle wird das relativ steife Zytoplasma dicht unter der Plasmamembran bezeichnet. Die Steifigkeit beruht auf einem dichten dreidimensionalen Netz aus Aktinfilamenten (**kortikales Aktinnetz**), das u.a. durch Filamin (s.o.) zusammengehalten und durch Myosin der Klasse II (s.u.) zusätzlich verspannt wird. Das kortikale Netz ist u.a. für die Zellform sowie den Kurzstreckentransport von Sekretvesikeln zur Plasmamembran verantwortlich.

Für viele Zellen ist die Verbindung zwischen kortikalem Aktinnetz und Plasmamembran beschrieben worden: Dies wird durch lange, flexible Proteine (*Spektrine*, Abb. 12.**3**; *Dystrophine*, Abb. 10.**6**) vermittelt, die dadurch selbst zu einem zweidimensionalen Netz direkt unter der Plasmamembran verknüpft werden (**Membranskelett**). Diese Konstruktion dient u.a. der Stabilisierung der Plasmamembran. Erblich bedingte Defekte des Membranskeletts (Verlust von Erythrozyten-Spektrin bzw. Muskel-Dystrophin) führen zu schweren Funktionsstörungen dieser Zellen (S. 231 und 190).

Fesselung von Transmembranproteinen. Kanäle, Transporter, Ionenpumpen und Rezeptoren für Neurotransmitter gehören zu den Transmembranproteinen, an denen das Membranskelett befestigt sein kann. Dies dient neben der Membranstabilisierung noch einem weiteren Zweck, der ebenso wichtig ist: Die genannten Transmembranproteine werden an der Lateraldiffusion gehindert und in einer bestimmten Region der Membran gefesselt und konzentriert. Dies hat Bedeutung z.B. für die regional dichte Packung von Na^+-Kanälen in der Axonmembran (S. 161) und die hohe Konzentration von *Transmitter-Rezeptoren* an postsynaptischen Membranen (S. 155).

Binnengerüst der Mikrovilli

Die Form und aufrechte Haltung von **Mikrovilli** und ähnlichen Fortsätzen wird folgendermaßen stabilisiert: Jeder Mikrovillus wird von einem Achsengerüst durchzogen, das z.B. in den Mikrovilli des Darmepithels aus ca. 20 quervernetzten Aktinfilamenten besteht (Abb. 3.**3**), im Gerüst der steifen **Innenohr-Stereozilien** (S. 482) aus über 100 Aktinfilamenten. Das Bündel ist zusätzlich an der Plasmamembran befestigt, z.B. durch spezielle Klassen von *Myosinen* und/oder durch *Ezrin*. Das Aktin-Bündel reicht über die Basis des Mikrovillus hinaus in das apikale Zytoplasma hinab und ist hier in einem Filamentnetz verankert: in Epithelzellen als „terminales Netz" (*terminal web*), in den Innenohrzellen als Kutikularplatte bezeichnet (Abb. 25.**5**).

Myosin

Myosin ist das **Motorprotein** des Aktinsystems. Mindestens 15 verschiedene Klassen mit jeweils mehreren Typen sind beschrieben. Myosine kommen in fast allen Zellen vor, am besten untersucht sind die Klassen II sowie I und V. Myosinmoleküle bestehen aus Kopf- und Schwanzteil (Abb. 3.**4**). Die Myosine II und V bilden Dimere. Der Kopf hat Affinität zu Aktin und besitzt gleichzeitig ATPase-Aktivität. Mittels des Kopfes kann Myosin unter ATP-Spaltung durch periodisch wiederholte Interaktion mit F-Aktin an einem Aktinfilament entlang wandern, und zwar in Richtung (+)-Ende. Der *Schwanz* bestimmt die spezifische Rolle eines Myosinmotors.

Myosine II sind die Klasse der „konventionellen" Myosine, die für die *Kontraktilität* sowohl von Muskelzellen als auch von nicht-muskulären Zellen verantwortlich sind. Mit Hilfe des Schwanzabschnittes bildet Myosin II kleine Aggregate (in nicht-muskulären Zellen) oder dicke Filamente (*Myosinfilamente* in Muskelzellen) mit gegensinnig ausgerichteten Köpfen. Solche Myosin-II-Aggregate verspannen Aktinfilamente oder zwingen ihnen eine Gleitbewegung auf. Dies ist Grundlage des *Kontraktionsmechanismus* (Näheres s. Muskelgewebe S. 185, 187). Bei den Myosinklassen I und V hat der Schwanzteil die Fähigkeit, sich an Membranen zu binden. Über **Myosin I** wird z.B. das Aktingerüst von Mikrovilli an der Plasmamembran verspannt (Abb. 3.**3**). **Myosin V** dient u.a. dem *Transport* von Membranen und Zellorganellen entlang den Aktinfilamenten über kurze Strecken, während für Ferntransporte meist das Mikrotubulussystem benutzt wird (s.u.). Dies ist besonders gut untersucht für den Transport von Melanosomen (S. 53) in den Pigmentzellen der Haut: Myosin V bindet sich über zwei Adaptoren (Rab 27 und Melanophilin) an die Membran der Melanosomen und schleppt diese in die Ausläuferspitzen der Pigmentzellen.

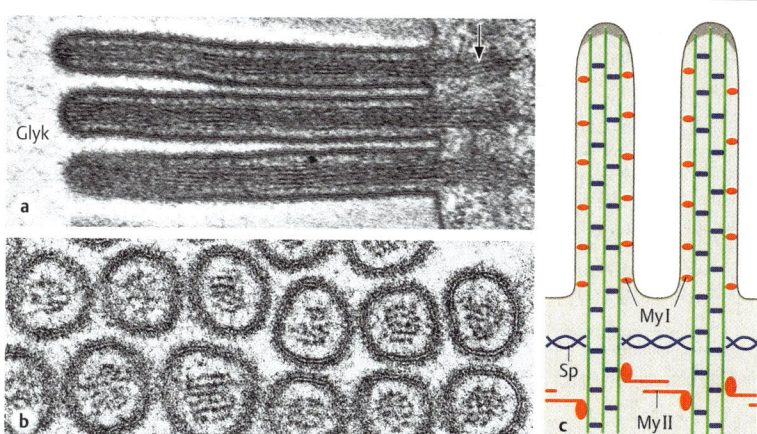

Abb. 3.**3** **Binnengerüst der Mikrovilli** (Dünndarmepithel, Maus). **a**, **b** Längs- und Querschnitt. Das Gerüst eines Mikrovillus besteht aus ca. 20 Aktinfilamenten (Punkte in b). Sie reichen von der Spitze des Mikrovillus bis in den apikalen Zellleib, wo sie verwurzelt sind (Pfeil). **Glyk**, Glykokalyx. **c** Farben wie in Abb. 3.2. Quervernetzung der Aktinfilamente durch Fimbrin und Villin, Verspannung mit der Plasmamembran u.a. durch Myosin I (**My I**). Verankerung der Aktinbündel durch Spektrin (**Sp**) und Myosin II (**My II**). Näheres s. Text. Vergr. 48 000fach (a), 90 000fach (b).

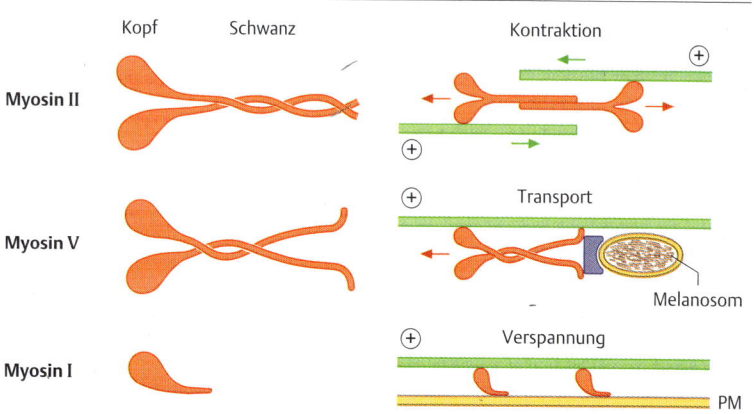

Abb. 3.**4** **Myosine** (Auswahl). Die Köpfe „wandern" auf den Aktinfilamenten in Richtung (+)-Ende (rote Pfeile). **Myosin II** bildet Aggregate aus gegensinnig orientierten Molekülen. Da diese Aggregate nicht wirklich wandern können, sondern „auf der Stelle treten", zwingen sie den Aktinfilamenten eine Gleitbewegung in Richtung der grünen Pfeile auf (= Kontraktion) oder erzeugen eine Spannung. **Myosin V** bindet sich über Adaptoren (*blau*) an die Membran von Zellorganellen und transportiert diese. **Myosin I** dient u.a. der Verspannung von Aktinfilamenten an der Plasmamembran (**PM**), vgl. Abb. 3.3.

Zellwanderung

Bei der Wanderung von Zellen (z.B. Leukozyten, S. 238; Wundheilung, S. 109) spielen Aktin, viele Aktin-Begleitproteine und Myosin eine Rolle. Die an der Unterlage angeheftete Zelle schiebt einen zungenförmigen Ausläufer vor (**Lamellipodium**), aus dem rostral noch spitze Fortsätze (**Filopodien**) hervorragen. Lamello- und Filopodien enthalten dichte Gerüste aus Aktinnetzen bzw. -bündeln, die (+)-Enden sind alle in Marschrichtung orientiert. Das Vorschieben der Ausläufer kommt dadurch zustande, dass am (+)-Ende der Filamente fortwährend G-Aktin angebaut, am (–)-Ende entsprechend abgelöst wird (Rezirkulation des G-Aktins, „Tretmühle"). Die Aktinfilamente hinter der Front werden über **Zell-Matrix-Kontakte** (S. 32) indirekt an der Unterlage verankert. Nach Anheftung des Lamellipodiums strömt die Masse des Zytoplasmas in den Ausläufer und das Heck der Zelle wird nach Lösung seiner Bodenhaftung unter Mitwirkung von Myosin II nachgezogen. Durch ständige Wiederholung dieser Abfolge kommt die Zelle kriechend voran.

Mikrotubuli und ihre Motorproteine

Mikrotubuli sind lange, relativ steife, hohle Filamente (Abb. 3.**5**). Sie dienen als **mechanische Stützen** und als **Transportschienen** für die Verfrachtung von Zellorganellen und bilden die **Mitosespindel** (S. 66). Außerdem sind sie Teil des Bewegungsapparates von **Kinozilien** und **Flagellen** (Geißeln).

Aufbau der Mikrotubuli

Mikrotubuli bestehen aus den globulären Proteinmolekülen α- und β-Tubulin, die sich zu einem Dimer zusammenlagern. Die Dimere sind die eigentlichen Bausteine, die die Wand des Hohlzylinders bilden (Abb. 3.6). Der Mikrotubulus hat, wie das Aktinfilament, ein (+)-Ende und ein (–)-Ende. Am (+)-Ende können Mikrotubuli rasch wachsen und rasch wieder zerfallen, am (–)-Ende laufen diese Vorgänge langsamer. Die Verweildauer des einzelnen Mikrotubulus kann sehr kurz (Minuten) sein. In vielen Zellen sind Mikrotubuli allerdings durch **Begleitproteine** (Mikrotubulus-assoziierte Proteine, **MAPs**) stabilisiert, die den Zerfall verhindern. Zugleich verbinden MAPs die Mikrotubuli untereinander und mit den anderen Filamentsystemen.

Die Entstehung neuer Mikrotubuli nimmt ihren Ausgang meist vom **Zentrosom** (s. u.), das als **Mikrotubulus-Organisations-Centrum (MTOC)** fungiert. Hier sind die Mikrotubuli mit ihrem **(–)-Ende** verankert, während die (+)-Enden in den Zellleib ausstrahlen (Abb. 3.**1**). Die Mechanismen, die die Polymerisierung eines Mikrotubulus im MTOC initiieren, sind noch nicht ausreichend geklärt.

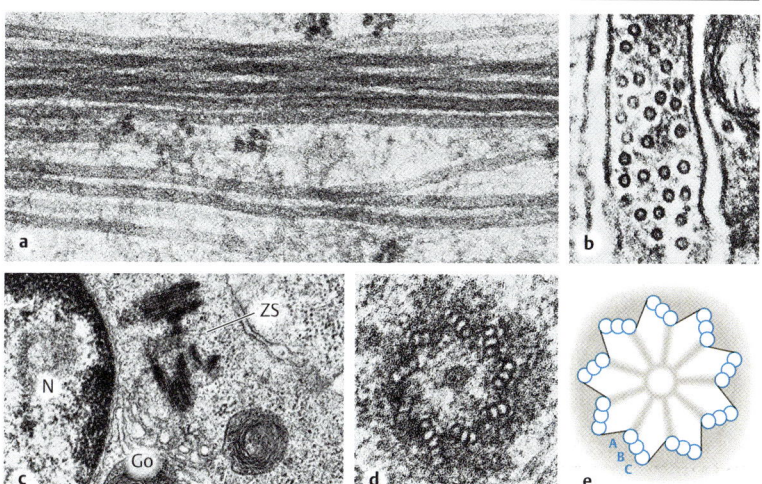

Abb. 3.**5** **Mikrotubuli**. **a**, **b** Mikrotubuli, Längs- und Querschnitt. In den abgebildeten Zellen (Pfeiler-zelle und dünne Falte einer Stria vascularis-Zelle, Innenohr, Maus) haben Mikrotubuli vor allem Stütz-funktion. **c** **Zentrosom** (ZS), bestehend aus zwei Zentriolen, die rechtwinklig zueinander liegen. Die Zentriolen sind schräg geschnitten, man erkennt aber, dass es sich um Hohlzylinder handelt (Lympho-zyt, Ratte). **Go**, Golgi-Apparat. **N**, Nukleus. **d**, **e** **Zentriol** im Querschnitt und Schema. Die Wand setzt sich aus 9 schräg gestellten Tripletten zusammen, die je aus einem kompletten A-Tubulus und zwei inkompletten Tubuli (B, C) bestehen. Vergr. 60 000fach (a, b), 20 000fach (c), 72 000fach (d).

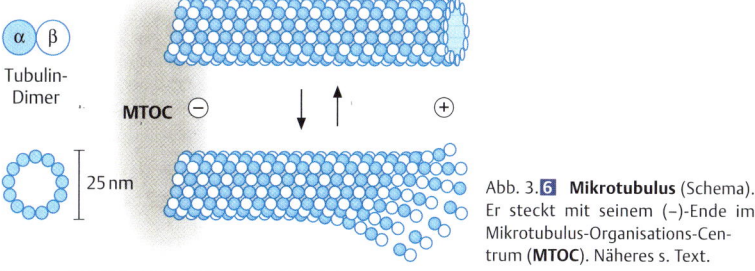

Abb. 3.**6** **Mikrotubulus** (Schema). Er steckt mit seinem (–)-Ende im Mikrotubulus-Organisations-Cen-trum (**MTOC**). Näheres s. Text.

Motorproteine der Mikrotubuli

Die Motorproteine des Mikrotubulus-Systems sind die **Kinesine** und die **Dyneine**. Diese können, ähnlich wie die Myosine im Aktinsystem, unter ATP-Spaltung an den Mikrotubuli entlang wandern – Kinesine meist zum (+)-Ende, Dynein zum (–)-Ende – und zugleich die Membran eines Zellorganells binden (Abb. 3.**7**).

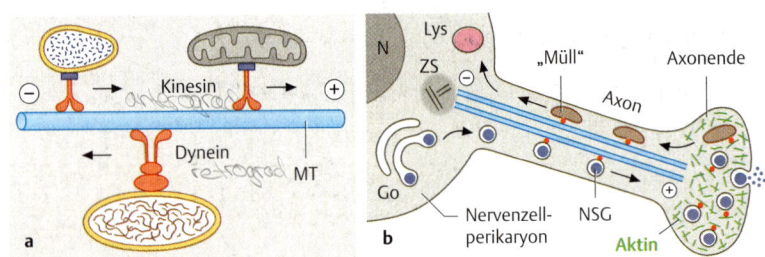

Abb. 3.**7a** **Motorproteine der Mikrotubuli** (**MT**) wandern mit den Köpfen an den MT entlang, **Kinesine** zum (+)-Ende, **Dyneine** zu (–)-Ende. Mit dem Schwanz binden sie sich über Adaptoren an Zellorganellen, die sie transportieren. **b** **Axonaler Transport** am Beispiel einer neurosekretorischen (Hormonbildenden) Nervenzelle (S. 355). Im Axon sind alle MT mit dem (+)-Ende zur Peripherie gerichtet. Vorwärts-Transport von neurosekretorischen Granula (**NSG**) zum Axonende, wo das Aktin-Myosin-System (*grün, rot*) den weiteren Transport übernimmt. Rücktransport von abgenutztem Material. **Go**, Golgi-Apparat. **Lys**, Lysosom. **N**, Nukleus. **ZS**, Zentrosom.

Das Mikrotubulus-System ist für den gerichteten Transport von Zellorganellen über lange Strecken verantwortlich. Dyneine transportieren zum Zentrosom, Kinesine zur Zellperipherie. Beispiele: Chromosomentransport (S. 66); axonaler Transport über lange Strecken (in den bis zu 1 m langen Nervenzellfortsätzen, S. 150); Transport von Sekretgranula in die Zellperipherie oder zum Axonende, wo sie dann auf das Aktin-Myosin-System „umgeladen" werden, um zur Plasmamembran zu gelangen. Auch die typische Position der großen Zellorganellen (ER, Golgi-Apparat) in bestimmten Regionen des Zellleibes beruht darauf, dass sie über Motorproteine an den Mikrotubuli „angeleint" sind.

▶ Einige Pflanzengifte stören die Polymerisation oder Depolymerisation der Mikrotubuli und damit den oben erwähnten Umbau des Systems: z.B. *Colchizin* aus der Herbstzeitlose, *Vincristin* aus Immergrün, *Taxol* aus der Eibe. Die beiden letztgenannten Verbindungen (oder Analogsubstanzen) werden als *Mitosehemmstoffe* (Störung der Mitosespindel) bei der Behandlung einiger bösartiger Tumoren eingesetzt. Über die Anwendung von Colchizin in der Labormedizin s. S. 64. ◀

Zentrosom und Zentriol

Das **Zentrosom** liegt häufig in Nähe des Zellkerns und des Golgi-Apparats. Es besteht aus einem **Zentriolenpaar** und einem umgebenden elektronendichten Material. Letzteres entspricht dem oben genannten **MTOC**. Die Zentriolen sind kurze Hohlzylinder, innerhalb eines Zentrosoms liegen die beiden Zentriolen im rechten Winkel zueinander (Abb. 3.**5**).

Die Wand des Zentriols besteht aus neun *Mikrotubulus-Tripletten.* Jede Triplette ist aus einem vollständigen Mikrotubulus (A) und zwei angelagerten unvollständigen Mikrotubuli (B, C) zusammengesetzt. Das Zentriolenpaar kann sich verdoppeln, dadurch entstehen kurz vor der Zellteilung *zwei Zentrosomen,* die zu den gegenüberliegenden Zellpolen wandern und die *Mitosespindel* organisieren (S. 67).

Kinozilie und Kinetosom

Kinozilien (Abb. 2.**2**, 2.**3**, 3.**8**) und Geißeln sind Zellfortsätze mit einem Binnengerüst aus Mikrotubuli, welche aus dem **Kinetosom** (*Basalkörperchen*) hervorgewachsen sind. Das Kinetosom liegt kurz unterhalb der Basis der Zilie im apikalen Zytoplasma und ist wie das Zentriol gebaut.

Das Binnengerüst (**Axonema**) der Zilie besteht aus 9 zirkulär angeordneten Mikrotubulus-Doubletten (kompletter A- und inkompletter B-Mikrotubulus), die die direkten Fortsetzungen der A- und B-Tubuli der Kinetosom-Triplette sind, sowie zwei zentral gelegenen Einzeltubuli. Diese **„9 x 2-plus-2-Struktur"** ist charakteristisch für alle Kinozilien.

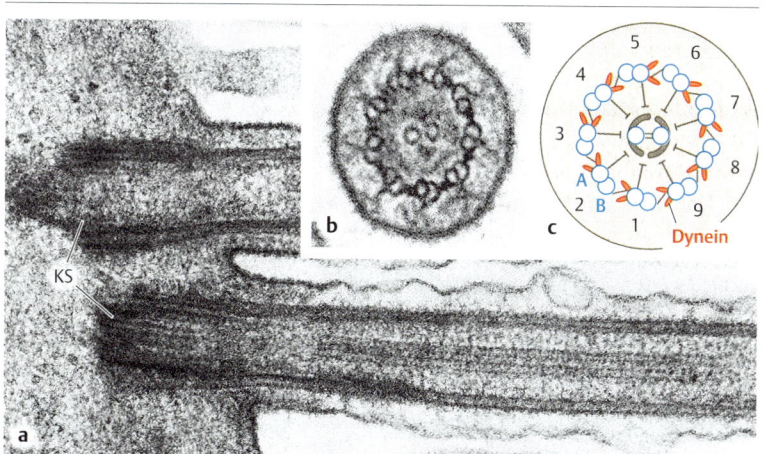

Abb. 3.**8** **Kinozilien**, Längs- und Querschnitt (Flimmerepithel, Maus) sowie Schema. Das Binnengerüst (Axonema) der Zilie ist im Kinetosom (**KS**) verwurzelt. **9 x 2-plus-2-Struktur**: 9 Doubletten (kompletter A- und inkompletter B-Tubulus) sowie 2 vollständige Einzeltubuli in der Mitte. Vergr. 60 000fach (a), 105 000fach (b).

Das **Axonema** wird durch verschiedene Proteine zusammengehalten. Die **Bewegung der Zilie** wird durch axonemales **Dynein** erzeugt. Am A-Tubulus der Doubletten sind „Dyneinarme" befestigt, die unter ATP-Spaltung am B-Tubulus der benachbarten Doublette in Richtung (−)-Ende (= zur Basis) wandern: „Gleiten" der Doubletten gegeneinander. Da die Doubletten dank ihrer Verankerungen am Kinetosom nicht frei beweglich sind, wird aus der Gleitbewegung eine **Verbiegung**. Dieser Prozess verläuft abwechselnd in der einen und anderen Hälfte der Zilie, daraus ergibt sich ein Bewegungszyklus bestehend aus einem schnellen **fördernden Schlag** und einer langsameren **Rückstellbewegung**.

▶ Genetische Fehler im axonemalen Dynein verursachen Immotilität der Zilien (*Kartagener-Syndrom*). Folge: Chronische Infektionen der Nasennebenhöhlen und Atemwege wegen fehlender Reinigung durch die Kinozilien, beim Mann außerdem Unfruchtbarkeit wegen Immotilität der Spermien. ◀

Intermediärfilamente

Intermediärfilamente (IF) sind 10 nm dicke Filamente, die in fast allen Zellen vorkommen (Abb. 3.**9**). Sie sind *zugfest* und bilden ein **passives Stützgerüst**, eigene Motorproteine sind bisher nicht bekannt. Im Gegensatz zu den Mikrotubuli und Aktinfilamenten zeichnen sich die IF durch große biochemische Vielfalt aus: Es gibt über 50 verschiedene IF-Proteine, viele von ihnen sind jeweils für ein bestimmtes Grundgewebe charakteristisch. Das molekulare Bauprinzip ist jedoch stets gleich.

Molekulares Bauprinzip der Intermediärfilamente

Die Einzelbausteine aller IF sind lange Moleküle mit Kopf, stabförmigem Mittelteil und Schwanz. Je zwei treten parallel und gleichsinnig orientiert zu einem **Dimer** zusammen. Zwei Dimere

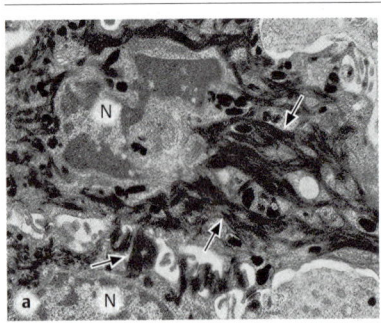 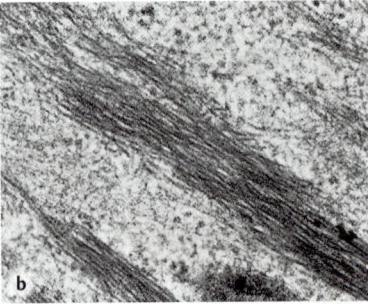

Abb. 3.**9** **Zytokeratinfilamente** in basalen Keratinozyten der menschlichen Haut. **a** Die **Pfeile** zeigen auf die dicken „Zöpfe" aus Filamenten. **N**, Nukleus (tangential angeschnitten). **b** Filamentbündel bei höherer Vergrößerung. Vergr. 3000fach (a), 40 000fach (b).

wiederum lagern sich antiparallel (gegensinnig orientiert) und gegeneinander versetzt zu einem **Tetramer** zusammen. Diese polymerisieren über Zwischenstufen zu Filamenten.

IF sind im Vergleich zu Mikrotubuli und Aktinfilamenten recht beständig, aber auch sie können rasch umgebaut werden. Beispielsweise findet vor der Zellteilung ein geregelter Zerfall der IF und gleich danach eine erneute Polymerisation statt. Verschiedene IF-Begleitproteine (z.B. das ubiquitär vorkommende *Plektin*) regeln die Bildung von IF-Bündeln, die Verknüpfung von IF mit den Aktin- und Mikrotubulus-Systemen und die Anheftung der IF an die Plasmamembran (S. 29, S. 452).

Übersicht über die wichtigsten Intermediärfilamente

- **Zytokeratinfilamente** (Tonofilamente) aus jeweils 2 verschiedenen Zytokeratin-Typen: in Epithelien;
- **Vimentinfilamente**: in Zellen mesenchymaler Herkunft, z.B. Bindegewebs-, Fett-, Knorpel- und Knochenzellen, Gefäßendothel, Meningealzellen; außerdem in Myelin-bildenden Schwann-Zellen;
- **Desminfilamente**: in allen Muskeltypen;
- **Gliafilamente** aus dem sauren Gliafilament-Protein (*glial fibrillary acidic protein, GFAP*): in Astrogliazellen und in einscheidenden Schwann-Zellen des enterischen Nervensystems;
- **Neurofilamente** aus drei verschiedenen Neurofilament-Proteinen: in Nervenzellen und ihren Fortsätzen;
- **Laminfilamente** aus zwei verschiedenen Laminen. Sie bilden ein Netz (*Lamina*) unter der inneren Membran des Zellkerns.

Vielfalt der Zytokeratinfilamente. Die Zytokeratine sind eine besonders bunte Gruppe von IF-Proteinen, daher werden sie hier kurz besprochen. Es gibt über 25 „weiche" Zytokeratine. Diejenigen Epithelzellen, die für die Bildung von harten Hautanhangsgebilden (Haare, Nägel) zuständig sind, besitzen zusätzlich noch „harte" Zytokeratine, von denen mindestens 15 verschiedene Typen bekannt sind. Die Zytokeratine gliedern sich in zwei große Gruppen, die basischen und die sauren Typen. Das Dimer (s.o.) ist stets ein **Heterodimer** aus einem basischen und einem sauren Zytokeratin. Hieraus ergeben sich zahlreiche Kombinationen, die für die einzelnen Epithelarten charakteristisch sind und sich in einigen Fällen (z.B. Epidermis, S. 450) im Lebenslauf einer Epithelzelle sogar noch ändern können.

▶ Eine Reihe von **Erbkrankheiten** der Haut und des Skelettmuskels beruhen auf Fehlern der IF (*Zytokeratinfilamente, Desminfilamente*) oder der IF-Begleitproteine (z.B. *Plektin*). Die IF haben außerdem praktische Bedeutung in der **Tumordiagnostik**. Maligne Tumoren können die histologische Ähnlichkeit mit ihrem Herkunftsgewebe weitgehend verlieren. In solchen Fällen erfolgt die Zuordnung des Tumors zu einem Grundgewebe durch die immunhistochemische Identifizierung der IF-Typen. Beispiele: Zytokeratin-positiv, epitheliale Tumoren (Karzinome); GFAP-positiv, Tumoren der Astrozyten (Glioblastome). ◀

4 Zellkontakte

Nach Bauweise und Funktion können drei Grundtypen von Zellkontakten unterschieden werden:
- **Adhäsionskontakte (Haftkontakte)** mit mechanischer Funktion. Sie verankern die Zellen in ihrer Umgebung, entweder an den Nachbarzellen (interzelluläre Adhäsionskontakte) oder an der Extrazellulärmatrix (Zell-Matrix-Kontakte).
- **Verschlusskontakte (Barrierenkontakte,** *Tight junctions*) versiegeln Interzellulärspalten in Epithelgeweben.
- **Kommunikationskontakte** (*Nexus, Gap junctions*) koppeln benachbarte Zellen elektrisch und metabolisch zu einer Funktionseinheit.

Zellkontakte sind dynamische Einrichtungen, die je nach Erfordernis rasch beseitigt und wieder neu errichtet werden können.

Adhäsionskontakte

Fast jede Zelle hat das Bestreben, sich dauerhaft oder vorübergehend an ihrer Umgebung anzuheften (*Zelladhäsion*). Zahlreiche *Zelladhäsionsmoleküle* (*CAM = cell adhesion molecules*), meist Transmembranproteine, vermitteln die Haftung, ohne dass dies notwendigerweise von einem ultrastrukturellen Korrelat begleitet ist. **Adhäsionskontakte** hingegen sind ultrastrukturell definierte Einrichtungen. Ein gemeinsames Kennzeichen dieser Kontakte besteht darin, dass an der Innenseite der beteiligten Plasmamembranen eine Verdichtungszone (**Plaque**) liegt, an der das Zytoskelett inseriert.

Molekularer Bau und Ultrastruktur der Adhäsionskontakte

Ungeachtet der Vielfalt der Haftkontakte ist das **Bauprinzip** immer gleich, egal ob es sich um einen Kontakt zwischen zwei Zellen oder zwischen Zelle und Extrazellulärmatrix handelt (Abb. 4.**1**): Folgende Bausteine gehören dazu:
1. **Transmembranproteine**, die mit ihrer externen Domäne die Bindung an die Nachbarzelle oder die Extrazellulärmatrix herstellen.
2. **Plaque-Proteine**, die die Verankerung des Zytoskeletts an der Innenseite der Plasmamembran vermitteln oder stabilisieren (**Adaptoren**).
3. **Filamente** des Zytoskeletts (je nach Kontakt-Typ Intermediär- oder Aktinfilamente).

Einige der beteiligten Proteine sind in Abb. 4.**1** aufgeführt, sie werden im Text nicht weiter besprochen.

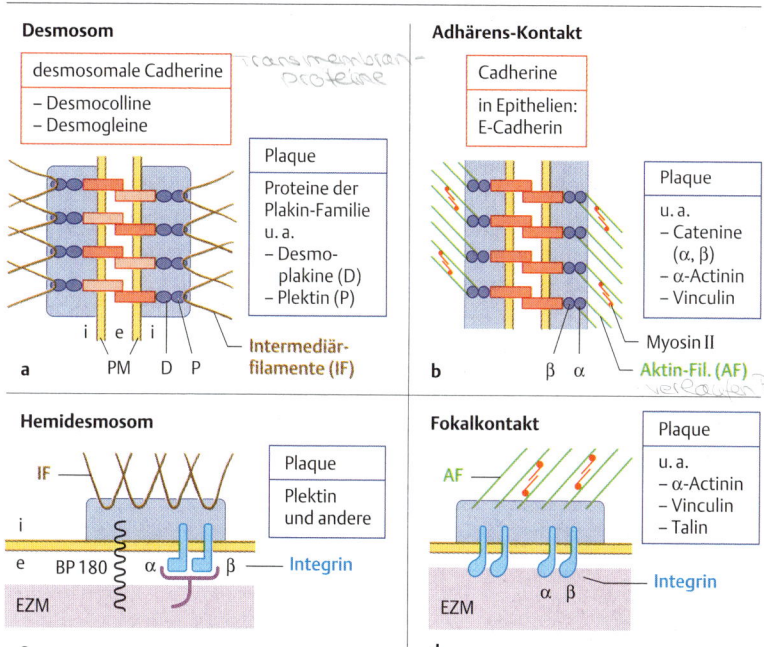

Abb. 4.1 Adhäsionskontakte, Übersicht über die wichtigsten Typen und ihren molekularen Bau (vereinfachte Schemata). **a Desmosom. PM**, Plasmamembran. **e, i**, Extra- und Intrazellulärraum. Näheres s. Text. **b Adhärens-Kontakt** am Beispiel der Zonula adhaerens des Darmepithels. **c Hemidesmosom. EZM**, Extrazellulärmatrix. Weitere Einzelheiten s. Abb. 8.9, 8.10 und 22.3. **d Fokalkontakt**. Integrine bestehen aus α- und β-Einheit. Einzelheiten s. Text.

Interzelluläre Adhäsionskontakte

Zwei Typen sind zu unterscheiden:

- **Desmosom**, Ansatzort von Intermediärfilamenten (Abb. 4.**2**).
- **Adhärens-Kontakt** (in Epithelien meist in Form einer Zonula adhaerens, in manchen Geweben als Fascia adhaerens oder Punctum adhaerens), Ansatzort von Aktinfilamenten.

Die Transmembranproteine gehören in jedem Fall zur Großfamilie der **Cadherine** (Ca^{2+}-*dependent adhesion molecules*). Sie binden sich an Cadherine der Nachbarzelle. Die Unterschiede zwischen den beiden Kontakt-Typen beziehen sich auf die Geometrie, die Cadherin-Typen, die Plaque-Proteine und die innen angeschlossenen Filamente.

Das Desmosom ist eine fleckförmig umschriebene Kontaktstelle (Durchmesser ca. 0,3 µm; davon viele pro Zelle) (Abb. 4.**2**, 4.**3**). Die benachbarten Zellmembranen liegen hier genau parallel. Sie sind durch einen 20–40 nm breiten Spalt getrennt, der von feinfädigem Material durchquert wird. Auf der Innenseite der Membran liegt die Plaque als auffällige Verdichtungszone. Hier setzen Intermediärfilamente an. Der molekulare Bau ist in Abb. 4.**1a** gezeigt.

Vorkommen: In Epithelien (hier verbunden mit Zytokeratinfilamenten), besonders zahlreich in mehrschichtigen Plattenepithelien (S. 83, 449), aber auch in nicht-epithelialen Geweben; im Herzmuskel (Desminfilamente, S. 196); zwischen den follikulären dendritischen Zellen des Lymphfollikels (S. 262) und zwischen Arachnoidalzellen der weichen Hirnhaut (S. 169) (in diesen beiden Fällen mit Vimentinfilamenten assoziiert).

▶ Manche Patienten bilden **Autoantikörper** gegen ihre eigenen Desmosomenproteine, wodurch diese außer Funktion gesetzt werden. Die Desmosomen halten nicht, an der Haut und verschiedenen Schleimhäuten bilden sich intraepitheliale Blasen, das Epithel kann sich großflächig ablösen (**Pemphigus**). ◀

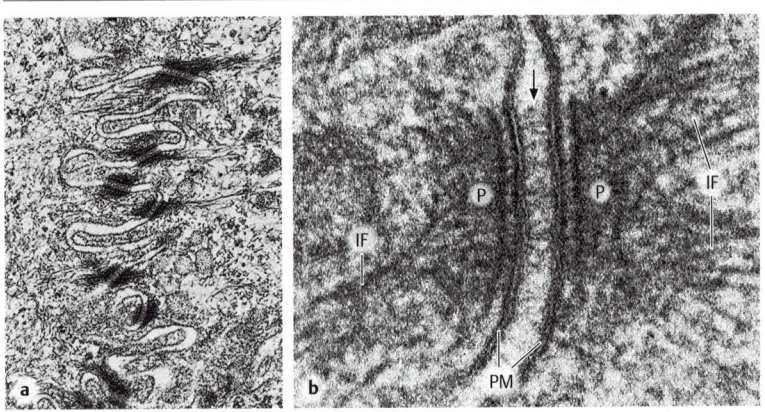

Abb. 4.**2** **Desmosomen.** **a** Mehrschichtiges Plattenepithel, Ösophagus (Affe). Sieben Desmosomen sind gezeigt, die Zellgrenze verläuft im Zick-Zack. **b** Desmosom bei hoher Vergrößerung (Dünndarm-Epithel, Maus). **IF**, Intermediärfilamente. **P**, Plaque. **PM**, Plasmamembran. Im Interzellulärspalt (**Pfeil**) liegt feinfädiges Material (Äquivalent der externen Abschnitte der desmosomalen Cadherine). Vergr. 20 000fach (a), 150 000fach (b).

Der Adhärens-Kontakt ist in Epithelien meist als **Zonula adhaerens** (ZA) ausgebildet (Abb. 4.**3**), wodurch eine Zelle rundherum mit allen Nachbarzellen verbunden wird (*zonula* = Gürtel). Ultrastrukturell ist die ZA weniger auffällig als das Desmosom. Im Interzellulärspalt liegt nur wenig elektronendichtes Material, die Plaque ist weniger dicht, die einstrahlenden Aktinfilamente laufen *parallel* zur Membran und sind daher in senkrechten Schnitten durch die Zonula adhaerens quergeschnitten. Die Aktinfilamente begleiten die ZA rund um die Zelle, sie sind durch Myosin II verspannt und bilden daher einen kontraktilen Gürtel. **Vorkommen:** Alle einschichtigen und einige mehrschichtige Epithelien, Endothel, Mesothel; Retina (Stratum limitans externum, Abb. 26.**10**).

Das Transmembranprotein der epithelialen Adhärens-Kontakte ist *E-Cadherin*, zu den Plaque-Proteinen gehören u.a. α- und *β-Catenin*, *α-Actinin* und *Vinculin*. Über die Bedeutung von E-Cadherin und β-Catenin für die Entstehung von malignen Tumoren s. S. 33

Adhärens-Kontakte mit anderer Geometrie, aber gleichem Bauprinzip sind die **Fascia adhaerens** (leistenförmig) im Glanzsteifen der Herzmuskulatur (Abb. 10.**10**) und das Punctum adhaerens, z.B. an manchen Synapsen. In der Myelinscheide (S. 162) sind die Wicklungen der Schwann-Zelle stellenweise durch Adhärens-Kontakte verbunden.

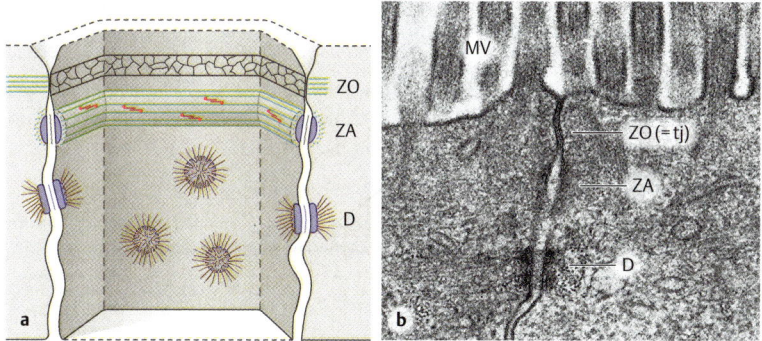

Abb. 4.**3** **Haftkomplex** am Beispiel des Zylinderepithels. **a** **Schema**. Für die mittlere Zelle ist ein Aufblick auf die Innenseite der Plasmamembran gezeigt. Der Haftkomplex besteht aus Zonula occludens (**ZO**) = Tight junction (**tj**), Zonula adhaerens (**ZA**) und Desmosom (**D**). Das Vorkommen der Desmosomen ist nicht auf den Haftkomplex beschränkt. Für die ZO ist das Netz der Verschlussleisten dargestellt, wie man es im Gefrierbruchbild sieht. Die ZA ist auf der Innenseite von einem kontraktilen Gürtel aus Aktinfilamenten (*grün*) und Myosin II (*rot*) begleitet. Intermediärfilamente *braun*. Plaques *blau*. **b** **EM-Bild**, Dünndarmepithel (Maus). **MV**, Mikrovilli. Vergr. 42 000fach.

Der **Haftkomplex** (Schlussleistenkomplex, junktionaler Komplex) kommt an den meisten einschichtigen und einigen mehrschichtigen Epithelien vor. Er besteht aus einer Kombination drei verschiedener Zellkontakte, die im apikalen Epithelbereich untereinander gestaffelt liegen (Abb. 4.**3**), und zwar von apikal nach basal

1. Zonula occludens (Tight junction) (s.u.),

2. Zonula adhaerens,

3. Desmosom.

Zur Terminologie: Die in diesem Buch verwendete Terminologie der Adhäsionskontakte richtet sich nach der internationalen wissenschaftlichen Literatur. Die Nomina histologica (1989) sind in diesem Fall verwirrend, da sie alle interzellulären Adhäsionskontakte als Desmosomen bezeichnen (unterschieden durch verschiedene Attribute und Typen-Nummern).

Zell-Matrix-Kontakte

Zellen heften sich meist mittels **Integrinen** (s.u.) an die Extrazellulärmatrix (EZM; s. Kapitel Bindegewebe). Unter den vielen Integrin-abhängigen Zell-Matrix-Verbindungen gibt es einige, die ultrastrukturell auffällig sind: z.B. Hemidesmosomen und Fokalkontakte. Beide Kontakt-Typen sind durch **Plaques** auf der Innenseite der Plasmamembran gekennzeichnet, in denen Zytoskelett-Filamente inserieren (Abb. 4.**1**).

Hemidesmosomen sind verwandt mit Desmosomen. Sie verankern Epithelien, die starken Scherkräften ausgesetzt sind (z.B. alle mehrschichtigen Plattenepithelien, respiratorisches Epithel), an der *Basallamina*. An den Plaques inserieren Intermediärfilamente. Ultrastruktur und molekulare Komponenten werden in anderen Kapiteln besprochen (Abb. 8.**10**, Abb. 22.**3**).

Fokalkontakte sind verwandt mit Adhärens-Kontakten. Sie sind innen mit kontraktilen Aktinfilamentbündeln (z.B. „Stressfasern", S. 18) verbunden. Vorkommen: z.B. Gefäßendothel von Arterien (Anheftung an der Basallamina, S. 211); Anheftung von Zellen an glatten Fremdmaterialien im Körper; Muskel-Sehnen-Übergang (S. 189) in Skelett- und Herzmuskulatur. Auch die EZM-Verankerung des kontraktilen Apparats der glatten Muskelzelle (S. 200) entspricht einem Fokalkontakt, allerdings inserieren in diesem Fall zusätzlich Intermediärfilamente in den Plaques.

Exkurs: Die Adhäsionsmechanismen sind zahlreich. Insgesamt gibt es mehrere Großfamilien von Zelladhäsionsmolekülen (Cadherine, Integrine, Selektine, Immunglobulin-artige Proteine, Proteoglykane). Eine besonders vielfältige Familie sind die **Integrine**, die in der Plasmamembran aller Zellen (außer Erythrozyten) zu finden sind. Es sind Heterodimere aus zwei Untereinheiten (α, β). Mindestens 18 verschiedene α- und 8 verschiedene β-Untereinheiten sind bekannt, die in diversen Kombinationen vorkommen. Daraus erklärt sich die große Zahl verschiedenster Integrin-abhängiger Adhäsionsphänomene.

Wesentliche **Funktionen** der Zelladhäsion sind z.B. Zell-Zell-Erkennung zur Bildung und Erhaltung geordneter Zellverbände, Anbindung des Zytoskeletts an die Zellumgebung, vorübergehende Anheftung von wandernden Zellen (Zellmigration, s. Kap. Blut, S. 238). Darüber hinaus ist für viele Adhäsionsmechanismen bekannt, dass die ihnen zugrunde liegenden Proteine Anschluss an intrazelluläre **Signalketten** haben (S. 106). Dadurch können sie in intrazelluläre Ereignisse eingreifen wie z.B. den Zellteilungszyklus (häufig als Bremse). Das erklärt beispielsweise die „Kontaktinhibition" bei der Heilung eines Epitheldefektes (S. 110), also das Phänomen, dass Epithelzellen ihre rasche Vermehrung einstellen, wenn sie sich allseits berühren und Zellkontakte ausgebildet haben.

▶ Genetisch bedingte Veränderungen (erblich oder erworben) im *E-Cadherin-Catenin-Komplex*, die zur Verminderung des E-Cadherins oder α-Catenins oder zur Erhöhung des β-Catenins in Epithelzellen führen, fördern die Entstehung verschiedener **maligner Tumoren (Karzinome)** und sind Zeichen für eine schlechte Prognose der Tumorerkrankung. E-Cadherin wirkt als Proliferationsbremse. β-Catenin, das sich auch im Zellkern aufhalten kann (um so mehr, je weniger es durch E-Cadherin an den Adhärens-Kontakten „beschäftigt" wird), bewirkt eine Steigerung der Proliferation. ◀

Verschlusskontakt (Barrierenkontakt)

Der Verschlusskontakt (**Tight junction**) in Form der **Zonula occludens** ist die am weitesten apikal gelegene Komponente des Haftkomplexes in einschichtigen und einigen mehrschichtigen Epithelien (Abb. 4.**3**, 4.**4**). Die benachbarten Plasmamembranen sind in einer schmalen Zone, die gürtelförmig um jede Zelle herumläuft, so eng miteinander verbunden, dass der Interzellulärspalt hier versiegelt ist. Der *parazelluläre* Weg für die Diffusion von Wasser, hydrophilen Molekülen und Ionen steht somit nicht zur Verfügung. Dadurch bildet das Epithel eine **Diffusionsbarriere**, die zwei extrazelluläre Räume mit unterschiedlichem Inhalt voneinander trennt (S. 82). Der Stoffaustausch kann nur durch die Epithelzellen hindurch (*transzellulär*) vonstatten gehen und wird von ihnen kontrolliert.

Ultrastruktur und molekularer Aufbau. Im senkrechten Schnitt durch die Tight junction sieht es so aus, als ob die äußeren Lamellen der benachbarten Plasmamembranen an mehreren Stellen punktförmig miteinander verschmolzen seien. Hierbei handelt es sich um die Anschnitte der **Verschlussleisten**, an denen die beiden Plasmamembranen durch **Transmembranproteine** miteinander „vernietet" sind. Auf der Innenseite der Membranen liegt eine Plaque, die aber weniger auffällig ist als bei den Adhärenskontakten.

Wichtige Komponenten der Verschlussleisten („Leistenproteine") sind zwei Transmembranproteine, **Occludin** und **Claudin**, letzteres tritt in mindestens 18 Isoformen auf. Der Verschluss entsteht dadurch, dass die externen Domänen der Leistenproteine seitlich sowie End-zu-End miteinander verbunden sind (Abb. 4.**4b**). Meist sind mehrere solche Leisten untereinander gestaffelt oder zu einem netzförmigen System angeordnet (Abb. 4.**3**). Die interne Domäne der Leistenproteine ist mittels **Plaque-Proteinen** (u.a. Zonula occludens-Proteine *ZO-1, ZO-2*) an **Aktinfilamente** geknüpft. Diese können in Kombination mit Myosin einen Zug auf die Kontaktstelle ausüben und ihre Dichtigkeit vorübergehend vermindern oder aufheben.

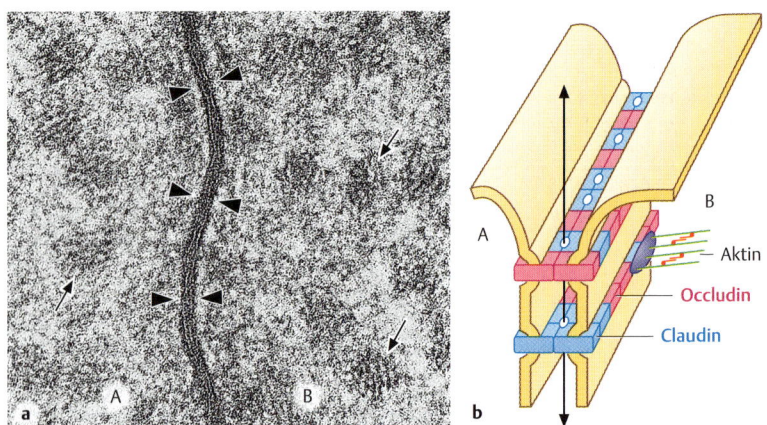

Abb. 4.**4** **Zonula occludens** (**Tight junction**) **a** EM-Bild. Dieser Flachschnitt durch die apikale Region des Dünndarm-Epithels (Maus) verläuft genau in der Ebene der Zonula occludens (**Pfeilköpfe**). Ein Interzellulärspalt zwischen Zelle A und B ist nicht zu erkennen, die Plasmamembranen erscheinen verschmolzen. **Pfeile** weisen auf quergeschnittene Wurzeln der Aktinbündel (vgl. Abb. 3.3). **b** Räumliche Darstellung von zwei Verschlussleisten, bestehend aus Occludinen (*rot*) und Claudinen (*blau*). Auf der Innenseite inserieren über Adaptorproteine kontraktile Aktinbündel. Die Claudine können durch spezifische Poren selektive Permeabilität für Wasser oder bestimmte Ionen erzeugen. Vergr. 90 000fach (a).

Tight junctions müssen **mechanisch abgesichert** werden, sonst halten sie nicht. Dies wird erreicht (a) durch die unmittelbare Nachbarschaft zu mechanischen Kontakten, meist einer *Zonula adhaerens*; (b) durch Tight junction-spezifische Adhäsionsproteine (*JAM, junctional adhesion molecules*). Achtung: In den Schemazeichnungen dieses Buches sind die mechanischen Kontakte der Übersichtlichkeit halber meist weggelassen.

Neben der Barrierenfunktion kommt den Tight junctions eine zweite Aufgabe zu: Sie ziehen die **Grenze zwischen apikaler und basolateraler Membran**, indem sie die laterale Diffusion von Proteinen in der Lipidschicht und somit die Vermischung von apikalen und basolateralen Membranproteinen verhindern. Hierauf beruht die polare Bau- und Funktionsweise der Epithelien.

Permeabilität der Tight junctions. Es muss erwähnt werden, dass die Tight junctions unterschiedlicher Epithelien nicht alle gleich dicht sind für Wasser und Ionen. Vielmehr gibt es eine ganze Skala von „ziemlich dicht" (z. B. Endothel der Hirnkapillaren, distale Tubuli und Sammelrohre der Niere) bis „ziemlich leck" (z.B. Dünndarmepithel, proximale Tubuli der Niere, Endstücke exokriner Drüsen). Wahrscheinlich ist die Permeabilität umgekehrt proportional zur Zahl der Verschlussleisten und zudem abhängig von der Ausstattung mit verschiedenen **Claudin-Typen.** Für einige Claudine wurde gezeigt, dass sie „Poren" für Wasser und/oder bestimmte Ionen bilden. Diese verleihen den Tight junctions eine **selektive Durchlässigkeit.**

Kommunikationskontakt (Nexus, Gap junction)

Durch Gap junctions werden Zellindividuen zu einer Funktionseinheit koordiniert, sodass sie sich bezüglich elektrophysiologischer und metabolischer Eigenschaften wie *eine* Zelle verhalten (z.B. Epithelzellen; Herzmuskelzellen, S. 196; glatte Muskelzellen, S. 199; Osteozyten, S. 126). Außerdem spielen die Gap junctions für die Ernährung mancher Zellen eine Rolle (z.B. Linsenzellen, S. 495; Myelinscheide, S. 162, Oozyte, S. 424).

Aufbau der Gap junction. Jede Gap junction ist ein fleckförmiger Bereich (Durchmesser ca. 0,3 µm, davon viele pro Zelle), in dem die benachbarten Plasmamembranen im Ultradünnschnitt, bei sehr hoher Auflösung betrachtet, durch einen schmalen Spalt (3 nm) getrennt zu sein scheinen (daher „gap junction"). Dieser ist jedoch durch zahlreiche molekulare „Verbindungsröhren" überbrückt, die ein hydrophiles Inneres besitzen. Über diese Röhren kommunizieren die Intrazellulärräume der benachbarten Zellen miteinander (Abb. 4.**5**). Die Röhren sind so eng (ca. 2 nm), dass nur Ionen und kleine Moleküle passieren können (z.B. Glucose, Signalstoffe, Molekulargewicht < 1 kDa). Die lichte Weite ist regulierbar. Beispielsweise schließen sich die Röhren bei hoher zytosolischer Ca^{2+}-Ionenkonzentration (tödlich für jede Zelle), sodass die Schädigung sich nicht über den ganzen Zellverband ausbreitet.

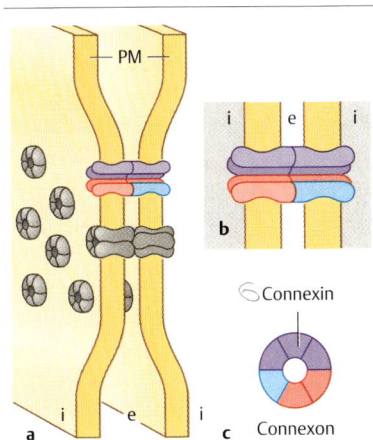

Abb. 4.**5** **Gap junction** (Nexus) (Schema). **a** Der Spalt zwischen zwei Zellen ist in der Zeichnung durch acht Verbindungskanäle überbrückt, die für Stoffe mit einem Molekulargewicht < 1 kDa durchgängig sind. Tatsächlich kommen auf die Gesamtfläche einer Gap junction Hunderte bis einige Tausend Verbindungskanäle. **b** , **c** Längs- und Querschnitt durch einen Verbindungskanal bei höherer Vergrößerung. Zwei Halbkanäle (**Connexone**), von denen jeder aus 6 Connexinen besteht (im gezeigten Fall drei verschiedene Connexintypen), treffen sich unter Bildung des Kanals. **PM**, Plasmamembran. **e**, **i**, Extra- und Intrazellulärraum.

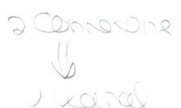

Die **molekularen Bausteine** der Gap junctions sind die **Connexine.** Dies sind Transmembranproteine, die sich zu sechst unter Bildung eines halben Kanals (**Connexon***) zusammenlegen. Der vollständige Verbindungskanal entsteht dadurch, dass sich zwei Connexone der benachbarten Zellen End-zu-End aneinander lagern.

Es gibt ca. 20 Connexin-Gene. Die verschiedenen **Connexin-Isoformen** werden nach ihrem Molekulargewicht bezeichnet, z.B. Connexin 43 (Molekulargewicht 43 kDa) im Herzmuskel. Häufig besteht eine Gap junction aus mehreren Isoformen. Die funktionelle Bedeutung dieser Vielfalt ist nicht in allen Einzelheiten geklärt; vermutlich ist die Durchgängigkeit der Kanäle je nach Connexin-Muster unterschiedlich regulierbar. Für die Herzmuskulatur ist bekannt, dass das Connexin-Muster Einfluss auf die elektrische Leitungsgeschwindigkeit hat (S. 227).

◪ Menschen mit **erblichen Defekten** bestimmter Connexine erleiden schwere Funktionseinbußen: z.B. Connexin 26 (Innenohr, S. 484) → Taubheit; Connexin 32 (Myelinscheiden, S. 163) → Degeneration der peripheren Nerven; Connexin 50 (Linse, S. 495) → Katarakt. ◪

5 Zellorganellen und Zytosol

5.1 Endoplasmatisches Retikulum und Ribosomen

Das **Endoplasmatische Retikulum** (**ER**) ist ein System von kommunizierenden flachen Zisternen und Schläuchen. **Ribosomen** sind ca. 20 nm große Partikel, die aus Komplexen von Proteinen und ribosomalen RNA (rRNA) zusammengesetzt sind. Sämtliche Proteine der Zelle werden an den Ribosomen synthetisiert.

Die Membranen des **rauen ER** (**rER**) sind auf der zytosolischen Seite dicht mit Ribosomen besetzt, an denen u.a. die für den Export bestimmten Proteine synthetisiert werden. Das **glatte ER** (**gER**), das vorwiegend in Form von Schläuchen auftritt, ist frei von Ribosomen; in den Membranen des gER sitzen Enzyme für die Synthese von Lipiden und Steroidhormonen und für die „Entgiftung" bestimmter körpereigener und körperfremder Stoffe.

Ribosomen

Die Ribosomen sind der Sammelpunkt, an dem alle an der Proteinsynthese beteiligten Faktoren zusammentreffen. Die Ribosomen setzen sich aus einer *größeren* und einer *kleineren Untereinheit* zusammen, von denen jede aus rRNA und diversen Proteinen besteht. Nach Montage im Nukleolus (S. 62) verlassen die Untereinheiten getrennt den Kern durch die Kernporen und liegen zunächst frei im Zytosol. Nach Bindung der kleineren Untereinheit an eine Boten-RNA (mRNA) und mit Beginn der Proteinsynthese legen sich die Einheiten zu einem kompletten Ribosom zusammen. Dieses wandert an dem langen Faden der mRNA entlang, während die einzelnen Aminosäuren von den Transfer-RNA (tRNA) herbeigeschafft und mit Hilfe von diversen Faktoren entsprechend den Anweisungen der mRNA aneinander gehäkelt werden.

Ist das im Entstehen begriffene Protein für den Export, für Lysosomen oder für Membranen bestimmt, so heften die Ribosomen sich alsbald an das rER und fahren hier mit der Synthese fort (s.u.). Ist das Protein für das Zytosol der Zelle bestimmt (z.B. Hämoglobin in den Erythrozytenvorstufen), so verbleiben die Ribosomen während der gesamten Synthese im Zytosol. Da immer mehrere Ribosomen an einem mRNA-Faden hängen, entstehen Ribosomengruppen (**Polyribosomen**).

Raues ER

Die Zisternen des rER stehen mit der perinukleären Zisterne (S. 61) und mit den Schläuchen des gER in Verbindung (Abb. 1.**1**, 5.**1**). In Zellen mit sehr reger Proteinsekretion (z.B. exokrines Pankreas, S. 347; Plasmazellen, S. 249) nimmt das rER (*Ergastoplasma*) den größten Teil des Zellvolumens ein. Handelt es sich um polar gebaute Zellen (z.B. exokrin sezernierende Epithelzellen, S. 5), so liegt das rER meist an der Zellbasis. In Nervenzellen ist es in mehrere große Areale gegliedert. Da sich Ribosomen aufgrund ihrer Negativladungen gut mit kationischen (basischen) Farbstoffen (z.B. Hämatoxylin) anfärben lassen, sind Zellen mit hoch-aktiver Proteinsynthese, also alle Ribosomen-reichen Zellen, lichtmikroskopisch an ihrem **basophilen Zytoplasma** zu erkennen (in Nervenzellen *Nissl-Schollen*, S. 148). Die Basophilie gilt auch für Zellen, in denen die Proteinsynthese an Polyribosomen im Zytosol stattfindet (z.B. frühe Vorstufen der Erythrozyten, S. 245; Zentroblasten im Keimzentrum des Lymphfollikels, S. 261).

Proteine, die am rER synthetisiert werden sollen, beginnen meist mit einer bestimmten Abfolge von hydrophoben Aminosäuren (*Signalsequenz*), die sie als „rER-pflichtig" ausweist und die Anlagerung der betreffenden Ribosomen an die rER-Membran vermittelt. Sodann wird die Signalsequenz samt der ganzen nachfolgenden Aminosäurekette Schritt für Schritt durch eine Pore in das Innere der ER-Zisterne gefädelt, wo sich das Protein ansammelt. Wenn es sich um ein Transmembranprotein handelt, bleiben bestimmte Abschnitte in der ER-Membran stecken. Über die weitere biochemische Verarbeitung der Proteine innerhalb des rER-Lumens (u.a. Entfernung der Signalsequenz, Glykosylierung, Faltung) informieren Biochemie-Bücher. Vom rER wird das Protein mittels Transportvesikeln zum Golgi-Apparat verfrachtet (s.u.).

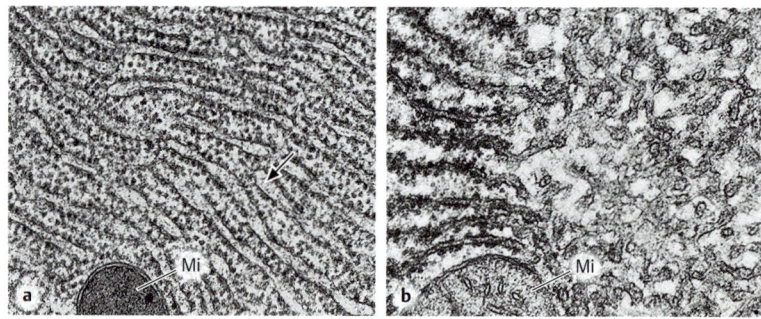

Abb. 5.**1** **Endoplasmatisches Retikulum.** **a** **Raues ER** (rER), exokrine Drüsenzelle, Pankreas (Maus). Der **Pfeil** zeigt auf das Lumen einer Zisterne. **Mi**, Mitochondrium. **b** **Glattes ER** (gER), Hepatozyt (Ratte). In diesem Fall ist das gER vermehrt (Ausdruck einer Enzyminduktion infolge Behandlung mit einem Arzneistoff; s. Text). In der linken Bildhälfte ist die Verbindung zwischen den Zisternen des rER und den Schläuchen des gER zu sehen. Vergr. 30 000fach (a), 37 000fach (b).

Glattes ER

Die Membranen des gER sind Sitz von Enzymen für die Synthese von *polaren Lipiden*, von *Cholesterin* und *Neutralfetten* oder von *Steroidhormonen* (Nebennierenrinde, S. 363; Gonaden , S. 408 und 425). In der Leberzelle (Abb. 5.**1b**) dient das gER zusätzlich dem Metabolismus von schlecht wasserlöslichen körpereigenen und körperfremden Stoffen (z.B. Steroidhormone, Bilirubin, diverse Arzneistoffe). Diese werden von den Enzymen des gER in wasserlösliche Metaboliten überführt und dadurch ausscheidungsfähig gemacht (S. 341).

▶ Bemerkenswert ist die Reaktion der Leberzelle auf ein erhöhtes Angebot eines zu verarbeitenden Arzneistoffes: Die gER-Membranen und die darin enthaltenen Enzyme des Arzneistoff-Metabolismus werden vermehrt (**Enzyminduktion**). Dies ist von praktisch-medizinischer Bedeutung (beschleunigter Abbau und verkürzte Wirkungsdauer aller Arzneistoffe, die über diesen Weg verarbeitet werden). ◀

5.2 Golgi-Apparat, Sekretgranula, Exozytose

Der Golgi-Apparat (GA) ist ein Stapel von flachen glattwandigen Zisternen, in denen die aus dem rER angelieferten Proteine weiter verarbeitet werden, u.a. werden hier die Oligosaccharidketten der Glykoproteine verändert und es findet die **Sortierung** der Proteine und Membranen für die verschiedenen Bestimmungsorte statt. Die für den Export bestimmten Proteine werden in membranbegrenzte Sekretvesikel oder **Sekretgranula** abgepackt. Der Inhalt wird durch **Exozytose** nach außen abgegeben.

Golgi-Apparat

Der GA liegt meist in Kernnähe, sekretorisch aktive Zellen und Neurone können mehrere Golgi-Apparate (Golgi-Felder) besitzen. Der GA besteht aus einem Stapel flacher, leicht gebogener Zisternen (Konvexität dem rER zugewandt) (Abb. 5.**2**). An den Rändern der Zisternen schnüren sich Vesikel ab, die zahlreich in der Umgebung des GA liegen.

Die aus dem rER angelieferten Proteine machen bei der Passage durch den GA schrittweise eine Reifung durch. Entsprechend ist der GA in mehrere Regionen gegliedert: Er beginnt mit der **Cis-Region** (auf der konvexen Seite des Zisternenstapels) und endet mit der **Trans-Region** auf der konkaven Seite (Abb. 5.**3**). Hier zergliedern sich die Zisternen in ein Netz aus Schläuchen (**Trans-Golgi-Netzwerk, TGN**), von denen sich Vesikel abschnüren.Viele davon sind mit Exportproteinen gefüllt. Dies ist morphologischer Ausdruck für die Funktion des GA als „Verpackungsstation".

Sekretvesikel und Sekretgranula (die Begriffe sind eigentlich austauschbar) werden von einer Membran umgeben und enthalten Exportproteine. Diejenigen, die ihren Inhalt durch *konstitutive* Sekretion (s.u.) entleeren, sind in der Regel

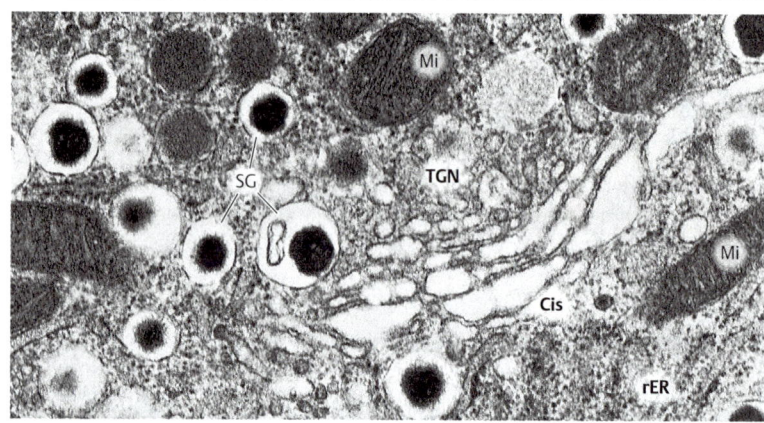

Abb. 5.**2** **Golgi-Apparat und Sekretgranula (SG)**, Insulin-produzierende Zelle, Pankreas-Insel (Maus). **Cis** und **TGN**, Cis-Region und Trans-Golgi-Netz. **Mi**, Mitochondrium. **rER**, raues ER. Vergr. 30 000fach.

morphologisch nicht genau definiert, man nennt sie meist Sekretvesikel. Organellen für die *regulierte* Sekretion (z.B. Hormone, Verdauungsenzyme) haben häufig definierte Größe und Gestalt, ihr Inhalt ist oft elektronendicht, sie werden daher meist als Sekretgranula („Körnchen") bezeichnet. Außer dem Exportprotein können darin Enzyme enthalten sein, die die letzen Reifungsschritte des Proteins katalysieren (z.B. Proinsulin → Insulin).

Die **Dynamik des Golgi-Apparates** (Abb. 5.**3**) ist noch nicht in allen Einzelheiten geklärt. Nach einer Hypothese ist der GA eine Ansammlung von stationären Zisternen mit unterschiedlichen Funktionen, die in Reifung befindlichen Proteine werden durch Transportvesikel von einer Zisterne zur nächsten weitergegeben. Nach einer *neueren Hypothese* jedoch sollen die Zisternen – unter fortschreitender Reifung des Inhaltes – selbst von der Cis- zur Transregion wandern. Man nimmt an, dass an der ER-Golgi-Übergangsregion durch Fusion von Vesikeln (aus dem ER abgeschnürt) laufend neue Golgi-Zisternen entstehen. Diese rücken allmählich von der Cis- zur Transseite vor und zergliedern sich dort in das TGN. Die Enzyme, die für die einzelnen GA-Regionen typisch und für die sukzessive Bearbeitung der Exportproteine notwendig sind, werden in Transportvesikeln von fortgeschrittenen zu nachrückenden Zisternen zurückgebracht. ER-eigene Proteine, die bis zum Cis-Golgi mitgeschleppt wurden, werden in Vesikeln zum ER zurückgeführt.

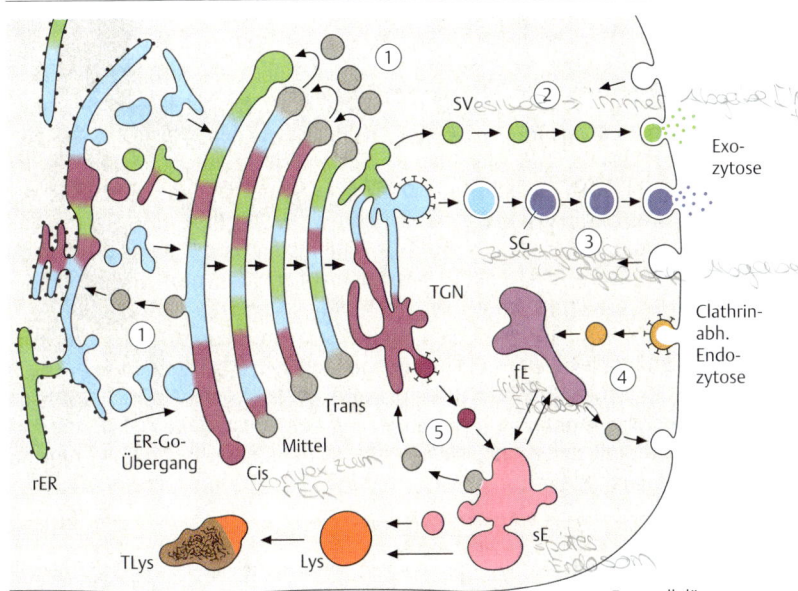

Abb. 5.**3** **Golgi-Apparat und Wege der Sekretion und Endozytose** (Schema). **(1)** Proteinsynthese und Ansammlung verschiedener Proteine in den rER-Zisternen. Am ER-Go-Übergang Entstehung von Go-Zisternen durch Fusion von aus dem ER abgeschnürten Vesikeln. Graues Vesikel: Rückführung von ER-Proteinen. Aufstieg und Reifung der Golgi-Zisternen, bis sie sich in das Trans-Golgi-Netz (**TGN**) aufgliedern. Rückführung der Golgi-Enzyme zu nachrückenden Zisternen (graue Vesikel). Sortierung der Proteine im TGN: **(2) Konstitutive Sekretion**, Abschnürung von Sekretvesikeln (**sv**), die nur das grüne der drei symbolisierten Proteine enthalten; Transport zur Plasmamembran und Ausschüttung durch Exozytose. Rückgewinnung der Vesikelmembran. **(3) Regulierte Sekretion**, Abschnürung von Vesikeln mit Hilfe eines Clathrin-Mantels→Stachelsaumvesikel, die nach Reifung einen elektronendichten Inhalt zeigen und als Sekretgranula (**SG**) bezeichnet werden. Nur das blaue der symbolisierten Proteine wird hier verpackt. Transport zur Plasmamembran zwecks Exozytose nach Stimulation. **(4) Rezeptor-vermittelte Endozytose**, Aufnahme eines Stoffes in Stachelsaumvesikel (Clathrin-Mantel). Abwurf des Clathrin-Mantels, Fusion mit dem frühen Endosom (**fE**), hier evtl. Lösung des Liganden vom Rezeptor und Rückführung des Rezeptors zur Plasmamembran (graues Vesikel). Austausch zwischen fE und dem späten Endosom (**sE**). **(5) Verschickung lysosomaler Enzyme**, Abschnürung von Stachelsaumvesikeln, die lysosomales Enzym, gebunden an einen Rezeptor, enthalten. Fusion mit dem sE, wo das Enzym vom Rezeptor abdissoziiert. Rückführung des Rezeptors zum TGN (graues Vesikel). Das Enzym wird zum Lysosom (**Lys**) weiter geschickt, oder das sE reift zum Lys. **TLys**, Telolysosom (Endstation), beladen mit unverdaulichem Material. Die Austauschmöglichkeiten zwischen den Organellen des Endosomen-Lysosomen-Systems sind sicher weitaus vielfältiger als hier gezeigt. Nicht dargestellt ist die Phagozytose, dazu s. Text.

Exozytose

Durch den Mechanismus der Exozytose gelingt es der Zelle, vesikulär abgepackte, hydrophile (also nicht-membrangängige) Stoffe in den Extrazellulärraum (EZR) auszuschütten, ohne dass eine Verbindung zwischen Zytosol und EZR entsteht. Dabei fusioniert die Membran des Sekretvesikels oder -granulum mit der Plasmamembran, es entsteht eine Ω-Figur mit einer Öffnung, durch die der Inhalt des Vesikels in den EZR austreten kann (Abb. 5.**3**). Exozytose-Figuren sind ultrastrukturell selten zu finden, weil die Figur rasch verstreicht und die Vesikelmembran vorübergehend Teil der Plasmemembran wird, bevor sie durch **Endozytose** zurückgeholt und erneut verwendet wird (**Membran-Rezirkulation**).

Die Exozytose ist bei weitem der häufigste Sekretionsmodus. Dieses Prinzip ist nicht beschränkt auf die Ausschleusung von Proteinen und Peptiden. Es gilt auch für kleine Moleküle samt ihren Begleitproteinen (z.B. biogene Amine, S. 350) und für alle **Neurotransmitter an Synapsen**, wenngleich für die akute Transmittersynthese und Bildung der synaptischen Vesikel nicht immer rER und Golgi-Apparat erforderlich sind (S. 154).

Andere Mechanismen der Sekretion. Es sei darauf hingewiesen, dass noch andere Arten der Stoffabgabe existieren, die an anderer Stelle besprochen werden: Apozytose (apokrine Sekretion) und holokrine Sekretion (Abb. 7.**7**). Manche Zellen sezernieren hydrophobe Stoffe (z.B. Steroidhormone, S. 351; Schilddrüsenhormone, S. 368), die als einzelne Moleküle der Membran passiv durchqueren und daher keine besonderen Maßnahmen erfordern. Schließlich gibt es Sekretionsvorgänge, bei denen die einzelnen Moleküle oder Ionen durch ATP-verbrauchende Pumpen über die Barriere der Plasmamembran „hinübergehoben" werden (z.B. Sekretion von Gallensäuren in die Gallekanälchen, S. 342; Sekretion von Protonen durch die Parietalzellen der Magendrüsen, S. 317).

Konstitutive und regulierte Sekretion. Die meisten Zellen schütten verschiedene Proteine kontinuierlich aus (**konstitutive Sekretion**). Dies gilt beispielsweise für die Bestandteile der Extrazellulärmatrix, die von Epithelzellen und Bindegewebszellen produziert werden (S. 103), oder für die Antikörper-Abgabe aus Plasmazellen (S. 250). Dementsprechend findet man dort meist nur wenige Sekretvesikel. Andere Zellen, insbesondere solche mit biologisch hochwirksamen Produkten (z.B. Hormone, Verdauungsenzyme), sezernieren nur auf spezifische Reize hin (**regulierte Sekretion**). Das Sekret wird auf Vorrat synthetisiert, in Sekretgranula verpackt und liegt auf Abruf bereit. Für solche Zellen sind die Sekretgranula geradezu kennzeichnend, sowohl auf ultrastruktureller Ebene als auch für die immunhistochemische Identifizierung der Zellen durch spezifischen Nachweis des Granulum-Inhalts.

Die **molekularen Mechanismen** der Exozytose können hier nicht detailliert besprochen werden. Man überlege sich, wieviele Teilprobleme dabei zu lösen sind: Die Sekretgranula dürfen sich nicht fälschlich mit anderen Zellorganellen vereinigen; sie müssen zur richtigen Plasmamembran (apikal oder basolateral) transportiert werden; das kortikale Aktinnetz muss ihnen Zutritt zur

Plasmamembran gewähren; die Membran des Sekretgranulum muss sich an der Plasmamembran befestigen; die Fusion der Membranen muss gelingen, damit die Öffnung entsteht; die Membran des Granulum muss nach Art der Endozytose (S. 48) zurückgewonnen werden, andernfalls würde die Plasmamembran ständig größer und intrazellulär würden die Membranen knapp. Über manche molekularen Mechanismen gibt es Kenntnisse (s. Membranverkehr, S. 51), aber manches ist noch unklar. Ein Faktor, der schon lange als Vermittler zwischen Reiz und Sekretion bekannt ist (Stimulus-Sekretions-Kopplung), ist die **lokale Erhöhung der zytosolischen Ca²⁺-Konzentration**.

Exozytose zwecks Einfügung von Membranmaterial. Nicht immer ist die Ausschüttung eines Produktes Zweck der Exozytose, in vielen Fällen dient sie der raschen Exposition besonderer Proteine an der Zelloberfläche oder der raschen (meist reversiblen) Ausstattung der Plasmamembran mit zusätzlichem Membranmaterial oder spezifischen Proteinen. Einige **Beispiele** seien genannt: Exposition von präformierten Adhäsionsmolekülen auf der Oberfläche des Gefäßendothels (Abb. 12.**6**); Vergrößerung der spezialisierten Oberfläche des Urothels (Abb. 19.**14**); Einfügung von Protonenpumpen in die apikale Plasmamembran der Parietalzelle (Abb. 16.**5**), des Osteoklasten (Knochen, S. 128), der Sammelrohr-Schaltzellen (Niere, S. 394); Einfügung von Aquaporin-Poren in die apikale Membran der Sammelrohrzellen (Abb. 19.**13**); Einfügung von Glucose-Transportern (GLUT 4) in die Plasmamembran von Muskel- und Fettzellen (Insulinwirkung, S. 349). Diese Sonderproteine liegen, eingebaut in die Membranen von Vesikeln oder kleinen Schläuchen, im Zytoplasma auf Abruf bereit, die Membranen werden (meist aufgrund eines Reizes durch Hormone oder andere Wirkstoffe) in die Plasmamembran eingefügt und in vielen Fällen nach Art der Endozytose (s.u.) auch wieder zurückgeholt (**Membran-Rezirkulation**).

5.3 Lysosomen, Endosomen, Melanosomen

Lysosomen sind ca. 0,5 µm große Organellen, die über 40 verschiedene hydrolytische Enzyme und eine hohe Protonenkonzentration (ca. pH 4,5) enthalten. Die lysosomalen Enzyme werden durch einen Rezeptor-vermittelten Vesikeltransport aus dem Trans-Golgi-Netz über eine prälysosomale Zwischenstation (**Endosom**) in die Lysosomen geliefert.

Mit Hilfe dieser Enzyme können im Lysosom die meisten physiologisch vorkommenden Makromoleküle gespalten werden („Müllbeseitigung"), die freigesetzten Bausteine verlassen das Lysosom und werden wieder verwendet („Recycling"). Das abzubauende Material stammt entweder aus dem Extrazellulärraum und erreicht das Zellinnere durch **Endozytose** (dazu zählt auch die **Phagozytose = Heterophagie** von Partikeln); oder es stammt aus der Zelle selbst (**Autophagie**). In jedem Fall wird das Material in Vesikel oder Vakuolen (Endozytose-Vesikel, heterophagische und autophagische Vakuolen) eingefangen und über verschiedene *prälysosomale* Zwischenstationen (**Endosomen**) den Lysosomen zugeführt.

Melanosomen sind Organellen, die das braune Pigment Melanin synthetisieren und speichern. Sie sind mit Lysosomen verwandt und werden deswegen in diesem Abschnitt besprochen.

Vorbemerkung. Im Gegensatz zu den meisten anderen Zellorganellen sind die Lysosomen und erst recht die mit ihnen assoziierten Endosomen und Transportvesikel morphologisch nicht klar zu definieren. Ihre eindeutige Identifizierung gelingt oft nur durch den histochemischen Nachweis von Markermolekülen oder (im Zellkulturexperiment) durch zeitliche Verfolgung ihrer spezifischen Funktion. Außerdem besteht zwischen den Lysosomen und den diversen Vesikeln und Vakuolen ein reger Austausch von Membranen und Inhaltsstoffen, sodass die molekularen Merkmale der einzelnen Kompartimente sich teilweise überlappen. Daher wird der ganze Apparat auch übergreifend als **Endosomen-Lysosomen-System** bezeichnet.

Am besten definiert (und auch am längsten bekannt) sind die Lysosomen selbst. Sie werden im Folgenden zunächst besprochen. Dann werden die Autophagie und die verschiedenen Formen und Mechanismen der Endozytose dargestellt.

Lysosomen

Lysosomen sind runde oder ovale, seltener tubuläre Organellen, die meist mit einer elektronendichten Masse (Matrix) gefüllt sind (Abb. 5.**4**), Erscheinungsbild

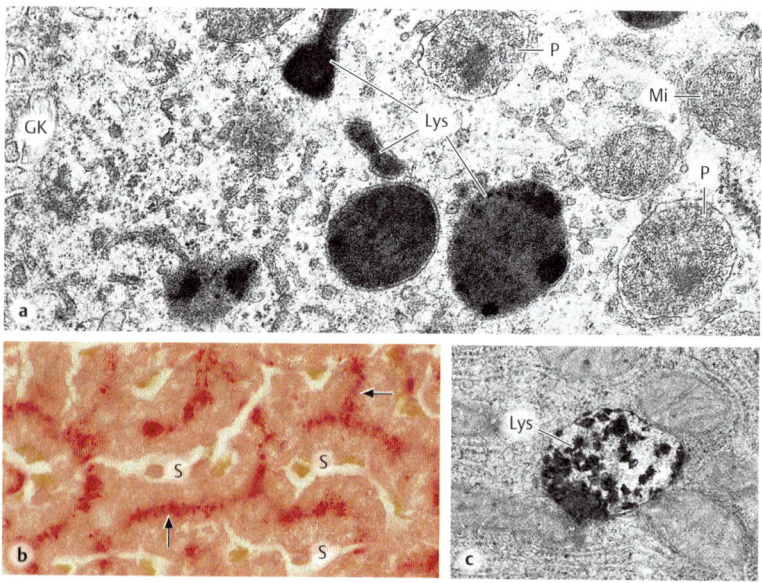

Abb. 5. **4a** **Lysosomen (Lys)** im Hepatozyten (Ratte), typische Lokalisation in der Nähe eines Gallenkanälchens (**GK**). **Mi**, Mitochondrium. **P**, Peroxisom. **b** Enzymhistochemischer Nachweis der sauren Phosphatase, eines lysosomalen Leitenzyms (rote Partikel entlang den Gallenkanälchen, **Pfeile**). **S**, Sinusoide (vgl. Abb. 17.4). **c** Ultrastrukturelle Darstellung der sauren Phosphatase (schwarzes Reaktionsprodukt). Vergr. 27 000fach (a), 560fach (b), 28 000fach (c).

und Größe sind jedoch sehr variabel. In manchen Zellen (z.B. Hepatozyt, S. 341) liegen sie an typischer Stelle und sind auch dadurch zu erkennen. Oft ist für die eindeutige Identifizierung jedoch der histochemische Nachweis eines lysosomalen Enzyms oder Membranproteins erforderlich (Abb. 5.**4b**,**c**).

Vorkommen. Lysosomen kommen in allen Zellen (außer Erythrozyten) vor. Jede Zelle benötigt sie für den Abbau von abgenutzten oder überflüssigen Bestandteilen ihres eigenen Haushalts sowie von endozytierten Makromolekülen. Besonders reichlich sind Lysosomen in Zellen, die im Rahmen ihrer spezifischen Funktion ständig viele Makromoleküle durch Endozytose aufnehmen und verdauen müssen, z.B. proximale Nierentubuli (Abb. 19.**11**), Hepatozyten (Abb. 5.**4**) und die phagozytierenden Zellen (z.B. Makrophagen, Abb. 5.**8**).

Der **Inhalt der Lysosomen** ist chemisch aggressiv. Dank einer **Protonen-ATPase** in der Membran herrscht im Lysosom eine hohe Protonenkonzentration (**pH 4,5 bis 5**). Die lysosomale Matrix enthält über 40 verschiedene Enzyme mit einem pH-Optimum unter pH 6 (**„saure Hydrolasen"**) für den Abbau z.B. von Proteinen, Lipiden, Glykogen, Nukleinsäuren, Glykosaminoglykanen, Oligosacchariden. Die frei gesetzten Bausteine (z.B. Aminosäuren, Monosaccharide, Sulfat- und Phosphatreste usw.) können mit Hilfe von **Transportern** der Lysosomenmembran ins Zytosol entweichen. Stoffe, die ins Lysosom geraten, aber unverdaulich sind, bleiben dort liegen (Telolysosomen, s.u.).

Die lysosomale Membran ist mit verschiedenen integralen **Glykoproteinen** versehen, die auf der luminalen Seite einen dicken Überzug bilden, einer Glykokalyx vergleichbar. Dies dient möglicherweise dem Schutz der Membran vor dem aggressiven Inhalt.

Belieferung der Lysosomen mit Enzymen

Die lysosomalen Enzyme nehmen zunächst denselben Weg wie die Exportproteine, also vom rER bis ins Trans-Golgi-Netz (TGN). Hier werden sie von den Exportproteinen separiert (Abb. 5.**3**): In den Membranen des TGN gibt es einen **Rezeptor**, der die lysosomalen Enzyme aufgrund eines Mannose-6-Phosphat-Restes erkennt, bindet und die Verfrachtung mittels Transportvesikeln veranlasst, allerdings nicht auf direktem Wege zum Lysosom, sondern zunächst zum **späten Endosom** (S. 50). Im sauren Millieu (pH 5,5) des Endosoms dissoziiert der Rezeptor-Enzym-Komplex. Der Rezeptor wird zwecks erneutem Einsatz zum TGN zurücktransportiert. Die Enzyme werden in Vesikeln zum Lysosom gebracht, wo sie die letzten Reifungsschritte durchmachen. Nach einer anderen Vorstellung entstehen die Lysosomen neu, indem sich vom späten Endosom laufend größere Teile abschnüren. Auf jeden Fall unterscheidet sich das Lysosom vom späten Endosom durch das Fehlen des Mannose-6-Phosphat-Rezeptors in der Membran und durch den niedrigeren pH-Wert.

Lysosomale Speicherung

Das heterogene Erscheinungsbild der Lysosomen beruht u.a. darauf, dass (a) ihnen in manchen Zellen mehr Stoffe zugeführt werden und sie daher größer sind als in anderen Zellen, (b) dass sie halb verdaute oder unverdauliche Materialien enthalten können, die die Ultrastruktur beeinflussen. Die intralysosomale Anhäufung von Material beantwortet die Zelle zunächst mit einer *Erhöhung* der lysosomalen Enzymaktivitäten.

Für Stoffe, die völlig unverdaulich und gar nicht mehr zu verwerten sind, werden die Lysosomen zur Endstation. In manchen Zellen sollen sich die Lysosomen durch Exozytose solcher Restbestände entledigen können. Wenn nicht, so entstehen **Telolysosomen** (Residualkörper), in denen die Aktivität der lysosomalen Enzyme allmählich erlischt. **Lipofuszingranula** sind Telolysosomen, die mit heterogenem, nicht genau definiertem Material gefüllt sind (vorwiegend Lipide und Proteine aus dem zelleigenen Haushalt) (Abb. 5.**5**); aufgrund seiner braunen Eigenfarbe ist Lipofuszin lichtmikroskopisch sichtbar. Es sammelt sich besonders in langlebigen Zellen von alten Individuen an („Alterspigment"). Lysosomale Speicherung von **Kohlepartikeln** findet man in den Makrophagen der Lymphknoten, die Lymphe von der Lunge empfangen (Abb. 13.**15b**), Speicherung von **Tuschepartikeln** in Makrophagen von Hautpartien, die Tätowierungen tragen.

In den Zellen, die rote Blutkörperchen phagozytieren und abbauen (Makrophagen in Leber, Knochenmark und Milz), speichern die Lysosomen *Hämosiderin*; dies ist ein Eisen-haltiges Abbauprodukt von *Ferritin*, dem Eisen-bindenen Protein im Zytosol. Solche Lysosomen (auch als **Siderosomen** bezeichnet) sind aufgrund ihrer braunen Eigenfarbe oder nach histochemischer Darstellung von Eisen (Berliner-Blau-Reaktion am Gewebsschnitt) lichtmikroskopisch zu erkennen (Abb. 13.**19a**).

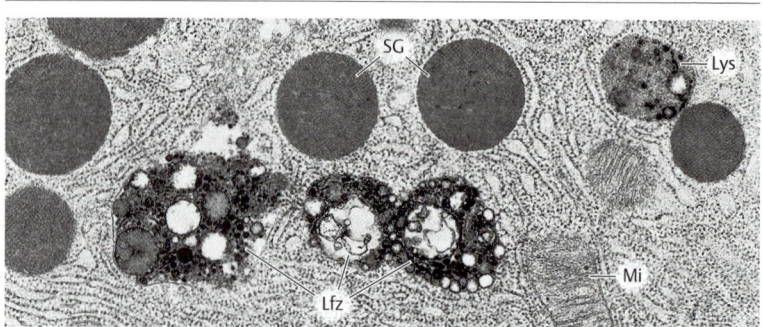

Abb. 5.**5** **Lipofuszin-Granula (Lfz)** in exokriner Pankreas-Drüsenzelle (Maus). **Lys**, Lysosom. **Mi**, Mitochondrium. **SG**, Sekretgranula. Vergr. 18 000fach.

▣ **Erbliche lysosomale Speicherkrankheiten** beruhen meist auf dem Fehlen eines lysosomalen Enzyms oder eines notwendigen Cofaktors. Folge: intralysosomale Anhäufung des Substrats, dessen Abbau von dem betreffenden Enzym abhängt. Die häufigsten erblichen Abbaustörungen betreffen Sphingolipide, Glykosaminoglykane (GAG), Oligosaccharide und Glykogen. Die Benennung der Krankheitsgruppen richtet sich nach dem gespeicherten Material: **Lipidosen, Mukopolysaccharidosen** (GAG-Speicherung), **Glykogenose** usw. Bei einigen Speicherkrankheiten ist nicht der Abbau, sondern einer der Transporter defekt, mit deren Hilfe sonst die Abbauprodukte das Lysosom verlassen. In allen Fällen sind die Lysosomen stark vermehrt und vergrößert (Abb. 5.**6**), sie können im Extremfall den größten Teil des Zellvolumens einnehmen. Am schlimmsten sind jeweils diejenigen Zellen betroffen, die physiologischerweise das betreffende Substrat in beträchtlichem Maße abbauen müssen. Die lysosomale Speicherung kann mit der Zeit zu enormer Organvergrößerung (z.B. Leber, Milz) und zu schweren Funktionsstörungen (z.B. Zentralnervensystem, Skelettsystem, Herzmuskel) führen, viele dieser Erkrankungen enden schon im Kindesalter tödlich. ◁

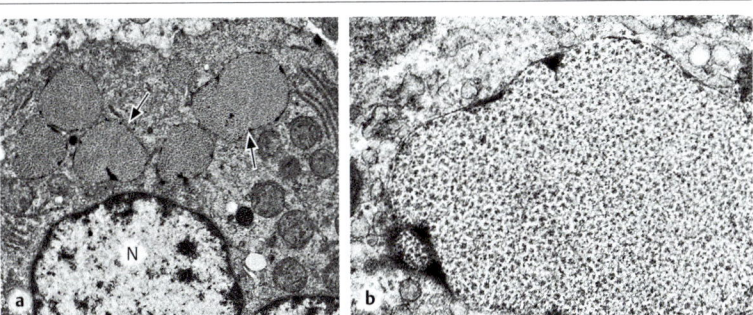

Abb. 5.**6** **Lysosomale Glykogenspeicherung** im Hepatozyten eines menschlichen Feten mit erblichem Defekt der sauren α-Glucosidase (Glykogenose Typ II, Pompe-Krankheit). **a** Fünf Speicherlysosomen sind zu sehen (**Pfeile**). N, Nukleus. **b** **Speicherlysosom** bei höherer Vergrößerung. Die umgebende Membran und Glykogenpartikel sind zu erkennen (vgl. mit Abb. 5.13). Vergr. 4 700fach (a), 18 000fach (b).

Autophagie

Die Autophagie dient der Beseitigung von ausgedienten und überflüssigen Bestandteilen der Zelle selbst. Der Prozess ist morphologisch durch das Auftreten von **autophagischen Vakuolen** (AV; Autophagosomen) gekennzeichnet (Abb. 5.**7**): Zytoplasmabestandteile werden zunächst durch eine doppelte Membran vom übrigen Zytoplasma abgesondert (sequestriert). Woher dieses Membranmaterial stammt, ist nicht geklärt. Durch Fusion der AV mit einem Lysosom oder einem prälysosomalen Organell entsteht ein **Autolysosom**, das abbauende Enzyme enthält und dessen Membran mit einer Protonenpumpe ausgestattet ist (saurer pH). Der Abbau beginnt, die innere Membran der Umhüllung verschwindet, der Inhalt

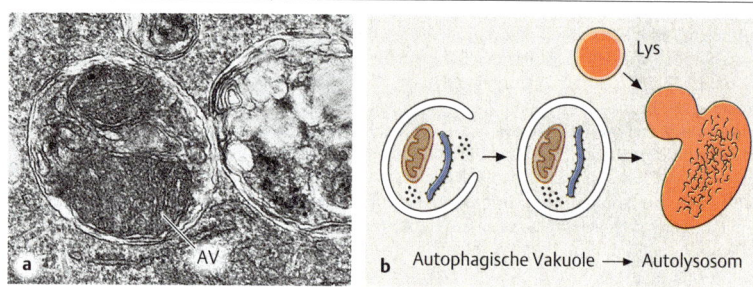

Abb. 5.**7** **Autophagie**. **a** Autophagische Vakuole (**AV**), der Inhalt ist noch als Mitochondrium zu erkennen; in der Vakuole daneben ist der Inhalt schon zur Unkenntlichkeit abgebaut. Hepatozyt (Maus). **b** Schema: Bildung der AV und Verwandlung zum Autolysosom durch Fusion mit einem Endosom oder Lysosom; die innere Membran der AV ist verschwunden, der Inhalt ist unkenntlich geworden. Vergr. 30 000fach (a).

wird unkenntlich. Bald darauf ist das Organell morphologisch nicht mehr sicher als AV zu identifizieren.

Endozytose

Endozytose ist der Oberbegriff für alle Vorgänge, durch die Partikel und Makromoleküle aus dem Extrazellulärraum in zytoplasmatische Vesikel oder Vakuolen aufgenommen werden: Der aufzunehmende Stoff gerät zunächst in eine Plasmamembran-Einstülpung (Invagination), die dann als Vesikel oder Vakuole ins Zellinnere abgeschnürt wird. Mit der Aufnahme (Internalisation) des Stoffes gelangt also immer ein Stück Plasmamembran in die Zelle hinein. In vielen Fällen ist dies sogar der Hauptzweck der Endozytose (Membran-Rezirkulation, S. 43).

- **Phagozytose** (von *gr.* fressen) bedeutet Aufnahme von großen Partikeln (> 0,5 µm), dabei bilden sich **heterophagische Vakuolen** (**Phagosomen**, Heterophagosomen) (Abb. 5.**8**). Phagozytose wird überwiegend von professionellen Fresszellen betrieben, d.h. von *Makrophagen* und ihren Verwandten (MPS, S. 237) sowie von *Neutrophilen Granulozyten* (S. 235).
- **Pinozytose** (von *gr.* trinken) ist die Aufnahme von Flüssigkeit und gelösten Makromolekülen unter Bildung kleiner Vesikel (Durchmesser 50–100 nm) (Abb. 5.**9**). Zur Pinozytose sind fast alle Zellen fähig.

Phagozytose

Durch Phagozytose werden alte und tote Zellen, Zelltrümmer, Bakterien und Fremdpartikel abgeräumt. Dabei bildet die Fresszelle mit Hilfe des Aktin-Systems

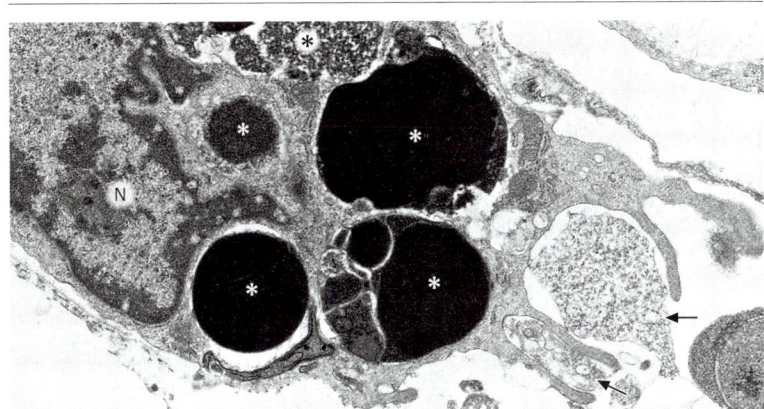

Abb. 5.**8** **Phagozytose**. Ein Makrophage (Thymus, Maus) umfasst mit Pseudopodien Fragmente (**Pfeile**) von einer Zelle, die durch Apoptose untergegangen ist. Mehrere bereits phagozytierte Zellfragmente (*) liegen in zytoplasmatischen Vakuolen. **N**, Nukleus. Vergr. 10 000fach.

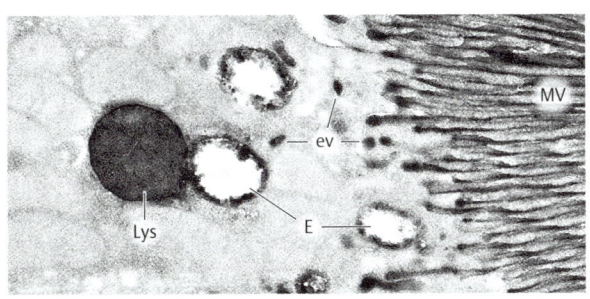

Abb. 5.**9** **Endozytose (Pinozytose)**, apikale Region einer Epithelzelle des proximalen Nierentubulus (Maus). Die Zelle nimmt ein kleines Protein (hier als schwarzes Material zu sehen; Meerrettichperoxidase, appliziert durch i.v.-Injektion) aus dem Primärharn auf. Das Material ist im Extrazellulärraum (Tubuluslumen) zwischen den Mikrovilli (**MV**) zu sehen sowie in mehreren Zellorganellen, in die es nur durch Endozytose gelangt sein kann: kleine endozytotische Vesikel (**ev**), größere Vakuolen (wahrscheinlich Endosomen, **E**) und ein Organell, das wahrscheinlich ein Lysosom (**Lys**) ist. Für die sichere Identifizierung wäre der Nachweis weiterer Marker nötig. Die übrigen Zellstrukturen erscheinen blass, weil der Ultradünnschnitt nicht, wie sonst üblich, mit Schwermetallionen kontrastiert wurde. Vergr. 14 000fach.

Ausläufer (*Pseudopodien, Lamellipodien*, S. 22), die das Objekt festhalten und umfassen. Durch Membranfusion schließt sich die Einbuchtung der Zelloberfläche zur heterophagischen Vakuole. Besonders effizient verläuft die Phagozytose dann, wenn das Objekt aufgrund bestimmter Oberflächenmoleküle von Rezeptoren der Fresszelle erkannt und gebunden werden kann (Opsonisation, S. 258). Das Phagosom fusioniert mit prälysosomalen Organellen (Endosomen) oder Lysosomen, erhält dadurch lysosomale Membranproteine und Enzyme und wird zum **Phagolysosom**. Das Objekt wird in der Regel verdaut.

▶ Manche Bakterien (z.B. der Tuberkulose-Erreger) überleben unbehelligt in den heterophagischen Vakuolen von Makrophagen, indem sie (auf noch nicht ausreichend geklärte Weise) die Fusion der Vakuolen mit lysosomalen Organellen verhindern. Dies ändert sich erst, wenn der Makrophage durch T-Helfer-Lymphozyten (Abb. 13.**4**) „aktiviert" wird. ◀

Pinozytose

Die Pinozytose wird im wissenschaftlichen Sprachgebrauch oft mit „Endozytose" gleichgesetzt; möglicherweise deswegen, weil die meisten Zelltypen überhaupt nur zu dieser Spielart der Endozytose fähig sind.

Es gibt verschiedene Mechanismen, die im Einzelfall die Endozytose regulieren. Am besten untersucht ist die **„Rezeptor-vermittelte Endozytose"**, sie ist gekennzeichnet durch die Mitwirkung eines bestimmten Proteins (**Clathrin**) bei der Invagination der Plasmamembran, daher **Clathrin-abhängige Endozytose**. Das ultrastrukturelle Korrelat für die Clathrin-Beteiligung ist der „Stachelsaum" auf der zytosolischen Seite der invaginierten Plasmamembran (Stachelsaumgrübchen) und des sich abschnürenden Vesikels (Stachelsaumbläschen) (Abb. 1.**1**). Daneben gibt es die **Clathrin-unabhängige Endozytose**; neuere Befunde zeigen, dass auch diese Rezeptor-vermittelt sein kann. Daher erscheint es angemessen, die Endozytose-Typen nach der (Un)abhängigkeit von Clathrin (anstatt von Rezeptoren) zu ordnen.

Über die **Clathrin-abhängige („Rezeptor-vermittelte") Endozytose** informieren die Bücher der Physiologie und Biochemie ausführlich. Kurz gefasst geht sie folgendermaßen vor sich (Abb. 5.**3**): Spezifische Bindung eines Makromoleküls (Ligand) an ein Transmembranprotein (Rezeptor). Bildung eines Ω-förmigen **Stachelsaumgrübchens** (coated pit), in dessen Membran sich die mit dem Liganden beladenen Rezeptoren versammeln; der im EM-Bild sichtbare Stachelsaum entspricht einem Mantel aus Clathrin, das über einen Adaptor-Proteinkomplex (AP 2) an die zytosolische Domäne der Rezeptoren gekoppelt ist. Das Grübchen wird zum **Stachelsaumvesikel** (coated vesicle) abgeschnürt, damit ist der Stoff internalisiert. Der Clathrinmantel fällt kurz darauf ab und wird erneut zur Vesikelbildung verwendet.

Das **Endozytose-Vesikel** liefert seinen Inhalt nach wenigen Minuten in einem prälysosomalen Organell ab, dem **frühen Endosom**. In manchen Fällen führt der hier herrschende saure pH (pH 6) zur Dissoziation von Ligand und Rezeptor, der befreite Rezeptor rezirkuliert zur Plasmamembran. Etwas später erscheint der internalisierte Stoff in einem anderen prälysosomalen Organell (**spätes Endosom**), das sich durch den pH-Wert (pH 5,5) und bestimmte Membranproteine auszeichnet (S. 45). Anschließend wird der Stoff ins **Lysosom** verfrachtet und hier abgebaut (in vielen Fällen zusammen mit seinem Rezeptor; Folge: verminderte Empfindlichkeit der Zelle für den betreffenden Wirkstoff); oder der Stoff gelangt, da die Endosomen auch mit dem TGN Vesikel austauschen, zum Golgi-Apparat.

Die **Clathrin-unabhängige Endozytose** geht mit der Bildung von glatten Vesikeln einher. Im Übrigen ist sie, was die Mechanismen angeht, jedoch kein einheitlicher Typ. Sie kann unspezifisch und konstitutiv sein, d.h. zufällige Stoffaufnahme ohne besonderen Stimulus; sie kann durch Rezeptoren vermittelt und daher selektiv sein. Ultrastrukturelle Korrelate sind:
- **morphologisch uncharakteristische Vesikel**, z.B. im Rahmen der Membran-Rezirkulation; oder
- **Caveolae**.

Caveolae sind 50—100 nm große Ω-förmige Invaginationen der Plasmamembran, die in manchen Zellen sehr zahlreich vorkommen, z.B. im Gefäßendothel (Abb. 11.**7**), Fibroblasten, Fettzellen, glatten Muskelzellen (Abb. 10.**12**). Die Plasmamembran weist im Caveola-Bereich eine **spezielle Lipidzusammensetzung** auf und kann diverse Rezeptorproteine enthalten. Die Bildung der Invagination wird wahrscheinlich durch das integrale Membranprotein **Caveolin** herbeigeführt, das auf der Zytosolseite der Caveolae nachweisbar ist. In manchen Zellen (z.B. Gefäßendothel) schnüren sich die Caveolae ab, in anderen Zellen (z.B. glatte Muskelzellen) verbleiben sie als stationäre Membran-Invaginationen an der Oberfläche. Entsprechend sind die **Funktionen** der Caveolae sehr unterschiedlich: *Endozytose*, u.a. einiger Viren und Bakterientoxine (durch Vermittlung der spezifischen Lipide); *Transzytose* durch das Gefäßendothel, u.a. von Albumin (vermittelt durch ein Rezeptorprotein). Bei *glatten Muskelzellen* haben die Caveolae wahrscheinlich eine ganz andere Funktion (Beteiligung an der Stimulus-Kontraktions-Kopplung, S. 199).

Transzytose

Transzytose bedeutet **Durchschleusung** von Makromolekülen durch eine Epithel- oder Endothelbarriere mit Hilfe von Vesikeln. Dabei wird das Makromolekül auf einer Seite durch Endozytose (Vesikel mit Clathrin-Mantel, im Endothel durch Caveolae) aufgenommen und auf der anderen Seite durch Exozytose wieder ausgeschüttet. **Beispiele**: Transzytose (apikal → basal) von Antikörpern des mütterlichen Blutes durch die Plazentaschranke (S. 440) und von Antikörpern der Muttermilch durch das Darmepithel des Säuglings; Transzytose (apikal → basal) von Antigen durch die M-Zellen in Follikel-assoziierten Epithelien und (basal → apikal) von Antikörpern aus dem Interstitium auf die Epitheloberfläche (Abb. 13.**22**); Transzytose von Albumin durch das Gefäßendothel (s.o. und S. 218).

Membranverkehr in der Zelle

Die Ausführungen über Sekretion und Endozytose lassen einen unglaublich regen Austausch von Membranen und Inhaltsstoffen zwischen den Organellen vermuten, der geordnet sein muss. Ein Grundphänomen dabei ist die **Fusion und Trennung von Membranen**. Außerdem muss sichergestellt sein, dass sich überhaupt Vesikel abknospen, die richtigen Produkte in die richtigen Vesikel verpackt werden, ihre Membranen mit den richtigen Zielmembranen fusionieren, die Membranen und Rezeptoren rezirkulieren usw. Manches hierüber ist schon bekannt, vieles noch hypothetisch, manches noch unklar.

Hier sei nur kurz auf einige Mechanismen hingewiesen (Einzelheiten s. Biochemie-Bücher). (1) Die Vesikel, die am TGN entstehen und sekretorische Proteine (für regulierte Sekretion) oder lysosomale Enzyme enthalten, werden dort mit Hilfe eines **Clathrin-Mantels** abgeschnürt, der genauso organisiert ist wie der an der Plasmamembran (nur mit anderen Adaptorproteinen, AP1 bzw. AP3). Bei der Vesikelbildung für den Hin- und Rücktransport zwischen rER und Golgi-Apparat helfen andere spezifische Proteine, die ebenfalls eine Art Stachelsaum bilden (**Coatamer-**

Proteinkomplexe, COP). (2) Für viele vesikuläre Organellen ist gezeigt, dass sie ein jeweils spezielles Protein (aus der Familie der **Rab-Proteine**) auf ihrer zytosolischen Oberfläche tragen, das dafür sorgt, dass sie mit dem richtigen Adressaten fusionieren. (3) Die Fusion selbst geschieht nicht spontan; bestimmte Proteine (**SNARE-Proteine**) an der Vesikel- und der Zielmembran sind erforderlich für die feste Zusammenlagerung der Membranen und die Einleitung der Membranverschmelzung. Weitere Einzelheiten s. Bücher der Biochemie.

Melanosomen

Melanosomen sind 0,2–1 µm große, ovale Membran-begrenzte Organellen, in denen das schwarz-braune Pigment **Melanin** synthetisiert und gespeichert wird (Abb. 5.**10**). Sie kommen u.a. in den *Melanozyten* der Epidermis (S. 451), im *retinalen Pigmentepithel* und in Melanozyten des Auges vor. Melanin absorbiert Licht einschließlich der schädigenden UV-Strahlung. Melanosomen sind mit Lysosomen verwandt, sie besitzen neben ihren spezifischen Inhaltsstoffen einen sauren pH, einige lysosomale Membranproteine und einige saure Hydrolasen. Ausgangssubstanz der Melaninsynthese ist die Aminosäure *Tyrosin*.

Der entscheidende erste Syntheseschritt wird durch das Enzym **Tyrosinase** katalysiert, das an die Membranen des Melanosoms gebunden ist. Erblich bedingte Defekte der Tyrosinase führen zum *Albinismus*. Die folgenden Schritte (Polymerisation zum Melanin) werden durch weitere Faktoren reguliert. Reife Melanosomen entstehen über mehrere Zwischenstadien aus **primären Melanosomen**. Diese schnüren sich vom Trans-Golgi-Netz oder frühen Endosomen ab und enthalten Tyrosinase. Nachfolgende Reifestadien bilden ein filamentäres Binnengerüst aus und synthetisieren Melanin. Reifes Melanin ist ein Polymer, das an bestimmte Proteine im Melanosom gebunden ist und die Struktur des Binnengerüstes im **reifen Melanosom** vollständig maskiert.

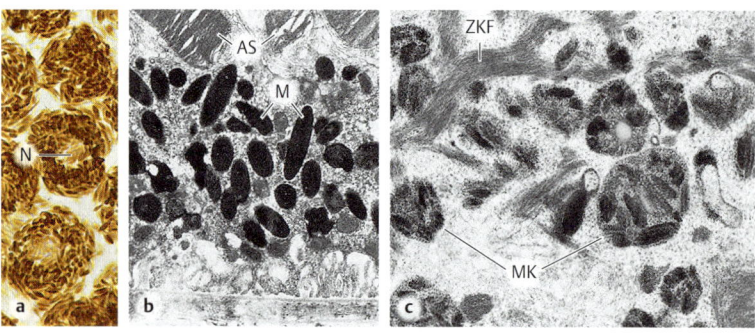

Abb. 5.**10**   **Melanosomen.** **a** Retinales Pigmentepithel, Retina (Rind), Häutchenpräparat, ungefärbt. Die Zellen enthalten zahlreiche Melanosomen, die aufgrund ihrer Eigenfarbe zu sehen sind. **N**, Nukleus, ungefärbt. **b** Retinales Pigmentepithel, EM-Bild (Maus). **M**, Melanosomen. **AS**, Außensegmente der Sehzellen (vgl. Abb. 26.10). **c** Melanosomen-Komplexe (**MK**) in einem basalen Keratinozyten der menschlichen Haut. **ZKF**, Zytokeratinfilamente. Vergr. 640fach (a), 7 000fach (b), 20 000fach (c).

Im Gegensatz zu den pigmentierten Zellen des Auges (Abb. 5.**10a, b**) geben die **Melanozyten der Haut** ihre Melanosomen ständig an die Epithelzellen ab, hieraus ergibt sich die *Haut-* und *Haarfarbe*. Der Pigmenttransfer geschieht an den äußersten Spitzen (Filopodien) der dendritischen Melanozytenausläufer (Abb. 22.**2**), wahrscheinlich beruht er auf Phagozytose von Filopodienspitzen durch die Epithelzellen, in denen dann ganze Melanosomen-Pakete zu sehen sind (Abb. 5.**10c**). Die Melaninsynthese und Reifung der Melanosomen findet während der Reise zu den Dendritenspitzen statt. Der **Transport der Melanosomen** innerhalb der Melanozyten wird durch Kooperation des Mikrotubulus- und Aktin-Systems bewerkstelligt: Die lange Strecke vom Zellzentrum in die Dendriten durch Mikrotubuli und Kinesin, die Endstrecke zu den äußersten Dendritenspitzen durch Aktin und Mysosin V (vgl. Abb. 3.**7**).

5.4 Mitochondrien, Peroxisomen

Mitochondrien sind Organellen wechselnder Größe und Form, aber dennoch mit charakteristischer Ultrastruktur. Sie bestehen aus einer glatten **äußeren Membran** und einer **inneren Membran**, die durch Faltung stark vergrößert ist. In den Mitochondrien wird die energiereiche Verbindung Adenosintriphosphat (**ATP**) synthetisiert. Die hierfür benötigte Energie stammt vor allem aus dem oxidativen Abbau von *Glucose* und *Fettsäuren* zu CO_2 und Wasser. Diese Abbauwege, die im Mitochondrium stattfinden, münden in eine gemeinsame Endstrecke ein (**Zellatmung**), die unter der Regie eines in der inneren Mitochondrienmembran sitzenden Multienzymkomplexes (**Atmungskette**) steht. Die bei der Zellatmung frei werdende Energie wird in die ATP-Synthese investiert und dadurch konserviert: oxidative Phosphorylierung.

Peroxisomen sind ultrastrukturell unauffällige Organellen, die je nach Tierart und Zelltyp unterschiedlich aussehen. Ihre Funktionen überlappen sich teilweise mit denen der Mitochondrien, deswegen werden sie in diesem Kapitel besprochen. Die biologische Bedeutung der Peroxisomen ist noch nicht in allen Einzelheiten geklärt, verschiedene erbliche Defekte der Peroxisomen mit gravierenden Folgen zeigen jedoch, dass dieses Zellorganell unentbehrlich ist.

Die Funktion von Mitochondrien und Peroxisomen gehört in die Domäne der Biochemie und wird hier nur kurz besprochen.

Mitochondrien

Mitochondrien kommen (außer in Erythrozyten) in allen Zellen vor. Besonders reichlich sind sie in solchen Zellen, die viel ATP für energiefordernde Prozesse verbrauchen (z.B. Kontraktion: Muskulatur; Ionenpumpen: transportierende

Epithelien; Syntheseleistung: Leberzelle). Neben dieser Hauptfunktion übernehmen die Mitochondrien weitere Aufgaben: Speicherung von Calcium (Pufferfunktion zur Verhinderung zellschädigender erhöhter Ca^{2+}-Ionenkonzentrationen im Zytosol); Beteiligung an der Harnstoffsynthese (nur in Leberzellen; Entgiftung des beim Aminosäure-Abbau anfallenden Ammoniak) und an der Synthese von Steroidhormonen (S. 363).

Struktur

Mitochondrien (Abb. 5.**11**) sind runde, ovale oder wurmförmige Zellorganellen (Durchmesser ca. 0,5 µm; Länge variabel, 10–50 µm), die durch histochemische Darstellung mitochondrialer Enzyme lichtmikroskopisch sichtbar gemacht werden können (Abb. 10.**7**, 19.**12**). Ihre Wand besteht aus *zwei* Biomembranen (**äußere** und **innere Membran**), zwischen denen ein Spalt liegt (**intermembranärer Raum**). Der von der inneren Membran begrenzte Raum enthält die mitochondriale **Matrix** (Matrix-Raum). In ihr kommen elektronendichte Flecken vor (Matrixgranula), die das morphologische Korrelat der Calcium-Speicherung (als Calcium-Phosphat) sind. Die innere Membran ist auf der Matrix-Seite dicht mit **Elementarpartikeln** besetzt (nur bei hoher Auflösung sichtbar). Jedes Partikel entspricht einem Proteinkomplex, an dem die ATP-Synthese stattfindet (Abb. 5.**12**). Die Oberfläche der inneren Membran ist durch leistenförmige Auffaltungen (**Cristae**) oder schlauchförmige Ausstülpungen (**Tubuli**) um ein Vielfaches vergrößert. Die meisten Zellen besitzen Mitochondrien vom Crista-Typ; je höher der ATP-Bedarf, desto dichter stehen die Cristae. Der tubuläre Bautyp kommt nur in den endokrinen Organen vor, die Steroidhormone produzieren.

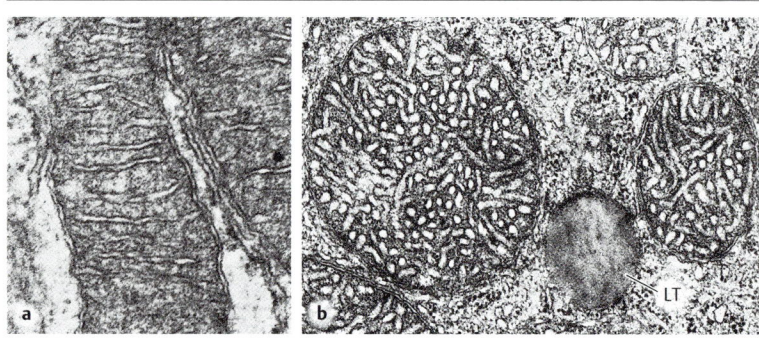

Abb. 5.**11** **Mitochondrien.** **a** Crista-Typ; Niere (Maus). **b** Tubulärer Typ; Steroidhormon-produzierende Zelle, Nebennierenrinde (Ratte). **LT**, Lipidtröpfchen. Vergr. 40 000fach (a), 24 000fach (b).

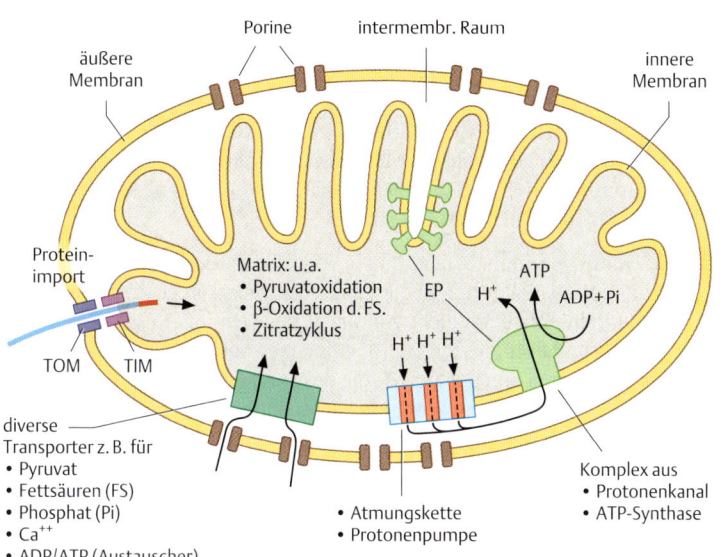

Abb. 5.**12** **Mitochondrium**, vereinfachtes Schema. Im unteren Bereich sind die Einrichtungen der inneren Membran vergrößert dargestellt. **EP**, Elementarpartikel. **TIM**, **TOM**, Translokasen der inneren bzw. äußeren Membran.

Molekularer Aufbau und Funktion

Die **äußere Membran** ist aufgrund von *Porinen* durchlässig für Moleküle < 5 kDa (Abb. 5.**12**). Die **innere Membran** ist ungewöhnlich reich an Proteinen (75% des Gewichts) und besitzt aufgrund diverser Transporter und Pumpen eine *selektive Durchlässigkeit*. Ein beträchtlicher Teil der Proteine in der inneren Membran wird von dem Multienzymkomplex der *Atmungskette* und von der *ATP-Synthase* gestellt. Die **Matrix** enthält u.a. die Enzyme der *Pyruvat-Oxidation*, der *β-Oxidation* der *Fettsäuren* und des *Zitratzyklus*.

Die Verwertung von *Glucose* beginnt im Zytosol (Glykolyse), erbringt dort aber nur 2 Moleküle ATP pro Molekül Glucose. Durch Fortsetzung des Abbaus im Mitochondrium werden weitere 36 Moleküle ATP gewonnen: Der bei der Glykolyse entstandene Metabolit Pyruvat wird in das Mitochondrium eingeschleust, über Acetyl-Coenzym A in den Zitratzyklus eingespeist und schließlich unter Verwendung von Sauerstoff durch die **Atmungskette** zu CO_2 und H_2O verbrannt. Die frei werdende Energie wird von **Protonen-Pumpen** der inneren Membran dazu verwendet, Protonen aus der Matrix in den intermembranären Raum zu befördern. Dadurch entsteht ein **elektrochemischer Gradient** zwischen intermembranärem Raum und Matrix-Raum. Die Protonen fließen, diesem Gradienten folgend (bergab), durch einen **Protonenkanal** wieder in die Matrix zurück. Dieser Kanal ist Teil eines Proteinkomplexes, welcher zugleich die **ATP-Synthase** enthält. Die Energie aus dem Protonen-Rückfluss wird für die **ATP-Synthese** verwendet. Über dieselbe Endstrecke wird auch die aus dem oxydativen Abbau von Fett- und Aminosäuren frei werdende Energie in die ATP-Synthese eingespeist. – Einige Katalysatoren der Atmungskette (die *Cytochrome*) haben eine bräunliche Eigenfarbe, daher können Mitochondrien-reiche Gewebe grau-braun erscheinen.

Mitochondrien im braunen Fettgewebe. Die Zellen des braunen Fettgewebes sind sehr reich an Mitochondrien, die jedoch kein ATP bilden. Statt dessen wird die bei der Zellatmung frei werdende Energie in Wärme umgewandelt (Näheres s. Kap. Fettgewebe, S. 115). Die Mitochondrien dieser Zellen besitzen in der inneren Membran ein spezielles Protein (Thermogenin), das die funktionelle Kopplung zwischen Protonengradient und ATP-Synthese aufhebt. Thermogenin ist ein Protonentransporter, durch den die H^+-Ionen am Protonenkanal/ATP-Synthase-Komplex vorbei in die Matrix zurückgelangen.

Herkunft der Mitochondrien. Man nimmt an, dass die Mitochondrien in der Evolution als symbiotische Bakterien in die Eukaryotenzelle aufgenommen worden sind. Mitochondrien entstehen nicht völlig neu, sondern jeder erbt sie von der Mutter. Die Mitochondrien der Zygote (Beginn eines neuen Individuums, S. 69, S. 426) stammen fast nur von der Eizelle; die des Spermiums gehen in der Eizelle unter, sofern sie überhaupt hineingeraten. Mitochondrien vermehren sich durch Teilung, beseitigt werden sie durch Autophagie. Die Zahl der Mitochondrien in einer Zelle ist proportional dem ATP-Bedarf.

Mitochondrien besitzen eigene DNA (ca. 37 Gene) und Ribosomen und können einen kleinen Teil ihrer Proteine selbst herstellen. Die meisten mitochondrialen Proteine werden allerdings nach Anweisung der nukleären DNA im Zytosol synthetisiert und im ungefalteten Zustand in das Mitochondrium importiert. Hierfür sind spezifische **Translokasen** verantwortlich, an diesen Stellen bestehen Kontaktpunkte zwischen äußerer und innerer Membran.

▷ Es gibt eine Reihe von **Erbkrankheiten**, die auf Defekten der mitochondrialen DNA beruhen und vorwiegend die Atmungskette betreffen. Die Krankheitsbilder sind sehr vielfältig, oft sind Skelett- und Herzmuskulatur sowie das Nervensystem betroffen. Defekte der mitochondrialen DNA werden fast nur von der Mutter ererbt. Daneben gibt es erbliche Mitochondrienerkrankungen, die auf Defekten nukleärer Gene beruhen, sie werden nach den Mendel-Gesetzen vererbt. ◁

Peroxisomen

Peroxisomen sind Organellen mit einer mäßig elektronendichten Matrix, die zahlreiche Enzyme enthält. Die Ultrastruktur lässt sich nicht pauschal beschreiben. In den Hepatozyten mancher Säuger sind die Peroxisomen 0,5 µm große runde Körperchen (Abb. 5.**4**), in denen die Matrix eine zentrale parakristalline Verdichtung aufweist; dieses Strukturmerkmal fehlt jedoch bei den menschlichen Peroxisomen. Es wird vermutet, dass das Peroxisomensystem in vielen Zellarten als ein Netzwerk von Schläuchen (peroxisomales Retikulum) vorliegt, das sich aber nur mit Spezialmethoden als solches identifizieren lässt.

Funktion. Eine wesentliche Aufgabe der Peroxisomen scheint im oxidativen Abbau von verzweigten und sehr langen **Fettsäuren** zu bestehen, wobei allerdings kein ATP gebildet wird. Als Nebenprodukt entsteht dabei zellschädigendes H_2O_2, das durch die *Katalase* (Leitenzym der

Peroxisomen) zu H_2O und O_2 abgebaut wird. Eine weitere Aufgabe ist die Synthese von **Plasmalogenen**, speziellen Phospholipiden, die u.a. im Gehirn und Herzmuskel vorkommen.

Herkunft der Peroxisomen. Nach einer Hypothese stammen die Peroxisomen wie die Mitochondrien von der Eizelle und werden nicht völlig neu gebildet, sondern vermehren sich durch Teilung. Im Gegensatz zu Mitochondrien besitzen sie keine eigene DNA. Wachstum und Vermehrung der Peroxisomen setzt voraus, dass alle Bausteine in vorhandene Peroxisomen importiert werden. Die polaren Lipide werden im ER, die Proteine an freien Ribosomen im Zytosol synthetisiert. Die Enzyme der Matrix müssen mittels zytosolischer Rezeptoren herangeschleppt, von membranständigen Rezeptoren übernommen und mit Transportern durch die Membran eingeschleust werden. Diese Vorgänge werden durch eine ganze Batterie von Proteinen (**Peroxine**) geregelt.

▶ Es gibt eine Reihe von **Erbkrankheiten**, bei denen der Import zahlreicher Enzyme (z.B. *Zellweger-Syndrom*) oder eines bestimmten Enzyms (z.B. *Adrenoleukodystrophie*) oder die Synthese eines Enzyms (z.B. *Refsum-Krankheit*) defekt ist. Die genannten und andere peroxisomale Erbkrankheiten gehen mit Fehlbildungen und schweren neurologischen Störungen einher, häufig sind die Myelinscheiden geschädigt. ◀

5.5 Zytosol

Das Zytosol ist das wässrige Medium, in dem alle Zellorganellen suspendiert sind. Die Viskosität des Zytosols ist vor allem vom Vernetzungsgrad des Aktinskeletts abhängig und daher nicht konstant und nicht überall in der Zelle gleich. Das Zytosol enthält zahlreiche Enzyme für die Synthese z.B. von Aminosäuren und Monosacchariden sowie für die Glykolyse (anaerober Abbau von Glucose). Manche Enzyme sind zu Multienzymkomplexen versammelt, die jeweils mit einer gemeinsamen Aufgabe befasst sind, z.B. Synthese von Fettsäuren, Synthese und Spaltung von Glykogen, Proteinsynthese an den Ribosomen (S. 37). Das Zytosol enthält einige nicht von einer Membran abgegrenzte Einlagerungen, die morphologisch erkennbar sind: Glykogen und Lipidtröpfchen.

Glykogen ist ein Glucose-Polymer. Es dient als Vorratsstoff, aus dem Glucose rasch wieder freigesetzt werden kann. Das ultrastrukturelle Korrelat sind **Glykogenpartikel** (Abb. 5.**13**), die allerdings zusätzlich den Enzymkomplex für Aufbau und Spaltung des Glykogens enthalten. Sie liegen meist als ultrastrukturell sichtbare solitäre β-**Partikel** vor, in Hepatozyten häufig als rosettenförmige Aggregate (α-**Partikel**).

Vorkommen: In nahezu jeder Zelle können Glykogenpartikel vorkommen. Besonders hoch ist der Glykogengehalt in *Hepatozyten* (Abb. 17.**8**); diese sind der wichtigste Stapelplatz: Nach einer Kohlenhydrat-reichen Mahlzeit bilden sich im Zytosol der Hepatozyten riesige Felder, in denen fast nichts außer Glykogenpartikeln zu sehen ist. Aus diesem Vorrat kann Glucose als Brennstoff für alle Organe rasch zur Verfügung gestellt werden. Andere Zellen (z.B. *Herz- und Skelettmus-*

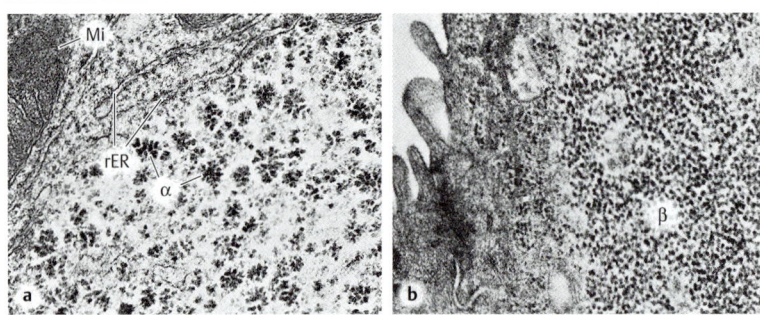

Abb. 5.**13** **Glykogenpartikel**. **a** Rosettenförmige α-Partikel, Hepatozyt (Ratte). **Mi**, Mitochondrium. **rER**, raues ER. **b** β–Partikel, Bronchialepithel (Rattenfetus), links ist ein Haftkomplex zu sehen. Vergr. 34 000fach.

kulatur) enthalten Glykogen (β-Partikel) für den eigenen Bedarf. In *unverhornten Plattenepithelien* ist der hohe Glykogengehalt der oberen Zellschichten ein wichtiges Indiz für die Differenzierung (Abb. 7.**5**, 21.**15**). Für die Zellen vieler *fetaler Gewebe* ist ein hoher Glykogengehalt charakteristisch (Abb. 5.**13b**).

Lichtmikroskopie. In Routinepräparaten erscheint der Zellleib von glykogenreichen Zellen leer (z.B. Abb. 7.**5**, 11.**11c**, 21.**15f**), umschriebene glykogenreiche Bezirke im Zytoplasma stellen sich als leere **Vakuolen** dar (Abb. 21.**13c**). Dies liegt daran, dass Glykogen durch die Standardfärbungen nicht dargestellt wird. Glykogen lässt sich am besten mit der PAS-Methode (S. 516) anfärben (Abb. 17.**8**).

▣ **Erbliche Glykogenspeicherkrankheiten (Glykogenosen)** beruhen auf dem Defekt eines der vielen Enzyme, die für die Glykogenspaltung erforderlich sind. Bei den meisten Typen von Glykogenosen werden riesige Mengen von Glykogen im Zytosol gespeichert. Nur bei einem Typ (Typ II, Pompe-Erkrankung, Defekt der lysosomalen α-Glucosidase) wird das Glykogen lysosomal gespeichert (Abb. 5.**6**). Dies zeigt, dass in der normalen Zelle *überschüssiges* Glykogen lysosomal (durch Autophagie) beseitigt wird. Die meisten Glykogenosen enden schon im Kindesalter tödlich. ◁

Lipidtröpfchen. Neutralfette (Triacylglycerine) werden in Lipidtröpfchen gespeichert (Abb. 5.**11b**). Diese erscheinen in routinemäßig hergestellten Schnittpräparaten als leere Löcher, da die Neutralfette bei der üblichen Paraffineinbettung extrahiert werden. Die Lipidtröpfchen werden ausführlich im Kapitel Fettgewebe (S. 113) besprochen, kommen aber in wechselnder Zahl und Größe auch in vielen anderen Zellarten vor (z.B. Hepatozyten, Steroidhormon-produzierende Zellen, Skelett- und Herzmuskulatur, Knorpelzellen, Talgdrüsen). Hier sei nur darauf hingewiesen, dass Lipidtröpfchen *nicht* von einer Biomembran umgeben sind, sondern von einer monomolekularen Schicht aus Phospholipiden und Cholesterin sowie von speziellen Proteinen (u.a. *Perilipine*) und Intermediärfilamenten.

6 Zellkern, Zellzyklus, Zellumsatz, Zelltod

Jede menschliche Zelle besitzt (oder besaß in ihrer Entwicklung) einen Zellkern (**Nukleus**). Der Kern enthält nahezu die gesamte Erbinformation (**Genom**), in der die Anweisungen für die Synthese von Proteinen gespeichert sind. Nur ganz wenige Zelltypen werden im Laufe ihrer Differenzierung kernlos: z.B. rote Blutkörperchen und Blutplättchen (S. 230), Hornzellen des Hautepithels (S. 84), Linsenfasern im Auge (S. 494).

Die Erbinformation ist in Form der Basensequenz der **DNA** (Desoxyribonukleinsäuren) niedergeschrieben. Die DNA sind ein wesentlicher Bestandteil der **Chromosomen**. Die somatischen Zellen (d.h. alle außer den Keimzellen) des Menschen besitzen 46 Chromosomen (2×23). Diese werden nur während der **Zellteilung** als eigenständige Strukturen sichtbar, weil sie dann maximal kondensiert sind. In der Zeit zwischen den Teilungen (**Interphase**) sind sie mehr oder weniger aufgelockert, sodass genetische Anweisungen von den DNA abgelesen werden können.

Ein **Gen** ist – stark vereinfacht ausgedrückt – ein Abschnitt im DNA-Molekül, der die Syntheseanweisung für ein Protein enthält. Zwei wesentliche Vorgänge, die im Kern stattfinden, sind (a) **DNA-Verdopplung** (DNA-Synthese) und (b) **Transkription**, d.h. Synthese von Ribonukleinsäuren (RNA), z.B. von mRNA (Boten-RNA), die als Matrize für die Synthese von Proteinen dienen. Die Proteinsynthese selbst, also die Umsetzung der Anweisungen (**Translation**) findet nur außerhalb des Kerns statt.

Größe und Struktur des Kerns sind sehr variabel und hängen u.a. von der Vielfalt und Aktivität der Proteinsynthese in der Zelle ab. Das Kerninnere (*Karyoplasma*, *Nukleoplasma*) ist durch die **Kernhülle** vom Zytoplasma getrennt. **Kernporen** ermöglichen den selektiven Transport von Makromolekülen und somit den Austausch zwischen Kern und Zytoplasma. Der **Nukleolus** ist eine schon lichtmikroskopisch auffällige Region im Kern, in der RNA für die *Ribosomen* (rRNA) synthetisiert werden.

Die Vermehrung von Zellen (**Proliferation**) beruht auf Zellteilung. Somatische Zellen und die Vorläufer der Keimzellen vermehren sich durch **mitotische Teilung**, d.h. symmetrische Verteilung der zuvor verdoppelten DNA-Moleküle auf zwei Tochterzellen und Teilung des Zellleibes. Ergebnis: zwei Tochterzellen mit 2×23 Chromosomen, deren DNA-Zusammensetzung identisch mit denen der Mutterzelle sind (wenn keine Pannen geschehen). Proliferierende Zellen durchlaufen einen **Zellteilungszyklus**, bestehend aus der **Mitose** (**M-Phase**) und *Interphase*. Keimzellen durchlaufen im Rahmen ihrer Reifung eine **Meiose**, bei der das genetische Material neu geordnet und die Chromosomenausstattung auf *einen* Satz reduziert wird.

Hinweis: Es würde den Rahmen des vorliegenden Buches sprengen, wenn biochemische Fakten und Vorgänge (z.B. biochemische Struktur und Synthese der DNA, Genregulation, Transkription, RNA-Reifung usw.) näher erklärt würden. Der Text möge dazu anregen, Lehrbücher der Biochemie, Biologie und Humangenetik zu Rate zu ziehen.

Bau des Zellkerns

Ein wesentlicher Bestandteil des Kerns sind die **Chromosomen**. Jedes Chromosom enthält zu Beginn der Interphase *ein* langes DNA-Molekül (DNA-Doppelhelix), das je nach Größe des Chromosoms theoretisch 2–8 *cm* lang ist. Dieser lange Faden kann in dem ca. 7 µm großen Kern nur dadurch untergebracht werden, dass er mittels spezieller Proteinkomplexe (als **Histone** bezeichnete basische Proteine) mehr oder weniger kompakt aufgewickelt (kondensiert) ist. Trotzdem sind die Chromosomen in der Interphase zu locker und zu dünn, als dass sie mit konventionellen Methoden mikroskopisch als eigenständige Strukturen erkennbar wären.

Mit Spezialmethoden können auch Interphase-Chromosomen sichtbar gemacht werden. Dabei zeigt sich, dass im Kern nicht ein großes Durcheinander herrscht, sondern jedes Chromosom ein bestimmtes Territorium im Karyoplasma besetzt.

Chromatin ist eine Bezeichnung für die Gesamtheit aus DNA *plus* chromosomalen Proteinen. Aufgrund der anionischen DNA (Phosphatgruppen) kann das Chromatin im histologischen Präparat am besten mit kationischen (basischen) Farbstoffen dargestellt werden (*Basophilie*). Viele Zellkerne weisen ein Muster aus stärker und schwächer gefärbten bzw. mehr und weniger elektronendichten Regionen auf (**Heterochromatin** und **Euchromatin**) (Abb. 6.**1**). Dies ist morphologischer Ausdruck für die unterschiedlich starke Kondensierung der DNA innerhalb eines Kerns. Das Verhältnis von Eu- zu Heterochromatin hängt von der Transkriptionsaktivität ab. Nur das Euchromatin enthält einige DNA-Abschnitte, die so weit dekondensiert sind, dass von ihnen Erbinformation abgelesen werden kann.

Form und Größe des Kerns. Der Zellkern ist verformbar und passt sich weitgehend der Zellform an. Runde Kerne haben einen Durchmesser von etwa 7 µm; das Volumen eines Kerns macht etwa 10 % des gesamten Zellvolumens aus (*Kern/Plasma-Relation* 1:10). Dies sind allerdings statistische Werte; sie können von einem Zelltyp zum anderen und auch innerhalb des Lebenslaufes einer Zelle erheblich variieren. Große Kerne sind häufig blass, d.h. reich an transkriptionell aktivem Euchromatin, kleine Kerne weisen meist viel inaktives Heterochromatin auf.

Zahl der Zellkerne, DNA-Gehalt des Kerns. Die meisten Zellen des menschlichen Körpers besitzen *einen* Kern. Eine vielkernige Zelle (**Synzytium**) entsteht durch Fusion mehrerer einkerniger Zellen (z.B. Osteoklasten, Skelettmuskelfasern). Die Kerne der meisten somatischen Zellen ent-

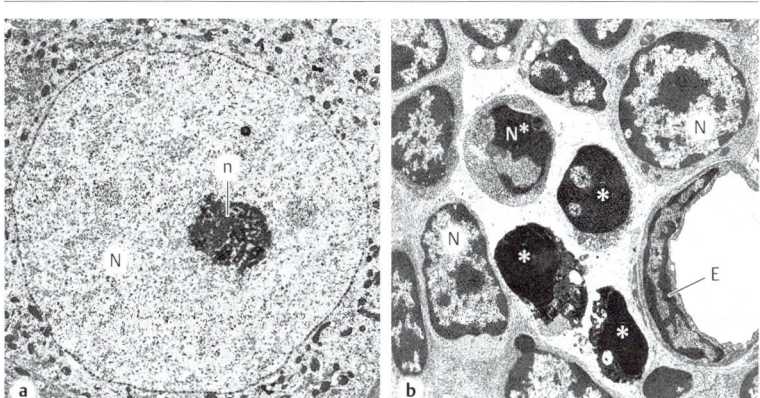

Abb. 6.**1** **Kerne verschiedener Zellarten** (Maus), dargestellt bei *gleicher Vergrößerung*. **a** **Nervenzelle**, Spinalganglion. **N**, Nukleus. **n**, Nukleolus. Dieser Kern zeigt nur Euchromatin. **b** **Thymozyten** im Thymus. Die Zellen besitzen einen kleinen Kern (**N**) mit viel Heterochromatin. **E**, Kern einer Endothelzelle, der sich der flachen Zellform angepasst hat. **N***, Kern einer Zelle, die der Apoptose anheim fällt (Abb. 6.**8**). Die mit * markierten Strukturen sind ebenfalls apoptotische Zellen oder Fragmente. Vergr. 3 000fach.

halten *zwei* Chromosomensätze (**diploid**, 2n). je nach Phase des Zellzyklus (s.u.) besteht jedes Chromosom aus einem oder zwei DNA-Molekülen, die Zahl der homologen DNA-Moleküle in einem diploiden Kern kann also 2 oder 4 betragen. In manchen Zellen enthalten die Kerne, die dann vergrößert sind, das Vielfache von zwei Chromosomensätzen (**polyploid**); z.B. können einige Hepatozyten (= Leberepithelzellen) tetra- oder oktaploid (4n bzw. 8n) sein, Megakaryozyten (S. 245) bis zu 64n. Polyploidie kommt durch DNA-Verdopplung ohne anschließende mitotische Kernteilung (s.u.) zustande.

Kernhülle, Kernporen. Das Karyoplasma ist von der **Kernhülle** umgeben (im LM-Bild als „Kernmembran" erscheinend). Die Kernhülle ist eine direkte Fortsetzung des ER, sie besteht aus zwei Membranen (innere und äußere Kernmembran) und der dazwischen liegenden *perinukleären Zisterne* (Abb. 1.**1**, 6.**2**) Die äußere Kernmembran ist häufig mit Ribosomen besetzt. Die innere Membran ist von der Kernlamina unterlagert, diese besteht aus speziellen Intermediärfilamenten (**Laminen**) und dient der Stabilisierung der Kernhülle. Bemerkenswert ist, dass die Lamina bei der Zellteilung (s.u.) depolymerisiert und die gesamte Kernhülle in kleine Vesikel zerfällt, um sofort danach wieder neu formiert zu werden. Die Kernhülle ist von Kernporen durchsetzt, die den Stoffaustausch zwischen Kern und Zytoplasma ermöglichen.

Die **Kernporen** bestehen aus einem großen Proteinkomplex mit einem zentralen Transportkanal (9 nm Durchmesser), der für mittelgroße Moleküle (bis 40 kDa Molekulargewicht) frei durchgängig ist. Für den Durchtritt größerer Moleküle (z.B. mRNA, Proteine) und Partikel (z.B. Bauelemente der Ribosomen) kann die Öffnung auf 25 nm erweitert werden; dieser Transport ist selektiv und kostet Energie (ATP-Verbrauch). Der Austauschweg über die Poren ist wichtig, weil RNA-Synthese nur im Kern, Proteinsynthese nur im Zytoplasma stattfindet, aber beide Produkte in beiden Zellkompartimenten benötigt werden.

Der **Nukleolus** (Kernkörperchen) ist der Ort, an dem *Ribosomenuntereinheiten* entstehen. Es ist ein umschriebener Bereich, innerhalb des Kerns, der sich mit basischen Farbtoffen besonders kräftig anfärbt bzw. besonders elektronendicht ist (Abb. 6.**1a**). Oft kommen mehrere Nukleolen in einem Kern vor. Ribosomen (S. 37) bestehen aus zwei Untereinheiten und sind Komplexe aus ribosomalen RNA (**rRNA**) und bestimmten Proteinen. Die rRNA entstehen im Nukleolus, die Proteine werden im Zytoplasma synthetisiert, in den Kern transportiert und im Bereich des Nukleolus mit den rRNA zu Ribosomenuntereinheiten zusammenmontiert. Diese verlassen dann den Kern durch die Kernporen.

Die Gene für die rRNA sind in ausgedehnten Abschnitten von fünf (im diploiden Kern 2 x 5) Chromosomen lokalisiert, an diesen Abschnitten findet in der Interphase ständig Transkription (= rRNA-Synthese) statt. Der Nukleolus liegt in enger Nachbarschaft zu diesen Chromosomenabschnitten. Der größte Teil des Nukleolus besteht aus einer **Anhäufung von rRNA, Ribosomenproteinen** und den daraus schon zusammengebauten **Ribsomenuntereinheiten**. Während der Zellteilung löst sich der Nukleolus auf (weil keine rRNA-Synthese stattfindet); anschließend bilden sich zehn neue kleine Nukleolen (entsprechend 2x5 Chromosomen mit rRNA-Genen), die später meist zu einem oder wenigen Nukleolen fusionieren.

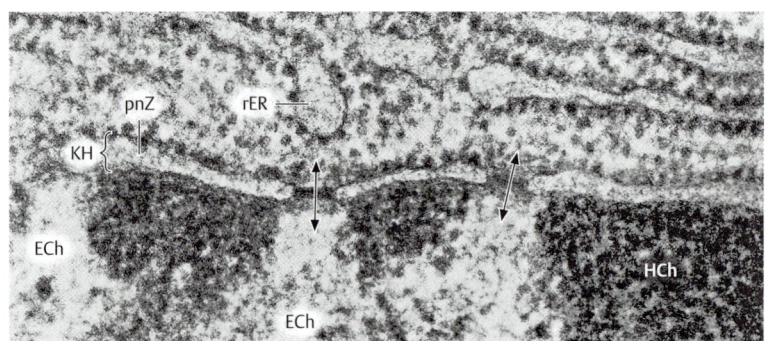

Abb. 6.**2**   **Kernhülle** (KH) und **Kernporen** (Pfeile). Zelle aus dem exokrinen Pankreas (Maus). An der Kernhülle sind innere und äußere Kernmembran (letztere mit Ribosomen besetzt) sowie die perinukleäre Zisterne (**pnZ**) zu sehen, die Kernlamina ist nicht erkennbar. **ECh**, **HCh**, Eu- und Heterochromatin. **rER**, Zisterne des rauen ER. Vergr. 75 000fach.

Chromosomen

Die somatischen Zellen (im Gegensatz zu den reifen Keimzellen) des Menschen sind in der Regel **diploid**, sie besitzen **2 x 23 Chromosomen**, also zwei Chromosomensätze (**2n**), die jeweils von Mutter und Vater ererbt sind: 22 Paare homologer Chromosomen (*Autosomen*) plus zwei Geschlechtschromosomen (*Gonosomen*) (weibliche Individuen: zwei X-Chromosomen; männliche Individuen: ein X- und ein Y-Chromosom). Der **Karyotyp** der Frau kann durch die Formel 46,XX und der des Mannes mit 46,XY wiedergegeben werden.

Chromosomen sind in üblichen Präparaten nur während der Zellteilung sichtbar. Die morphologische Untersuchung von Chromosomen wird meist an kultivierten Zellen vorgenommen, die sich in der *Prometaphase* oder *Metaphase* der mitotischen Zellteilung (s.u.) befinden (**Metaphase-Chromosom**). Hierauf bezieht sich der morphologische Steckbrief der 24 verschiedenen menschlichen Chromosomen (Abb. 6.**3**).

In jedem Chromosom wird vor der Zellteilung das DNA-Molekül verdoppelt. Somit besteht jedes Metaphase-Chromosom aus *zwei* identischen Fäden, den **Chromatiden** (Schwesterchromatiden). An einer bestimmten, etwas eingeschnürten Stelle, dem **Zentromer**, ist die Haftung (*Kohäsion*) zwischen den Chro-

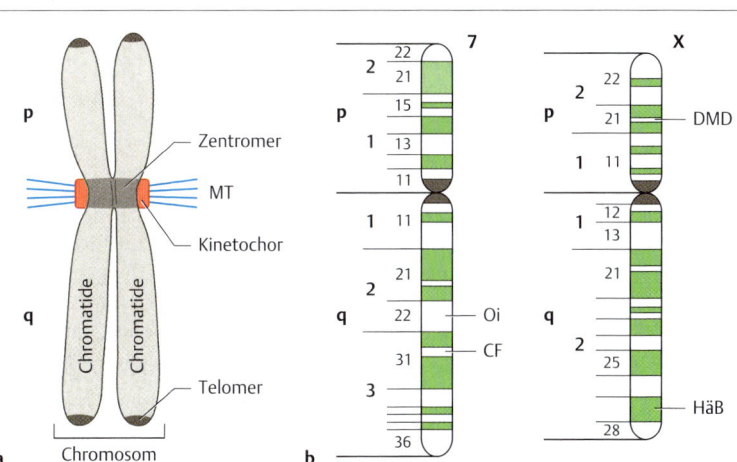

Abb. 6.**3** **Metaphase-Chromosomen**. **a** (Schema). **p** und **q**, kurzer und langer Arm. **MT**, Mikrotubuli. **b** Je eine Chromatide von Chromosom 7 und X-Chromosom des Menschen (Schema). Darstellung der Banden (Färbung mit Quinacrin) und des Zahlencodes. Die Lage einiger Gene, deren Defekte bekannte Krankheiten verursachen, ist markiert: **Oi**, Osteogenesis imperfecta (S. 125). **CF**, Cystische Fibrose (S. 347). **DMD**, Duchenne-Muskeldystrophie (S. 190). **HäB**, Hämophilie B (Bluterkrankheit).

matiden besonders fest. Das Zentromer enthält eine spezielle Basensequenz, an der sich bei der Zellteilung ein Proteinkomplex, das **Kinetochor**, anheftet. Dieses dient den Mikrotubuli der Teilungsspindel (s.u.) als Ansatzpunkt.

Die Lokalisation des Zentromers ist für jedes Chromosom charakteristisch und unterteilt es in einen kurzen (**p** = petit) und einen langen (**q**) Arm. Jedes Chromosom kann aufgrund verschiedener Strukturmerkmale (z.B. Gesamtlänge, relative Länge der Arme, Bandenmuster) identifiziert werden. Entsprechend internationaler Übereinkunft werden die Chromosomen von 1 bis 22 sowie X und Y durchnummeriert.

▶ Für **zytogenetische Untersuchungen** (zwecks Aufdeckung von chromosomalen Veränderungen) werden meist Blutlymphozyten eines Patienten (bei pränatalen Untersuchungen Amnionzellen aus dem Fruchtwasser) in Zellkultur angezüchtet und dann mittels Colchizin („Spindelgift", S. 68) in der Prometaphase oder Metaphase arretiert. Durch standardisierte Spezialfärbungen kann ein für jedes Chromosom charakteristisches **Bandenmuster** dargestellt werden (beruhend auf der Affinität der benutzen Farbstoffe für bestimmte Häufungen von Basenpaaren im kondensierten DNA-Faden). Die **Lagebeschreibung eines Gens** enthält die Nummer des betreffenden Chromosoms, den Arm (q oder p) und die durch einen Zahlencode (Pariser Nomenklatur) bezeichnete Bande. Beispiele: 7q31.2 und Xp21.2 für die Gene, deren Defekte die Zystische Fibrose (S. 347) bzw. die Duchenne-Muskeldystrophie (S. 190) verursachen ◀.

▶ **Anmerkung zu Erbkrankheiten:** In diesem Buch wird öfters auf Krankheiten Bezug genommen, die auf dem genetisch bedingten Funktionsverlust eines Proteins beruhen. Es muss betont werden, dass erbliche Krankheiten viel weniger häufig sind als erworbene. Der erblich bedingte Funktionsausfall eines Proteins zeigt jedoch oft sehr eindrucksvoll, worin die physiologische Funktion des betreffenden Proteins besteht. ◀

Zellzyklus

Vermehrung (**Proliferation**) von Zellen geschieht durch mitotische Teilung und ist notwendig für das *Wachstum* des Organismus, für den Ersatz natürlich abgestorbener Zellen (*Zellumsatz*) und für die Ausbesserung von Gewebsschäden (*Regeneration, Wundheilung*). Die Zellteilung ist ein kurzer Abschnitt im **Zellzyklus** (Zellteilungszyklus, Generationszyklus) (Abb. 6.**4**). Dieser umfasst die Abfolge von Ereignissen, die zwischen dem Ende der einen und dem Ende der nächsten Zellteilung liegen.

Der Zellzyklus kann grob unterteilt werden in eine kurze **Mitose-Phase** (**M-Phase**, Teilung von Zellkern und Zellleib) und eine längere **Interphase**, bestehend aus G_1-, S- und G_2-Phase. Die *Dauer* eines Zyklus beträgt bei schnell proliferierenden Zellen des Menschen 12–24 Stunden.

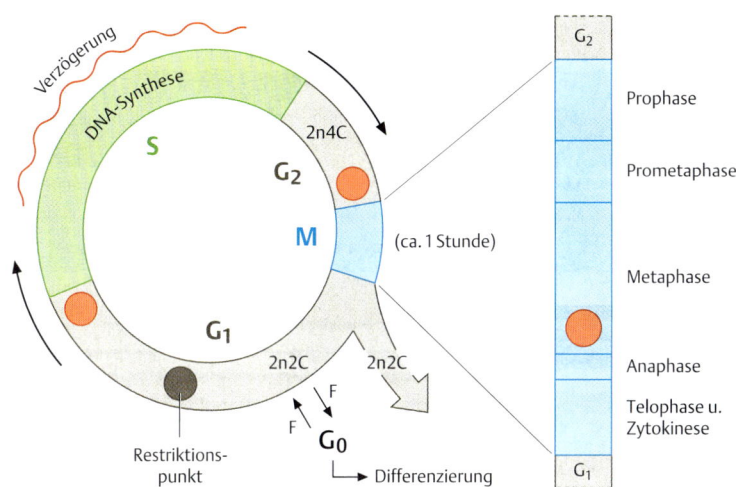

Abb. 6.**4** **Zellzyklus** (Schema). Für das Überschreiten des Restriktionspunktes und der *roten* Kontroll-punkte müssen bestimmte Bedingungen erfüllt sein, andernfalls wird der Zyklus angehalten (oder, in der S-Phase, verlangsamt). Durch verschiedene Faktoren (**F**) kann die Zelle in die G_0-Phase versetzt oder wieder in den Zyklus zurückgeführt werden. n = Zahl der Chromosomensätze, C = Zahl der Chromatiden pro Chromosomenpaar. Näheres s. Text.

Interphase des Zellzyklus

Das zentrale Ereignis zwischen den Teilungen ist die **S-Phase**: Sie dient der Ver-dopplung (Replikation) der DNA in jedem Chromosom (also DNA-Synthese). Damit wird die nächste Zellteilung vorbereitet, bei der identisches genetisches Material auf die Tochterzellen verteilt werden soll. Ein Proteinkomplex (*Cohesin*) sorgt dafür, dass die Schwesterchromatiden bis zur nächsten Mitose zusammen-halten. M- und S-Phase sind durch zwei zeitliche Lücken (engl.: *gaps*) getrennt, G_1-Phase und G_2-Phase.

In beiden **G-Phasen** (S. 68) wird das genetische Material auf Fehler geprüft und gegebenenfalls repariert mit dem Ziel, dass es bei der nächsten Teilung fehlerfrei an die Tochterzellen weitergegeben wird. In beiden G-Phasen gibt es einen **Kontrollpunkt** (s.u.), der nur unter bestimmten Voraussetzungen überschritten werden kann.

Kohäsion der Chromatiden. Die beiden Chromatiden, aus denen jedes Chromosom nach der S-Phase besteht, werden auf ihrer ganzen Länge durch Proteinkomplexe (**Cohesine**) zusammen-gehalten (Abb. 6.**5b**). Beim Übergang in die Prometaphase dissoziiert Cohesin von den Armen ab, bleibt aber in der Zentromer-Region erhalten. Erst beim Übergang zur Anaphase wird das zentromerische Cohesin durch das Enzym *Separase* gespalten und gibt die Schwesterchromati-den zur Trennung frei.

M-Phase des Zellzyklus

In der M-Phase oder **Mitose** werden die Schwesterchromatiden und der Zellleib auf die Tochterzellen verteilt (Abb. 6.**5**). Folgende Strukturmerkmale (vgl. Abb. 8.**28a**, 13.**10**) sind kennzeichnend für die meisten Mitose-Stadien: *kondensierte Chromosomen, Mitosespindel, fehlende Kernhülle.*

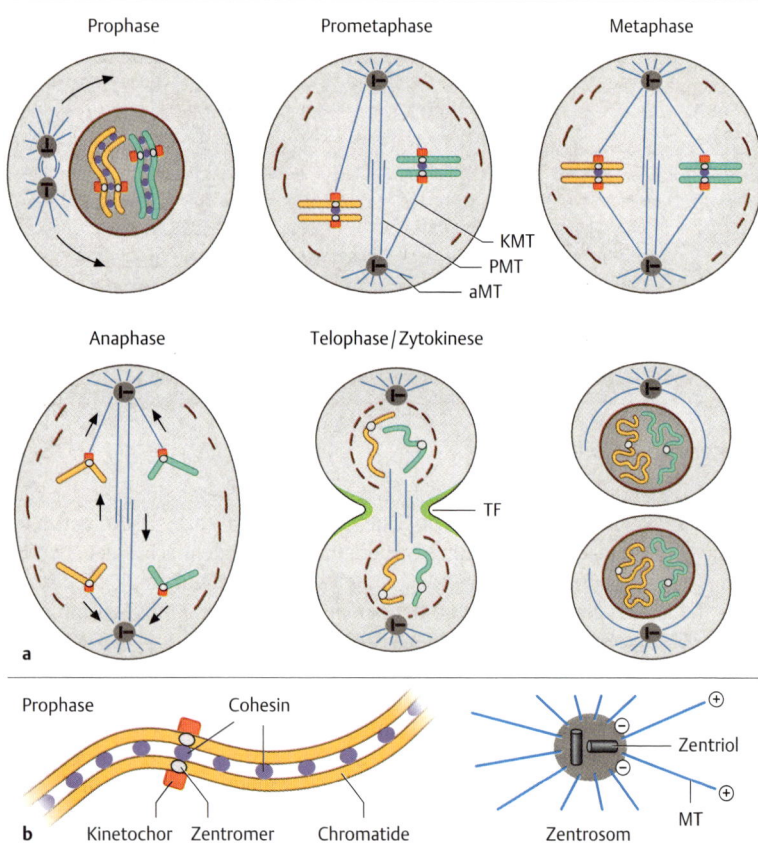

Abb. 6.**5a** **Mitose-Stadien** (Schema). **aMT**, **KMT**, **PMT**, astrale, Kinetochor- und Pol-Mikrotubuli. **TF**, Teilungsfurche. Die *braunen* Partikel symbolisieren Membranvesikel = Material der zerfallenen Kernhülle. Beachte, dass in der Prometaphase noch nicht alle Kinetochore an den Mikrotubuli befestigt sind. Weitere Einzelheiten s. Text. **b** Teil eines Prophase-Chromosoms und Zentrosom (Schemata).

Es sei daran erinnert, dass das **Zentrosom** aus einem Paar *Zentriolen* und einer umgebenden Wolke von dichtem Material besteht, aus dem die Mikrotubuli hervorwachsen und in dem sie mit ihrem Minus-Ende verankert sind (MTOC, S. 22). Weiter muss erwähnt werden, dass schon vor Beginn der Mitose die Zentriolen verdoppelt worden sind, es liegen somit zwei Zentriolenpaare vor.

Phasen der Mitose

Die Mitose dauert etwa **eine Stunde** und gliedert sich in sechs Abschnitte: Prophase, Prometaphase, Metaphase, Anaphase, Telophase, Zytokinese. Die Anaphase ist am kürzesten (wenige Minuten).

(1) Prophase: Chromosomenkondensation, Teilung des Zentrosoms, Bildung der Mitosespindel.

Die Zelle rundet sich ab. Die *Chromosomen* beginnen, aufgrund allmählicher Kondensierung sichtbar zu werden. Das verdoppelte *Zentrosom* teilt sich, die beiden Schwesterzentrosomen entfernen sich voneinander und werden zu den künftigen *Spindelpolen*. Nachdem das gesamte Mikrotubulus-System zusammengebrochen ist, wachsen bis zur Prometaphase neue Mikrotubuli aus: *Spindel-Mikrotubuli* sowie *astrale Mikrotubuli*, die im Zellkortex verankert sind.

(2) Prometaphase: Zerfall der Kernhülle, Anheftung der Chromosomen an die Spindel-Mikrotubuli.

Die Kernhülle zerfällt in kleine Vesikel. Dadurch gewinnen Spindel-Mikrotubuli Zugang zu den Chromosomen und können sich vermittels eines Motorproteins am Kinetochor befestigen (*Kinetochor-Mikrotubuli*). Die Spindelpole weichen unter Verlängerung der von Pol zu Pol ziehenden Mikrotubuli (*Pol-Mikrotubuli*) auseinander.

(3) Metaphase: Bildung der Metaphasenplatte.

Jedes Kinetochor muss an den richtigen Mikrotubuli angeheftet sein. Wenn auch nur eines unbefestigt bleibt, kommt die Mitose zum Stehen (*Spindel-Kontrollpunkt*). Alle Chromosomen werden durch die Kinetochor-Mikrotubuli in *eine* Ebene dirigiert, die in der Mitte der Spindel liegt (*Metaphasenplatte*).

(4) Anaphase: Trennung der Schwesterchromatiden.

Erst jetzt löst sich die Kohäsion zwischen den Schwesterchromatiden (Spaltung des letzten Cohesins durch das Enzym *Separase*). In der frühen Anaphase (Teil A) fangen die Kinetochor-Mikrotubuli an, sich durch Depolymerisation am (+)-Ende zu *verkürzen*. Dadurch werden die Chromatiden auseinander gezogen und, mit dem Kinetochor voran, zu den Spindelpolen transportiert. In der späten Anaphase (Teil B) wird die Zelle länglich und die Spindelpole entfernen sich zunehmend voneinander, dafür ist hauptsächlich die Verlängerung der Spindel verantwortlich: Die Pol-Mikrotubuli, die sich auf halber Höhe der Spindel überlappen, *verlängern* sich durch Polymerisation und üben, unter Mitwirkung von Motorpoteinen, eine *Schubkraft* auf die Pole aus.

(5) Telophase: Beginnende Dekondensierung der getrennten Chromatiden, Neuformierung der Kernhülle. Beginn der Zellleib-Durchschnürung.

Die Chromatiden sind an den Spindelpolen angekommen und dekondensieren. Die Kernhülle beginnt, sich durch Fusion der vesikulären Fragmente neu zu formieren.

Zytokinese: Vollständige Trennung des Zellleibes.

Schon in der Telophase bildet sich eine **Teilungsfurche**, die durch einen kontraktilen Ring aus *Aktinfilamenten* und *Myosin II* zustande kommt. Die Furche liegt in Höhe der ehemaligen Metaphasenplatte und verläuft senkrecht zur Längsachse der Spindel. In der späten Telophase ist die Durchschnürung des Zellleibes fast abgeschlossen, durch die Zytokinese wird sie vollendet. Die Mikrotubuli nehmen wieder ihre Interphase-Anordnung ein. Die großen **Zellorganellen** (ER, Golgi-Apparat), die während der M-Phase in kleine Vesikel zerfallen waren, sind inzwischen mit Hilfe des Mikrotubulus-Systems auf die Tochterzellen verteilt und fusionieren wieder zu großen Kompartimenten. Die kleinen Zellorganellen (Mitochondrien, Lysosomen usw.) sind ebenfalls verteilt.

▶ „Spindelgifte": Wesentliche Voraussetzungen für den Chromosomentransport sind (neben den Motorproteinen) die Polymerisations- und Depolymerisationsvorgänge an den Mikrotubuli der Spindel. Diese Vorgänge können durch *Colchizin* und andere Spindelgifte gestört werden. Folge: Arretierung der Mitose vor der Anaphase. Dieser Effekt wird experimentell in der Zytogenetik (S. 64) und klinisch bei der Behandlung bestimmter bösartiger Tumoren ausgenutzt (S. 24). ◀

Regulierung des Zellzyklus

Der Ablauf des Zellzyklus ist streng geregelt und mit verschiedenen Sicherungen versehen. Für die Regulierung sind einige zyklusspezifische Enzyme (Proteinkinasen) wichtig, die durch Komplexbildung mit bestimmten Proteinen, **Cyclinen**, aktiviert werden (daher **cyclin-dependent kinases, CDK**). Die CDK sind ständig vorhanden, die Cycline sind aufgrund ihres zeitlich genau programmierten Auf- und Abbaus jeweils nur für kurze Zeit verfügbar. Der Fortgang einer Zyklusphase und der Übergang in die nächste sind nur möglich, wenn der phasenspezifische **Cyclin/CDK-Komplex** einen bestimmten Wirkspiegel erreicht und wenn die Aktivität des Komplexes nicht durch *Inhibitoren* gemindert wird. Der Takt des zyklischen Geschehens wird also durch das Auf und Ab der aktiven Cyclin/CDK-Komplexe angegeben.

Die **G_1-Phase** dient mehreren Zwecken: Vergrößerung des Zellleibes auf die Maße der Mutterzelle (Synthese von Ribosomen, Proteinen, Biomembranen usw.); Ergänzung des Bestandes an Zellorganellen; Kontrolle der DNA auf mögliche Fehler durch Pannen bei der vorausgegangenen Mitose. In der **G_2-Phase** werden die DNA auf Fehler bei der Verdopplung überprüft. Nach der M-Phase benötigt die gesunde Zelle Reize durch **mitogene Faktoren** (Wachstumsfaktoren), um die nächste G_1-Phase zu beginnen und bis zu einem bestimmtem Stadium (*Restriktionspunkt*) fortzuschreiten, jenseits dieses Stadiums mitogene Faktoren nicht mehr nötig. Bei Fehlen solcher Wachstumsfaktoren oder durch Wirkung von Differenzierungsfaktoren tritt die Zelle in die **G_0-Phase** (Ruhephase) ein, dies kann der Beginn der **Differenzierung** sein.

Kontrollpunkte. Für jede Zyklusphase gibt es Mechanismen, durch die der Zyklus angehalten (oder verlangsamt) wird, wenn die Teilschritte bis dahin nicht ordnungsgemäß vollzogen sind: am G_1-Restriktionspunkt und vor Eintritt in die S-Phase (**G_1-Kontrollpunkt**); während der S-Phase; vor Eintritt in die M-Phase (**G_2-Kontrollpunkt**); vor Eintritt in die Anaphase (**Spindel-Kontrollpunkt**). Als *ein* Beispiel für die zahlreichen Mechanismen sei das *Protein p53* genannt, das am G_1-Kontrollpunkt als „Notbremse" fungiert: Bei DNA-Schädigung verhindert es (durch ein nachgeordnetes Inhibitor-Protein) den S-Beginn. Entweder wird jetzt der Fehler korrigiert; oder p53 veranlasst die Einschaltung eines „Selbstmordprogramms", das die Zelle in die **Apoptose** (S. 74) führt. Die Gene für die Zyklus-bremsenden Faktoren werden als **Tumor-Suppressor-Gene** bezeichnet, weil die Genprodukte die unkontrollierte Proliferation (und damit die Entstehung von Tumoren) verhindern helfen.

Meiose

Die Meiose (Reifeteilung) findet während der Reifung der männlichen und weiblichen Keimzellen (Samenzellen, S. 403; Eizellen, S. 419) statt und hat folgende Ziele:

- **Reduktion** des diploiden Chromosomensatzes auf den einfachen (haploiden) Satz;
- **Rekombination** des genetischen Materials.

Die Meiose umfasst zwei Teilungsrunden: *Reifeteilung I* (eine Reduktionsteilung) und *Reifeteilung II* (ähnlich einer Mitose). Die Meiose beginnt mit einer Zelle (Abkömmling der Urkeimzellen, s.u.), die diploid ist und gerade ihre DNA verdoppelt hat (*Präleptotän-Stadium*). Der chromosomale Status der Zelle ist in Kurzfassung mit **2n 4C** zu umschreiben: diploider Chromosomesatz, 4 Chromatiden pro Chromosomenpaar. Aus der Reifeteilung I gehen zwei Zellen hervor mit dem Status **1n 2C**, d.h. einfacher Chromosomensatz, aber noch 2 Chromatiden pro Chromosom. Durch die Reifeteilung II entstehen insgesamt vier Zellen (**1n 1C**) mit einfachem Chromosomensatz und einer Chromatide pro Chromosom.

Keimbahn. Aus der Vereinigung (*Befruchtung, Fertilisation*) einer männlichen und einer weiblichen haploiden reifen Keimzelle (Gamete) ensteht wiederum eine diploide **Zygote**, die den Beginn eines neuen Individuums darstellt. Schon sehr früh in der Embryonalentwicklung werden aus dem **Epiblast** (Unterabteilung des Embryoblasten) Zellen abgezweigt, die zu **Urkeimzellen** (primordialen Keim- oder Geschlechtszellen) bestimmt sind, während die übrigen Zellen des Epiblasten den gesamten Körper (Soma) bilden werden (*somatische Zellen*). Aus den diploiden Urkeimzellen, die sich stark vermehren, gehen später (während der Reproduktionsphase des Individuums) durch Meiose wiederum haploide reife Keimzellen hervor. Diese Kontinuität der Keimzellen von einer Generation zur nächsten wird als **Keimbahn** bezeichnet.

Ablauf der Meiose

Die Meiose (Abb. 6.**6**, 6.**7**) dauert aufgrund der ausgedehnten Prophase I wesentlich länger als die Mitose: bei männlichen Keimzellen des Menschen mehrere Wochen, bei weiblichen Keimzellen bis zu Jahrzehnten.

Erste Reifeteilung

Die **Prophase I** dauert bei der Samenzellreifung 24 Tage (S. 405); bei der Eizellreifung beginnt sie bereits in der Embryonalzeit und wird nach einem Ruhestadium (*Diktyotän*) erst 10–50 Jahre später weitergeführt (S. 420). Während der gesamten Prophase bleibt die *Kernhülle erhalten*. Die Kohäsion zwischen den Schwesterchromatiden ist auf der ganzen Länge der Arme durch Cohesin gesichert. Fünf Prophase-Stadien sind zu unterscheiden:

(1) Leptotän (*leptos*, zart; *taenia*, Band): Die Chromosomen beginnen mit der Kondensation und werden als zarte Strukturen sichtbar. Die Enden der Chromosomen sind während fast der ganzen Prophase mit der inneren Kernmembran verbunden.

(2) Zygotän (Stamm *zyg-*, vereinigen): Die homologen Chromosomen paaren sich, d.h. legen sich in identischer Ausrichtung nebeneinander. Eine sich bildende leiterartige Struktur (*synaptonemaler Komplex*) hält sie zusammen.

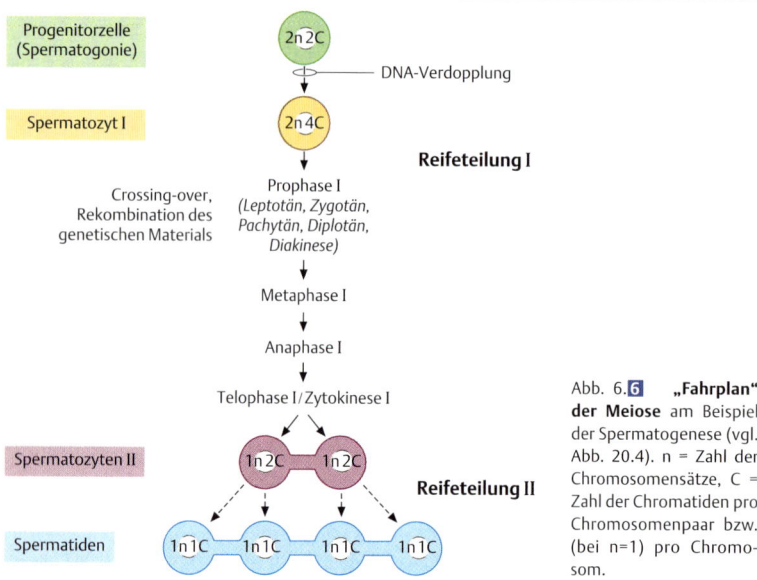

Abb. 6.6   „Fahrplan" der Meiose am Beispiel der Spermatogenese (vgl. Abb. 20.4). n = Zahl der Chromosomensätze, C = Zahl der Chromatiden pro Chromosomenpaar bzw. (bei n=1) pro Chromosom.

(3) Pachytän (pachys, dick): Die Chromosomen sind vollständig gepaart und erscheinen daher als dicke Strukturen. Nun bilden sich Überkreuzungen (Crossing-over) von homologen Segmenten einer väterlichen und mütterlichen Chromatide, in jedem Chromosomenpaar mindestens an einer, oft an mehreren Stellen. Die überkreuzten Segmente werden ausgetauscht (Rekombination).

(4) Diplotän (diploos, doppelt): Der synaptonemale Komplex verschwindet, sodass wieder beide Chromosomen eines Paares zu sehen sind. Sie hängen nur an den Überkreuzungsstellen (Chiasmata) zusammen.

(5) Diakinese und Beginn der Prometaphase: Die Chromosomen lösen sich von der Kernhülle, diese zerfällt. Das Zentrosom, das schon vorher verdoppelt vorlag, hat sich geteilt. Die Meiosespindel beginnt sich zu formieren.

Die folgenden Phasen der Reifeteilung I unterscheiden sich von der Mitose dadurch, dass nicht Chromatiden, sondern ganze Chromosomen voneinander getrennt werden. Dazu müssen in der Metaphase I beide Chromatiden eines Chromosoms an Mikrotubuli derselben Spindelhälfte befestigt sein. Am Beginn der Anaphase I verschwindet das Cohesin zwischen den Armen der Chromatiden, am Zentromer bleibt es noch erhalten. Auf die Anaphase I, Telophase I und Zytokinese I folgt nach kurzer Interphase die zweite Reifeteilung. Die Zytokinese ist unvollständig, es verbleiben Zytoplasmabrücken zwischen den Tochterzellen.

Zweite Reifeteilung

Der Ablauf der Reifeteilung II ähnelt einer Mitose, allerdings geht ihr keine DNA-Verdopplung voraus. Die Phasen werden als Prophase II, Metaphase II usw. bezeichnet. Erst für die Anaphase II löst sich die Kohäsion zwischen den Zentromeren der Schwesterchromatiden.

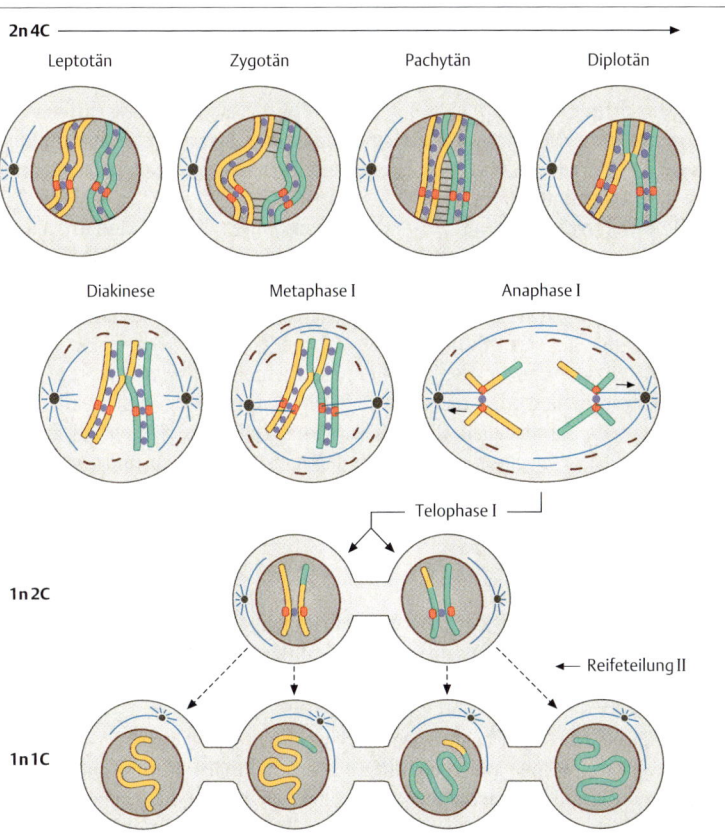

Abb. 6.**7** **Meiose-Stadien** (Auswahl). Symbole wie in Abb. 6.**5**. Näheres s. Text und Abb. 6.**6**.

▶ Bei einer Störung der Trennung (**Disjunktion**) und der ordnungsgemäßen Verteilung von homologen Chromosomen auf die Tochterzellen entstehen Gameten, in denen ein Chromosom entweder doppelt vorhanden ist oder ganz fehlt. Im Falle der Befruchtung wird eine Zygote mit *drei* Kopien dieses Chromosoms (**Trisomie**) oder mit nur einer Kopie entstehen (**Monosomie**). Unter den nummerischen Anomalien, die nicht zum intrauterinen Fruchttod führen, ist die *Trisomie 21* (dreifache Kopie von Chromosom 21) am häufigsten (**Down-Syndrom**, 1 auf 800 Lebendgeburten). ◀

Zelldifferenzierung, Zellumsatz, Stammzellen

Viele Zellen im Organismus streben nach der M-Phase gar nicht der nächsten S-Phase zu, sondern steigen während der G_1-Phase aus dem Zellzyklus aus, begeben sich in den G_0-Zustand und machen (unter dem Einfluss spezifischer Faktoren) eine Differenzierung durch, d.h. sie entwickeln Strukturen und Fähigkeiten, durch die sie überhaupt erst ihre spezifischen Funktionen im Dienste des Gesamtorganismus erfüllen können. In vielen Fällen schließt die terminale Differenzierung eine weitere Zellteilung aus. Beispiele: die roten und manche weißen Blutzellen (S. 246), Epidermis (S. 448), Epithelien der Schleimhäute (z.B. Magenepithel, S. 320; Darmepithel, S. 327).

Da die meisten Zellarten nur begrenzte Lebensdauer (Tage bis Monate) haben, muss der kontinuierliche Nachschub sichergestellt sein. In vielen Fällen (z.B. Hepatozyten, Nierenepithelzellen, Endothelzellen, glatte Muskelzellen, Fibroblasten, Zellen endokriner Drüsen) kann dies dadurch geschehen, dass die differenzierten Zellen aus der proliferatorischen Ruhe (G_0-Zustand) geweckt werden und in den Zellzyklus zurückkehren. Hierzu sind *Wachstumsfaktoren* notwendig. Wenn die terminale Differenzierung den Wiedereintritt in den Zyklus ausschließt, müssen *Stammzellen* als Quelle für den Zellersatz dienen. Im adulten Organismus beruht die konstante Größe der meisten Gewebe und Organe auf dem ausgeglichenen Zellumsatz, d.h. der ausgeglichenen Bilanz aus Proliferation, Differenzierung und Tod der Zellen.

Stammzellen

In vielen Geweben und Organen sind Stammzellen (SZ) nachgewiesen worden. Sie garantieren den Ersatz für ausgemusterte differenzierte Zellen, z.B. hämatopoietische SZ (S. 242), mesenchymale SZ (S. 94), SZ der Leber (S. 341), der Epidermis (S. 449), des Magen- und Darmepithels (S. 320, 327).

SZ zeichnen sich durch bestimmte Merkmale aus, von denen hier nur einige genannt werden: (a) Sie sind wenig differenziert und meist pluripotent, d.h. ihre Nachkommen können verschiedene Differenzierungswege einschlagen. (b) SZ-Populationen sind fähig zur Selbsterneuerung, ihr Vorrat ist unerschöpflich. (c) Unter normalen Bedingungen läuft ihr Zyklus langsam, d.h. sie teilen sich selten. Nach einer Teilung verbleibt die eine Tochterzelle im Stammzellvorrat. Die andere Tochterzelle wird zur Vorläuferin einer sich vorübergehend rasch vermehrenden Zellpopulation (*transit-amplifying cells, TAC*), die ihre Fähigkeit zur Selbsterneuerung verloren hat, nach etlichen Teilungszyklen die Teilungsaktivität einstellt und mit der Differenzierung beginnt.

▶ Embryonale Stammzellen (ESZ). In diesem Zusammenhang seien auch die ESZ erwähnt, an die sich Hoffnungen für neue Therapiemöglichkeiten (Gewebsersatz) knüpfen. Unter ESZ werden Zellen verstanden, die in einem frühen Stadium der Embryonalentwicklung, noch vor der Implantation (S. 439), isoliert werden (experimentell aus Mäuseembryonen, klinisch aus „überzähligen" menschlichen Embryonen im Rahmen einer in vitro-Fertilisation) und in Zellkultur gehalten werden können. Zu diesem Zeitpunkt hat der Keim (Blastozystenstadium) sich gerade in zwei Zellpopulationen (Trophoblast und Embryoblast = „innere Zellmasse") aufgegliedert. Die pluripotenten Zellen des **Epiblasten** (Subpopulation des Embryoblasten), die für die Bildung des gesamten embryonalen Organismus einschließlich der Urkeimzellen zuständig sind, lassen sich in vitro als ESZ zur Vermehrung bringen.

Während der natürlichen Entwicklung werden Vermehrung und Differenzierung der Zellen durch zahlreiche molekulare Mechanismen gesteuert, die noch längst nicht alle aufgeklärt sind (s. Bücher der Embryologie). In der Zellkultur können ESZ durch Zugabe bestimmter Wirkstoffe zur Vermehrung stimuliert werden, ohne dass Differenzierung eintritt; durch diverse andere Wirkstoffe können die ESZ in bestimmte Differenzierungswege gezwungen werden; hierauf beruht die Hoffnung, Ersatzzellen oder -gewebe herzustellen und damit Krankheiten heilen zu können, für die es bisher keine Heilung gibt (z.B. neurodegenerative Erkrankungen, Diabetes mellitus). Neuerdings gibt es Hinweise dafür, dass sich auch **adulte Stammzellen** (gewonnen aus Geweben von erwachsenen Menschen) für denselben Zweck eignen könnten, womit viele ethische Probleme entfallen würden. ◀

Wachstum, Zelltod

Wachstum. Das natürliche Wachstum des Organismus beruht vor allem auf Zellproliferation (Zellvermehrung). Hierfür benötigen normale Zellen den Reiz durch bestimmte Hormone oder **Wachstumsfaktoren** (z.B. EGF = *epidermal growth factor*; PDGF = *platelet-derived growth factor*), die von anderen Körperzellen oder der betreffenden Zelle selbst abgegeben werden. Der Wirkungsmechanismus besteht – grob vereinfacht – darin, dass (nach Bindung des Faktors an einen Rezeptor und vermittels einer intrazellulären Signaltransduktionskette) in der Zelle bestimmte Gene aktiviert werden, deren Genprodukte ihrerseits den Zellzyklus antreiben.

Die außergewöhnliche Vergrößerung eines Organs kann auf zwei verschiedenen Mechanismen beruhen. (a) **Hyperplasie**: Zunahme der Zellzahl durch Proliferation (z.B. physiologische Hormon-induzierte Vergrößerung der Brustdrüse während der Schwangerschaft, S. 466). (b) **Hypertrophie**: Vergrößerung der Zellen durch gesteigerte Synthese bestimmter Zellbestandteile, ohne Zunahme der Zellzahl (z.B. physiologische Vergrößerung des Herzmuskels bei körperlichem Training). Beide Mechanismen können aber auch kombiniert sein (z.B. Vergrößerung der Muskulatur des schwangeren Uterus).

▶ **Tumoren** (Geschwülste) bilden sich aufgrund abnorm gesteigerter Proliferation von Zellen. Die Störung entsteht schrittweise durch sich addierende Fehler im Regulierungssystem des Zellzyklus und beruht auf (meist erworbenen, seltener ererbten) Mutationen bestimmter Gene. Von den vielen Mechanismen seien hier nur zwei genannt. (a) Dauernde *Anfeuerung des Zellzyklus*: Durch Mutation können Proto-Onkogene (normale Gene, deren Genprodukte in irgendeiner Weise die Zellproliferation fördern) zu zellulären **Onkogenen** (gr.: *onkos* = Tumor) werden. Folge: Die Gene oder ihre Genprodukte (Onkoproteine) treiben die Zellen ständig zur Proliferation an. (b) *Verlust von Proliferationsbremsen*: Beide Kopien eines **Tumor-Suppressor-Gens**, z.B. p53, können funktionslos werden. Folge: Die Zelle überschreitet ohne Korrektur von DNA-Fehlern den G_1-Kontrollpunkt und wird nicht durch Apoptose aus dem Verkehr gezogen, sondern gibt den DNA-Fehler an die Tochterzellen weiter, was zusätzliche Fehler nach sich ziehen wird.

Benigne Tumoren (z.B. Adenom, Fibrom, Myom: von Epithel, Bindegewebe bzw. Muskel abgeleitet) weisen noch viele Differenzierungsmerkmale des Herkunftsgewebes auf, wachsen langsam und respektieren dabei histologische Grenzen (z.B. die Basalmembran). **Maligne Tumoren** (z.B. Karzinom, Fibrosarkom, Myosarkom: von Epithel, Bindegewebe bzw. Muskel abgeleitet) sind um so bösartiger, je weniger sie differenziert sind. Sie wachsen invasiv (d.h. respektieren weder histologische Grenzen noch Organgrenzen) und setzen meist *Metastasen* (Tochtergeschwülste). ◀

Zelltod. Zellen können durch *Nekrose* oder *Apoptose* untergehen. *Nekrose* ist der Zerfall von Zellen infolge irreversibler Schäden durch endogene (z.B. Hypoxie, Ischämie) oder exogene Einwirkungen (z.B. physikalisch, chemisch, durch Krankheitserreger u.a.). Die Nekrose geht u.a. mit Ruptur der lysosomalen Membranen und der Plasmamembran einher. Meist sind viele Zellen zugleich betroffen, durch den Nekroseherd werden weiße Blutzellen angelockt (Entzündungsreaktion).

Die *Apoptose* ist ein physiologischer Vorgang, von dem meist nur einzelne Zellen betroffen sind, ohne dass der gesamte Zellverband dadurch gestört wird. Dabei sorgt die Zelle durch Aktivierung eines **Selbstmordprogramms** für die enzymatische Zerkleinerung der DNA und die Zerlegung ihres Kerns und Zellleibes in Fragmente, die dann von Makrophagen rasch phagozytiert werden. Das Apoptose-Programm kann durch unterschiedlichste Stimuli aktiviert werden, z. B. Fehlen von Wachstumsfaktoren und Überlebenssignalen, Bindung von Signalstoffen an Todesrezeptoren der Plasmamembran, Wirkstoffe aus den Granula der zytotoxischen T-Lymphozyten (S. 254), energiereiche Strahlung, Anstieg von Protein p53. Auch die ersten intrazellulären Schritte des Programms sind sehr vielfältig. Die gemeinsame Endstrecke beginnt mit der Aktivierung bestimmter Proteasen aus der Familie der **Caspasen** (u.a. Caspase 3), die dann über nachgeordnete Proteine die Fragmentierung von Kern und Zellleib in Gang setzen. Neuerdings sind auch Caspase-unabhängige Apoptosewege bekannt.

Morphologische Merkmale der Apoptose (Abb. 6.**8**) sind u.a. starke Kondensierung und Präzipitierung des Chromatins an der Kernmembran sowie Abschnürung von Zellbruchstücken, die von einer *intakten* Plasmamembran umgeben sind. Durch die Apoptose werden nicht nur entgleiste Zellen ausgemerzt (s.o.), sondern auch überflüssig gewordene oder aus anderen Gründen unbrauchbare Zellen beseitigt, z.B. alte Epithelzellen auf den Spitzen der Darmzotten (S. 327), Brustdrüsenepithelzellen nach dem Abstillen (S. 467), unbrauchbare Immunzellen (S. 253, 256), Zellen in der Embryonal- und Fetalentwicklung (z.B. Beseitigung der „Schwimmhäute" bei der Bildung der Interdigitalräume).

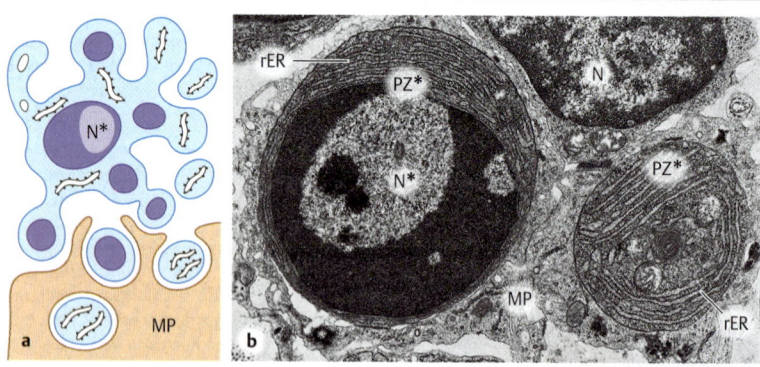

Abb. 6.**8**   **Apoptose.** **a** Schema. Zellkern (**N***) mit stark kondensiertem Chromatin an der Kernmembran (typisch für apoptotische Zellen), der Kern ist bereits teilweise zerstückelt (dunkelblau). Der Zellleib zerlegt sich in Fragmente, die von einem Makrophagen (**MP**) phagozytiert werden. **b** Zwei Fragmente einer apoptotischen Plasmazelle (**PZ***) im Lymphknoten (Ratte). Sie sind von den Ausläufern eines Makrophagen (helles Zytoplasma) umgeben. **rER**, viel raues ER (typisch für Plasmazellen, vgl. Abb. 13.**3b**). **N**, Kern mit viel Heterochromatin in einem *vitalen* Lymphozyten. Die Zellgrenzen zwischen Lymphozyt und Makrophagenausläufern sind bei der niedrigen Vergrößerung schwer zu erkennen. Vergr. 6 000fach.

Allgemeine Histologie

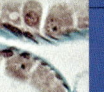
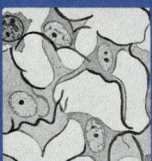
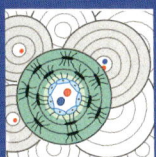
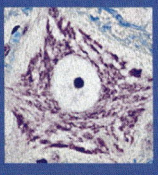
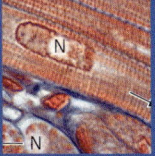

Allgemeine Vorbemerkungen

Die meisten Zellen des Körpers sind sesshaft und leben in Verbänden. Ein **Gewebe** ist ein Verband aus gleichartig differenzierten Zellen, die durch Interzellulärkontakte und Extrazellulärmatrix zusammengehalten werden. Vier Gruppen von Grundgeweben können unterschieden werden: Epithelgewebe, Binde- und Stützgewebe, Muskelgewebe, Nervengewebe.

- **Epithelgewebe.** Zellverbände mit vielen Zellkontakten und geringem Extrazellulärraum. Grobe Gliederung: Oberflächenepithelien, Drüsenepithelien.
- **Binde- und Stützgewebe.** Bauprinzip: Wenig Zellen, großer Extrazellulärraum. Dieser ist mit Extrazellulärmatrix gefüllt (z.B. kollagene und elastische Fasern, Proteoglykane, Mineralien), deren Zusammensetzung für die speziellen biomechanischen Eigenschaften der einzelnen Gewebetypen bestimmend ist. Grobe Gliederung: Lockeres und straffes kollagenfaseriges Bindegewebe, Sehnen, Bänder, Fettgewebe, Knorpel, Knochen.
- **Nervengewebe.** Verband aus Nervenzellen samt ihren Ausläufern und Gliazellen; spezialisiert für die Übertragung und Verarbeitung von Informationen, die auf elektrochemischen Mechanismen beruhen.
- **Muskelgewebe.** Zellverbände mit der Fähigkeit zu koordinierten, makroskopisch sichtbaren Kontraktionen. Untergliederung: Quergestreifte Muskulatur (Skelett- und Herzmuskulatur), glatte Muskulatur.

Ein **Organ** ist stets aus mehreren Grundgeweben zusammengesetzt. Das für das Organ spezifische Gewebe – meist das Epithel – wird als **Parenchym** bezeichnet, im Unterschied zum bindegewebigen **Stroma**, das dem mechanischen Zusammenhalt des Organs dient und in das die Leitungsbahnen (Blut- und Lymphgefäße, Nerven) eingebettet sind.

7 Epithelgewebe

Die äußere Oberfläche des Körpers sowie alle inneren Oberflächen von natürlichen Hohlräumen sind von Epithel bedeckt (Ausnahme: Gelenkkapseln und Schleimbeutel des Bewegungsapparates). Epithelien können aus allen Keimblättern hervorgehen. Einige Epithelien, die aus dem Mesoderm stammen, werden als *Mesothel* bezeichnet (Auskleidung von Peritoneal-, Pleura- und Perikardhöhle). Die Auskleidung des Herzens sowie der Blut- und Lymphgefäße heißt *Endothel* (S. 210).

Trotz großer Vielfalt haben alle Epithelien zwei Merkmale gemeinsam: Die **polare Bau- und Funktionsweise** ihrer Zellen (Abb. 1.**1**) und die Verankerung an der **Basallamina**, einer Art Teppich aus Extrazellulärmaterial. So können bei jeder Epithelzelle Basis (*basaler Pol*, der Basallamina zugewandt) und *Apex* (*apikaler Pol*, zur freien Oberfläche orientiert) unterschieden werden.

Je nach Lokalisation und vorherrschender Funktion kann man die Epithelgewebe in Oberflächenepithelien und Drüsenepithelien unterteilen. **Oberflächenepithelien** bedecken die Außenfläche des Körpers und kleiden die Lichtungen von Verdauungs-, Respirations- und Urogenitaltrakt sowie anderen Hohlorganen aus. Neben den organspezifischen Funktionen erfüllen sie zahlreiche allgemeine Aufgaben: *Schutz* vor physikalischen, chemischen und mikrobiellen Schädigungen, *Diffusionsbarriere, Resorption* (selektive Durchschleusung von Stoffen in apikal-basaler Richtung). **Drüsenepithelien** betreiben in erster Linie *Sekretion* (Synthese und Export bzw. selektive Durchschleusung von Stoffen in apikaler Richtung). Diese Einteilung ist allerdings eine grobe Vereinfachung. Denn auch Drüsenepithelien müssen Barrierefunktion erfüllen, und viele Oberflächenepithelien betreiben auch Sekretion.

Die Basallamina und ihr lichtmikroskopisches Äquivalent (**Basalmembran**) werden im Kapitel „Bindegewebe" (S. 106) näher besprochen. Die Basallamina ist ein Teppich aus diversen Makromolekülen, sie vermittelt die Verankerung des Epithels am darunter liegenden Bindegewebe. Diese Bindegewebsschicht wird, wenn es sich um die Auskleidung (Schleimhaut) von Hohlorganen handelt, als **Lamina propria** bezeichnet. Epithel und Lamina propria bilden eine Funktionseinheit.

7.1 Oberflächenepithelien

Die formale **Klassifizierung** der Oberflächenepithelien (Abb. 7.**1**) richtet sich nach folgenden Kriterien: **Zahl der Zellschichten** (einschichtig oder mehrschichtig) und **Form der Zellen** (platt oder prismatisch). Für die genauere Klassifizierung eines *mehrschichtigen* Epithels ist die Form der Zellen in der *obersten* Lage maßgebend. Lediglich beim Urothel ist dieses Kriterium nicht anwendbar, da die oberflächlichen Zellen ihre Form je nach Funktionszustand verändern. Zur vollständigen Beschreibung eines Epithels gehört außerdem, falls vorhanden, die Erwähnung besonderer **Oberflächenstrukturen** (z.B. Bürstensaum, Kinozilien).

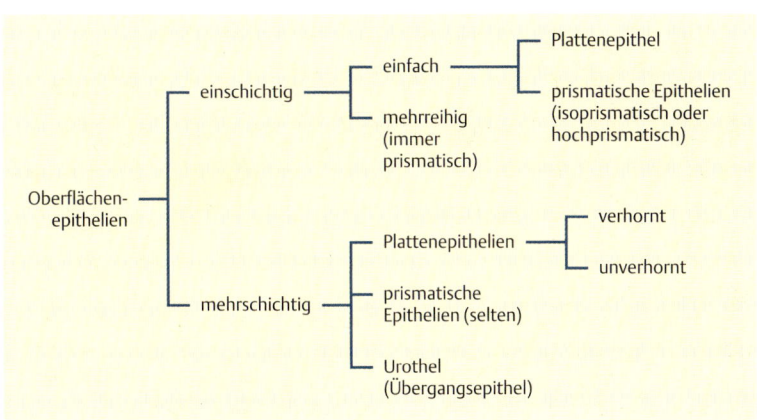

Abb. 7.**1** **Systematik der Oberflächenepithelien**

Einschichtige Epithelien

In einschichtigen Epithelien sitzen *grundsätzlich alle Zellen auf der Basallamina* (Abb. 7.**2a–d**). Beim *einfachen Epithel* (*Epithelium simplex*) sind alle Zellen gleich hoch und erreichen mit ihrem Apex die freie Oberfläche. Die Zellkerne liegen alle wie aufgereiht in derselben Höhe. Beim *mehrreihigen Epithel* (*Epithelium pseudostratificatum*) sitzen zwar auch alle Zellen auf der Basallamina (manche nur mit einem schmalen Fuß), aber nicht alle Zellen erreichen die freie Oberfläche. Die Kerne sind in unterschiedlichen Höhen angeordnet; im Schnitt entsteht das Bild mehrerer Kernreihen.

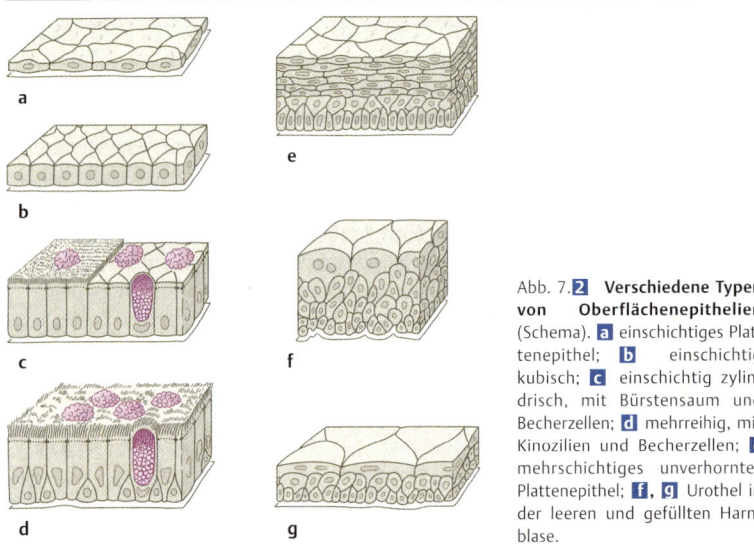

Abb. 7.**2** **Verschiedene Typen von Oberflächenepithelien** (Schema). **a** einschichtiges Plattenepithel; **b** einschichtig kubisch; **c** einschichtig zylindrisch, mit Bürstensaum und Becherzellen; **d** mehrreihig, mit Kinozilien und Becherzellen; **e** mehrschichtiges unverhorntes Plattenepithel; **f**, **g** Urothel in der leeren und gefüllten Harnblase.

Einfache Epithelien. Das **einfache Plattenepithel** besteht aus einer Lage von flachen Zellen. Ihr Zellleib hat, in Aufsicht betrachtet, polygonale Form und ist oft so dünn ausgewalzt, dass er im histologischen Schnitt kaum zu erkennen ist. Nur die Zellkerne sind stets zu finden. Beispiele: Gefäßendothelien, Mesothelien, Epithel der Lungenalveolen. Die Zellen der **einfachen prismatischen Epithelien** sind deutlich höher als die im Plattenepithel und haben, in Aufsicht betrachtet, einen etwa hexagonalen Umriss. Im *einfachen isoprismatischen (= kubischen) Epithel* sind Höhe und Breite der Zellen gleich. Beispiele: manche Nierentubuli, Mesothel auf dem Ovar. Im *einfachen hochprismatischen Epithel (Zylinderepithel, Säulenepithel)* sind die Zellen mehr hoch als breit (Abb. 7.**2**, Abb. 7.**3**). Einfache Zylinderepithelien kommen in vielen Hohlorganen vor. Beispiele: Oberflächenepithel in Magen, Darm, Gallenblase, Eileiter, Uterus.

Im **mehrreihigen Epithel** (Abb. 7.**2**, 7.**3**) sind alle Zellen prismatisch, jedoch unterschiedlich hoch. Die hohen, das ganze Epithel durchspannenden Zellen sind die Funktionsträger. Die niedrigen Zellen, die nicht die Oberfläche erreichen, werden als *Basalzellen* bezeichnet und gelten als Reservezellen für den Zellnachschub. Beispiele: Epithelien in Nebenhodengang, Samenleiter, Luftröhre.

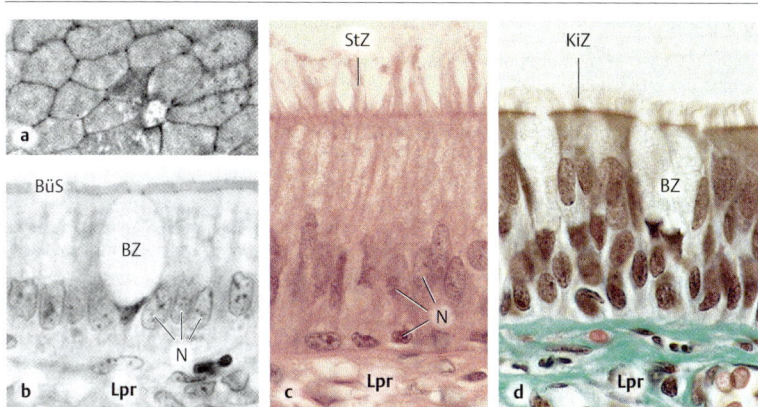

Abb. 7.**3** **Einschichtige Zylinderepithelien.** **a** und **b** Einschichtiges Zylinderepithel (Dünndarm, Katze) mit Bürstensaum (**BüS**) und Becherzelle (**BZ**). **Lpr**, bindegewebige Lamina propria. **N,** Zellkerne. Bild a zeigt das „Schlussleistennetz" (Flachschnitt durch die apikale Epithelregion). Eisenhämatoxylin. **c** Zweireihiges Zylinderepithel (Nebenhodengang, Mensch) mit Stereozilien (**StZ**). HE. **d** Mehrreihiges Zylinderepithel mit Kinozilien (**KiZ**) und Becherzellen („respiratorisches Epithel", menschliche Trachea). Man beachte die Linie der Kinetosomen im apikalen Zytoplasma; diese fehlen bei Stereozilien. Goldner. Vergr. 800fach (a, b) und 560fach (c, d).

Oberflächendifferenzierungen. Viele Epithelien besitzen an der apikalen oder basalen Oberfläche besondere Strukturen (S. 14), die lichtmikroskopische Äquivalente haben (Abb. 7.**3**): Der **Bürstensaum** ist das lichtmikroskopische Korrelat des dichten Besatzes mit Mikrovilli. Besonders lange Mikrovilli erscheinen als **Stereozilien** (Samenwege). Epithel mit dichtem Kinozilienrasen wird als **Flimmerepithel** bezeichnet. Manche Epithelien können aufgrund einer typischen Kombination von Merkmalen unverkennbar bestimmten Organsystemen zugeordnet werden. Beispiele: Das Epithel des *Dünn-* und *Dickdarmes* ist immer ein einfaches Zylinderepithel mit Bürstensaum und Becherzellen (Schleim-produzierenden Zellen, S. 89). Das „*respiratorische Epithel*" der großen Atemwege ist stets ein mehrreihiges Flimmerepithel mit Becherzellen.

Haftkomplex (*Schlussleistenkomplex* oder *junktionaler Komplex*). Prismatische Epithelien sowie das mehrschichtige Plattenepithel der Kornea und das Urothel weisen im apikalen Bereich eine konstante Kombination von hintereinander gestaffelten Zellkontakten auf (Abb. 4.**3**): **Zonula occludens (Tight junction)**, **Zonula adhaerens** und **Desmosomen**. Dieser Haftkomplex ist zwar lichtoptisch *nicht* erkennbar, wohl aber der kontraktile Gürtel aus Aktinfilamenten, der die Zonula adhaerens auf der intrazellulären Seite begleitet. Aufgrund seiner starken Anfärbbarkeit ist dieser *Filamentgürtel* in Flachschnitten durch den apikalen Epithelbereich als hexagonales Muster zu erkennen ("*Schlussleistennetz*" der Lichtmikroskopie) (Abb. 7.**3a**).

Diffusionsbarrieren und transportierende Epithelien

Viele Epithelien bilden aufgrund ihrer **Tight junctions** eine Diffusionsbarriere zwischen zwei *Kompartimenten des Extrazellulärraumes*. Einige wenige **Beispiele** seien genannt: Gefäßendothel der Hirnkapillaren (Blut-Hirn-Schranke), Plexus choroideus (Blut-Liquor-Schranke), Darmepithel, Nierenepithelien, Endstücke und Ausführungsgänge exokriner Drüsen.

Neben ihrer Schrankenfunktion betreiben viele Epithelien auch Resorption oder Sekretion im Sinne von *selektiver Durchschleusung* hydrophiler Stoffe gegen einen Gradienten. Sie werden als **transportierende Epithelien** bezeichnet. Das Organisationsprinzip resorbierender Epithelien ist in Abb. 7.**4** vereinfacht dargestellt. Durch die „Verschiebung" von Ionen und anderen gelösten Stoffen von einer Seite des Epithels auf die andere entsteht ein osmotischer Gradient, dem Wasser folgt, falls das Epithel wasserdurchlässig ist (Grundmechanismus der **Wasserresorption**). Beispiele: Darm, Gallenblase, proximaler Nierentubulus. In manchen Epithelien verläuft dieser Vorgang in umgekehrter Richtung (**Wassersekretion**). Beispiel: Endstücke exokriner Drüsen. Ist ein resorbierendes Epithel *wasserundurchlässig*, so verlassen zwar Ionen, nicht jedoch Wasser das Lumen; die zurückbleibende Flüssigkeit wird hypoton. Beispiele: Streifenstück der Mundspeicheldrüsen, distaler Nierentubulus.

Die enge **Struktur-Funktions-Beziehung** kommt durch folgende Merkmale der transportierenden Epithelien zum Ausdruck: (a) *Tight junctions*; (b) *Oberflächenvergrößerung* der Plasmamembran zur Unterbringung von Ionenpumpen; (c) reiche Ausstattung mit *Mitochondrien* wegen des hohen Energieaufwandes. Für die *Wasserdurchlässigkeit* des Epithels machte man bisher hauptsächlich die „lecken" Tight junctions verantwortlich. Nach neueren Befunden kann aber auch die Plasmamembran der Epithelzellen aufgrund von spezifischen Wasserkanälen (Aquaporinen) Wasser durchlassen. **Aquaporine** sind Transmembranproteine, die zu mehreren so angeordnet sind, dass ein Tunnel mit hydrophilem Inneren entsteht. Je nach Zelltyp gibt es unterschiedliche Aquaporine, daher auch unterschiedliche Durchlässigkeiten für Wasser allein oder zugleich für weitere hydrophile Stoffe. Beispiele: proximaler Tubulus und Sammelrohr der Niere (Abb. 19.**13**).

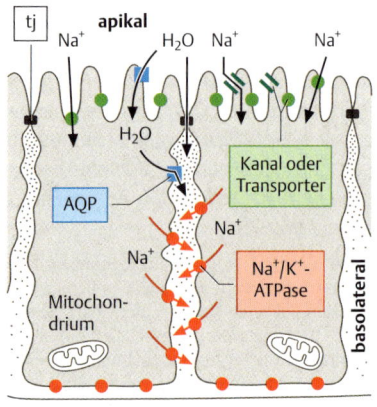

Abb. 7.**4** **Transportierendes Epithel** (stark vereinfachtes Schema). Am basolateralen Zellpol pumpt die Na^+/K^+-ATPase (rote Punkte) Na^+ *gegen* einen Gradienten heraus (rote Pfeile). Am apikalen Pol dringen Na^+ und andere Stoffe durch Kanäle (grüne Durchgänge) oder Transporter (grüne Punkte) entlang dem durch die Ionenpumpe geschaffenen Gradienten hinein. In der Zeichnung sind diejenigen Stoffe weggelassen, die apikal im Cotransport mit Na^+ eindringen und basal durch passiven Transport wieder austreten (z.B. Glucose). Durch Anhäufung von herausgepumpten Ionen und anderen gelösten Teilchen entsteht in den engen Interzellulärspalten ein osmotischer Gradient, dem Wasser folgt, entweder durch membranständige Wasserkanäle aus Aquaporinen (**AQP**, blaue Quadrate) oder durch die „lecken" Tight junctions (**tj**).

Mehrschichtige Epithelien

Alle Epithelien, die mehr als zwei Zelllagen besitzen, lassen grundsätzlich eine grobe Gliederung in drei Stockwerke erkennen: *Basal-*, *Intermediär-* und *Superfizialschicht*. In der Basalschicht finden die Mitosen für den Zellersatz statt. Von hier steigen die Zellen auf und machen dabei eine Reifung (Differenzierung) durch, die erst in der Superfizialregion abgeschlossen ist. Je nach der Form der Superfizialzellen sind mehrschichtige prismatische und mehrschichtige Plattenepithelien zu unterscheiden; letztere gliedern sich je nach Differenzierung der obersten Zelllagen in einen unverhornten und einen verhornten Typ. Eine Sonderform des mehrschichtigen Epithels ist das Urothel (Übergangsepithel).

Mehrschichtige prismatische Epithelien

Mehrschichtige prismatische Epithelien bestehen aus 2–5 Zelllagen. Sie kommen nur an wenigen Stellen des Körpers vor. Ein **zweischichtiges isoprismatisches (kubisches) Epithel** ist beispielsweise in den Ausführungsgängen der Schweißdrüsen und am Ziliarkörper des Auges zu finden. Beides sind transportierende Epithelien, in denen die zwei Zelllagen durch Gap junctions verbunden und daher funktionell wie *eine* Schicht zu betrachten sind. **Mehrschichtige Zylinderepithelien** kommen beispielsweise in den großen Ausführungsgängen der Speicheldrüsen, im Fornix conjunctivae und in Teilen der Urethra vor.

Mehrschichtige Plattenepithelien

Mehrschichtige Plattenepithelien besitzen meist viele (> 10) Zelllagen und sind überall dort zu finden, wo die Oberfläche einer hohen *mechanischen Beanspruchung* ausgesetzt ist. Die Struktur-Funktions-Beziehung wird dadurch deutlich, dass die Zellen von einem besonders dichten Netz aus **Zytokeratinfilamenten** (Tonofilamenten) durchzogen werden, untereinander durch besonders viele **Desmosomen** verbunden sind und die Verankerung der untersten Zellschicht an der Basallamina durch **Hemidesmosomen** extra verstärkt ist.

„Feuchtes" und „trockenes" Plattenepithel.   Die mehrschichtigen Plattenepithelien im Körperinneren werden durch Drüsensekrete *ständig befeuchtet* und bleiben *unverhornt* (ausgenommen einige Stellen in der Mundhöhle). **Unverhorntes mehrschichtiges Plattenepithel** findet man am Beginn und Ende des Verdauungssystems (Mundhöhle, Speiseröhre, Analkanal), auf der Plica vocalis des Kehlkopfes, am Ausgang der Harnröhre, an der Wand der Vagina, auf der Portio vaginalis der Cervix uteri und an der freien Oberfläche des Augapfels (Hornhaut, Bindehaut; hier allerdings mit deutlichen Modifikationen gegenüber den vorher genannten Lokalisationen, S. 491). Ist die Epitheloberfläche dauerhaft und direkt der *Luft* (und damit der Gefahr der Austrocknung) ausgesetzt, so differenzieren sich die obersten Zelllagen zu Hornzellen (**verhorntes mehrschichtiges Plattenepithel**, Epidermis der Haut*)*.

Unverhorntes mehrschichtiges Plattenepithel

Dieses Epithel enthält meist mehr als 20 Zelllagen (Abb. 7.**5a**, 7.**5b**). Sie werden vier Stockwerken zugeordnet, die etwa dem Reifungsfortschritt der Zellen entsprechen: Stratum basale, Str. parabasale, Str. intermedium, Str. superficiale. Das **Stratum basale** besteht aus *einer* Lage von zylindrischen Zellen mit kleinem, kräftig gefärbtem Zellleib (Kern/Plasma-Relation zu Gunsten des Kerns verschoben als Ausdruck der Unreife dieser Zellen). Die Zellen des **Stratum parabasale** (mehrere Lagen) sind polygonal, der Zellleib immer noch gut anfärbbar. Im **Stratum intermedium** (mehrere Zelllagen) wird der Zellkern dichter und das Zytoplasma auffallend blass. Die Verdichtung des Zellkerns (*Pyknose*) und die Formänderung der Zellen setzen sich im **Stratum superficiale** fort, bis der Kern in den obersten Zelllagen ganz *pyknotisch* (*aber immer noch erkennbar*) und der Zellleib weitgehend abgeplattet ist. Die obersten Zellen schilfern ab und werden fortlaufend durch nachrückende ersetzt. Dem „Abblassen" des Zytoplasmas liegt ein wesentlicher Differenzierungsvorgang zugrunde: Die Zellen des Str. intermedium und superficiale enthalten große Mengen **Glykogen** (Abb. 7.**5b**), das durch die histologischen Standardfärbungen nicht zur Darstellung kommt; daher erscheint das Zytoplasma blass. Mit der PAS-Methode lässt sich das Glykogen jedoch deutlich anfärben. Es fehlt im Str. basale noch völlig und ist im Str. parabasale nur in Spuren vorhanden (als Ausdruck der gerade beginnenden Glykogensynthese). Von dem Glykogen leben vermutlich die Zellen (anaerobe Glykolyse) in den oberen Epithelbereichen, die weit ab von den versorgenden Blutgefäßen liegen. Hier sei darauf hingewiesen, dass Epithelien generell frei von Blutgefäßen sind. Die nächsten Gefäße liegen unterhalb der Basallamina im Bindegewebe.

▶ Alle von basal nach superfizial fortschreitenden Änderungen der Zellen sind Ausdruck der zunehmenden **Differenzierung**. Sie fehlen, wenn die Zellen sich nur noch teilen, aber nicht mehr ausreifen: **Dysplasie** und nachfolgende maligne Entartung zum **Plattenepithel-Karzinom**. Der *Glykogennachweis* (durch eine einfache Anfärbung des Epithels bei der klinischen Untersuchung) wird in der praktischen Medizin ausgenutzt, um an der Portio vaginalis der Cervix uteri (S. 444) regelrecht differenziertes von nicht differenziertem Plattenepithel zu unterscheiden (Iodprobe nach Schiller); diese einfache diagnostische Maßnahme kann auch am Epithel der Mundhöhle und Speiseröhre durchgeführt werden. ◀ .

Verhorntes mehrschichtiges Plattenepithel

Dies ist das typische Epithel der Haut, die **Epidermis**. Die Zellen werden als **Keratinozyten** bezeichnet (Einzelheiten S. 448). Hier sei nur die Schichtung erwähnt (Abb. 7.**5c**): **Stratum basale** (*eine* Lage aus zylindrischen Zellen), **Str. spinosum** (mehrere Lagen polygonaler Zellen), **Str. granulosum** (ca. 3 Lagen platter Zellen mit auffälliger Granulierung des Zytoplasmas: *Keratohyalingranula*), **Str. corneum** (variable Zahl von *kernlosen*, nicht mehr vitalen *Hornzellen*).

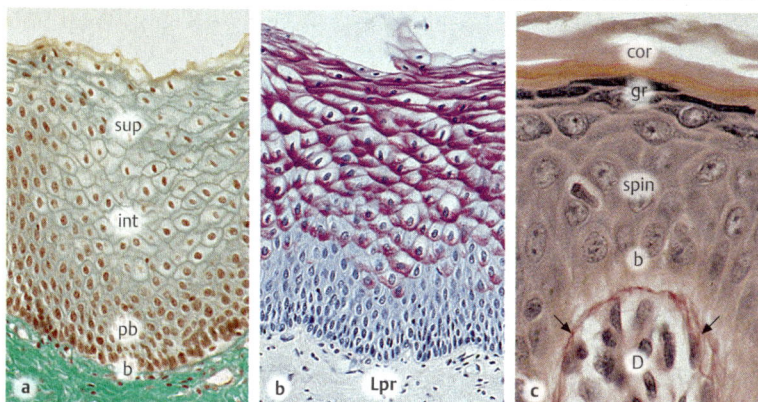

Abb. 7.**5** **Mehrschichtige Plattenepithelien** (Mensch). **a** und **b** *Unverhorntes* mehrschichtiges Plattenepithel (Ösophagus). Schichten: Stratum basale (**b**), Str. parabasale (**pb**), Str. intermedium (**int**), Str. superficiale (**sup**). Unter dem Epithel die bindegewebige Lamina propria (**Lpr**). Bei Goldner-Färbung (a) erscheint das Zytoplasma in den oberen beiden Strata blass, in der PAS-Färbung (b) wird das *Glykogen* in diesen Schichten dargestellt. **c** *Verhorntes* mehrschichtiges Plattenepithel (Epidermis). Schichten: Stratum basale (**b**), Str. spinosum (**spin**), Str. granulosum (**gr**), Str. corneum (**cor**). Die **Pfeile** weisen auf die Basalmembran. **D**, bindegewebige Dermis. HE. Vergr. 150fach (a, b) und 500fach (c).

Die **Verhornung** beginnt im Str. granulosum und deutet sich durch die „**Keratohyalingranula**" an. Dies sind stark anfärbbare Zytoplasmabereiche, in denen die Zytokeratinfilamente durch Begleitproteine miteinander verbacken sind. Die vollständige Verhornung ist dadurch gekennzeichnet, dass der Zellkern verschwindet und die Zytokeratinfilamente durch Quervernetzungen zu einem dichten, festen Material werden, das die gesamte Hornzelle ausfüllt und als **Keratin** bezeichnet wird.

Am Zahnfleisch (S. 310) gibt es mehrschichtiges Plattenepithel, das Merkmale des unverhornten und des verhornten Typs aufweist und als **parakeratinisiert** klassifiziert wird. Ihm fehlt ein deutliches Str. granulosum; die obersten Zelllagen weisen noch Kernreste auf, ähneln aber im übrigen den Hornzellen. Im Gegensatz dazu ist das zuvor beschriebene Epithel der Haut als **orthokeratinisiert** zu bezeichnen.

Weitere Besonderheiten aller mehrschichtigen Plattenepithelien

Auch die mehrschichtigen Plattenepithelien müssen die Funktion einer **Diffusionsbarriere** erfüllen. Dies wird durch **Versiegelung der Interzellulärspalten mittels polarer Lipide** erreicht (**Lipidverschluss**) (Ausnahme: bei den unverhornten Plattenepithelien des Augapfels Tight junctions zwischen den Superfizialzellen). Die Barriere-Lipide werden von den vitalen Zellen der oberen Epithelstockwerke gebildet und durch Exozytose ausgeschüttet. Diese Art der Barriere spielt besonders an der Epidermis eine Rolle (Abb. 22.**2b**).

Tight junctions. Bisher wurde die Barrierefunktion der mehrschichtigen Plattenepithelien vor allem den interzellulären Lipiden zugeschrieben, während die Existenz von Tight junctions fraglich war. Unlängst (2002) wurde jedoch ein kontinuierliches Netz von Tight junctions nachgewiesen (beim verhornten Plattenepithel im Stratum granulosum, beim unverhornten Plattenepithel im oberen Drittel), das ebenfalls eine Bedeutung für die Barrierefunktion hat. Wahrscheinlich ergänzen sich die beiden Prinzipien (Lipidverschluss und Tight junctions), keines darf defekt sein.

Urothel (Übergangsepithel)

Das Urothel (*Epithelium transitionale*) kleidet die ableitenden Harnwege aus: Nierenbecken, Ureter, Harnblase und den oberen Teil der Urethra. Es ist ein *mehrschichtiges Epithel* (Kommentar s.u.) mit Basal-, Intermediär- und Superfizialschicht. Besonders auffällig sind die oberflächlichen **Deckzellen** (engl.: *umbrella cells*). Sie sind wesentlich größer als die tiefer gelegenen Zellen, aus denen sie durch Differenzierung hervorgehen; die Deckzellen sind oft polyploid oder haben mehrere Zellkerne.

In der Harnblase muss sich das Urothel den Größenänderungen der Oberfläche bei Füllung und Entleerung des Organs anpassen. Dabei ändern sich Epithelhöhe und Zellform, was an der Ausrichtung der Zellkerne abzulesen ist (Abb. 7.**6**). In der *leeren (ungedehnten) Harnblase* scheint das Urothel aus etwa 5 (bis maximal 7) Zelllagen zu bestehen. Die Deckzellen buckeln sich in das Lumen vor. Bei *gefüllter (gedehnter) Harnblase* sind die Zellen in 3 Lagen angeordnet. Die Deckzellen sind platt, können einen Flächendurchmesser von 150 μm erreichen und überdecken jeweils mehrere Intermediärzellen.

Die **Deckzellen** können ihre Oberfläche reduzieren oder vergrößern, indem sie wie im Pendelverkehr große Flecken aus der apikalen Plasmamembran in das Zellinnere verlagern und bei Bedarf wieder in die Membran einfügen (Abb. 19.**14**). Außerdem stellen die Deckzellen eine besondere Permeabilitätsschranke gegenüber dem Harn dar. Dazu sind sie durch typische **Haftkomplexe** (mit *Tight junctions*) untereinander verbunden und besitzen in der lumenwärtigen Plasmamembran spezielle transmembranäre Glykoproteine (**Uroplakine**) (S. 396). – Es wird immer wieder behauptet, dass einige oder alle Deckzellen mit einem dünnen Ausläufer die Basallamina erreichen (entsprechend der Definition des mehrreihigen Epithels). Diese Frage ist bis heute nicht abschließend geklärt.

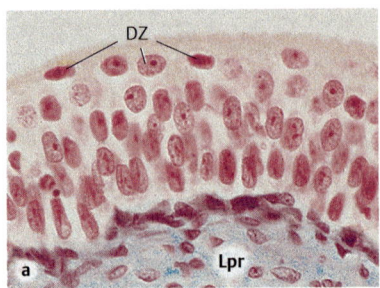
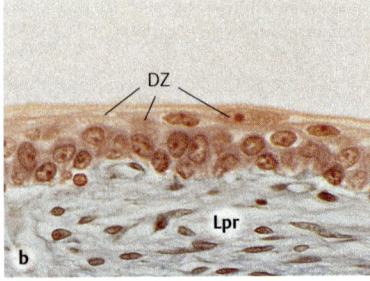

Abb. 7.**6** **Urothel (Übergangsepithel)** (Katze). **a** Leere (ungedehnte) Harnblase. **b** Gefüllte (gedehnte) Harnblase. **DZ**, Deckzellen. **Lpr**, bindegewebige Lamina propria. Azan. Vergr. 400fach.

Zellumsatz in Oberflächenepithelien

Die Zellen der Oberflächenepithelien werden ständig ausgetauscht: Natürlicher Zelltod und Nachschub von neuen Zellen müssen sich die Waage halten (*Zellumsatz*). Der Zellumsatz wird durch zahlreiche Faktoren streng reguliert und besteht aus den Komponenten **Zellproliferation** (Zellvermehrung), **Zelldifferenzierung** und **programmierter Zelltod** (Apoptose, S. 74).

Für die Proliferation ist die **mitotische Aktivität** einer bestimmten Zellpopulation verantwortlich, die in jedem Epithel eine charakteristische Lokalisation hat, z.B. bei den mehrschichtigen Plattenepithelien im Stratum basale. Außerdem wird ein kleiner, aber nahezu unerschöpflicher Vorrat von ruhenden **Stammzellen** (S. 72) bereitgehalten, aus dem bei Bedarf jederzeit teilungsfreudige Zellen abgerufen werden können. Sobald eine Zelle aus der Population der mitotisch aktiven Zellen heraustritt und mit ihrer **Differenzierung** beginnt, läuft ihre Lebensuhr. Die Erneuerungsrate ist je nach Epithel und Organ sehr unterschiedlich. Beispiele: Dünndarmzotten 5 Tage, Wangenschleimhaut etwa 14 Tage, Epidermis etwa 30 Tage, Urothel etwa 300 Tage.

▶ **Metaplasie** bezeichnet die „Umwandlung" eines differenzierten Gewebetyps in einen anderen und kann grundsätzlich in allen Geweben vorkommen, sie hat aber in der praktischen Medizin gerade für die Epithelien besondere Bedeutung. **Beispiele:** einschichtiges Zylinderepithel → mehrschichtiges unverhorntes Plattenepithel (Portio vaginalis, S. 444); mehrschichtiges unverhorntes Plattenepithel → einschichtiges Zylinderepithel (im unteren Ösophagus, S. 316). Eine solche Umwandlung beruht auf einer Umstellung des Differenzierungsprogramms der nachwachsenden Epithelzellen und ist Ausdruck der Anpassung an Änderungen des Milieus oder Folge einer chronischen Irritation. Die Epithelzellen im Bereich einer Metaplasie neigen verstärkt zur *malignen Entartung* (Entstehung eines Karzinoms). ◀

7.2 Drüsenepithelien

Drüsen sind Epithelzellen oder Epithelzellverbände, die einen Stoff mit biologischer Funktion herstellen (*Sekret*) und in den Extrazellulärraum ausschütten. Die meisten Drüsen liegen im Bindegewebe unterhalb des Oberflächenepithels, aus dem sie embryologisch folgendermaßen entstanden sind: Ein zapfenartiger Zellverband wächst von der Oberfläche in das darunter liegende Bindegewebe und differenziert sich zu einem Verband sezernierender Zellen (**Endstück**). Wenn die Verbindung zur Oberfläche direkt oder in Form eines Ganges (**Ausführungsgang**) erhalten bleibt und das Sekret über diesen Weg abgeleitet wird, handelt es sich um eine **exokrine Drüse**. Wenn die Verbindung zur Oberfläche in der weiteren Organentwicklung verschwindet, wird das Sekret (dann als *Hormon* bezeichnet) in den Extrazellulärraum des umgebenden Bindegewebes abgegeben und gelangt in die Blutbahn (**endokrine Drüse**). Im Folgenden wird nur der allgemeine Aufbau der *exokrinen* Drüsen besprochen.

Systematik der exokrinen Drüsen

Die **Klassifizierung** kann nach verschiedenen Gesichtspunkten vorgenommen werden, die einander ergänzen:
- Mechanismus der Sekretausschüttung (merokrin/apokrin/holokrin);
- Lage der Drüsenzellen im Verhältnis zum Oberflächenepithel (intraepithelial/extraepithelial);
- Gestalt der Endstücke (tubulös/azinös/alveolär) und Architektur der Drüse (einfach/zusammengesetzt);
- Beschaffenheit des Sekrets (serös/mukös).

Mechanismus der Sekretausschüttung

Bei den exokrinen Drüsen gibt es drei unterschiedliche Mechanismen der Sekretausschüttung (Abb. 7.**7**); s. a. S. 42:
- **Merokrine (ekkrine) Sekretion (Exozytose).** Alle Drüsenzellen, die proteinhaltige Sekrete herstellen (also *die meisten* exokrinen Drüsen), arbeiten nach diesem Modus. Zu den Mechanismen der Exozytose s. S. 42.
- **Apokrine Sekretion (Apozytose).** Bei diesem Vorgang schnürt die Zelle ein Stück ihres Zellleibs ab. Allgemein anerkannt ist der apokrine Sekretionsmodus für die laktierende *Brustdrüse*, und zwar für den Fettanteil der Milch (S. 466). Die Lipidtröpfchen werden samt einem schmalen Zytoplasmasaum und einer Umhüllung aus Plasmamembran „abgenabelt". Von manchen Autoren wird außerdem für die großen Schweißdrüsen (Duftdrüsen, S. 462) ein apokriner Sekretionsmodus angenommen.

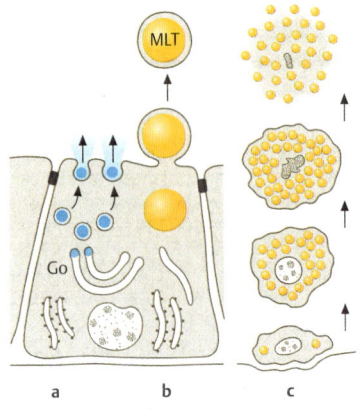

Abb. 7.**7** **Sekretionsarten exokriner Drüsenzellen. a** und **b** *Merokrine* Sekretion (Exozytose) und *apokrine* Sekretion (Apozytose) am Beispiel einer Zelle aus der laktierenden Brustdrüse. Proteine und Milchzucker (blau) werden durch Exozytose freigesetzt. Sekretion von Fett (gelb) durch Apozytose unter Bildung von Milch-Lipidtröpfchen (**MLT**), in denen das Fett von einem schmalem Zytoplasmasaum und von Plasmamembran umgeben ist.
c *Holokrine* Sekretion (Talgdrüsenzellen): Differenzierung fettreicher Zellen, Zerfall und Sekretion der ganzen Zellen.

- **Holokrine Sekretion.** Dieser Sekretionsmodus kommt nur bei den *Talgdrüsen* vor. Nachdem die Drüsenzellen im Rahmen ihrer Differenzierung viele Fett-tröpfchen gebildet haben, sterben sie durch programmierten Zelltod ab, zerfallen und sind als Ganzes (gr.: *holos*, ganz) das Sekret (vorwiegend Fett) (S. 460).

Lage der Drüsenzellen

Intraepitheliale Drüsen. Manche Oberflächenepithelien enthalten **Becherzellen**, die Schleimstoffe (*Muzine*, s. u.) sezernieren. Becherzellen sitzen entweder als „einzellige Drüsen" verstreut (z.B. Darmepithel, respiratorisches Epithel) oder bil-den kleine Gruppen (z.B. Nasenschleimhaut, Fornix conjunctivae). Das apikale Zytoplasma der Becherzellen ist mit großen Muzin-haltigen Speichervakuolen gefüllt (Abb. 7.**8**), deren Inhalt durch Exozytose ausgeschüttet wird. In manchen Organen (z.B. Magen, Zervikalkanal des Uterus) besteht das gesamte Oberflächen-epithel aus Schleim-sezernierenden zylindrischen Zellen. Die Muzine breiten sich auf der Epitheloberfläche aus und bedecken sie als ein dicker Teppich (daher *„Schleimhaut"* als Bezeichnung für die Auskleidung vieler Hohlorgane).

Muzine sind großmolekulare Glykoproteine und Hauptbestandteil der mukösen Sekrete von Becherzellen und zahlreichen anderen Drüsenzellen (z.B. im Verdauungs-, Atem- und Urogeni-taltrakt). Muzine bestehen aus einem langen *Proteinfaden*, an den Hunderte von *Oligosaccharid*-Seitenketten gebunden sind. Bisher sind 12 verschiedene Muzin-Typen (MUC 1–12) bekannt,

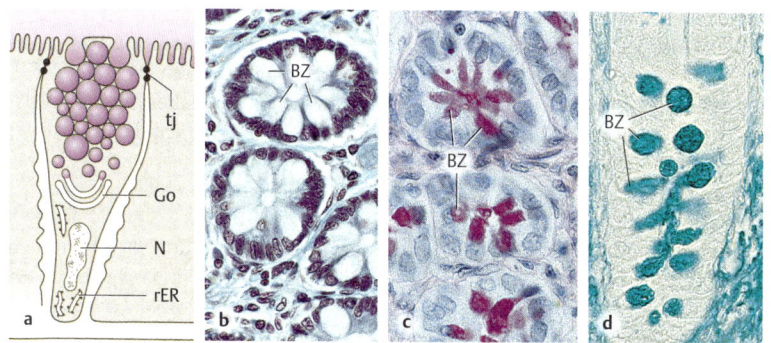

Abb. 7.**8** **Becherzellen und histochemische Darstellung von Muzinen. a** Ultrastruktur der Becher-zelle (Schema): Synthese und Verpackung der Muzine (**violett**) im **rER** und Golgi-Apparat (**Go**), Freiset-zung durch Exozytose, Ausbreitung der Muzine als Schleimteppich auf dem Epithel. **N**, Zellkern. **tj**, Tight junction. **b**, **c**, **d** Becherzellen (**BZ**) in Schleimhautkrypten des Kolon: Bei HE-Färbung erscheint das Zytoplasma blass (b). Bei PAS-Färbung (c) und Färbung mit einem kationischen Farbstoff (Alcianblau bei pH 1) (d) werden die Muzine in den Becherzellen dargestellt (aufgrund der Oligosaccharide bzw. anio-nischen Gruppen in den Muzinmolekülen). Vergr. 450fach.

von denen jeder aufgrund unterschiedlicher Seitenketten wiederum in vielen Varianten auftritt. Die Seitenketten können *Sialinsäuren* und *Sulfatreste* enthalten und dadurch polyanionisch sein. Viele (Gel-bildende) Muzine liegen aufgrund intermolekularer Disulfidbrücken als Multimere vor, also als **große sperrige Molekülaggregate**, die für die hohe **Viskosität eines Schleimteppichs** verantwortlich sind. Muzine können reichlich Wasser binden (quellen), und sich durch Interaktion mit der Glykokalyx an Zelloberflächen anheften. Muzine dienen u.a. als Gleitschleim und als Schutz des Epithels vor physikalischen, chemischen und mikrobiellen Schädigungen sowie vor Austrocknung. Einige Muzine (z.B. MUC 1) werden nicht sezerniert, sondern tragen als Transmembranproteine mit ihrer extrazellulären Domäne zur Bildung der Glykokalyx bei. In histologischen Routinefärbungen werden Muzine nicht dargestellt (*muköse Zellen sind immer blass*). Ihre **histochemische Anfärbung** (Abb. 7.**8**, 16.**4**) gelingt wegen des hohen Oligosaccharidgehaltes am besten mit der **PAS-Färbung** (Methode s. Anhang, S. 516); in Organen (z.B. Kolon) mit anionischen Muzinen (Sialyl- und Sulfatreste) auch mit **kationischen Farbstoffen.**

Extraepitheliale Drüsen liegen, wie eingangs ausgeführt, unterhalb des Oberflächenepithels, von dem sie abstammen. Die *meisten* exokrinen Drüsen gehören in diese Gruppe. Die Drüsenzellen sind in sekretorischen **Endstücken** zusammengefasst. Meist besitzen diese Drüsen auch einen **Ausführungsgang** oder, wenn es große eigenständige Organe sind, ein reich verzweigtes Ausführungsgangsystem.

Gestalt der Endstücke und Architektur der Drüsen

Die **Endstücke** sind die sekretorischen Funktionseinheiten einer exokrinen Drüse. Sie bestehen (mit Ausnahme der mehrschichtig gebauten Endstücke der Talgdrüsen, S. 460) aus einer *einzelnen* Lage von Epithelzellen, die auf einer *Basallamina* sitzen und gemeinsam ein *Lumen* begrenzen. Dort hinein wird das Sekret abgegeben. Die Endstücke können folgende räumliche Form haben (Abb .7.**9a**):
- **Tubulös**: Schlauchförmig; Lumen lichtmikroskopisch erkennbar. Beispiele: alle Schleim-sezernierenden Drüsen; ekkrine Schweißdrüsen.
- **Azinös**: Kugelförmig (lat.: *acinus* = Beere); in Wirklichkeit allerdings von variabler Gestalt. Lumen *eng* und lichtmikroskopisch kaum erkennbar. Beispiele: Pankreas, Parotis.
- **Alveolär**: Bläschenförmig, Lumen *weit* und gut erkennbar.
  Gemischte Drüsen:
- **Tubuloazinös**: Beide Endstück-Formen in demselben Organ oder innerhalb eines Endstücks kombiniert. Beispiele: Glandula submandibularis (Abb. 7.**10**) und Glandula sublingualis.
- **Tubuloalveolär**: Tubuli mit bläschenartigen Erweiterungen. Beispiele: Laktierende Brustdrüse, apokrine Schweißdrüsen.

Architektur der Drüse. Das Sekret gelangt entweder direkt aus dem Endstück auf das Oberflächenepithel (hierfür gibt es nur Beispiele tubulöser Drüsen: Magen, Uterus) oder über einen dazwischen geschalteten **Ausführungsgang** (Abb. 7.**9b**).

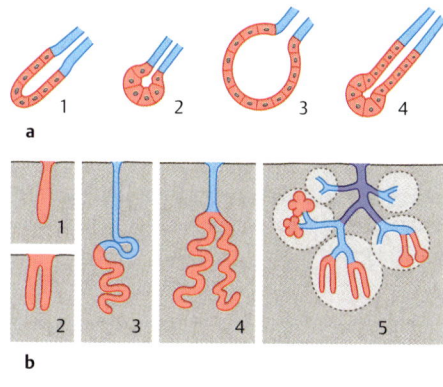

Abb. 7.**9** **Klassifizierung der exokrinen Drüsen.** Endstücke *rot*, Ausführungsgänge *blau*. **a** Einteilung nach Gestalt des Endstücks. **b** Einteilung nach Organisation des Endstück- und Ausführungsgangsystems. **a**1, tubulös. **a**2, azinös. **a**3, alveolär. **a**4, tubuloazinös. **b**1, einfach tubulös. **b**2, verzweigt tubulös. **b**3, *einfache Drüse* (nur *ein* Ausführungsgang) mit unverzweigtem tubulösem Endstück (teilweise aufgeknäuelt). **b**4, einfache Drüse mit verzweigten tubulösen Endstücken. **b**5, *zusammengesetzte* Drüse (*verästeltes* Ausführungsgangsystem) mit azinösen, tubulösen und tubuloazinösen Endstücken. Organgliederung in *Lobuli* (Lobulus-Grenzen gestrichelt); *intra*lobuläre (blau) und *inter*lobuläre (violett) Segmente des Ausführungsgangsystems.

- **Einfache Drüsen** besitzen, wenn überhaupt, nur *einen* Ausführungsgang, der entweder ein Endstück (z.B. Schweißdrüsen) oder mehrere Endstücke drainiert. Im letzteren Fall wird von einer verzweigten Drüse gesprochen (z.B. Ösophagus-Drüsen).
- **Zusammengesetzte Drüsen** besitzen ein *baumartig gegliedertes System von Ausführungsgängen*. Meist sind dies große eigenständige Drüsenorgane. Das Parenchym solcher Drüsen ist durch Bindegewebssepten in Läppchen (**Lobuli**) untergliedert; dementsprechend kann zwischen kleineren *intra*lobulären und größeren *inter*lobulären Ausführungsgängen unterschieden werden. Beispiele: alle großen Speicheldrüsen, Pankreas, Tränendrüse, Brustdrüse.

Die **Funktion der Ausführungsgänge** besteht bei manchen Drüsen (z.B. Schweiß- und Speicheldrüsen, Pankreas) nicht nur in der Sekretableitung. Vielmehr wird durch ihr Epithel das von den Endstücken gelieferte **Primärsekret** noch bearbeitet, vor allem bezüglich der Ionenzusammensetzung (Abb. 15.3): z.B. Entzug von Na^+ oder Zugabe von HCO_3^-. Auf diese Weise entsteht das **Sekundärsekret**, das schließlich an der Oberfläche erscheint.

Beschaffenheit des Sekrets: Seröse und muköse Drüsen

Die Sekrete der exokrinen Drüsen (außer Talgdrüsen) sind wässrig. Die Endstücke müssen also nach Art des *transportierenden Epithels* **Ionen** und **viel Wasser** sezernieren. Bei manchen Drüsen ist dies die wichtigste Tätigkeit überhaupt (ekkrine Schweißdrüsen, Tränendrüse). Zusätzlich enthält das Sekret der meisten Drüsen als spezifische Syntheseprodukte **Proteine** und/oder **Muzine**. Das Vorherrschen der einen oder anderen Komponente spiegelt sich im histologischen

Bild wider (Abb. 7.**10**): *Seröse* und *muköse* Drüsen. Diese Unterscheidung ist nur bei denjenigen Drüsen sinnvoll, deren Sekrete innere Oberflächen und die des Augapfels befeuchten (alle Speichel- und Schleimdrüsen, Tränendrüse), *nicht* dagegen bei den Drüsen der Haut.

Seröse Drüsen bilden ein dünnflüssiges, proteinreiches Sekret (z.B. Pankreas, Parotis). Die Endstücke sind in der Regel **azinös** (Ausnahme: Tränendrüse, tubuloalveolär). Aufgrund des reichen rauen ER im basalen Zytoplasma sind die serösen Drüsenzellen basal meist basophil (d.h. mit basischen = kationischen Farbstoffen anfärbbar), apikal liegen (nur bei guter Fixierung erkennbare) Sekretgranula. Der Zellkern ist rund.

Muköse Drüsen produzieren ein zähflüssiges (visköses), muzinreiches Sekret (z.B. Glandula sublingualis; Drüsen von Speiseröhre, bestimmten Magenregionen, Duodenum). Die Endstücke sind **tubulös**. Das Zytoplasma muköser Drüsenzellen ist bei üblichen histologischen Färbungen *blass* und wirkt *„schaumig"*. Die Kerne liegen oft platt an der Zellbasis (kein verlässliches Kriterium, da abhängig vom Funktionszustand). Auch die Becherzellen der intraepithelialen Drüsen (s.o.) sind als mukös zu bezeichnen.

Seromuköse Drüsen besitzen beide Merkmale und sind nach der Form ihrer Endstücke **gemischte Drüsen** (meist tubuloazinös, Abb. 7.**10**, z.B. Glandula submandibularis, Drüsen des Atemtraktes). Beide Endstück-Typen treten nebenei-

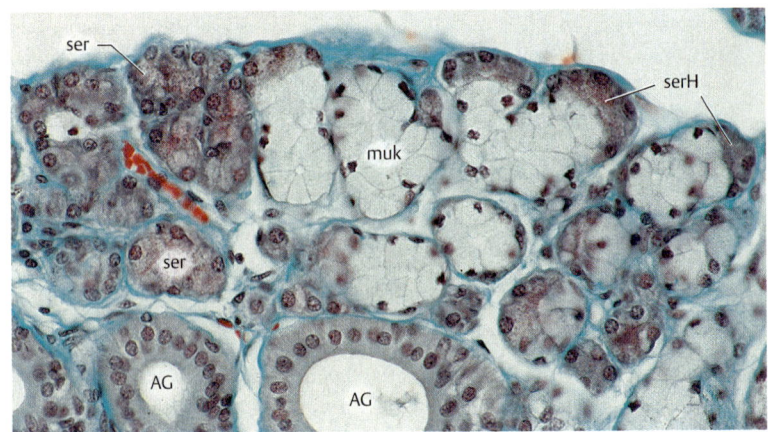

Abb. 7.**10** **Klassifizierung der Drüsenendstücke nach Beschaffenheit des Sekrets** am Beispiel der Glandula submandibularis. **ser**, seröses Endstück. **muk**, muköses Endstück. **serH**, seröse Halbmonde. **AG**, intralobulärer Ausführungsgang (Streifenstück). Goldner. Vergr. 300fach.

nander und auch in direkter Kombination auf; im letzteren Fall sitzt dem Ende des Tubulus eine Kappe von serösen Zellen auf ("seröser Halbmond") (z.B. Glandulae submandibularis et sublingualis).

Regulation der Drüsentätigkeit. Die sekretorische Aktivität der meisten exokrinen Drüsen wird durch das vegetative Nervensystem kontrolliert. Viele Drüsen werden zusätzlich (einige überwiegend) durch Hormone beeinflusst. Unter krankhaften Bedingungen können auch diverse andere Wirkstoffe (z.B. Entzündungsmediatoren) die Qualität und Quantität der Sekrete beeinflussen.

Myoepithelzellen

Myoepithelzellen sind **kontraktile** Epithelzellen, die der *Austreibung des Sekrets* aus dem Endstück und der Anfangsstrecke des Gangsystems dienen. Sie kommen in den Schweiß-, Brust-, Speichel- und Tränendrüsen vor, *nicht* dagegen im Pankreas. Meist sind es schmale oder sternförmig verzweigte Zellen ("Korbzellen"), die den sekretorischen Endstückzellen und dem anschließenden Gangepithel basal anliegen (Abb. 7.**11**). In der Brustdrüse bilden sie eine geschlossene Schicht (Abb. 22.**12b**).

Die **Myoepithelzellen** liegen oberhalb der Basallamina und gehören in jeder Hinsicht (Herkunft, *Zytokeratin*-Filamente, *Desmosomen*-Kontakte zu den Drüsenzellen) in das epitheliale Kompartiment der Drüse. Zugleich haben sie aber auch Eigenschaften von glatten Muskelzellen (*Aktin*-, *Myosin*-, und *Desmin*-Filamente, *Gap junctions* untereinander). Ihre Kontraktion wird durch neuronale (z.B. Speicheldrüsen) oder hormonelle (laktierende Brustdrüse) Stimuli ausgelöst.

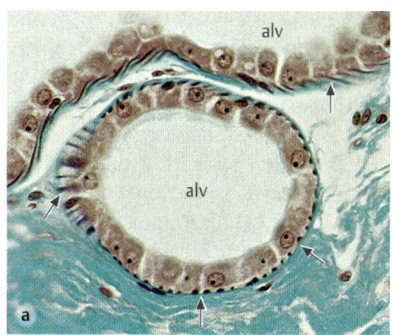
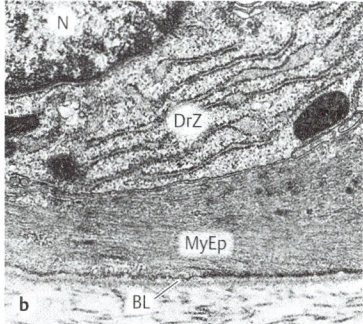

Abb. 7.**11** **Myoepithelzellen.** **a** Alveoläre Endstücke (**alv**) der apokrinen Schweißdrüse (Duftdrüse, Mensch). Die **Pfeile** weisen auf Myoepithelzellen, die an der Basis des sekretorischen Epithels liegen und längs oder quer angeschnitten sind. Goldner. **b** Ultrastruktur (Glandula submandibularis, Maus). Myoepithelzelle (**MyEp**) und sekretorische Drüsenzelle (**DrZ**) liegen Wand an Wand oberhalb der Basallamina (**BL**). Vergr. 300fach (a), 14 000fach (b).

8 Binde- und Stützgewebe

Zu den Binde- und Stützgeweben gehören viele scheinbar sehr unterschiedliche Gewebe: die Spanne reicht vom gallertigen Bindegewebe in der Nabelschnur bis zum Knochengewebe (Abb. 8.1). Gemeinsames Merkmal und wichtigster Unterschied gegenüber den anderen Grundgewebsarten ist der meist große Raum zwischen den Zellen (interstitieller Raum). Dieser ist mit interstitieller Flüssigkeit und **Extrazellulärmatrix** (EZM, Matrix) gefüllt. Die wichtigsten Bestandteile der Matrix sind **Fibrillen** und **Fasern, Proteoglykane** sowie **Adhäsionsproteine**, die die Haftung zwischen den Zellen und den übrigen Komponenten der Matrix vermitteln. Im Knochen ist die Matrix außerdem mineralisiert, d.h. mit **Hydroxylapatit-Kristallen** (vorwiegend aus Calcium- und Phosphat-Ionen bestehend) durchsetzt, die für die Härte dieses Gewebes verantwortlich sind. Alle Binde- und Stützgewebe haben neben gewebsspezifischen Aufgaben mechanische Funktionen. Die unterschiedlichen **biomechanischen Eigenschaften** der einzelnen Gewebe werden von den physikalischen Eigenschaften der Matrix bestimmt.

Abkürzungen in diesem Kapitel: EZM, Extrazellulärmatrix. GAG, Glykosaminoglykane. HA, Hyaluronan. PG, Proteoglykane.

Nomenklatur: Im vorliegenden Zusammenhang sind **-blasten** differenzierte Zellen, die etwas *bilden*, z.B. Fasern (Fibroblast), Knorpel (Chrondroblast), Knochen (Osteoblast); im Gegensatz dazu sind -blasten in anderen Kapiteln unreife Zellen, die zu etwas *gebildet werden* (z.B. Erythroblasten zu Erythrozyten, Myoblasten zu Muskelzellen).

Entwicklung. Alle Binde- und Stützgewebe gehen aus dem embryonalen Bindegewebe (**Mesenchym**) hervor. Das Mesenchym (Abb. 8.**2a**) enthält undifferenzierte Zellen, von denen nicht nur sämtliche Hauptzellen der Binde- und Stützgewebe, sondern auch Muskel-, Gefäßendothel- und Mesothelzellen sowie Zellen des Zahnbeins abstammen. Mesenchymzellen bilden mit dünnen Fortsätzen ein dreidimensionales Netz und sind durch Gap junctions miteinander verbunden. Die Maschen des Netzes sind mit Matrix gefüllt, die reich an Wasserbindendem *Hyaluronan* (alte Bezeichnung: Hyaluronsäure, s.u.) ist. Auch postnatal gibt es **pluripotente mesenchymale Stammzellen**, aus denen Bindegewebs-, Knochen-, Knorpel-, Fett- und Muskelzellen entstehen können.

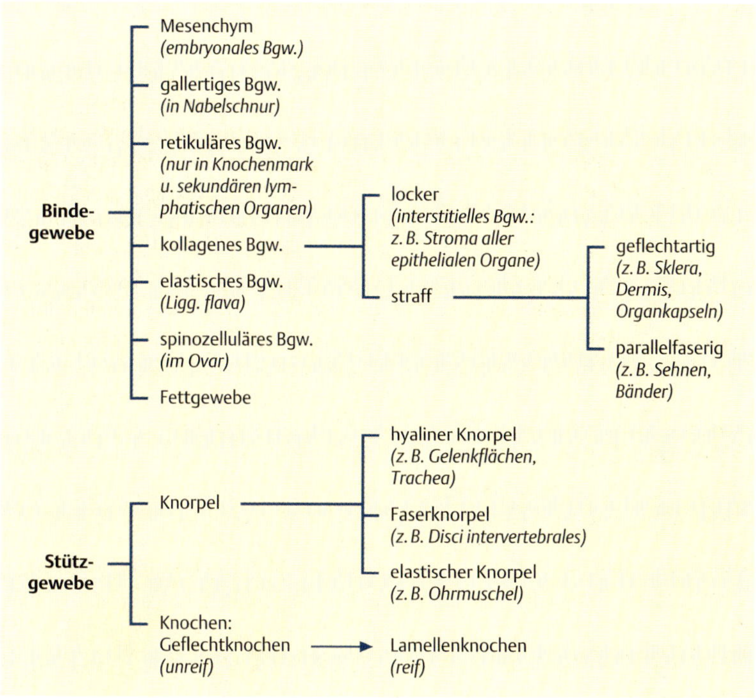

Binde-
gewebe
- Mesenchym
  (embryonales Bgw.)
- gallertiges Bgw.
  (in Nabelschnur)
- retikuläres Bgw.
  *(nur in Knochenmark
  u. sekundären lym-
  phatischen Organen)*
- kollagenes Bgw.
  - locker
    *(interstitielles Bgw.:
    z. B. Stroma aller
    epithelialen Organe)*
  - straff
    - geflechtartig
      *(z. B. Sklera,
      Dermis,
      Organkapseln)*
    - parallelfaserig
      *(z. B. Sehnen,
      Bänder)*
- elastisches Bgw.
  (Ligg. flava)
- spinozelluläres Bgw.
  (im Ovar)
- Fettgewebe

Stütz-
gewebe
- Knorpel
  - hyaliner Knorpel
    *(z. B. Gelenkflächen,
    Trachea)*
  - Faserknorpel
    (z. B. Disci intervertebrales)
  - elastischer Knorpel
    (z. B. Ohrmuschel)
- Knochen:
  Geflechtknochen
  (unreif) → Lamellenknochen
  (reif)

Abb. 8.**1** **Systematik der Binde- und Stützgewebe**

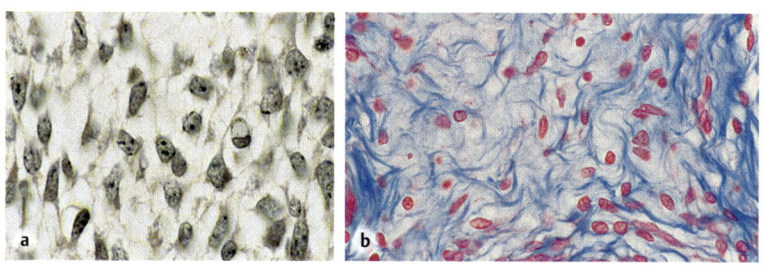

Abb. 8.**2a** **Mesenchym** (Mäuseembryo). Die Zellen bilden ein Netz, Fasern sind nicht erkennbar. Eisen-hämatoxylin. **b** **Lockeres kollagenes Bindegewebe**. Wellig verlaufende Kollagenfasern (blau), Zellkerne der Fibroblasten (rot). Azan. Vergr. 480fach (a), 300fach (b).

8.1 Bindegewebe im eigentlichen Sinn

Die einzelnen Bindegewebstypen werden erst nach Darstellung der einzelnen Bauelemente besprochen. Als Beispiel für das Bauprinzip der Bindegewebe mag vorerst das **lockere kollagene Bindegewebe** dienen (Abb. 8.**2b**): isoliert liegende Zellen; dazwischen wellig verlaufende Kollagenfasern; bei Sonderfärbungen auch retikuläre und elastische Fasern sichtbar. Es ist der Bindegewebstyp, den man am häufigsten antrifft: In jedem epithelialen Organ bildet es das stabilisierende *Stroma*, in jedem Hohlorgan verstärkt und gliedert es die Wand, jedes Blutgefäß-Nerven-Bündel ist in lockeres Bindegewebe eingebettet. Es füllt im mikroskopischen und makroskopischen Maßstab überall die Lücken zwischen anderen Strukturen (daher auch „**interstitielles Bindegewebe**"). Sein Extrazellulärraum wird oft als **Interstitium** bezeichnet.

Zellen des Bindegewebes

Die spezifische **ortsständige Zelle** ist der Fibroblast. Außerdem können überall, vor allem im interstitiellen Bindegewebe, mobile **freie Zellen** vorkommen, deren Zahl und Zusammensetzung von den lokalen und akuten (patho)physiologischen Gegebenheiten abhängig sind: Zu rechnen ist mit sämtlichen Typen von weißen Blutzellen (S. 234), Makrophagen (Abkömmlingen der Blutmonozyten, S. 237), Plasmazellen (Abkömmlingen der B-Lymphozyten, S. 249) und Mastzellen (S. 256). Sie stehen alle im Dienste der **Abwehr** und werden in anderen Kapiteln besprochen. In üblichen Paraffinschnitten von normalem Bindegewebe sind die meisten freien Zellen kaum zu identifizieren; histologisch auffällig werden sie erst bei Sonderfärbungen, oder wenn sie sich in größerer Zahl an einem *Entzündungsherd* ansammeln. Letzteres ist Gegenstand der Pathohistologie.

Der **Fibroblast** (Abb. 8.**3**) besitzt einen lang gestreckten Zellleib, der oft so schmal ist, dass man ihn im üblichen Paraffinschnitt nicht sieht; meist ist nur der spindelförmige Zellkern zu erkennen. Die Fibroblasten sind für den **Stoffwechsel der Matrix-Bestandteile** zuständig. Dazu gehören sowohl die Neusynthese als auch die Überwachung des Abbaus; die Bilanz aus beidem ist der **Umsatz**. Gelegentlich wird zwischen Fibroblast (hohe Syntheseaktivität) und Fibrozyt (ruhende Zelle mit niedriger Syntheseaktivität) unterschieden. Da diese Begriffe lediglich zwei umkehrbare Funktionszustände desselben Zelltyps bezeichnen, soll hier nur von „Fibroblast" gesprochen werden.

Der **Myofibroblast** ist ein modifizierter Fibroblast, der aktiv EZM bildet und zugleich Ähnlichkeit mit der glatten Muskelzelle hat (immunhistochemisch

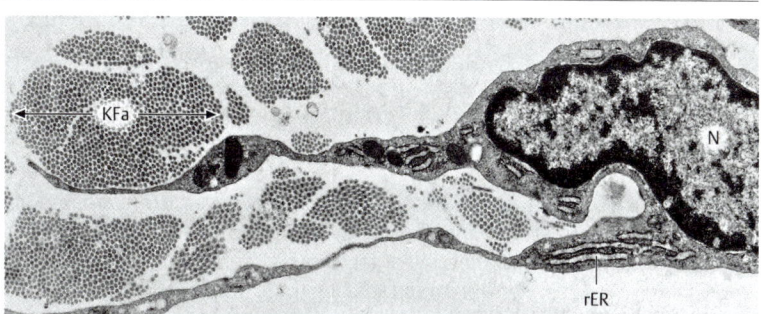

Abb. 8.**3** **Fibroblast** im lockeren Bindegewebe. **N**, Zellkern. **KFa**, Kollagenfaser quergeschnitten. **rER**, raues ER. Vergr. 8800.

nachweisbares α-glattmuskuläres Aktin; Myofilamente; Kontraktilität; Koordination über Gap junctions). Myofibroblasten-reiches Gewebe bringt messbare, lang anhaltende Verkürzungen zustande. Bindegewebszellen können Myofibroblasten-Charakter annehmen (z.B. bei der Wundheilung, S. 110) oder dauerhaft diese Zwischenstellung einnehmen (z.B. Myofibroblasten um die Hodenkanälchen, S. 402). Andererseits können echte glatte Muskelzellen sehr aktiv Matrix synthetisieren (z.B. in den Arterienwänden, S. 212). Über die (patho)physiologische Bedeutung von Myofibroblasten s. S. 110, 203.

Extrazellulärmatrix

Unter dem Begriff **Extrazellulärmatrix** (**EZM**) werden alle Makromoleküle zusammengefasst, die von Zellen **sezerniert** und im Extrazellulärraum durch Interaktion mit anderen Molekülen **immobilisiert** werden. EZM-Moleküle kommen auch in den anderen drei Grundgewebsarten vor. In den Binde- und Stützgeweben hat die Matrix aber den größten relativen Anteil am Volumen, außerdem sind einige ihrer Funktionen (die mechanischen) hier besonders offensichtlich. Die **Matrix der Binde- und Stützgewebe** besteht aus folgenden Hauptkomponenten:

- **Kollagenfibrillen** und **elastische Fasern**,
- **Glykosaminoglykane (GAG)** und **Proteoglykane (PG)**,
- **Adhäsionsproteine**.

Im Folgenden werden die Matrix-Komponenten besprochen, die allen Binde- und Stützgeweben grundsätzlich gemeinsam sind. Die Beschreibung spezifischer histologischer Merkmale bleibt in diesem Abschnitt auf die Bindegewebe beschränkt; die histologischen Eigenheiten der Stützgewebe werden in nachfolgenden Abschnitten behandelt.

Bindegewebsfasern: Histologisches Bild, biomechanische Eigenschaften und Vorkommen

Fasern sind die einzigen EZM-Komponenten des Bindegewebes, die histologisch direkt sichtbar sind. Bezüglich der aus Kollagen bestehenden Strukturen ist „Faser" (kollagene bzw. retikuläre Faser) ein Begriff der **Lichtmikroskopie**; das *ultrastrukturelle* Bauelement ist stets die *Fibrille* (s.u.). Elastische Fasern werden sowohl licht- als auch elektronenmikroskopisch als Fasern bezeichnet.

Kollagenfasern (Durchmesser etwa 2–20 µm) können zwar lichtmikroskopisch wie individuelle Strukturen aussehen; ultrastrukturell erweist sich aber jede Faser als ein Bündel aus parallel angeordneten Kollagenfibrillen, eine besondere Abgrenzung gegenüber der Umgebung fehlt (Abb. 8.**4**). Im H.E.-gefärbten Schnitt erscheinen Kollagenfasern blassrot. Sehr viel deutlicher lassen sie sich durch „Bindegewebsfärbungen" darstellen (z.B. Azan, Goldner, van Gieson; s. Färbetabelle im Anhang, S. 515).

Kollagenfasern sind **zugfest**. Durch Einwirkung einer Zugkraft werden sie praktisch nicht verlängert. Gewebe mit wellig verlaufenden oder sich schräg überkreuzenden Kollagenfasern besitzen allerdings eine gewisse „Dehnungsreserve" bis zur Streckung oder Parallelausrichtung der Fasern. Kollagenfasern werden auf Zug beansprucht und sind in allen Binde- und Stützgeweben in Richtung der größten Zugspannung ausgerichtet.

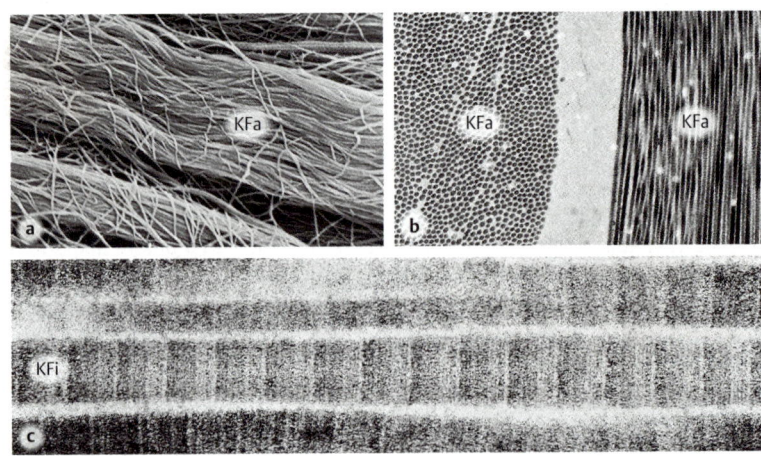

Abb. 8.**4** **Kollagenfasern und Kollagenfibrillen.** **a** Kollagenfasern (**KFa**). Peroneus-Sehne, Mensch. Raster-EM-Bild. **b** Zwei Kollagenfasern quer bzw. längs geschnitten, die Kollagen*fibrillen* sind erkennbar (Maus). **c** Kollagenfibrillen (**KFi**), periodisches Querstreifungsmuster erkennbar. a Aufnahme: B. Tillmann, Anat. Inst, Kiel. Vergr. 6 000 (a, b), 110 000fach (c).

Retikuläre Fasern (Abb. 8.**5**) bestehen ultrastrukturell aus *dünnen* Bündeln (meist < 1 μm) von *dünnen Kollagenfibrillen* (überwiegend Kollagen Typ III, s.u.), die Bündel sind zu einem lichtmikroskopisch erkennbaren Gitter (daher „Gitterfasern") oder **Netz** angeordnet (lat. *reticulum* = Netzchen). Retikuläre Fasern sind in den üblichen Färbungen nicht von Kollagenfasern zu unterscheiden. Erst durch die PAS-Färbung (purpurfarben) oder durch „Versilberung" (schwarz) werden sie eindeutig sichtbar (daher auch als *argyrophil* = Silber-liebend bezeichnet). Der positive Ausfall dieser Färbungen beruht nicht auf den Kollagenfibrillen (Kollagenfasern werden durch die Versilberung nur blassbraun, aber nicht schwarz angefärbt), sondern auf den mit ihnen besonders reichlich assoziierten *Glykoproteinen* (S. 106). Über den Färbemechanismus s. Anhang (S. 516).

Vorkommen: Die retikulären Fasern erfüllen fein-mechanische Funktionen. In Form eines vorwiegend *flächigen Netzes* sind sie Bestandteil (*Lamina fibroreticularis*) der lichtmikroskopisch sichtbaren *Basalmembran* (S. 106): Sie bilden eine Art „Stützkorsett" mit begrenzter Dehnbarkeit um Epithelzellverbände (z.B. Drüsenendstücke, Nierenkanälchen), um Kapillaren, Fettzellen, Muskelfasern, periphere Nervenfasern. In Form eines *räumlichen Netzes* kommen retikuläre Fasern im retikulären Bindegewebe vor (S. 111).

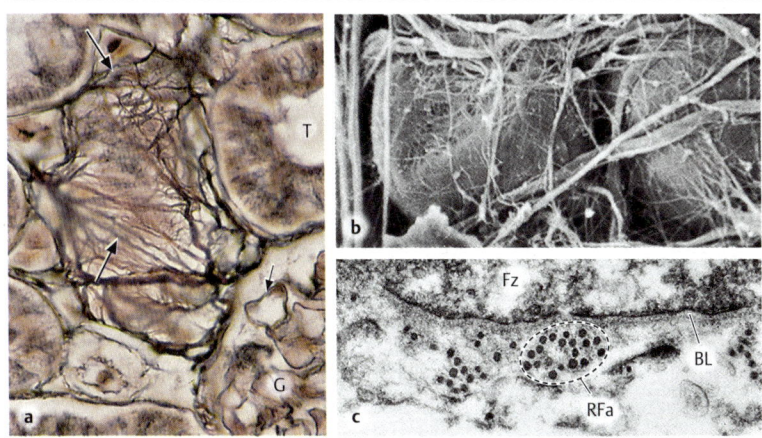

Abb. 8.**5** **Retikuläre Fasern**. **a** **Niere**, Versilberungsmethode. Die großen **Pfeile** weisen auf Flachschnitte durch retikuläre Fasern um einen Nierentubulus. **T,** Tubulus quergeschnitten. Beachte auch die schwarz gefärbten Basalmembranen (kleiner Pfeil) im Glomerulus (**G**). **b** Zwei **Fettzellen**, umsponnen von retikulären Fasern (Raster-EM-Bild). **c** Peripherie einer **Fettzelle** (**Fz**). **BL**, Basallamina. Eine retikuläre Faser (**RFa**) ist durch gestrichelten Rahmen markiert, sie besteht aus einem dünnen Bündel von dünnen Kollagenfibrillen. b Aufnahme: B. Tillmann, Anat. Inst., Kiel. Vergr. 720fach (a), 4 200fach (b), 30 000fach (c).

Elastische Fasern (Durchmesser meist ca. 2 µm) bestehen, wenn sie ausgereift sind, aus zwei ultrastrukturellen Komponenten. Für die lichtmikroskopische Darstellung (Abb. 8.**6**) sind besondere „Elastika-Färbungen" erforderlich (z.B. mit Resorcin-Fuchsin oder Orcein: braun-violett). Elastische Fasern sind verzweigt und können daher Netze bilden; das elastische Material kann aber auch in Form von gefensterten Lamellen vorliegen (z.B. die *Membrana elastica* der Arterienwand). Elastische Fasern und Lamellen sind **zugelastisch**, d.h. **reversibel dehnbar**. Schon relativ geringe Zugkräfte sind ausreichend für eine Verlängerung auf das maximal 2,5fache; entfällt die Zugkraft, kehren die Fasern in den Ausgangszustand zurück.

Vorkommen: Elastische Fasern sind meist mit Kollagenfasern vergesellschaftet, hier sorgen sie z.B. für die Rückkehr der Kollagenfasern in den welligen Verlauf. Besonders reich an elastischem Material sind diejenigen Gewebe, deren Funktion an eine ausgiebige, reversible Dehnbarkeit gebunden ist: z.B. Lunge (S. 286), Wände der herznahen Arterien (S. 212), Ligg. flava (S. 112), elastischer Knorpel (S. 121).

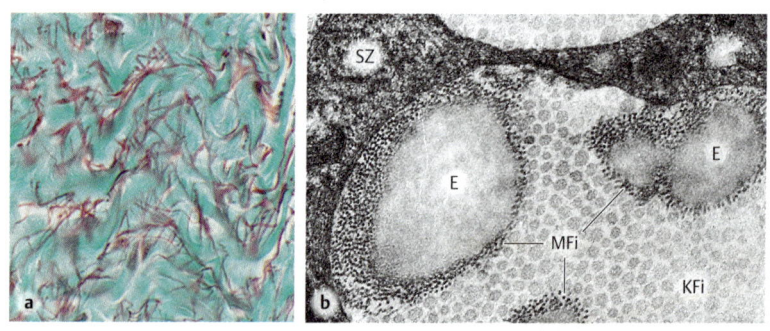

Abb. 8.**6** **Elastische Fasern.** **a** Lockeres Bindegewebe (Schrägschnitt durch Adventitia einer Arterie), Goldner/Resorcin-Fuchsin. Elastische Fasern braun-violett, Kollagenfasern grün. **b** Sehne, Maus. Ultrastrukturell besteht die elastische Faser aus amorphem Elastin (**E**) und Mikrofibrillen (**MFi**) aus Fibrillin. Die rechte Faser ist erst im Entstehen begriffen und enthält noch wenig Elastin. **KFi**, Kollagenfibrillen. **SZ**, Ausläufer der Sehnenzelle. Verg. 300fach (a), 33 200fach (b).

Kollagenfibrillen und Kollagenmoleküle

Kollagenfibrillen haben Durchmesser von 15–130 nm und zeigen, wenn sie über 25 nm dick sind, ein deutliches Querstreifungsmuster (Abb. 8.**4**). Sie bestehen aus **Kollagenmolekülen**.

Die Kollagene sind eine Protein-Familie, in der über 20 verschiedene Typen bekannt sind. Die am reichlichsten (I, II, III) und einige in geringen Mengen vorkommende Typen (V, XI) sind zur Fibrillenbildung fähig (*fibrilläre Kollagene*). Es sind stabförmige Moleküle, die von Bindegewebszellen sezerniert werden. Im Extrazellulärraum lagern sie sich in gesetzmäßiger Weise parallel aneinander (Abb. 8.**7a**) und werden anschließend durch stabile **kovalente Bindungen quervernetzt**. Auf diesen Querbrücken beruht die **Zugfestigkeit** der Kollagenfibrillen. Häufig sind die Fibrillen aus mehreren Kollagentypen zusammengesetzt.

Ein anderer weit verbreiteter Kollagentyp (IV), der von *Epithel-, Endothel-, Fett-, Muskel-* und *Gliazellen* produziert wird, bildet ein molekulares Netz, das Grundgerüst der **Basallamina** (S. 107). Andere Typen haben weitere wichtige Sonderfunktionen. In Tabelle 8.**1** sind einige Kollagentypen zusammengestellt.

Ein Bauelement, das in allen Kollagenmolekülen vorkommt, ist die **Tripelhelix**: Drei helikale Peptidketten (α–Ketten) winden sich unter Bildung einer Superhelix (Tripelhelix) umeinander. Diese räumliche Struktur kann sich, je nach Kollagentyp, fast über das ganze Molekül erstrecken oder von nicht-helikalen Zwischenstücken unterbrochen sein; letzteres ist der Fall bei den *nicht-fibrillären* Kollagenen. Die Fähigkeit zur Bildung der Tripelhelix beruht u.a. auf dem hohen Gehalt an den Aminosäuren Glycin, Prolin und Hydroxyprolin; Voraussetzung für die chemischen Quervernetzungen ist der Gehalt an Lysin und Hydroxylysin (s. Bücher der Biochemie).

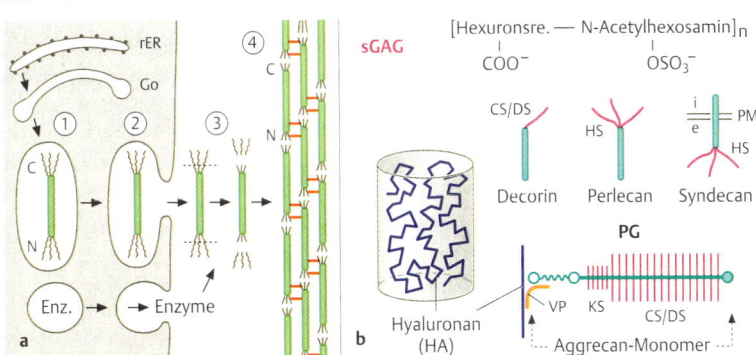

Abb. 8.**7** **Extrazellulärmatrix-Bestandteile.** **a** Entstehung der **Kollagenfibrille**. (1) Synthese und Verpackung der Prokollagenmoleküle und Enzyme in Sekretvesikel. (2) Freisetzung durch Exozytose. (3) Enzymatische Abtrennung der Propeptide. (4) gesetzmäßige Zusammenlagerung der Kollagenmoleküle, jeweils um ein Viertel der Länge gegenüber dem Nachbarn versetzt, Quervernetzung durch kovalente Bindungen (*rot*). **Go**, Golgi-Apparat. **rER**, raues ER. **C**, **N**, C- und N-Ende der Moleküle. **b** **Glykosaminoglykane** (**GAG**) **und Proteoglykane** (**PG**). Oben allgemeine Formel der GAG am Beispiel der sulfatierten (=s) GAG. Unten HA (schematisch) in wässriger Lösung: Das Molekül beansprucht ein riesiges Volumen. Struktur einiger PG (schematisch): Protein *blaugrün*, GAG-Ketten *rosa*. Abkürzung der GAG-Namen siehe Text S. 104. Das **Aggrecan**-Monomer ist vermittels eines Verbindungsproteins (**VP**) an einem HA-Faden befestigt (vgl. Abb. 8.16). Das **Syndecan**-Molekül ist in die Plasmamembran (**PM**) integriert; **e**, **i**, Extra- und Intrazellulärraum.

Tab. 8.**1** **Kollagene (Auswahl)**

Kollagen-Typ	*einige Vorkommen und Funktionen*
Fibrilläre Kollagene bilden lange Fibrillen, die aus mehreren Kollagen-Typen (z.B. I+III+V oder II+XI) zusammengesetzt sein können.	
I$^{*\,a,\,b}$	meist relativ dicke Fibrillen: z.B. Dermis (S. 453), Knochen , Sehnen, Bänder, Sklera, Kornea (hier dünne Fibrillen, S. 491), Dentin (S. 306)
II*	oft dünne Fibrillen: hyaliner Knorpel, Glaskörper des Auges (S. 495)
III$^{*\,b}$	dünne Fibrillen der *retikulären Fasern*
V$^{*\,b}$	oft zusätzlicher Bestandteil der *retikulären Fasern*
XI*	in Fibrillen aus Typ II
Fibrillen-assoziierte Kollagene Moleküle, deren Tripelhelix durch globuläre Domänen unterbrochen ist, daher Abwinkelung der Moleküle möglich	
IX*	z.B. im hyalinen Knorpel: kovalent an die Oberfläche von Typ-II -Fibrillen gebunden; vernetzt diese untereinander und mit den Proteoglykanen
XII	an der Oberfläche von Typ-I-Fibrillen
Basallamina-Kollagen Tripelhelix mehrfach unterbrochen, daher Molekül flexibel. **Produzenten:** Epithel-, Fett-, Muskel-, Gliazellen	
IV*	*Lamina densa* aller Basallaminae: zweidimensionales Netz aufgrund von seitlichen und Kopf-zu-Kopf-Interaktionen der Moleküle, stabilisiert durch kovalente Bindungen
weitere Kollagene	
VI*	am Muskel-Sehnen-Übergang; Endomysium; Mikrofibrillen um Chondrozyten; in Blutgefäßwänden
VII$^{*\,c}$	Haut: Dermo-epidermale Verbindung (S. 451): bildet hier kurze *Ankerfibrillen*, die die Basallamina an der Dermis befestigen; ebenso auch in Schleimhäuten mit unverhorntem Plattenepithel
VIII	bildet Netzwerk: z.B. Descemet-Membran der Kornea (S. 492)
X*	bildet Netzwerk in der Knorpelmatrix der hypertrophen Zone der Wachstums-platte; Synthese kennzeichnend für hypertrophe Chondrozyten

* Es gibt **erblich bedingte Störungen** der Kollagensynthese oder der Fibrillenbildung, die zu schwer-wiegenden Funktionsstörungen des Skelettsystems oder anderer Organsysteme führen, z.B.
a Osteogenesis imperfecta („Glasknochenkrankheit" S. 125);
b verschiedene Typen des Ehlers-Danlos-Syndroms (u.a. überdehnbare, zerreißliche Haut; hypermobi-le Gelenke; zerreißliche Hohlorgane und Arterien; zerreißliche Kornea);
c Epidermolysis bullosa dystrophica: Ablösung der Epidermis unter Bildung großer Blasen (S. 452).

Die **Fibrillenbildung** verläuft folgendermaßen (Abb. 8.**7a**): Das Syntheseprodukt der Fibroblasten (oder Chondro- und Osteoblasten) wird durch Exozytose in Form von löslichen **Prokollagen**-Molekülen sezerniert. Diese tragen an beiden Enden nicht-helikale Anhängsel (*Propeptide*), die die Fibrillenbildung stören (und intrazellulär verhindern). Die weiteren Schritte werden durch **extrazelluläre Enzyme** gesteuert: (1) Abspaltung der Propeptide, wodurch **Kollagen** (= Tropokollagen) entsteht; (2) Schaffung der chemischen Voraussetzungen (durch das Enzym Lysyloxidase) für die **kovalenten Quervernetzungen**. Die Kollagenmoleküle legen sich aufgrund von intermolekularen Affinitäten spontan aneinander wie in Abb. 8.**7a** dargestellt; die kovalenten Querbrücken bilden sich ebenfalls von selbst. Die gesetzmäßige Anordnung der Moleküle ist Grundlage für das periodische *Querstreifungsmuster* (Länge einer Periode ca. 67 nm).

Das endgültige **Kaliber** einer Fibrille kann sehr unterschiedlich sein. Es ist hauptsächlich von den beteiligten Kollagentypen und von den Proteoglykanen der Umgebung abhängig. In manchen Geweben ist die Fibrillendicke sehr einheitlich (z.B. Kornea, Abb. 26.**3d**), in anderen kommt ein breites Spektrum von Kalibern vor (z.B. Sklera, S. 493; Sehne, Abb. 8.**11c**). Die **räumliche Ausrichtung** der Fibrillen wird durch die Ausrichtung der produzierenden Zellen beeinflusst, da die Neuformierung von Fibrillen in unmittelbarer Zellnähe geschieht, oft in Einbuchtungen der Zelloberfläche. Fibroblasten richten sich parallel zur Hauptzugrichtung aus, ebenso verlaufen die Fibrillen.

▶ Es gibt eine ganze Reihe von **genetisch bedingten Defekten**, die zu Störungen der Kollagensynthese oder der Fibrillenbildung führen. Dadurch kann die biomechanische Funktion der kollagenhaltigen Strukturen und der betroffenen Gewebe schwer beeinträchtigt sein (s. Tabelle 8.**1**). ◀

Elastische Fasern: Ultrastruktur und Zusammensetzung

Reife elastischen Fasern (Abb. 8.**6**) bestehen aus einer amorphen Masse von **Elastin**, die von dünnen **Mikrofibrillen** (Durchmesser 10 nm) aus **Fibrillin** begleitet wird. Bei der Neubildung elastischer Fasern entstehen zuerst parallel ausgerichtete Mikrofibrillen, sie dienen als eine Art Schablone für die nachfolgende Aggregation des Elastins.

Elastin wird in Form *löslicher Tropoelastin-Moleküle* von Fibroblasten und anderen Zellen sezerniert. Die Moleküle lagern sich spontan zusammen, wobei die Mikrofibrillen für die korrekte Ausrichtung sorgen. Sobald das Enzym Lysyloxidase (s.o.) die chemischen Voraussetzungen geschaffen hat, werden die Moleküle durch spontan entstehende **kovalente Bindungen** zu *unlöslichem Elastin* vernetzt. Über die molekularen Gründe für die biomechanische Eigenschaft von Elastin gibt es viele Spekulationen. Sicher ist nur, dass das Elastin durch Dehnung in einen Zustand höherer molekularer Ordnung überführt wird, aus dem es nach Entspannung in den Ausgangszustand zurückfällt.

Fibrillin. Mikrofibrillen aus Fibrillin kommen auch unabhängig von elastischen Fasern vor: als Aufhängebänder der Augenlinse (S. 497) sowie in Kombination mit Kollagenfibrillen an vielen Stellen (besonders reichlich z.B. in Dermis und Gelenkkapseln).

▶ Erbliche Fibrillin-Defekte verursachen die **Marfan-Krankheit** (u.a. überstreckbare Gelenke, überlange „Spinnenfinger", schwere Veränderungen an Aortenwand und Herzklappen, Dislokation der Linse). Prominenter Träger dieser Krankheit soll der Geiger Niccolo Paganini (1782-1840) gewesen sein; die langen, übermäßig beweglichen Finger begünstigten vermutlich seine virtuose Grifftechnik. ◀

Glykosaminoglykane, Proteoglykane

Die Räume zwischen den Fibrillen sind nicht so leer, wie sie im konventionellen licht- und elektronenmikroskopischen Bild des Bindegewebes erscheinen. Sie sind vielmehr gefüllt mit **Glykosaminoglykanen** (**GAG**), **Proteoglykanen** (**PG**) (früher als **Grundsubstanz** zusammengefasst) und **Wasser**. Proteoglykane sind Proteine mit kovalent daran gebundenen GAG-Ketten. Ein wesentliches Merkmal der GAG ist der *polyanionische* Charakter: Diese langen, mit vielen *Negativladungen* versehenen Polysaccharidketten (Abb. 8.**7b**) sind sperrig und beanspruchen daher viel Platz. In den intra- und intermolekularen Lücken beherbergen sie aus Gründen der Elektroneutralität viele Kationen, die wiederum aus osmotischen Gründen viel Wasser anziehen. Eine wichtige Aufgabe dieser Stoffklasse besteht somit in der Bindung von **Wasser**, das auf diese Weise gespeichert wird und zugleich als nicht-komprimierbarer Stoff mechanischen Zwecken dient. Darüber hinaus haben die GAG und PG spezifische mechanische sowie zellbiologische Funktionen.

Glykosaminoglykane (früher: Mucopolysaccharide) sind lange Ketten aus sich wiederholenden Disaccharid-Einheiten. Jede Einheit besteht (außer bei Keratansulfat) aus einer Hexuronsäure und einem Hexosamin und trägt mindestens eine, manchmal bis zu drei negative Ladungen. Die meisten GAG sind sulfatiert (*sulfatierte GAG*) und kovalent an ein Protein gebunden (s.u.). Die **Namen** beziehen sich auf das Gewebe, in dem sie primär entdeckt wurden (Angaben sowie Abkürzungen in Klammern), sie kommen aber praktisch in allen Geweben vor: *Chondroitin-Sulfat* (CS, Knorpelmatrix); *Dermatan-Sulfat* (DS, Dermis); *Keratan-Sulfat* (KS, Kornea); *Heparan-Sulfat* (HS, Leber). Oft bestehen die GAG-Ketten aus einem Gemisch von CS- und DS-Bausteinen.

Hyaluronan (HA; früher Hyaluronsäure; aus 250–50 000 Disaccharid-Bausteinen bestehend) ist das einzige GAG, das nicht sulfatiert und nicht an ein Protein gebunden ist. Ein HA-Molekül beansprucht in wässriger Lösung ein riesiges Volumen und bildet ein visköses Gel. Die wichtigsten **Funktionen** von HA seien genannt. (**1**) Das **nicht-komprimierbare**, **visköse Gel** dient (a) als Wasserspeicher; (b) zur Aufrechterhaltung des Turgors und der Widerstandsfähigkeit gegen Druck (z.B. interstitielles Bindegewebe, Dermis, Nabelschnur, Glaskörper, Nucleus pulposus, Füllmaterial in Schleimbeuteln und Sehnenscheiden); (c) als „Schmiermittel" im Gelenk (S. 120); (d) zur Freihaltung von Verkehrswegen für wandernde Zellen. (**2**) HA verknüpft bestimmte Proteoglykan-Moleküle im Bindegewebe und Knorpel zu riesigen **Proteoglykan-Aggregaten** (Abb. 8.**16**). (**3**) HA interagiert mit **HA-Rezeptoren** an Zelloberflächen, wodurch die Zellen (z.B. embryonale und Tumorzellen) zur Wanderung und Proliferation stimuliert werden. – Bemerkenswert ist die **Biosynthese** von HA: Es wird nicht wie die anderen GAG im Golgi-Apparat zusammengebaut, sondern durch ein Enzym (HA-Synthase) an der Innenseite der Plasmamembran, welches gleichzeitig dafür sorgt, dass die HA-Kette auf die Außenseite durchgefädelt wird.

Proteoglykane (PG) bestehen aus einem Proteinfaden (*core protein*; beim Aggrecan bis 300 nm lang), an den mindestens eine, beim Aggrecan über hundert GAG-Ketten kovalent gebunden sind. Die **Biosynthese** beginnt stets mit dem Protein (im rauen ER), an das im Golgi-Apparat die GAG-Ketten Monosaccharid für Monosaccharid angehäkelt werden; die Sekretion erfolgt durch Exozytose. PG kommen nicht nur im **interstitiellen Raum** der Binde- und Stützgewebe sowie anderer Gewebe vor, sondern auch als Bestandteil der **Basallamina** (S. 107) sowie an **Zelloberflächen**. Nur einige PG seien genannt:

- **Aggrecan**: typisches PG des Knorpels (S. 119); großes PG mit ca. 100 langen CS-Ketten und ca. 30 kürzeren KS-Ketten. Durch Interaktion von bis zu 100 Aggrecan-Monomeren mit HA entstehen riesige PG-Aggregate von ca. 4 μm Länge (Abb. 8.**16**).
- **Versican**: großes PG mit ca. 30 CS/DS-Ketten; bildet mittels HA große Aggregate (z.B. in Blutgefäßwänden).
- **Perlecan**: großes PG mit 3 HS-Ketten; Bestandteil der *Basallamina* (S. 107).
- **Decorin**: kleines PG mit *einer* Kette (CS/DS). Überall in den Bindegeweben mit Kollagenfibrillen vergesellschaftet
- **Lumican**: kleines PG mit mehreren KS-Ketten (u.a. in der Kornea, hier wichtig für die Transparenz, S. 492).
- **Syndecan**: *Transmembranprotein* der Plasmamembran (z.B. Epithelzellen, Bindegewebszellen, Schwann-Zellen) mit 2–3 HS-Ketten und manchmal 2–3 CS/DS-Ketten. Die GAG-Ketten interagieren mit verschiedenen EZM-Komponenten, der zytoplasmatische Schwanz des Proteins steht mit dem Aktinzytoskelett in Verbindung.
- **Serglycin**: *intrazelluläres* PG mit ca. 15 Heparinketten (Speicherform des Heparins in den Granula von Mastzellen und Basophilen, S. 236, 256).

Zell-Matrix-Beziehungen

Alle Zellen (außer Erythrozyten) treten mittels spezifischer Bindungsstellen (**EZM-Rezeptoren**) in Beziehung zur umgebenden Extrazellulärmatrix. Die Bindung kommt entweder durch direkte Interaktion des Rezeptors mit bestimmten EZM-Komponenten oder durch Vermittlung zwischengeschalteter **Adhäsionsproteine** zustande (Abb. 8.**8**). Zell-Matrix-Verbindungen dienen der mechanischen Verankerung der Zellen, sie haben darüber hinaus Einfluss auf zahlreiche Zellfunktionen. Diese Zusammenhänge spielen in der Zellbiologie und Tumorbiologie eine wichtige Rolle; sie können hier nur kurz angedeutet werden.

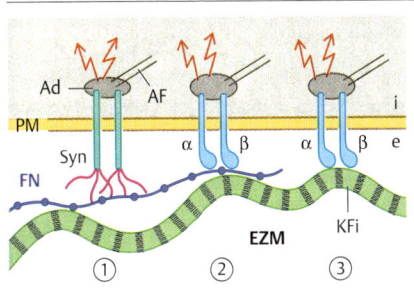

Abb. 8.**8** **Beziehung zwischen Zelle und Extrazellulärmatrix (EZM)** am Beispiel einer Bindegewebszelle. Die EZM-Rezeptoren in der Plasmamembran (**PM**) sind über Fibronektin (**FN**) oder direkt an Kollagenfibrillen (**KFi**) gebunden und haben innen Verbindung zu Aktinfilamenten (**AF**). **Ad**, Adaptor-Protein. **(1)** Syndecan. **(2)** und **(3)** verschiedene Integrine, bestehend aus α- und β-Untereinheit. *Rote Pfeile*: Bindung der Rezeptoren an die EZM löst intrazelluläre Signalketten aus.

EZM-Rezeptoren. Die am weitesten verbreiteten Rezeptoren gehören zur Familie der **Integrine** (S. 32). EZM-Rezeptoren sind Transmembranproteine (Abb. 8.**8**), deren zytoplasmatischer Schwanz über Adaptorproteine an das Zytoskelett angeschlossen ist, entweder an Aktinfilamente (**Fokalkontakte**) oder an Intermediärfilamente (**Hemidesmosomen**, Abb. 8.**9**). Außerdem haben EZM-Rezeptoren Anschluss an Proteine, die intrazelluläre **Signalketten** in Gang setzen („*Signaling*"). Die Bindung der Zelle an die EZM beeinflusst daher zahlreiche zelluläre Grundfunktionen. Beispiele: Organisation des Aktinskeletts zwecks Formänderung oder Zellwanderung (wichtig z.B. für Embryonalentwicklung, Wundheilung, Wanderung der Abwehrzellen); Aktivierung zellulärer Programme wie Proliferation und Differenzierung; Überleben durch Verhinderung der Apoptose; Änderung der Empfindlichkeit von Membranrezeptoren für Wachstumsfaktoren.

Die **Adhäsionsproteine** der Matrix sind **Glykoproteine**. Sie können zwischen Zelle und Matrix vermitteln, weil sie mehrere Domänen mit Affinitäten zu verschiedenen Matrix-Bestandteilen sowie zu EZM-Rezeptoren besitzen. Von den zahlreichen Adhäsionsproteinen, die in der Matrix vorkommen, seien hier nur die zwei am weitesten verbreiteten Familien kurz aufgeführt:
- **Fibronektine** (Abb. 8.**8**) werden von Fibroblasten, Retikulumzellen, Makrophagen, Endothelzellen u.a. gebildet. Bindung an die Zelle über verschiedene Integrine und membranständige HS-Proteoglykane (Syndecan). Bindung an die Matrix durch Affinität z.B. zu Kollagenfibrillen, Fibrin, interstitiellen HS-Proteoglykanen. Retikuläre Fasern sind besonders reich an Fibronektin (S. 112).
- **Laminine** (Abb. 8.**9**) werden von allen Zellarten produziert, die eine Basalmembran ausbilden; Laminine sind die wichtigsten Adhäsionsmoleküle der **Basallamina**. Bindung an die Zelle über verschiedene Integrine sowie HS-Ketten des Syndecan. Bindung an die Matrix durch Affinität zu Kollagen-Typ-IV und anderen Basallamina-Bestandteilen. Laminin-Moleküle können außerdem zu Netzen polymerisieren.

Basalmembran

Die Basalmembran (Abb. 8.**9**, 8.**10**) ist ein Begriff der Lichtmikroskopie. Es handelt sich um einen Teppich aus verschiedenen Matrixbestandteilen, der alle Epithelien, Endothelien und Gliazellverbände gegenüber dem bindegewebigen Stroma abgrenzt und sie zugleich daran verankert. Fett- und Muskelzellen besitzen ebenfalls eine Basalmembran, von der sie ganz umhüllt werden. Die Basalmembran setzt sich aus folgenden Schichten zusammen:
- Die **Basallamina** dient der Verankerung der Zelle und ist strukturell gegliedert in
  - **Lamina lucida** (= **rara**): eine meist leer erscheinende Schicht, die direkt an die Plasmamembran grenzt und stellenweise von *Ankerfilamenten* durchzogen wird.
  - **Lamina densa**: mäßig elektronendichte Schicht, meist 20–120 nm dick, in Sonderfällen dicker. Hauptbestandteile: Kollagen Typ IV und Laminin.
- Die **Lamina fibroreticularis** vermittelt die Verankerung der Basallamina am Bindegewebe und besteht vor allem aus einem Geflecht dünner Kollagenfibrillen. Lichtmikroskopisches Äquivalent: **retikuläre Fasern**.

Die **Terminologie** ist uneinheitlich: In der wissenschaftlichen Literatur werden Basallamina und Basalmembran häufig synonym gebraucht.

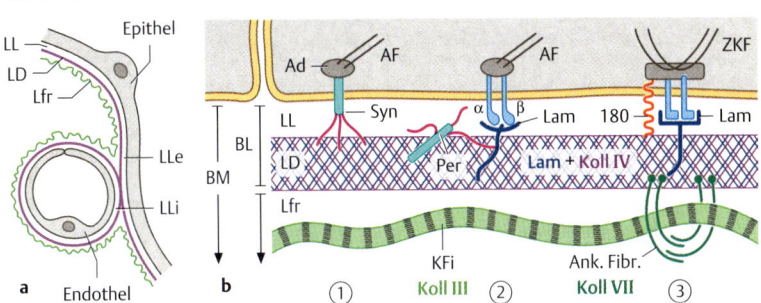

Abb. 8.9 **Basalmembran** (Schema). **a** **LL**, **LD** und **Lfr**, Lamina lucida, L. densa und L. fibroreticularis. **LLe**, **LLi**, Lamina lucida externa und interna. **b** **Molekularer Bau** der Basalmembran (**BM**) und Basallamina (**BL**), vereinfachtes Schema. (1) und (2), Haftung der Zelle an der LD durch Syndecan (**Syn**) oder durch Bindung zwischen Laminin (**Lam**) und Integrin (bestehend aus α- und β-Untereinheit): so bei allen Epithelien. (3) Zusätzliche Sicherung im Bereich der Hemidesmosomen bei Epithelien mit starker Schubbeanspruchung; hier Sondertypen von Laminin und Integrin sowie Protein BP180 (vgl. Abb. 22.3). **Ad**, Adaptor-Protein. **AF**, **ZKF**, Aktin- bzw. Zytokeratinfilamente. **Ank. Fibr.**, Ankerfibrille. **KFi**, Kollagenfibrille. **Per**, Perlecan. Vgl. auch Abb. 8.10 und 22.3. Näheres s. Text.

Die **Basallamina** ist nur ultrastrukturell erkennbar, außer wenn sie sehr dick ist (z.B. Linse, Nieren-Glomerulus) oder ihre Bestandteile durch immunhistochemische Methoden sichtbar gemacht werden. Ihre molekularen Komponenten sind hauptsächlich *Kollagen Typ IV*, *Laminin* und *Proteoglykane*. Die **Lamina fibroreticularis** enthält *Kollagenfibrillen* (vorwiegend Typ III) und gibt sich, wenn sie breit genug ist, lichtmikroskopisch als schmale Verdichtungszone aus *retikulären Fasern* zu erkennen. Mancherorts (z.B. in den großen Atemwegen) enthält sie zusätzlich elastische Fasern. Sie kann aber auch so schwach entwickelt sein, dass sie nur durch Sonderfärbungen zur Darstellung kommt (z.B. PAS-Färbung, Versilberung). Sie geht ohne deutliche Grenze in das darunter liegende Bindegewebe über.

In einigen Organen kommen sich die Basalmembranen eines Epithels und eines Kapillarendothels so nahe, dass die Laminae densae zu einer einzigen Schicht verschmelzen, die von zwei leeren Schichten flankiert ist: *Lamina lucida externa* zur Epithelseite hin, *Lamina lucida interna* zur Endothelseite hin. Die Laminae fibroreticulares fehlen an dieser Stelle (Abb. 8.**9a**). Beispiele: Blut-Luft-Schranke (Lunge, S. 293), Blut-Harn-Schranke (Niere, S. 388). Bei letzterer ist der Terminus Lamina rara gebräuchlicher als Lamina lucida.

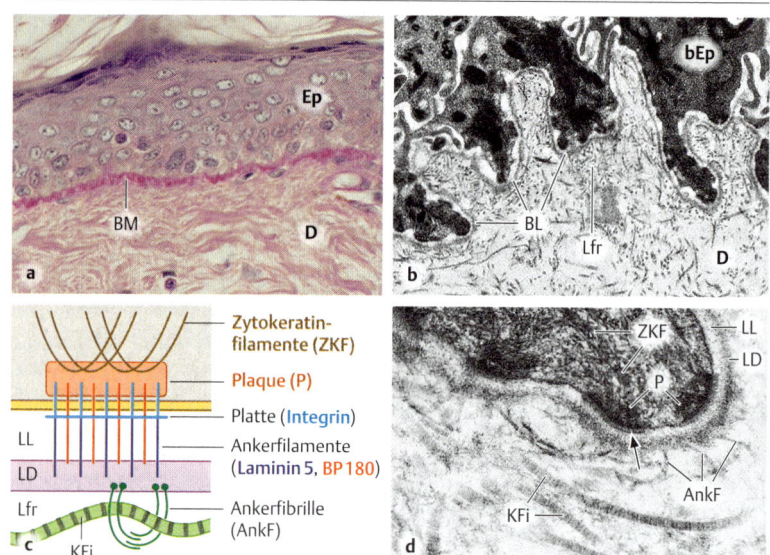

Abb. 8.**10** **Basalmembran** (BM) am Beispiel von mehrschichtigen Plattenepithelien. **a**, **b** Menschliche Epidermis (**Ep**) und Dermis (**D**). PAS-Hämatoxylin-Färbung und Ultrastruktur. Die Basallamina (**BL**) folgt der Kontur der basalen Epidermis-Zellen (**bEp**). Die Lamina fibroreticularis (**Lfr**) setzt sich ohne klare Grenze in die Dermis fort. **c**, **d** Hemidesmosom (Schema) und Basalmembran-Komplex des Ösophagus-Epithels (Affe). **KFi**, Kollagenfibrille. **LL**, **LD**, Lamina lucida bzw. densa. Die subdesmosomale Platte (Pfeil in d) entspricht den externen Anteilen der Integrine. Vergr. 300fach (a), 9 000fach (b), 30 000fach (d).

Molekularer Bau der Basalmembran

Die Basallamina wird überwiegend von denjenigen Zellen hergestellt, die auf ihr sitzen oder von ihr eingehüllt werden. Die Lamina fibroreticularis dagegen ist überwiegend ein Produkt der Bindegewebszellen. Das Bauprinzip der Basalmembran ist immer gleich (Abb. 8.**9b**), die molekularen Einzelheiten können aber unterschiedlich sein. Im Folgenden wird die Basalmembran der Epithelien kurz dargestellt.

Die **Lamina densa** ist ein dreidimensionales molekulares Netz aus *Kollagen-Typ-IV* und *Laminin*, der Zusammenhalt wird durch weitere Proteine (z.B. *Nidogen*) und *Proteoglykane* (z.B. Perlecan) gesichert. Die Adhäsion der Zelle an der Lamina densa wird durch Laminine und Proteoglykane vermittelt, die die **Lamina lucida** durchspannen: Die Laminin-Moleküle sind an *Integrine* der Plasmamembran gebunden. Außerdem steckt in der Plasmamembran ein Proteoglykan (Syndecan), das mittels seiner HS-Ketten an die Lamina densa gebunden ist. Der zytoplasmatische Schwanz der Transmembranproteine ist über Adaptoren an das *Aktinzytoskelett* angeschlossen. Epithelien mit hoher Schubbeanspruchung (z.B. alle mehrschichtigen Plattenepithelien) bilden zusätzlich **Hemidesmosomen** aus, an denen Verbindung zu den *Zytokeratinfilamenten* besteht. Außerdem gibt es hier ein weiteres verankerndes Transmembranprotein (BP 180 = Bullöses Pemphigoid Protein 180 = Kollagen XVII), dieses erzeugt zusammen mit Laminin das Bild der *Ankerfilamente*, die die Lamina lucida durchspannen (Abb. 8.**10c**).

Die Beziehung zwischen Basallamina und **Lamina fibroreticularis** ist bei den Epithelien mit hoher Schubbeanspruchung am besten untersucht, hier stellen u.a. *Ankerfibrillen* aus *Kollagen VII* (Syntheseprodukt der Epithelzellen) die Verbindung zwischen den Kollagenfibrillen und der Lamina densa her (über erbliche Defekte des Basalmembran-Komplexes s. Abb. 22.**3**). Wahrscheinlich dienen auch Mikrofibrillen (aus Fibrillin) der Befestigung.

Die **Aufgaben der Basalmembran** sind zunächst *mechanischer* Art. Außerdem kann die Basalmembran, da sie aufgrund ihrer Proteoglykane viele *Negativladungen* trägt, als Diffusionsbarriere für negativ geladene Makromoleküle wirken (z.B. Niere. S. 388). Im Übrigen gilt alles, was über die Bedeutung von Zell-Matrix-Beziehungen zu sagen ist, auch hier: Der Kontakt mit der Basalmembran ist für Überleben, Architektur, Polarität und Funktion des gesunden Epithels unentbehrlich.

▶ *Ein* Merkmal von maligne entartetem Epithel (**Karzinom**) besteht darin, dass die Zellen auch ohne Basallamina überleben. Sie bilden andere EZM-Rezeptoren aus, die es ihnen ermöglichen, ohne Rücksicht auf die Basalmembran in das bindegewebige Stroma einzudringen und hier zu proliferieren (invasives Tumorwachstum). ◀

Umbau der Matrix

Sämtliche Matrix-Bestandteile unterliegen einem ständigen Umbau (oder **Umsatz = Bilanz aus Auf- und Abbau**), der vorwiegend von den Zellen des jeweiligen Binde- oder Stützgewebes bewerkstelligt wird. Der Umsatz der Proteoglykane verläuft am schnellsten (Tage bis Wochen), der Umsatz der Kollagenfibrillen langsamer, derjenige von elastischen Fasern am langsamsten. Der Abbau findet teils extrazellulär mit Hilfe verschiedener Proteasen statt (**Matrix-Metalloproteasen = MMP**, da nur in Gegenwart bestimmter Metallionen aktiv); teils werden Bruchstücke (vor allem von Proteoglykanen) durch Endozytose aufgenommen und lysosomal abgebaut.

Die Fähigkeit zum Umbau der Matrix ist aus vielen Gründen notwendig. Beispiele: Ersatz abgenutzter Bestandteile; Wundheilung (s.u.); physiologische Rückbildung bei Funktionsänderung (z.B. Uterus und Brustdrüsen nach Schwangerschaft bzw. Stillperiode); Anpassung an geänderte mechanische Funktion; Wegbahnung für wandernde Zellen der Abwehr und auswachsende Blutgefäße (Angiogenese, S. 219). Aber auch bösartige Tumorzellen sezernieren MMP und bahnen sich so einen Weg durch die Matrix (Folge: infiltratives Tumorwachstum).

▶ Die potenziell **zerstörerische Wirkung** der Matrix-Metalloproteasen wird durch diverse Inhibitoren (u.a. TIMP = *tissue-inhibitors of metalloproteases*) gezügelt. Im gesunden Gewebe sind die antagonistischen Kräfte genau ausgewogen. Wenn die Neubildung von EZM reduziert oder qualitativ verändert wird oder wenn der Abbau erhöht ist (z.B. infolge fehlender Hemmung oder durch sehr wirksame Abbau-Enzyme, die von Zellen der Abwehr überschießend sezerniert werden, S. 235), kommt es zu **degenerativen Veränderungen** des betreffenden Binde- oder Stützgewebes. ◀

▶ Zentrale Vorgänge bei der **Wundheilung** sind Zellproliferation und -wanderung sowie Ab- und Aufbau von Matrix. Die Heilung z.B. einer Hautwunde verläuft folgendermaßen: (**1**) Unmittelbar nach Verletzung Bildung eines Blutgerinnsels (Wundschorf), dadurch notdürftige Abdeckung des Wundbettes und Freisetzung von Wirkstoffen (**Zytokinen**, S. 259) aus den Blutplättchen (S. 232). (**2**) Nach Minuten Einwanderung der ersten neutrophilen Granulozyten und später von Makrophagen (s. „Blut", Kap. 12); Bakterienbekämpfung, Abräumung von Gewebstrümmern. Die **Makrophagen** spielen hier eine Schlüsselrolle, indem sie diverse Zytokine freisetzen (S. 237), durch die die folgenden Schritte eingeleitet werden. (**3**) Nach wenigen Tagen Einwanderung und Proliferation von **Fibroblasten** sowie Einsprossung von **Blutkapillaren**. Produktion der ersten Kollagenfibrillen sowie Fibronektin, HA und PG. Ergebnis: zellreiches und dicht kapillarisiertes Gewebe (**Granulationsgewebe**), das den Wundspalt vorläufig überbrückt.

Die Fibroblasten ordnen sich parallel zur Oberfläche an, einige wandeln sich zu kontraktilen **Myofibroblasten**. Folge: Annäherung der Wundränder (Wundkontraktion), die durch gleichzeitig gebildete Kollagenfibrillen fixiert wird. (**4**) Parallel zu den geschilderten Vorgängen im Bindegewebe verläuft die **Reepithelialisierung**: Einwanderung von Epithelzellen aus der Basal- und Suprabasalschicht (Migration zwischen Blutgerinnsel und Granulationsgewebe), bis das ehemalige Wundgebiet bedeckt ist; Bildung einer neuen Basallamina; Wiederherstellung der originären Epithelarchitektur. (**5**) Nach ca. 10 Tagen ist die Wunde geschlossen. Später verschwinden die Myofibroblasten durch Apoptose. In den folgenden Wochen Umbau des Granulationsgewebes zu mechanisch widerstandsfähigem Bindegewebe. Ergebnis: **Bindegewebsnarbe**, die aber nicht mehr die originäre Faserarchitektur aufweist. Gelegentlich bleiben Myofibroblasten zu lange funktionstüchtig; Folge: Schrumpfung der Narbe.

Fibroblasten können sich auch durch verschiedene Fehlsteuerungen zu **Myofibroblasten** wandeln; Folge: z.b. Schrumpfung der Palmaraponeurose (*Dupuytren-Kontraktur* der Hand), Schrumpfung und Überproduktion des Bindegewebsstromas bei der *Leberzirrhose* (S. 343). ◀

Verschiedene Formen des Bindegewebes

Lockeres kollagenes Bindegewebe wurde oben beschrieben. Es kommt vor als Stroma in allen epithelialen Organen, in Verschiebeschichten der Wände von Hohlorganen, in Nerven-Gefäß-Straßen von Muskeln und Sehnen, als *Lamina propria* unter der Epithelschicht aller Schleimhäute, als *Stratum papillare* in der Dermis der Haut. Die wichtigsten Komponenten sind: Kollagen, vorwiegend Typen I und III; elastische Fasern; viel Hyaluronan; Decorin.

Im **straffen kollagenen Bindegewebe** sind die Kollagenfasern (vorwiegend Typ I) in dicken Bündeln gesetzmäßig angeordnet: **Geflechtartig**, wenn das Gewebe auf *Zug in verschiedenen Richtungen* beansprucht wird, z.B. Stratum reticulare der Dermis, Sklera und Kornea des Augapfels, Dura mater, Organ- und Gelenkkapseln, Muskelfaszien. **Parallel**, wenn das Gewebe auf *Zug in einer Richtung* beansprucht wird, z.B. Sehnen, Aponeurosen, Bänder.

Sehnen (Abb. 8.**4a**, 8.**11**) dienen der *Zugübertragung* zwischen Muskel und Knochen. Die Matrix besteht aus Kollagenfasern, wenigen elastischen Fasern und Proteoglykanen. Zwischen den Kollagenfasern liegen Reihen lang gestreckter Fibroblasten, **Tendinozyten** (= Sehnenzellen), von denen man histologisch meist nur die Kerne erkennt. Ultrastrukturell weist der Zellleib im Querschnitt mehrere flügelförmige Fortsätze auf (daher auch „Flügelzellen"), die radiär zwischen die Kollagenfibrillen ragen. Die ganze Sehne ist von einer Hülle aus lockerem Bindegewebe umgeben (**Epitendineum**). Von ihm ziehen Septen aus lockerem Bindegewebe (**Peritendineum**) ins Innere und fassen die Sehnenfasern zu Bündeln zusammen. Die Septen dienen als Nerven-Gefäß-Straßen und Verschiebeschichten. Die beschriebene Bauweise gilt für **Zugsehnen**, deren Verlaufsrichtung identisch mit der Zugrichtung des Muskels ist und die daher ausschließlich auf Zug beansprucht werden. Viele Sehnen werden in ihrem Verlauf mittels eines

Hypomochlions (Knochenvorsprung, Retinaculum) umgelenkt. Im Kontaktbereich gleitet die Sehne auf dem Widerlager, das Sehnengewebe wird hier auf *Druck* und *Schub* beansprucht (**Gleitsehne**) und hat histologische Merkmale von Faserknorpel (s.u.).

Retikuläres Bindegewebe besteht aus Retikulumzellen, die retikuläre Fasern bilden (Abb. 8.**12**). Es kommt nur im **Knochenmark** (S. 240) und in den **sekundären lymphatischen Organen** (S. 259) vor. Ausdrücklich sei betont, dass es retikuläre

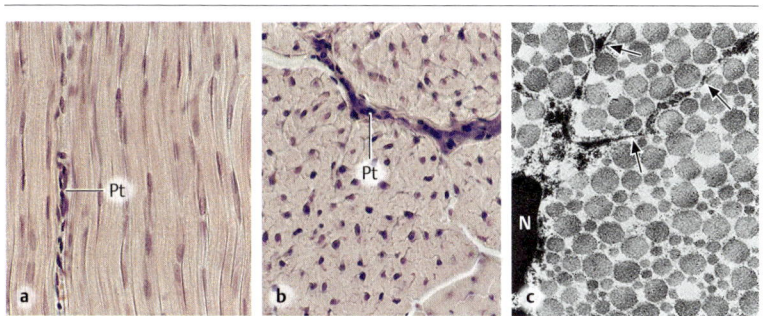

Abb. 8.**11** **Sehne** als Beispiel für straffes, parallelfaseriges Bindegewebe. **a** Längsschnitt, **b** Querschnitt, H.E. **Pt**, Peritendineum. **c** Ultrastruktur (lange Biceps-Sehne, Mensch); **N**, Kern einer Sehnenzelle. **Pfeile** weisen auf die Zellausläufer. Beachte das uneinheitliche Kaliber der Kollagenfibrillen. Präparat: I. Kolts, Anat. Inst., Kiel. Vergr. 200fach (a, b), 19 500fach (c).

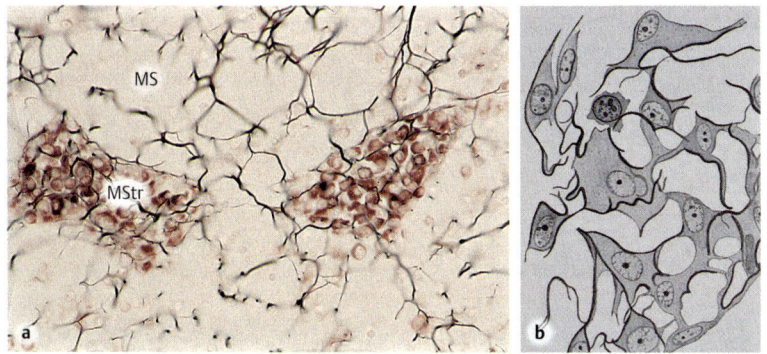

Abb. 8.**12** **Retikuläres Bindegewebe** (Lymphknoten-Mark). **a** **Retikuläre Fasern** (schwarz durch Versilberung) bilden ein dreidimensionales Netz, das Marksinus (**MS**) und Markstränge (**MStr**) durchzieht. Die Retikulumzellen sind nicht angefärbt. In den MS und MStr sind freie Zellen undeutlich zu erkennen. **b** **Retikulumzellen** und ihnen anliegende retikuläre Fasern, Zeichnung. Vergr. 320 (a), 400 (b). b aus Bargmann [36].

Fasern (von Fibroblasten gebildet) auch andernorts gibt; dennoch kann dort nicht von retikulärem *Gewebe* gesprochen werden, da die hierfür typische Zellart fehlt. Zwei wesentliche Merkmale zeichnen das retikuläre Bindegewebe aus:

- Die **Retikulumzellen** bilden mit langen Ausläufern ein dreidimensionales Netz, in dessen Maschen sich freie Zellen (z.B. Vorläufer der Blutzellen, lymphatische Zellen) ungestört entwickeln können.
- Die **retikulären Fasern** werden von den Retikulumzellen allseits umhüllt (Abb. 13.**14c**). Dies ist wichtig, da frei liegende Kollagenfibrillen in diesen Organen störende Prozesse auslösen könnten (z.B. Blutgerinnung, S. 233). Die Fasern sind das mechanische Gerüst, an dem sich die Retikulumzellen festhalten; die Haftung wird u.a. durch das Adhäsionsprotein **Fibronektin** vermittelt.

Nomenklatur: Früher wurden alle mit langen Ausläufern versehenen Zellen der lymphatischen Gewebe als Retikulumzellen bezeichnet und durch spezielle Beinamen unterschieden. Heute trägt nur noch die Fasern-bildende Zelle diesen Namen, die übrigen werden anders benannt (Näheres s. lymphatische Organe, „Dendritische Zellen" S. 258).

Gallertiges Bindegewebe ist typisch für die Nabelschnur. Es ist relativ arm an Zellen und feinen Kollagenfasern und reich an *Hyaluronan* und Wasser. Aufgrund des gallertigen Charakters der Matrix (*Wharton-Sulze*) ist die Nabelschnur ein nicht-komprimierbares und doch flexibles Führungskabel für die Nabelschnurgefäße, von deren Durchgängigkeit das Überleben des Feten abhängt.

Spinozelluläres Bindegewebe kommt im Ovar vor (S. 418). Es setzt sich aus fischzugartig angeordneten, spindelförmigen Zellen und wenig Fasern zusammen. Einige dieser Bindegewebszellen differenzieren sich zu endokrinen Zellen.

Elastische Bänder (*Ligg. flava* zwischen den Wirbelbögen) bestehen aus dicken, verzweigten elastischen Fasern, die von kleineren Mengen kollagener Fasern (Bremse gegen Überdehnung) begleitet werden. *Elastische Sehnen* im mikroskopischen Maßstab kommen am Ansatz glatter Muskelzellen (z.B. M. arrector pili, S. 457) und der mimischen Gesichtsmuskulatur vor.

8.2 Fettgewebe

Fettgewebe besteht aus Fettzellen (**Adipozyten**), die Fette (Lipide, Triacylglycerine) synthetisieren und in Form eines großen Lipidtropfens oder vieler kleiner Tröpfchen speichern. Jeder Adipozyt ist von einer *Basallamina* und retikulären Fasern umgeben. Fettgewebe tritt in zwei Formen auf, die nach ihrer makroskopischen (bzw. histologischen) Erscheinung als weißes (= univakuoläres) und braunes (= plurivakuoläres) Fettgewebe bezeichnet werden. **Weißes Fettgewebe** ist weit verbreitet und kann als *Energiespeicher* (Abgabe der energiereichen Lipide bei Bedarf), *Wärmeisolator* oder *Druckpolster* dienen. Anreicherung und Mobilisierung der Lipide werden vorwiegend hormonell gesteuert. Außerdem bilden Fettzellen selbst Hormone (z.B. Estrogene, Leptin). **Braunes Fettgewebe** kommt besonders beim Säugling vor. Die braunen Fettzellen „verpulvern" die Energie, die sie zuvor in die Fettsynthese investiert haben, selbst und produzieren dadurch *Wärme*. Die Funktion wird durch das vegetative Nervensystem geregelt.

Entwicklung. Fettzellen stammen von mesenchymalen Stammzellen ab. Zunächst entstehen fibroblastenähnliche, mitotisch aktive Präadipozyten, diese differenzieren sich zu reifen Adipozyten, die mitotisch inaktiv sind. Aus dem Stammzellvorrat können lebenslang neue Fettzellen entstehen.

Methodischer Hinweis. Lipide werden bei der üblichen Paraffineinbettung (s. Anhang S. 513) herausgelöst und hinterlassen Löcher im Zytoplasma der Fettzelle (Abb. 8.**13**). Dies ist das übliche Bild. Es gibt zwei Möglichkeiten, die Lipide zu erhalten: (1) Fixierung mit Osmiumtetroxyd wie in der Elektronenmikroskopie üblich; daher sind Lipidtröpfchen im EM-Bild in der Regel nicht leer, sondern mit einer amorphen Masse gefüllt. (2) Inkubation von Gefrierschnitten oder Häutchenpräparaten mit einem lipophilen Farbstoff. Anfärbung aufgrund der Anreicherung des Farbstoffes in den Lipidtröpfchen (S. 516).

Weißes Fettgewebe

Die **Fettzellen** können bis zu 100 µm groß werden und haben annähernd Kugelform (Abb. 8.**13**). Im üblichen Präparat fallen sie sofort durch *eine* große Vakuole auf (daher *univakuolär*), die fast den ganzen Zellraum einnimmt. Das übrige Zytoplasma ist auf einen schmalen Saum reduziert; der Zellkern liegt plattgedrückt am Zellrand („Siegelringform" der univakuolären Fettzelle). Die Zellgrenzen sind im Paraffinschnitt ungewöhnlich deutlich zu erkennen. Dies beruht auf der Basalmembran (Basallamina + retikuläre Fasern), von der jeder Adipozyt umgeben ist (Abb. 8.**5c**). Der Lipidtropfen ist ultrastrukturell betrachtet keine Vakuole im üblichen Sinn, d.h. er ist *nicht* von einer Biomembran umgeben, sondern von 10 nm dicken Intermediärfilamenten (Vimentin) umsponnen und in Form gehalten.

Einzelne Fettzellen oder kleine Gruppen können überall im interstitiellen Bindegewebe vorkommen. Im eigentlichen **Fettgewebe** sind viele Adipozyten durch retikuläre und kollagene Fasern zu Paketen verbunden, die wiederum durch kräftigere Bindegewebssepten zu Läppchen zusammengeschlossen sind. In diesen Septen verlaufen auch Nerven und Blutgefäße.

Funktion und Vorkommen. Lipide sind energiereiche Verbindungen, sie werden daher als *Energiespeicher* „in guten Tagen" angehäuft und können im Bedarfsfall

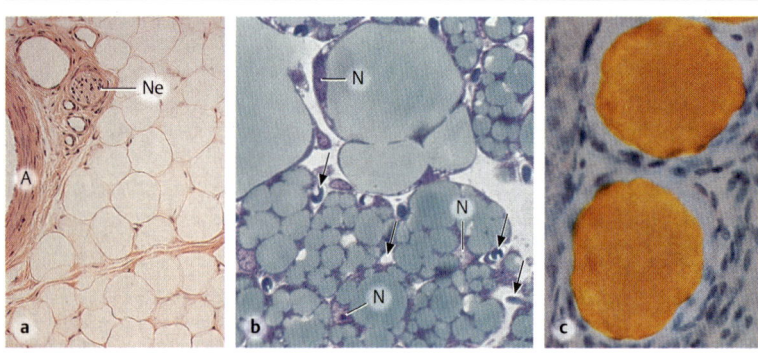

Abb. 8.**13** **Fettgewebe.** **a** **Univakuoläres Fettgewebe**, Paraffinschnitt, H.E. Die Fettzellen erscheinen leer, da die Lipide herausgelöst sind. **A**, Arterie. **Ne**, Nerv. **b** **Uni- und plurivakuoläre Fettzellen**, Semidünnschnitt, Toluidinblau. Aufgrund der Osmium-Fixierung sind die Lipide erhalten. **N**, Zellkern. Beachte die vielen Kapillaranschnitte (**Pfeile**) zwischen den plurivakuolären Fettzellen. **c** Zwei **univakuoläre Fettzellen**, deren Lipide nicht extrahiert wurden sondern mittels eines lipophilen Farbstoffs (Sudan III) dargestellt sind. Kernfärbung mit Hämatoxylin. Häutchenpräparat vom Omentum majus. Vergr. 80fach (a), 480fach (b), 340fach (c). c aus Bargmann [36].

wieder mobilisiert und anderen Geweben zur Verfügung gestellt werden. Diese Funktion (**Speicherfett**) kommt vor allem dem Fettgewebe in der Subkutis (S. 453) und im Bereich des Bauchfells zu. Das subkutane Fettgewebe hat außerdem Bedeutung als **Isolierschicht** gegen Wärmeverlust, da es eine niedrigere Wärmeleitfähigkeit hat als andere Gewebe. An manchen Stellen dient Fettgewebe als Baumaterial (**Baufett**) mit Polsterfunktion (z.B. Fußsohle) oder dazu, Organe in Position zu halten (z.B. den Augapfel in der Orbita; die Herzkranzgefäße im Sulcus coronarius). Bei Druckbelastung verformen sich die nicht-komprimierbaren Fettzellen, soweit die retikulären Fasern es zulassen, und kehren nach Entlastung in die Kugelform zurück.

Die physiologische Zu- und Abnahme der Fettgewebsmasse beruht wesentlich auf der Größenänderung der einzelnen Fettzellen durch Anreicherung bzw. Abgabe von Lipiden. Das als Energiespeicher fungierende Fettgewebe mobilisiert bei Bedarf sein Fett zuerst. Baufett wird nur unter extremen Bedingungen reduziert, z.B. bei chronischer Unterernährung oder zehrenden Tumorerkrankungen (*Kachexie*).

Die Fettzellen synthetisieren die Lipide (**Lipogenese**) aus Fettsäuren (vorwiegend über das Blut antransportiert) und Glycerin (vorwiegend aus dem eigenen Glucosestoffwechsel). Zur Mobilisierung (**Lipolyse**) müssen die Lipide intrazellulär durch Enzyme wieder gespalten werden; die Bausteine werden ans Blut abgegeben und von anderen Geweben (z.B. Muskulatur) zur Energiegewinnung genutzt. Die Lipogenese wird u.a. durch *Insulin* (S. 349) gefördert. Die Lipolyse wird vor allem durch *Glucagon* (S. 349) und *Adrenalin* (S. 366) stimuliert, durch Insulin dagegen gehemmt. – Außerdem sezernieren die Adipozyten selbst verschiedene **Wirkstoffe** und **Hormone**: z.B. *Estrogene*, die sie – unabhängig von der Regulation durch hypophysäre Gonadotropine – mit Hilfe des Enzyms Aromatase aus Vorläuferverbindungen herstellen (S. 425); *Leptin*, ein Peptid, das mit Angriffspunkt im Hypothalamus den Appetit vermindert.

▶ Die **Fettsucht (Adipositas)** ist eine Krankheit, bei der sowohl der Lipidgehalt des einzelnen Adipozyten als auch die Zellzahl (durch Neuentstehung aus Stammzellen) erhöht ist. – Das Fettgewebe hat Bedeutung für die **Verteilung von Fremdstoffen** im Körper: Es ist ein Kompartiment, in dem sich lipophile Stoffe (Medikamente, Giftstoffe wie z.B. DDT) in hoher Konzentration anreichern können. Folge: rasches Verschwinden des Stoffes aus dem Blut, aber langsame Ausscheidung aus dem Körper. ◀

Braunes Fettgewebe

Die braune Farbe beruht auf dem hohen Gehalt an **Mitochondrien** (braune Cytochrome, S. 55). Die Adipozyten im braunen Fettgewebe werden nicht so groß wie die im weißen. Der Zellleib enthält zahlreiche kleine Lipidtröpfchen (daher *plurivakuolär*). Braunes Fettgewebe ist sympathisch innerviert und reichlich mit Kapillaren versorgt.

Funktion und Vorkommen. Braunes Fettgewebe dient der Erwärmung des Organismus, wenn dies aus physiologischen Gründen nicht durch Aktivität der Skelettmuskulatur erreicht werden kann („zitterfreie Thermogenese"): *Neugeborene* und *Säuglinge*; im Tierreich *Winterschläfer* (Erwärmung des Körpers während des Aufwachens aus dem Winterschlaf). Die Zellen geben das Fett nicht an den Organismus ab, sondern „verbrennen" es selbst, wobei die ganze Energie als Wärme frei wird, anstatt, wie sonst üblich, so weit wie möglich in die ATP-Synthese investiert zu werden (S. 56). Die Wärme wird über das Blut auf den ganzen Körper verteilt (Prinzip der Zentralheizung). Die braunen Fettzellen werden vom *Sympathikus* zur Fettverbrennung stimuliert. – Beim erwachsenen Menschen kommt braunes Fettgewebe nur an wenigen Stellen vor (z.B. im Bindegewebe um die großen Arterien und im Mediastinum).

8.3 Knorpelgewebe

Knorpelgewebe besteht aus **Chondrozyten** (Knorpelzellen) und Extrazellulärmatrix (EZM, Matrix), deren wichtigste Bestandteile **Proteoglykane** (PG) und **Kollagenfibrillen** sind. Knorpel ist unter allen Geweben dasjenige mit der höchsten PG-Konzentration. Knorpel hat eine feste Konsistenz, ist durch Druck geringfügig verformbar und kehrt nach Entlastung in seine alte Form zurück. Diese als **Druckelastizität** bezeichnete biomechanische Eigenschaft kommt durch das Zusammenwirken von PG und Kollagenfibrillen zustande. Neben dem *hyalinen Knorpel*, der am weitesten verbreitet ist, gibt es zwei andere Typen, die zusätzliche Matrix-Komponenten besitzen: *elastischer Knorpel* (elastische Fasern) und *Faserknorpel* (dicke Kollagenfasern). ▶

Knorpelgewebe ist (außer im Primordialskelett) gefäßfrei, die Versorgung der Chondrozyten erfolgt über lange Diffusionsstrecken durch die EZM hindurch. Die meisten aus hyalinem und elastischem Knorpel bestehenden Strukturen sind von einer festen, bindegewebigen Knorpelhaut (**Perichondrium**) umgeben (Ausnahme: Gelenkknorpel).

Entwicklung und Wachstum. Die Entstehung einer knorpeligen Struktur beginnt damit, dass sich Mesenchymzellen dicht zusammenlagern, zu **Chondroblasten** differenzieren, Knorpel-Matrix produzieren und dadurch zu **Chondrozyten** werden. Durch die zunehmende Matrix werden die Zellen auseinander gedrängt, gleichzeitig proliferieren sie. Dies wird als **interstitielles Wachstum** bezeichnet. Es führt zur raschen Vergrößerung der knorpeligen Struktur und findet vor allem in der frühen Phase der Knorpelbildung sowie in der Wachstumsplatte (S. 137) statt. Nach Abschluss des interstitiellen Wachstums bleiben die aus den letzten Zellteilungen hervorgegangenen Chondrozyten jeweils in Gruppen (*isogene Gruppen*, d.h. Zellen gleicher Abstammung) zusammen liegen, nur durch dünne Septen voneinander getrennt. Chondrozyten des ausdifferenzierten, gesunden Knorpels teilen sich nicht mehr. – An der Peripherie einer knorpeligen Anlage differenzieren sich Mesenchymzellen zu Fibroblasten, die eine Bindegewebskapsel (**Perichondrium**) bilden. In der innersten Schicht des Perichondriums verbleiben undifferenzierte Zellen, aus denen Chondroblasten hervorgehen können und die durch Anlagerung neuen Knorpels für das **appositionelle Wachstum** sorgen.

Vorkommen der verschiedenen Knorpeltypen (Beispiele)

- **Hyaliner Knorpel**: Gelenkknorpel; Atemwege: Nasenseptum, Kehlkopfskelett, Trachea, Bronchien; Rippenknorpel; Wachstumsplatten. Knorpelig vorgeformte Teile des Skeletts (*Primordialskelett*).
- **Elastischer Knorpel**: Ohrmuschel, äußerer Gehörgang, Tuba auditiva; Epiglottis, die kleinen Kehlkopfknorpel; kleinste Bronchien.
- **Faserknorpel**: Zwischenwirbelscheiben; Symphysis pubica; einige Disci articulares; chondralapophysäre Sehnenansätze; Druckzone von Gleitsehnen; Gelenkflächen des Kiefergelenks.

Hyaliner Knorpel

Dieser Knorpeltyp soll als Beispiel für die Darstellung des allgemeinen Bauprinzips von Knorpelgewebe dienen (Abb. 8.**14**). Das histologische Bild im H.E.-gefärbten Standardpräparat ist gekennzeichnet durch meist ovale, oft in Gruppen liegende **Chondrozyten** und eine **stark basophile Matrix**. Die **Kollagenfibrillen** des hyalinen Knorpels sind lichtmikroskopisch **nicht zu erkennen**. Die Basophilie der Matrix, die auf der hohen Konzentration der polyanionischen PG (S. 104) beruht, erscheint in der Umgebung der Zellen stärker („Knorpelhof", *Territorium*) als in den Straßen dazwischen (*Interterritorien*). Dementsprechend unterscheidet man zwischen territorialer und interterritorialer Matrix. Ein Chondrozyt oder eine isogene Gruppe von Chondrozyten samt dem umgebenden Knorpelhof wird als **Chondron** bezeichnet. In Präparaten von menschlichem Knorpel sind die Chon-

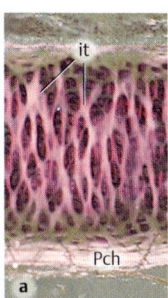 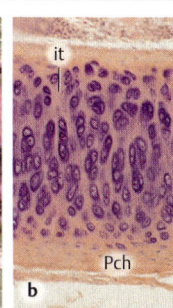 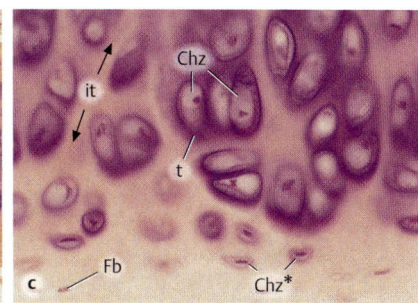

Abb. 8.**14** **Hyaliner Knorpel** (Trachea). **a**, **b** Im Polarisationsmikroskop und bei normaler Optik, H.E. Das Aufleuchten des Perichondriums (**Pch**) und der Interterritorien (**it**) in **a** zeigt an, dass hier jeweils einheitlich ausgerichtete Strukturen (Kollagenfibrillen) vorliegen. In **b** ist die Anordnung der Chondrone zu sehen. **c** Perichondrium-nahe Region. **Chz**, Chondrozyten, umgeben von stark basophiler territorialer (**t**) Matrix. Zwischen den Chondronen die blasse interterritoriale Matrix. **Chz***, junge Chondrozyten. **Fb**, Fibroblastenkern. Vergr. 83fach (a,b), 300fach (c).

drozyten meist schlecht erhalten. Durch *artifizielle* Spalten zwischen den Zellresten und der Matrix entsteht der Eindruck von „Knorpelhöhlen", die von einer „Knorpelkapsel" begrenzt sind.

Die Knorpelhöhle ist einfach der Raum, den die Knorpelzelle hinterlässt, nachdem sie wegen schlechter Fixierung zerfallen ist. Bei guter Strukturerhaltung zeigt sich, dass die Plasmamembran des Chondrozyten direkt an die Matrix grenzt (Abb. 8.**15**). Sie ist durch Adhäsionsproteine (z.B. *Chondronektin*) an der Matrix verankert.

Perichondrium. Hyaliner Knorpel ist mit Ausnahme des Gelenkknorpels von einem Perichondrium (Knorpelhaut) bedeckt. Dieses besteht aus zwei Lagen mit folgenden Funktionen: (1) Eine äußere Faserschicht (*Stratum fibrosum*) aus straffem Bindegewebe (mit Fibroblasten) fängt **Zugkräfte** auf, die bei **Biegung** auf den Knorpelkörper einwirken. Andernfalls würde der Knorpel bei Biegung brechen. (2) Eine innere zellreiche Schicht (*Stratum chondrogenicum*) enthält undifferenzierte mesenchymale Zellen, die zu Chondroblasten werden können (appositionelles Wachstum, s.o.); mit ihrer Hilfe ist eine Regeneration in begrenztem Umfang möglich.

Ernährung. Hyaliner Knorpel ist in der Regel *gefäßlos*. Die Gefäße dringen bis ins Perichondrium vor. Von hier aus erfolgt die Versorgung der Chondrozyten über Diffusion durch die Knorpelmatrix (mehrere Millimeter). Die Knorpelzellen des Gelenkknorpels werden hauptsächlich von der Gelenkflüssigkeit aus versorgt (s.u.).

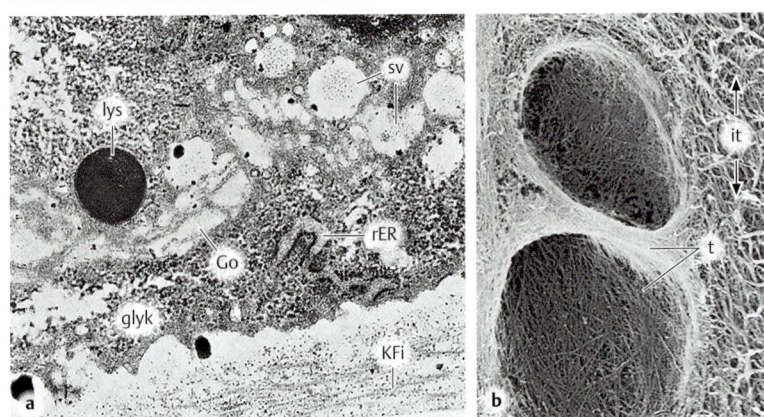

Abb. 8.**15** **Hyaliner Knorpel** (Trachea bzw. Gelenkknorpel). **a** **Chondrozyt** (Ausschnitt). **Go**, Golgi-Apparat. **glyk**, Glykogen. **lys**, Lysosom. **rER**, raues ER. **sv**, Sekretvesikel. **KFi**, dünne Kollagenfibrillen, behaftet mit artifiziell veränderten Proteoglykan-Partikeln. **b** **Kollagenfibrillen** und „Knorpelhöhlen" nach Entfernung der Chondrozyten (Raster-EM). Die territoriale Matrix (**t**) enthält ein Netz aus dünnen Fibrillen. In den Interterritorien (**it**) des Gelenkknorpels sind die Fibrillen dicker als sonst im hyalinen Knorpel. b Aufnahme: B. Tillmann, Anat. Inst. Kiel. Vergr. 19500fach (a), 4000fach (b).

Feinstruktur und Funktion

Reife Chondrozyten sind ovale bis runde Zellen, die mit allen üblichen Zellorganellen gut ausgestattet sind (Abb. 8.**15**). Auffallend sind die vielen Glykogenpartikel (zur anaeroben Energiegewinnung) und gelegentlich einzelne große Fetttröpfchen. Die Chondrozyten des reifen, gesunden Knorpels teilen sich nicht mehr. Sie sind verantwortlich für den **Umsatz der Matrix**, der zwar langsam, aber stetig verläuft.

Komponenten der Extrazellulärmatrix (Abb. 8.**16**). Die **Kollagenfibrillen** bestehen überwiegend aus Kollagen Typ II und kleinen, aber wichtigen Beimengungen von Typ IX und XI. Sie sind dünn (15–20 nm) und zeigen daher kaum Querstreifung (Ausnahme: Gelenkknorpel, 50–100 nm). Die Fibrillen legen sich *nicht* zu Kollagenfasern zusammen und sind im Lichtmikroskop nicht zu erkennen. Ihr Verlauf lässt sich aber mit dem Polarisationsmikroskop (S. 518) ermitteln (Abb. 8.**14a**): Die Fibrillen der Interterritorien sind vorwiegend senkrecht zur freien Oberfläche des Knorpels ausgerichtet und strahlen in das Perichondrium ein. Innerhalb der Territorien bilden sie eine Hülle um die Chondrozyten (Abb. 8.**15b**).

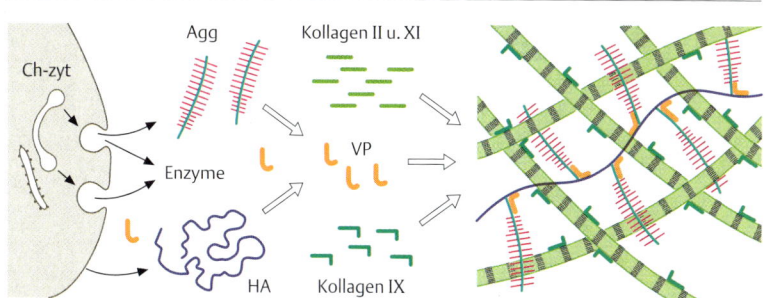

Abb. 8.**16** **Extrazellulärmatrix** des hyalinen Knorpels (Schema). Die Moleküle werden von Chondroblasten und -zyten sezerniert und arrangieren sich im Extrazellulärraum aufgrund von intermolekularen Affinitäten zu einem geordneten System. Viele Aggrecan-Monomere (**Agg**) bilden mit Hyaluronan (**HA**) große Aggregate, die mit den Kollagenfibrillen vernetzt sind. Diese bestehen aus Kollagen II und XI, außen ist Kollagen IX angelagert. **VP**, Verbindungsprotein, das die nicht-kovalente Bindung zwischen Aggrecan und HA absichert.

Die **Proteoglykane** (PG) sind vorwiegend vom Typ des Aggrecan, dessen Moleküle mit Hilfe von Hyaluronan (HA) zu riesigen PG-Aggregaten kombiniert sind. Die Kollagenfibrillen sind mit den PG vernetzt; die gesamte EZM des Knorpels ist ein System mit hoher supramolekularer Ordnung.

Die **Funktion der Knorpel-Matrix** beruht auf folgendem Prinzip: Die PG würden sich – in freier wässriger Lösung – durch Abstoßung der fixierten negativen Ladungen sowie der intra- und intermolekularen Einlagerung von Wasser riesig ausdehnen. Im Knorpel werden sie aber durch die zugfesten Kollagenfibrillen daran gehindert. In der Knorpel-Matrix nehmen die PG nur $^1/_5$ des eigentlich von ihnen geforderten Lösungsraumes ein. Daher sind sie mit **Sprungfedern** vergleichbar, die aufgrund der zügelnden Wirkung der Kollagenfibrillen ständig partiell komprimiert sind. Auf dieser Konstruktion (hoher Expansionsdruck der PG + unter Zug stehende Kollagenfibrillen) beruht die **Festigkeit** der Knorpel-Matrix. Die **Druckelastizität** kommt dadurch zustande, dass die „Sprungfedern" eine weitere Kompression zwar begrenzt zulassen, sich aber nach Dekompression sofort wieder so weit ausdehnen, wie die Kollagenfibrillen es erlauben. Parallel dazu wird Wasser bei Kompression verdrängt und bei Dekompression wieder angezogen (z.B. „Durchwalkung" des Gelenkknorpels, wichtig zur Förderung der Konvektion). Die Funktionstüchtigkeit des Knorpels hängt somit (a) von der quantitativen und qualitativen Zusammensetzung der PG und ihrer GAG-Ketten und (b) von dem geordneten Gefüge der Kollagenfibrillen ab. Beides kann mit zunehmendem Lebensalter insuffizient werden, was sich vor allem im Falle des Gelenkknorpels klinisch bemerkbar macht.

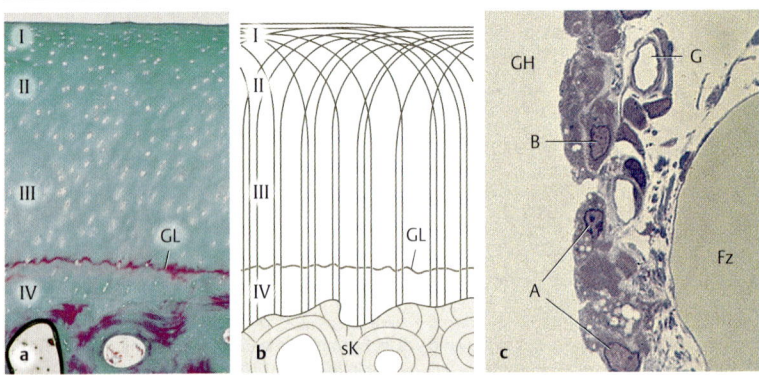

Abb. 8.**17**　**Gelenkknorpel und Synovialmembran.** **a** Gelenkknorpel (menschlicher Calcaneus) im Schnitt (Goldner). **b** Zoneneinteilung entsprechend dem Verlauf der Kollagenfibrillen: Tangential- (I), Übergangs- (II), Radiärzone (III); Zone des mineralisierten Knorpels (IV). Darunter der subchondrale Knochen (**sK**). **GL**, Grenzlinie zwischen III und IV. **c** **Synovialmembran** (nur innerer Teil) im Bereich einer Plica synovialis (Kniegelenk der Ratte). **A** und **B**, A- und B-Zellen der Intima. Darunter die Subintima mit Gefäßen (**G**) und Teil einer Fettzelle (**Fz**). **GH**, Gelenkhöhle. a Präparat: B. Tillmann, Anat. Inst., Kiel. Vergr. 30fach (a), 720fach (c).

Gelenkknorpel und Gelenkkapsel. Hier sollen nur die histologischen Aspekte kurz abgehandelt werden (Näheres s. Makroskopische Anatomie). In diarthrotischen (mit Gelenkspalt versehenen) Gelenken sind die Gelenkflächen mit hyalinem Knorpel überzogen (Dicke: einige mm), der *nicht* von Perichondrium bedeckt ist. Der Gelenkknorpel (Abb. 8.**17**) wirkt wie ein Stoßdämpfer für den darunter liegenden Knochen und sorgt für gleichmäßige Verteilung der Spannungen auf die Kraft-übertragenden Flächen. Die Kollagenfibrillen sind *arkadenartig* angeordnet: Sie ziehen aus der tiefsten Zone (IV) radiär auf, biegen in einen tangentialen Verlauf ein und ziehen wieder in die Tiefe. Dadurch kommt, von oben nach unten, folgende **Zonengliederung** zustande: (**I**) **Tangentialzone**; die Fibrillen laufen tangential zur Oberfläche und sind trajektoriell ausgerichtet (d.h. in Richtung der stärksten Zugspannungen; Grundlage des makroskopischen Spaltlinienmusters). (**II**) **Übergangszone**. (**III**) **Radiärzone**. (**IV**) Zone des **mineralisierten Knorpels**; hier sind die Kollagenfibrillen verankert und die EZM ist mit Hydroxylapatit-Kristallen durchsetzt. Diese Zone ist mit dem darunter folgenden *subchondralen Knochen* verzahnt. Zwischen Zone III und IV liegt eine deutliche Grenzlinie (engl.: *tide mark*).

Der kapilläre Spalt zwischen den Gelenkflächen (**Gelenkhöhle**) enthält eine kleine Menge Gelenkflüssigkeit (**Synovia**, in den meisten Gelenken < 1 ml). Diese ist aufgrund des Gehaltes an *Hyaluronan* (S. 104) viskös; sie ermöglicht das reibungsfreie Gleiten der artikulierenden Knorpelflächen und ist an der Ernährung des Gelenkknorpels beteiligt. Die Synovia enthält außerdem weitere „Schmiermittel" (z.B. Phospholipide und das Muzin-artige Glykoprotein *Lubricin*) sowie Proteine, die aus dem Blutplasma stammen.

Die **Gelenkkapsel** setzt sich aus der äußeren **Membrana fibrosa** (straffes Bindegewebe, stellenweise durch Bänder verstärkt) und der inneren **Membrana synovialis** zusammen. Letztere besteht aus der *synovialen Intima* und einer regional unterschiedlich gebauten *Subintima* (meist lockeres Bindegewebe mit vielen kleinen Blutgefäßen, im Bereich von *Plicae synoviales* auch Fettgewebe). Die Gelenkkapsel besitzt afferente Nervenfasern (Mechanorezeptoren; freie Nervenendigungen: Schmerzvermittlung). Die synoviale Intima ist *kein* Epithel, sondern besteht aus mehreren, locker geschichteten Lagen von Deckzellen (*lining cells*, **Synovialozyten**), die in EZM eingebettet sind. Eine Basalmembran fehlt. Es gibt zwei Zelltypen: *A-Zellen* sind Makrophagen, die viele Vakuolen aufweisen. *B-Zellen* sind spezialisierte Fibroblasten. Funktionen der Zellen: Synthese von HA, Reinhaltung der Gelenkhöhle durch Phagozytose (Typ A), Synthese von Proteinen, z.B. Kollagenen, Lubricin (Typ B). Die Auskleidung von **Schleimbeuteln** und der Cavitas synovialis von **Sehnenscheiden** ist wie die Membrana synovialis der Gelenke aufgebaut.

Physiologische und pathologische Veränderungen des hyalinen Knorpels. Manche Knorpel werden im Laufe des Lebens regelmäßig *mineralisiert* (z.B. Kehlkopfskelett, Rippenknorpel) und partiell oder ganz in *Knochen* umgewandelt (beim Mann stärker als bei der Frau). Pathologische Veränderungen betreffen vor allem den Gelenkknorpel (z.B. Arthrose).

Weitere Knorpel-Typen

Elastischer Knorpel. Die EZM des elastischen Knorpels ist grundsätzlich wie die des hyalinen aufgebaut, zusätzlich besitzt sie Netze aus elastischen Fasern (Abb. 8.**18a**), die in das Perichondrium einstrahlen. Daher ist dieser Typ sowohl druck- als auch biege-elastisch. Die elastischen Fasern lassen sich mit Elastika-Färbungen deutlich darstellen, aber auch in Routine-Färbungen erkennt man in der Matrix eine netzartige Faserung, wie sie im hyalinen Knorpel nicht vorkommt.

Faserknorpel. In diesem Gewebe sind histologische und funktionelle Merkmale von straffem Bindegewebe (zugfest) und Knorpel (druckelastisch) vereint (Abb. 8.**18b**). Zwischen gesetzmäßig angeordneten, deutlich erkennbaren Kollagenfasern liegen ovale Chondrozyten (meist einzeln) mit einem schmalen basophilen Hof.

Die **Zwischenwirbelscheibe** (*Discus intervertebralis*) ist das Musterbeispiel für das Vorkommen von Faserknorpel. Der Diskus (Einzelheiten s. makroskopische Anatomie) enthält zentral einen nicht-komprimierbaren Gallertkern (**Nucleus pulposus**), der von einem Faserring (**Anulus fibrosus**) umgeben wird. Dieser besteht großenteils aus Faserknorpel, nach außen folgt straffes Bin-

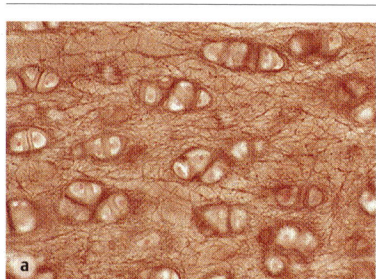
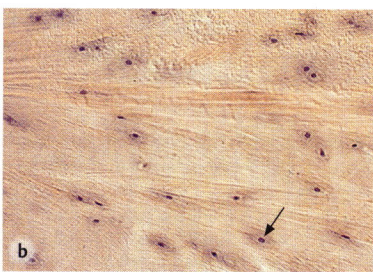

Abb. 8.**18a** **Elastischer Knorpel** (Ohrmuschel), Resorcin-Fuchsin. **b** **Faserknorpel** (Zwischenwirbelscheibe), H.E. Die Chondrozyten (**Pfeil**) sind von einem basophilen Hof umgeben. Vergr. 150fach (a), 100fach (b).

degewebe. Die Fasern des Anulus ziehen in flacher Schraubenwindung von einem Wirbelkörper zum nächsten und sind in ca. 15 konzentrisch geschichtete Lamellen gegliedert. Innerhalb einer Lamelle laufen alle Fasern parallel, von einer zur anderen Lamelle wechselt der Drehsinn der Schraube. Im *Schnittbild* gleicht die Faseranordnung einem *Fischgrätenmuster*.

8.4 Knochen

Knochengewebe besteht aus verschiedenen Zelltypen (s.u.) und **mineralisierter Extrazellulärmatrix** (EZM), deren Hauptkomponenten **Kollagenfibrillen** und **Hydroxylapatit-Kristalle** sind. Hydroxylapatit besteht vorwiegend aus Calcium-, Phosphat- und Hydroxyl-Ionen und macht im Knochengewebe **45 % des Feuchtgewichts** aus. Aufgrund seiner besonderen EZM ist der Knochen **biegefest** (sowohl druck- als auch zugfest). Im reifen Knochengewebe sind die Kollagenfibrillen in histologisch erkennbaren Schichten (Lamellen) angeordnet (**Lamellenknochen**), im unreifen Knochengewebe dagegen geflechtartig verwoben (**Geflechtknochen**).

Die Zellen des Knochens sind **Osteoblasten** (Knochenbildner), **Osteozyten** (ehemalige Osteoblasten, die „eingemauert" wurden) sowie **Osteoklasten** (Knochenzerstörer). Knochengewebe befindet sich zeitlebens im Umbau, dafür sind Osteoklasten und Osteoblasten verantwortlich. Alle inneren Knochenoberflächen sind von **Endost** bedeckt; dieses besteht aus Osteoblasten-Vorstufen, ruhenden Osteoblasten und -klasten. Außen ist der Knochen (mit Ausnahme der Gelenkflächen) von **Periost** (Knochenhaut) überzogen.

Die Entstehung der Knochen während der Ontogenese kann von zwei unterschiedlichen Vorläufergeweben ihren Ausgang nehmen: (a) Differenzierung von Mesenchym zu Knochengewebe (**desmale Osteogenese**); (b) Umbau eines aus Knorpel bestehenden Modells zu Knochen (**chondrale Osteogenese**).

Im Folgenden werden zunächst das Bauprinzip von Geflecht- und Lamellenknochen, die Zellen des Knochens sowie die Mechanismen des Knochenumbaus beschrieben. Die Knochenentwicklung, insbesondere die chondrale Osteogenese, ist ein kompliziertes Kapitel, das zum Schluss besprochen wird.

Methodische Vorbemerkungen. Knochengewebe wird üblicherweise vor der Einbettung *entkalkt* (Extraktion von Calcium durch Säuren oder Chelatbildner); dadurch bekommt Knochen eine Konsistenz wie Radiergummi und kann mit der üblichen histologischen Technik bearbeitet werden. Die Präparation von *nicht*-entkalktem Knochengewebe für die histologische und ultrastrukturelle Untersuchung ist technisch aufwändiger. – Der Verlauf der Kollagenfibrillen, die lichtmikroskopisch *nicht* direkt sichtbar sind, kann durch Polarisationsmikroskopie ermittelt werden (S. 518).

Makroskopie. An den langen Knochen können *Diaphyse* (Schaft) und *Epiphysen* unterschieden werden (Abb. 8.**19**). Im wachsenden Knochen sind Dia- und Epi-

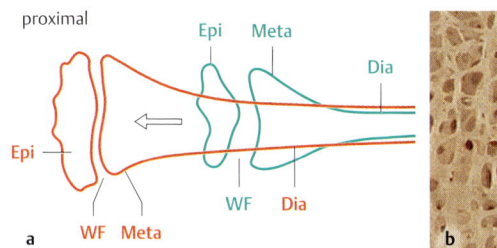
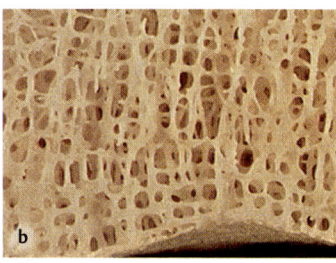

Abb. 8.**19a** **Makroskopische Regionen eines Röhrenknochens** am Beispiel der proximalen Tibia von zwei Ratten (Alter 3 und 13 Wochen). Gezeichnet nach Röntgenbildern, nur die äußeren Umrisse der strahlendichten Anteile sind dargestellt. Epi-, Meta- und Diaphyse. **WF**, Wachstumsfuge. Die Mitte der beiden übereinander projizierten Knochen liegt am rechten Bildrand. **Pfeil**: Richtung des Längenwachstums. **b** **Spongiosa** im Körper eines menschlichen Brustwirbels. Ausrichtung der Trabekel in Form eines trajektoriellen Fachwerks. Am Unterrand ist die Grundplatte des Wirbelkörpers zu sehen. Aufnahme: B. Tillmann, Anat. Inst., Kiel. Vergr. 3fach(a), 4,5fach (b).

physe durch die knorpelige *Wachstumsplatte* („Wachstumsfuge") getrennt. Die *Metaphyse* ist die trichterförmige Erweiterung des Schaftes in unmittelbarer Nachbarschaft zur Wachstumsplatte.

An jedem Knochen sind makroskopisch zwei Bauformen zu unterscheiden: Spongiosa und Kompakta. Die **Spongiosa** ist ein Gitterwerk aus dünnen, trajektoriell ausgerichteten Platten und Bälkchen (*Trabekel*) im Inneren eines Knochens. Die Maschen zwischen den Trabekeln sind mit *Knochenmark* (S. 240) gefüllt. Die **Kompakta** stellt die homogen erscheinende Rindenschicht (*Corticalis*) eines Knochens dar. In den großen Röhrenknochen kann die Kompakta bis zu 10 mm dick sein (z.B. vordere Schienbeinkante).

Extrazellulärmatrix des Knochens

Die Hauptbestandteile der Matrix sind **Kollagenfibrillen** (überwiegend Kollagen Typ I) und **Hydroxylapatit-Kristalle**. Außerdem kommen kleinere Mengen von Proteoglykanen und verschiedenen Glykoproteinen sowie weitere anorganische Ionen (z.B. Magnesium, Fluorid, Carbonat) vor.

Nach der räumlichen Organisation der EZM können Geflecht- und Lamellenknochen unterschieden werden (Abb. 8.**20**). Im **Geflechtknochen** liegen die Kollagenfibrillen in Bündeln vor, die regelrecht miteinander verflochten sind; dies wird im polarisationsmikroskopischen Bild deutlich (Abb. 8.**20a**). Überall wo Knochengewebe sehr rasch gebildet wird (in der Entwicklung, bei der Frakturheilung), entsteht zunächst Geflechtknochen.

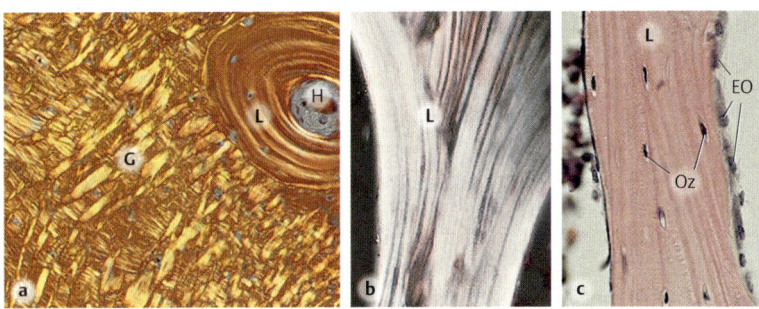

Abb. 8.**20** **Geflecht- und Lamellenknochen**. **a** **Kompakta**, Unterkiefer (Schwein). Polarisationsoptische Darstellung der Geflecht- (**G**) und Lamellenanordnung (**L**) der Kollagenfibrillen. Die Lamellen umgeben konzentrisch einen Havers-Kanal (**H**) und bilden ein Osteon. **b** **Spongiosa-Bälkchen**, Wirbelkörper, Mensch. Polarisationsoptische Darstellung der Lamellen. **c** **Spongiosa-Bälkchen**, normale Optik. H.E. Auch hier sind die Lamellen erkennbar. **EO**, Endost. **Oz**, Osteozyten. Achtung: Die Breite einer Lamelle ist wesentlich geringer als der Abstand zwischen zwei *im Schnitt sichtbaren* Osteozyten. Die Zellen benachbarter Schichten sind versetzt angeordnet und daher nie alle in einer Schnittebene anzutreffen. Vergr. 150fach (a), 300fach (b,c).

Im Zuge des natürlichen Umbaus tritt allmählich der biomechanisch hochwertigere **Lamellenknochen** an die Stelle des Geflechtknochens. Mancherorts kann die vollständige Umstrukturierung Jahrzehnte dauern (z.B. Felsenbein). Im ausdifferenzierten Knochen besitzen **sowohl Spongiosa als auch Kompakta** eine lamellär organisierte EZM, unterschiedlich ist nur die Geometrie: Die Spongiosa besteht aus flächigen Lamellen, die überwiegend parallel zur Oberfläche des Trabekels ausgerichtet sind. In der Kompakta sind die Lamellen konzentrisch um kleine Blutgefäße herum angeordnet, wodurch Osteone entstehen. Die Osteon-Architektur wird unten erklärt.

Eine **Knochenlamelle** ist eine Schicht (Dicke 3–5 μm) von annähernd gleichsinnig ausgerichteten, mineralisierten Kollagenfibrillen. Von einer Lamelle zur nächsten wechselt die Verlaufsrichtung der Kollagenfibrillen. Zwischen zwei Lamellen befindet sich jeweils eine Lage von Osteozyten.

Hydroxylapatit [3 $Ca_3 (PO_4)_2 \cdot Ca(OH)_2$] ist ein mikroskopisch kleiner, länglicher, hexagonaler Kristall; in ähnlicher Zusammensetzung (z.B. Fluorapatit), aber viel größeren Dimensionen, kommen solche Kristalle auch in verschiedenen Gesteinen vor. In der Knochenmatrix wird die Ausrichtung der Kristalle von den Kollagenfibrillen bestimmt. Aufgrund von Affinitäten zu den Kollagenmolekülen lagern sich die Kristalle an der Oberfläche und im Inneren der Fibrillen longitudinal an. Die so entstehende **Verbundstruktur** aus *druckfesten* Mineralkristallen und *zugfesten* Kollagenfibrillen wird oft mit dem Bauprinzip von Stahlbeton verglichen. Wie dieser ist auch der Knochen **biegefest**.

▶ Die Bedeutung der Kollagenfibrillen für die Biegefestigkeit wird durch die Glasknochenkrankheit (Osteogenesis imperfecta) verdeutlicht. Diese beruht auf erblich bedingten Fehlern der Synthese von Kollagen Typ I. Betroffene Menschen erleiden lebenslang immer wieder Biegefrakturen, in schwersten Fällen sogar schon in utero. ◀

Zellen des Knochens

Die Knochen-spezifischen Zellen sind *Osteoblasten*, die Knochenmatrix bilden und zu *Osteozyten* werden können, sowie *Osteoklasten*, die Knochenmatrix abbauen. Die Osteozyten sind am zahlreichsten und haben die längste Lebensdauer (maximal ca. 10 Jahre).

Osteozyten und das Labyrinth der Knochenkanälchen

Die Osteozyten sind ganz von mineralisierter Knochenmatrix umschlossen. In üblichen Präparaten sieht man von ihnen meist nur den Zellkern, der parallel zu den Knochenlamellen orientiert ist. Einen Eindruck von der tatsächlichen Zellform erhält man, wenn durch eine Spezialfärbung das Hohlraumsystem sichtbar gemacht wird, das die Osteozyten beherbergt (Abb. 8.21): Zwischen den Lamellen liegen linsenförmige **Lakunen** (Höhlen), von denen zahlreiche **Knochenkanälchen** (*Canaliculi*) abgehen. Diese verlaufen sowohl senkrecht durch die Lamellen als auch parallel dazu; so entsteht ein Labyrinth von Kanälchen, das die ganze mineralisierte Matrix durchzieht. In den Lakunen liegen die Zellleiber der Osteozyten, in den Kanälchen ihre Ausläufer. Allerdings werden die Hohlräume nicht

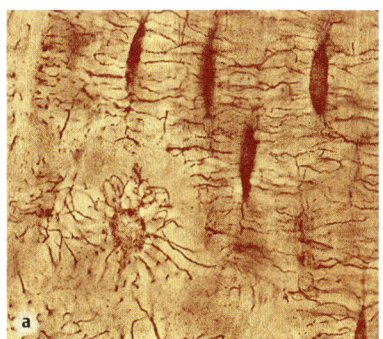
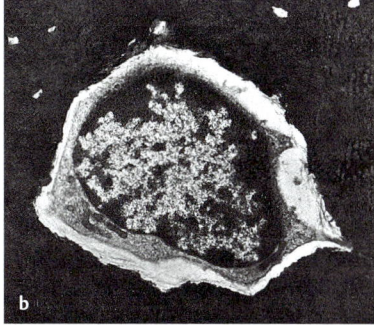

Abb. 8.**21** **Osteozyten**. **a** **Knochenlakunen und -kanälchen** als Abbild der Osteozyten und ihrer Ausläufer. Längsschnitt durch Kompakta der Tibia (Mensch). Schmorl-Färbung. Die Lakunen sind teils senkrecht, teils tangential angeschnitten. **b** **Osteozyt**. EM-Bild von nicht-entkalktem Knochen, daher ist die mineralisierte Matrix strahlendicht (schwarz). Beachte die nicht-mineralisierte perizelluläre Zone. Die langen Osteozytenausläufer sind nicht angeschnitten. Vergr. 480fach (a), 5 500fach (b).

vollständig von den Zellen ausgefüllt. Vielmehr bleibt um jede Zelle und ihre Ausläufer eine schmale Zone frei, die nur Kollagenfibrillen und interstitielle Flüssigkeit enthält, aber nicht mineralisiert ist. Das ganze Hohlraumlabyrinth stellt daher ein Netz von Verkehrswegen dar, über die alle Osteozyten durch Diffusion erreichbar sind.

Die Osteozyten unterhalten **Gap junctions** mit ihren direkten Nachbarn, mit den Nachbarn in der nächsten Schicht sowie mit den Zellen des Endosts an der freien Oberfläche. Die **Funktion der Osteozyten** ist nicht im Einzelnen geklärt. Ihre Vitalität scheint jedoch für die Erhaltung des Knochens wichtig zu sein. Denn wo sie abgestorben sind, wird die Knochenmatrix durch Osteoklasten abgeräumt. Es ist zu vermuten, dass vitale Osteozyten den Zellen des Endosts (S. 129) über Gap junctions und durch Abgabe von Wirkstoffen Nachrichten über den Zustand und die Reparaturbedürftigkeit der Knochenmatrix übermitteln.

Osteoblasten, Osteoid und Mineralisation

Osteoblasten leiten sich von **mesenchymalen Stammzellen** ab, die durch Festlegung für diese Laufbahn zu **Osteoprogenitor-Zellen** werden. Aus dem Stammzellvorrat werden unter dem Einfluss lokal entstehender Wachstumsfaktoren (z.B. *bone morphogenetic protein* 2, BMP-2) sowie verschiedener Hormone zeitlebens neue Osteoblasten nachgeliefert. Zu den Leistungen der Osteoblasten gehören u.a. (1) Synthese von Kollagen; (2) Regulierung der Mineralisation; (3) Regulierung des Osteoklastenhaushaltes.

Neue Knochenmatrix wird im reifen Knochen stets auf schon vorhandener mineralisierter Matrix abgelagert. Daher liegen Osteoblasten immer einer freien knöchernen Oberfläche an, entweder im Inneren des Knochens oder außen unter dem Periost (s.u.). Aktive Osteoblasten sind annähernd kubische Zellen mit viel rauem ER (Abb. 8.**22**). Sie sitzen als einschichtige Lage dicht an dicht nahe der mineralisierten Matrix, jedoch von dieser getrennt durch eine **noch nicht mineralisierte** Matte aus Kollagenfibrillen, die sie selbst hergestellt haben. Diese **Osteoid-Schicht** stellt das organisch-chemische Grundgerüst der in Bau befindlichen neuen Knochenlamelle dar.

Das weitere Schicksal der Osteoblasten ist unterschiedlich: Etliche werden zu Osteozyten, indem ihnen von der nachfolgenden Osteoblastengeneration eine weitere Knochenlamelle „auf den Rücken" gelegt wird, sodass sie – nach Mineralisation des Osteoids – eingemauert sind. Über die Hälfte der Osteoblastenbesatzung an einer beliebigen Baustelle wird nach Fertigstellung der Knochenmatrix überflüssig und geht durch Apoptose zugrunde. Einige von denjenigen Osteoblasten, die am Bau der oberflächlichsten Lamelle beteiligt waren und daher nicht eingemauert wurden, kehren in den inaktiven Zustand zurück und reihen sich wieder in das Endost (s.u.) ein.

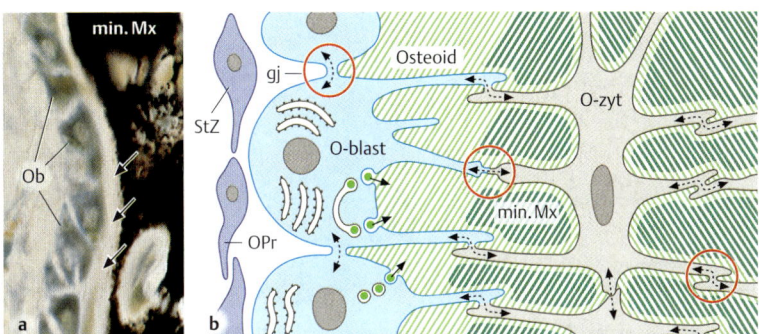

Abb. 8.**22** **Osteoblasten und Osteoid.** **a** Nicht-entkalkter Knochen (Spongiosa). Mineralisierte Matrix (**min.Mx**) schwarz. Pfeile weisen auf Osteoid (= Matte aus nicht-mineralisierter Matrix, daher nicht schwarz). Osteoblasten (**Ob**) sind Teil des Endosts. Färbung v. Kossa-Toluidinblau. **b** Schema: Osteoblasten sezernieren die Bestandteile des Osteoids (hellgrün). Sie sind untereinander und mit den Osteozyten durch Gap junctions (**gj**, rot markiert) verbunden. Mineralisierte Matrix dunkelgrün. Beachte die nicht-mineralisierten perizellulären Zonen um die Osteozyten. **OPr**, Osteoprogenitorzelle. **StZ**, mesenchymale Stammzelle. Vergr. 480fach (a).

Bei der Mineralisation bilden sich Calcium-Phosphat-Präzipitate in kristalliner Form. Voraussetzungen dafür sind (a) eine lokal hohe Konzentration der nötigen Ionen (Überschreitung des Löslichkeitsproduktes), (b) Kristallisationskerne als Initiatoren für die spontane Bildung von kristallinen Formationen. Hierbei spielt der Osteoblast eine aktive Rolle, über die einzelnen Mechanismen bestehen jedoch unterschiedliche Vorstellungen. Nur Folgendes sei erwähnt: (1) Der Osteoblast verfügt über eine hohe Aktivität der **alkalischen Phosphatase**. Dieses außen an der Plasmamembran lokalisierte Enzym ist für die Mineralisation wichtig, der Mechanismus ist nicht ausreichend geklärt (Bereitstellung von hohen lokalen Phosphatkonzentrationen? Spaltung des die Mineralisation hemmenden Pyrophosphats?). (2) Von den Ausläuferspitzen des Osteoblasten schnüren sich kleine Bläschen (**Matrixvesikel**) ab, in denen sich (möglicherweise nach Anreicherung der nötigen Ionen) die ersten kleinen Hydroxylapatit-Kristalle bilden, wobei organische Moleküle im Vesikelinneren wahrscheinlich als Kristallisationskerne fungieren. Die Kristalle wachsen spontan, bis sie die Vesikelmembran zerreißen; im Extrazellulärraum wachsen die Kristalle weiter und lagern sich den Kollagenfibrillen an.

Osteoklasten

Osteoklasten sind große (50–100 µm) **mehrkernige** Zellen (Abb. 8.**23**). Sie gehen aus denselben Vorläuferzellen hervor wie die Blutmonozyten (S. 237) und entstehen durch Fusion von bis zu 100 einkernigen Vorläufern. Der aktive Osteoklast liegt der mineralisierten Matrix direkt an. Innerhalb von 1–2 Wochen frisst ein Osteoklasten-Trupp eine Grube (*Resorptionslakune, Howship-Lakune*) in die Matrix hinein, die anschließend in monatelanger Arbeit von Osteoblasten wieder aufgefüllt wird.

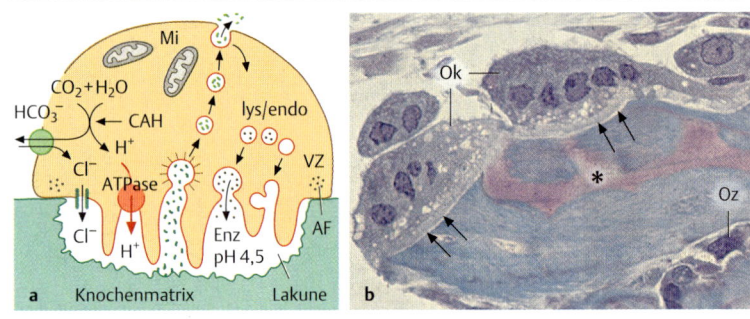

Abb. 8.**23** **Osteoklast.** **a** **Funktion** (Schema). Einzelheiten s. Text. **CAH**, Carboanhydrase (Enzym notwendig zur Bereitstellung von Protonen, vgl. Abb. 16.6). Aktiver Protonen-Transport in die Resorptionslakune durch die H$^+$-ATPase (roter Punkt). Plasmamembran des Faltensaums *rot*, da von der Membran der Endosomen (**endo**) abstammend. Sekretion von lysosomalen (**lys**) Enzymen. Endozytose und Transzytose von Matrix-Fragmenten (*hellgrün*). **VZ**, Versiegelungszone. **AF**, Aktinfilament-Ring. **Mi**, Mitochondrien. Cl$^-$-Ionen gelangen durch einen Anionenaustauscher in die Zelle und durch einen Kanal in die Lakune. **b** **Osteoklasten** (**Ok**) (Tibia-Metaphyse, junge Ratte). Hohe Aktivität erkennbar an den zytoplasmatischen Vakuolen, dem Faltensaum (Pfeile) und den Resorptionsbuchten in der Matrix. Hier wird ein primäres Spongiosa-Bälkchen abgebaut, das noch einen Kern aus mineralisierter Knorpelmatrix (*, violett gefärbt) besitzt. **Oz**, Osteozyt. Semidünnschnitt, Toluidinblau. Vergr. 640fach.

Die **Arbeitsweise der Osteoklasten** besteht in folgenden Schritten: (1) Auflösung der Calcium-Verbindungen durch Säure nach den Gesetzen der anorganischen Chemie; (2) Sekretion von lysosomalen Enzymen (u.a. Cathepsin K) zwecks Zerlegung der organischen Matrix; (3) Rezeptor-vermittelte Endozytose der Matrix-Fragmente.

Der **aktive Osteoklast** bildet an seiner resorptiven (apikalen) „Vorderseite", die der Knochenmatrix anliegt, einen dichten Faltenbesatz aus (ruffled border), wodurch die Oberfläche der Plasmamembran vergrößert wird. Die Membran der Falten ist Sitz einer **H$^+$-ATPase**, die Protonen in die Lakune pumpt. Dieser Raum, in dem ein pH von ca. 4,5 erreicht wird, ist gegenüber der Umgebung durch eine **Versiegelungszone** abgeschlossen: Zirkulär um den Faltensaum haftet die Plasmamembran durch Integrine fest an der Matrixoberfläche; ein Ring aus Aktinfilamenten stabilisiert die Versiegelungszone. Der Zellleib ist reich an Mitochondrien (Energieaufwand für die Protonenpumpe), **Lysosomen** und großen **Vakuolen**. Die (basolaterale) „Rückseite" der Zelle ist glatt. Nach neuen Befunden gibt der Osteoklast die aus der Lakune aufgenommenen Matrix-Fragmente nach dem Modus der Transzytose an der Rückseite wieder ab. Ein aktiver Osteoklast geht meist nach 2-wöchiger Tätigkeit durch Apoptose zugrunde und wird durch einen neuen ersetzt, oder er kehrt in den Ruhezustand zurück (s. Endost).

Eine **Hemmung der Osteoklasten** wird durch das Hormon **Calcitonin** (aus den C-Zellen der Schilddrüse, S. 370) herbeigeführt. Nach Bindung des Hormons an einen Rezeptor der Plasmamembran lässt der Osteoklast von der Knochenmatrix los und der Faltensaum verschwindet. Die Zelle geht in den ruhenden Zustand über.

Die **Entstehung und Aktivierung der Osteoklasten** wird durch die **Osteoblasten** gesteuert, wobei verschiedene Mechanismen eine Rolle spielen: (a) der Osteoblast sezerniert Wachstumsfaktoren und Zytokine (z.B. M-CSF, S. 243), die die Proliferation der Osteoklastenvorläufer anregen. (b) Osteoblast und Osteoklastenvorläufer interagieren direkt miteinander (über einen als RANK bezeichneten Rezeptor), wodurch die Fusion der Vorläuferzellen und die Reifung des Osteoklasten induziert werden. Diese Interaktion kann jedoch durch ein von den Osteoblasten sezerniertes Protein (Osteoprotegerin) verhindert werden.

Endost und Periost

Das **Endost** bedeckt **sämtliche inneren Knochenoberflächen**, und zwar nicht nur die Spongiosa-Trabekel, sondern auch die Wände der Havers-Kanäle (Abb. 8.**24c**, 8.**25**). Das Endost besteht aus einer dünnen Schicht von nicht-mineralisierten Kollagenfibrillen und einer kontinuierlichen Lage von flachen Zellen (*lining cells*). Diese setzen sich wie folgt zusammen: mesenchymale *Stammzellen*; *Osteoprogenitorzellen*; ruhende *Osteoblasten*; ruhende *Osteoklasten*. Bei Bedarf werden diese Zellen aktiviert und können an jedem Ort im Knochen sofort mit dem Umbau beginnen. Dies ist auch für Reparaturmaßnahmen nach einem Knochenbruch wichtig.

Das **Periost** bedeckt die äußere Oberfläche des Knochens. Es besteht aus zwei Schichten: Außen liegt das *Stratum fibrosum* aus straffem Bindegewebe, dessen Fasern zum Teil gemeinsam mit den Fasern inserierender Sehnen in die Kortikalis einstrahlen (*Sharpey-Fasern*), innen das *Stratum osteogenicum*, das dem Knochen direkt anliegt und mit den gleichen Zellen ausgestattet ist wie das Endost. Somit können auch auf der Periostseite jederzeit Umbau- und Reparaturmaßnahmen ergriffen werden. Auch das Dickenwachstum eines Knochens geht von hier aus (daher in Analogie zur Wachstumsschicht eines Baumes „Kambiumschicht"). Das Periost ist reich vaskularisiert, innerviert und sehr schmerzempfindlich.

Histologische Architektur des Lamellenknochens

Gefäßversorgung des Knochens. Die Lamellenarchitektur der Kompakta hat enge Beziehung zu den Blutgefäßen, daher sollen diese zunächst besprochen werden. Die Arteria nutricia (s. Makroskopische Anatomie) dringt durch die Kortikalis in den Markraum ein und speist die Gefäße des Knochenmarks, aus denen auch die gefäßlose Spongiosa versorgt wird. Vom Markraum wenden sich Gefäßäste zentrifugal zurück zur Kortikalis und speisen die Mikrogefäße der Kompakta (**Havers-Gefäße**), die mit dem Gefäßplexus des Periosts in Verbindung stehen. Die Havers-Gefäße liegen in **Havers-Kanälen**, die (bei Röhrenknochen) annähernd longitudinal in der Kortikalis verlaufen und miteinander anastomosieren. Querverbindungen werden als *Volkmann-Kanäle* bezeichnet. Die gesamte Kompakta ist also von einem Gefäße führenden Kanalsystem (nicht zu verwechseln mit den Knochenkanälchen) durchsetzt, das mit der Markhöhle kommuniziert (Abb. 8.**24a**).

Spongiosa

In der Spongiosa sind die Lamellen überwiegend parallel zur Trabekeloberfläche, also **flächig** angeordnet (Abb. 8.**20b, c**). Die Bälkchen sind **gefäßlos**, die Osteozyten werden aus den Gefäßen des Knochenmarks versorgt. Ein Trabekel ist in der Regel höchstens 300 μm (selten 400 μm) dick, somit ist die Diffusionsstrecke durch die Knochen-Kanälchen bis zu den innersten Osteozyten höchstens 150–200 μm lang.

Kompakta

Auf der engen räumlichen Beziehung zwischen Gefäßen und Knochenlamellen beruht das Bauprinzip des **Osteons**: Darunter versteht man ein System (**Havers-System**) aus etwa 5–20 Knochenlamellen, die konzentrisch um einen Havers-Kanal herum geschachtelt sind (Abb. 8.**24**). Der **Havers-Kanal** (Durchmesser mindestens 20 μm) steht direkt oder indirekt mit der Markhöhle in Verbindung. Er enthält einige Kapillaren, manchmal eine postkapilläre Venole, einige Bindegewebszellen und -fasern, gelegentlich einzelne Nervenfasern und ist mit **Endost** ausgekleidet, das sich von der Wand der Markhöhle in alle Kanäle hinein fortsetzt.

Die **Kollagenfibrillen** in den Osteon-Lamellen verlaufen in **Schraubentouren**, deren Drehrichtung von einer zur anderen Lamelle wechselt. Ein Osteon ist im Querschnitt kreisförmig oder oval und hat einen Durchmesser von 100–400 μm. Es wird von Knochenkanälchen radiär durchzogen, über die alle Osteozyten vom Havers-Kanal aus durch Diffusion erreichbar sind (Diffusionsstrecke < 200 μm). Verbindungen zu Nachbarosteonen bestehen kaum, dies ergibt sich aus der Entstehung eines Osteons (s.u.). Die Grenze zu den Nachbarosteonen ist häufig durch eine stärker anfärbbare *Zementlinie* markiert (hier höherer Proteoglykan- und niedrigerer Kollagengehalt). In der Längsausdehnung sind Osteone etwa zylindrisch, lassen sich aber nicht klar als Baueinheiten abgrenzen, da sie sich entsprechend den Havers-Gefäßen U-förmig verzweigen können.

Die Zwickel zwischen den Osteonen sind mit **Schaltlamellen** gefüllt, sodass die Matrix der Kortikalis tatsächlich eine kompakte Masse darstellt, wenn man von den Havers-Kanälen absieht. Schaltlamellen sind Reste von alten Osteonen und histologischer Ausdruck des stetigen Knochenumbaus. Im äußersten Bereich der Kompakta sind die Lamellen nicht in Osteonen organisiert, sondern umfassen kontinuierlich die ganze Zirkumferenz des Knochens (*äußere Generallamellen*). In manchen Knochen weist die Kompakta auch zum Markraum hin innere Generallamellen auf.

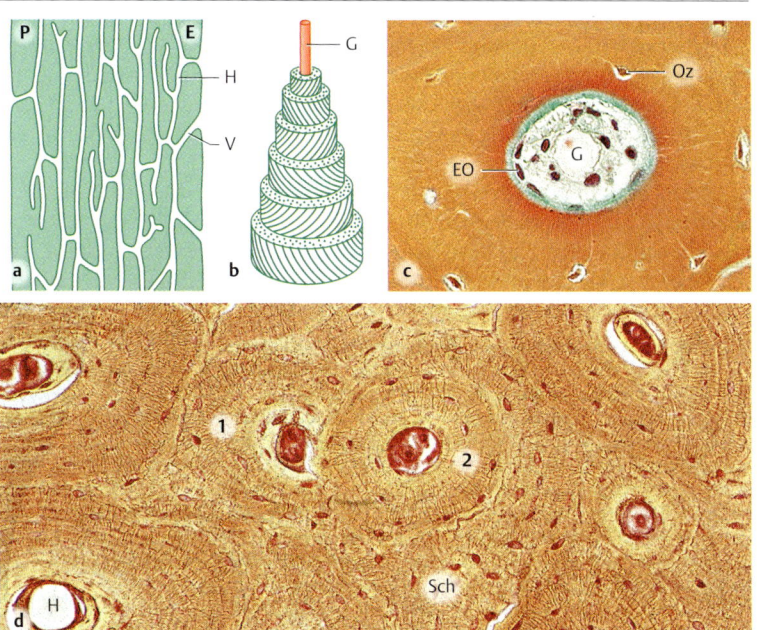

Abb. 8.**24** **Havers-Kanäle und Osteone.** **a** **Kompakta längs** geschnitten (Schema). **E** und **P**, Endost- und Periost-Seite. Havers-Kanäle (**H**) längs und Volkmann-Kanäle (**V**) quer verlaufend. **b** **Havers-System = Osteon** (Schema) aus konzentrischen Lamellen, im Zentrum ein Havers-Gefäß (**G**) im Havers-Kanal. Lamellen auseinander gezogen zwecks Darstellung des schraubigen Verlaufs der Kollagenfibrillen. **c** **Havers-Kanal**, ausgekleidet von Zellen des Endosts (**EO**). Beachte die schmale Osteoid-Zone (grün) zwischen Endost und mineralisierter Matrix (rot). Havers-Gefäß von mesenchymartigem Gewebe umgeben. **Oz**, Osteozyt. Goldner. **d** **Osteone** quer geschnitten (Tibia, Mensch), Schmorl-Färbung. Knochenlakunen und -kanälchen braun-rot angefärbt, Inhalt der Havers-Kanäle schlecht erhalten. **Sch**, Schaltlamellen. Osteon Nr. 1 ist eindeutig älter als Nr. 2. Es hat beim Bau von Nr. 2 seinen südöstlichen Quadranten eingebüßt (vgl. Abb. 8.25). Vergr. 400fach (c), 150fach (d).

Knochenumbau

Während des Wachstums muss der Knochen dauernd umgebaut werden, damit er seine definitive Form erhält (vgl. Abb. 8.**19**). Dabei wird zugleich das unreife Geflechtknochengewebe durch Lamellenknochen ersetzt. Aber auch im ausgewachsenen Skelett findet kontinuierlicher Umbau (*remodelling*) statt: In der **Spongiosa** werden **jährlich 28 % umgebaut**, in der Kompakta 4 %. Da die Spongiosa nur ein Viertel der gesamten Skelettmasse ausmacht, die Kompakta hingegen drei Viertel, ergibt sich ein durchschnittlicher jährlicher Umbau von 10 % des

Skeletts, d.h. innerhalb von 10 Jahren wird das ganze Skelett des Erwachsenen einmal erneuert. Der ständige Umbau dient verschiedenen Zwecken: Vorbeugung gegen Materialermüdung; Reparatur von Mikroschäden; Anpassung der Materialmenge (Kompakta) sowie der Spongiosa-Architektur an die herrschende Beanspruchung (*funktionelle Anpassung*); Bereithaltung von rasch verfügbarem Calcium.

Osteoklasten und -blasten sind an einer Baustelle funktionell nach Art eines „Bautrupps" organisiert, der den Ab- und Aufbau zeitlich und räumlich koordiniert durchführt (Abb. 8.**25**). Die Baumaßnahmen an einer beliebigen Stelle nehmen mehrere Monate in Anspruch, also länger als die Lebensdauer des Bautrupps; ausscheidende Mitglieder müssen laufend ersetzt werden.

Ablauf der Umbaumaßnahmen. In der **Kompakta** geht der Umbau folgendermaßen vor sich: Ein Trupp von Osteoklasten frisst einen Tunnel oder **Bohrkanal** (Durchmesser wie ein künftiges Osteon) in die Knochenmatrix, anscheinend ohne Rücksicht auf bestehende Osteone. Die alten Osteozyten gehen wahrscheinlich durch Apoptose unter. Gefäße und Nervenfasern sowie Bindegewebe wachsen in den Kanal ein. Dem Bohrkopf folgt eine Kolonne von Osteoblasten, die die erste **Osteoid-Lamelle an der Wand des Bohrkanals** niederlegen. Die nächste Kolonne produziert die zweite Lamelle, wodurch die erste Osteoblastengeneration eingemauert und zu Osteozyten wird. So geht es weiter, bis der Bohrkanal mit 5—20 Lamellen aufgefüllt ist und nur noch der Havers-Kanal frei bleibt. Die jüngste Osteoblastengeneration bildet die innerste Lamelle des neuen Osteons, wird aber nicht eingemauert, die Zellen kehren in den Ruhezustand zurück und bilden zusammen mit unreifen Vorläuferzellen das **Endost**.

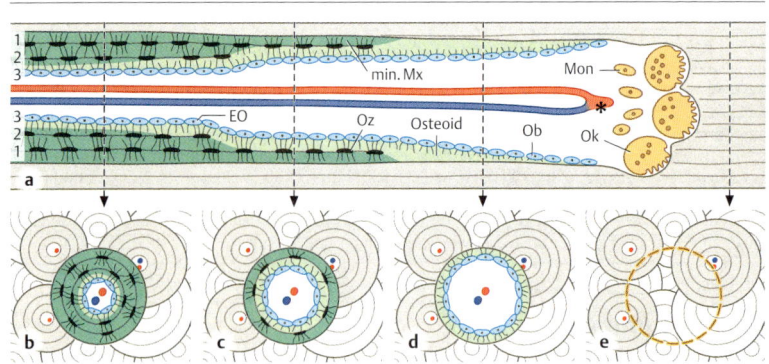

Abb. 8.**25** **Knochenumbau** (Schema) in der Kompakta: Bohrung eines Tunnels durch Osteoklasten (**Ok**), Auffüllung mit neuen Knochenlamellen durch Osteoblasten (**Ob**). Die Ob werden zu Osteozyten (**Oz**), die jüngsten Ob werden zu Zellen des Endosts (**EO**). Einzelheiten s. Text. **a** Längsschnitt. **b–e** Querschnitte durch die in a mit Pfeilen markierten Höhen. Nur diejenigen drei Osteone sind *grau* hervorgehoben, die vor Entstehung des Bohrtunnels vollständig waren; der *gelbe* Kreis in e deutet die Umrisse des herannahenden Bohrtunnels an. Blutgefäße *rot* und *blau*; bei * Migrationsfortsatz der auswachsenden Gefäßschlinge. **Mon**, mononukleäre Vorläufer der Osteoklasten. Osteoid *hellgrün*, mineralisierte Matrix *dunkelgrün* (**min. Mx**).

Die äußerste Lamelle eines Osteons ist also die älteste, die innerste die jüngste; die Entstehung eines neuen Osteons dauert mehrere Monate. Die Mineralisation der Lamellen erreicht nicht sofort ihr Maximum, sondern wird im Laufe von Monaten nach Fertigstellung des Osteons durch weiteres Wachstum der Apatitkristalle vervollständigt. Dies unterstreicht die Bedeutung der Knochenkanälchen als Zulieferstraßen für die Ionen. Die rücksichtslose Beseitigung von Teilen älterer Osteone zwecks Erstellung eines neuen Osteons erklärt das Zustandekommen der **Schaltlamellen**: Es sind Reste von alten Osteonen, deren Zentrum schon längst nicht mehr existiert.

In der Spongiosa fressen die Osteoklasten flächige Buchten in die Oberfläche, die dann von den Osteoblastentrupps mit neuen Lamellen aufgefüllt werden. Daraus erklärt sich das an vielen Stellen unregelmäßige Lamellenmuster der Trabekel. Auch hier verbleiben die jüngsten Osteoblasten, nachdem sie die letzte Lamelle gebildet haben, als Bestandteil des Endostes an der Trabekel-Oberfläche.

Regulierung des Umbaus. Die **mechanische Beanspruchung** des Knochens ist das wichtigste Regulativ für eine ausgeglichene Bilanz des Umbaus. Dies wird deutlich durch den Verlust an Knochenmasse bei fehlender Beanspruchung (z.B. langes Krankenlager, Aufenthalt im Weltraum). Die Mechanismen, die den Ort und Beginn der einzelnen Umbaumaßnahme bestimmen, sind nicht in allen Einzelheiten klar; wahrscheinlich fungieren die Osteozyten als „Mechanosensoren" und geben Signale an die im Endost ruhenden Osteoblasten. Die mechanisch bedingten Faktoren können überlagert sein durch die Wirkung von **Hormonen** auf die Osteoblasten und über diese indirekt auf die Osteoklasten: z.B. Hormone der Gonaden, Nebennierenrinde, Schilddrüse, Nebenschilddrüse sowie aktives Vitamin-D-Hormon (Calcitriol, S. 395). Erwähnenswert ist, dass **Estrogene** die Osteoblasten-induzierte Rekrutierung von Osteoklasten hemmen und die Lebensdauer der Osteoklasten verkürzen. Ergebnis: Zügelung des Knochenabbaus.

▷ Die Osteoporose ist eine systemische Erkrankung des Skeletts. Sie ist durch Abnahme der Knochenmasse, Veränderung der Spongiosa-Architektur und erhöhte Frakturhäufigkeit gekennzeichnet und Folge einer unausgeglichenen Bilanz von Knochenab- und -aufbau. Da der Umbau in der **Spongiosa** naturgemäß viel höher ist als in der Kompakta, macht sich die Osteoporose besonders (aber nicht nur) in vorwiegend spongiösen Teilen des Skeletts bemerkbar (z.B. Wirbelkörper, Femurhals). Folge: erhöhtes Fraktur-Risiko. Die häufigsten Ursachen der Osteoporose sind **Estrogenmangel** bei Frauen nach der Menopause (S. 436) sowie **hohes Lebensalter**. Bei Estrogenmangel ist der Knochenabbau erhöht, weil zu viele Osteoklasten entstehen und zu lange tätig bleiben. Im Alter ist der Knochenaufbau vermindert, da zu wenig Osteoblasten gebildet werden. ◁

Knochen als Calcium-Speicher. Das Knochengewebe enthält fast das gesamte Calcium (99 %) des Körpers. Da Calcium-Ionen bei vielen biologischen Vorgängen eine Schlüsselrolle spielen, wird die Gesamt-Calcium-Konzentration im Extrazellulärmedium (ca. 2,5 mmol/l) in engen Grenzen konstant gehalten. *Ein* Mechanismus, der bei Absinken der Calcium-Konzentration in Kraft tritt, ist die Hormon-induzierte Erhöhung der Osteoklastenzahl zwecks Abbau von Knochenmatrix und Mobilisierung von Calcium; aus jungen Knochenlamellen kann das Calcium leichter freigesetzt werden als aus alten. Dieser Mechanismus wird durch das Hormon der Nebenschilddrüse (**Parathormon** = PTH, S. 371) in Gang gesetzt. PTH stimuliert die Osteoblasten, die ihrerseits die Entstehung von Osteoklasten induzieren. Ein Gegenspieler (**Calcitonin**, S. 128, 370) hemmt die Osteoklasten direkt; seine *physiologische* Bedeutung beim Erwachsenen mit normaler Calcium-Konzentration im Blut ist aber unklar.

Knochenentwicklung

Terminologie der Knochenentwicklung

Die verwirrende Terminologie der Knochenentwicklung wird vielleicht verständlich, wenn man zwischen **Ossifikation** (Bildung von Knochengewebe) und **Osteogenese** (Bildung eines individuellen Knochens) unterscheidet.

Die Bildung von Knochengewebe verläuft prinzipiell immer gleich, sowohl in der Entwicklung als auch beim späteren Umbau eines Knochens: Osteoblasten produzieren Osteoid, das anschließend mineralisiert wird. Der Unterschied betrifft nur den histologischen Typ des entstehenden Knochengewebes: Geflechtknochen bei erstmaliger Bildung, Lamellenknochen beim Umbau eines schon vorhandenen Knochens.

Ein individueller Knochen dagegen kann nach zwei verschiedenen Modalitäten entstehen: desmal und chondral.

- **Desmale Osteogenese**: Der Knochen entsteht ohne Umwege, indem Mesenchymzellen sich direkt zu Osteoblasten differenzieren.
- **Chondrale Osteogenese**: Mesenchymzellen differenzieren sich zu Chondroblasten, die zunächst ein Modell des künftigen Knochens aus hyalinem Knorpel bauen (*Primordialskelett*). An die Stelle des Modells tritt später der Knochen. Die Ossifikation findet an zwei Orten des Modells und unter zwei verschiedenen Bedingungen statt:
  - *Perichondrale Ossifikation* (um das Knorpelmodell herum).
  - *Endochondrale (enchondrale) Ossifikation* (im Innern des Knorpelmodells).

Der erste Vorgang ist leicht zu durchschauen, er läuft wie bei der desmalen Osteogenese ab. Der zweite Vorgang ist komplizierter (Abb. 8.**26**).

Knochengewebe entsteht grundsätzlich nur an Orten absoluter mechanischer Ruhe. Im schon vorhandenen Knochen ist diese Voraussetzung leicht erfüllt, bei der Knochenentwicklung dagegen müssen besondere Vorkehrungen getroffen werden: Bei der desmalen Osteogenese entsteht Knochengewebe im Schutz von prall gefüllten Kapillarschlingen, bei der chondralen Osteogenese im Schutz einer desmal gebildeten Knochenmanschette.

Desmale Osteogenese

Die Knochen des Schädeldachs und des Gesichtsschädels sowie das Schlüsselbein sind Beispiele für die desmale Osteogenese. Diese beginnt beispielsweise am Schädeldach um die 8. Embryonalwoche und verläuft folgendermaßen: Das Mesenchym an der künftigen Knochenbaustelle (**Ossifikationszentrum**) weist einen engmaschigen, flächigen Kapillarplexus auf. Mesenchymzellen in den Maschen des Plexus differenzieren sich zu Osteoblasten, die relativ weit auseinander liegen, sich aber mit Ausläufern berühren (Gap junctions). Sie lagern um

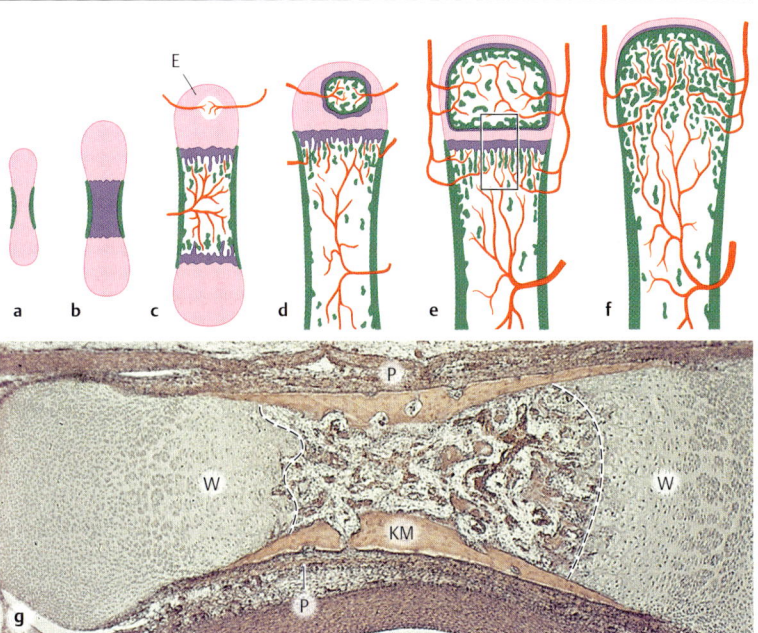

Abb. 8.**26** **Chondrale Osteogenese**. **a** — **f** Schema: Abfolge der Stadien vom Knorpelmodell bis zum ausgewachsenen Knochen. Knorpel *rosa*. Knochen *grün*. Mineralisierte Knorpelmatrix *violett*. Blutgefäße *rot* . **a** Knorpelmodell mit perichondraler Knochenmanschette. **b** Mineralisierung der Knorpelmatrix in der Mitte der Diaphyse. **c** Gefäße sind in die Diaphyse eingedrungen, die primäre Markhöhle ist entstanden, die endochondrale Ossifikation hat proximal und distal schon zur Bildung von primärer Spongiosa geführt. Die Epiphyse (**E**) ist noch knorpelig, sie besitzt versorgende Blutgefäße. **d** Die Ossifikation ist in der Diaphyse nach proximal und distal fortgeschritten und hat auch in der proximalen Epiphyse begonnen. Dies entspricht etwa dem Zustand der menschlichen Tibia kurz nach der Geburt. **e** Zwischen Epi- und Diaphyse liegt eine klar begrenzte **knorpelige Wachstumsplatte**. Dies entspricht der Gliederung der proximalen Tibia für viele Jahre bis zum Abschluss des Wachstums. Markierter Ausschnitt s. Abb. 8.**27**. **f** Knochen im ausgewachsenen Zustand (knorpelige Wachstumsplatte verschwunden = Wachstumsfuge geschlossen). **g** **Mittelphalanx** (Finger, menschlicher Fetus), etwa dem Schema **c** entsprechend. **P**, Periost. **KM**, Knochenmanschette. **W**, Wachstumszone. Gestrichelte Linien deuten die Lage der Eröffnungszonen an. H.E. Vergr. 37fach.

Zellleib und Fortsätze herum Osteoid ab und werden nach Mineralisation des Osteoids zu Osteozyten. So entsteht ein kleines Knochenteilchen. Seine Peripherie ist mit zahlreichen Osteoblasten besetzt, die weiteres Knochengewebe anlagern (**appositionelles Wachstum**); zugleich kommen schon Osteoklasten vor, die überflüssig gewordenen Knochen wieder abbauen. Mehrere solcher Knochenteilchen fusionieren allmählich zur **primären Spongiosa**. Durch weiteres Wachstum wird daraus **Kompakta**, die zunächst aus Geflechtknochen besteht.

Darin werden auch die Kapillaren eingeschlossen. Schon während seiner Entstehung wird der Knochen **umgebaut**. Beispiel Os parietale: Anbau an der konvexen Fläche, gleichzeitig Abbau an der konkaven Fläche, um für das wachsende Hirn Platz zu schaffen.

Chondrale Osteogenese

Die meisten Knochen entstehen chondral (Abb. 8.**26**). Der **Zeitplan** ist sehr unterschiedlich. Bei den langen Knochen bildet sich die *perichondrale* Knochenmanschette schon gegen Ende der 8. Embryonalwoche, bald darauf erscheint mit Beginn der *endochondralen* Ossifikation der **primäre Knochenkern** in der Diaphyse. In den **Epiphysen** beginnt die endochondrale Ossifikation erst einige Zeit nach der Geburt (**sekundäre Knochenkerne**) (Ausnahme: distale Femur- und proximale Tibia-Epiphyse). Viele kurze Knochen (z.B. die meisten Fußwurzel- und alle Handwurzelknochen) bestehen bei der Geburt noch ganz aus Knorpel und bilden erst Monate bis Jahre später einen Knochenkern aus. Schon lange vor diesem Zeitpunkt besitzen sie jedoch versorgende Gefäße, die in *Knorpelkanälen* verlaufen. Im Folgenden soll die chondrale Osteogenese am Beispiel der langen Knochen beschrieben werden.

Knorpelmodell und perichondrale Knochenmanschette. In den Extremitätenknospen entstehen in der 5.–6. Embryonalwoche Mesenchymverdichtungen, in denen sich Chondroblasten differenzieren. Sie bilden das knorpelige **Modell**, das die Form des künftigen Knochens schon erkennen lässt. An der Peripherie entsteht ein Perichondrium. Die Dickenzunahme des Knorpelmodells erfolgt durch appositionelles Wachstum, die Längenzunahme durch interstitielles Wachstum (S. 116). Auf halber Höhe der künftigen Diaphyse differenzieren sich im Perichondrium Osteoblasten, die *nach Art der desmalen Osteogenese* eine kurze **Knochenmanschette** um das Modell herum anlegen (Abb. 8.**26a**). Diese wird in der Folgezeit nach proximal und distal verlängert. Das ehemalige Perichondrium wird zum Periost. Von ihm geht das weitere Dickenwachstum der Manschette aus.

Die **endochondrale Ossifikation der Diaphyse** (Abb. 8.**26b**) kündigt sich dadurch an, dass sich die Knorpelzellen im Inneren des Modells auf Höhe der Knochenmanschette zu **hypertrophen Chondrozyten** differenzieren: Sie vergrößern sich und veranlassen die **Mineralisation der interterritorialen Knorpelmatrix**. Nun dringen mit Hilfe von Osteoklasten Blutgefäße vom Periost aus durch die Knochenmanschette in die Knorpelmatrix. Mit ihnen wandert Mesenchym ein; es enthält Osteoprogenitorzellen, aus denen bald Osteoblasten hervorgehen. Die Vorläufer der Osteo- und Chondroklasten stammen aus den fetalen Blutbildungszentren in der Leber.

Die **Chondroklasten**, deren Arbeitsweise der von Osteoklasten gleicht, räumen einen Teil der mineralisierten Knorpelmatrix ab. Dadurch entsteht – immer im Schutz der stabilisierenden Knochenmanschette – die **primäre Markhöhle**, während die hypertrophen Chondrozyten durch Apoptose verschwinden. Ein Teil der mineralisierten Knorpelmatrix bleibt in Form von kleinen Spornen und Balken stehen und wird von Osteoblasten als Gerüst zur Ablagerung von Knochengewebe benutzt (Abb. 8.**27**). Dadurch entsteht die **primäre Spongiosa**. Die endochondrale Ossifikation der Diaphyse schreitet nach beiden Enden fort, die primäre Markhöhle wird nun proximal und distal je von einer quer stehenden Ossifikationsfront begrenzt (Abb. 8.**26c**).

Das **Längenwachstum** der Diaphyse beruht darauf, dass die endochondralen Ossifikationsfronten nach proximal und distal voranschreiten, während der Knorpel sich durch interstitielles Wachstum verlängert.

Die Epiphyse besitzt schon vor Beginn der Verknöcherung versorgende Gefäße. Die endochondrale Ossifikation wird, je nach Knochen, erst kurz vor oder sogar Monate bis Jahre *nach* der Geburt aufgenommen. Sie verläuft grundsätzlich wie im Schaft, jedoch mit unterschiedlicher Geometrie (Abb. 8.**26d**): Die Ossifikation beginnt im Zentrum der Epiphyse und schreitet zentrifugal nach allen Seiten fort, bis der Knorpel fast ganz durch Knochen ersetzt ist. Davon ausgenommen sind nur der **Gelenkknorpel** und die zwischen Epi- und Diaphyse liegende knorpelige **Wachstumsplatte** (Epiphysenplatte, Epiphysenfuge) (Abb. 8.**26e**). Diese ist die wichtigste Voraussetzung für das weitere postnatale Längenwachstum der Knochen.

Wachstumsplatte

Das Längenwachstum des Röhrenknochens beruht darauf, dass die Wachstumsplatten sich durch Proliferation der Chondrozyten mit derselben Geschwindigkeit in Richtung Epiphysen ausdehnen, mit der sie von der Markhöhle her abgebaut und durch Knochengewebe ersetzt werden (Abb. 8.**27**). Die Proliferationsfronten des Knorpels fliehen gleichsam vor den Ossifikationsfronten in Richtung Epiphysen; daher bleiben die Wachstumsplatten erhalten, während der Knochen sich verlängert. Erst wenn die Chondrozyten die Proliferation einstellen, werden sie von der Ossifikation eingeholt, die knorpeligen Wachstumsplatten werden verbraucht und ganz durch Knochen ersetzt (Abb. 8.**26f**), die „Epiphysenfugen schließen sich", das Längenwachstum kommt zum Stehen.

▷ **Gelenknahe Frakturen** im Kindesalter sind sehr gefürchtet, weil dabei die Wachstumsplatte verletzt werden kann. Mögliche Folge: vorzeitige Beendigung des Längenwachstums des betroffenen Knochens. ◁

Die **Zonen der Wachstumsplatte**, dargestellt am Beispiel der proximalen Tibia, sind von oben nach unten folgende (Abb. 8.**27**): (1) Reservezone, (2) Zone der proliferierenden Chondrozyten, (3) Zone der hypertrophen Chondrozyten und der provisorischen Mineralisation der Knorpelmatrix, (4) Zone der Invasion (Eröffnungszone) und (5) der Ossifikation. Die Zonengliederung beruht darauf, dass Zellen, die in derselben Höhe liegen, synchronisiert sind und sich in demselben Entwicklungsstadium befinden.

• In der **Reservezone** liegen Chondrozyten auf Vorrat. Sie teilen sich nur selten und liefern Nachschub für die folgende Zone.

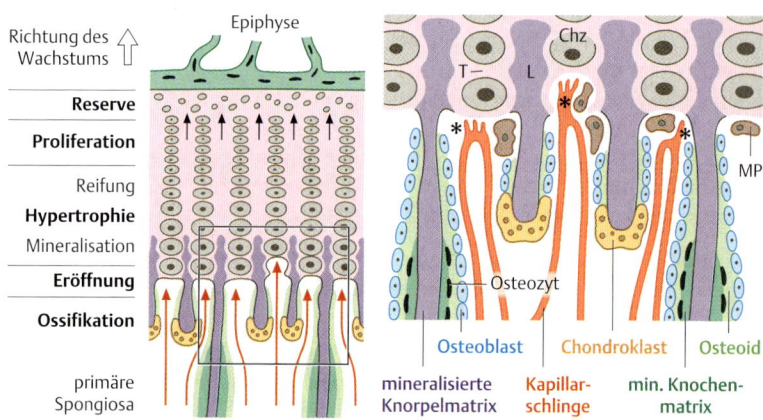

Abb. 8.**27** **Wachstumsplatte** (Schema). **a** Übersicht. Knorpel *rosa*. Mineralisierte Knorpelmatrix *violett*. Osteoid *hellgrün*. Mineralisierte Knochenmatrix *dunkelgrün*. Nur jedes dritte Longitudinalseptum wird zu einem Knochenbälkchen, die übrigen werden von Chondroklasten (*gelb*) gekappt. **Rote Pfeile**, Richtung der Invasion der Blutgefäße und Makrophagen. **Schwarze Pfeile**, „Wanderungsrichtung" der Proliferationsfront. **b** Ausschnitt aus **a**. Chz, hypertrophe Chondrozyten. L, T, Longitudinal- und Transversalsepten. Makrophagen (**MP**) *braun*. Osteoblasten *blau*. Blutgefäßschlingen *rot*, bei * Migrationsfortsätze.

- In der **Proliferationszone** liegen mitotisch aktive Chondrozyten (Abb. 8.**28a**). Isogene Zellen ordnen sich in longitudinal ausgerichteten *Säulen* an, die als jeweils ein Territorium gelten können. Die Chondrozyten reifen, werden allmählich größer und bilden Matrix um sich herum. Jede Zelle liegt in einer eigenen Lakune, von den isogenen Nachbarn durch ein *Transversalseptum* getrennt. Die Interterritorien zwischen den Säulen sind die *Longitudinalsepten*.
- In der **hypertrophen Zone** zeigen die Chondrozyten eine deutliche Volumenvergrößerung, die wesentlich zum Längenwachstum beiträgt. Im herkömmlichen histologische Präparat sind die hypertrophen Chondrozyten immer zerfallen (früher irrtümlich als Zeichen der Degeneration gewertet). Bei Anwendung spezieller Fixiertechniken sind sie gut erhalten und füllen ihre Lakune völlig aus. Funktionelle Merkmale der hypertrophen Chondrozyten sind (a) die Synthese von Kollagen Typ X und (b) die Fähigkeit, im unteren Bereich dieser Zone die **Mineralisation der Longitudinalsepten** zu veranlassen (Abb. 8.**28b**). Die Transversalsepten bleiben dagegen unmineralisiert.
- In der **Eröffnungszone** werden die Transversalsepten beseitigt und damit die Knorpellakunen eröffnet. Aktive Teilnehmer dabei sind (a) die Chondrozyten selbst: Sekretion von abbauenden Enzymen (MMP, S. 109) und von VEGF (*vascular endothelial growth factor*) zur Anlockung von Blutgefäßen; (b) einwachsende Blutkapillaren und Makrophagen, die die Transversalsepten von unten arrodieren und abbauen. Chondroklasten sind hier *nicht* nötig, weil es sich um nicht-mineralisierte Knorpelmatrix handelt. Die freigelegten Chondrozyten gehen durch Apoptose unter. Resultat der Vorgänge in der Eröffnungszone: Herausgemeißelte mineralisierte Longitudinalsepten als Grundlage für die Errichtung primärer Knochentrabekel (**Ossifikationszone**). Die freie Oberfläche der Longitudinalsepten wird alsbald von Osteoblasten besiedelt, die mit der Bildung von Osteoid beginnen.

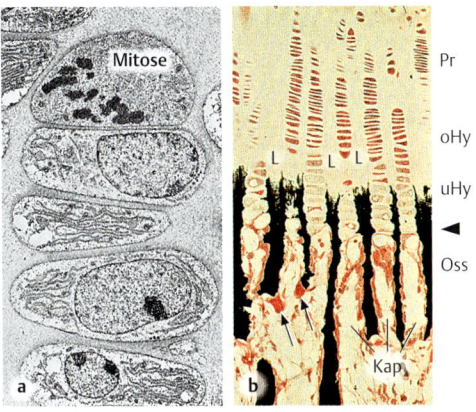

Pr
oHy
uHy
Oss
Kap

Abb. 8.**28** **Wachstumsplatte** (Ratte und Schwein). **a** Proliferationszone. **b** Direkter Übergang der knorpeligen Longitudinalsepten (**L**) in die primären Knochenbälkchen. Nicht-entkalkter Knochen, mineralisierte Matrix **schwarz**. Zonen: Proliferationszone (**Pr**), obere und untere hypertrophe Zone (**o** und **u Hy**) und Ossifikationszone (**Oss**). **Pfeilkopf**: Eröffnungszone. **Kap**, Kapillaren. **Pfeile** weisen auf Osteo- oder Chondroklasten. v. Kossa-Färbung. b Aufnahme: H. Claassen, Anat. Inst. Kiel. Vergr. 1400fach (a), 40fach (b).

Umbau unterhalb der Eröffnungszone. Im weiteren Verlauf wird nur jedes dritte Longitudinalseptum erhalten und zu einem primären Knochenbälkchen ausgebaut, die übrigen Septen werden kurz unterhalb der Eröffnungszone durch **Chondroklasten** gekappt. Andernfalls wäre die Markhöhle bald mit primärer Spongiosa überfüllt. **Weiterer Umbau** findet überall an den primären Knochenbälkchen statt, die sukzessive durch Sekundärtrabekel ersetzt werden. Unterscheidungsmerkmale: Primärtrabekel zeigen immer einen Kern aus Knorpelmatrix (Abb. 8.**23b**) und bestehen im übrigen aus Geflechtknochen; Sekundärtrabekel bestehen aus Lamellenknochen und sind frei von Knorpelmatrix. Ein anderer Ort mit hoher Umbautätigkeit, an dem regelmäßig viele aktive Osteoklasten zu finden sind, ist die Außenfläche der **Metaphyse**, die im Verlaufe des Längenwachstums relativ „verschoben" wird (Abb. 8.**19**).

Regulierung des Knochenwachstums

Zahlreiche Hormone und Wirkstoffe beeinflussen die Vorgänge beim Knochenwachstum; nur einige seien hier genannt: Das **Wachstumshormon** aus dem Hypophysenvorderlappen stimuliert indirekt die Proliferation von Chondrozyten und Osteoblastenvorläufern, indem es die Bildung von Wachstumsfaktoren (IGF = *insulin-like growth factors*) induziert. **Calcitriol** (S. 395) steigert die Proliferation der Osteoblasten und hat durch Gewährleistung ausreichender intestinaler Calcium-Resorption Bedeutung für die Mineralisation der Knorpelmatrix und des Osteoids (Mangel verursacht Rachitis). Ferner beeinflussen **Schilddrüsenhormone**, **Sexualhormone** und **Nebennierenrindenhormone** die Vorgänge. Erwähnenswert ist, dass das weibliche Sexualhormon **Estradiol** bei beiden Geschlechtern für den Wachstumsschub während der Pubertät unentbehrlich und – zumindest bei der Frau – auch für das Sistieren des Längenwachstums (Schluss der Wachstumsfugen) verantwortlich ist (wahrscheinlich jeweils über einen unterschiedlichen Estrogen-Rezeptor vermittelt).

▷ **Frakturheilung.** Wenn die Festigkeit des Knochengewebes einer einwirkenden Belastung nicht standhält, kommt es zum Knochenbruch. Die **natürliche** (=**sekundäre**) **Frakturheilung** führt über den Umweg einer Narbe aus Binde- und Knorpelgewebe innerhalb von Wochen zur Überbrückung des Bruchspalts durch eine tragfähige, knöcherne Narbe (knöcherner **Kallus**).

Dieser besteht zunächst aus Bälkchen von **Geflechtknochen** und ist dick und klobig. Im Zuge des anschließenden Umbaus werden im Verlauf von vielen Monaten die ursprünglichen Konturen des Knochens sowie die Lamellen-Architektur wiederhergestellt.

Folgende Schritte werden durchlaufen: (a) Organisation des Blutgerinnsels zu Granulationsgewebe (vgl. Wundheilung, S. 109). (b) Bildung einer Narbe aus straffem Bindegewebe und Knorpelgewebe (**fibrokartilaginärer Kallus**), wodurch die Frakturenden provisorisch verbunden werden. (c) Differenzierung periostaler und endostaler Osteoprogenitorzellen zu Osteoblasten und Bildung einer dünnen knöchernen Manschette, die die Fraktur provisorisch stabilisiert. Zugleich Resorption von totem Knochengewebe an den Frakturenden durch Osteoklasten. (d) Ersatz des Knorpelgewebes durch Geflechtknochen (**endochondrale Ossifikation**). – Einwirkung von Schubkräften stört die Knochenbildung und verhindert die Frakturheilung (Bildung eines Scheingelenks, **Pseudarthrose**).

Wenn durch *operative Osteosynthese* (mittels Platten und Schrauben) eine optimale Adaptation (Abstand < 1 mm) und stabile Fixation der Frakturenden erreicht werden, entsteht ohne Umwege *Lamellenknochen* im Frakturspalt (**primäre Frakturheilung**). Die Lamellen sind zunächst parallel zum Spalt, d.h. quer zur Längsachse des Knochens ausgerichtet (*Spaltheilung*). Im Zuge des Umbaus (vgl. Abb. 8.**25**) durchbohren Osteoklasten die quer stehenden Lamellen, und die Frakturenden werden durch neue Osteone miteinander „verdübelt". ◁

9 Nervengewebe

Nervengewebe besteht aus Nervenzellen (**Neuronen**) und **Gliazellen**. Neurone besitzen Fortsätze, die durch spezifische Zellkontakte (**Synapsen**) mit anderen Neuronen, Rezeptoren (Sensoren) oder mit Effektoren („Befehlsempfängern", z. B. Muskelfasern) verbunden sind. Ein besonderes Merkmal des Neurons besteht darin, dass eine durch physikalische oder chemische Reize induzierte elektrische Erregung der Plasmamembran entlang einem Fortsatz (Neurit = **Axon**) rasch über lange Strecken fortgeleitet und mittels der Synapsen auf andere Neurone übertragen werden kann. Die verantwortlichen Mechanismen beruhen (a) auf **elektrischen Phänomenen**, die sich an der Plasmamembran abspielen (Änderungen des Membranpotenzials, fortgeleitetes Aktionspotenzial) und (b) auf der Wirkung von **chemischen Überträgersubstanzen** (**Neurotransmittern**), die an den Synapsen freigesetzt werden.

Die **Gliazellen** übertreffen die Nervenzellen zahlenmäßig etwa um das Zehnfache. Es gibt unterschiedliche Typen von Gliazellen mit jeweils spezifischen Aufgaben. Die störungsfreie Tätigkeit der Neurone ist von der regelrechten Funktion der Glia abhängig. Eine Struktur, die unmittelbar mit bestimmten Gliazellen zusammenhängt, ist die **Myelinscheide** (Markscheide). Sie umhüllt Axone und ist Voraussetzung für die besonders rasche elektrische Fortleitung von Impulsen.

Vorbemerkung: In diesem Buch werden nur die Zytologie und die allgemeine Histologie des Nervengewebes ausführlich behandelt und ausgewählte histologische Aspekte des peripheren und zentralen Nervensystems besprochen. Einige Bemerkungen über die Gliederung und Entwicklung des Nervensystems sowie über die einfachsten elektrophysiologischen Grundlagen der Nervenleitung sind vorangestellt; sie können nur unvollständig und stark vereinfacht sein und dienen einzig dazu, den Rahmen anzudeuten, in den die histologischen Strukturen einzuordnen sind. Eine detaillierte Darstellung von neuroanatomischen Zusammenhängen (Verschaltungen, Bahnen usw.) würde den Rahmen dieses Buches sprengen; hierzu wird auf Bücher der Neuroanatomie verwiesen.

Übersicht über das Neuron

Ein Neuron besteht aus dem Zellleib (**Soma**, **Perikaryon**) und zwei Typen von Ausläufern, nämlich Dendriten (meist in Mehrzahl vorhanden) und *einem* Neuriten (Abb. 9.**1**, 9.**2**). **Dendriten** sind die „Empfangsstationen" des Neurons. Sie verzweigen sich meist in der engeren Nachbarschaft des Perikaryons, ihre Oberfläche ist dicht besetzt mit Synapsen. Der **Neurit** (= das **Axon**) ist die „Ausgabe-

schiene" des Neurons, über diesen Ausläufer werden Nervenimpulse vom Perikaryon weggeleitet. Das Axon samt seiner Gliahülle wird als **Nervenfaser**
bezeichnet (S. 159).

Die Axone können sehr unterschiedlich dick (bis 15 µm) und lang sein (bis 1
m). Dicke Axone, die den Impuls rasch leiten, sind stets von einer **Myelinscheide**
umhüllt. Diese besteht aus Lipiden und Proteinen und ist Teil bestimmter Gliazellen. Das Axon gibt in manchen Fällen schon proximal Kollateraläste ab. Präterminal verzweigt sich das Axon stets in viele kleine Äste, die jeweils mit einer
kolbenartigen Erweiterung (Endknopf, *Bouton*) enden. Der Endknopf tritt in Kontakt mit einem anderen Neuron oder einem Effektor (z.B. Muskelfaser) und bildet mit diesem eine **Synapse**, an der der Nervenimpuls „in Chemie übersetzt"
und übertragen wird.

Ein Neuron besitzt, je nach Größe seines Dendritenbaumes, Hunderte bis Hun-
derttausende von Synapsen und steht dadurch unter dem Einfluss zahlreicher
vorgeschalteter Neurone. Seinerseits kann es aufgrund der Aufzweigung seines

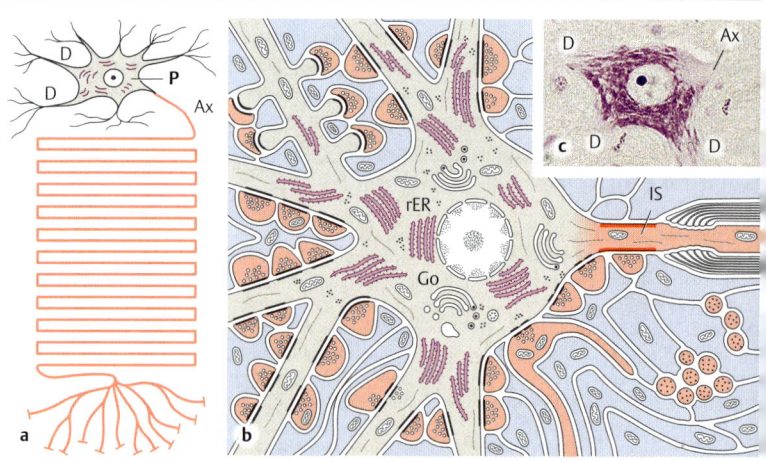

Abb. 9.**1** **Multipolare Neurone**. **a** **Schema**: Perikaryon (**P**), Dendriten (**D**) und Axon (**Ax**, *rosa*). **b** **EM-
Schema**: Perikaryon mit Fortsätzen und Synapsen, umgeben von Neuropil. Perikaryon und Dendriten
grau, abgehendes Axon, quergeschnittene Axone und alle präsynaptischen Axon-Endknöpfe *rosa*. Astrozytenfortsätze *blau*. Nissl-Schollen (= Felder von rauem ER, **rER**) *violett*. **Go**, Golgi-Apparat. **IS**, Initialsegment des Axons mit subaxolemmalen Verdichtungen (*rot*), distal davon Beginn der Myelinscheide.
Gezeigte Synapsen: axodendritisch, axosomatisch, axoaxonal. Oben links Dornensynapsen, unten
rechts eine Synapse *en passant*. Beachte die engen Interzellulärspalten im Neuropil. **c** Perikaryon einer
motorischen **Vorderhornzelle** (Rückenmark, Katze), Nissl-Färbung. Großer heller Kern mit deutlichem
Nukleolus, Nissl-Schollen bis in die Dendriten reichend, im Ursprungskegel des Axons (**Ax**) dagegen feh-
lend. Vergr. 300fach (c).

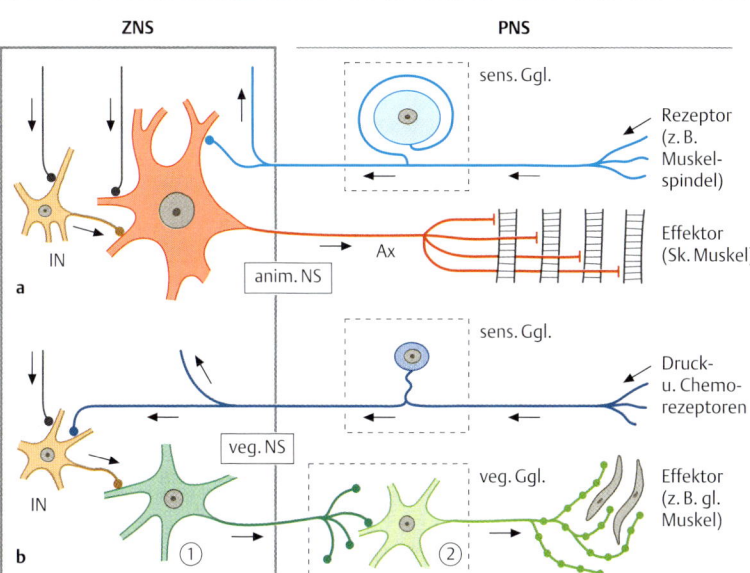

Abb. 9.2 **Verbindung zwischen zentralem und peripherem Nervensystem,** Darstellung unterteilt in animales und vegetatives Nervensystem (Schema). Sensorische Neurone *blau*. Motorisches Neuron *rot*, die terminalen Zweige des Axons bilden Synapsen an Skelettmuskelfasern. 1. und 2. efferentes Neuron des vegetativen NS *dunkelgrün* bzw. *hellgrün*. Das Axon des 2. Neurons besitzt präterminale Erweiterungen (Varikositäten, *hellgrüne Punkte*), aus denen Transmitter freigesetzt wird. Interneurone (**IN**) *gelb*. Die **Pfeile** deuten die Richtung der Erregungsleitung an.

Axons zahlreiche nachgeschaltete Neurone beeinflussen. Auf diese Weise entstehen ganze Netzwerke von Neuronen.

Vorbemerkungen zu Gliederung, Entwicklung und Funktion des Nervensystems

Das Nervensystem kann nach verschiedenen anatomischen und funktionellen Kriterien untergliedert werden. Die Gliederungsmöglichkeiten werden hier nur soweit dargestellt wie für das Verständnis der Histologie nötig.

Zentralnervensystem (ZNS) und peripheres Nervensystem (PNS). Zum **ZNS** gehören Gehirn und Rückenmark. Beide zusammen sind von bindegewebigen Hüllen (harte und weiche Hirnhaut) umschlossen und von einem mit Hirnwasser (*Liquor cerebrospinalis*) gefüllten Spalt umgeben (S. 169). Zum **PNS** gehören die Nerven sowie Nervenzellansammlungen (Ganglien) außerhalb des ZNS. Nerven sind Bündel aus Nervenfasern, die das ZNS mit den in der Peripherie liegenden Sinnesorganen und Effektoren verbinden.

ZNS und PNS weisen histologische und funktionelle Unterschiede auf, dennoch gehören beide Abteilungen untrennbar zusammen. Dies wird schon dadurch deutlich, dass manche Neurone mit dem Perikaryon im ZNS liegen und mit dem Axon ins PNS ziehen, oder dass das Perikaryon im PNS liegt und das Axon im ZNS endet (Abb. 9.**2**).

Weiße und graue Substanz sind primär makroskopische Begriffe, die aber etwas über die Histologie aussagen (Abb. 9.**3**): Die *weiße Substanz* besteht aus einer Ansammlung von *myelinisierten Nervenfasern*, die weiße Farbe beruht auf den optischen Eigenschaften des Myelins. Die *graue Substanz* ist reich an *Nervenzellperikaryen*, während die myelinisierten Nervenfasern quantitativ zurücktreten.

Im Hirn liegt die **graue Substanz** entweder an der Oberfläche und wird dann als Rinde (**Cortex**) bezeichnet (S. 165), oder im Inneren (Kerngebiet, **Nucleus**). Im Rückenmark stellt die graue Substanz zusammenhängende Säulen dar, die im Inneren liegen und von weißer Substanz umgeben sind; auf Querschnitten erscheint die graue Substanz des Rückenmarks als schmetterlingsförmige Region. Die graue Substanz des PNS wird durch umschriebene, makroskopisch sichtbare Knötchen (**Ganglien**) repräsentiert.

In der grauen Substanz wird der Raum zwischen den Perikaryen vom **Neuropil** eingenommen. So wird das scheinbar unüberschaubare Gewirr aus Dendriten, Axonen und Gliazellfortsätzen

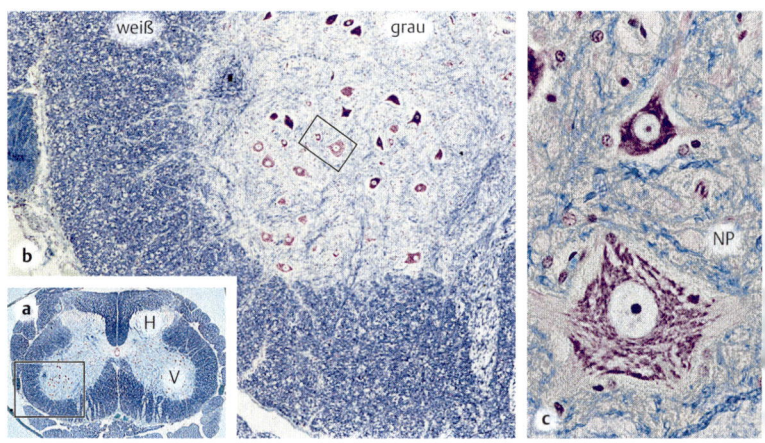

Abb. 9.**3** **Weiße und graue Substanz am Beispiel eines Querschnitts durch das Rückenmark** (Katze). Klüver-Barrera-Färbung. Die weiße Substanz ist hier kräftig blau gefärbt (dicht gepackte myelinisierte Fasern), die graue Substanz erscheint heller und enthält Perikaryen (violett gefärbt). **a** **Übersicht. H** und **V**, Hinter- und Vorderhorn. In der Umgebung des Rückenmarks sind Anschnitte von Spinalnervenwurzeln zu sehen. **b** Ausschnitt aus a. **c** Ausschnitt aus b. Zwei unterschiedlich große Perikaryen, dazwischen das Neuropil (**NP**) mit einigen myelinisierten Fasern. Die kleinen Zellkerne gehören großenteils zu Gliazellen. Vergr. 5fach (a), 38fach (b), 300fach (c).

bezeichnet. Die Analyse des Neuropils gelingt nur mittels spezieller Färbemethoden oder aufwändiger elektronenmikroskopischer Untersuchungen.

Richtung der Leitung. Die Richtung eines Impulses *zu* einem bestimmten Neuron, einer bestimmten Region oder schlechthin zum ZNS wird als **afferent** bezeichnet, die umgekehrte Richtung als **efferent**.

Animales (= somatisches) und vegetatives (= autonomes) NS. Das **animale** NS befähigt den Organismus, sich mit der Umwelt auseinander zu setzen; das **vegetative** NS regelt das Innenleben des Körpers. Beide Abteilungen besitzen periphere und zentrale Anteile (Abb. 9.**2**). Das animale NS erhält durch seine Afferenzen aus den Sinnesorganen und diversen Rezeptoren Informationen u.a. über die Außenwelt, seine Efferenzen ziehen zu den Skelettmuskeln. Das vegetative NS empfängt über seine Afferenzen Nachrichten u.a. aus den inneren Organen, seine Effektoren sind vor allem glatte Muskeln und Drüsen.

Entwicklung des Nervensystems

Nervengewebe ist seiner Entstehung nach eigentlich ein Epithel. Die Entwicklung des Nervensystems ist viel komplizierter als die aller anderen Organsysteme. Entscheidend ist vor allem, (a) dass die jungen, noch unreifen Neurone durch genau geregelte **Migration** ihren endgültigen Platz finden, (b) dass das erst danach **auswachsende Axon** zu den richtigen Zielzellen gelenkt wird und mit diesen Synapsen bildet. Andernfalls sterben die Neurone ab. Sie sind im Überschuss angelegt, ca. 50 % fallen während der Entwicklung dem programmierten Zelltod (Apoptose) anheim. Neurone sind **postmitotisch**.

Neuralrohr und Neuralleiste. Das Nervengewebe stammt aus dem **Ektoderm** (Einzelheiten s. Bücher der Embryologie). Die Entwicklung beginnt mit der Bildung der Neuralplatte, die sich zur Neuralrinne faltet und dann zum **Neuralrohr** schließt. Aus diesem geht das ZNS hervor. Das Lumen des Rohres wird als **Ventrikel** bezeichnet. Bei der Schließung des Neuralrohres siedeln sich Zellen ab, die dorsolateral vom Neuralrohr die **Neuralleiste** bilden. Aus dieser gehen die Zellen des PNS hervor, darüber hinaus aber auch verschiedene endokrine Zellen (z.B. Nebennierenmark, S. 365; C-Zellen der Schilddrüse, S. 370) und Melanozyten (S. 451). Im Kopfbereich liefert die Neuralleiste außerdem Mesenchym, aus welchem u.a. Bindegewebe, Knorpel, Knochen und Zahnbein entstehen.

Werdegang der Zellen des ZNS. Die Wand des Neuralrohres besteht zunächst aus einem einfachen, später einem mehrreihigen Epithel (**Neuroepithel**). Es enthält die teilungsaktiven Vorläufer der Neurone und der zentralen Glia (außer Mikroglia). Bald entstehen junge Neurone (Proneurone), die bereits postmitotisch sind. Sie wandern nach einem räumlich und zeitlich festgelegten Plan zu ihren endgültigen Plätzen, erst danach lassen sie das Axon auswachsen und bilden den Dendritenapparat.

Teilungsfähigkeit. Gliazellen können zeitlebens unter bestimmten Umständen aus Vorläufern neu entstehen und sich vermehren. Für Nervenzellen gilt dies nicht ohne weiteres, eine Ausnahme bildet das regenerationsfähige 1. Neuron der Riechbahn (S. 474). Nach neuen Befunden gibt es zwar in bestimmten Hirnregionen von Säugern einschließlich des Menschen *neuronale Stammzellen*, die sich in vitro zu Neuronen entwickeln und sich (zumindest bei der Maus) auch in vivo in manchen Hirnregionen in das vorhandene Neuronensystem einfügen. Für die medizinische Praxis gilt bisher aber, dass eine untergegangene Nervenzelle nicht durch eine neue ersetzt wird.

Ruhemembranpotenzial und Aktionspotenzial

Einige wenige elektrophysiologische Grundkenntnisse sind erforderlich für das Verständnis der Strukturen im Nervengewebe und sollen daher hier kurz und vereinfacht dargestellt werden. Näheres s. Bücher der Physiologie.

Über der Plasmamembran jeder Zelle liegt ein elektrisches Feld, das sich in einer Spannungsdifferenz zwischen Innen- und Außenseite äußert: **Ruhemembranpotenzial**. Es ist bei Nervenzellen (und Muskelzellen) besonders hoch (ca. −80 mV innen gegenüber außen). Dieser **polarisierte Zustand** der Membran beruht (a) auf einer Ungleichverteilung von K^+-Ionen (Konzentration innen hoch) und Na^+-Ionen (Konzentration außen hoch), die durch Ionenpumpen aufrechterhalten wird; (b) auf ungleicher Permeabilität der Plasmamembran für diese Ionen (die Leitfähigkeit der K^+-Kanäle in der ruhenden Membran ist viel höher als die der Na^+-Kanäle).

Die Öffnung der Na^+-Kanäle, z.B. induziert durch einen elektrischen Impuls, führt zur Verminderung der Spannungsdifferenz und nach Überschreiten einer Schwelle zum völligen Zusammenbruch des Membranpotenzials. Diese **Depolarisation** pflanzt sich über die Membran des Axons fort (**fortgeleitetes Aktionspotenzial**). Auf die Depolarisation folgt sofort (nach ca. 1 Millisekunde) die **Repolarisation**, d.h. die Wiederherstellung des Ausgangszustandes. Danach ist die Membran erneut erregbar (Voraussetzung für ein nächstes Aktionspotenzial). Diese elektrischen Phänomene sind die Grundlage für den raschen Informationsfluss im Nervensystem. Eine Information wird von einem Neuron in Form einer Aktionspotenzial-*Serie* (bis > 100 Aktionspotenziale pro Sekunde) über den Neuriten „verschickt" und an den Synapsen (S. 151) auf andere Neurone übertragen.

Methodische Besonderheiten der Neurohistologie

Die mikroskopische Organisation des ZNS ist so komplex, dass das Bild völlig undurchschaubar wäre, wenn man alle Strukturen gleichzeitig darstellen wollte. Daher sind viele Spezialmethoden entwickelt worden, die jeweils nur eine oder einige wenige Strukturen sichtbar machen. Das Gesamtbild ergibt sich aus der Synthese der einzelnen Befunde.

Die Teile des **Neurons** sind im Routinepräparat nie alle gleichzeitig zu identifizieren. Die Perikaryen werden vorzugsweise durch die *Nissl-Färbung* sichtbar gemacht (Abb. 9.**1**), bei der sich Kern und Ergastoplasma mittels kationischer Farbstoffe besonders deutlich darstellen lassen. Die Methode nach *Klüver-Barrera* (Kombination von Nissl-Methode und Färbung mit dem Farbstoff Luxol-Fast-Blue) macht Perikaryen und myelinisierte Fasern gleichzeitig sichtbar (Abb. 9.**3**). Auch für die isolierte Darstellung der Myelinscheiden gibt es spezielle Techniken („Markscheidenfärbung"). Durch Anfärbung des Zytoskeletts („Neurofibrillen"-Färbung) können Perikaryon und Ausläufer sichtbar gemacht werden (Abb. 9.**21**). Einzelne Neurone samt Perikaryon, Dendritenbaum und Axon-Anfang können durch eine besondere Silberimprägnation (*Golgi-Methode*) als „Schattenriss" dargestellt werden (Abb. 9.**4**, 9.**5**). Synapsen und einzelne Teile von Neuronen können immunhistochemisch angefärbt werden. Die verschiedenen **Glia-Zellen** können durch spezielle Metallimprägnationen sowie durch immunhistochemische Färbungen sichtbar gemacht werden.

9.1 Bauelemente des Nervengewebes

Neurone: Typeneinteilungen nach Bau und Funktion

Das oben skizzierte Bauprinzip des Neurons ist zwar immer gleich, aber bezüglich Form und Größe des Perikaryons (Durchmesser 4–150 µm) sowie Zahl, Länge und Verzweigungsmuster der Fortsätze gibt es sehr viele Variationen (Abb. 9.**4**). Von den zahlreichen Bautypen werden hier nur einige aufgeführt. **Multipolar**: der weitaus häufigste Typ, mit zahlreichen Dendritenabgängen (z.B. motorische Neurone, Pyramidenzellen, Sternzellen). **Bipolar**: mit nur einem Dendriten und einem Axon (z.B. Ganglienzellen des Innenohres, bestimmte Retina-Neurone). **Pseudounipolar**: Dendrit und Axon sind an ihrem Ursprung zu einem gemeinsamen Stamm verschmolzen, der sich in einiger Entfernung vom Perikaryon T-förmig aufzweigt (primäre sensorische Neurone, S. 177).

Weitere Spezifizierungen (z.B. *Pyramidenzelle, Sternzelle, Körnerzelle, Korbzelle*) beziehen sich auf die Form oder Größe des Perikaryons oder auf die Geometrie der Ausläufer. Ein bemerkenswerter Neuron-Typ ist die *Purkinje-Zelle* der Kleinhirnrinde: rundes Perikaryon mit 1–4 Dendritenstämmen und einem riesigen zweidimensionalen Dendritenbaum ähnlich einem Spalierbaum (S. 169).

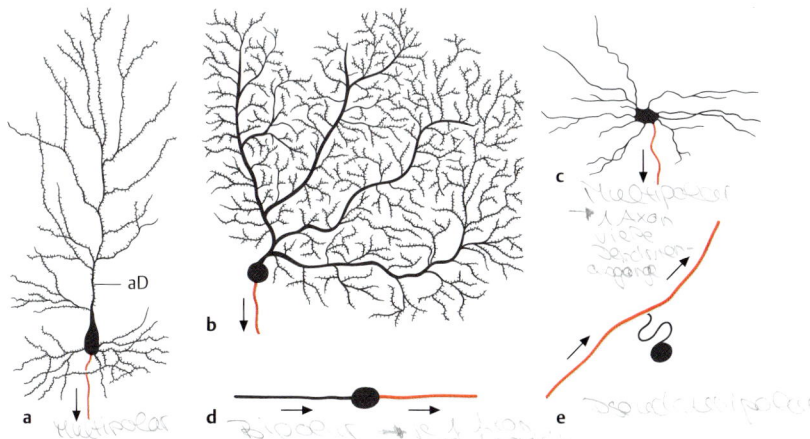

Abb. 9.**4** **Verschiedene Typen von Neuronen.** Schematisierte Zeichnungen nach Golgi-Präparaten. Perikaryen und Dendriten *schwarz*, Axone *rot*. **a** **Pyramidenzelle** (Endhirnrinde) mit einem Apikaldendriten (**aD**) und Basaldendriten; alle Dendriten bedornt. **b** **Purkinje-Zelle** (Kleinhirnrinde). **c** **Multipolare Zelle** (Vorderhorn, Rückenmark). **d** **Bipolare Zelle**. **e** **Pseudounipolare Zelle**.

Neurone mit großem Perikaryon und langem Axon, das den Impuls von einer Region in eine andere, oftmals weit entfernte Gegend leitet, werden als **Projektionsneurone** (Golgi-Typ-I) bezeichnet. Solche mit kleinem Perikaryon und kurzem Axon, das seine Region nicht verlässt, heißen **Interneurone** (Golgi-Typ-II). Die Mehrzahl der Neurone im ZNS sind Interneurone. Sie verbinden andere Neurone oder Neuronengruppen innerhalb einer Region miteinander und haben große Bedeutung für die Integrationsleistungen des Nervensystems.

Teile des Neurons

Das **Perikaryon** ist das trophische Zentrum des Neurons (Abb. 9.**1**, 9.**3**), das alle Ausläufer mit den erforderlichen Syntheseprodukten versorgt. An zentraler Stelle liegt der *Zellkern*. Er ist meist groß und hell (= arm an Heterochromatin) und besitzt einen deutlichen *Nukleolus*. Das Zytoplasma enthält zahlreiche *Nissl-Schollen* (Ergastoplasma), die je nach Neurontyp grob oder fein sein können. Ultrastrukturell entspricht jede Nissl-Scholle einem Feld von *rauem ER*. Außerdem gibt es viele *freie Ribosomen*, mehrere *Golgi-Felder*, *Mitochondrien* sowie *Lysosomen*. Mit zunehmendem Alter häufen sich in manchen Neuronen Telolysosomen (S. 46) an, die lichtmikroskopisch als braune *Lipofuszingranula* imponieren. Einige Neurone, die die Neurotransmitter Dopamin oder Noradrenalin synthetisieren, enthalten *Neuromelanin*, das zu einer schon makroskopisch sichtbaren Dunkelfärbung des entsprechenden Kerngebietes führt (Substantia nigra, Nucleus coeruleus). Das Zytoplasma ist vom *Zytoskelett* durchzogen (s.u.). Bis zu 25 % der Oberfläche des Perikaryons können mit Synapsen-Knöpfen besetzt sein, die meisten Synapsen sitzen jedoch an den Dendriten.

Die **Dendriten** entspringen mit breitbasigem Kegel vom Perikaryon und verjüngen sich nach distal. Raues ER, freie Ribosomen und Golgi-Apparat erstrecken sich noch ein Stück weit in die Dendriten (wichtiges Unterscheidungsmerkmal gegenüber dem Axon), fehlen aber in den terminalen Abschnitten. Die Dendriten mancher Neurone (z.B. Pyramidenzellen der Endhirnrinde, Purkinje-Zellen der Kleinhirnrinde) sind dicht mit **Dornen** (*dendritic spines*) besetzt. Dies sind stummelförmige Fortsätze, die die Oberfläche der Dendriten im Golgi-Präparat stachelig erscheinen lassen (Abb. 9.**5**) und die mit synaptischen Endknöpfen besetzt sind.

Das **Axon** beginnt mit einem schmalen Ursprungskegel (*Axonhügel*), in dem raues ER und Golgi-Apparat fehlen (LM: keine Nissl-Schollen, Abb. 9.**1c**). Direkt distal vom Axonhügel liegt das **Initialsegment**. In diesem Bereich ist die Plasmamembran besonders reich an Na^+-Kanälen und besonders leicht erregbar, hier werden die fortgeleiteten Aktionspotenziale initiiert. Falls das Axon eine Myelin-

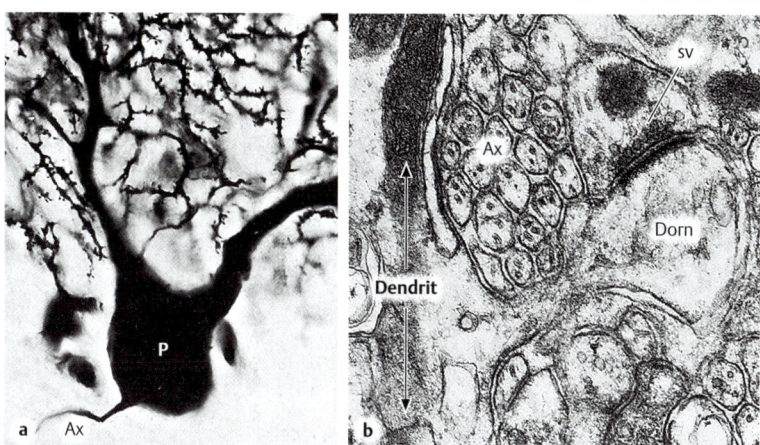

Abb. 9.**5** **Dendritische Dornen** an Purkinje-Zellen (Kleinhirn). **a** Golgi-Präparation (Katze). Vom Perikaryon (**P**) gehen zwei Stammdendriten ab. Die kleineren Zweige sind bedornt. **Ax**, Axon. **b** EM (Ratte). Synapse zwischen einem Axonende und Dorn. **sv**, synaptische Vesikel. **Ax**, ein Bündel vorbeiziehender markloser Axone im Querschnitt. Vergr. 540fach (a), 31 000fach (b).

scheide (S. 161) besitzt, beginnt diese erst distal vom Initialsegment. Die Plasmamembran des Axons wird auch als **Axolemm**, das Zytoplasma als **Axoplasma** bezeichnet. Es enthält neben den Elementen des Zytoskeletts Mitochondrien, einzelne glatte Schläuche und einzelne Lysosomen; Ribosomen fehlen.

Das Axolemm des Initialsegments ist auf der Innenseite mit elektronendichtem Material behaftet. Dieses gilt als Äquivalentbild für den Proteinkomplex des Membranskeletts, durch den die Na^+-Kanäle in dieser Region festgehalten werden.

Zytoskelett und axonaler Transport

Das **Zytoskelett** des Neurons (Abb. 9.**6**) besteht aus Mikrotubuli (= *Neurotubuli*), Intermediärfilamenten (= *Neurofilamenten*) sowie Aktinfilamenten. Letztere bilden das unter der Plasmamembran liegende Stützgerüst und sind verbunden mit dem *Membranskelett*, das u.a. Spektrine, Dystrophine und assoziierte Proteine enthält (S. 19). Zu den Aufgaben des neuronalen Zytoskeletts gehören die mechanische **Stabilisierung** der Ausläufer und der **Transport** von Organellen und Proteinen innerhalb der Ausläufer.

Im Axon sind alle Mikrotubuli gleichsinnig mit ihrem Plus-Ende nach distal orientiert, die Dendriten enthalten auch umgekehrt ausgerichtete Mikrotubuli. Durch Mikrotubulus-assoziierte Proteine (MAPs) werden die Mikrotubuli stabilisiert, versteift und miteinander sowie mit den

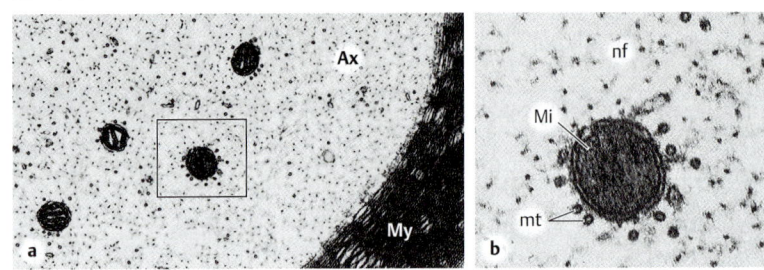

Abb. 9.**6** **Mikrotubuli und Neurofilamente** im Axoplasma (**Ax**) einer peripheren Nervenfaser. **My**, Myelinscheide. Alle hier gezeigten Mitochondrien (**Mi**) sind von Mikrotubuli (**mt**) umgeben (morphologischer Ausdruck für den axonalen Transport entlang den Mikrotubuli). **nf**, Neurofilamente. b zeigt den markierten Ausschnitt aus a. Vergr. 20 000fach (a), 60 000fach (b).

Neuro- und Aktinfilamenten zu einem dichten räumlichen Netz verknüpft. Erwähnenswert ist, dass in den Ausläufern unterschiedliche MAPs vorherrschen: In den Dendriten u.a. MAP 2 (geeignet zur immunhistochemischen Identifizierung von Dendriten), in den Axonen u.a. die τ–Proteine, die in der Neuropathologie von Bedeutung sind.

▶ Bei verschiedenen neurodegenerativen Erkrankungen (z.B. Alzheimer-Krankheit) häufen sich in den betroffenen Neuronen Massen von veränderten τ-Proteinen in Form abnormer Filamente („*neurofibrillary tangles*") an. ◀

Axonaler Transport. Da im Axon keine Proteinsynthese stattfindet, ist ein ständiger Transport zwischen Perikaryon und Axonende notwendig (Abb. 3.**7**). Alle erforderlichen Zellorganellen, Strukturproteine, Enzyme, Membranen (z.B. für die Synthese und Verpackung von Überträgersubstanzen im Axonende) werden im Perikaryon zusammengebaut und durch den **anterograden Transport** nach distal verschickt: Mitochondrien, Vesikel und Membran-verpackte Stoffe über den *schnellen Transport* (bis 40 cm/Tag); im Axoplasma gelöste Proteine über den *langsamen Transport* (bis 0,4 cm/Tag). Im Axonende werden abgenutzte Membranen und Organellen in autophagische Vakuolen verpackt und durch den **retrograden Transport** (bis 20 cm/Tag) zum Perikaryon zurückgeliefert, um dort abgebaut zu werden. Auf diese Weise gelangen auch Stoffe, die am Axonende durch Endozytose aufgenommen wurden, ins Perikaryon. Für den schnellen anterograden sowie den retrograden Transport sind die *Neurotubuli* samt den zugehörigen Motorproteinen *Kinesin* (Richtung Plus-Ende) und *Dynein* (Richtung Minus-Ende) verantwortlich.

Synapse

Die interneuronale Synapse ist ein spezifischer Zellkontakt, an dem die Information von einem Neuron (meist vom Axonende) auf ein anderes Neuron weitergegeben wird.

Der phylogenetisch ältere, aber bei Säugern seltenere Typ ist die **elektrische Synapse**, die zwei Neurone elektrotonisch koppelt. Sie entspricht einem Zellkontakt vom Typ der *Gap junction* (S. 35). Die Erregungsübertragung verläuft ohne Verzögerung und ist in beiden Richtungen möglich. Im Unterschied dazu ist an der **chemischen Synapse** die Kontinuität der „Leitung" unterbrochen. Zwischen der Plasmamembran des Axonendes und des Empfängerneurons besteht ein Spalt, der von der elektrischen Erregung nicht übersprungen werden kann. Die Information wird durch Vermittlung eines **chemischen Überträgerstoffes** (**Neurotransmitter**) weitergegeben.

▷ Die chemische Synapse ist Angriffspunkt für **therapeutisch** eingesetzte Pharmaka (z.B. Psychopharmaka, Antiepileptika), manche **Rauschgifte** (z.B. Cocain), manche **Kampfgifte** (z.B. das Organophosphat Tabun) sowie für einige **Neurotoxine**. ◁

Grundsätzliche Struktur und Funktion der chemischen Synapse

Im Folgenden wird nur die typische interneuronale Synapse besprochen. Die Bauweise anderer Synapsen (z.B. an Sinneszellen, an Muskelfasern) wird in anderen Kapiteln dargestellt. Die strukturellen Komponenten (Abb. 9.**1**, 9.**5**, 9.**7**) der interneuronalen Synapse sind

- **präsynaptische Membran**, die im typischen Fall einem **Axonende** gehört,
- **synaptische Vesikel** (Durchmesser meist ca. 50 nm) im Zytoplasma der präsynaptischen Struktur,
- **synaptischer Spalt** (Breite meist 20−30 nm),
- **postsynaptische Membran** des Empfangsneurons.

Nach Ankunft eines Aktionspotenzials am Axonende entleert eine gewisse Zahl von synaptischen Vesikeln ihren Inhalt durch **Exozytose** in den synaptischen Spalt. Der freigesetzte Neurotransmitter diffundiert durch den Spalt und bindet sich an **Rezeptormoleküle** der postsynaptischen Membran. Dies ruft elektrophysiologische Veränderungen der Membran hervor. Unter bestimmten Bedingungen wird das Empfangsneuron hierdurch dazu veranlasst, seinerseits ein Aktionspotenzial zu generieren. Die Übertragung an der chemischen Synapse verläuft mit einer *Verzögerung*, da die oben skizzierten Ereignisse Zeit brauchen (Größenordnung: Millisekunden), und sie ist nur in einer Richtung möglich („*Ventilfunktion*"). Schließlich ist die ungestörte Synapsenfunktion abhängig von der raschen **Beseitigung des Transmitters** aus dem synaptischen Spalt, hierfür gibt es verschiedene Mechanismen (S. 155).

Die genauen Orte der Neurotransmission sind ultrastrukturell durch umschriebene Verdichtungen der prä- und postsynaptischen Membranen (Auflagerung von elektronendichtem Material auf der Innenseite) gekennzeichnet. Die präsynaptischen Verdichtungen samt den daran haftenden Vesikeln (insgesamt als **aktive Zonen** bezeichnet) markieren die Orte der Exozytose, die **postsynaptischen Verdichtungen** (*postsynaptic densities*) markieren den Sitz der Rezeptormoleküle. Synapsen im ZNS sind häufig von Astrozytenfortsätzen bedeckt und dadurch gegenüber der Umgebung abgeschirmt. – In manchen Fällen wird der Transmitter nicht nur aus dem Ende des Axons, sondern auch aus präterminalen Axonanschwellungen (**Varikositäten**) freigesetzt (Synapse *en passant*) (Abb. 9.**1**).

Klassifizierung der chemischen Synapsen

Nach der Position des Endknopfes am postsynaptischen Neuron sind zahlreiche Typen zu unterscheiden, von denen hier nur einige genannt werden:
- *axodendritische* Synapsen (häufigster Typ) zwischen Axonende und einem Dendriten, hier entweder am Schaft oder an einem Dorn (Abb. 9.**5**, 9.**7**);
- *axosomatische* Synapsen zwischen Axonende und einem Perikaryon;
- *axoaxonale* Synapse zwischen Axonende und dem Initialsegment oder dem unmittelbar präterminalen Abschnitt eines anderen Axons.

Auf weitere spezifische Synapsentypen (dendrodendritisch, somatosomatisch, synaptische Glomeruli usw.) soll hier nicht eingegangen werden (s. Bücher der Neuroanatomie).

Nach der Funktion unterscheidet man
- **exzitatorische** (= erregende) Synapsen und
- **inhibitorische** (= hemmende) Synapsen.

Die Funktion einer Synapse ist abhängig vom Typ des Transmitters sowie vom Typ der Rezeptoren in der postsynaptischen Membran. Die **Summe** der Einflüsse, die durch die zahlreichen Synapsen auf ein Neuron einwirken, entscheidet darüber, ob das Neuron vorübergehend „ruhiggestellt" wird oder ob am Initialsegment seines Axons ein neues Aktionspotenzial entsteht.

Die Struktur einer Synapse erlaubt zwar keine sicheren Schlüsse auf ihre spezifische Funktion, hierfür sind besondere Methoden erforderlich (z.B. histochemischer Nachweis des Transmitters oder eines für die Transmittersynthese nötigen Enzyms). Aber folgende Merkmale können als Anhalt dienen (Abb. 9.**7a, b**): **Erregende Synapsen** sind häufig vom axodendritischen Typ; die Vesikel sind rund, die postsynaptische Verdichtung ist breiter als die präsynaptische (Gray-Typ-I, *asymmetrischer Typ*). **Hemmende Synapsen** enthalten neben runden viele ovale Vesikel, die prä- und postsynaptischen Verdichtungen sind etwa gleich breit (Gray-Typ-II, *symmetrischer Typ*).

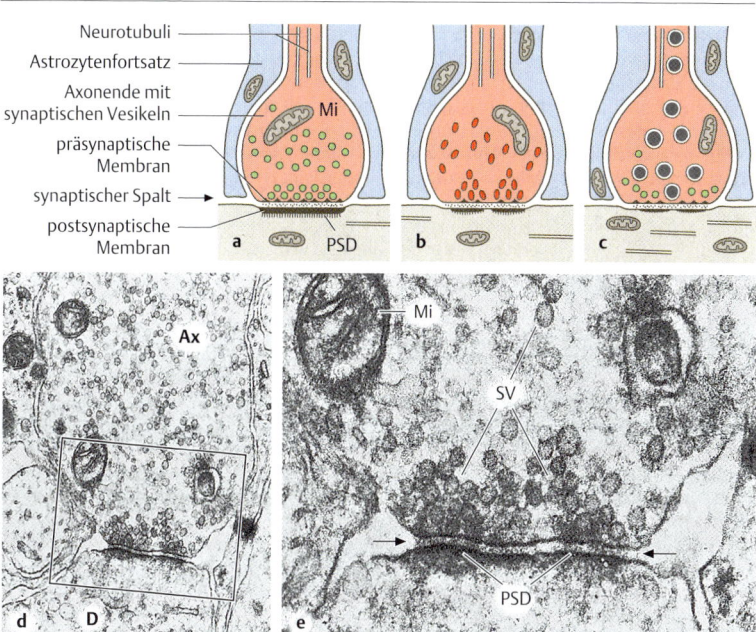

Neurotubuli
Astrozytenfortsatz
Axonende mit synaptischen Vesikeln
präsynaptische Membran
synaptischer Spalt
postsynaptische Membran

Mi
PSD
a   b   c
Ax
Mi
SV
PSD
d   D   e

Abb. 9.**7** **Synapsen-Typen. a–c** Schemata: **a** Asymmetrischer Typ (erregend). **b** Symmetrischer Typ (hemmend). **c** Peptiderge Synapse. **d**, **e** **Axodendritische Synapse** (asymmetrischer Typ, Hirnstamm, Ratte), Übersicht und Ausschnittsvergrößerung. **Ax**, Axonende. **D**, Dendrit. Der synaptische Spalt (**Pfeile**) enthält filamentöses Material. Eine Fraktion von synaptischen Vesikeln (**sv**) liegt nahe der präsynaptischen Membran (aktive Zonen), die übrigen liegen im Axoplasma verteilt (Reserve-Vorrat). **PSD**, postsynaptische Verdichtungen. **Mi**, Mitochondrium. Vergr. 19 000fach (a), 50 000fach (b).

Die Transmitter lassen sich in verschiedene chemische Gruppen einteilen. Die Synapsen und das zugehörige präsynaptische Neuron werden jeweils nach dem Transmitter benannt, mit dem sie „arbeiten" (z.B. cholinerg, dopaminerg, glutamaterg usw.). Nur einige weit verbreitete Überträgerstoffe seien hier genannt:

- **Acetylcholin**: erregend oder hemmend, je nach Rezeptor.
- **Monoamine**: z.B. *Dopamin, Noradrenalin, Adrenalin, Serotonin*. Wirkungen abhängig vom Rezeptor.
- **Aminosäuren**: z.B. *Glutamat* (wichtigster erregender Transmitter), γ-Aminobuttersäure (= *GABA*, wichtigster hemmender Transmitter), *Glycin* (meist hemmend).
- **Peptide** (= Neuropeptide): z.B. Tachykine (Substanz P u.a.), Cholezystokinin (*CCK*), vasoaktives intestinales Peptid (*VIP*), Opioide.

Dabei ist anzumerken, dass viele Peptide nicht als Neurotransmitter, sondern als **Neuromodula-toren** fungieren, d.h. ihre Wirkung ist nicht kurz und rasch wie die der klassischen Transmitter, sondern langsam einsetzend und lang anhaltend. Nicht selten kommen Neuropeptide zusammen mit klassischen Transmittern in demselben präsynaptischen Endknopf vor (Co-Lokalisation) und werden zusammen mit ihnen ausgeschüttet. Einige Neuropeptide werden auch von endokrinen Zellen des Verdauungskanals gebildet und fungieren dort als Hormone (S. 372).

Hier sei auch das Prinzip der Neurosekretion erwähnt. Wenn das Axonende nicht einer postsynaptischen Membran, sondern einer Blutkapillare anliegt, erreicht das ausgeschüttete Neuropeptid seine Zielzellen über den Blutweg. Es erfüllt damit die klassische Definition eines **Hormons** (in diesem Fall als **Neurohormon** bezeichnet). Beispiel: Hormone des Hypophysenhinterlappens (S. 355). Abgesehen von dieser Besonderheit verhalten neurosekretorische Neurone sich wie echte Mitglieder des Nervensystems.

Weitere Struktur-Funktions-Beziehungen

Die synaptischen Vesikel sind meist 50 nm groß und erscheinen leer (*clear vesicles*). In dopaminergen und noradrenergen Synapsen dagegen zeigen die Vesikel oft ein elektronendichtes Zentrum (*dense core vesicle*). Peptid-haltige Vesikel sind relativ groß (ca. 100 nm) und mit elektronendichtem Inhalt gefüllt (Abb. 9.**7c**). Die Synthese der Transmitter (außer den Peptiden) findet überwiegend im Axoplasma des Endknopfes statt. Ein spezifischer, Energie-verbrauchender Transportmechanismus in der Vesikelmembran sorgt für die hohe intravesikuläre Anreicherung des Transmitters. Die Vesikelmembran wird nach Transmitterfreisetzung mehrfach wiederverwendet (Rezirkulation, s.u.). Die für die Transmittersynthese nötigen Enzyme sowie neue Membranen für die Verpackung werden vom Perikaryon geliefert. Peptide dagegen können nur im Perikaryon synthetisiert werden. Sie gelangen durch den schnellen axonalen Transport in Vesikeln zum Axonende.

Entleerung und Rezirkulation der synaptischen Vesikel. Vorbedingung für die **Exozytose** des Neurotransmitters ist die Erhöhung der axoplasmatischen *Ca^{2+}-Ionen-Konzentration* (Öffnung von Ca^{2+}-Kanälen durch das ankommende Aktionspotenzial) sowie die Fusion der Vesikelmembran mit der präsynaptischen Membran. Die einzelnen Schritte, die zur Exozytose führen, werden durch das koordinierte Zusammenspiel zahlreicher Proteine reguliert, die teils im Axoplasma, teils in oder an der Vesikelmembran und teils in der präsynaptischen Membran lokalisiert sind. Diese „Proteinmaschinerie" hat ein Äquivalentbild in Form der **präsynaptischen Verdichtungen in den aktiven Zonen.**

Bei den synaptischen Vesikeln können zwei Fraktionen unterschieden werden: ein sofort verfügbarer Vorrat und ein Reserve-Vorrat. Die Vesikel des **sofort verfügbaren Vorrats** liegen im Bereich der aktiven Zonen dicht an der präsynaptischen Membran und sind bereits an ihr befestigt. Bei Einstrom von Ca^{2+} kommt es sofort zur Membranfusion, für kurze Zeit bildet sich eine Öffnung, durch die der Neurotransmitter austritt. Die entleerten Vesikel schnüren sich sofort wieder ab und werden erneut mit Transmitter gefüllt. Diese Sonderform der Exozytose und Rezirkulation wird im Wissenschaftsjargon als „kiss-and-run" bezeichnet. Dieser rasch verfügbare Vesikelvorrat ist bei mäßig aktiver Neurotransmission ausreichend.

Die Vesikel des **Reserve-Vorrats** liegen weiter entfernt von der präsynaptischen Membran und werden durch Bindung an das Aktin-Zytoskelett hier festgehalten. Auf diesen Vorrat wird bei erhöhter Aktivität der Neurotransmission zurückgegriffen. Die Vesikel werden mit Hilfe des Aktin-Zytoskeletts an die aktiven Zonen verschoben, die Exozytose verläuft in der üblichen Art (S. 42), die Membranen werden anschließend seitab von den aktiven Zonen durch *Clathrinabhängige Endozytose* zurückgeholt und wiederverwendet. – Durch Endozytose werden auch Stoffe aus dem Extrazellulärraum in das Axonende aufgenommen, z.B. neurotrophe Faktoren, einige Neurotoxine (z.B. Tetanus- und Botulinumtoxin) und neurotrope Viren (s.u.).

Die **postsynaptischen Verdichtungen** sind ein Äquivalentbild für den Komplex aus Rezeptor-molekülen und Membranskelett-Elementen, die dafür sorgen, dass die Rezeptoren in dieser Membranregion konzentriert bleiben. Die Rezeptordichte kann durch Endo- und Exozytose (= Rezirkulation) von Rezeptor-haltigen Arealen der postsynaptischen Membran reguliert wer-den. Aktive Zonen und postsynaptische Verdichtungen liegen sich immer genau gegenüber. Der Zusammenhalt der beiden Membranen wird u.a. durch verschiedene *Zelladhäsionsmoleküle* ver-mittelt, die den synaptischen Spalt durchspannen. Ultrastrukturell entspricht dem ein filamen-töses Material im synaptischen Spalt.

Die **Beseitigung des Transmitters** aus dem synaptischen Spalt ist Voraussetzung für die unge-störte Funktion der Synapse. Dies kann durch enzymatische Spaltung geschehen (z.B. Acetyl-cholin durch die *Acetylcholinesterase*, Wiederaufnahme der Bruchstücke und Verwendung zur Neusynthese). Bei anderen Überträgerstoffen sorgen spezifische Transportmechanismen für die Rückaufnahme der intakten Transmitter-Moleküle, entweder in das *Axonende* (Wiederverwen-dung) oder in die umliegenden *Astrozytenfortsätze* (hier Verstoffwechselung des Transmitters und Rückgabe der Produkte an das Axonende).

▶ Verschiedene bakterielle **Neurotoxine** aus Clostridien (z.B. Tetanustoxin, Botulinumtoxine) stören das präsynaptische Proteinsystem, das die Exozytose reguliert (Folge: Lähmung der be-troffenen Synapsen). – **Neurotrophe Faktoren** (u.a. verschiedene Neurotrophine wie z.B. NGF = *nerve growth factor* und andere) sind Proteine, die von postsynaptischen Zielzellen sezerniert, vom präsynaptischen Axonende durch Rezeptor-vermittelte Endozytose aufgenommen und re-trograd ins Perikaryon transportiert werden. Bestimmte Populationen von Neuronen benötigen für Entwicklung, Überleben und möglicherweise auch Regeneration spezifische Faktoren. Nach neueren Befunden produzieren auch Gliazellen solche Stoffe, und auch präsynaptische Neurone können neurotrophe Faktoren sezernieren und dadurch postsynaptische Neurone beeinflussen. Abgesehen von der biologischen Bedeutung solcher Faktoren knüpft sich an sie die Hoffnung, dass sie eines Tages zur Behandlung **neurodegenerativer Erkrankungen** eingesetzt werden könnten. ◀

▶ **Transneuronaler Transport.** Das physiologische Zusammenspiel von **Exozytose**, **Endozyto-se** und **axonalem Transport** macht es möglich, dass Stoffe von einem Neuron in das nächste weitergegeben werden, sowohl anterograd als auch retrograd. Das erklärt, wie z.B. **neurotrope Viren** (z.B. Erreger der Kinderlähmung = Poliomyelitis, der Tollwut = Rabies) und **Neurotoxine** (z.B. Tetanustoxin) Zugang zum ZNS gewinnen und in manchen Fällen sich darin auch von Neu-ron zu Neuron ausbreiten können. Bemerkenswert ist, dass das Tetanustoxin vor allem inhibitori-sche Interneurone im Rückenmark und Hirnstamm befällt, die normalerweise die Motoneurone hemmen (Folge: generalisierte Muskelkrämpfe, „Wundstarrkrampf"). – In der experimentellen Neuroanatomie nutzt man diese physiologischen Transportwege aus, um neuronale Verknüp-fungen aufzuklären. ◀

Glia

Gliazellen sind zwar nicht direkt an der Informationsübermittlung beteiligt, aber für die Funktion der Neurone unentbehrlich. Die **zentrale Glia** kann in Makro- und Mikroglia eingeteilt werden (Abb. 9.**8**). Die Makroglia stammt aus dem Neuralrohr, ist also ektodermaler Abkunft, die Mikroglia stammt aus dem Mesenchym. Die wichtigsten Zelltypen der Makroglia sind *Astrozyten* ▶

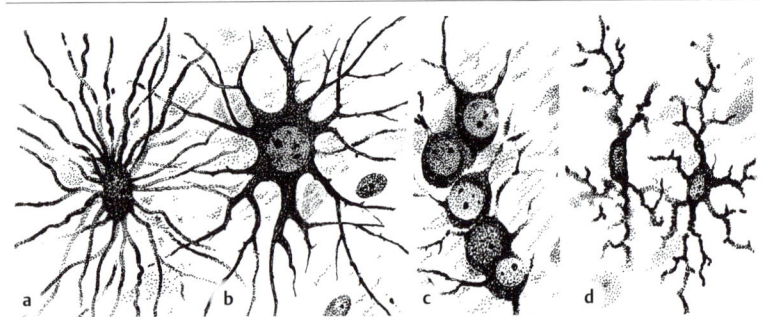

Abb. 9.8 **Gliazellen des ZNS**, halbschematische Zeichnungen nach Versilberungspräparaten (Darstellung des Zellleibes samt den Ausläufern). **a**, **b** **Astrozyten**, fibrillärer und protoplasmatischer Typ. **c** **Oligodendrozyten**. Die Myelin-bildenden Enden der Ausläufer sind nicht dargestellt. **d** **Mikrogliazellen** im ruhenden Zustand. Aus Kahle [62].

(mechanische und metabolische Aufgaben), *Oligodendrozyten* (Myelinscheidenbildung), und *Ependymzellen* (Auskleidung der inneren Liquorräume, S. 171). Die *Mikrogliazellen* dienen der Abwehr. Alle genannten Gliazellen (außer Ependym) besitzen zahlreiche Ausläufer, die man bei üblichen histologischen Färbungen nicht erkennt. Im Gegensatz zu Nervenzellen können Gliazellen proliferieren. Die Mehrzahl der Hirntumoren geht von Gliazellen aus.

Die **periphere Glia** stammt aus der Neuralleiste. Die wichtigsten Zelltypen sind *Schwann-Zellen* (Myelinscheidenbildung) und Mantel- oder *Satellitenzellen* (Umhüllung der peripheren Ganglienzellen). Sie werden später besprochen.

Astroglia

Astrozyten sind die häufigsten Gliazellen im ZNS. Mit Spezialmethoden (Metallimprägnationen, Immunhistochemie) können sie als sternförmige Zellen dargestellt werden, daher ihr Name. Bei der immunhistochemischen Anfärbung wird das Vorkommen eines Astrozyten-spezifischen Proteins ausgenutzt (**GFAP** = *glial fibrillary acidic protein*), aus dem die ultrastrukturell sichtbaren Intermediärfilamente bestehen. Die Filamente verleihen den Astrozytenausläufern mechanische Stabilität, wodurch sie im ZNS die Stützfunktion übernehmen können, die in anderen Organen vom bindegewebigen Stroma erfüllt wird; dieses fehlt im ZNS. Nach dem Filamentreichtum unterscheidet man **fibrilläre** und **protoplasmatische Astrozyten**. Der fibrilläre Typ herrscht in der weißen Substanz und an der Oberfläche des ZNS vor, der protoplasmatische Typ liegt vorwiegend in der grauen Substanz.

Die Astrozyten sind durch **Gap junctions** zu einem funktionellen Netz gekoppelt, welches das ganze ZNS durchzieht. Astrozytenausläufer füllen überall die Lücken zwischen Nervenzellperikaryen, Dendriten, Neuriten und Gefäßen. Lamellenförmige Astrozytenfortsätze bedecken Synapsen und umhüllen Bündel von dünnen marklosen Axonen (Abb. 9.1). An der Grenze zu nicht-neuronalen Geweben (an der Oberfläche des ZNS und um Blutgefäße herum) bilden Astrozytenausläufer mit flächigen Endfüßen eine durchgehende Grenzschicht (Abb. 9.**9**, 9.**17**). Diese erscheint lichtmikroskopisch wie eine Membran und wird daher als **Gliagrenzmembran** (*Membrana limitans gliae superficialis* bzw. *perivascularis*) bezeichnet. Sie ist auf der Außenseite mit einer durchgehenden **Basallamina** bedeckt, die von den Astrozyten gebildet wird.

Der **Extrazellulärraum des ZNS** nimmt zwar nicht weniger als 20 % des Gesamtvolumens ein, die Spalten zwischen den vielen Zellfortsätzen sind aber außerordentlich eng (oft nur 20 nm) und gewunden, was die freie Diffusion von Stoffen vermutlich behindert. Ein großer Anteil dieses Extrazellulärraum-Labyrinths wird von den Plasmamembranen der Astrozyten gesäumt.

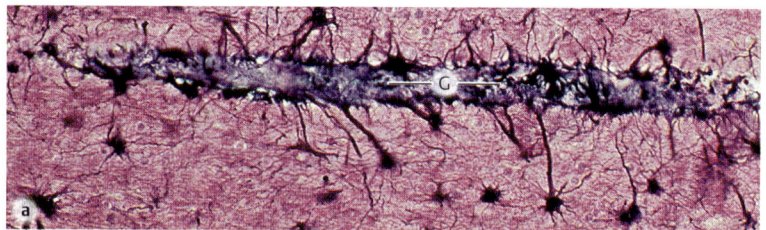

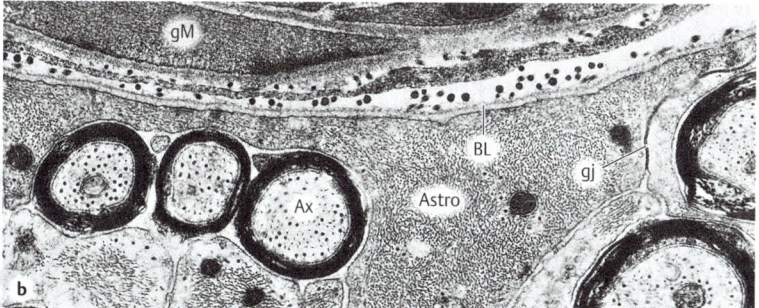

Abb. 9.**9** **Gliagrenzmembran am Beispiel der Membrana limitans gliae perivascularis. a Astrozyten** (*schwarz* gefärbt durch Goldsublimat-Technik) in der weißen Substanz (Endhirn, Hund). Viele Astrozytenfortsätze enden in enger Nachbarschaft zu einem hier längs verlaufenden Gefäßkanal (**G**). **b Astrozyten-Endfuß** (**Astro**), der an den perivaskulären Raum grenzt (EM-Bild, N. opticus, Maus); im Zytoplasma zahlreiche quergeschnittene Intermediärfilamente. **BL**, Basallamina der Gliazelle. Im perivaskulären Raum quergeschnittene Kollagenfibrillen und Fortsatz eines pialen Fibroblasten. **gM**, glatte Muskelzelle der Arteriole. **Ax**, myelinisierte Axone. **gj**, Gap junction. Vergr. 200fach (a), 11 000fach (b).

Die **Funktionen der Astrozyten** sind vielfältig. Die **Stützfunktion** wurde schon erwähnt. Mit diversen Transportmechanismen und Ionenkanälen in ihrer riesigen Oberfläche kontrollieren die Astrozyten die **Zusammensetzung der Extrazellulärflüssigkeit** (z.B. Aufnahme und Metabolismus von Neurotransmitter-Substanzen; Konstanthaltung der extrazellulären K^+-Konzentration, die durch die Aktivität der Neurone anzusteigen droht). Bei Zerstörung von zentralem Nervengewebe (z.B. infolge von Verletzungen, Gefäßverschlüssen oder neurodegenerativen Erkrankungen) proliferieren die Astrozyten, vergrößern sich, exprimieren vermehrt GFAP und umgeben das verletzte Areal mit einer **Glianarbe**. Unter bestimmten Bedingungen können Astrozyten als Antigen-präsentierende Zellen fungieren.

Sonderformen der Astroglia. Eine Frühform der Astroglia sind lange Zellen, die die ganze Wand des Neuralrohres radiär durchspannen (*radiäre Glia*). Sie dienen den jungen Neuronen bei der Wanderung als Leitschienen. Nach Abschluss der Neuronen-Migration ziehen die meisten radiären Gliazellen die Fortsätze ein und werden zu Astrozyten. Postnatal kommt GFAP-positive radiäre Glia noch in Form der *Bergmann-Glia* (Kleinhirn, S. 169) und der *Müller-Zellen* (Retina, S. 502) vor. Eine weitere Sonderform sind die *Pituizyten* des Hypophysenhinterlappens (S. 355).

Oligodendroglia

Oligodendrozyten (Abb. 9.**10e**) bilden die **Myelinscheiden des ZNS** (S. 164) und sind daher in der weißen Substanz besonders reichlich vertreten. Ihre Zellkörper liegen in Reihen zwischen den Fasern der Hirn- und Rückenmarksbahnen. In Übersichtsfärbungen ist nur ihr dichter Zellkern zu erkennen. Ultrastrukturelle Merkmale sind das relativ elektronendichte Zytoplasma und der Reichtum an Mikrotubuli. Auch in der grauen Substanz kommen Oligodendrozyten vor, die den Nervenzellperikaryen eng angelagert sind. Ihre Funktion an dieser Stelle ist nicht geklärt.

Mikroglia

Mikrogliazellen (ca. 10 % der zentralen Gliazellen) sind die professionellen **Makrophagen** des ZNS. Sie gehen aus denselben Vorläuferzellen hervor wie die Blutmonozyten (S. 237), wandern aber schon während der Fetalzeit in das ZNS ein und stellen eine eigene Zellpopulation dar, die sich postnatal durch Mitosen weitgehend selbst unterhält.

Die Form der Zellen (nur durch Spezialfärbungen darstellbar) ist abhängig vom Funktionszustand. **Ruhende Mikrogliazellen** sind ramifiziert, d.h. sie tragen reich verzweigte, zarte Ausläufer (Abb. 9.**8**). Sie sind gleichmäßig verteilt und scheinen ein lückenloses Überwachungsnetz im ZNS zu bilden. **Aktivierte Mikrogliazellen** zeigen plumpe Ausläufer. Wenn sie mit der Phagozytose von Zelltrümmern o.ä. beginnen, ziehen sie ihre Ausläufer ein und werden zu plumpen **amöboiden Zellen**.

Außer den Mikrogliazellen kommen im ZNS auch Makrophagen vor, die direkt aus Blutmonozyten hervorgegangen sind (s. Blut, S. 237). Sie sind jedoch normalerweise auf die Hirnhäute und die perivaskulären Räume beschränkt, liegen also *außerhalb* der Membrana limitans gliae und somit nicht eigentlich im zentralen Nervengewebe.

▢ **Funktion.** Die Mikroglia reagiert bei jeglicher Schädigung von zentralen Neuronen und Gliazellen, indem sie lokal oder generalisiert in den aktivierten Zustand übergeht und proliferiert. Unter bestimmten Bedingungen können aktivierte Mikrogliazellen neurotoxische Wirkstoffe (Zytokine, S. 259) sezernieren. Außerdem können sie als **Antigen-präsentierende Zellen** fungieren (S. 254). Bei vielen **Erkrankungen des ZNS** (z.B. multiple Sklerose, Parkinson-Krankheit, Alzheimer-Krankheit) sind sie vermehrt und phagozytotisch tätig. Über ihre Bedeutung für die Entstehung und den Verlauf dieser Erkrankungen gibt es verschiedene Hypothesen. ◼

Nervenfaser

Eine Nervenfaser besteht aus dem Axon und der zugehörigen Gliahülle. Periphere Nervenfasern sind in **Nerven** gebündelt. Im ZNS wird ein größeres Bündel aus Fasern gleicher Funktion als **Faserbahn** (*Tractus*) bezeichnet.

Dünne Axone sind mit einer sehr einfach gebauten Hülle versehen (marklose Faser). Von einem bestimmten Kaliber an ist das Axon von einer Myelinscheide umgeben (markhaltige oder myelinisierte Faser). Die **Myelinscheide** (Markscheide) ist aus zahlreichen konzentrischen Lipid-Protein-Lamellen aufgebaut und entsteht dadurch, dass **Schwann-Zellen** (im PNS) oder **Oligodendrozyten** (im ZNS) das Axon mit einem breitflächigen Ausläufer spiralig umwickeln. Die Markscheide bleibt integraler Teil der genannten Gliazellen.

Entlang einer markhaltigen Nervenfaser besteht die Umscheidung aus einer Kette von Myelin-Segmenten, die in regelmäßigen Abständen durch kurze myelinfreie Zonen unterbrochen sind (**Ranvier-Schnürringe**). Die Axonstrecke zwischen zwei Schnürringen ist das **Internodium**. Das internodale Axolemm ist gegenüber der Umgebung isoliert, im Bereich der Schnürringe fehlt die Isolierung. Die Myelinscheide liefert die physikalische Voraussetzung für die rasche Erregungsleitung entlang einem Axon. Die elektrische Erregung springt gleichsam von einem Schürring zum nächsten (**saltatorische Erregungsleitung**) und pflanzt sich daher auf myelinisierten Axonen mit viel höherer Geschwindigkeit (maximal 120 m/s) fort als auf marklosen Axonen (maximal 2 m/s).

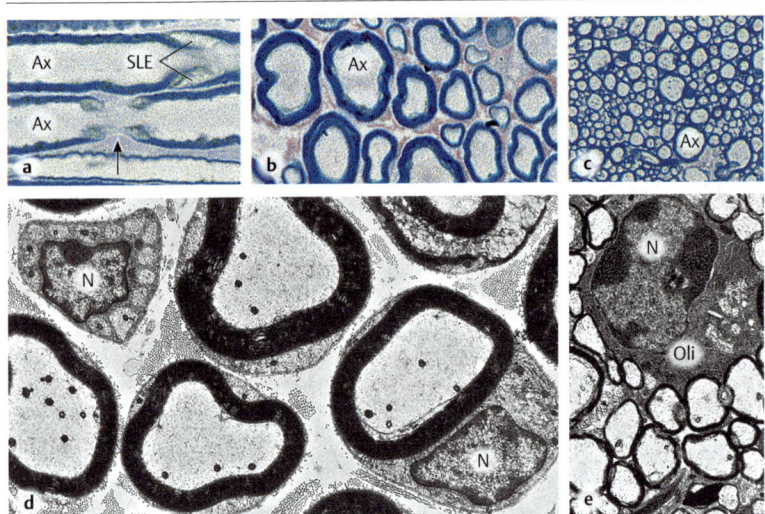

Abb. 9.**10** **Periphere und zentrale Nervenfasern.** (a, b ,c Semidünnschnitte; d, e, EM). **a**, **b** Periphere Fasern längs und quer geschnitten (Ratte). **Ax**, Axon, von dunkel gefärbter Myelinscheide umgeben. **Pfeil** in a zeigt auf Ranvier-Schnürring. **SLE** , Schmidt-Lanterman-Einkerbung. In b zwischen den Nervenfasern rot gefärbtes Bindegewebe (Endoneurium) zu sehen. **c** Zentrale Fasern (weiße Substanz im Hirnstamm, Maus). Beachte die dichte Packung der Fasern im Vergleich zu b. Der Faserdurchmesser ist durchweg kleiner als in b. **d** Periphere Fasern (N. phrenicus, Maus). Man sieht 5 myelinisierte Fasern und oben links eine marklose Faser. In zwei Fällen ist der Kern (**N**) der Schwann-Zelle angeschnitten. Zwischen den Fasern Kollagenfibrillen. **e** Zentrale Fasern wie in c. **Oli**, Zellleib eines Oligodendrozyten. Färbung Toluidinblau (a, c) oder basisches Fuchsin-Methylenblau (b). Vergr. 800fach (a, b, c), 4 500fach (d, e).

Marklose Nervenfasern

Nicht-myelinisierte Axone sind dünn (im ZNS < 1 μm, im PNS < 2 μm). Im **ZNS** liegen sie entweder ohne spezielle Hülle im Neuropil, oder sie sind bündelweise von Astrozytenfortsätzen zusammengefasst. Im **PNS** besteht eine marklose Nervenfaser aus *mehreren* Axonen, die von einer gemeinsamen Schwann-Zelle begleitet werden (Abb. 9.**10**, 9.**11**). Jedes Axon liegt in einer rinnenförmigen Vertiefung der Schwann-Zelle, das Axolemm ist nicht gegenüber dem allgemeinen Extrazellulärraum isoliert. Die Schwann-Zelle begleitet „ihre" Axone über eine Länge von maximal 500 μm. An den Enden ist sie durch fingerförmige Fortsätze mit den angrenzenden Schwann-Zellen verzahnt. Die periphere marklose Nervenfaser ist auf ihrer ganzen Länge von einer durchgehenden **Basallamina** umgeben, die von den Schwann-Zellen gebildet wird.

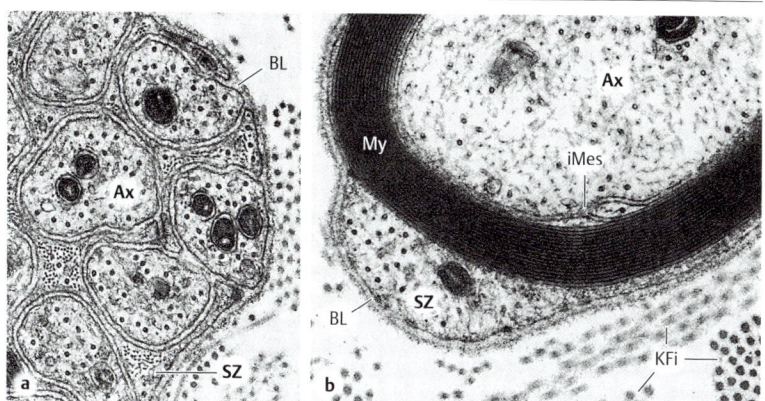

Abb. 9.**11** **Marklose** (a) **und myelinisierte** (b) **periphere Nervenfaser** (N. phrenicus, Maus). **Ax**, Axon. **SZ**, Zytoplasma der Schwann-Zelle. **BL**, Basallamina. **KFi**, Kollagenfibrillen des Endoneuriums. **My**, Myelinscheide. **iMes**, inneres Mesaxon. Beachte die quergeschnittenen Zytoskelet-Elemente in Axonen und Schwann-Zellen. Axon und SZ sind durch den periaxonalen Spalt getrennt (nicht bezeichnet). Vergr. 27 000fach (a), 30 000fach (b).

Myelinisierte Nervenfasern

Jedes myelinisierte Axon im ZNS und PNS besitzt eine *individuelle* Gliahülle. Im histologischen Querschnitt erkennt man eine markhaltige Faser, falls sie optimal fixiert ist, an dem hellen Axon, das von einem stark gefärbten Ring, der **Myelinscheide**, umgeben ist (Abb. 9.**10**, 9.**11**, 9.**12**, 9.**13**). In einem idealen Längsschnitt (besser noch am Zupfpräparat von Einzelfasern eines peripheren Nerven) zeigen sich in regelmäßigen Abständen taillenförmige Einschnürungen, die den Lücken zwischen den aufeinander folgenden Myelin-Segmenten entsprechen: **Ranvier-Schnürringe** (Ranvier-Knoten, *Nodus*). Die Axonstrecke zwischen zwei Schnürringen (**Internodium**) entspricht dem Zuständigkeitsbereich *einer* Myelin-bildenden Gliazelle. Die Länge des Internodiums (**200—2000 μm**) ist direkt mit der Dicke der Myelinscheide und dem Durchmesser des Axons korreliert (S. 164).

Das **nodale Axolemm** (Abb. 9.**12**) unterscheidet sich vom übrigen Axolemm durch einen dichten Besatz mit **Na⁺-Kanälen** (entscheidend für die saltatorische Erregungsleitung). Ultrastrukturelles Korrelat ist ein elektronendichtes Material an der Innenseite des nodalen Axolemm. Dies gilt – wie beim Initialsegment des Axons – als Äquivalentbild des Membranskeletts, durch das die Na^+-Kanäle hier gefessel werden. Außen ist das nodale Axolemm von Mikrovilli der Schwann-Zelle (PNS) bzw. von einem Astrozytenfortsatz (ZNS) bedeckt.

Zwei wichtige **Unterschiede zwischen PNS und ZNS** bezüglich des Feinbaus der myelinisierten Faser seien schon hier genannt: (a) Im PNS ist eine Schwann-Zelle für ein Myelinsegment *eines* Axons zuständig, im ZNS werden *mehrere* Axone (bis zu 50) von einem Oligodendrozyten jeweils mit einem individuellen Myelinsegment versehen. (b) Die periphere Faser ist immer von einer durchgehenden Basallamina umgeben, die zentrale Faser besitzt keine Basallamina.

Die **chemischen Bestandteile des Myelins** sind Lipide (ca. 70 %), Proteine (ca. 10 %) und Wasser (20 %). Von den Lipiden sind ca. 40 % Cholesterin, 40 % Phospholipide, 20 % Glykolipide. In Einzelheiten unterscheidet sich das Lipidmuster von peripherem und zentralem Myelin. Bedeutende Unterschiede bestehen vor allem im Proteinmuster: Einige Myelinproteine kommen ubiquitär vor, andere sind jeweils PNS- oder ZNS-spezifisch. Die Proteine sind, obwohl sie nur einen kleinen Anteil am Myelin ausmachen, unentbehrlich für die Organisation der Myelinlamellen.

Das **lichtmikroskopische Aussehen der Myelinscheide** hängt davon ab, ob die Lipide durch geeignete Fixierung erhalten oder bei der Präparation extrahiert wurden. Im letzteren Fall bleiben nur die Proteine des Myelins als netzartige Struktur übrig („Neurokeratin"), dies ist ein regelmäßiges Artefakt in Routinepräparaten. Hinweise zur histologischen Erkennung schlecht erhaltener Nerven s. S. 180.

Myelinisierte Faser des peripheren Nerven

Der Feinbau der Myelinscheide wird aus der **Entwicklung** verständlich (Abb. 9.**12**). Die Schwann-Zelle umfängt das Axon zunächst wie bei der marklosen Faser mit einer Rinne, deren Lippen sich unter Bildung eines Mesaxons treffen. Die eine (künftige innere) Lippe schiebt sich nun unter die andere und beginnt, sich um das Axon herumzuwickeln. Im weiteren Verlauf verschwindet ein Großteil des Zytoplasmas aus den Wicklungen, die Plasmamembranen kommen aneinander zu liegen und werden durch verschiedene Myelin-spezifische Proteine miteinander verklebt und vernietet (**Kompaktierung des Myelins**). Peripheres Myelin leitet sich also von der Plasmamembran der Schwann-Zelle ab, unterscheidet sich jedoch in der chemischen Zusammensetzung (s.o.) von üblichen Plasmamembranen.

Das **kompakte Myelin** zeigt ein periodisches Muster aus elektronendichten Linien, die durch helle Banden getrennt sind. Die breite **Hauptlinie** (*major dense line*) und die weniger dichte **Zwischenlinie** (*intermediate line*) entsprechen den Bereichen, in denen sich während der Entwicklung die zytoplasmatischen bzw. die nach extrazellulär orientierten Lipidschichten der benachbarten Plasmamembranen aneinander gelegt haben. Dicke Axone besitzen Myelinscheiden mit mehreren hundert Perioden.

Paranodale Zungen und „Schmidt-Lanterman-Einkerbungen" (SLE). Das Zytoplasma der Schwann-Zelle bleibt in folgenden Regionen bestehen (**nicht-kompaktes Myelin**) (Abb. 9.**12**): innere Zytoplasmazone, paranodale Zungen, SLE sowie äußere Zytoplasmazone, in welcher der Kern und die meisten Zellorganellen der Schwann-Zelle lokalisiert sind. Die paranodalen Zungen und die SLE stellen **intrazelluläre Verkehrswege** zwischen innerer und äußerer Zytoplasmazone dar. Im Bereich der Zungen und der SLE bestehen zwischen den Membranen der Wicklungen **Gap junctions**, sie wirken als Kurzschlüsse zwecks Abkürzung der Versorgungswege; außerdem ist hier der Zusammenhalt der Plasmamembranen durch **Adhärens-Kontakte** gesichert. Die Plasmamembranen der paranodalen Zungen sind überdies durch Zelladhäsionsproteine mit dem Axolemm verbunden.

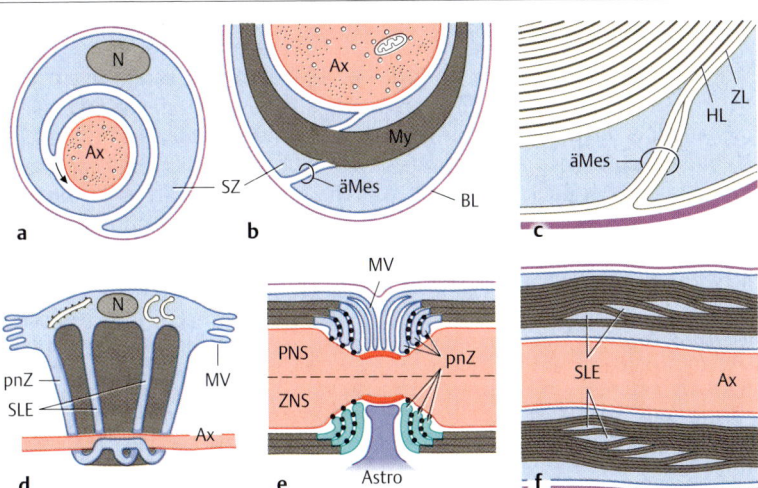

Abb. 9.**12** **Myelinscheide** und **Ranvier-Schnürring** (schematisch). **Ax**, Axon (*rosa*). **BL**, Basallamina (*violett*). **My**, kompaktes Myelin (*grau*) **N**, Zellkern. **SZ**, Schwann-Zelle (*hellblau*). Einzelheiten siehe Text. **a** Entstehung der Myelinscheide im PNS. Der Pfeil deutet die Wachstumsrichtung der inneren Lippe an. **b** Innere und äußere Zytoplasmazone der SZ. **äMes**, äußeres Mesaxon; darüber inneres Mesaxon, nicht bezeichnet. **c** Substruktur des kompakten Myelins, Entstehung der Hauptlinien (**HL**) und Zwischenlinien (**ZL**). **d** SZ „abgewickelt" gezeichnet, dadurch soll die Kontinuität der SZ durch die ganze Myelinscheide hindurch verdeutlicht werden. Stellenweise sind die SZ-Plasmamembranen nicht zu Myelin kompaktiert, sodass Zytoplasma-haltige Käle bestehen bleiben, diese entsprechen im aufgewickelten Zustand (vgl. e und f) den paranodalen Zungen (**pnZ**) und den Schmidt-Lanterman-Einkerbungen (**SLE**). **MV**, Mikrovilli der SZ. **e** Ranvier-Schnürring, oben im PNS, unten im ZNS. Die **pnZ** der Schwann-Zellen *hellblau*, die der Oligodendrozyten *blaugrün*. **Schwarze Punkte**, Zellkontakte (s. Text). Dem nodalen Axolemm haftet innen elektronendichtes Material (*rot*) an (Membranskelett und Na$^+$-Kanäle). Außen ist das nodale Axolemm von MV der SZ bzw. von einem Astrozyten-Ausläufer (**Astro**) bedeckt. **f** Schmidt-Lanterman-Einkerbung.

▶ Die Gap junctions der peripheren Myelinscheiden enthalten vorwiegend Connexin 32. Mutationen des Gens für Connexin 32 führen zur Degeneration der Myelinscheiden (eine Unterform der erblichen **Neuropathie** Charcot-Marie-Tooth). ◀

Beziehungen zwischen Axon und Schwann-Zelle. Die Myelinisierung der Spinalnervenfasern beginnt beim Menschen bereits im 4. Embryonalmonat. Schwann-Zellen und auswachsende Axone sind während der Entwicklung miteinander vergesellschaftet und beeinflussen sich wechselseitig: Die **Dicke der Myelinscheide** wird vom Axon diktiert. Umgekehrt wird die Konzentrierung der Na$^+$-Kanäle auf das nodale Axolemm durch die Myelinisierung induziert. Auch die Erhaltung der Myelinscheide hängt vom Kontakt zwischen Schwann-Zelle und Axon ab. Wenn das Axon untergeht, dedifferenziert die Schwann-Zelle und die Myelinscheide zerfällt. Bemerkenswert ist, dass die **Zahl der Internodien** entlang einer peripheren Nervenfaser lebenslang konstant bleibt, die Internodien müssen sich also im Rahmen des Körperwachstums verlängern.

Faserkaliber und Leitungsgeschwindigkeit. Das Verhältnis von Axondurchmesser zu Durchmesser der Gesamtfaser ist recht konstant und beträgt ca. 0,7 (**g-Wert**, wichtig in der Neuropathologie bei der Beurteilung morphometrischer Befunde an peripheren Nerven). Wegen der saltatorischen Erregungsleitung ist die Länge der Internodien für die Leitungsgeschwindigkeit die wichtigste Größe. Da Internodium-Länge, Axondurchmesser, Myelinscheidendicke und daher auch Faserdurchmesser direkt miteinander korreliert sind, wird letzterer für die Klassifizierung von peripheren Nervenfasern herangezogen. Als Faustregel gilt: *Je dicker die myelinisierte Faser, desto höher die Leitungsgeschwindigkeit.* Grundsätzlich trifft dies auch für die Nervenfasern des ZNS zu.

Nach einer in der Physiologie üblichen **Klassifizierung** werden die peripheren Nervenfasern in folgende Gruppen eingeteilt: **A** (markhaltig, Faserdurchmesser 22–4 µm, Leitungsgeschwindigkeit 120–15 m/s), mit den Untergruppen Aα, Aβ, Aγ, Aδ; **B** (schwach myelinisiert, Durchmesser <4 µm, Leitungsgeschwindigkeit 15–3 m/s), **C** (marklos, Leitungsgeschwindigkeit max. 2 m/s). Eine andere Klassifizierung, die für afferente Fasern aus der Skelettmuskulatur gebräuchlich ist, teilt die Fasern nach denselben Kriterien in Gruppen von I bis IV ein. Die schnellsten Fasern sind primäre Muskelspindelafferenzen (S. 471) und motorische Fasern zu den Skelettmuskeln. Die Schmerz-vermittelnden Fasern gehören den Gruppen Aδ und C an.

Zentrale Myelinscheide

Das Bauprinzip des zentralen Myelins gleicht dem in der Peripherie, mit dem Unterschied, dass ein Oligodendrozyt für die Umhüllung mehrerer Axone zuständig ist (Abb. 9.**13**). Er entsendet mehrere Arme (bis zu 50), die jeweils in einen breitflächigen Fortsatz übergehen. Dieser bildet die Myelin-Wicklungen für jeweils ein Internodium. Ein Oligodendrozyt liefert für ein gegebenes Axon jeweils nur *ein* Myelin-Segment. Die Axone und Myelinscheiden im ZNS sind generell dünner als im PNS.

Zeitplan der Myelogenese im ZNS. Im Gegensatz zu den Verhältnissen im PNS nehmen die Oligodendrozyten die Myelinisierung erst auf, nachdem die Axone zu ihren Zielzellen ausgewachsen sind. Die Myelogenese im ZNS beginnt in der Fetalzeit und hält etwa 2 Jahrzehnte (!) an. Bis zum *Ende des 2. Lebensjahres* verläuft der Zugewinn an Myelin rapide, später zunehmend langsamer. Bei der Geburt sind viele Faserzüge noch unreif oder gar nicht myelinisiert. Die Markscheidenbildung im Hirn beginnt in den kaudalen Regionen und schreitet nach festem Muster rostralwärts fort. Die Markscheiden entlang einem langen Axon sind proximal früher fertig als distal. Die Mechanismen, die Ort und Zeit der Myelinisierung regeln, sind im Einzelnen nicht geklärt.

▶ Die **multiple Sklerose** ist die häufigste Entmarkungserkrankung des ZNS. Sie ist gekennzeichnet durch unsystematisch verteilte Herde, in denen die Axone ihre Myelinscheide verloren haben und schließlich selbst untergehen. Dies führt zu einem breiten Spektrum von neurologischen Störungen. Die Ursachen und Entstehungsmechanismen sind nicht völlig geklärt; u.a. werden Autoimmun-Prozesse (S. 258) gegen Myelin-spezifische Proteine verantwortlich gemacht. ◀

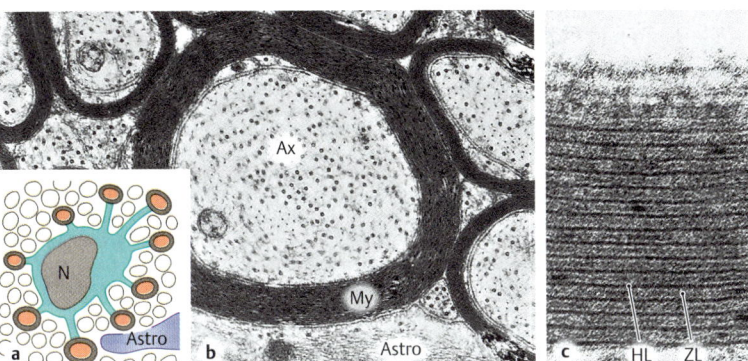

Abb. 9.■13■ **Zentrale Nervenfasern.** ▪a▪ Oligodendrozyt (Schema) und 9 Axone, die von seinen Ausläufern je ein Myelinsegment gestellt bekommen. Dazwischen Axone, die anderen Oligodendrozyten zugeordnet sind, und ein Astrozytenfortsatz (**Astro**). **N**, Zellkern. ▪b▪, ▪c▪ EM-Bilder, N. opticus (Maus). **Ax**, Axon. **My**, Myelinscheide. Stellenweise sind die innere Zytoplasmazone der Oligodendrozytenfortsätze und der periaxonale Spalt zu erkennen. Bei hoher Auflösung sind im Myelin die Hauptlinien (**HL**) und Zwischenlinien (**ZL**) erkennbar. Vergr. 20 000fach (b), 170 000fach (c).

9.2 Zentralnervensystem

Graue Substanz am Beispiel der End- und Kleinhirnrinde

Die Gliederung des ZNS in graue und weiße Substanz (Definition S. 144) ist makroskopischer Ausdruck der geordneten Verteilung der einzelnen Bauelemente. Die mikroskopische Betrachtung insbesondere der grauen Substanz lässt eine noch viel weiter reichende Ordnung erkennen, die an zwei Beispielen kurz dargestellt werden soll, ohne dass auf neuronale Verschaltungen und funktionelle Aspekte näher eingegangen werden kann.

Die graue Substanz von Endhirn und Kleinhirn liegt überwiegend als **Rinde** (*Cortex*) an der Oberfläche, ein kleinerer Teil liegt in Form von **Kerngebieten** (*Nuclei*) in der Tiefe, umgeben von weißer Substanz. Charakteristisch für die Rinden ist die Anordnung der neuronalen Perikaryen in Schichten (*Laminae*). Dies ist das Ergebnis der nach festem Plan ablaufenden Migration der jungen Neurone während der Entwicklung.

Endhirnrinde

Die Gesamtfläche der Endhirnrinde ist durch Windungen und Furchen stark vergrößert. Der überwiegende Teil weist histologisch ein einheitliches Schichtenmuster auf und wird daher als **Isokortex** bezeichnet. Er ist der phylogenetisch jüngste Teil der Rinde (daher auch Neokortex). Die phylogenetisch älteren (Archikortex) und ältesten (Palaeokortex) Rindenareale weisen andere Schichtenmuster auf (zusammenfassende Bezeichnung: **Allokortex**).

Der Isokortex hat eine Breite von 2–5 mm. Aufgrund der unterschiedlichen Größe, Form und Packungsdichte der *Perikaryen*, wie das *Nissl-Präparat* sie zeigt (**Zytoarchitektonik**), sind im Isokortex grundsätzlich sechs horizontale Schichten zu unterscheiden (Abb. 9.**14**), allerdings mit regionalen Differenzen. Die Abgrenzung einzelner Rindenfelder aufgrund zytoarchitektonischer Unterschiede ist Grundlage der von Brodmann schon 1909 erstellten Hirnkarte.

Die **Neurone des Isokortex** können bezüglich ihrer Form im *Golgi-Präparat* (Abb. 9.**14**), ihrer *Funktion* und der *Länge des Axons* in zwei Gruppen eingeteilt werden: (a) Pyramidenzellen einschließlich der modifizierten Pyramidenzellen; (b) Nicht-Pyramidenzellen. Die **Pyramidenzellen** können zwar sehr unterschiedlich groß sein, haben aber folgende Merkmale gemeinsam (Abb. 9.4): Im Schnitt dreieckiger Zellleib mit zur Hirnoberfläche orientierter Spitze; ein Apikaldendrit, der bis in die oberste Schicht aufsteigen kann; Basaldendriten von den basalen Ecken abgehend; alle Dendriten mit Dornen versehen. Das Axon entspringt von der Zellbasis, verlässt nach Abgabe von Kollateralen die heimatliche Rindenregion, tritt in das Marklager ein und endet in anderen Rindenbereichen oder subkortikalen Gebieten (Golgi-Typ-I-Neurone). Die modifizierten Pyramidenzellen zeigen zwar eine andere Geometrie, entsprechen aber den Pyramidenzellen, was das Verhalten des Axons sowie die dendritischen Dornen angeht. Die Gruppe der **Nicht-Pyramidenzellen** ist vielgestaltig, ihre Namen werden hier nicht einzeln aufgeführt. Es handelt sich stets um Interneurone, deren Axon die Region nicht verlässt (Golgi-Typ-II-Neurone).

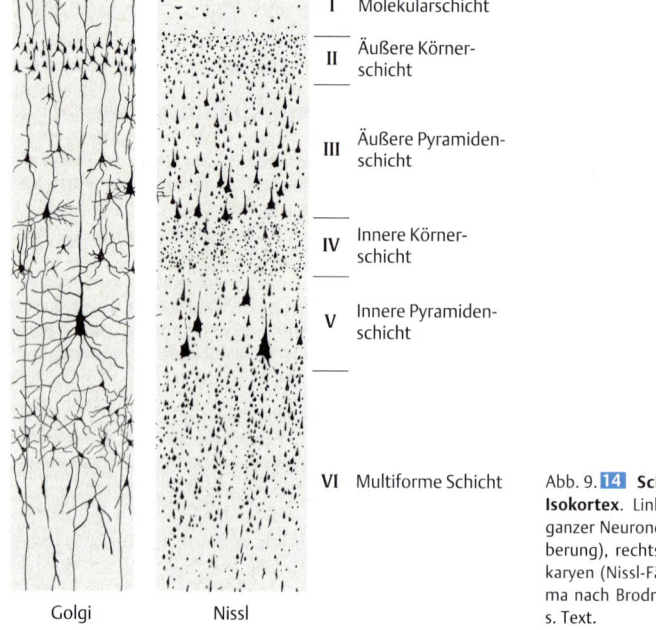

I Molekularschicht

II Äußere Körner-schicht

III Äußere Pyramiden-schicht

IV Innere Körner-schicht

V Innere Pyramiden-schicht

VI Multiforme Schicht

Golgi   Nissl

Abb. 9.**14** **Schichten des Isokortex**. Links Darstellung ganzer Neurone (Golgi-Versilberung), rechts nur der Perikaryen (Nissl-Färbung). Schema nach Brodmann. Näheres s. Text.

Schichten des Isokortex. Die Benennung der unten aufgeführten Schichten (Pyramiden- und Körnerschichten), die sich auf das Aussehen der Perikaryen im **Nissl-Präparat** bezieht, ist historisch bedingt: Nur die größeren Pyramidenzellen werden als solche bezeichnet, „Körnerzellen" dagegen ist ein Sammelbegriff für alle kleinen Perikaryen, egal ob es sich um Pyramidenzellen oder Nicht-Pyramidenzellen im Sinne der oben angegebenen Kriterien handelt. Schichten von der pialen Oberfläche nach unten:

I. **Molekularschicht** (*Lamina molecularis*): zellarm, faserreich.

II. **Äußere Körnerschicht** (*Lam. granularis ext.*): dicht gepackte, kleine Pyramidenzellen und Nicht-Pyramidenzellen.

III. **Äußere Pyramidenschicht** (*Lam. pyramidalis ext.*): locker angeordnete, kleine bis mittelgroße Pyramidenzellen und Nicht-Pyramidenzellen.

IV. **Innere Körnerschicht** (*Lam. granularis int.*): dicht gepackte, kleine modifizierte Pyramidenzellen (in der Sehrinde als „kleine bedornte Sternzellen" bezeichnet).

V. **Innere Pyramidenschicht** (*Lam. pyramidalis int.*): locker gepackte Pyramidenzellen aller Größen und wenige Nicht-Pyramidenzellen.

VI. **Multiforme Schicht** (*Lam. multiformis*): Diverse modifizierte Pyramidenzellen und Nicht-Pyramidenzellen. Übergang zum Marklager oft unscharf.

Typen des Isokortex (Abb. 9.**15**). Wenn das beschriebene Schichtenmuster klar erkennbar ist, handelt es sich um *homotypischen* Isokortex; *heterotypische* Areale zeigen Abweichungen. So sind in den **motorischen Rindenarealen** (z.B. Brodmann-Area 4) die Pyramidenzellen vorherr-

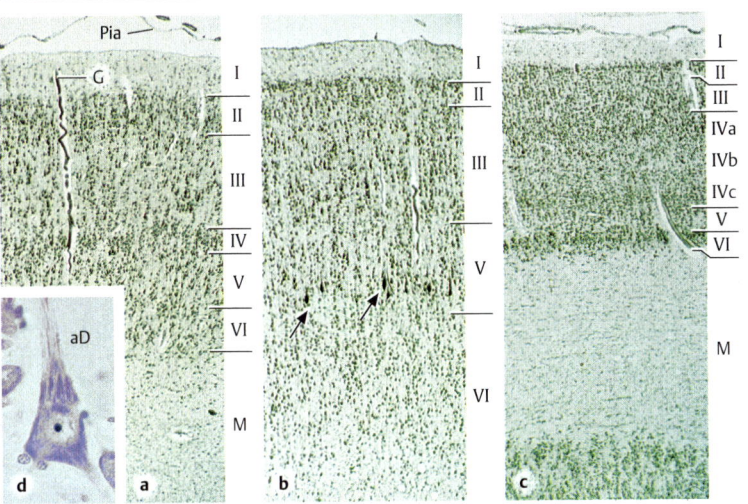

Abb. 9.**15** **Schichten in verschiedenen Arealen des menschlichen Isokortex**, Anfärbung nur der Perikaryen (entsprechend der Nissl-Methode, modifizierte Färbung nach Gallyas). Nummerierung der Schichten wie in Abb. 9.14. **a** **Homotypischer Isokortex**. **b** **Motorischer Kortex** (Area 4). **c** **Sehrinde** (Area 17). **M**, Marklager. **G**, Blutgefäß. An der Oberfläche Reste der **Pia** mater. **Pfeile** in b weisen auf einige Riesen-Pyramidenzellen. **d** Eine große Pyramidenzelle (Hund) in der klassischen Nissl-Färbung. **aD**, Abgang des Apikaldendriten. a–c, Präparate: K. Zilles, Hirnforsch.-Inst., Düsseldorf. Vergr. 19fach (a, b, c), 300fach (d).

schend, eine deutlich erkennbare Lamina IV ist während der Entwicklung verloren gegangen (*agranulärer Kortex*). Die Schicht V der Area 4 enthält die *Betz-Riesenpyramidenzellen*, deren Axone zusammen mit den Axonen anderer Pyramidenzellen die Tractus corticonuclearis und corticospinalis bilden. Das andere Extrem der Abweichung vom Grundmuster ist an den **Endstationen der aufsteigenden Sinnesbahnen** (primäre Seh- und Hörrinde sowie somatosensorische Rinde) zu finden: Die Lamina IV ist besonders breit (*granulärer Rindentyp*), hier enden die Fasern aus den Projektionskernen des Thalamus. In der primären Sehrinde (Brodmann-Area 17) ist die Lamina IV sogar in drei Unterschichten gegliedert.

Kleinhirnrinde

Das Kleinhirn dient u.a. der Koordination und Feinabstimmung der Motorik. Seine Oberfläche ist durch Windungen (*Folien*), die quer zur Längsachse des Hirns ausgerichtet sind, stark vergrößert. Die Kleinhirnrinde (Dicke ca. 1 mm) ist überall einheitlich in drei **Schichten** gegliedert (Abb. 9.**16**):

- **Molekularschicht** (*Stratum moleculare*): Dendriten der Purkinje-Zellen; Stern- und Korbzellen.
- **Purkinje-Zellschicht** (*Str. purkinjense*): Perikaryen der Purkinje- Zellen.
- **Körnerzellschicht** (*Str. granulosum*): Körnerzellen, Golgi-Zellen. Darunter folgt das Marklager.

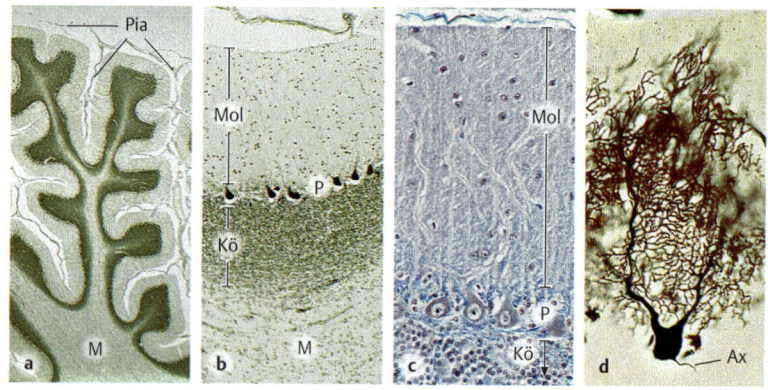

Abb. 9.**16** **Kleinhirnrinde.** **a**, **b** Menschliches Kleinhirn, dasselbe Präparat wie in Abb. 9.15c. Nur die Perikaryen sind angefärbt. Übersicht über Rinde und Marklager (**M**). **Mol**, Molekularschicht. **P**, Purkinje-Zellschicht. **Kö**, Körnerschicht. Die **Pia** folgt genau den Konturen der Oberfläche. **c**, **d** Katze. Färbung Goldner-Luxol Fast Blue bzw. Golgi-Versilberung. In **c** sind die Perikaryen und größeren Dendriten der Purkinje-Zellen sowie Zellkerne der Körnerzellen zu identifizieren. In **d** ist eine Purkinje-Zelle mit Dendritenbaum und Axon-Anfang (**Ax**) gezeigt. Vergr. 5fach (a), 38fach (b), 150fach (c, d).

Übersicht über die Organisation. Die beiden prinzipiellen **afferenten Fasersysteme** zur Kleinhirnrinde sind die *Moosfasern* (Herkunft: verschiedene Regionen des ZNS. Ziel: Körnerzellen) und *Kletterfasern* (Herkunft: untere Olive. Ziel: proximale Dendritenabschnitte der Purkinje-Zellen). Die einzigen **Efferenzen** der Kleinhirnrinde sind die Axone der Purkinje-Zellen (Ziel: Kleinhirnkerne).

Die riesigen, flächigen Dendritenbäume („Spalierbäume") der *Purkinje-Zellen* durchspannen die ganze Höhe der Molekularschicht. Alle Spalierbäume stehen senkrecht zur Kleinhirnwindung. Die Axone der *Körnerzellen* steigen in die Molekularschicht auf, verzweigen sich hier T-förmig und verlaufen als *Parallelfasern* (parallel zur Längsachse der Kleinhirnwindung = senkrecht zur Ebene der Purkinje-Bäume). Jede Parallelfaser bildet an den Dendritenzweigen von mehreren hundert Purkinje-Zellen Dornensynapsen (vgl. Abb. 9.**5**). Durch das Geäst jedes Purkinje-Baumes ziehen ca. 200 000 Parallelfasern. Verschiedene Interneurone (*Golgi-, Stern-* und *Korbzellen*) modifizieren das Zusammenspiel zwischen Körner- und Purkinje-Zellen.

Glia. Neben den ubiquitären Glia-Zelltypen besitzt die Kleinhirnrinde einen Sondertyp der Astroglia, die *Bergmann-Stützzellen* (Golgi-Epithelzellen). Ihre Zellkörper liegen zwischen den Purkinje-Perikaryen, mit mehreren langen Ausläufern durchspannen sie die Molekularschicht und bilden mit Endfüßen die Gliagrenzmembran.

Hüllen und Liquorräume des ZNS

Hirn und Rückenmark sind gemeinsam von den Hirnhäuten (*Meninges*) umgeben. Diese gliedern sich – von außen nach innen – in
- **Pachymeninx** = *Dura mater* (harte Hirnhaut) und
- **Leptomeninx** (weiche Hirnhaut).

Die Leptomeninx besteht aus zwei Blättern: *Arachnoidea mater* und *Pia mater.* Dazwischen liegt ein Spalt (**Subarachnoidalraum**), der mit **Liquor cerebrospinalis** (Hirnwasser) gefüllt ist (äußerer Liquorraum). Das Hirn ist entsprechend seiner Entstehung aus dem Neuralrohr auch im ausdifferenzierten Zustand ein „Hohlorgan". Die Räume heißen **Ventrikel** und enthalten ebenfalls Liquor (innere Liquorräume, Einzelheiten s. Bücher der makroskopischen Anatomie). Der Liquor wird kontinuierlich vom **Plexus choroideus** in den Ventrikeln gebildet, gelangt vom 4. Ventrikel aus in den Subarachnoidalraum und wird von hier ständig ins Blut abgeführt.

Hirnhäute

Die Hirnhäute bestehen aus Bindegewebe (Abb. 9.**17**). Die Leptomeninx enthält außerdem Lamellen aus flachen epitheloiden Zellen, die als modifizierte Fibroblasten angesehen werden und verschiedene Bezeichnungen tragen: **Meningealzellen**, Arachnoidal-, Mesothel- oder Meningothelzellen. Die Hirnhäute besitzen eigene Blutgefäße und sind innerviert, u.a. mit Nervenfasern, die Schmerzempfindungen vermitteln („Kopfschmerzen").

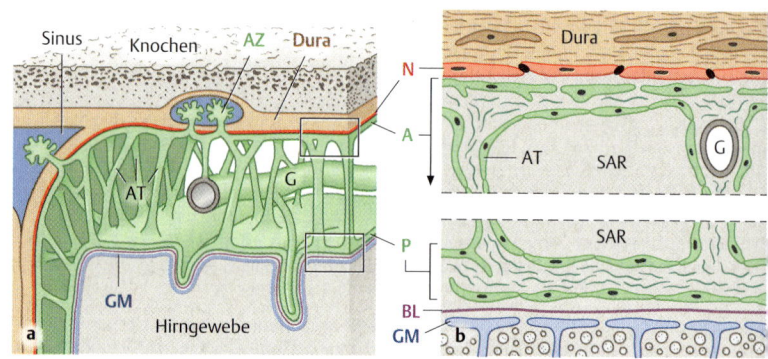

Abb. 9.**17** **Hirnhäute und äußerer Liquorraum** (Schema). Übersicht und Ausschnitte. **SAR**, Subarachnoidalraum. **Dura** *braun*. **A** und **P**, Arachnoidea und Pia (bestehend aus Kollagenfibrillen und Meningealzellen, *grün*). **N**, Neurothel (*rot*) mit Tight junctions. Die Lamellen aus Meningeal- und Neurothelzellen sind stark vereinfacht gezeichnet. **AT**, Arachnoidaltrabekel. **AZ**, Arachnoidalzotten, in venöse Blutleiter (Sinus) hineinragend. **G**, Blutgefäß. **BL**, Basallamina. **GM**, Gliagrenzmembran aus Astrozyten-Endfüßen (*hellblau*). Im SAR und allen Interzellularspalten unterhalb des Neurothels herrscht Liquormilieu (**grau** in b).

Die **Dura mater** ist eine derbe Platte aus straffem geflechtartigem Bindegewebe. Die Dura im Schädel ist mit dem inneren Periost der Schädelknochen untrennbar verwachsen. Die Haftung zwischen Dura/Periost und Knochen ist jedoch, außer an den Schädelnähten und einigen anderen Stellen, nicht sehr fest (s.u. Epiduralblutung). Die **Sinus durae matris** sind venöse Blutleiter, die das Blut aus den Hirnvenen aufnehmen und deren Wand nur aus Endothel und Dura-Bindegewebe besteht. Die Dura im Wirbelkanal ist durch einen mit Fettgewebe und Venengeflechten gefüllten *Epiduralraum* vom Periost des Wirbelkanals getrennt.

Die **Leptomeninx** stellt ein kompliziertes System aus Meningealzell-Lamellen und zarten Kollagenfasern dar. Im Laufe der Entwicklung bildet sich in der Leptomeninx ein Spaltraum. Dadurch kommt es zur Untergliederung der Leptomeninx in zwei Blätter, die aber weiterhin durch Trabekel miteinander in Verbindung stehen.

Das innere Blatt ist die **Pia mater**, das äußere die **Arachnoidea mater**, der Spalt dazwischen ist der mit Liquor gefüllte **Subarachnoidalraum**. Er wird von **Arachnoidaltrabekeln** durchzogen. Die Pia liegt dem Hirngewebe an und folgt allen Furchen und Buchten der Hirnoberfläche. Die Arachnoidea haftet an der Dura und zieht über alle Furchen und sonstigen Unebenheiten gerade hinweg. An der Grenze zur Dura weist die Arachnoidea mehrere Lamellen von flachen Zellen auf, die im Gegensatz zu den übrigen Menigealzell-Lamellen einen geschlossenen

Verband darstellen und durch Tight junctions verbunden sind. Dieses Gewebe wird als **Neurothel** bezeichnet und stellt eine **Diffusionsbarriere** dar (S. 174).

Der Subarachnoidalraum wird überall von Meningealzellen ausgekleidet. Auch die Trabekel und alle **Blutgefäße**, die auf ihrem Weg in die Hirnsubstanz eine Strecke weit durch den äußeren Liquorraum ziehen, tragen eine Bedeckung aus Meningealzellen. Das piale Bindegewebe begleitet die Gefäße bei Eintritt in die Hirnsubstanz noch bis in den präkapillären Bereich.

▷ Die Räume im Bereich der Hirnhäute haben wegen der Lokalisation von **intrakraniellen Blutungen** klinische Bedeutung. Nach Zerreißung einer im Subarachnoidalraum verlaufenden Hirnarterie (meist Ruptur eines Gefäßaneurysmas an der Hirnbasis) ergießt sich das Blut in den äußeren Liquorraum (**Subarachnoidalblutung**). Subdural- und Epiduralraum sind zwar keine anatomisch existierenden Räume, können aber wegen der relativ schwachen Haftung zwischen den Grenzflächen leicht durch eine Raum-fordernde Blutung geschaffen werden: **Subdurales Hämatom** zwischen Dura und Neurothel, verursacht durch Blutung aus einer Hirnvene, die unmittelbar vor ihrer Einmündung (Brückenvene) in einen Sinus (meist Sinus sagittalis) abgerissen ist. **Epidurales Hämatom** zwischen Dura/Periost und Schädelknochen, verursacht durch Blutung aus einer im Periost verlaufenden Arterie (meist A. meningea media), die durch Schädelfraktur zerrissen wurde. ◁

Ventrikel, Liquorbildung und Liquorabfluss

Im Endhirn befinden sich zwei Seitenventrikel, im Zwischen- und Rautenhirn der III. bzw. IV. Ventrikel, im Rückenmark der Zentralkanal. Alle stehen miteinander in Verbindung. Drei Aperturen in den Wänden des IV. Ventrikels führen in den Subarachnoidalraum.

Alle inneren Liquorräume werden von Ependym ausgekleidet, einem speziellen Typ der Makroglia (Abb. 9.**18**). Das übliche Ependym besteht aus einer einfachen Schicht kubischer bis zylindrischer Zellen mit reichem *Kinozilien*-Besatz. Die Zellen sind durch Gap junctions und mechanische Haftkontakte, nicht jedoch durch Tight junctions verbunden. An umschriebenen Stellen gibt es speziell differenzierte Ependymzellen (Plexusepithel, Tanyzyten s.u.).

Die Plexus choroidei (Abb. 9.**18**) sind zarte, zottenreiche Gebilde, die in jeden der vier Ventrikel hineinhängen und den Liquor bilden. Die Plexus entwickeln sich dadurch, dass die mediale Wand der Endhirnbläschen bzw. das Dach des 3. und 4. Ventrikels sich bis auf das Ependym zurückbilden und von einwachsenden Blutgefäßschlingen zottenartig in die Ventrikel vorgestülpt werden. Ein Plexus choroideus besteht aus kapillarreichem Bindegewebe (Fortsetzung des Pia-Bindegewebes) und einem speziellen Ependym (Fortsetzung des üblichen Ependyms). Funktionell wichtige Strukturmerkmale des Plexus sind
- **Plexusepithel** (einschichtig, kubisch) mit reichem *Mikrovilli*-Besatz und *Tight junctions*,
- **Kapillaren** mit gefenstertem Endothel.

Der Liquor cerebrospinalis ist eine nahezu zellfreie, klare Flüssigkeit, die die Ventrikel und den Subarachnoidalraum ausfüllt. Das Gesamtvolumen beträgt

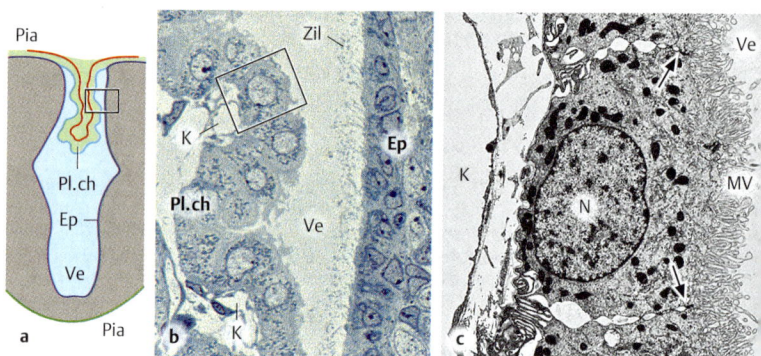

Abb. 9.**18** **Ependym und Plexus choroideus** (Maus, 3. Ventrikel). **a**, **b** Schema und Semidünn-schnitt. Der Ventrikel (**Ve**) ist von Ependym (**Ep**, *dunkelblau*) ausgekleidet, das Kinozilien (**Zil**) trägt. Der Plexus choroideus (**Pl. ch**) besteht aus Stroma (Fortsetzung der Pia, *grün*) mit Kapillaren (**K**) und spezialisiertem Ependym (Plexusepithel, *hellblau*). **c** Plexus-Epithelzelle (EM). **K**, gefensterte Kapillare. **MV**, Mikrovilli. **N**, Zellkern. **Pfeile** weisen auf Haftkomplexe mit Tight junctions. Semidünnschnitt, Toluidin-blau (b). Vergr. 480fach (b), 2 400fach (c).

beim Erwachsenen ca. **135 ml** (davon ca. 25 ml in den Ventrikeln). Die Tagespro-duktion beläuft sich auf ca. 500 ml, d.h. der Liquor wird **drei- bis viermal täglich erneuert**. Verantwortlich für die **Liquorproduktion** ist das Plexusepithel, das nach Art der transportierenden Epithelien arbeitet. Die *apikale* Plasmamembran ist reich an Na^+/K^+-ATPase. Durch diese wird ein osmotischer Gradient in Rich-tung Ventrikellumen aufrecht erhalten, dem Wasser folgt (wahrscheinlich trans-zellulär durch Aquaporin-1-Poren). An der **Zusammensetzung des Liquors** ist vor allem die niedrige *Protein*-Konzentration bemerkenswert: Sie liegt mit ca. 35 mg/dl um den Faktor 200 unter der des Blutplasmas (ca. 7000 mg/dl); dies ist Folge der Diffusionsschranken zwischen Blut und Liquor (s.u.). Die *Glucose*-Kon-zentration beträgt ca. zwei Drittel derjenigen im Blut (ca. 65 mg/dl gegenüber mindestens ca. 100 mg/dl).

Der **Liquorabfluss** erfolgt nach allgemeiner Ansicht hauptsächlich über die *Arachnoidalzotten* in die venösen Sinus der Dura (Abb. 9.**17**). Ein gewisser Anteil fließt vielleicht auch über die Endoneuralräume der Hirn- und Spinalnerven (s.u.) in die Lymphbahnen ab. Die Einzelheiten sind nicht endgültig geklärt. Gesi-chert ist aber, dass der Liquorabfluss nur von den äußeren Räumen aus möglich ist, da die Verlegung der Ausgänge aus dem Ventrikelsystem einen Liquorstau verursacht (Folge: erhöhter Hirndruck; bei noch offenen Schädelnähten Wasser-kopf).

Arachnoidalzotten (*Pacchioni-Granulationen*) sind Ausläufer der Arachnoidea, die sich durch die Dura hindurch in den Sinus sagittalis und andere Sinus vorstülpen und hier vom Sinusendothel überkleidet sind. Der Bindegewebskern der Archnoidalzotten ist von Kanälen durchzogen, die mit dem Subarachnoidalraum kommunizieren. Man nimmt an, dass der Liquor von den Arachnoidalzotten aus mittels Transzytose durch das Sinusendothel in die Blutbahn verbracht wird.

Diffusionsschranken und Verteilungsräume im ZNS

Der Extrazellulärraum des ZNS ist durch die **Blut-Hirn-Schranke** und die **Blut-Liquor-Schranke** vom Blut-bestimmten Milieu des Organismus getrennt. Die wichtigsten strukturellen Korrelate hierfür sind die Kapillarendothelien und das Epithel der Plexus choroidei, die aufgrund von Tight junctions „dicht" sind.

Die Schranken verwehren nur **hydrophilen Substanzen** das Eindringen ins ZNS. Es sei daran erinnert, dass Moleküle mit ausschließlich hydrophilem Charakter Plasmamembranen nicht passiv durchdringen können. Die Barrieren gelten *nicht* für Gase und andere Moleküle, die aufgrund ihrer physiochemischen Eigenschaften „membrangängig" sind.

Die **biologische Bedeutung** der Schranken besteht u.a. darin, dass sie das unkontrollierte Eindringen solcher Wirkstoffe verhindern, die im ZNS als streng lokal wirkende Neurotransmitter fungieren, z.B. die „banalen" Aminosäuren Glycin und Glutamat oder die Hormone Adrenalin und Noradrenalin. Eine Überflutung des ZNS mit solchen Stoffen, die ja physiologisch im Blut zirkulieren, würde in dem fein abgestimmten System der synaptischen Übertragung ein Chaos auslösen. In der praktischen Medizin haben diese Schranken auch für die Frage der Verteilung von Arzneistoffen eine Bedeutung.

Der **Extrazellulärraum (EZR) des ZNS und die Liquorräume** sind *nicht* durch Diffusionsbarrieren voneinander getrennt, sie stellen **einen gemeinsamen Verteilungsraum** dar. Hydrophile Moleküle, die in den Liquor gelangen (z.B. durch Injektion), erreichen auch die Interzellulärspalten des ZNS und somit die zentralen Neurone.

Blut-Hirn-Schranke. Die anatomischen Trennschichten zwischen dem Blutraum und dem EZR des ZNS sind das Kapillarendothel, die Basallaminae von Kapillare und Gliagrenzmembran (meist zu einer gemeinsamen Basallamina verschmolzen) und die Gliagrenzmembran aus Astrozyten-Endfüßen. Die eigentliche **Diffusionsbarriere** ist das **Kapillarendothel**. Die Endothelzellen sind durch „dichte" Tight junctions verbunden und betreiben kaum Transzytose. Daher ist im ZNS weder der parazelluläre noch der transzelluläre Durchtritt von hydrophilen Stoffen möglich. Lebenswichtige hydrophile Stoffe, auf deren Zufuhr das ZNS angewiesen ist, werden mittels spezifischer Transportmechanismen durch die Schranke geschleust (z.B. Glucose mittels des Insulin-unabhängigen Transporters GLUT-1). Die Gliagrenzmembran ist zwar nicht Bestandteil der Diffusionsschranke; aber die **Astrozyten** sind dennoch von entscheidender Bedeutung, weil sie die Ausbildung und Erhaltung der spezifischen Barriere-Eigenschaften des Kapillarendothels induzieren.

Als zusätzliche Sicherung verfügt das Endothel der zentralen Kapillaren – ebenso auch das Plexusepithel – über Enzyme, die Neurotransmitter und diverse Arzneistoffe abbauen. Außerdem besitzen Endothel und Plexusepithel ATP-verbrauchende membranständige Pumpen, die manche *hydrophoben Moleküle*, welche das ZNS ja ungehindert erreichen, aktiv wieder heraustransportieren. Das erklärt, warum manche Arzneistoffe sich wider Erwarten nicht im ZNS anreichern, obgleich sie die Diffusionsschranken durchdringen können.

Die **Blut-Liquor-Schranke** ist erforderlich, weil Liquor und zentralnervöser EZR miteinander kommunizieren (s.o.). Im Bereich der *Ventrikel* bildet das **Epithel des Plexus choroideus** diese Schranke. Im Bereich der *äußeren Liquorräume* wird die Schranke durch das **Neurothel** der Arachnoidea (s.o.) verkörpert, das Tight junctions besitzt. Es schirmt den Liquor gegen das Blutbestimmte Milieu der Dura ab.

Neurohämale Regionen sind eng umschriebene Hirnbezirke, in denen Blut-bestimmtes Milieu herrscht, da hier keine Blut-Hirn-Schranke existiert. Die Kapillaren besitzen **fenestriertes Endothel** und sind von weiten perivaskulären Räumen umgeben. Die Diffusion hydrophiler Moleküle vom Blut zum EZR des Hirns und umgekehrt ist nicht behindert. Das macht jedoch eine Barriere zwischen dem EZR dieser Hirnregionen und dem Liquor erforderlich. Diese Barriere wird durch ein spezielles kinozilienarmes Ependym, das Tight junctions besitzt, gebildet. In einigen Regionen (z.B. Eminentia mediana, s.u.) sind dies schlanke, lang gestreckte Zellen, die als **Tanyzyten** bezeichnet werden. Die neurohämalen Regionen werden wegen ihrer topographischen Lage auch als **zirkumventrikuläre Organe** zusammengefasst.

Dazu gehören (außer den Plexus choroidei) die *Eminentia mediana* am Boden des III. Ventrikels (S. 360), der *Hypophysenhinterlappen* (S. 355) und die *Epiphysis cerebri* (S. 374), die *Area postrema* in der Wand des IV. Ventrikels und einige andere Bezirke. Die funktionelle Bedeutung dieser Konstruktion ist in einigen Fällen bekannt: Übertritt von Neurohormonen, die aus Axonenden freigesetzt werden, ins Blut (Eminentia mediana, Hypophyse, Epiphyse); Zugang für hydrophile Stoffe, die im Blut zirkulieren, zu den Neuronen (Area postrema: „Triggerzone" für den Brechreflex).

9.3 Peripheres Nervensystem

Die Hauptbestandteile des PNS sind die Nerven, die sensorischen und motorischen Nervenendigungen und die Ganglien. **Ein Nerv ist ein Bündel von Nervenfasern in einer Bindegewebshülle.** Die Leitungsrichtung ist den Fasern nicht anzusehen. **Ganglien** sind Anhäufungen von Nervenzellperikaryen. Die Ganglien sind gleichfalls in bindegewebigen Hüllen verpackt. Die Nervenendigungen werden in anderen Kapiteln besprochen.

Zum PNS gehören die Spinalnerven (Rückenmarksnerven, 31 Paare) und die Hirnnerven III-XII samt ihren Ästen. Alle **Spinalnerven** und die meisten **Hirnnerven** enthalten (a) *afferente* Fasern, deren Perikaryen in den sensorischen Ganglien, also im PNS, liegen; (b) *efferente* Fasern, deren Perikaryen in der grauen Substanz von Rückenmark bzw. Hirnstamm oder in vegetativen Ganglien (PNS) lokalisiert sind (Abb. 9.**2**). Unter den Ganglien gibt es zwei grundsätzlich verschiedene Arten: **Sensorische Ganglien** enthalten pseudounipolare Nervenzellen, Synapsen kommen hier nicht vor; **vegetative Ganglien** bestehen aus multipolaren Nervenzellen, hier findet synaptische Umschaltung statt.

Peripherer Nerv

Bindegewebshüllen des Nerven

Größere Nerven sind von bindegewebigem *Epineurium* umgeben, die Nervenfasern sind zu *Faszikeln* zusammengefasst (Abb. 9.**19**). Jeder Faszikel steckt in einer eigenen Hülle, dem *Perineurium*. Innerhalb des Faszikels liegt zwischen den Nervenfasern zartes Bindegewebe, das *Endoneurium*. Die Bindegewebshüllen dienen

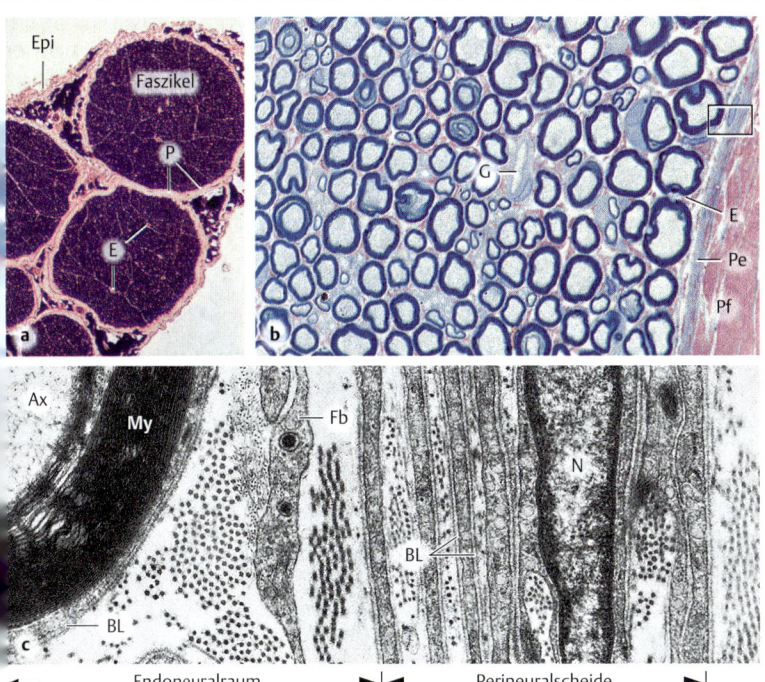

Abb. 9.**19** **Peripherer Nerv**. **a** Lipidfärbung mit Sudanschwarz (Gegenfärbung Kernechtrot), daher alle Myelinscheiden und Fettzellen *schwarz*. Epineurium (**Epi**) mit Fettzellen. Die einzelnen Faszikel sind von Perineurium (**P**) umgeben. Innerhalb der Faszikel Endoneurium (**E**). **b** Semidünnschnitt, basisches Fuchsin-Methylenblau: Kollagenfibrillen von Peri- und Endoneurium *rot*. **Pe**, **Pf**, Perineurium, epitheloider bzw. fibröser Teil. **G**, Blutgefäß. Beachte die unterschiedlichen Nervenfaserkaliber. **c** EM-Bild entsprechend der in b markierten Region. Mehrere Lamellen aus Perineuralepithel, alternierend mit Schichten aus Kollagenfibrillen. **Ax**, Axon. **BL**, Basallamina. **Fb**, Fibroblastenausläufer. **My**, Myelinscheide. **N**, Zellkern. Vergr. 75fach (a), 530fach (b), 21 000fach (c).

u.a. dem mechanischen Schutz der Nervenfasern (Polsterung durch Fettzellen, Aufnahme von Zugkräften durch Kollagenfibrillen).

Das Epineurium ist die Fortsetzung der Dura. Es besteht aus kollagenfaserigem Bindegewebe und enthält Fettzellen, es führt die größeren Blutgefäße zur Versorgung des Nerven und integriert ihn in die Umgebung. Bei kleineren Nerven verschwindet das Epineurium allmählich.

Das Perineurium größerer Nerven setzt sich aus einer äußeren *Pars fibrosa* (mit mechanischer Funktion) und einer inneren *Pars epitheloidea* zusammen. Letztere hat die Funktion einer Diffusionsbarriere (**Perineuralscheide**). Sie besteht aus mehreren (bis zu 20) Lamellen flacher Zellen, die sich mit Lagen von Kollagenfibrillen abwechseln. Die Zellen werden als **Perineuralepithelzellen** bezeichnet und gelten als modifizierte Fibroblasten. Jede Lamelle ist außen und innen von einer Basallamina bedeckt. Die Zellen sind durch ausgedehnte *Tight junctions* verbunden. Die Pars fibrosa verschwindet bei kleineren Nerven allmählich. Die Perineuralscheide dagegen begleitet die Nerven bis in die letzten Aufteilungen. Selbst ein Nerv, der nur noch aus einer einzelnen Faser besteht, ist fast bis zu seinem Ende von einer Schicht Perineuralepithel umgeben.

Der vom Perineurium umschlossene Raum wird als **Endoneuralraum**, das Bindegewebe darin als Endoneurium bezeichnet. Es besteht aus einzelnen Fibroblasten und Kollagenfibrillen, die meist parallel zu den Nervenfasern verlaufen. Außerdem enthält der Endoneuralraum Kapillaren und einzelne Makrophagen.

Diffusionsbarrieren des peripheren Nerven. Der Endoneuralraum ist ähnlich wie das ZNS durch Diffusionsbarrieren gegenüber dem allgemeinen Extrazellulärmilieu abgeschirmt: Das **Perineuralepithel** trennt aufgrund seiner Tight junctions den Endoneuralraum vom Interstitium. Das **Endothel** der endoneuralen Kapillaren fungiert durch seine Tight junctions als Blut-Nerven-Schranke.

Übergangszone zwischen ZNS und PNS. Beim Austritt der Nervenwurzeln aus dem ZNS wird das zentrale Myelin abrupt, jeweils an einem Schnürring, durch peripheres Myelin abgelöst. Dies geschieht häufig ein Stück distal von der makroskopischen Grenze des ZNS (zentrales Segment des Nerven, Länge bis zu einigen mm). Bis dahin erstreckt sich auch die Gliagrenzmembran. Die Basallamina der Gliagrenzmembran geht kontinuierlich in die Basallamina der einzelnen peripheren Nervenfasern über.

Axonregeneration

▶ Wenn das Axon von seinem Perikaryon abgetrennt wird, zerfällt es *distal* von der Läsion. Im **ZNS** ist es nicht möglich, dass der proximale Axonstumpf (trotz einiger Aussprossungsversuche) *erfolgreich* wieder auswächst und sein Zielgebiet reinnerviert. Die intensive Forschung über die Mechanismen, die dieses verhindern, hat viele Hypothesen, aber bisher kein praktisch anwendbares Behandlungskonzept hervorgebracht. Anders im **PNS**, hier gibt es natürliche Mechanismen, die unter günstigen Bedingungen innerhalb von Wochen bis Monaten zur Reinnervation des Zielgebietes führen. Die Bedingungen sind am günstigsten, wenn die Kontinuität der **Bindegewebshüllen**, insbesondere des Perineuriums, erhalten ist oder mikrochirurgisch wiederhergestellt wird („Nervennaht"). Voraussetzung ist natürlich, dass das Perikaryon die Amputation seines Axons überlebt. ◀

▶ **Degeneration und Regeneration peripherer Nervenfasern**. Nach Verletzung eines Nerven degenerieren die Fasern **distal** der Läsion (**Waller-Degeneration**). Folgende Ereignisse laufen ab: *Zerfall der Axone* und Axonenden innerhalb von Stunden. 1—2 Tage darauf *Degeneration des Myelins*, obgleich die Schwann-Zellen vital bleiben. Abbau einiger Myelinfragmente innerhalb der Schwann-Zellen sowie Abräumung der meisten Myelintrümmer durch in den Endoneural-raum eingewanderte *Makrophagen*. Dann beginnen die Vorbereitungen für die **Regeneration**: *Proliferation der Schwann-Zellen* (unter Einfluss von mitogenen Zytokinen aus den Makrophagen, S. 238) im ganzen distalen Stumpf und an der Spitze des proximalen Nervenstumpfes, Zusammenlagerung der Schwann-Zellen zu langen Ketten (*Büngner-Bänder*), die sich mit neuer *Basallamina* umgeben. Zahlreiche *Aussprossungen* aus dem **proximalen Stumpf** der einzelnen Axone. Die Sprosse wachsen zwar zunächst nach allen Seiten, verlängern sich aber bevorzugt in Richtung auf den distalen Nervenstumpf (angezogen durch neurotrophe Faktoren aus den Schwann-Zellen), dringen in die Büngner-Bänder ein und benutzen sie als Leitschienen, um an ihnen entlang nach distal zu wachsen (ca. 1–4 mm/Tag). Von den vielen Sprossen eines Axons „gewinnt" jeweils derjenige, der als erster synaptischen Anschluss in der Peripherie gewinnt, die anderen gehen ein. Danach erfolgt die Myelinisierung von proximal nach distal, Markscheiden-dicke und Länge der Internodien erreichen allerdings nie wieder ihre früheren Maße.

Auch für das **Perikaryon** hat die Axonläsion Folgen. Ist die Entfernung zum Perikaryon gering, kann das ganze Neuron absterben. Andernfalls zeigt das Perikaryon charakteristische lichtmi-kroskopische Veränderungen („Chromatolyse"), die insgesamt Ausdruck einer *Hypertrophie* sind, entsprechend der erhöhten Syntheseleistung für die auswachsenden Axonsprosse. ◀

Sensorische Ganglien

Die Spinalganglien und die sensorischen Hirnnerven-Ganglien sind makrosko-pisch sichtbare Auftreibungen. Sie beherbergen die Perikaryen der primären afferenten Neurone (beim Menschen einige Zehntausend pro Ganglion). Die Ner-venzellen sind in der Regel **pseudounipolar** (Abb. 9.**2**, 9.**4**, 9.**20**). Das Perikaryon entsendet einen stark geschlängelten Stammfortsatz, der sich bald T-förmig auf-zweigt: Der eine Zweig läuft im Spinal- oder Hirnnerven nach *peripher* und endet meist mit einer rezeptorischen Endigung, seltener an einer Sinneszelle (z.B. Geschmacksorgan, S. 474). Der *zentralwärts* gerichtete Zweig endet im ZNS.

Das Aktionspotenzial wird nahe der rezeptorischen Endigung initiiert (S. 468), auf dem periphe-ren Zweig fortgeleitet und geht direkt auf den zentralen Zweig über. Das primäre sensorische Neuron unterscheidet sich von anderen Neuronen dadurch, dass das Perikaryon keine Synapsen empfängt und nicht direkt am Zustandekommen des Aktionspotenzials beteiligt ist. Es hat über-wiegend trophische Funktion für die Fortsätze. Nach der Leitungsrichtung ist der distale Zweig ein **Dendrit**. Er hat aber sonst viele Eigenschaften mit Axonen gemeinsam und wird daher eben-falls als **Axon** bezeichnet („**dendritisches Axon**").

Bei zwei Hirnnerven gibt es Abweichungen vom beschriebenen Muster: (a) Die für die Proprio-zeption des Kauapparates zuständigen pseudounipolaren Neurone des N. mandibularis sind ins ZNS verlagert. (b) Die sensorischen Neurone des N. vestibulocochlearis sind bipolar gebaut (S. 483).

Histologie der sensorischen Ganglien. Das sensorische Ganglion ist wie der peri-phere Nerv von Epineurium und Perineuralscheide umgeben und enthält endo-neurales Bindegewebe. Die Mehrzahl der Perikaryen ist rund (Abb. 9.**20**) mit

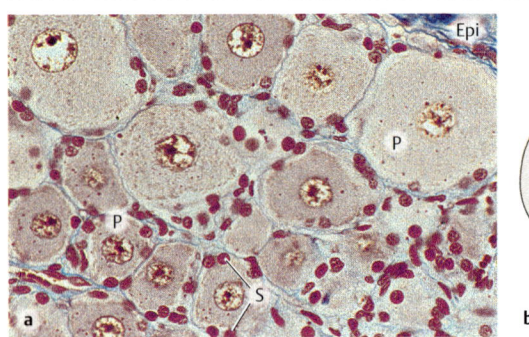
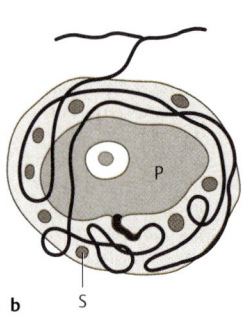

Abb. 9.**20** **Sensorisches Ganglion** **a** Spinalganglion, Katze. Unterschiedlich große Perikaryen (**P**). Die runden Kerne zwischen den Perikaryen gehören hauptsächlich zu Satellitenzellen (**S**), andere dürften zu Fibroblasten, Endothelzellen und Schwann-Zellen gehören. **Epi**, Epineurium. Azan. **b** Großes sensorisches Neuron mit stark gewundenem Stammfortsatz, der sich nach Verlassen des Gliamantels T-förmig verzweigt. Zeichnung nach Originalabbildung (Silberimprägnation) von Ramon y Cajal (1906). Vergr. 300fach (a).

Durchmessern (beim Menschen) zwischen 15 und 110 µm. Sehr charakteristisch für die Ganglienzellen ist der große Kern und der deutliche Nukleolus. Jedes Perikaryon ist mit einer Gliahülle aus **Satellitenzellen** umgeben, die ihrerseits von einer Basallamina bedeckt sind. Die oben beschriebene Organisation der Fortsätze (Stamm und T-Verzweigung) ist nur mit Spezialmethoden darstellbar.

Die größeren, hellen Perikaryen (**A-Zellen**) besitzen *myelinisierte* Fortsätze, sie stehen im Dienste der *Proprio-* und *Mechanorezeption*. Die Myelinscheide beginnt nach Austritt des Stammfortsatzes aus dem Gliamantel. Die Fortsätze der kleinen, dunkleren Perikaryen (**B-Zellen**) sind entweder dünn myelinisiert (Aδ-Fasern) oder marklos (C-Fasern) und vermitteln *Schmerzempfindung*. Von ihnen ist bekannt, dass sie als Transmitter verschiedene Peptide (z.B. Substanz P) benutzen.

Periphere Anteile des vegetativen Nervensystems

Die Afferenzen des vegetativen NS sind anatomisch wie die des animalen Systems organisiert (Abb. 9.**2**). Der **efferente Schenkel** jedoch unterscheidet sich vom animalen System grundsätzlich dadurch, dass die Verbindung zwischen ZNS und Effektor *nicht durch ein* Neuron, sondern durch eine **zweigliedrige Neuronenkette** hergestellt wird.

Das Perikaryon des 1. Neurons dieser Kette liegt im Rückenmark oder Hirnstamm, sein Axon erreicht *nicht* den Effektor, sondern endet in einem **vegetativen Ganglion** und bildet dort Synapsen mit dem 2. Neuron. Dessen Axon erreicht die Effektoren (z.B. glatte Muskeln, Drüsen braune Fettzellen). Entsprechend seiner Lage relativ zur ganglionären Umschaltstelle wird das 1 Neuron auch als **präganglionär**, das 2. Neuron als **postganglionär** bezeichnet.

Eine weitere Besonderheit des vegetativen NS ist die Gliederung seines efferenten Schenkels in zwei antagonistische Abteilungen (**Sympathikus** und **Parasympathikus**). Die Perikaryen der präganglionären Neurone des Sympathikus liegen im Rückenmark (Segmente Th1—L3), die der postganglionären Neurone in makroskopisch sichtbaren Ganglien neben und vor der Wirbelsäule. Die Perikaryen der präganglionären Neurone des Parasympathikus sind im Hirnstamm und im Sakralmark (S2—S4) lokalisiert, die postganglionären Neurone liegen in oder nahe den Erfolgsorganen. – Die dritte Abteilung des vegetativen NS, das **enterische Nervensystem**, wird im Zusammenhang mit dem Magen-Darm-Trakt besprochen (S. 314).

Nervenfasern und Ganglien des vegetativen Nervensystems

Die **Axone** der präganglionären Neurone sind *dünn myelinisiert* (B-Fasern), die der postganglionären Neurone sind *marklos* (C-Fasern). Die Endstrecke des postganglionären Neurons und seine Beziehung zu den Effektoren wird im Kapitel „glatte Muskulatur" (S. 202) besprochen.

Die Perikaryen der **vegetativen Ganglien** sind von Satellitenzellen umhüllt und ähneln, abgesehen von ihrem geringeren Durchmesser, im histologischen Routinepräparat *scheinbar* den sensorischen Ganglien. Die Organisation ist jedoch grundsätzlich anders. Spezialfärbungen zeigen, dass es sich um **multipolare Nervenzellen** handelt, zwischen denen ein regelrechtes Neuropil liegt. (Abb. 9.**21**).

Der **Neurotransmitter** ist sowohl in sympathischen als auch parasympathischen Ganglien *Acetylcholin*. Der funktionelle Unterschied zwischen den beiden Antagonisten manifestiert sich erst durch die Transmitter der postganglionären Neurone: *Noradrenalin* (Sympathikus) und *Acetylcholin* (Parasympathikus).

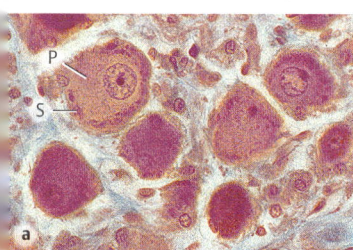
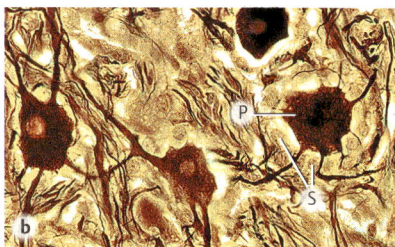

Abb. 9.**21** **Vegetative Ganglien.** **a** Sympathisches Ganglion, Katze. Perikaryen (**P**) mit Satellitenzellen (**S**). Die Nervenzellfortsätze sind nicht zu identifizieren. Zwischen den Perikaryen liegt das Neuropil. Azan. **b** Sympathisches Ganglion, Mensch. Versilberung (nach Bielschowsky) zur Darstellung der Nervenzellfortsätze: multipolare Neurone. Vergr. 300fach.

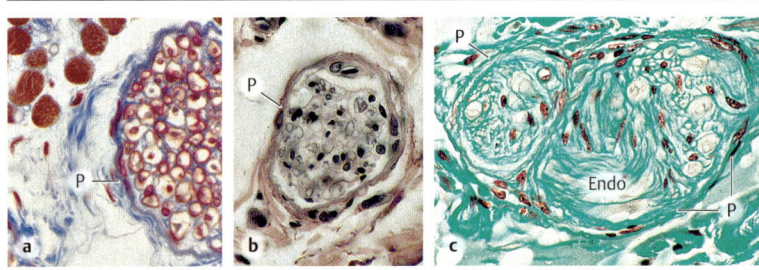

Abb. 9.**22** **Periphere Nerven in Routinepräparaten.** **a** Nerv mit myelinisierten Fasern (Azan). Die meisten Myelinscheiden sind herausgelöst. Axone und Zellkerne rot gefärbt. Endoneurium und Perineurium (**P**) blau. **b** Nerv mit marklosen Fasern (H.E.). Die Zellkerne gehören zu Schwann-Zellen und Fibroblasten. **c** Nerv mit überwiegend marklosen Fasern (Goldner). Das Endoneurium (**Endo**) zeigt indirekt die Verlaufsrichtung der Nervenfasern an. Vergr. 300fach.

Mikroskopierhilfe Nervengewebe

(1) Das Erkennen von **kleinen peripheren Nerven** (insbesondere wenn marklos) in Routinepräparaten macht erfahrungsgemäß Schwierigkeiten (Abb. 9.22). Zuverlässigste Merkmale sind das *Perineurium* und das *Endoneurium*. Die Nervenfasern selbst sind wegen der schlechten Erhaltung der Myelinscheiden (S. 162) oder wegen des geringen Kalibers markloser Fasern oft nur schwer zu identifizieren.

(2) Bei gut erhaltenen Nervenfasern im Längsschnitt dürfen die **Schmidt-Lanterman-Einkerbungen** (schräg verlaufende *scheinbare* Unterbrechungen der Myelinscheide, jeweils mehrere pro Myelin-Segment) nicht mit den **Ranvier-Schnürringen** verwechselt werden, die viel seltener sind.

10 Muskelgewebe

Muskelgewebe ist zu aktiver Verkürzung (**Kontraktion**) fähig. Die hierfür verantwortlichen Strukturen sind **Myofilamente** aus Aktin und dem Motorprotein Myosin. Auf molekularer Ebene liegt der Kontraktion eine zyklisch wiederholte Interaktion zwischen Aktin und Myosin zugrunde, die nur bei erhöhter zytosolischer Ca^{2+}-Ionen-Konzentration zustande kommt.

Es gibt drei Arten von Muskelgeweben: Skelett- und Herzmuskulatur sowie glatte Muskulatur. **Skelett-** und **Herzmuskulatur** zeigen eine lichtmikroskopisch sichtbare Querstreifung und werden, obwohl sie sich sonst in vielen Eigenschaften unterscheiden, als **quergestreifte Muskulatur** zusammengefasst und der nicht-quergestreiften, daher **glatten Muskulatur**, gegenübergestellt. Die Querstreifung beruht auf der regelmäßigen Anordnung der Aktin- und Myosinfilamente zu **Sarkomeren**.

10.1 Skelettmuskulatur

Die Skelettmuskulatur besteht aus langen, vielkernigen Zellelementen (**Muskelfasern**), die durch Fusion einkerniger Zellen (Myoblasten) entstanden sind. Es ist die Muskulatur des Bewegungsapparates, sie kommt außerdem z.B. in Zunge, Schlund, Speiseröhre und Kehlkopf vor. Die für die Kontraktion erforderliche Erhöhung der zytosolischen **Ca^{2+}-Konzentration** wird durch ein **Aktionspotenzial** induziert. Dieses wird an einer neuromuskulären Synapse (**motorische Endplatte**) generiert. Für die Innervation ist das animale Nervensystem zuständig.

Folgende Elemente aus drei verschiedenen Dimensionsbereichen sind wichtig für die Organisation der Skelettmuskulatur:

- **Muskelfaser** (Lupe): Zellindividuum der Skelettmuskulatur;
- **Myofibrille** (Lichtmikroskop): Bau- und Funktionseinheit der Muskelfaser, zusammengesetzt aus Myofilamenten;
- **Myofilamente** (Elektronenmikroskop): Filamente aus Aktin- bzw. Myosinmolekülen.

Bindegewebshüllen und Blutgefäße

Ein Muskel ist meist von einer *Faszie* aus straffem Bindegewebe und dem darunter gelegenem **Epimysium** aus lockerem Bindegewebe umgeben. Von hier strahlen Bindegewebssepten (**Perimysium**) in den Muskel und unterteilen ihn in Sekundärbündel. Diese sind durch feinere Perimysium-Septen in Primärbündel (Durchmesser ca. 1 mm) gegliedert, die jeweils ca. 200 parallel angeordnete Muskelfasern enthalten. Das Bindegewebe innerhalb des Primärbündels ist das **Endomysium**, es umgibt mit retikulären Fasern die einzelnen Muskelfasern und ist wichtig für die **Reißfestigkeit** des Muskels. Die Blutgefäße teilen sich in den Bindegewebssepten auf. Innerhalb der Primärbündel verlaufen stark geschlängelte Kapillaren in longitudinaler Richtung zwischen den Muskelfasern.

Skelettmuskelfaser

Das Zellindividuum der Skelettmuskulatur ist die **Muskelfaser** (Abb. 10.**1**), ein lang gestrecktes, zylindrisches Gebilde mit vielen Zellkernen (ca. 50 Kerne/mm Muskelfaserstrecke). Die Kerne liegen longitudinal ausgerichtet direkt unter der

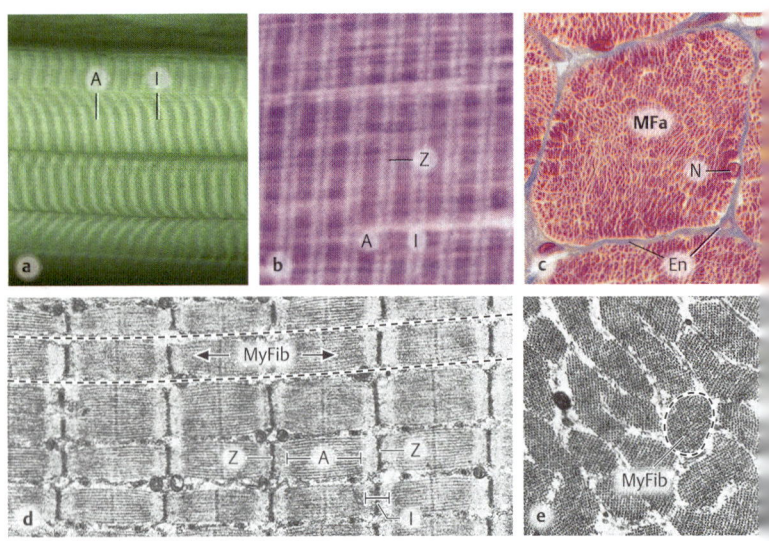

Abb. 10.**1** **Skelettmuskulatur**. **a** **Polarisationsmikroskopisches Bild**. Muskelfasern (Zupfpräparat). Hell aufleuchtende Banden (**A**) und nicht leuchtende Banden (**I**). **b**, **c** **Histologische Schnitte**, Azan-Färbung. In der längs geschnittenen Muskelfaser (b) sind dunkle **A**- und helle **I**-Banden sowie **Z**-Linien zu erkennen. Die Myofibrillen verursachen eine undeutliche Längsstreifung. Im Bild der quergeschnittenen Muskelfaser (c, **Mfa**) erscheinen die Myofibrillen als Pünktchen. **En**, Endomysium. **N**, Zellkern. **d**, **e** **Niedrige EM-Vergrößerung**, Längs- und Querschnitt durch mitochondrienarme Fasern. Eine Myofibrille (**MyFib**) ist markiert. Vergr. 500fach (a), 1400fach (b), 500fach (c), 6 600fach (d) 9 000fach (e).

Plasmamembran (= **Sarkolemm**). Die einzelne Muskelfaser kann mehrere *Zentimeter* lang sein, der Durchmesser liegt (je nach Fasertyp) meist zwischen 40 μm und 80 μm (Bereich 10–100 μm). Die Enden der Muskelfaser sind an Kollagenfibrillen befestigt (Muskel-Sehnen-Übergang, S. 189). Die beherrschenden Strukturen im Zytoplasma (= **Sarkoplasma**) der Muskelfaser sind *Myofibrillen*, Mitochondrien und ein Hohlraumsystem (*Sarkoplasmatisches Retikulum*). Jede Muskelfaser ist von einer **Basallamina** und retikulären Fasern des Endomysiums umgeben.

Die Zellkerne der Muskelfaser sind nicht mehr teilungsfähig. Zusätzliche Kerne werden der Muskelfaser bei Bedarf (z.B. im Rahmen des Wachstums) von teilungsfähigen **Satellitenzellen** geliefert, die mit der Muskelfaser fusionieren.

Querstreifung

Die einzelne Muskelfaser zeigt im *Polarisationsmikroskop* (S. 518) ein periodisches Muster aus aufleuchtenden (= anisotropen) **A-Banden** und nicht-aufleuchtenden (= isotropen) **I-Banden**. Im gefärbten *Längsschnitt* stellt sich die A-Bande dunkel, die I-Bande hell dar. Weitere Einzelheiten sind bei mäßiger Vergrößerung in Routinepräparaten meist nicht zu erkennen, da die Muskelfasern sehr oft in verkürztem Zustand vorliegen. Wurden die Muskelfasern dagegen unter Dehnung fixiert, so ist bei hoher Vergrößerung eine zusätzliche Zwischenlinie (**Z-Linie**) sichtbar, welche die I-Bande halbiert.

Die Strecke zwischen zwei Z-Linien wird als **Sarkomer** bezeichnet. Ein Sarkomer umfasst also die Banden $^1/_2$ I—A—$^1/_2$ I. Ultrastrukturell sind auch in der A-Bande Unterteilungen sichtbar: eine deutliche mittelständige M-Linie (Abb. 10.**1**, 10.**2**, 10.**3**) und eine nur in der gedehnten Muskelfaser eindeutig erkennbare H-Zone. Die Länge eines Sarkomers in der ruhenden Muskelfaser beträgt ca. 2,2 μm. Während der Kontraktion verkürzen sich alle Sarkomere der Muskelfaser gleichzeitig.

Myofibrillen

Der kontraktile Apparat der Muskelfaser ist in Hunderte von **Myofibrillen** gegliedert (Abb. 10.**1**, 10.**2**). Dies sind lange Säulen (Durchmesser ca. 1 μm) mit polygonalem Umriss, die als **Ketten von Sarkomeren** und als die eigentlichen Träger des Querstreifungsmusters betrachtet werden können. Sie durchziehen die ganze Länge der Muskelfaser und sind mit beiden Enden am Sarkolemm verankert. Dadurch wird die Verkürzung der Myofibrillen auf das Sarkolemm und von dort auf die außen ansetzenden Kollagenfibrillen der Sehne übertragen. Zwischen den Myofibrillen liegen die Zellorganellen der Muskelfaser, insbesondere die Mitochondrien und das Sarkoplasmatische Retikulum (s.u.).

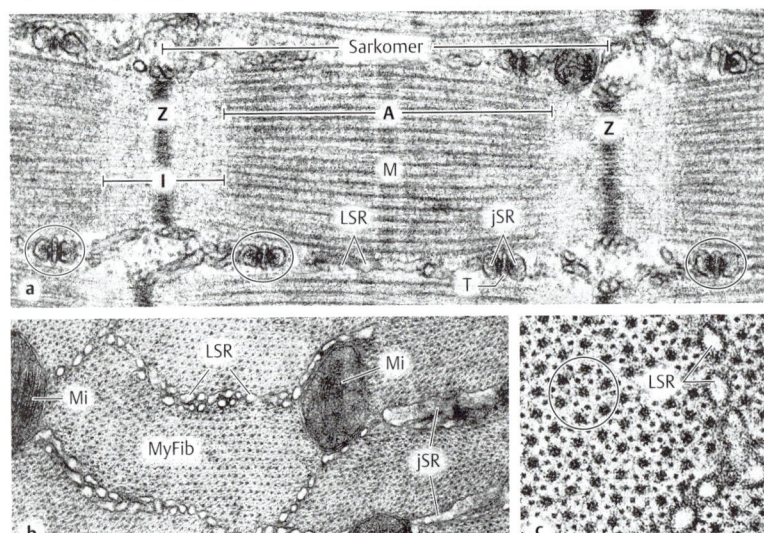

Abb. 10.**2** **Skelettmuskulatur**. Längs- (a) und Querschnitte (b, c). **a** **Sarkomer** in einer Myofibrille, Bezeichnung der Banden wie in Abb. 10.**1**. **M**, M-Linie. Zwischen den benachbarten Myofibrillen liegen u.a. Längsschläuche des Sarkoplasmatischen Retikulum (**LSR**) und Triaden (**Kreise**) aus junktionalem SR und T-Tubulus (**jSR**, **T**). **b** **Myofibrillen** (**MyFib**), umgeben von LSR bzw. jSR. **Mi**, Mitochondrium. **c** **Dicke Myosin-** und **dünne Aktinfilamente** in hexagonaler Anordnung; Querschnitt durch die Überlappungszone der A-Bande. Vergr. 38 000fach (a), 29 000fach (b), 88 000fach (c).

Bei optimaler Strukturerhaltung sind die einzelnen **Myofibrillen** lichtmikroskopisch kaum zu erkennen, weil die Abstände zwischen ihnen zu eng sind. In Routinepräparaten, in denen die Strukturerhaltung der Muskelfasern meist zweitklassig ist, werden die Fibrillen aufgrund artifizieller Erweiterung der Abstände sichtbar (Abb. 10.**1c, e**). Im *Längsschnitt* zeigt sich dann, zusätzlich zur Querstreifung, ein mehr oder weniger deutliches Längsstreifungsmuster. Im *Querschnitt* ergeben die Fibrillen Muster aus kleinen Punkten oder gröberen Feldern. Dieses Bild der *Cohnheim-Felderung* ist zwar ein Artefakt, hat aber eine biologische Grundlage, eben die Existenz von Myofibrillen.

Obgleich das Querstreifungsmuster auf der Bauweise der einzelnen Myofibrillen beruht, erstreckt es sich doch über die gesamte Breite der Muskelfaser. Dies kommt dadurch zustande, dass die Sarkomere aller Myofibrillen nahezu ohne Versetzung „in Linie" liegen. Hierfür ist ein System aus **muskelspezifischen Intermediärfilamenten** (bestehend aus **Desmin**) verantwortlich: Diese umspinnen die Myofibrillen in Höhe jeder Z-Scheibe und befestigen sie untereinander sowie am Sarkolemm, sodass die Myofibrillen sich nicht gegeneinander verschieben (S. 189).

Anordnung der Myofilamente im Sarkomer

Die Myofibrillen bestehen aus längs orientierten **Myofilamenten**: dünne Aktinfilamente (7 nm) und dicke Myosinfilamente (15 nm) sind so regelmäßig alternierend angeordnet, dass sich daraus ein Querstreifungsmuster ergibt (Abb. 10.**2**, 10.**3**). In der **I-Bande** sind die **Aktinfilamente**, in der **A-Bande** die **Myosinfilamente** lokalisiert. Die freien Enden der Aktinfilamente reichen jedoch in die A-Bande hinein (Überlappung von Aktin- und Myosinfilamenten), und zwar bis zum Beginn der H-Zone.

Beide Filament-Typen sind an bestimmten Stellen des Sarkomers verankert: Die Enden der Aktinfilamente von zwei benachbarten Sarkomeren sind im Bereich der Z-Linie (**Z-Scheibe**) miteinander verknüpft (u.a. durch das Protein α-**Actinin**); durch die molekularen Bestandteile dieser Befestigungszone kommt

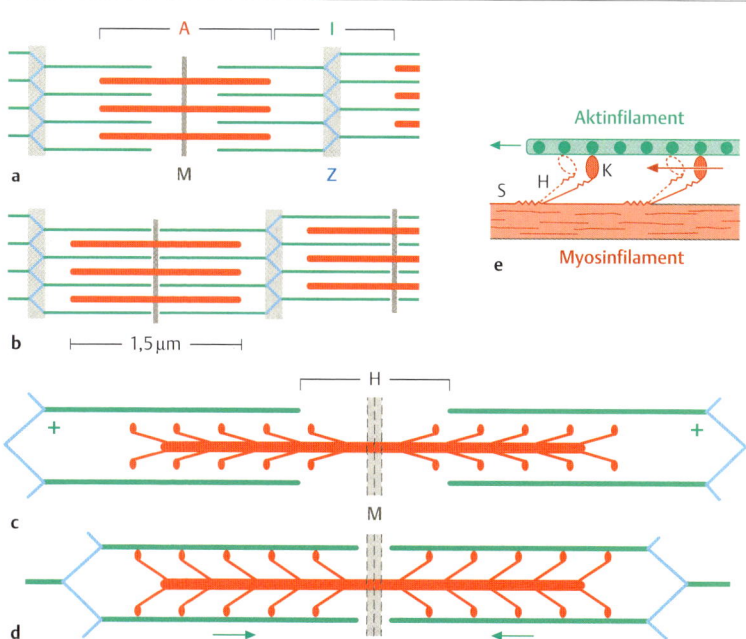

Abb. 10.**3** **Anordnung der Myofilamente** (Schema). **a**, **b** **Ruhe- und Kontraktionszustand**. Aktinfilamente *grün*, Myosinfilamente *rot*. **c**, **d** **Myosinköpfe** in Ruhe und Kontraktion (vereinfachtes Schema). Wichtig ist der bipolare Bau des Myosinfilaments. **e** Interaktion zwischen Myosinköpfen und Aktin. Der *rote Pfeil* deutet die Richtung des Kraftschlages der Myosinköpfe an, der *grüne Pfeil* zeigt die Richtung, in der das Aktinfilament bewegt wird. **K**, **H**, **S**, Kopf, Hals, Schwanz eines Myosinmoleküls.

die Z-Scheibe überhaupt zustande. Die Myosinfilamente sind in der **M-Linie** durch verschiedene Proteine miteinander vernetzt.

In *Querschnitten* durch das Sarkomer wird deutlich, dass die Myosinfilamente (aufgrund ihrer Vernetzung in der M-Zone) in regelmäßigem, hexagonalem Muster angeordnet sind. Im Überlappungsbereich sind sie von je sechs Aktinfilamenten umgeben (Abb. 10.**2c**).

Myofilamente und weitere Filamente des Sarkomers

Das Bauprinzip der Aktin- und Myosinmoleküle sowie ihre Fähigkeit, sich zu Filamenten zu aggregieren, wurde im Kapitel „Zytoskelett" (S. 18, 20) besprochen. Einige Eigenschaften seien hier wiederholt und um Muskel-spezifische Merkmale ergänzt.

Die **Aktinfilamente** des Sarkomers sind 7 nm dick und 1 µm lang. Sie sind mit ihrem Plus-Ende in der Z-Scheibe verankert. Als Begleitproteine enthalten die Aktinfilamente der quergestreiften Muskulatur u.a. *Tropomyosin* und den *Troponin*-Komplex, der aus drei Untereinheiten (C, I, T) besteht. Diese Begleitproteine dienen teils der Stabilisierung des Aktinfilaments, teils der Regulierung des Kontraktionsvorganges.

Das **Myosinfilament** des Sarkomers ist 15 nm dick und 1,5 µm lang (= Breite der A-Bande). Es entsteht durch Aggregation der **Schwanzdomänen** der Myosinmoleküle, während die Köpfe und ein Teil der Halsabschnitte seitlich aus dem Filament herausragen. Das Myosinfilament der quergestreiften Muskulatur ist bipolar gebaut, d.h. innerhalb einer Filamenthälfte sind alle Köpfe gleichsinnig angeordnet und gegensinnig zur anderen Hälfte ausgerichtet. In der M-Linie und direkt seitlich davon fehlen die Köpfe, hier überlagern sich Schwanzdomänen von Myosinmolekülen beider Filamenthälften. Die **Köpfe** sind für die *Interaktion* mit dem Aktinfilament und für die **ATPase-Aktivität des Myosins** verantwortlich. Zwei „Gelenke" ermöglichen das Kippen des Kopfes bei der Kontraktion.

Titin und Nebulin. Zwei weitere Filament-Typen wirken bei der Organisation und dem Zusammenhalt des Sarkomers mit. **Titin** ist ein langes Proteinmolekül, das als sehr dünnes Filament das halbe Sarkomer durchzieht, es ist in der Z-Scheibe und in der M-Linie befestigt (Abb. 10.**4**). Eine in der I-Bande gelegene Domäne des Moleküls hat Eigenschaften einer elastischen

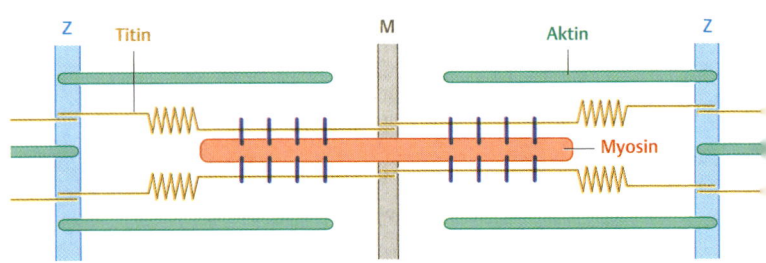

Abb. 10.**4** **Titin als elastische Feder**, die das Sarkomer vor Überdehnung schützt. Die in der A-Bande gelegenen Domänen sind durch das Myosin-bindende Protein C (*violett*) mit dem Myosinfilament verbunden und nicht dehnbar. Seitlich davon liegt eine als Feder fungierende Domäne. Verankerung der Titin-Moleküle in der Z-Scheibe und M-Linie.

Feder. Titin hält die Myosinfilamente in Position und verhindert die Überdehnung des Sarkomers, nach Wegfall der Dehnungskraft stellt es die alte Ordnung wieder her. **Nebulinfilamente** begleiten die Aktinfilamente und wachen wahrscheinlich über deren definierte Länge.

Kontraktionsvorgang

Bei der Kontraktion bleibt die Länge der Aktin- und Myosinfilamente unverändert (Abb. 10.**3**). Das Sarkomer verkürzt sich (maximal *auf ca. 70 %* seiner optimalen Ruhelänge von 2,2 μm) dadurch, dass die Aktinfilamente beider Sarkomerhälften tiefer zwischen die Myosinfilamente gleiten. Die I-Bande wird schmäler und kann bei maximaler Kontraktion ganz verschwinden; die H-Bande ist schon vorher aufgehoben. Bei passiver Dehnung werden I- und H-Bande breiter. Die A-Bande (1,5 μm) bleibt konstant.

Beim **Gleiten der Filamente** ist Myosin als Motorprotein der aktive Teil: Die Myosinköpfe beider Filamenthälften „wandern" an den Aktinfilamenten entlang in Richtung auf deren Plusende, d.h. in Richtung Z-Scheiben. Da die Myosinköpfe aber „auf der Stelle treten", ergibt sich daraus ein passives Gleiten der Aktinfilamente in Richtung Sarkomer-Mitte.

Auf **molekularer Ebene** liegt dem Gleitmechanismus eine *rasche Folge von Reaktionszyklen* zugrunde, bei denen zwischen Myosinköpfen und Aktinfilamenten Querbrücken geknüpft und wieder gelöst werden; dies ist verbunden (a) mit dem zyklischen Wechsel des Myosinkopf-Winkels („Weiterschieben" des Aktinfilaments um jeweils ca. 10 nm und „Nachfassen" an einer neuen Bindungsstelle), (b) mit der Spaltung von ATP (Energiequelle; Enzym: Myosinkopf-ATPase) (Näheres s. Bücher der Physiologie). Die Aktin-Myosin-Interaktion ist nur in Gegenwart relativ hoher Ca^{2+}-Konzentrationen möglich.

In der ruhenden Skelettmuskelfaser ist die freie **Ca^{2+}-Ionen-Konzentration** im Zytosol niedrig (ca. 10^{-7} mol/l). Die Aktin-Myosin-Interaktion ist nicht möglich, da die Bindungsstellen am Aktin durch Aktin-Begleitproteine (s.o.) verdeckt sind. Erhöhte Ca^{2+}-Ionen-Konzentrationen (> 10^{-6} mol/l, auf der Höhe der Kontraktion bis ca. 10^{-5} mol/l) führen eine Konformationsänderung der Begleitproteine herbei, wodurch die Bindungsstellen freigelegt und für die Myosinköpfe zugängig gemacht werden. Direkter Angriffsort der Ca^{2+}-Ionen ist Troponin C.

Strukturelle Korrelate der elektromechanischen Kopplung

Die ruhende Muskelfaser hält ein Ruhemembranpotenzial von ca. −80 mV aufrecht. Der Kontraktion geht ein Aktionspotenzial (S. 13, 146) voraus, das an der neuromuskulären Synapse (S. 192) generiert und auf dem Sarkolemm über die ganze Muskelfaser fortgeleitet wird. Intrazelluläre Ca^{2+}-Speicher (*Sarkoplasmatisches Retikulum*) und Einstülpungen des Sarkolemm (*Transversal-Tubuli*), die in die Tiefe der Muskelfaser vordringen, sind die strukturelle Voraussetzung dafür (Abb. 10.**2**, 10.**5a**), dass das am Sarkolemm ablaufende Aktionspotenzial innerhalb von Millisekunden in eine simultane Verkürzung sämtlicher Sarkomere umgesetzt wird. Dies wird als *elektromechanische Kopplung* bezeichnet.

Sarkoplasmatisches Retikulum (SR). Die **Zisternen des SR** sind Membran-begrenzte flache Hohlräume, die jede einzelne Myofibrille manschettenartig umgeben. Das SR entlang einer Myofibrille ist in Segmente gegliedert, die jeweils aus longitudinal orientierten Schläuchen („*L-System*") und zirkulär um die Myofibrille herumlaufenden Zisternen (*terminale Zisternen = junktionales SR*) bestehen (Abb. 10.**5**). Alle Hohlräume eines SR-Segments kommunizieren miteinander, stellen aber gegenüber dem Zytosol ein geschlossenes System dar.

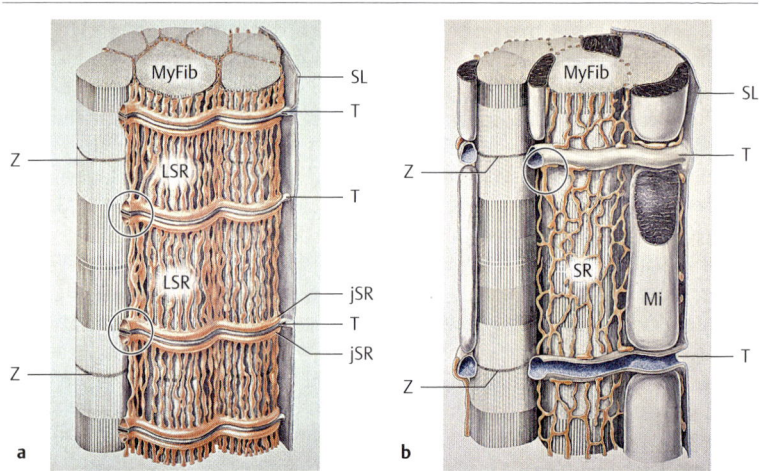

Abb. 10.**5** **Sarkoplasmatisches Retikulum** (SR, *rot*) und **Transversal-Tubuli** (T, *blau*). **a** **Skelettmuskel**. Jede Myofibrille (**MyFib**) ist von SR und T umgeben. Das SR besteht aus longitudinal verlaufenden Schläuchen (**LSR**) und zirkulär verlaufenden terminalen Zisternen (= junktionales SR, **jSR**). Ein T-Tubulus und die ihn flankierenden jSR-Zisternen bilden jeweils eine Triade (**Kreis**). Die Triaden liegen an den A/I-Übergängen. **SL**, Sarkolemm **b** **Herzmuskel**. Das SR ist spärlich, die T-Tubuli sind weit und liegen in Höhe der Z-Scheiben. Der **Kreis** markiert eine Dyade. **Mi**, Mitochondrium.

Transversal-Tubuli (T-Tubuli). Die **T-Tubuli** sind Einstülpungen des Sarkolemm, die als anastomosierendes Kanälchensystem alle Myofibrillen in regelmäßigen Abständen umrunden. Die T-Tubuli dienen dazu, die intrazellulären Membranen des SR über das am Sarkolemm ablaufende Aktionspotenzial zu „benachrichtigen" und sie zur Freisetzung von Ca^{2+} aus den Speichern zu veranlassen. Die T-Tubuli verlaufen quer (transversal, „*T-System*") zur Längsachse der Myofibrillen, und zwar jeweils zwischen zwei SR-Segmenten. Der T-Tubulus und die ihn flankierenden terminalen SR-Zisternen bilden jeweils eine **Triade**. Auf jedes Sarkomer einer Myofibrille kommen zwei Triaden, sie liegen regelmäßig in Höhe des

Übergangs von der I- zur A-Bande. Zwischen den T- und SR-Räumen bestehen keine Anastomosen, jedoch stehen die Membranen beider Systeme durch Proteinbrücken (**Triadenfüßchen**) miteinander in Kontakt.

Bei Ablauf eines Aktionspotenzials werden auch die Membranen der T-Tubuli depolarisiert. Dies führt zur Öffnung eines Ca^{2+}-**Kanals** (Synonym „Ryanodinrezeptor") in den Membranen der terminalen SR-Zisternen. Ca-Ionen strömen ins Zytosol, es kommt zur Kontraktion. Eine ATP-verbrauchende Ca^{2+}-**Pumpe** in den Membranen der longitudinalen SR-Schläuche transportiert die Ca-Ionen ins SR zurück. Dadurch wird die zytosolische Ca^{2+}-Konzentration gesenkt, sobald der Ausstrom aus den terminalen Zisternen aufhört; die Muskelfaser erschlafft.

Hier sei erwähnt, dass die übliche Verkürzung eines Muskels nicht auf einer Einzelzuckung beruht. Vielmehr folgen die Nervenreize so schnell aufeinander (je nach Fasertyp 20—100 Hz), dass den Muskelfasern gar keine Zeit bleibt, die Ca^{2+}-Konzentration zu senken und zu erschlaffen; es kommt durch Summation der Zuckungen zum **Tetanus**, einer Kontraktion, die kraftvoller ist als die Einzelzuckung (s. Physiologie-Bücher).

Muskel-Sehnen-Übergang

Für die Übertragung von Zugkräften in longitudinaler Richtung ist die Verknüpfung jeder Muskelfaser mit den Kollagenfibrillen einer Sehne verantwortlich (**myotendinöse Verbindung**). Die endständigen Aktinfilamente der Myofibrillen sind am Sarkolemm (statt an einer Z-Scheibe) verankert. Das Sarkolemm seinerseits ist an der EZM (Basallamina, Kollagenfibrillen) befestigt, die den Anschluss an die Kollagenfasern der Sehne herstellt.

Die Oberfläche des Sarkolemm einschließlich der Basallamina ist an den Enden der Muskelfaser durch Falten und Einstülpungen, in die Kollagenfibrillen hineinziehen, stark vergrößert. Die molekulare Kette zwischen Aktinfilamenten und EZM ist wie bei einem **Fokalkontakt** organisiert (S. 29, 32): **Integrine** durchspannen das Sarkolemm. An der intrazellulären Domäne der Integrine sind (durch Vermittlung von Adaptorproteinen) die Aktinfilamente befestigt, die extrazelluläre Domäne der Integrine geht Bindungen mit der EZM ein.

Zytoskelett

Wichtige Bestandteile des Zytoskeletts sind nicht-sarkomerische Aktinfilamente, Intermediärfilamente und das Membranskelett.

Die **Intermediärfilamente** aus **Desmin** halten die Myofibrillenarchitektur aufrecht und binden die Myofibrillen seitlich an das Sarkolemm (S. 184, 190). Desminfilamente gibt es auch in der Herz- und in der glatten Muskulatur.

▶ Die Wichtigkeit der Desminfilamente wird deutlich, wenn ein erblich bedingter Funktionsverlust des Desmins vorliegt: Solche Patienten entwickeln eine Myopathie und Kardiomyopathie (langsam fortschreitende Schwäche von Skelett- und Herzmuskel, begleitet von histologischen Veränderungen). ◀

Das Membranskelett ist unerlässlich für die Integrität des Sarkolemm. Ein wesentlicher Bestandteil ist der Komplex aus **Dystrophin** und **Dystrophin-assoziierten Glykoproteinen**. Der Komplex bildet eine molekulare Kette zwischen dem Aktin-Zytoskelett (und vermutlich auch dem kontraktilen Apparat) der Skelettmuskelfaser und der Extrazellulärmatrix (Abb. 10.**6**).

Das **Dystrophinmolekül** bindet sich mit seinem N-Terminus an nicht-sarkomerische **Aktinfilamente**, mit seinem C-Terminus-nahen Teil an das Transmembranprotein β-**Dystroglycan**. Extrazellulär vermitteln α-**Dystroglycan** und **Laminin 2** (= Merosin) die Bindung an die Lamina densa. Innen ist diese Kette durch weitere Proteine an den kontraktilen Apparat, außen an die Kollagenfibrillen des Endomysiums angeschlossen. Man nimmt an, dass diese Konstruktion das Sarkolemm stabilisiert und vor Zerreißungen durch Scherkräfte schützt, die bei Kontraktion und Dehnung auftreten. Der gesamte Dystrophin-Komplex enthält noch etliche weitere Proteine, deren Funktionen im Einzelnen noch nicht geklärt sind. Möglicherweise erfüllt der Komplex neben den mechanischen noch andere Aufgaben.

Costamer. Der Dystrophin-Komplex der Skelettmuskulatur ist nicht gleichmäßig über das Sarkolemm verteilt, sondern in den *Costameren* angereichert. Dies sind reifenförmige Verdichtungen („Rippen") innen am Sarkolemm, die in Höhe jeder Z-Scheibe um die ganze Muskelfaser herumlaufen. In den Costameren sind noch verschiedene andere Zytoskelett-verankernde Proteine konzentriert, u.a. sind hier auch die *Desminfilamente* befestigt.

▶ **Muskeldystrophien** sind erbliche Erkrankungen, die durch *fortschreitenden* Untergang von Muskelfasern gekennzeichnet sind. Für jedes der in Abb. 10.**6** gekennzeichneten Proteine sind genetisch bedingte Defekte bekannt, die jeweils einen bestimmten Muskeldystrophie-Typ verursachen. Am häufigsten und am schwersten ist die **Duchenne-Erkrankung** (Erbgang X-chromosomal-rezessiv; 1 von 3500 männlichen Neugeborenen). Sie beruht auf einem Funktionsverlust oder Fehlen des *Dystrophins*. Dieser und andere Fehler im Membranskelett führen zu lokalen Zerreißungen des Sarkolemm und zu rezidivierenden segmentalen Nekrosen (s.u.) der Muskelfasern, bis diese, trotz Reparaturversuchen, schließlich untergehen. – Dystrophine kommen auch in der Herz- und glatten Muskulatur und in einigen nicht-muskulären Geweben vor. Einige Muskeldystrophien sind mit einer Kardiomyopathie verbunden, die meisten Krankheitsbilder sind aber durch die Zerstörung der Skelettmuskulatur geprägt. ◀

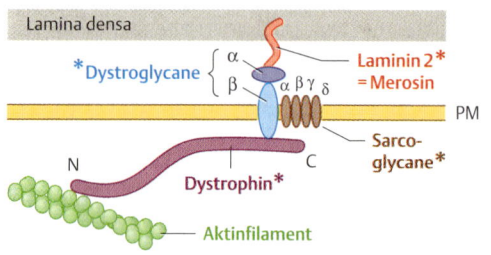

Abb. 10.**6** **Membranskelett und Dystrophin-Komplex** (vereinfachtes Schema). Nur einige Proteine sind gezeigt. Erblich bedingtes Fehlen der durch * markierten Proteine verursacht Muskeldystrophien.

Fasertypen

Zuckungsfasern und Tonusfasern

Die meisten Muskelfasern des Warmblüters sind **Zuckungsfasern** (*twitch fibres*). Sie reagieren auf einen einzelnen Reiz des innervierenden Axons mit einer kurzen Einzelzuckung, deren Ausmaß immer gleich ist (Alles-oder-Nichts-Regel). Diese Fasern besitzen *eine* neuromuskuläre Synapse (*fokale Innervation*, s.u.). Die Plasmamembran ist fähig, ein Aktionspotenzial fortzuleiten.

An wenigen, speziellen Stellen kommen dünne (ca. 5—20 μm) **Tonusfasern** vor. Jede Tonusfaser besitzt mehrere, primitiv gebaute neuromuskuläre Synapsen (*multiple Innervation*). Die Plasmamembran trägt überall Acetylcholin-Rezeptoren. Sie kann kein Aktionspotenzial fortleiten, vielmehr führen Nervenreize zu lokalen, abgestuften Depolarisationen und zu entsprechend abgestuften Verkürzungen oder Spannungsentwicklungen. Tonusfasern gibt es in den *Muskelspindeln* (S. 470), außerdem stellen sie einen kleinen Anteil der Fasern in den äußeren Augenmuskeln.

Verschiedene Typen von Zuckungsfasern. Unter den Zuckungsfasern gibt es **langsame** (rote = Typ I = oxydativ arbeitende = ermüdungsresistente) Fasern und **schnelle** (weiße = Typ IIB = glykolytisch arbeitende = rasch ermüdende) Fasern sowie einen schnellen Zwischentyp (IIA = oxydativ/glykolytisch, relativ ermüdungsresistent). Grundsätzlich kommen in allen Muskeln des Menschen alle Typen vor. Der relative Anteil ist vom Muskel abhängig und zeigt auch interindividuelle Unterschiede. Muskeln, die aus einem einzigen Fasertyp bestehen, kommen beim Menschen nicht vor (im Gegensatz zu kleinen Säugern). Der Fasertyp wird vom innervierenden Neuron, wahrscheinlich über die Reizfrequenz, bestimmt. Daher gehören alle Fasern einer motorischen Einheit (s.u.) zu demselben Typ. Die Fasertypen können aufgrund histochemischer und ultrastruktureller Merkmale unterschieden werden (Abb. 10.7). Die histochemische Differenzierung hat praktische Bedeutung in der *Neuro-* und *Muskelpathologie*.

Typ-I-Fasern sind für Dauerleistungen angelegt. Sie sind reich an *Myoglobin* (O_2-Bindung) und enthalten Lipidtröpfchen sowie viele *Mitochondrien*, die in Reihen zwischen den Myofibrillen und in dicken Schichten unter dem Sarkolemm liegen. Das SR ist relativ sparsam ausgebildet.

Typ-IIB-Fasern sind für kurze, schnelle Aktionen geeignet. Sie sind arm an Myoglobin und Mitochondrien, diese sind reduziert auf die Lokalisation nahe der Z-Scheiben. Das SR ist reich ausgebildet. Die Fasern enthalten relativ viel *Glykogen*.

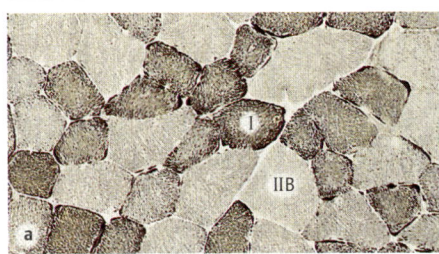
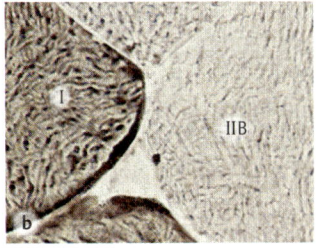

Abb. 10.**7** **Muskelfasertypen**. Histochemischer Nachweis (*schwarz*) des mitochondrialen Enzyms Succinat-Dehydrogenase. **I**, eine Typ-I-Faser; zahlreiche Mitochondrien liegen zwischen den Myofibrillen und unter dem Sarkolemm. **IIB**, eine Typ-IIB-Faser, mitochondrienarm. Vergr. 150fach (a), 800fach (b).

Innervation der Muskelfaser

Die motorische Einheit besteht aus dem Motoneuron (S. 143) und den von seinem Axon innervierten Muskelfasern. Die Kraft, mit der ein Muskel sich kontrahiert, kann über die Rekrutierung unterschiedlich vieler motorischer Einheiten abgestuft werden. Je nachdem ob ein Muskel Präzisionsaufgaben oder groben Bewegungsabläufen dient, kann eine motorische Einheit < 100 (z.B. mimische Muskulatur, Handmuskeln) oder > 1000 Fasern (z.B. Oberschenkel-, Rückenmuskulatur) umfassen. Die Fasern einer motorischen Einheit liegen nicht gruppenweise zusammen, sondern sind über eine größere Querschnittsfläche des Muskels verstreut und mit Fasern anderer motorischer Einheiten vermischt, hierauf beruht die „schachbrettartige" Verteilung der Fasertypen (Abb. 10.**7**).

Neuromuskuläre Synapse (motorische Endplatte)

Das Axon teilt sich präterminal in Äste auf (ein Ast pro Muskelfaser). Jeder Ast geht in ein System von verzweigten Endfüßen über, das in komplementäre, muldenartige Vertiefungen der Muskelfaser eingebettet ist und sich über eine Strecke von 10−20 Sarkomeren hinzieht (Abb. 10.**8**). Die Myelinscheide des Axonzweigs endet unmittelbar vor dem Endfüßchen-System und wird von nicht-myelinisierenden Schwann-Zellen abgelöst. Das Axoplasma der Endfüßchen enthält synaptische Vesikel (Neurotransmitter: **Acetylcholin**, ACh) und Mitochondrien. Der synaptische Spalt ist knapp 100 nm breit.

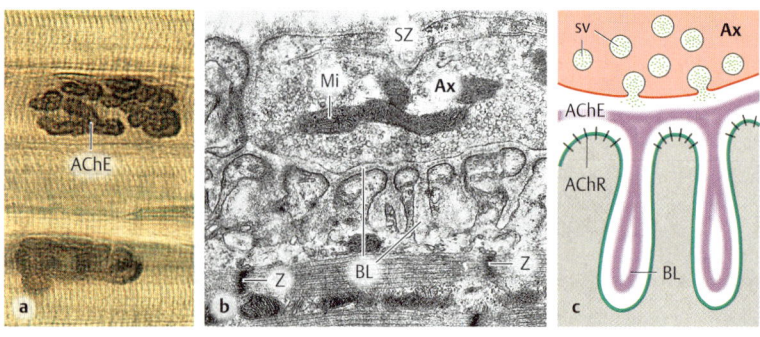

Abb. 10.**8** **Motorische Endplatte**. **a** Acetylcholinesterase (AChE). LM-Bild, histochemischer Enzymnachweis (*braun*) Aufsicht auf Totalpräparat vom Zwechfellmuskel (Ratte). **b**, **c** **EM-Bild und Schema**, Schnitt durch synaptischen Kontakt. **Ax**, Axonende mit synaptischen Vesikeln (**sv**) und Mitochondrien (**Mi**). **SZ**, Schwann-Zelle. **Z**, Z-Scheibe. **BL**, Basallamina (*violett*) im synaptischen Spalt als Sitz der AChE. *Rot* und *grün*, prä- bzw. postsynaptische Membran. **AChR**, Orte der dichtesten Aggregation von ACh-Rezeptoren. Vergr. 500fach (a), 19 000fach (b).

Besonderheiten der motorischen Endplatte gegenüber den interneuronalen Synapsen (S. 151): (1) Die Oberfläche der postsynaptischen Membran ist durch Einfaltungen stark vergrößert (**subneuraler Faltenapparat**). (2) Im gesamten synaptischen Spaltensystem liegt eine **Basallamina**, die sich außerhalb der Synapsenregion in die Basallamina der Muskelfaser bzw. der Schwann-Zellen fortsetzt. An der Basallamina des synaptischen Spaltes ist die **Acetylcholinesterase** verankert, die für die rasche Spaltung des ACh verantwortlich ist.

Der **Funktionsablauf** an der motorischen Endplatte gleicht grundsätzlich dem an anderen Synapsen. Bei der normalen Zuckungsfaser sind die **ACh-Rezeptoren** auf den postsynaptischen Bereich des Sarkolemm beschränkt, am dichtesten liegen sie auf den Kämmen zwischen den Einfaltungen.

Einige funktionell wichtige Bestandteile der motorischen Endplatte.

- **Präsynaptisch**: Cholin-Acetyltransferase (ACh-Synthese) im Axoplasma. Synaptische Vesikel. „Proteinmaschinerie" für die Exozytose (S. 154). Axolemmaler Transportmechanismus für die Aufnahme von Cholin aus dem synaptischen Spalt.
- **Im synaptischen Spalt**: Basallamina, hieran sind zwei wichtige Proteine befestigt. (1) *ACh-Esterase*: Das Enzym wird von der Muskelfaser sezerniert und bindet sich vermittels einer Kollagen-ähnlichen Domäne seines Moleküls an das Kollagen-(IV)-Netz der Lamina densa. Es spaltet ACh in Cholin und Acetat. Durch histochemische Darstellung der ACh-Esterase kann der postsynaptische Teil der Endplatte lichtmikroskopisch sichtbar gemacht werden (Abb. 10.**8a**). (2) *Agrin* (ein Proteoglykan) wird vom Axonende sezerniert und lagert sich in der Basallamina ab. Es induziert die Aggregation der ACh-Rezeptoren an der postsynaptischen Membran.
- **Postsynaptisch**: ACh-Rezeptoren. Membranskelett: verantwortlich für die Fesselung der ACh-Rezeptoren in dieser Region und die Aufrechterhaltung des Faltenapparates.

◘ Die **trophische Bedeutung der Innervation** wird nach Denervation deutlich. Denervierte Muskelfasern sind nicht nur gelähmt, sondern verändern sich auch grundlegend: Auf der gesamten Faseroberfläche erscheinen ACh-Rezeptoren, die Faser wird dünn (**atrophisch**), die Querstreifung gerät in Unordnung und geht später ganz verloren, schließlich (nach Monaten) degeneriert die Faser völlig. Die Veränderungen sind reversibel, sofern die Fasern vor ihrem Untergang reinnerviert werden. ◘

◘ **Die motorische Endplatte als Angriffsort** zahlreicher Wirkstoffe, die die synaptische Übertragung stören (Folge: **Lähmung der Muskulatur**): Muskel-relaxierende Arzneistoffe in der Anästhesiologie (postsynaptisch); manche Bakterientoxine (Botulinumtoxine: präsynaptische Exozytose-Maschine); manche Schlangengifte (z.B. α-Bungarotoxin: postsynaptisch; β-Bungarotoxin: präsynaptisch); Insektenvertilgungsmittel und Kampfgifte (Organophosphate: ACh-Esterase). Zirkulierende Autoantikörper gegen ACh-Rezeptoren verursachen die **Myasthenia gravis** (abnorme Ermüdbarkeit der Skelettmuskulatur, insbesondere der äußeren Augenmuskeln sowie der Muskulatur von Gesicht, Schluckapparat und Schultergürtel). ◘

Entwicklung, Wachstum, Regeneration

Entwicklung. Aus mesodermalen Muskelprogenitorzellen gehen unreife, mitotisch aktive **Myoblasten** hervor. Durch Fusion reifer Myoblasten entstehen lange, dünne **Myotuben** mit zentral gelegenen Kernketten. Die Myotuben bilden die ersten quergestreiften Myofibrillen und eine Basalmembran, in die auch einige potenziell teilungsfähige Myoblasten mit eingeschlossen werden. Diese liefern dem Myotubus später durch Fusion weitere Zellkerne. Die Myotuben reifen zu **Muskelfasern**.

Satellitenzellen sind ruhende Myoblasten, die der reifen Muskelfaser innerhalb des Basallamina-Schlauches eng anliegen. Sie stellen in ihrer Gesamtheit einen Zellvorrat dar, aus dem die reifen Muskelfasern (deren Kerne sich nicht mehr teilen) bei Bedarf zusätzliche Kerne erhalten. Die Satellitenzellen werden durch diverse Wachstumsfaktoren (z.B. IGF-1, S. 359) zur Proliferation angeregt, einige Tochterzellen fusionieren mit der Muskelfaser, einige kehren in den ruhenden Zustand zurück. Dieser Zugewinn an Kernen ist erforderlich, wenn die Muskelfaser sich vergrößert, sowohl beim normalen **Wachstum** als auch bei der durch Training bedingten Zunahme der Faserdicke (**Hypertrophie**). Wird ein Muskel nicht benutzt, so nimmt die Faserdicke ab (**Inaktivitätsatrophie**), die Zahl der Satellitenzellen sinkt.

▷ Für die Regeneration sind die Satellitenzellen ebenfalls erforderlich. Eine Wunde, durch die die Kontinuität der Basalmembran-Schläuche zerstört wird, heilt mit einer **bindegewebigen Narbe**, an der die durchtrennten Muskelfasern nach Regeneration neue myotendinöse Anheftungen bilden.

Wenn die Muskelfaser in einem umschriebenen Bereich geschädigt wird (**segmentale Nekrose**), ohne dass dabei die Basalmembran unterbrochen wurde (z.B. Mikrotraumen, Quetschung, Arzneimittel-induzierte Läsionen, Muskeldystrophien), kommt es *innerhalb des Basalmembran-Schlauches* zur Regeneration. Eingewanderte *Makrophagen* räumen die Trümmer ab und regen durch Sekretion diverser Zytokine (S. 237) die Satellitenzellen zur Proliferation an. Es bilden sich mehrere Myotuben, die Anschluss an die intakten Partien der Muskelfaser gewinnen und sich später seitlich miteinander vereinigen können. Die Zellkerne gerade reparierter Muskelfasern liegen zunächst *zentral*. Im Falle der schweren Muskeldystrophien sind die Reparaturversuche auf die Dauer frustran, da der Satellitenzellvorrat sich nach vielen Degenerations-Regenerations-Zyklen schließlich erschöpft. ◁

10.2 Herzmuskulatur

Die Organisation der Sarkomere sowie der Kontraktionsmechanismus sind grundsätzlich gleich wie in der Skelettmuskulatur. Folgende Unterschiede, die für die Morphologie von Bedeutung sind, seien hervorgehoben: (1) Herzmuskulatur besteht aus verzweigten, meist **einkernigen Herzmuskelzellen** (*Kardiomyozyten*). (2) Sie bilden ein dreidimensionales Netz und sind verbunden durch mechanische **Haftkontakte** und **Gap junctions**, die im Bereich der **Glanzstreifen** liegen. (3) Das Sarkoplasmatische Retikulum ist spärlich, die T-Tubuli sind weitlumig. (4) Das Aktionspotenzial, das die Kontraktion induziert, wird in einem herzeigenen **Erregungsbildungszentrum** generiert und auf einem Erregungsleitungssystem rasch über größere Strecken fortgeleitet. Dieses gesamte System besteht aus **modifizierten Herzmuskelzellen** und wird im Kapitel „Kreislauforgane" (S. 225) besprochen.

Herzmuskelzelle

Die Muskelzellen der Herzkammern sind zylindrische Gebilde von ca. 100 μm Länge und einem Durchmesser von 15–20 μm. Der Kern (gelegentlich zwei Kerne) liegt im Zentrum der Zelle (Abb. 10.**9**). Das Zytoplasma nahe den Kernpolen ist frei von Myofibrillen und beherbergt Zellorganellen wie z.B. Golgi-Apparat, Lysosomen, Lipofuszingranula. Die **Mitochondrien** sind zahlreich, sie liegen in Reihen zwischen den Myofibrillen. Die Muskelzellen bilden durch End-zu-End-Kontakte lange Ketten („Fasern"), die jeweils von einer gemeinsamen **Basallamina** und retikulären Fasern umgeben sind. Aufgrund spitzwinkliger Verzweigungen kann eine Zelle mit mehreren Nachbarzellen Kontakte unterhalten.

Glanzstreifen

Am Glanzstreifen (*Discus intercalaris*) stoßen zwei Herzmuskelzellen mit ihren Enden zusammen und bilden Haft- und Kommunikationskontakte aus. Lichtmikroskopisch fallen Glanzstreifen als stark färbbare Linien auf, die quer, meist treppenförmig, durch eine Kette von Herzmuskelzellen hindurchziehen (Abb. 10.**9**, 10.**10**).

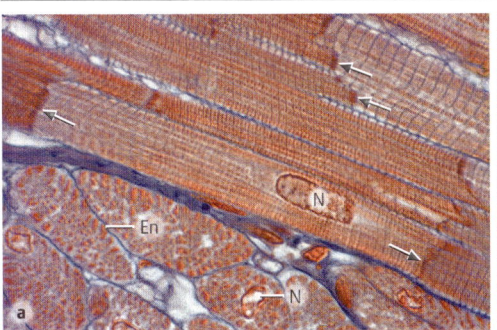
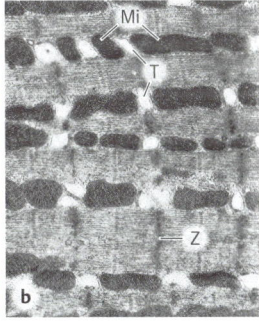

Abb. 10.**9** **Herzmuskulatur**. **a** **Kardiomyozyten** (Ventrikel, Rind) im Längs- und Querschnitt, Azan. **Pfeile** weisen auf einige Glanzstreifen. Im Querschnitt (unten) ist das Myofibrillenmuster zu erkennen. **En**, Endomysium. **N**, Zellkern, zentral gelegen. **b** **EM-Bild**, niedrige Vergrößerung (Ventrikel, Meerschweinchen). Zwischen den Myofibrillen liegen Mitochondrien-Ketten (**Mi**) und Anschnitte von T-Tubuli (**T**). **Z**, Z-Linie. Vergr. 860fach (a), 7 500fach (b).

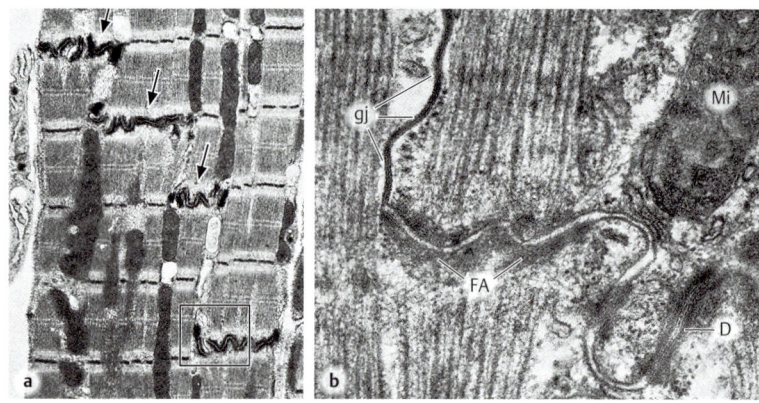

Abb. 10.**10** **Glanzstreifen** (Ventrikelmyokard, Meerschweinchen). **a** Die Haftkontakte (**Pfeile**) sind transversal orientiert und in Stufen angeordnet, sie ersetzen die Z-Scheiben der endständigen Sarkomere. Eine Partie ähnlich der eingerahmten Stelle ist in **b** gezeigt. **b** Haftkontakte, bestehend aus Fascia adhaerens (**FA**) und Desmosom (**D**). **gj**, Gap junction-Region, longitudinal ausgerichtet. Die Muskelzellen in **b** sind stark kontrahiert, daher sind die in der FA verankerten, dünnen Aktinfilamente kaum zu erkennen. **Mi**, Mitochondrium. Vergr. 6 700fach (a), 41 000fach (b).

Die mechanischen Kontakte dienen der Übertragung von Zugkräften. Sie liegen in denjenigen Abschnitten des Glanzstreifens, die transversal zur Längsachse der Zelle orientiert sind. Es sind überwiegend **Adhärens-Kontakte** (S. 31), an denen auf den Innenseiten Aktinfilamente inserieren (*Fascia adhaerens*), zum kleineren Teil **Desmosomen** (S. 30), an denen Intermediärfilamente (aus *Desmin*) ansetzen.

Die **Gap junctions** (S. 35) liegen in den longitudinal orientierten Abschnitten der Glanzstreifen; durch die Gap junctions werden die Kardiomyozyten elektrophysiologisch zu einem „Kabel" vereint, sodass ein Aktionspotenzial über den gesamten Zellverband fortgeleitet werden kann.

Strukturelle Korrelate der elektromechanischen Kopplung

In den menschlichen Kardiomyozyten ist das Sarkoplasmatische Retikulum (**SR**) spärlich ausgebildet, die **T-Tubuli** sind wesentlich weiter als beim Skelettmuskel (Abb. 10.**5b**, 10.**9**); so weit, dass sie sogar von Basallamina ausgekleidet sind. Anders als in der Skelettmuskelfaser umgeben die T-Tubuli die Myofibrillen jeweils in Höhe der Z-Scheibe, stellenweise sind sie hier in doppelter Ausführung vorhanden, einige T-Tubuli verlaufen longitudinal. Die Kontakte zwischen SR und T-Tubuli sind reduziert auf kurze **Dyaden** (*ein* SR-Schlauch + T-Tubulus).

Die für die Kopplung nötigen **Ca^{2+}-Ionen** kommen teils aus dem SR, teils dringen sie während des lang gezogenen Aktionspotenzials vom Extrazellulärraum ein. Anschließend wird die Ca^{2+}-Ionen-Konzentration durch ATP-verbrauchende Pumpen des SR und des Sarkolemm wieder gesenkt (Erschlaffung). Da die extrazelluläre Ca^{2+}-Ionen-Konzentration 10 000fach höher ist (ca. 10^{-3} mol/l) als im Zytosol des ruhenden Kardiomyozyten, herrscht ständig ein starker Gradient in die Zelle hinein. Es sei daran erinnert, dass das Lumen der T-Tubuli Extrazellulärraum darstellt, die Diffusionsstrecken vom Sarkolemm bis zu den Myofilamenten sind also überall kurz (Abb. 10.**9b**).

Es gibt erhebliche **Spezies-Unterschiede**: Bei Ratte und Maus besitzen die Kardiomyozyten überwiegend enge T-Tubuli und ein relativ gut ausgebildetes SR, also eher dem Skelettmuskel entsprechend. Unter den kleinen Labortieren zeigt z.B. das Meerschweinchen eine ähnliche Bauweise der Herzmuskelzelle wie der Mensch.

Hypertrophie. Bei dauerhafter Mehrbelastung werden die Kardiomyozyten größer, die Masse des Herzmuskels nimmt zu (Hypertrophie). Allgemein gilt, dass Herzmuskelzellen bald nach der Geburt postmitotisch werden und daher eine Zunahme der Zellzahl (Hyperplasie) nicht mehr möglich ist; ebenso wenig eine Regeneration, zumal es in der Herzmuskulatur keine Satellitenzellen gibt. Daher heilt eine Herzmuskelnekrose (z.B. nach Infarkt) immer mit einer bindegewebigen Narbe.

Nach neuen Befunden an menschlichem Untersuchungsgut findet in einem kleinen Teil (1 %) der Muskelzellen doch Teilung statt, in erhöhtem Maße in der Umgebung von Herzmuskelnekrosen. Offenbar reicht die Proliferation nicht aus, um größere Defekte zu reparieren; aber der Befund zeigt, dass reife Kardiomyozyten nicht absolut unfähig sind, wieder in den Zellzyklus einzutreten.

Die **Vorhof-Myozyten** sind dünner als die der Kammern und besitzen nur wenige T-Tubuli. Das SR besteht aus spärlichen Zisternen, die direkt unter dem seitlichen Sarkolemm liegen. Sarkomer-Architektur und Zellkontakte sind wie in der Kammermuskulatur organisiert. Eine Besonderheit mancher Vorhofzellen ist, dass sie einen Wirkstoff (*atriales natriuretisches Peptid, ANP*) sezernieren (S. 227).

10.3 Glatte Muskulatur

Glatte Muskulatur besteht aus **dünnen Muskelzellen**, in denen die Aktin- und Myosinfilamente *nicht* zu Sarkomeren angeordnet sind. Glatte Muskulatur kommt in den Wänden aller Hohlorgane (außer Herz) vor, die ihre lichte Weite aktiv verändern können (z.B. Blutgefäße, Verdauungskanal, Urogenitaltrakt, Atemwege) sowie an verschiedenen anderen Stellen. Glatte Muskulatur verkürzt sich **langsamer** als die quergestreifte Muskulatur und viel ausgiebiger (maximal **bis auf ca. ein Drittel** ihrer Ausgangslänge). Viele glatte Muskeln können ohne großen Energieaufwand **lange** im kontrahierten Zustand verharren (**Tonus**). Für die Innervation ist das **vegetative Nervensystem** zuständig. Die glatte Muskulatur der einzelnen Organe und Organsysteme zeigt eine enorme Vielfalt bezüglich struktureller und funktioneller Eigenschaften.

▶ Die glatte Muskulatur ist diejenige Muskelart, mit der man in der **praktischen Medizin** am häufigsten zu tun hat. Viele Krankheiten oder krankhaften Zustände sind mit Fehlfunktionen der glatten Muskulatur verbunden (z.B. Bluthochdruck, Asthma bronchiale, Koliken im Verdauungs- und Harntrakt, Wehenschwäche des Uterus). ◀

Glatte Muskelzelle

Die einzelne glatte Muskelzelle (Abb. 10.**11**) ist spindelförmig, an der dicksten Stelle hat sie einen Durchmesser von nur 5–8 µm, die Länge variiert zwischen ca. 20 µm (in Arterienwänden) und 800 µm (im graviden Uterus). Der längliche **Zellkern** liegt zentral, in Querschnitten ist er häufig nicht getroffen.

Wo glatte Muskelzellen in großer Zahl vorkommen, liegen sie dicht gepackt und bilden (je nach Organ) Schichten, Stränge oder scherengitterartige Systeme. Jede glatte Muskelzelle ist von **Basallamina** und einem Strumpf aus retikulären Fasern umgeben. Die Befestigung aller Zellen an der Extrazellulärmatrix gewährleistet die Übertragung von Zugkräften durch den ganzen Zellverband hindurch. Manche glatten Muskeln inserieren über mikroskopisch kleine Sehnen aus elastischen oder kollagenen Fasern an Bindegewebsstrukturen.

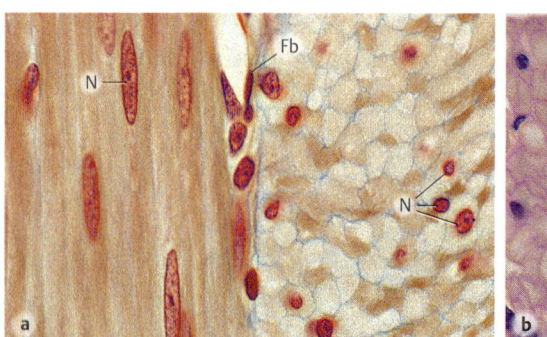
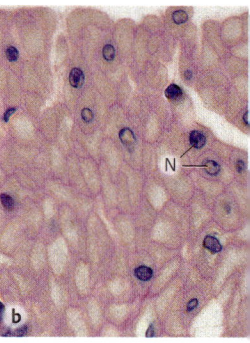

Abb. 10.**11** **Glatte Muskulatur**, längs- und quergeschnitten. **a** Dünndarm (Katze); Azan-Färbung. Jede Muskelzelle ist von Extrazellulärmatrix (*blau*) umrahmt. **N**, Zellkerne der Muskelzellen. **Fb**, Zellkern eines Fibroblasten. **b** Harnblase (Maus). Durch die PAS-Färbung (*purpur*) wird die Extrazellulärmatrix deutlich sichtbar. In den meisten Zellen ist der Kern nicht angeschnitten. PAS-Hämatoxylin. Vergr. 640fach.

Ultrastrukturell sind folgende Strukturen auffällig (Abb. 10.**12**): Annähernd längs orientierte **Filamente**; zahlreiche kleine **Verdichtungszonen** im Zytoplasma und an der Plasmamembran; zahlreiche Ω-förmige Grübchen (**Caveolae**) der Plasmamembran (Funktion der Caveolae: möglicherweise Beteiligung an der Stimulus-Kontraktions-Kopplung). Die meisten Zellorganellen sind in Nähe der Kernpole versammelt. Manche Muskeln besitzen ein System glatter Schläuche (Äquivalent des **Sarkoplasmatischen Retikulum**), die in enger Nachbarschaft zu den Caveolae liegen. In anderen Muskeln ist ein solches Schlauchsystem nur spärlich ausgeprägt. In vielen Organen sind die glatten Muskelzellen durch **Gap junctions** funktionell gekoppelt.

Glatte Muskelzellen sind zur **Mitose** fähig. Unter bestimmten Bedingungen kann die Muskelmasse sich vergrößern (z.B. im graviden Uterus durch Hormoneinfluss; in der Harnblase bei Verengung der Harnröhre, *Balkenblase*). Dies beruht auf Hyperplasie *und* Hypertrophie.

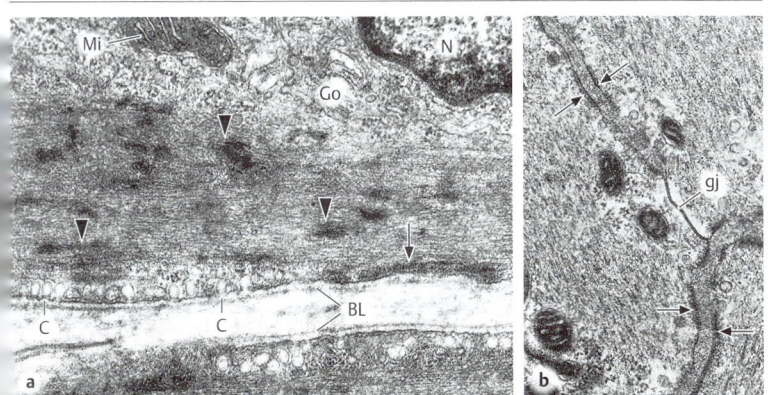

Abb. 10.**12** **Glatte Muskelzellen** (Ausschnitte, EM). **a** Längsschnitt. Longitudinal ausgerichtete Filamente. **Pfeilköpfe** weisen auf einige zytoplasmatische Verdichtungen, **Pfeil** auf eine Anheftungsplaque. **BL**, Basallamina. **C**, Caveolae. **Go**, Golgi-Apparat. **Mi**, Mitochondrium. **N**, Zellkern. **b** Schrägschnitt. Dicke und dünne Filamente. **Pfeile** bezeichnen Anheftungsplaques der benachbarten Muskelzellen, dazwischen die BL. **gj**, Gap junction (hier fehlt die BL). Vergr. 31 000fach (a), 20 000fach (b).

Kontraktiler Apparat

Auch in der glatten Muskelzelle kommt die Kontraktion durch das **Gleiten der Myofilamente** zustande. Die Organisation des kontraktilen Apparates (Abb. 10.**13**) ist allerdings weniger klar als in der quergestreiften Muskulatur. Die glatte Muskelzelle besitzt zwei Filamentsysteme, die miteinander in Verbindung stehen: das Netz des Zytoskeletts und die Myofilamente aus Aktin und Myosin.

Zytoskelett. Ein Netz aus **Intermediärfilamenten** (*Desmin*, in der Gefäßmuskulatur auch *Vimentin*) und nicht-muskulärem Aktin durchzieht die Zelle. Es ist in **Verdichtungszonen** verankert, die im Zytoplasma (*cytoplasmic dense bodies*) und an der Innenseite der Plasmamembran (**Anheftungsplaques**, *attachment plaques*) liegen und auch dem kontraktilen Apparat als Ansatz dienen.

Der **kontraktile Apparat** besteht aus glattmuskulären Aktin- und Myosin-Isotypen. Die Myofilamente sind wahrscheinlich in schräg verlaufenden Bündeln angeordnet (Abb. 10.**13**). Die Aktinfilamente sind in den zytoplasmatischen Verdichtungen (**Äquivalente der Z-Scheiben**) und den plasmalemmalen Anheftungsplaques verankert. Sie sind wesentlich länger als im Sarkomer des quergestreiften Muskels. Auch die Organisation der Myosinfilamente unterscheidet sich von der im Sarkomer. Die in Abb. 10.**13** dargestellte Konstruktion des kontraktilen Apparates erlaubt der glatten Muskulatur eine im Vergleich zur quergestreiften Muskulatur viel ausgiebigere Verkürzung.

Die **mechanische Verbindung zwischen den Muskelzellen** wird durch die Extrazellulärmatrix (EZM) hergestellt. Die Aktinfilamente sind im Bereich der Anheftungsplaques durch Vermittlung von Adaptorproteinen an **Integrine** (S. 32) gekoppelt, die die Plasmamembran durchspannen. Außen binden die Integrine sich an verschiedene EZM-Komponenten (S. 105). Mittels dieser Molekülkette wird die erzeugte Spannung über das Sarkolemm und die EZM auf benachbarte Muskelzellen übertragen. Die Anheftungsplaques benachbarter glatter Muskelzellen liegen sich oft gegenüber, die Plasmamembranen sind aber (anders als bei echten Zellkontakten) durch die Basallamina getrennt.

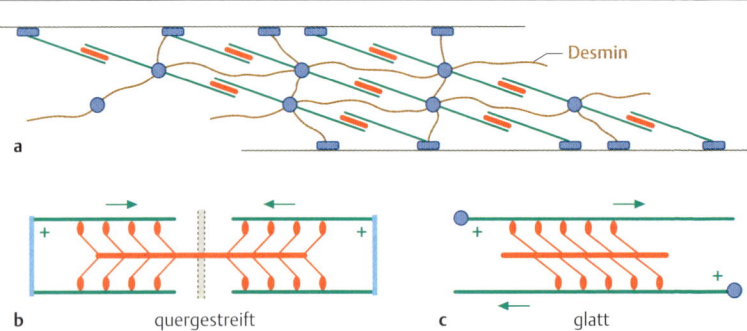

Abb. 10.**13** **Mögliche Organisation des kontraktilen Apparates der glatten Muskelzelle** (Schema). **a** **Aktin- und Myosinfilamente** (*grün* bzw. *rot*) sind in schräg verlaufenden Bündeln angeordnet (nur *eine* Richtung ist gezeigt). Die Aktinfilamente sind mit ihrem Plus-Ende in den zytoplasmatischen Verdichtungen (*blaue Punkte*) und membranständigen Anheftungsplaques (*blaue Kästen*) verankert. An denselben Stellen sind auch die Intermediärfilamente aus Desmin (*braun*) befestigt. **b**, **c** **Ausrichtung der Myosinköpfe**: Im quergestreiften Muskel *bipolar* (in den beiden Filamenthälften gegensinnig); im glatten Muskel sind ganze *Reihen* von Myosinköpfen gegensinnig orientiert. *Pfeile*: Gleitrichtung der Aktinfilamente.

Für die **funktionelle Koppelung** eines größeren, nur spärlich innervierten Zellverbandes sind **Gap junctions** verantwortlich. Die Häufigkeit der Gap junctions ist in den glatten Muskeln der einzelnen Organe sehr unterschiedlich und kann sich innerhalb eines Organs noch verändern (z.B. durch hormonelle Einflüsse: deutliche Zunahme in der Muskulatur des graviden Uterus, Vorbereitung auf die Wehentätigkeit).

Regulation der Aktivität von glatter Muskulatur

Die Regulationsmechanismen sind vielfältig, in jedem Organ anders und selbst innerhalb eines Organs noch variabel (Einzelheiten s. Physiologie-Bücher). Ein gemeinsamer Nenner ist der **Anstieg der zytosolischen Ca^{2+}-Ionen-Konzentration**, der auch im glatten Muskel Voraussetzung für die Kontraktion ist. Der Ca^{2+}-Anstieg (je nach Organ durch Einstrom von außen und/oder Freisetzung aus intrazellulären Speichern) kann durch **Depolarisation** der Plasmamembran oder durch Rezeptor-Bindung diverser **Wirkstoffe** (nicht notwendigerweise mit Depolarisation verbunden) induziert werden.

Die Kette der Einzelschritte, die vom Ca^{2+}-Anstieg zur Kontraktion führen, unterscheidet sich von der im quergestreiften Muskel, außerdem können zusätzliche Mechanismen in diese Kette eingreifen und die Kontraktion abschwächen oder verhindern (Erhöhung des zyklischen AMP, *cAMP*). Ein weiterer Grund für die Variabilität besteht darin, dass die meisten glatten Muskeln sich dauernd in einem gewissen Kontraktionszustand (**Tonus**) befinden; daher gibt es sowohl Tonus-erhöhende als auch Tonus-vermindernde Einflüsse, die aber von Organ zu Organ unterschiedlich sein können.

Eine Depolarisation, die den zytosolischen Ca^{2+}-Anstieg induziert, kann durch Innervation (**neurogen**) oder durch muskeleigene Mechanismen (**myogen**) zustande kommen.

Die **neurogene Regulation** setzt eine dichte Innervation voraus, nahezu jede Zelle ist innerviert (Struktur s.u.), Gap junctions sind daher kaum erforderlich und sind rar. Beispiele: innere Augenmuskeln (S. 497, 500), Mm. arrectores pilorum (S. 457), Ductus deferens (S. 411).

Die **myogene Regulation** spielt in der glatten Muskulatur der meisten Hohlorgane die Hauptrolle (z.B. Verdauungskanal, ableitende Harnwege, Uterus). Hier gibt es einige Muskelzellen, die elektrisch **spontan aktiv** sind (Schrittmacherzellen) und Aktionspotenziale generieren; dies wird noch gefördert durch **Dehnung**. Solche glatten Muskeln sind reich an **Gap junctions**, durch die das Aktionspotenzial über eine gewisse Strecke fortgeleitet wird, bis es „einschläft" (Fortleitung mit *Dekrement*). Auf diese Weise wird jeweils ein größerer Verband von glatten Muskelzellen zu einer Funktionseinheit zusammengefasst. Die Innervation hat hier vor allem *modulierenden* Einfluss.

Hormone und lokale Faktoren. Manche glatten Muskeln werden fast ausschließlich durch Hormone (z.B. Wehentätigkeit der Uterus-Muskulatur) reguliert, viele andere werden zusätzlich zu den oben genannten Mechanismen hormonell und durch lokale Faktoren beeinflusst. Dies wird bei der medikamentösen Behandlung vieler Fehlfunktionen der glatten Muskulatur ausgenutzt.

Hormone mit Wirkung auf glatte Muskelzellen (je nach Organ teils stimulierend, teils hemmend) sind z.B. Adrenalin (S. 365), Histamin (S. 256), Angiotensin II (S. 394), Oxytocin (S. 356) enterische Hormone (S. 327). Zu den **lokalen Faktoren** gehören beispielsweise pH, Stoffwechselprodukte und Stickstoffmonoxid (NO).

Neuromuskuläre Verbindungen in der glatten Muskulatur

Für die Innervation ist das **vegetative Nervensystem** (S. 178) zuständig. De Neurotransmitter des Sympathikus ist *Noradrenalin*, der des Parasympathiku *Acetylcholin*. Das Axon des postganglionären vegetativen Neurons verzweigt sich präterminal (Abb. 9.**2**). Die Freisetzung des Neurotransmitters findet nicht nu am Axonende, sondern schon weit präterminal statt: Die Axonäste weisen zahl reiche **Varikositäten** (umschriebene Erweiterungen) auf, in denen synaptische Vesikel lokalisiert sind (Abb. 10.**14**). Zwischen den Varikositäten liegen Axon strecken, die nach Art der marklosen Nervenfaser von einer Schwann-Zelle umgeben sind, im Bereich der Varikositäten fehlt die gliale Bedeckung weit gehend. Man schätzt einige Zehntausend Varikositäten pro Neuron, also ebenso viele Orte der Transmitterfreisetzung. Dadurch kann ein postganglionäre Neuron sehr viele glatte Muskelzellen innervieren.

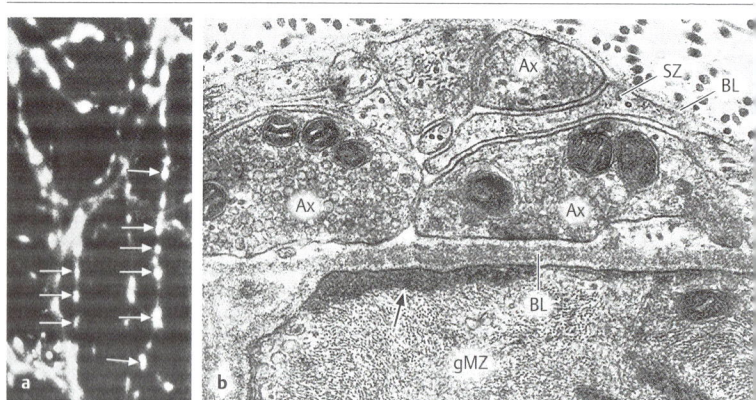

Abb. 10.**14** **Innervation der glatten Muskulatur**. **a** **Noradrenerge Axone** in der Iris (Ratte). Auf grund des fluoreszenzmikroskopischen Nachweises von Noradrenalin (Glyoxylsäure-Methode) leuchter die Axone, insbesondere die Axonvarikositäten (**Pfeile**) auf. **b** **Axonvarikositäten** (**Ax**) mit synapti schen Vesikeln und Mitochondrien (EM-Bild) nahe der äußersten glatten Muskelzelle (**gMZ**) in eine Arterienwand (Ratte). **Pfeil** weist auf Anheftungsplaque. **BL**, Basallamina. **SZ**, Ausläufer einer Schwann Zelle. Vergr. 1000fach (a), 32 000fach (b).

Die **neuromuskuläre Verbindung** ist sehr einfach gebaut. Die Membran der glatten Muskelzellen ist nicht durch besondere Strukturmerkmale als postsynaptische Membran gekennzeichnet. Der Abstand zwischen Varikosität und der nächsten glatten Muskelzelle ist bei glatten Muskeln mit neurogener Regulation eng (20–30 nm, z.B. Ductus deferens), in Muskeln mit überwiegend myogener Regulation kann er bis zu mehreren 100 nm betragen.

Die glatte Muskulatur des Verdauungskanals ist in erster Instanz dem **enterischen Nervensystem** (S. 314) unterstellt, dessen Neurone diverse andere Überträgerstoffe benutzen. Das enterische Nervensystem seinerseits wird durch Sympathikus und Parasympathikus moduliert.

Glatte Muskelzelle als Produzentin von Extrazellulärmatrix (EZM)

In vielen Organen wird die gesamte EZM der glatten Muskulatur von den glatten Muskelzellen selbst hergestellt. Je nachdem ob die kontraktile oder synthetische Aktivität einer Muskelzelle überwiegt, sind die Myofilamente oder raues ER und Golgi-Apparat stärker ausgeprägt. Die Erkenntnisse über die EZM-Produktion durch glatte Muskelzellen sind u.a. für die Pathohistologie der Blutgefäßwände von Bedeutung (S. 213).

Myofibroblasten weisen strukturelle und funktionelle Merkmale von glatten Muskelzellen und Fibroblasten gleichzeitig auf (z.B. histochemisch α-Glattmuskel-Aktin, Desmin und /oder Vimentin; ultrastrukturell Myofilamente, zytoplasmatische Verdichtungen und Anheftungsplaques, viele ER- und Golgi-Zisternen). Sie können sich auf bestimmte Reize hin aus Fibroblasten entwickeln: bei der normalen Wundheilung (S. 109) (mit beschränkter Lebensdauer) und bei fehlgesteuerter Wundheilung (mit verlängerter Lebensdauer; Resultat: Schrumpfung des Gewebes). In manchen Organen gehören Myofibroblasten zum normalen Zellbestand, z.B. Mesangiumzellen der Niere (S. 387), peritubuläre Zellen im Hoden und Nebenhoden (S. 402), Theca externa des Ovars (S. 423).

Mikroskopierhilfe Muskelgewebe

Skelettmuskulatur ist mit nichts zu verwechseln, wenn man die enormen Kaliber von Länge und Durchmesser der Muskelfasern beachtet (Abb. 10.**15**). Querstreifung (Längsschnitt) und Fibrillenarchitektur (Querschnitt) sind unzuverlässige Merkmale, da sie nicht immer zu erkennen sind. Achtung: In frisch regenerierten Muskelfasern liegen die Zellkerne tiefer im Zytoplasma als normal.

Für **Herzmuskulatur** gilt ebenfalls, dass die Querstreifung und auch die Glanzstreifen häufig nicht zu erkennen sind. Konstante histologische Merkmale sind das Kaliber, die zentralständigen Zellkerne und die *Histoarchitektur* des Myokards (s. Kapitel Kreislauforgane, S. 222). Das *Vorkommen* von Herzmuskulatur ist auf das Myokard und die herznahen Abschnitte der Vv. pulmonales und Vv. cavae beschränkt.

Glatte Muskulatur (gl. M.) ist gut von den anderen Muskelarten zu unterscheiden (geringer Zelldurchmesser, Vorkommen), kann jedoch im H.E.-Präparat leicht mit **kollagenem Bindegewebe** verwechselt werden. *Anfärbung*: gl. M. meist stärker eosinophil als Kollagenfasern. *Zellkerne* der gl. M.: lockeres Chromatin, Enden oft abgerundet. Kerne der Fibroblasten: meist dichtes Chromatin, Enden oft spitz.

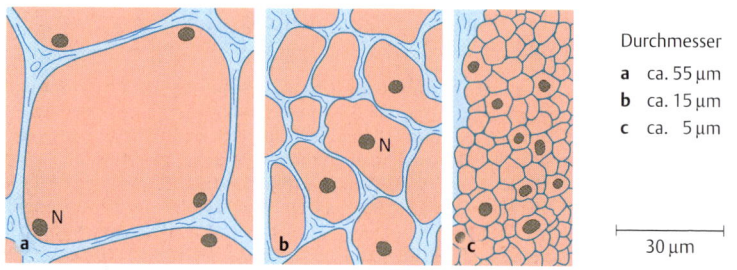

Durchmesser

a ca. 55 µm
b ca. 15 µm
c ca. 5 µm

30 µm

Abb. 10.**15** **Vergleich der drei Muskelarten** in Querschnitten *bei gleicher Vergrößerung* (Zeichnung nach histologischen Präparaten). **a** Skelettmuskelfaser. **b** Herzmuskelzellen. **c** Glatte Muskelzellen. Extrazellulärmatrix *blau*. Vergr. 500fach.

Mikroskopische Anatomie

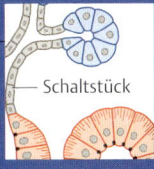

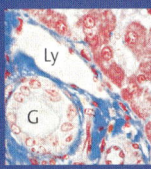

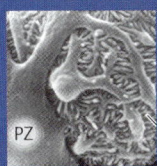

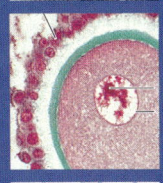

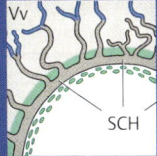

11 Kreislauforgane

Blut ist das wichtigste Transportmittel, mit dem Wärme, Gase, Nährstoffe, Stoffwechselprodukte, Hormone usw. sowie Zellen der Abwehr rasch im Körper verteilt werden können. Dabei fungieren die **Blutgefäße** als Transportröhren, das **Herz** als Umlaufpumpe, und zwar der linke Ventrikel für den **Körperkreislauf** (Versorgung der einzelnen Organe), der rechte für den **Lungenkreislauf** (Abgabe von CO_2, Aufnahme von O_2). Abb. 11.**1** zeigt ein stark vereinfachtes Schema der Kreisläufe; für Einzelheiten sei auf Bücher der makroskopischen Anatomie und Physiologie verwiesen.

Das Blut verlässt die Ventrikel durch je eine **Arterie** (Aorta bzw. Truncus pulmonalis). Durch fortgesetzte Verzweigung entsteht eine zunehmende Zahl von immer kleineren Arterien und schließlich **Arteriolen**. Von hier erreicht das Blut das **Kapillarnetz**, wo der Stoff- und Gasaustausch zwischen Blut und Geweben stattfindet. Der Rückweg zum Herzen beginnt mit den **Venolen**, die zu immer größeren **Venen** konvergieren. Aus dem großen Kreislauf gelangt das Blut schließlich über die untere und obere V. cava in das rechte Atrium, aus dem Lungenkreislauf über die Vv. pulmonales in das linke Atrium. Arteriolen, Kapillaren und Venolen werden als **Endstrombahn** oder Gebiet der **Mikrozirkulation** zusammengefasst. Diese Gefäße haben aufgrund ihrer ungeheuren Anzahl den größten Anteil an der Gesamtquerschnittsfläche des Gefäßsystems.

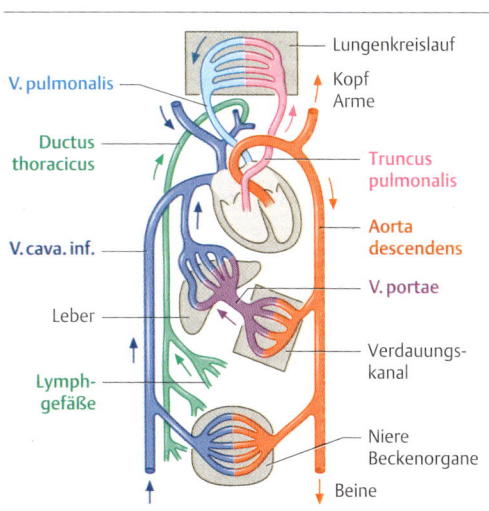

Abb. 11.**1** **Blutkreislauf** (Schema). **Körperkreislauf**: Arterien *rot*, Venen *blau*, mit Ausnahme der V. portae. **Lungenkreislauf**: Arterie *rosa*, Vene *hellblau*. Das System der **Lymphgefäße** (*grün*) liegt im Nebenschluss zum Körperkreislauf und mündet am Venenwinkel in die Blutbahn.

Im Nebenschluss zum Körperkreislauf liegt das blind beginnende System der **Lymphgefäße**. Es nimmt überschüssige Flüssigkeit auf, die aus den Kapillaren ins Interstitium ausgetreten ist, und führt sie dem venösen Schenkel des Körperkreislaufs wieder zu.

11.1 Blutgefäße

Die wichtigsten histologischen Komponenten der Gefäßwände sind:
- **Endothel**, ein einschichtiges Plattenepithel, das alle Gefäße auskleidet;
- **glatte Muskulatur**, die für die Einstellung der Wandspannung und der Gefäßweite verantwortlich ist und Extrazellulärmatrix produziert;
- **Extrazellulärmatrix** (kollagene und elastische Fasern, Proteoglykane), die die mechanischen Eigenschaften der Gefäßwand mitbestimmen.

Die Wände der meisten Gefäße (außer einigen Segmenten der Endstrombahn) lassen **drei Schichten** erkennen (Abb. 11.**2**):
- **Intima** (*Tunica intima*): Endothel und subendotheliale Schicht,
- **Media** (*Tunica media*): glatte Muskulatur,
- **Adventitia** (*Tunica adventitia* oder *externa*): Bindegewebe.

An der Grenze zwischen Intima und Media bzw. Media und Adventitia kann je eine elastische Lamelle (*Membrana elastica interna* bzw. *externa*) liegen.

Variationen des Bauprinzips. Je nach den physiologischen Bedingungen in den einzelnen Gefäßsegmenten ist der Schichtenbau der Wände regional unterschiedlich klar ausgebildet. Je höher der mittlere Druck in einem Gefäß, desto dicker und muskelreicher die Media. In den Arterien des Körperkreislaufs beträgt der *mittlere Blutdruck* ca. 100 mm Hg, in den Arteriolen fällt er steil ab und beträgt in den Kapillaren im Mittel 25 mm Hg. In den peripheren Venen herrscht im Liegen ein Druck von ca. 5–10 mm Hg, in der V. cava inf. oberhalb des Zwerchfells fast 0 mm Hg. Im Stand ist außerdem der *hydrostatische Druck der Blutsäule* zu berücksichtigen. Dies bedeutet z.B. für die Unterschenkelgefäße bei ruhigem Stehen einen Zuwachs von ca. 90 mm Hg, d.h. für die Arterien eine Druckerhöhung um knapp das Doppelte, für die Venen um etwa das 10fache. In den Venen der oberen Körperregion dagegen erhöht sich der Druck im Stehen nicht oder wird sogar negativ. Diese Zusammenhänge machen verständlich, warum (a) Arterienwände in der Regel recht einheitlich gebaut sind und eine dicke Media besitzen, (b) Venenwände regional sehr unterschiedlich organisiert sind und in der Regel eine dünnere Media besitzen als die entsprechende Arterie.

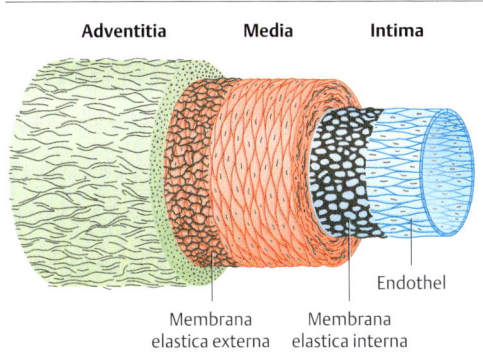

Adventitia Media Intima

Endothel

Membrana elastica externa Membrana elastica interna

Abb. 11.**2** **Wandschichten der Arterien vom muskulären Typ** (Schema). Intima *blau*. Media *rot*. Adventitia *grün*. Elastische Membranen und Fasern *schwarz*.

Arterien

Nach dem in der **Media** vorherrschenden Baumaterial werden zwei Typen von Arterien unterschieden:
- Arterien vom **elastischen Typ**,
- Arterien vom **muskulären Typ**.

Zum elastischen Typ gehören die großen herznahen Arterien (Aorta und Truncus pulmonalis samt ihren großen Abgängen). Die daran anschließenden Arteriensegmente sind vom muskulären Typ. Da ihre Wand den oben erwähnten Schichtenbau am deutlichsten erkennen lässt, sollen sie zuerst besprochen werden.

Arterien vom muskulären Typ

In diese Gruppe gehören die allermeisten Arterien, also die mittelgroßen, die zu den einzelnen Regionen und Organen ziehen (z.B. Aa. brachialis, femoralis, facialis) sowie die kleinen und kleinsten Arterien (Abb. 11.**3**). Arterielle Gefäße mit nur 1–2 Muskelschichten sind Arteriolen. Es sei darauf hingewiesen, dass – abweichend von dem Schema in Abb. 11.**2** – in menschlichem Untersuchungsgut die Intima und Membrana elastica interna meist stark gewellt sind. Dieses **Artefakt** kommt durch postmortale Verkürzung der Mediamuskulatur zustande und entspricht *nicht* dem lebenden Zustand.

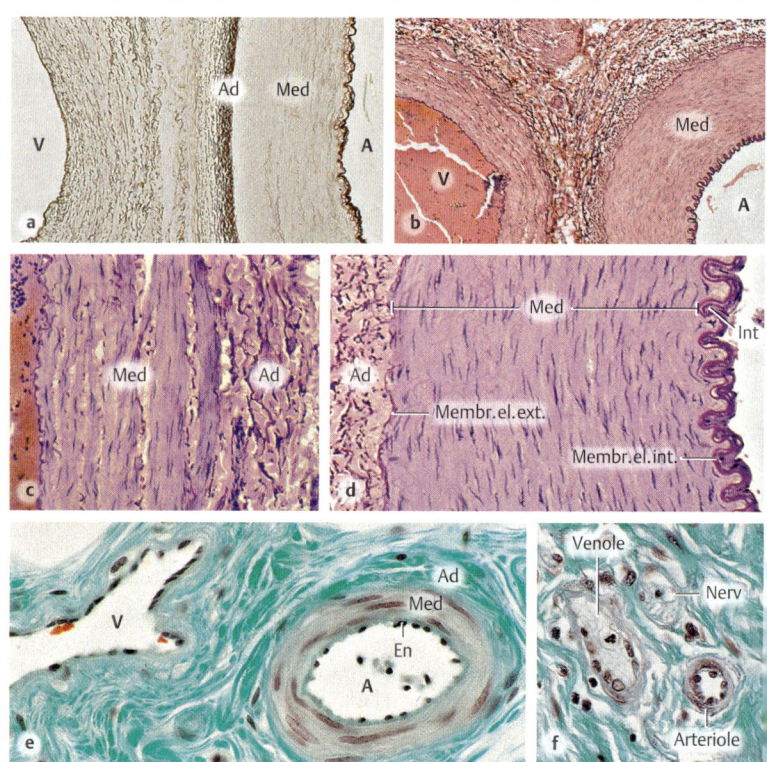

Abb. 11.**3** **Arterien und Venen**. **a** A. und V. femoralis, Resorcin-Fuchsin. **Ad**, Adventitia der Arterie. **Med**, Media. **b**, **c**, **d** A. und V. tibialis posterior von einem 13-Jährigen. In der Vene geronnenes Blut. Die Media der Arterie ist dicker und kompakter als die der Vene. Die Intima (**Int**) ist wegen ihrer geringen Dicke kaum zu erkennen. **Membr. el. int.** bzw. **ext.**, Membrana elastica interna bzw. externa. H.E.-Resorcin-Fuchsin. **e** Kleine Arterie und Vene (Mundschleimhaut). **En**, Endothelzellkerne. Goldner. **f** Arteriole und Venole (Wange). Goldner. Vergr. 30fach (a, b), 100fach (c, d), 300fach (e, f).

Intima

Das **Endothel** ist ein einschichtiger, lückenloser Belag aus platten, polygonalen Zellen, die mit ihrer Längsachse parallel zum Blutstrom ausgerichtet sind und auf einer **Basallamina** sitzen. Sie sind durch Tight junctions verbunden; ihre Oberfläche ist aufgrund einer dicken *Glykokalyx* mit reichlich Negativladungen versehen.

Das **Endothel** trennt den Intravasalraum von den tieferen Wandschichten. Die Zellen sind durch *Tight junctions* und *Adhärenskontakte* sowie *Gap junctions* miteinander verbunden. Das Endothel kontrolliert den Durchtritt von Plasmabestandteilen und verhindert den Kontakt zwischen Blutzellen und Extrazellulärmatrix. Das strukturelle Korrelat für die Durchschleusung von Makromolekülen sind zytoplasmatische Vesikel und Ω-Figuren (*Caveolae*) am apikalen und basalen Plasmalemm (Näheres s. Abschnitt „Kapillaren"). Von den Zytoskelettelementen sind Aktinfilamente und Intermediärfilamente (aus *Vimentin*) besonders deutlich ausgeprägt. Die Endothelzellen der Arterien bilden an der basalen Seite *Fokalkontakte* mit der Extrazellulärmatrix; auf der zytoplasmatischen Seite der Kontaktstellen inserieren Bündel von Aktinfilamenten, die parallel zur Blutstromrichtung orientiert sind (*Stressfasern*, S. 18, 32). Durch diese Konstruktion können die Zellen den hier herrschenden starken Scherkräften standhalten.

Die *Funktionen des Endothels* sind vielfältig und im Einzelnen je nach Gefäßsegment unterschiedlich. Nur einige werden hier aufgeführt (ohne Beschränkung auf Arterien): (1) **Diffusionsbarriere**: In vielen Gefäßsegmenten verhindern Tight junctions den passiven Durchtritt von makromolekularen Plasmabestandteilen in die subendotheliale Schicht (Näheres s. „Kapillaren"). (2) **Adhäsion**: Die lumenwärtige Oberfläche des normalen Endothels verhindert die Anheftung von Thrombozyten und Leukozyten. Nach entsprechender Stimulation jedoch wird das Endothel (der postkapillären Venolen) durch Oberflächenexpression von *Selektinen* und anderen *Adhäsionsmolekülen* zu einem wichtigen Regulator der **Leukozytenemigration** (Abb. 12.**6**). (3) **Blutgerinnung**: Aufgrund der Oberflächenexpression und Sekretion diverser Proteine, Proteoglykane und Gerinnungsfaktoren hat das Endothel Anteil an den Mechanismen, die die Bildung von Blutgerinnseln normalerweise *verhindern* und nach Gefäßverletzung *fördern* (S. 233). Dazu gehört u.a. die Sekretion des *von Willebrand-Faktors* (S. 233), der in Endothel-spezifischen Organellen (*Weibel-Palade-Granula*) gespeichert liegt. In den Membranen dieser Granula sitzen außerdem die *P-Selektin-Moleküle*, die bei der Exozytose des Granulum-Inhalts an die Zelloberfläche gelangen (Abb. 12.**6**). (4) **Gefäßweite**: Die Endothelzellen sind mit den innersten Media-Muskelzellen durch *myoendotheliale Kontakte* verbunden; diese haben den Charakter von Gap junctions und vermitteln vermutlich einen Gefäß-erweiternden Einfluss auf die Muskulatur. Außerdem sezerniert das Endothel Gefäß-erweiternde (z.B. *Stickstoff-Monoxid* = NO) und Gefäß-erengende Stoffe (z.B. das Peptid *Endothelin*). (5) Synthese von **Extrazellulärmatrix-Bestandteilen** der subendothelialen Schicht.

Die **subendotheliale Schicht** weist altersabhängige Unterschiede auf. Bei Kindern ist sie so schmal, dass im lichtmikroskopischen Bild das Endothel fast der Membrana elastica interna anzuliegen scheint (Abb. 11.**3**). Die Schicht enthält kaum Zellen und nur wenig **Extrazellulärmatrix**. Später (schon im Laufe der 2. Lebensdekade) können hier stellenweise **glatte Muskelzellen** auftauchen, die wahrscheinlich aus der Media einwandern. Sie sind weniger auf Kontraktion als auf Proliferation und Produktion von Extrazellulärmatrix ausgerichtet, was langfristig zu individuell und regional sehr unterschiedlich starken Intimaverdickungen führt. Die Grenze zu den pathologischen atherosklerotischen Intimaveränderungen ist fließend (S. 213).

Zur **Extrazellulärmatrix** der normalen subendothelialen Schicht gehören Proteoglykane, kollagene und elastische Fasern sowie Mikrofibrillen aus Fibrillin und aus Kollagen Typ VI. Die Mikrofibrillen sind Bindungspartner für den von Willebrand-Faktor (s.o.), der von den Endothelzellen auch nach basal abgegeben wird und nach Endothelverletzung die feste Adhäsion der Thrombozyten an der Extrazellulärmatrix vermittelt (Abb. 12.**4**).

Media

Die Media ist die breiteste Schicht der Arterienwand. Sie besteht aus **glatten Muskelzellen** und **Extrazellulärmatrix** (elastische und kollagene Fasern, Proteoglykane), die von den glatten Muskelzellen hergestellt wird (Fibroblasten kommen hier nicht vor). Die Muskelzellen sind zirkulär oder in flachen Spiralen angeordnet und durch zahlreiche *Gap junctions* funktionell gekoppelt. Die **Membrana elastica interna** ist ein zweidimensionales Flechtwerk aus elastischen Fasern (synthetisiert von den Media-Muskelzellen). Die Membran ist von Öffnungen durchsetzt, was die Diffusion von Stoffen durch die Gefäßwand begünstigt. Hier und da reichen Endothelzellfortsätze durch die Öffnungen und bilden mit der Mediamuskulatur myoendotheliale Kontakte (s.o.). Eine **Membrana elastica externa** ist nur bei den größeren Arterien deutlich zu erkennen.

Adventitia

Die Adventitia ist eine **Bindegewebsschicht**, die das Gefäß in der Umgebung verankert. Sie enthält Fibroblasten, Proteoglykane, elastische Fasern (vorwiegend längs orientiert) und Kollagenfasern (scherengitterartig angeordnet). Außerdem beherbergt die Adventitia die Versorgungseinrichtungen (Blut- und Lymphgefäße, Nerven) der Gefäßwand.

Vasa vasorum (Blutgefäße der Gefäße) versorgen die äußeren Mediaschichten, während die inneren Schichten vom Lumen der Arterie aus ernährt werden. Die Vasa vasorum bilden an der Grenze zwischen Media und Adventitia ein Geflecht von Arteriolen, Kapillaren und Venolen, sie dringen bei größeren Gefäßen auch in die Media ein. Außerdem kommen Lymphgefäße in der Adventitia vor.

Für die **efferente Innervation** sind vor allem postganglionäre Axone des Sympathikus (S. 179) zuständig. Ein dichtes Netz von Nervenfasern rankt sich um die Arterien, ohne jedoch in die Media einzudringen. Daher liegen nur die äußersten Muskelzellen den Axonvarikositäten benachbart (Abb. 10.**14b**), die übrigen werden indirekt über Gap junctions oder durch Diffusion des Transmitters erreicht.

Arterien mit atypischer Muskelarchitektur sind z.B. die Aa. coronariae sowie die Arterien von Uterus, Ovar und Corpus cavernosum penis. Die Muskelzellen der inneren Media erscheinen longitudinal, die weiter außen liegenden zirkulär orientiert. Dieses Bild kommt dadurch zustande, dass die Muskelzellen in einer *Spirale* mit wechselnd steilem Steigungswinkel verlaufen.

Arterien vom elastischen Typ

Die großen herznahen Arterien (S. 209) erfüllen **Windkesselfunktion** (Umwandlung des vom Herzen *stoßweise* betriebenen Blutauswurfes in eine *kontinuierliche* Strömung, s. Physiologiebücher). Dazu ist eine reversibel dehnbare Wand erforderlich. Weiter peripher geht der Wandaufbau allmählich in den muskulären Typ über.

Die **Intima** besitzt eine deutliche subendotheliale Schicht (Abb. 11.**4**), sie enthält longitudinal ausgerichtete glatte Muskelzellen und Extrazellulärmatrix (u.a. das Chondroitinsulfat-Proteoglykan *Versican*, S. 105). Die gesamte **Media** besteht aus konzentrischen elastischen Lamellen und glatten Muskelzellen, die in abwechselnden Lagen geschichtet sind (z.B. in der Aorta thoracica des Erwachsenen ca. 50 Schichten). Die glatten Muskelzellen inserieren über Mikrofibrillen an den Lamellen und verbinden diese in schrägem Verlauf miteinander. Je nach Kontraktionszustand verleihen die Muskelzellen dem elastischen Lamellensystem eine bestimmte Vorspannung. Das Ganze wird durch Kollagenfasern stabilisiert und ist in eine Proteoglykan-reiche Grundsubstanz eingebettet. Membrana elastica interna und externa sind nicht klar von den übrigen elastischen Lamellen zu unterscheiden. Die **Adventitia** ist reich an Vasa vasorum, die auch in die äußere Hälfte der Media eindringen.

▷ Unter dem Begriff **Arteriosklerose** werden krankhafte Wandveränderungen zusammengefasst, die zur Versteifung und Einengung von Arterien führen. Die häufigste Form ist die **Atherosklerose** (im deutschen Sprachgebrauch oft mit Arteriosklerose gleichgesetzt). Sie betrifft vor allem die elastischen und die größeren und mittelgroßen muskulären Arterien und spielt sich in der **Intima** ab. Wahrscheinlich als Folge eines Endothelschadens bilden sich in der subendothelialen Schicht **atheromatöse Plaques**: zunehmende Anhäufung von aus dem Blut eingedrungenen Lipiden, Cholesterin und Makrophagen sowie von glatten Muskelzellen, die aus der Media einwandern, proliferieren und Extrazellulärmatrix produzieren. Folge: Einengung des Lumens (**Stenose**) und Minderdurchblutung (**Ischämie**) des abhängigen Gewebes. Wenn sich

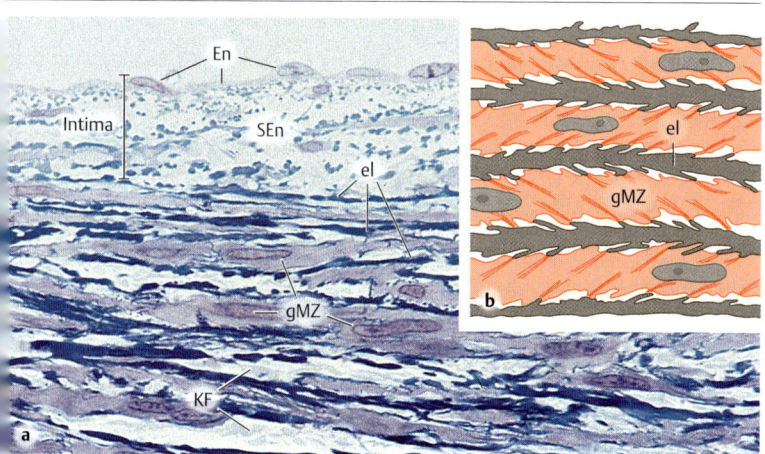

Abb. 11.**4** **Aorta** (Katze) **a** **En**, Endothel. **SEn**, Subendotheliale Schicht. **el**, elastische Lamellen. **KF**, Kollagenfasern. **gMZ**, glatte Muskelzellen. Semidünnschnitt, Toluidinblau. **b** Schema. Die Muskelzellen inserieren an zahlreichen Vorsprüngen der elastischen Membranen. Vergr. 800fach (a).

aufgrund einer Endothelläsion über der Plaque zusätzlich noch ein Thrombus bildet, der das Gefäß verschließt, kommt es zur Nekrose des abhängigen Gewebes (**Infarkt**). Erste Anfänge von atheromatösen Gefäßveränderungen sind schon bei jungen Menschen (meist an den Teilungsstellen von Arterien) histologisch nachweisbar. Durch diverse Risikofaktoren (z.B. Bluthochdruck, Diabetes, Hypercholesterinämie, Nikotinabusus, genetische Disposition) wird das Fortschreiten der Atherosklerose beschleunigt. ◄

Venen

Die Venenwände zeigen eine weniger deutliche Schichtengliederung und sind in der Regel dünner als die Wände der entsprechenden Arterien (Abb. 11.**3**). Die **Intima** ist grundsätzlich ähnlich gebaut wie in den Arterien. Eine *Membrana elastica interna* kann ausgebildet sein, ist aber oft diskontinuierlich. Die **Media** weist große regionale Unterschiede auf. Sie kann sehr dünn und muskelschwach sein (z.B. bei den Venen des Bauchraumes), in den Beinvenen ist sie dicker als in den Venen der oberen Körperregionen. Die Muskelarchitektur ist sehr variabel. Manche Venen besitzen mehr longitudinale als zirkuläre Muskelzellen. Die zirkuläre Muskulatur ist nie so dicht gepackt wie in Arterienwänden, sondern mit reichlich elastischen und kollagenen Fasern durchsetzt. Die **Adventitia** kann longitudinale Muskulatur enthalten. Dies gilt besonders für die Venen des Bauchraumes (z.B. V. cava inf., V. portae), bei denen die Adventitia die dickste Schicht überhaupt ist. Die Venen sind reichlicher als die Arterien mit **Vasa vasorum** versorgt, diese können bis weit in die Media vordringen. Die **Innervation** ist weniger dicht als die der Arterien.

Die Venen der Extremitäten besitzen **Klappen**. Dies sind *Intimaduplikaturen* nach Art der Taschenklappen (S. 224), meist bilden zwei Taschen ein Ventil. Die Taschen sind so gestellt, dass sie den Blutstrom zum Herzen freigeben, sich aber bei Strömungsumkehr entfalten (Ventil geschlossen). Direkt proximal vom Ansatz einer Klappe ist die Vene leicht erweitert (*Sinus*).

Besonderheiten. Einige intrakranielle Venen (z.B. die venösen Sinus der harten Hirnhaut S. 170) besitzen *gar keine Muskulatur*. In den Wänden der größeren Nebennierenmark-Venen (*Drosselvenen*) kommen dicke subintimale, longitudinale Muskelpolster vor, die als Drosseleinrichtungen gelten. Die herznahen Segmente der Vv. pulmonales und Vv. cavae besitzen in der Adventitia *Herzmuskelzellen*. Diese können, wenn sie elektrisch spontanaktiv sind, zur Quelle von Herzrhythmusstörungen werden.

Endstrombahn (Mikrozirkulation)

Die *wichtigsten* Gefäßsegmente der Endstrombahn sind folgende:
- **Arteriolen** (lichte Weite von 100 μm bis 20 μm abwärts). Die Media besteht aus maximal zwei und schließlich nur noch *einer geschlossenen Muskelzellschicht* (Abb. 11.**3**f, 11.**5**). Die Membrana elastica interna wird lückenhaft und

verschwindet schließlich. Die fein regulierbare Lumenweite der Arteriolen ist entscheidend für den peripheren Widerstand im Gefäßsystem. Die Arteriolen sind dicht innerviert.

- **Kapillaren** (mittlere lichte Weite 7 µm) sind Endothelrohre, die nur von der Basallamina und einzelnen Perizyten (s.u.) bedeckt sind.
- **Postkapilläre Venolen** (Durchmesser bis 30 µm). Die Wand besteht aus Endothel, Basallamina und Perizyten.
- **Muskuläre Venolen** (Durchmesser bis 100 µm) besitzen einen ein- bis zweischichtigen, stellenweise lückenhaften Muskelmantel. Sie konvergieren zu kleinsten Venen.

Die **Organisation der Endstrombahn** in den einzelnen Organen weist je nach den Erfordernissen erhebliche Unterschiede auf. In manchen Organen (z.B. Skelettmuskeln, Haut) wird das Kapillarbett unter bestimmten Bedingungen nur zu einem kleinen Teil durchflossen, kann sich aber je nach Bedarf abgestuft öffnen; in anderen Organen (z.B. Herz) ist ein größerer Teil des Kapillarbettes ständig durchströmt. Auf den ganzen Körper bezogen, sollen in Ruhe nur ca. 25 % des Kapillarbettes offen sein. In vielen Regionen entspringen die Kapillaren in großer Zahl aus den **Metarteriolen** (Fortsetzungen der Arteriolen, mit lückenhaftem Muskelmantel). Die Abgangsstellen der Kapillaren sind jeweils mit einer glattmuskulären Schlinge, einem **präkapillären Sphinkter**, versehen, der den Zugang zu der Kapillare reguliert. Einige Kapillaren mit etwas weiterem Lumen gelten als bevorzugte „Hauptdurchfahrtskanäle", wenn das übrige Kapillarbett abgekoppelt ist.

Arteriovenöse Anastomosen sind regulierbare Kurzschlüsse zwischen einer kleinsten Arterie und Vene. Sie können als eine einfache, gerade Gefäßstrecke (z.B. in der Haut von Nase, Lippen, Ohrmuscheln) oder als **Glomusanastomosen** ausgebildet sein. Diese bestehen aus verzweigten, aufgeknäuelten Gefäßen, sind von einer eigenen Bindegewebskapsel umgeben und reich innerviert. Die Media der Anastomosenstrecke enthält glatte Muskelzellen, die hell und geschwollen

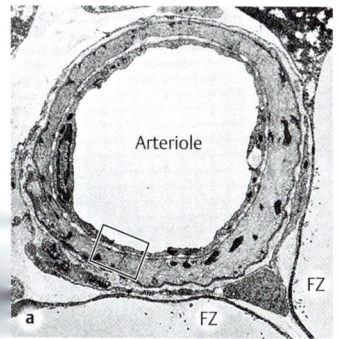
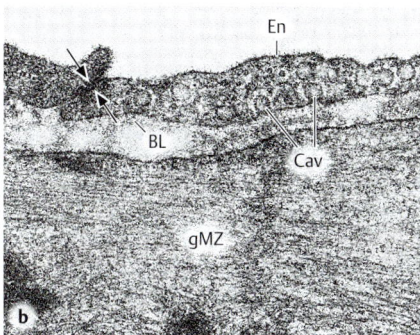

Abb. 11.**5** **Arteriole** im Fettgewebe (Maus). Die Wand besteht aus Endothel (**En**) und *einer* Schicht von glatten Muskelzellen (**gMZ**). **BL**, Basallamina. **Cav**, Caveolae. Die **Pfeile** weisen auf einen Zellkontakt. **FZ**, Fettzellen. Vergr. 3000fach (a), 36 000fach (b).

erscheinen und wahrscheinlich für den regulierten Verschluss der Anastomose verantwortlich sind. Glomusanastomosen kommen z.B. in der Haut der Finger und Zehen vor, wo sie im Dienste der Thermoregulation stehen.

Kapillaren

Die meisten Kapillaren (Abb. 11.**6**, 11.**7**) sind gerade so weit, dass ein Erythrozyt, manchmal unter vorübergehender Verformung, hindurchpasst (Abb. 12.**2**). Die Hauptbestandteile der Wand sind **Endothel** und **Basallamina**. Das Endothel kann (außer in der Kernregion) 0,2 μm dünn sein. Die Zellen sind durch *Adhärenskontakte, Tight junctions* und *Gap junctions* verbunden. Außen sitzen den Kapillaren **Perizyten** auf. Dies sind Zellen mit eigener Basallamina, die mit zahlreichen Ausläufern das Gefäßrohr teilweise umfassen.

Die **Perizyten** haben in Abhängigkeit vom Gefäßsegment, dem Organ und der Körperregion unterschiedliche Eigenschaften und Funktionen. Sie sind kontraktil, zu ihren Aufgaben gehören vermutlich Regulierung des Gefäßlumens, Stabilisierung der Gefäßwand, Mitwirkung bei der Gefäßentwicklung und -neubildung.

Transendothelialer Stoffaustausch: Struktur-Funktions-Beziehungen

Die Kapillaren sind der Ort für den **Gas- und Stoffaustausch**. Dieser wird durch die geringe Schichtdicke und die riesige Gesamtoberfläche des Kapillarendothels (für den Gesamtorganismus auf 700 m^2 geschätzt) sowie die langsame Strömung (ca. 0,5 mm/sec) begünstigt. Gase und Stoffe mit ausschließlich hydrophoben Eigenschaften können, dem Konzentrationsgefälle folgend, ohne Hindernis durch das Endothel diffundieren. Die folgenden Ausführungen betreffen daher den Austausch von **hydrophilen Stoffen**, die nicht passiv durch Membranen dringen können.

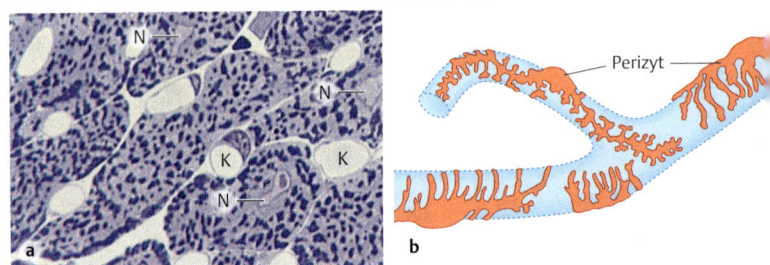

Abb. 11.**6** **Kapillaren**. **a** Herzmuskulatur (Maus). Die Kapillaren (**K**) sind in diesem Präparat gut sichtbar, weil sie leer und nicht kollabiert sind (Durchspülung mit der Fixierlösung). Die dunklen Punkte in den Kardiomyozyten sind *Mitochondrien*. **N**, Zellkern. Semidünnschnitt, Toluidinblau. **b** **Perizyten** (*rot*) auf Kapillaren sitzend. Vergr. 600fach (a), ca. 800fach (b).

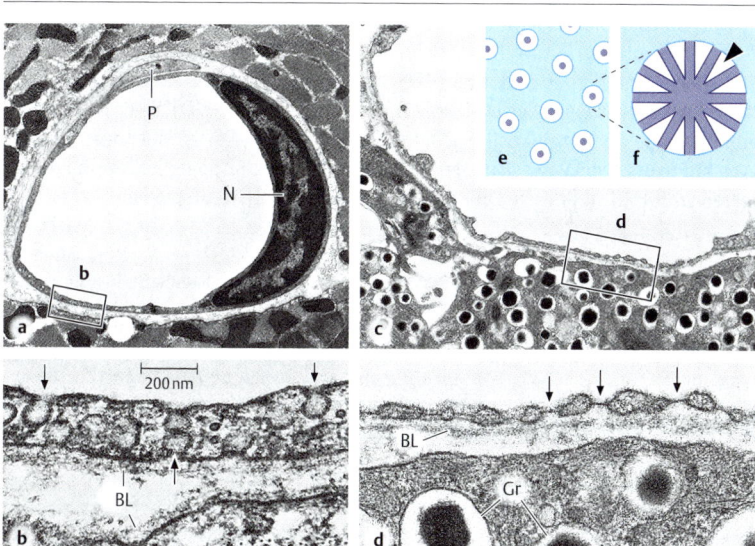

Abb. 11.**7** **Kapillaren**, Ultrastruktur. **a**, **b** **Geschlossener Bautyp** (in Skelettmuskulatur). **N**, Endothelzellkern. **P**, Perizytenfortsatz. Eine dem Kasten entsprechende Region ist in **b** gezeigt. Das Endothel zeigt Caveolae (**Pfeile**) und Vesikel. **BL**, Basallamina. **c–f** **Fenestrierter Typ** (in Pankreas-Insel, Ratte). Der in **c** markierte Ausschnitt ist in **d** gezeigt. Die **Pfeile** weisen auf Fenster mit Diaphragma. **Gr**, Insulin-Speichergranulum. **e** Schemazeichnung einiger Fenster in Aufsicht, die Diaphragmen weisen eine zentrale Verdichtung auf. **f** Zeichnung nach dem Gefrierbruch-Bild eines Fensters. Es wird von Speichen durchzogen, zwischen denen echte Lücken (**Pfeilkopf**) bestehen. Vergr. 7 000fach (a, c), 36 000fach (b, d, e), 195 000fach (f).

Der Grad der **Kapillarpermeabilität** und die zugrunde liegenden Mechanismen sind in den einzelnen Organen so verschieden, dass eine pauschale Beschreibung unmöglich ist. In manchen Organen (z.B. *Blut-Hirn-Schranke*, S. 173) ist die Permeabilität so gering, dass nur wenige ausgewählte Stoffe (darunter Glucose, Aminosäuren und Wasser) mittels selektiver membranständiger Transporter und Kanäle durchgeschleust werden. In anderen Organen dagegen erscheint das Kapillarendothel für kleine bis mittelgroße Moleküle nahezu wahllos durchgängig.

Parazellulärer und transzellulärer Weg sind die beiden theoretisch möglichen Routen für den Stoffdurchtritt. Der **parazelluläre Weg** ist abhängig von der Beschaffenheit der **Zellkontakte**, insbesondere der Tight junctions und Adhärenskontakte. In den Kapillaren des ZNS sind diese stabil und undurchlässig. In vielen Kapillarbetten der Peripherie dagegen lassen die Zellhaften Wasser, Elektrolyte und kleine Moleküle durchtreten, in beschränktem Maße wahrscheinlich auch Plasmaproteine (Albumin).

Der **transzelluläre Weg** hängt von den Eigenschaften der Endothelzellen ab. Hier gibt es ultrastrukturell unterschiedliche Typen: geschlossenes, gefenstertes und diskontinierliches Endothel (Abb. 11.**7**). Beim **geschlossenen Endothel** verläuft der Durchtritt großer Moleküle durch die Endothelzellen unter Beteiligung von Caveolae und zytoplasmatischen Vesikeln. Für Wasser ist der transzelluläre Weg aufgrund von Wasserkanälen (aus Aquaporin 1, S. 82) möglich. Beim **gefensterten Endothel** stellen die Fenster zusätzliche Durchtrittspforten dar.

Endothel vom geschlossenen Typ (kontinuierlich) ist charakterisiert durch zahlreiche zytoplasmatische Vesikel und Caveolae an der apikalen und basalen Plasmamembran, die als Ausdruck der (wahrscheinlich Rezeptor-vermittelten) **Transzytose** gelten. Eine alternative Vermutung ist, dass mehrere Vesikel und Caveolae für kurze Zeit zu einem durchgehenden **transzellulären Kanal** fusionieren, durch den Makromoleküle durchtreten können. Auf jeden Fall sind Membranfusionsvorgänge Voraussetzung für den transendothelialen Durchtritt von großen Proteinen. **Vorkommen**: z.B. Skelett- und Herzmuskulatur, Lunge, Bindegewebe. Das Endothel der **Hirnkapillaren** enthält kaum Vesikel und Caveolae und betreibt praktisch keine Transzytose. Hierauf und auf den wirklich dichten Zellkontakten beruht die *Blut-Hirn-Schranke* (S. 173).

Endothel vom gefensterten Typ weist neben Vesikeln und Caveolae stellenweise siebplattenartige Ansammlungen von Fenstern auf. Jedes Fenster hat einen Durchmesser von ca. 70 nm und ist mit einem **Diaphragma** versehen. Mit Spezialmethoden wurde gezeigt, dass es sich dabei um Speichen (wahrscheinlich aus negativ geladenen Glykoproteinen) handelt, die das Fenster durchkreuzen. Zwischen den Speichen bestehen echte Lücken, durch die Wasser, kleine gelöste Moleküle und Polypeptide rasch und ohne Hindernis hindurchtreten können. **Vorkommen**: z.B. endokrine Organe, Darm-Mukosa, peritubuläre Kapillaren der Niere, neurohämale Regionen im ZNS. Endothelien mit offenen Fenstern ohne Diaphragma sind eine Spezialität der Kapillaren in den Nierenglomeruli (S. 385).

Sinusoide (sinusoide Kapillaren) und **Sinus** sind Mikrogefäße, die ein wesentlich weiteres Lumen haben als übliche Kapillaren. Sie kommen z.B. in einigen endokrinen Organen, Knochenmark, Leber und Milz vor. Im Falle von Leber und Milz weisen die Endothelien besondere Bauweisen auf: Die **Leber-Sinusoide** (S. 338) besitzen **diskontinuierliches Endothel** mit großen Poren (mittlerer Durchmesser ca. 175 nm, Bereich 40 bis 400 nm) *ohne Diaphragma*, eine Basallamina fehlt. Dieses Endothel ist für alle Plasmabestandteile (außer für große Chylomikronen, S. 327) frei durchgängig. Lücken zwischen den Endothelzellen sind selten und quantitativ unbedeutend. In den venösen **Milz-Sinus** (S. 270) bestehen echte Lücken zwischen den Endothelzellen, die Basalmembran ist auf schmale Reifen reduziert. Der Bau der Sinuswände ist unmittelbar mit den spezifischen Funktionen von Leber bzw. Milz korreliert.

Postkapilläre Venolen

Die Kapillaren münden in postkapilläre Venolen. Dies ist derjenige Gefäßabschnitt, in dem die **Permeabilität** des Endothels aufgrund undichter Zellkontakte besonders hoch ist und bei akut-entzündlichen Vorgängen noch enorm gesteigert werden kann, sodass Flüssigkeit und Plasmaproteine leicht austreten. Außerdem ist hier der Ort der **Leukozytenemigration** (S. 238).

Der **Permeabilitätssteigerung** liegt die vorübergehende Lösung der Zellkontakte zugrunde. Für einige Stoffe (z.B. Histamin und andere Wirkstoffe aus Mastzellen, S. 256), die Entzündungen in Gang setzen (*Entzündungsmediatoren*), wurde gezeigt, dass sie im Endothel der postkapillären Venolen eine Umorganisation der Adhärenskontakte induzieren. Dadurch lassen die Zellen vorübergehend voneinander los und es entstehen bis 400 nm weite Lücken. In ähnlicher Weise induzieren Leukozyten, die in Vorbereitung ihrer Auswanderung Kontakt mit dem Endothel aufgenommen haben, die vorübergehende Lösung der Interzellulärhaften.

Angiogenese

Unter Angiogenese versteht man die **Bildung neuer Gefäße** von einem vorhandenen Kapillarbett aus: Vom Kapillarendothel wächst ein Zellzapfen seitwärts aus und fusioniert mit anderen Sprossen zu einer Schlinge. Durch Ausbildung eines durchgehenden Lumens und einer Basallamina sowie Besetzung mit Perizyten entsteht eine neue Kapillarschlinge, die sich anschließend auch zu einem größeren Gefäß entwickeln kann.

Die Angiogenese wird durch Faktoren stimuliert, die von minderversorgten und von schnell wachsenden Geweben abgegeben werden, der wichtigste proangiogenetische Faktor ist **VEGF** (*vascular endothelial growth factor*). Die Angiogenese ist für viele **physiologische Vorgänge** unerlässlich, z.B. Wachstum, endochondrale Ossifikation (S. 138), Wundheilung (S. 109), Bildung von Umgehungswegen (Gefäßkollateralen), aber auch **maligne Tumoren** beschaffen sich durch Sekretion von VEGF und anderen Faktoren ihre Gefäßversorgung.

Chemorezeptoren (Glomusorgane) im Kreislaufsystem

Glomusorgane sind bis 5 mm große Gebilde mit *Chemorezeptor*-Funktion, die in den Kreislauf eingebaut sind. Die Rezeptoren (Sensoren) sprechen auf Abfall des pO_2 sowie Anstieg des pCO_2 und der Protonenkonzentration im Blut an, die Afferenzen beeinflussen Kreislauf- und Atemzentrum. Die Glomusorgane werden zu den *Paraganglien* (S. 366) gezählt.

Regelmäßig vorkommende Organe sind z.B. das **Glomus caroticum** nahe der Teilungsstelle der A. carotis communis und die **Glomera aortica** am Aortenbogen. Die wichtigsten histologischen Bestandteile sind: viele fenestrierte Kapillaren; *Hauptzellen* mit chromaffinen Granula (Inhalt u.a. Dopamin, Serotonin und Neuropeptide); gliale Hüllzellen, die die Hauptzellen partiell umgeben; sensible Axonenden (mit synaptischen Vesikeln, Inhalt wahrscheinlich Dopamin), die mit den Hauptzellen *reziproke Synapsen* bilden, d.h. beide Seiten sind zugleich Quelle und Ziel eines Transmitters. Bisher ist nicht ausreichend geklärt, ob die Hauptzellen oder die Axonenden oder beide die eigentlichen Rezeptoren sind, die den chemischen Reiz in eine elektrische Erregung übersetzen.

11.2 Lymphgefäße

Lymphe ist eine Flüssigkeit, die u.a. Plasmaproteine und Zellen der Abwehr enthält. Die meisten Bestandteile der Lymphe stammen aus dem Blut. Sie sind aus der Endstrombahn ins Interstitium ausgetreten und werden über die Lymphgefäße in den Blutkreislauf zurücktransportiert (Abb. 11.**1**). Das System beginnt mit **Lymphkapillaren**, in die die interstitielle Flüssigkeit hineinsickert. Über etwas größere Zwischensegmente (Präkollektoren) gelangt die Lymphe in **Sammelgefäße** (Kollektoren), die die Lymphe einem regionalen Lymphknoten zuführen (S. 264). Nach Passage mehrerer hintereinander geschalteter Lymphknoten gelangt die Lymphe über Lymphstämme und **Lymphgänge** (*Ductus lymphatici*) schließlich in große Venen des Körperkreislaufes. Der Lymphfluss kommt durch rhythmische Kontraktionen der glatten Muskulatur in den Lymphgefäßwänden sowie durch Bewegungen in der Umgebung zustande. Die Lymphgefäße besitzen **Klappen**, die dem Lymphstrom die Richtung vorgeben.

Bildung der Lymphe. Aus dem arteriellen Schenkel der Kapillaren werden, bezogen auf den gesamten Organismus, täglich ca. 20 l Flüssigkeit abfiltriert, davon kehren nur 18 l in den venösen Kapillarschenkel zurück. Der Rest wird über das Lymphgefäßsystem abgeführt. Für diesen stetigen Flüssigkeitsstrom sind Druckgradienten maßgebend, die sich aus den *hydrostatischen Drücken* in den Kapillaren und im Interstitium sowie den *kolloidosmotischen Drücken* (Wasserbindungsvermögen der gelösten Proteine in Kapillaren bzw. Interstitium) ergeben (Näheres s. Bücher der Physiologie).

In der **Zusammensetzung** ähnelt die Lymphe zunächst der interstitiellen Flüssigkeit in der Umgebung. Sie enthält einige Zellen. Bei Passage eines Lymphknotens werden der Lymphe Immunglobuline und vermehrt Zellen hinzugefügt. Die Zelltypen in der Lymphe sind (mit absteigender Häufigkeit): T-Lymphozyten >> Langerhans-Zellen und sonstige dendritische Zellen > Makrophagen > B-Lymphozyten. Die Lymphe, die aus der Darm-Mukosa kommt und als **Chylus** bezeichnet wird, enthält außerdem **Chylomikronen**, die bei der Fettresorption entstehen (S. 327). Die aus der Leber kommende Lymphe ist besonders reich an Proteinen.

Die initialen Lymphgefäße sind die **Lymphkapillaren**. Sie beginnen blind und bilden ein dichtes Netz im interstitiellen Bindegewebe der Organe und in der Dermis der Haut. Sie besitzen ein größeres Lumen (ca. 50 μm) und unregelmäßigere Konturen als Blutkapillaren sowie ein extrem dünnes Endothel. Die Endothelzellen sind zwar stellenweise durch Zellkontakte verbunden, dazwischen liegen aber ventilartig gestaltete Lücken, durch die Flüssigkeit, Proteine, Chylomikronen, sonstige Partikel und Zellen ungehindert in das Lumen eintreten können (Abb. 11.**8**). Eine durchgehende Basallamina fehlt. An der abluminalen Plasmamembran der Endothelzellen inserieren Mikrofibrillen („**Ankerfilamente**") aus Fibrillin, die an elastischen Fasern des interstitiellen Bindegewebes befestigt sind. Durch diese Verspannung werden die Lymphkapillaren offen gehalten.

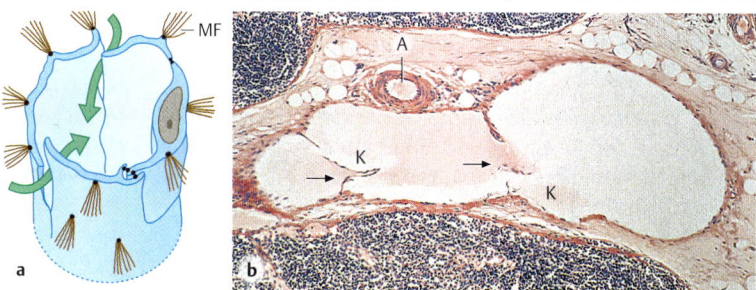

Abb. 11.**8** **Lymphgefäße.** **a** **Lymphkapillare** (Schema). Das Endothel (*blau*) ist durch Mikrofibrillen (**MF**) ausgespannt. Es weist Lücken auf, durch die interstitielle Flüssigkeit (**Pfeile**) eintreten kann. Eine Basallamina fehlt. **b** **Kleines Sammellymphgefäß** (Vas efferens eines Lymphknotens). **K**, Klappen. Die **Pfeile** deuten die Stromrichtung der Lymphe an. **A**, kleine Arterie. Giemsa. Vergr. 65fach.

Die **Sammelgefäße und größeren Lymphgefäße** zeigen einen Wandaufbau, der denen von kleinen Venen ähnelt: Endothel mit Basallamina, dünne Muskelschicht, Adventitia. Die Muskulatur wirkt durch rhythmische Kontraktionen als Pumpe, Klappen sorgen für die Ausrichtung der Strömung. Die **Ductus lymphatici** (darunter der *Ductus thoracicus* als der größte) ähneln mittelgroßen Venen.

▷ Ein **Ödem** ist eine Schwellung aufgrund krankhafter Vermehrung der interstitiellen Flüssigkeit. Dem Ödem liegt ein Missverhältnis zwischen dem aus den Blutkapillaren austretenden Flüssigkeitsvolumen (relativ zu groß) und dem Lymphabfluss (relativ zu klein) zugrunde. Hierfür können verschiedene Pathomechanismen verantwortlich sein: z.B. erhöhter Druck in den Blutkapillaren, verminderter kolloidosmotischer Druck als Folge verminderter Proteinkonzentration im Plasma, erhöhte Endothelpermeabilität, gestörter Lymphabfluss. Die Ursachen sind vielfältig. ◁

Mikroskopierhilfe Blut- und Lymphgefäße

Große Arterien und Venen sind leicht zu unterscheiden, wenn man die Wandschichtung beachtet. Bei **kleinen Gefäßen** ist der *Vergleich* hilfreich: Meist besteht Gelegenheit, in *einem* Gesichtsfeld kleine Arterien direkt mit kleinen Venen zu vergleichen (Abb. 11.**3e**, 11.**3f**). Blut- und Lymphkapillaren sind in Routineschnitten meist nicht zu erkennen, weil sie kollabiert sind. Etwas größere **Lymphgefäße** sind an folgenden Merkmalen zu erkennen: Weites Lumen, dünne Wand (Endothel wichtig zur Unterscheidung gegenüber artifiziellen oder pathologischen Spalträumen), überwiegend homogen gefärbter Inhalt mit wenigen weißen Blutzellen; Klappen.

11.3 Herz

Das Herz ist die muskuläre Pumpe, die in den Blutkreislauf eingebaut ist (Abb. 11.**1**). Für die Darstellung der makroskopischen Anatomie und Funktion des Herzens sei auf die einschlägigen Bücher der Anatomie und Physiologie verwiesen. Die Wand des Herzens setzt sich wie die der Gefäße im Wesentlichen aus drei Schichten zusammen:
- **Endokard:** Endothel und Bindegewebe;
- **Myokard:** Herzmuskulatur;
- **Epikard:** Bindegewebe und Mesothel.

Die *Ostien* (Öffnungen) sind mit **Klappen** (*Valvae*) versehen, die als Ventile wirken. Das Herz besitzt ein System aus spezialisierten Herzmuskelzellen, das für die Bildung und Fortleitung elektrischer Erregungen verantwortlich ist (**Erregungsbildungszentren**, **Erregungsleitungsbahnen**). Die elektrische Erregung des Myokards ist Voraussetzung für die Kontraktion (Kap. 10.**2**).

Wandschichten des Herzens

Größe und Gewicht des normalen Herzens sind abhängig von der Größe des Menschen (durchschnittliches Gewicht beim Erwachsenen etwa 300 g). Die freien Wände der Atrien sind sehr dünn, die des rechten Ventrikels sind bis 5 mm, die des linken Ventrikels bis 15 mm dick.

Das **Endokard** kleidet die Herzhöhlen aus und überzieht alle Strukturen, die ins Lumen vorspringen: Klappen, Papillarmuskeln, Sehnenfäden, usw. (Abb. 11.**9**). Das Endokard besteht aus *Endothel* und einer *subendothelialen Schicht*, die kollagene und elastische Fasern sowie einige glatte Muskelzellen enthält. Diese beiden Lagen setzen sich in die Intima der Gefäße fort, die ins Herz münden oder aus ihm entspringen. Darunter liegt eine regional unterschiedlich dicke Schicht von lockerem *subendokardialem Bindegewebe*; es steht direkt mit dem interstitiellen Bindegewebe (Endomysium) des Myokards in Verbindung. Die subendokardiale Schicht enthält Nerven und kleine Blutgefäße und Fasern des Erregungsleitungssystems (s.u.); sie fehlt an den Papillarmuskeln und Sehnenfäden.

Das **Myokard** ist die stärkste Wandschicht. Der Hauptbestandteil ist Herzmuskulatur (*Arbeitsmyokard*), die in Kapitel 10.**2** besprochen wurde. Es sei daran erinnert, dass die Kardiomyozyten durch Vermittlung von Zellkontakten lange, verzweigte Ketten bilden. Diese werden häufig als „Fasern" bezeichnet, wobei nicht vergessen werden darf, dass es sich – im Gegensatz zu Skelettmuskelfasern – um *multizelluläre* Gebilde handelt. Zartes **Bindegewebe**, das mit dem Bindegewebe von Endo- und Epikard in Verbindung steht, gliedert das Myokard in

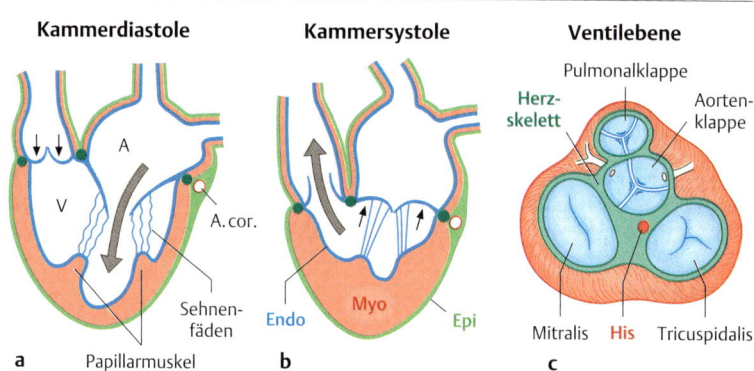

Kammerdiastole   **Kammersystole**   **Ventilebene**

Abb. 11.**9** **Herzwand und Herzklappen**. **a**, **b** Stellung der Segel- und Taschenklappen in Abhängigkeit von der Herzphase (schematisch). **A**, Atrium. **V**, Ventrikel. **Endo**, Endokard (*blau*). **Myo**, Myokard (*rot*). **Epi**, Epikard (*hellgrün*). Herzskelett (*dunkelgrün*). Die Schichten setzen sich in die Intima, Media und Adventitia der angeschlossenen Gefäße fort. **A. cor.**, großer Ast einer A. coronaria. Die Segel der AV-Klappe sind mittels Sehnenfäden an Papillarmuskeln befestigt. **Große Pfeile**, Richtung des Blutstroms. Die **kleinen Pfeile** deuten die Krafteinwirkung an, die die Klappen im geschlossenen Zustand auf Zug beansprucht. **c** Aufsicht auf Ventilebene. Alle Klappen im geschlossenen Zustand dargestellt. Das Herzskelett wird vom His-Bündel durchzogen. Orientierung: *ventral* am oberen, *dorsal* am unteren Bildrand.

Bündel. Es beherbergt die Mikrogefäße des Myokards und begleitet als *Endomysium* jede Kardiomyozytenkette. Der Herzmuskel besitzt ein dichtes System von **Kapillaren**, die parallel zu den Myozyten verlaufen (Abb. 11.**6a**). Auf Querschnitten beträgt des Zahlenverhältnis von Myozyten zu Kapillaren etwa 1 : 1.

Vorhof- und Kammermyokard sind vollständig durch eine Platte aus straffem Bindegewebe (**Herzskelett**) getrennt (Abb. 11.**9**, 11.**10**, 11.**11**). Das Skelett hat verschiedene Funktionen: Es dient einem Teil der Vorhof- und Kammermuskulatur als Ursprung; es bildet um jedes Ostium einen Faserring (*Anulus fibrosus*), an dem die Klappen befestigt sind; es bewirkt eine elektrische Isolierung zwischen Vorhof- und Kammermuskulatur.

Innerhalb eines Präparates vom Ventrikelmyokard sieht man Kardiomyozyten in unterschiedlichen Schnittrichtungen. Dieses Bild beruht auf einer komplizierten räumlichen Anordnung der „Fasern" in steilen und weniger steilen Schraubentouren. Die äußeren Schichten der Muskulatur entspringen zum Teil vom Herzskelett. Von der inneren Schicht des Myokards aus ragen zahlreiche Muskelbalken und Vorsprünge in das Lumen vor (*Mm. pectinati* in den Herzohren der Atrien, *Trabeculae carneae* sowie *Papillarmuskeln* in den Ventrikeln).

Das **Epikard** bedeckt als *Serosaüberzug* die Außenfläche des Herzens. Es besteht aus *Mesothel* (einschichtiges Plattenepithel) und einer dünnen Bindegewebsschicht. Darunter liegt – entsprechend der Subserosa – eine *subepikardiale Bin-*

degewebsschicht, die stellenweise (besonders in den Furchen und Sulci) reich an *Fettgewebe* ist. Eingebettet in das subepikardiale Fettgewebe liegen Nerven sowie die Koronargefäße und ihre großen Äste.

Perikard (Herzbeutel). Das Herz liegt, wie die Lungen (S. 294) und die Bauchorgane (S. 313), in einer eigenen *serösen Höhle*, deren parietales Blatt vom Herzbeutel, deren viszerales Blatt vom Epikard gebildet wird. Die innere Perikardschicht besteht aus Mesothel, die äußere aus derbem, straffem Bindegewebe, welches das Herz vor akuter Überdehnung schützt. Der kapilläre Spalt (Perikardhöhle) zwischen den beiden Blättern enthält einen Flüssigkeitsfilm, der die Verschieblichkeit der beiden Mesothelflächen gegeneinander gewährleistet.

Herzklappen

Makroskopische Anatomie (Abb. 11.**9**). An den Ostien zwischen Vorhöfen und Kammern liegen die Atrioventrikularklappen, nach ihrer Bauweise **Segelklappen**: links die Mitralklappe mit zwei Segeln, rechts die Trikuspidalklappe mit drei Segeln. Am Beginn der Ausflussbahnen liegen die **Taschenklappen** mit je drei Taschen: links die Aorten-, rechts die Pulmonalklappe. Alle vier Ostien befinden sich in einer gemeinsamen Ebene (**Ventilebene**), in der auch das Herzskelett liegt.

Die *Öffnung* der Klappen wird durch Druckgradienten bewirkt. Für die *Schließung* müssen sich die freien Ränder der Segel bzw. Taschen flächig aneinander legen können. Die Segelklappen besitzen als besonderes Merkmal einen **Halteapparat** (Papillarmuskeln und Sehnenfäden), der verhindert, dass die Segel während der Kammersystole in den Vorhof durchschlagen. Die **Papillarmuskeln** sind kegelförmig in die Kammern hineinragende Ausläufer des Myokards, an deren Spitzen **Sehnenfäden** befestigt sind. Diese inserieren an den freien Rändern und an der Unterseite der Segel. Die Sehnen und myotendinösen Verbindungen zeigen dasselbe Bauprinzip wie im Skelettmuskel (S. 189).

Der mikroskopische Bau (Abb. 11.**10**) der Segel und Taschen ist grundsätzlich gleich. Sie sind vollständig von **Endothel** überzogen. Der **bindegewebige Grundstock** besteht im Wesentlichen aus zwei Schichten: (a) Eine derbe Matte aus straffem kollagenem Bindegewebe (**Fibrosa**), die mit dem Anulus fibrosus in Verbindung steht; (b) eine locker strukturierte Schicht (**Spongiosa**). Diese enthält neben Fibroblasten auch Makrophagen und zeichnet sich durch einen hohem Gehalt an *Hyaluronan* und *Proteoglykanen* aus. Die Segel und Taschen sind (außer an der Basis) gefäßfrei. Die Segel können einige glatte Muskelzellen enthalten.

Die **Fibrosa** liegt jeweils auf derjenigen Seite, die bei geschlossener Klappe auf Zug beansprucht wird, d.h. bei den Segelklappen auf der Ventrikelseite, bei den Taschenklappen auf der zum Gefäß (Aorta, Truncus pulmonalis) weisenden Seite. Die **Spongiosa** liegt auf der Seite, die bei geöffneter Klappe den Scherkräften des Blutstroms ausgesetzt ist.

▶ Erworbene Herzklappenfehler betreffen meist das linke Herz. Sie bestehen entweder in einer Verengung des Durchgangs (**Stenose**; Folge: Behinderung des Blutstroms) oder einer Unvollständigkeit des Ventilschlusses (**Insuffizienz**; Folge: Rückfluss von Blut) oder einer Kombination aus beidem. Die Fehler entstehen z.B. durch Schrumpfung oder Verklebung der Klappenränder im Rahmen einer Entzündung des Endokards (**Endokarditis**), von der die Klappen als Teil des Endokards mitbetroffen sein können. ◀

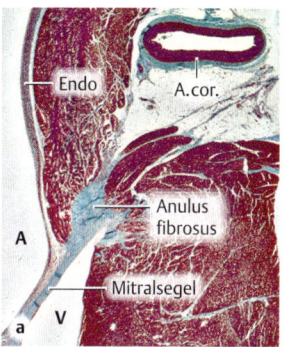
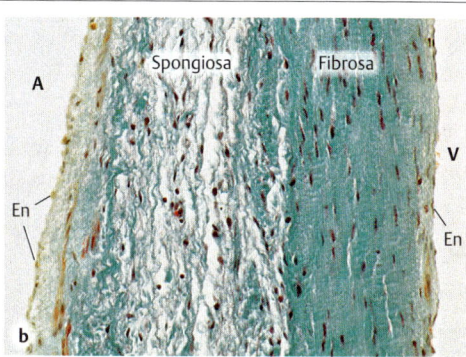

Abb. 11.**10** **Mitralklappe**, hinteres Segel (Schwein). **a** **Übersicht. A**, Atrium. **V**, Ventrikel. **Endo**, Endokard (im Atrium viel dicker als im Ventrikel). Am Anulus fibrosus inserieren das Segel und Myozyten von Atrium und Ventrikel. **A. cor**, A. coronaria (R. circumflexus) in dem mit subepikardialem Fettgewebe ausgefüllten Sulcus coronarius. **b** **Schichten des Mitralsegels**. Spongiosa auf der atrialen Seite (dem Blutstrom zugewandt), Fibrosa auf der ventrikulären Seite (bei Schluss auf Zug beansprucht, s. Abb. 11.9). **En**, Endothel. Goldner. Vergr. 5,5fach (a), 150fach (b).

System der Erregungsbildung und Erregungsleitung

Es sei daran erinnert, dass Kardiomyozyten an den Glanzstreifen durch **Gap junctions** verbunden sind (S. 196). Dies sind aus **Connexinen** aufgebaute Kanäle zwischen benachbarten Zellen. Funktion: elektrische Kopplung der Kardiomyozyten zwecks Fortleitung von Aktionspotenzialen (S. 35). Der häufigste Connexin-Isotyp im Herzen ist das Connexin 43.

Außer dem Arbeitsmyokard besitzt das Herz ein System von Myozyten, die für die Entstehung sowie die zeitlich und räumlich geordnete Verteilung von elektrischen Impulsen verantwortlich sind (Voraussetzung für die normale Kontraktion des Herzmuskels). Das System besteht aus folgenden Teilen (Abb. 11.**11**):

- **Sinusknoten**, primärer Schrittmacher, an der Einmündung der V. cava superior in das rechte Atrium gelegen.
- **Atrioventrikularknoten** (AV-Knoten), sekundärer Schrittmacher, in der septalen Wand des rechten Atriums gelegen.
- **Atrioventrikularbündel** (AV-Bündel, *His-Bündel*), es durchbricht das Herzskelett und ist die *einzige muskuläre Verbindung zwischen Vorhof und Kammer*. In der Pars membranacea des Ventrikelseptums teilt es sich in die beiden
- **Kammerschenkel**, die im Septum abwärts ziehen, sich aufspalten und in die terminalen Verzweigungen übergehen:
- **Purkinje-Fasern**. Diese laufen subendokardial zu den Papillarmuskeln (frühzeitige Kontraktion zwecks Zügelung der Segel, s.o.) und zum Wandmyokard.

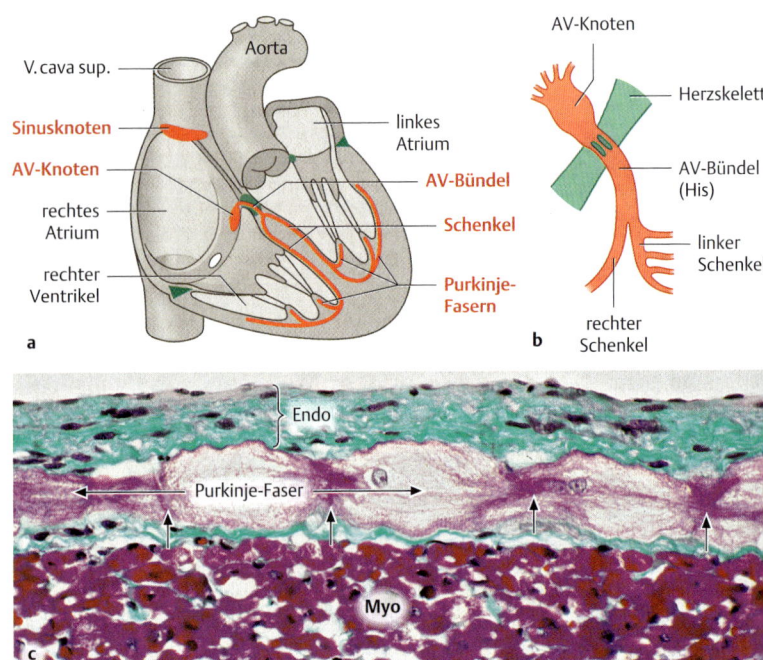

Abb. 11.**11** **Erregungsbildungs- und Erregungsgleitungssystem.** **a**, **b** Übersicht und vergrößerte Darstellung (Schemata). Das AV-Bündel (His-Bündel) durchbricht das Herzskelett und teilt sich in die Schenkel auf. Beachte die individuelle Leitung zu jedem Papillarmuskel. **c** **Purkinje-Faser** (Längs-schnitt) in der subendokardialen Schicht des linken Ventrikels (Schwein), die Zellen unterscheiden sich in Größe und Aussehen wesentlich von denen des Arbeitsmyokards (**Myo**). **Kleine Pfeile** weisen auf Zell-grenzen. Die stärkere Anfärbung kommt durch die wenigen Myofibrillen zustande, die zu den Glanz-streifen konvergieren. **Endo**, Endokard. Goldner. Verg. 300fach.

Die Purkinje-Fasern sind schon lichtmikroskopisch auffällig: Sie bestehen au relativ dicken, kurzen Zellen mit hellem Zytoplasma (hell wegen des hohe Gehaltes an *Glykogen*, das nicht angefärbt ist), der Gehalt an Myofibrillen is gering. Die letzten Zellen der Purkinje-Fasern sind über Glanzstreifen a Arbeitsmyozyten gekoppelt.

Funktion und Struktur. Zellen des **Sinusknotens** generieren ca. 70-mal pro Minute ein Aktions potenzial, das mit mäßiger Geschwindigkeit (ca. 0,5 m/sec) über das Vorhofmyokard zum AV Knoten geleitet wird. Nach elektrophysiologischen Befunden gibt es in der Vorhofwand bevo zugte Bahnen für die Erregungsleitung, die jedoch bisher histologisch nicht eindeutig identif ziert worden sind. Im **AV-Knoten** verlangsamt sich die Fortleitung erheblich (ca. 0,05 m/sec

Verzögerung zwecks Zeitgewinn für die Füllung der Kammern), im **His-Bündel** und im Anfangsteil der **Schenkel** verläuft sie schneller (1 m/sec), in den **Purkinje-Fasern** am schnellsten (3 m/sec), im Arbeitsmyokard wieder etwas langsamer als zuvor (1 m/sec). Die Erregungsausbreitung in den Ventrikelwänden erfolgt von inneren zu äußeren Schichten und von der Herzspitze zur Herzbasis. Die Schrittmacherfrequenz und die Fortleitungsgeschwindigkeit können durch Einfluss des vegetativen Nervensystems erhöht (Sympathikus) oder vermindert (Parasympathikus) werden.

Das **unterschiedliche Leitungsverhalten** der einzelnen Teile des Herzmuskels beruht vor allem auf den spezifischen elektrophysiologischen Eigenschaften der Plasmamembran. Für die unterschiedlichen Leitungsgeschwindigkeiten gibt es außerdem einige morphologisch oder immunhistochemisch fassbare Korrelate: das **Kaliber der Zellen** (dicke Kabel leiten schneller als dünne) sowie die Flächenausdehnung und das **Connexin-Muster der Gap junctions**. Im AV-Knoten sind die Gap junctions kleinflächig und reich an Connexin 45 (niedrige Leitfähigkeit). Die Purkinje-Fasern dagegen besitzen ausgedehnte Gap junctions, die reich an Connexin 40 (hohe Leitfähigkeit) sind. Für die Leitfähigkeit der Gap junctions im Arbeitsmyokard ist Connexin 43 am wichtigsten. – Diverse elektrophysiologische Abweichungen äußern sich als Herzrhythmusstörungen. In manchen Fällen gehen sie mit Veränderungen des Connexin-Musters einher.

Hormone des Herzens

Manche Vorhof-Myozyten sezernieren ein Peptidhormon, das neben einer Vasodilatation eine Natriurese (vermehrte Ausscheidung von Na^+-Ionen und folglich von Wasser) in der Niere bewirkt und daher als **atriales natriuretisches Peptid** (**ANP**) bezeichnet wird. Es liegt in elektronendichten Granula gespeichert und wird bei Stimulation (z.B. krankhafte Dehnung der Vorhöfe) durch Exozytose freigesetzt (Wirkung: Entlastung des Herzens durch Senkung des Blutvolumens und des Gefäßwiderstandes). Ein chemisch verwandtes Peptid mit ähnlicher Wirkung (**BNP**, *brain natriuretic peptide*) kann vom Ventrikelmyokard sezerniert werden. Seine Plasmakonzentration ist bei Herzmuskelinsuffizienz erhöht, es hat daher gewisse diagnostische Bedeutung. Neuerdings wird gentechnisch hergestelltes BNP therapeutisch eingesetzt.

12 Blut und Blutbildung

Blut (gr.: *haima*, daher „Hämatologie") ist eine Suspension von Zellen in einer proteinhaltigen Elektrolytlösung (*Blutplasma*) und dient als Transportmittel für Gase, Wirkstoffe, Nähr- und Abfallstoffe. Das Blutvolumen des Erwachsenen beträgt ca. 4,5 l, knapp die Hälfte (44 %) wird von den Zellen eingenommen. Die **Erythrozyten** (roten Blutzellen) dienen dem O_2-Transport. Ihr Aufenthaltsort ist der Intravasalraum. Die **Thrombozyten** (Blutplättchen) sind an der Blutgerinnung beteiligt, auch sie halten sich normalerweise nur im Intravasalraum auf. Als **Leukozyten** (weiße Blutzellen) werden alle kernhaltigen Zellen des strömenden Blutes zusammengefasst. Dahinter verbergen sich fünf verschiedene Zelltypen (drei Arten von *Granulozyten* sowie *Monozyten* und *Lymphozyten*). Sie dienen alle der Abwehr und benutzen das Blut nur als Transportmittel, um an ihren Einsatzort im Extravasalraum (Interstitium) zu gelangen. Alle Leukozyten können sich amöbenartig fortbewegen.

Die Blutzellen haben eine begrenzte Lebensdauer (je nach Zelltyp zwischen 120 und 3 Tagen). Für die Aufrechterhaltung des normalen Bestandes ist die kontinuierliche Neubildung nötig, die im **Knochenmark** stattfindet. Nur die Lymphozyten machen eine gewisse Ausnahme: Ihre Lebensdauer ist sehr variabel (Tage bis Jahre), und ihre Vervielfältigung findet vor allem in den lymphatischen Organen statt (S. 248). Die Blutzellbildung wird durch zahlreiche Wirkstoffe (**Zytokine***) reguliert und kann dem Bedarf in der Peripherie angepasst werden.

Begriffe, die bei der ersten Nennung mit * markiert sind, werden im Glossarium auf S. 257 erklärt.

12.1 Blut

„Makroskopische" Zusammensetzung des Blutes

Eine zentrifugierte Probe ungerinnbar gemachten Blutes gibt einen groben Überblick über die Bestandteile: Das Sediment (ca. 44 % des Gesamtvolumens = **Hämatokrit-Wert**) enthält die Blutzellen; der Überstand, eine durchsichtige, leicht gelbliche Flüssigkeit, ist das Blutplasma. Das Sediment besteht überwiegend aus Erythrozyten; ihm liegt eine hauchdünne, weiße Schicht auf, die die Leukozyten (gr.: *leukos*, weiß) und Thrombozyten enthält. Diese ungleiche Verteilung der Zellvolumina spiegelt die Zahlenverhältnisse im strömenden Blut wider: Auf 1000 Erythrozyten kommt 1 Leukozyt. Die Zellzahlen pro Volumeneinheit Blut sind in Tabelle 12.**1** zusammengestellt.

Tab. 12.**1** **Blut: Zellzahlen**

Zellart	Zahl/μl Blut (abgerundete Werte)*	
Erythrozyten	5 Millionen	
Leukozyten	5 Tsd.	
Thrombozyten	300 Tsd.	
		% der Leukozyten
Neutrophile Granulozyten	3000	60 (55 Segment-, 5 Stabkernige)
Eosinophile Granulozyten	150	3
Basophile Granulozyten	< 50	< 1
Monozyten	300	6
Lymphozyten	1500	30

*Angaben über Normbereiche sowie geschlechts- und altersabhängige Unterschiede s. Bücher der (Patho)physiologie.

Das **Plasma** ist eine wässrige Elektrolytlösung mit einem Proteingehalt von ca. 7 g/dl. Davon sind ca. 60 % Albumin, der Rest sind Globuline, darunter das Fibrinogen. Wenn bei der Gerinnung einer Blutprobe Fibrinogen zu Fibrin wird und dieses zu unlöslichen Fäden polymerisiert, bleibt das **Serum** zurück: Plasma = Serum + Fibrinogen (s. Bücher der Biochemie und Physiologie).

Morphologische Untersuchung der Blutzellen

Zu den hämatologischen Standarduntersuchungen gehören die Bestimmung der **Zellzahlen** pro Volumeneinheit Blut (Tabelle 12.**1**; Technik s. Bücher der Physiologie) sowie die lichtmikroskopische Betrachtung der Zellen im **Blutausstrich** (Abb. 12.**1**). Dieser dient vor allem der Beurteilung und quantitativen Bestimmung der einzelnen Leukozytentypen („Differenzialblutbild") und in bestimmten Fällen der Beurteilung von Form, Größe und Färbeverhalten der Erythrozyten und Thrombozyten.

Dazu wird ein Tropfen Blut auf einem Objektträger zu einem dünnen Film ausgestrichen, der aus *einer* Lage von Zellen besteht. Die Färbung erfolgt standardmäßig nach **Pappenheim** (Kombination aus zwei sequenziellen Färbungen: 1. *May-Grünwald*, 2. *Giemsa*. Die Farbgemische bestehen aus dem roten **anionischen („sauren") Farbstoff Eosin** und **kationischen („basischen") Farbstoffen** (Azur, Methylenblau). Der Färbemechanismus beruht auf elektrostatischer Interaktion zwischen den Farbstoffmolekülen und gegensinnig geladenen Zellbestandteilen. Demnach haben Zellstrukturen, die mit Eosin gut anfärbbar sind („eosinophil" = „azidophil"), einen hohen Gehalt an kationischen Verbindungen; mit Azur und Methylenblau gut färbbare („basophile") Zellstrukturen sind reich an anionischen Inhaltsstoffen.

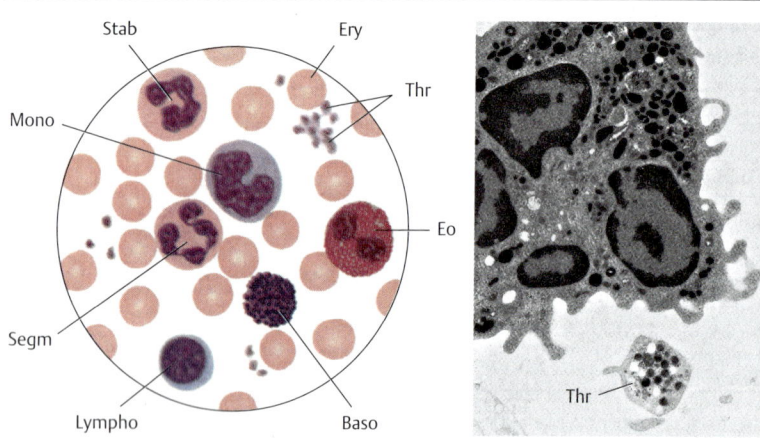

Abb. 12.**1a** **Blutausstrich** (Mensch, Pappenheim-Färbung). Zur Beachtung: Auf dieser Zeichnung sind alle Blutzellen versammelt, im Originalausstrich wären niemals alle Leukozytentypen in *einem* Gesichtsfeld anzutreffen! Beschriftung im Uhrzeigersinn: Erythrozyt, Thrombozyt, Eosinophiler Granulozyt, Basophiler Granulozyt, Lymphozyt, segmentkerniger und stabkerniger Neutrophiler Granulozyt, Monozyt **b** **Neutrophiler und Thrombozyt** (Mensch) im EM-Bild. In beiden Zellen sind Granula zu erkennen. Der Kern des Neutrophilen ist mehrfach angeschnitten. Vergr. ca. 650fach (a), 4500fach (b). a aus Rohr [80].

Erythrozyten

Erythrozyten (ca. 5 Millionen/µl Blut) sind Zellen ohne Kern oder sonstige Organellen, die aus kernhaltigen Vorstufen hervorgehen. Es sind bikonkave Scheiben mit einem Durchmesser von ca. **7,5 µm** (Abb. 12.**1**,12.**2**). Das Zytoplasma enthält den roten Blutfarbstoff, das **Hämoglobin (Hb)**, das sich gut mit Eosin (rot) anfärbt. Hb macht über 95 % des Gesamtproteins im Erythrozyten aus. Es befähigt die

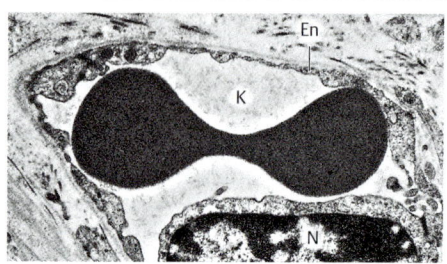

Abb. 12.**2** **Erythrozyt** in einer Kapillare (Maus). **En**, Endothel. **K**, Kapillarlumen. **N**, Kern der Endothelzelle. Vergr. 6 000fach.

Erythrozyten zum höchst effizienten O_2-**Transport.** Die *Protein*komponente des Hb ist ein Tetramer aus zwei α- und zwei β-Untereinheiten, von denen jede eine *Eisen(II)*-haltige *Häm*gruppe (Farbstoffkomponente) trägt. Eisen(II) ist für die O_2-Bindung verantwortlich. Außerdem befähigt der Erythrozyt das Blut, CO_2 zu transportieren (s. Bücher der Physiologie). — Die Neubildung eines Erythrozyten im Knochenmark (S. 243) dauert etwa 8 Tage. Seine **Lebensdauer** beträgt ca. 120 Tage (Tabelle 12.**2**). Alte Erythrozyten werden durch die Makrophagen von Leber und Milz (S. 271) erkannt und gezielt aussortiert.

Die bemerkenswerte **Scheibenform** verdankt der Erythrozyt seinem **Membranskelett** (Abb. 12.**3**). Dieses besteht aus einem flächigen Netz aus Spektrin-Filamenten, die durch kurze Aktin-Filamente zusammengehalten werden. Durch Vermittlung von Adaptorproteinen ist das Netz an integralen Proteinen der Plasmamembran verankert. Erythrozyten können sich nicht aktiv bewegen, sind aber *passiv verformbar* (junge Zellen besser als alte) und kehren, sobald die verformende Kraft entfällt, in den Originalzustand zurück. Diese **reversible Verformbarkeit**, die wiederum auf dem Membranskelett beruht, ist wichtig für die Passage durch enge Kapillaren (Durchmesser stellenweise < 7μm) sowie durch Endothelspalten in der Milz (S. 271). Die Oligosaccharide der Glykoproteine und Glykolipide in der Plasmamembran des Erythrozyten bilden eine dicke Glykokalyx; hierin befinden sich auch die Oligosaccharidketten, die Grundlage des *ABO-Blutgruppensystems* sind.

▷ Die **Anämie** ist eine häufige, die Erythrozyten betreffende Veränderung des Blutes. Man versteht darunter eine **Verminderung des Hb-Gehalts** im Blut, die Pathogenese (Entstehungsmechanismus) ist vielfältig: Verminderung der Erythrozytenzahl (z.B. gestörte Bildung, verkürzte Lebensdauer, Blutverlust), Verminderung des Hb im einzelnen Erythrozyten (z.B. gestörte Hb-Synthese, Eisenmangel). Typische **Symptome**: u.a. Kurzatmigkeit, verminderte körperliche Leistungsfähigkeit, Blässe. Bei bestimmten genetisch bedingten Defekten des Membranskeletts nehmen die Erythrozyten Kugelform an, ihre mechanische und osmotische Resistenz ist vermindert, ihre Lebensdauer verkürzt (z.B. **Kugelzellanämie**, S. 272). Eine andere zur Anämie führende Formabweichung beruht auf einer erblich bedingten Hb-Anomalie (**Sichelzellanämie**). ◁

Tab. 12.**2** **Lebensdaten einiger Blutzellen**

Zellart	Verweildauer im Blut	Lebensdauer im Interstitium	Neubildung im Knochenmark
Erythrozyt	120 Tage	–	ca. 8 Tage*
Thrombozyt	10 Tage, wenn nicht vorher verbraucht	–	ca. 8 Tage
Neutrophiler Granulozyt	<1 Tag	maximal 3 Tage	ca. 8 Tage*
Monozyt	1–3 Tage	Monate (als Makrophage)	ca. 6 Tage

* Im Notfall wird die Neubildung beschleunigt, und die Ausreifung der postmitotischen Stufen wird nicht abgewartet; dann erscheinen vermehrt unreife Zellen im Blut.

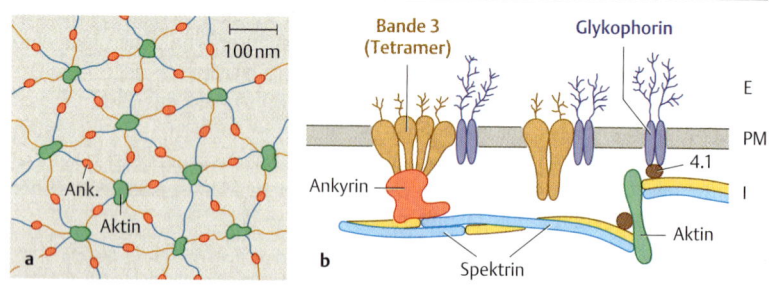

Abb. 12.**3** **Membranskelett des Erythrozyten** (vereinfachtes Schema). **a** Aufsicht von innen, **b** im Schnitt. Spektrin-Filamente (*blau/gelb*, Tetramer aus zwei Spektrin-Typen) sind durch Aktinfilamente (*grün*) speichenförmig zu einem Netz verbunden. Dieses ist durch Ankyrin (*rot*) bzw. Protein 4.1 an Transmembranproteinen (Bande 3-Protein, Glykophorin) befestigt. Weitere beteiligte Proteine sind nicht gezeigt. Beachte die Glykokonjugat-Ketten auf der Außenseite, die die Glykokalyx ausmachen. **E** und **I**, Extra- und Intrazellulärraum. **PM**, Plasmamembran.

Thrombozyten

Die Thrombozyten (TZ) (ca. 300 Tsd./µl im strömenden Blut) spielen eine zentrale Rolle bei der **Hämostase** (Beendigung einer Blutung nach Gefäßverletzung). Es sind kernlose Fragmente (Abb. 12.**1**, 12.**4**) der Megakaryozyten (S. 245). Die in ein Hämostase-Geschehen verwickelten TZ werden dabei verbraucht. Andernfalls zirkulieren sie etwa 10 Tage im Blut, werden dann von Makrophagen der Milz und Leber beseitigt und durch neue ersetzt.

Solange die TZ im Blut frei flottieren, haben sie die Form einer bikonvexen Scheibe mit einem Durchmesser von ca. 2,5 µm. Die Scheibenform wird durch ein Bündel von Mikrotubuli gestützt, das als Ring im organellenfreien peripheren Zytoplasma (*Hyalomer*) ausgespannt ist. Das zentral gelegene Zytoplasma (*Granulomer*) enthält einzelne Mitochondrien, Lysosomen, Glykogenpartikel und verschiedene Typen von **Speichergranula**, deren Inhaltsstoffe bei der Hämostase sezerniert werden (Tabelle 12.**3**). In der Plasmamembran befinden sich verschiedene Rezeptoren (Integrine und Glykoproteine), die für die Anheftung und Vernetzung der TZ bei der Hämostase verantwortlich sind (s.u.). Die Plasmamembran ist an vielen Stellen schlauchartig in den Zellleib eingestülpt: „*offenes Kanälchensystem*". Der TZ verfügt über ein dreidimensionales Aktinnetz, das in Kombination mit Myosin dem aktivierten TZ (s.u.) **Kontraktilität** verleiht.

Funktion. Nach Verletzung eines Gefäßes bildet sich in 2—4 Minuten ein **Plättchenpfropf** und anschließend ein **Blutgerinnsel**. Hier sollen nur die den TZ betreffenden Aspekte kurz dargestellt werden (Näheres s. Bücher der Physiologie und Biochemie).

Tab. 12.**3** Größe einiger Blutzellen und Inhaltsstoffe der Granula

Zellart	Durchmesser der Zelle im Ausstrich	Einige Inhaltsstoffe der Granula und einige Funktionen (ohne Zuordnung zu Granula-Subtypen)
Neutrophiler Granulozyt	10—12 µm	Lysozym, Myeloperoxidase, Elastase, Kollagenasen, diverse lysosomale Enzyme, Lactoferrin, Defensine: Abtötung von Bakterien, Verdauung von Zell- und Gewebstrümmern
Eosinophiler Granulozyt	12 µm	Peroxidase, MBP = major basic protein, ECP = eosinophil cationic protein, EDN = eosinophil-derived neurotoxin: Abtötung der Larven von Wurmparasiten; außerdem verschiedene lysosomale Enzyme
Basophiler Granulozyt	10 µm	Heparin, Chondroitinsulfat, Histamin, verschiedene Enzyme: *physiologische* Funktionen nicht ausreichend geklärt
Thrombozyten	2—3 µm	von Willebrand-Faktor, Fibrinogen, Fibronektin: Adhäsion und Aggregation. ADP: Aktivierung des Fibrinogen-Rezeptors → Aggregation. Serotonin → Gefäßverengung

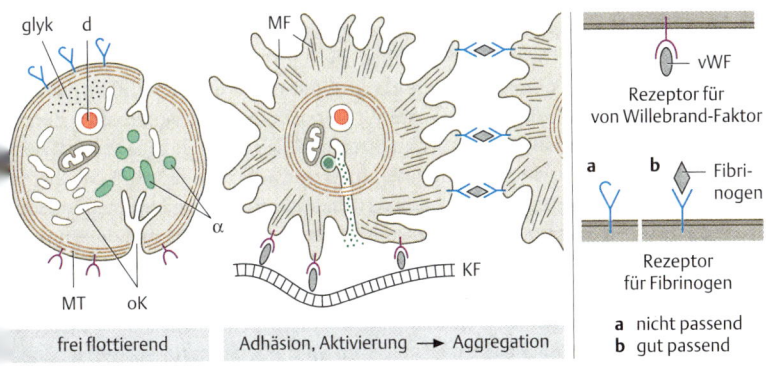

Abb. 12.**4** **Thrombozyt** (Schema) in verschiedenen Zuständen. α, α-Granula. **d**, dichtes Granulum. **glyk**, Glykogen. **MT**, Mikrotubuli. **oK**, offene Kanälchen, Mündung nicht überall angeschnitten. **KF**, Kollagen-Fibrille. **MF**, Myofilamente. Nach Adhäsion werden Pseudopodien ausgebildet, die Organellen und der MT-Ring zentralisiert und die Granula entleert, z.T. durch Exozytose in die offenen Kanälchen. Näheres s. Text.

Die Konfrontation eines TZ mit subendothelialer Extrazellulärmatrix (S. 211), die durch Endothelverletzung freigelegt wird, löst seine **Adhäsion** aus (Abb. 12.**4**): Der TZ heftet sich mittels seiner Rezeptoren direkt oder durch Vermittlung eines Zwischenproteins (*von Willebrand-Faktor*, sezerniert vom Endothel und aktivierten TZ) an Kollagen. Die Anheftung führt zur **Aktivierung** dieses Plättchens, es bildet Pseudopodien aus und **sezerniert** die Inhaltstoffe seiner Granula sowie weitere, akut synthetisierte Wirkstoffe (z.B. Arachidonsäurederivate*). Dies aktiviert an dem adhärenten sowie an vorbeiflottierenden TZ einen weiteren Rezeptor (für Fibrinogen), durch den die Vernetzung vieler TZ herbeigeführt wird (**Aggregation**). Der lawinenartig entstehende **Plättchenpfropf** stillt die Blutung vorläufig. Währenddessen kommt durch chemische Faktoren, die von den Plättchen sowie von lädierten Zellen der Gefäßwand und des umliegenden Gewebes freigesetzt werden, im Plasma eine Reaktionskette (*Gerinnungskaskade*) in Gang, die schließlich zur Bildung unlöslicher Fibrinfäden führt. So entsteht ein stabiles **Blutgerinnsel** aus Thrombozyten und einem Fibrinfasernetz, in dem auch rote und weiße Blutzellen eingefangen sind. Durch **Kontraktion** der Thrombozyten wird das Fibrinnetz weiter verdichtet und verfestigt. Damit ist die Blutung endgültig zum Stehen gebracht.

▷ Die Verminderung der Thrombozytenzahl wird als **Thrombozytopenie** bezeichnet (kritischer Wert 50 000/μl Blut). Dann besteht eine erhöhte Blutungsneigung, die sich u.a. durch Schleimhautblutungen (z.B. Nase, Zahnfleisch) sowie kleine flohstichartige Blutungspünktchen (*Purpura*) an der Haut der abhängigen Körperregionen bemerkbar macht. ◁

Leukozyten

Die Leukozyten (ca. 5000/μl Blut) sind in drei Typen von *Granulozyten* sowie *Monozyten* und *Lymphozyten* zu unterteilen (Abb. 12.**1**, Tabelle 12.**1**). Alle dienen der **Abwehr** (z.B. gegen pathogene Mikroorganismen und ihre Toxine, gegen abgestorbene körpereigene Zellen, artfremde Proteine, Virus-infizierte, entartete und fremde Zellen). Diese Funktion üben sie meist nicht im Blut, sondern im Interstitium aus. Daher verlassen die Leukozyten das Blut nach kurzer Zirkulationszeit (ca. 1 Tag), indem sie die Wand von postkapillären Venen **aktiv durchwandern** (S. 238), um ihren Wirkort zu erreichen. Die meisten Leukozyten (Ausnahme: Lymphozyten) bleiben endgültig im Extravasalraum, bis ihre Lebenszeit abgelaufen ist. Diese ist für alle Granulozyten kurz (Tage), für Mono- und Lymphozyten länger. Orte mit stets relativ hohem Leukozytengehalt sind die Laminae propriae der Schleimhäute von Verdauungs- und Atemtrakt und die lymphatischen Organe (hier vorwiegend Lymphozyten).

Ausgereifte **Granulozyten** besitzen folgende lichtmikroskopischen Merkmale: (a) Sie enthalten zahlreiche zytoplasmatische *Granula* (daher der Name; Einzahl: *Granulum*). Je nach Affinität der Granula für die Farbstoffe der Pappenheim-Färbung unterscheidet man *neutrophile, eosinophile* und *basophile* Granulozyten. (b) Der Kern besteht (außer bei den Basophilen) aus mehreren *Segmenten*, die durch schmale Chromatinbrücken verbunden sind (*segmentkernige* Granulozyten). Bei nicht ganz ausgereiften Granulozyten ist der Kern C-förmig und noch nicht segmentiert (*stabkernige* Granulozyten). **Lymphozyten** besitzen meist einen runden und **Monozyten** meist einen nierenförmigen Kern (nie segmentiert); ihr Zytoplasma weist keine spezifische Granulation auf, die mit derjenigen von Granulozyten vergleichbar wäre. Der **relative Anteil** jedes Zelltyps an der Gesamtzahl ist in Tabelle 12.**1** angegeben. Darüber hinaus ist es für die richtige Beurteilung krankhafter Zustände oft wichtig, für jeden Zelltyp auch die **absolute Zahl** pro Volumeneinheit Blut zu errechnen.

▷ Die Erhöhung der Leukozytenzahl im Blut als Reaktion auf erhöhten Bedarf (z.B. Infektion) wird als Leukozytose bezeichnet und ist nach Wegfall der auslösenden Ursache reversibel. Beruht die Erhöhung auf einer bösartigen Proliferation von Blutzellvorstufen, liegt eine Leukämie vor. ◁

Neutrophile Granulozyten

Der Kern des reifen Neutrophilen besteht meist aus 3—4 Segmenten, daher auch die Bezeichnung „polymorphkernig" im Gegensatz zu dem nie segmentierten Kern der Monozyten („mononukleär"). Die Granula sind klein (<1 µm, im Blutausstrich nur bei ca. 1000facher Vergrößerung erkennbar) und erscheinen in der Pappenheim-Färbung blass rosa bis fliederfarben. Die Neutrophilen gehören zu den Hauptvertretern der **unspezifischen Abwehr** (Abb. 13.**1**) und können viele (nicht alle) Arten von **Bakterien** unschädlich machen. Außerdem können sie die Trümmer körpereigener Zellen (z.B. nach physikalischer Schädigung) abräumen. Im Interstitium haben die Neutrophilen eine höchstens **dreitägige Lebensdauer**, danach gehen sie zugrunde und müssen durch neue ersetzt werden.

Funktion. Es gibt zwei **Typen von Granula**, nämlich „azurophile" (mit Lysosomen verwandt) und „spezifische" Granula, die beide eine Fülle von Enzymen und bakteriziden Stoffen enthalten (Tabelle 12.**3**). Die Neutrophilen treffen, da sie am schnellsten wandern können (ca. 15 µm/min), in Minuten als erste am Tatort, z.B. einem Infektionsherd, ein; erst später folgen die schwerfälligen Monozyten und andere Leukozyten (Mechanismen der Auswanderung S. 238). Die **Vernichtung der Bakterien** verläuft folgendermaßen: Phagozytose des Bakteriums (meist Rezeptor-vermittelt nach Opsonisation[*]), Fusion des Phagosoms mit den verschiedenen Granula-Typen, Abtötung und Abbau des Bakteriums durch die Inhaltsstoffe der Granula. Nach Phagozytose mehrerer Bakterien stirbt der Neutrophile ab. Wenn dies in großem Maßstab geschieht, bildet sich **Eiter** (Suspension von abgestorbenen Neutrophilen und Gewebstrümmern in einer dem Blutplasma ähnlichen Gewebsflüssigkeit). — Die Inhaltsstoffe der Neutrophilengranula können unter bestimmten Bedingungen auch sezerniert werden oder während der Phagozytose herausecken und dann **Zerstörungen im Gewebe** anrichten (z.B. Zersetzung der elastischen Fasern der Lunge durch Elastase).

Außer den im Blut zirkulierenden Neutrophilen gibt es zwei **Reserveeinheiten** von Neutrophilen, die auf Abruf bereit liegen: (a) „**Marginaler Pool**", das sind Neutrophile, die sich nicht im Hauptblutstrom befinden, sondern dem Endothel großer Venen lose anliegen; (b) **Knochenmarkreserve** von fast reifen (Stabkernigen) und reifen Neutrophilen, geschätzt auf das 10fache der zirkulierenden Fraktion. Durch Mobilisierung dieser Reserven kann die Neutrophilenzahl im strömenden Blut rasch ohne die Notwendigkeit von Mitosen stark ansteigen (*Granulozytose*). Bei anhaltend erhöhtem Bedarf muss die Neubildung gesteigert werden. Diese dauert normalerweise ca. **8 Tage** (S. 247), kann aber im Notfall erheblich beschleunigt werden.

▷ Ein Mangel an Neutrophilen (Neutropenie, Agranulozytose) birgt die eventuell tödliche Gefahr, dass der Körper den Bakterien, die z.B. über die Schleimhäute eindringen, wehrlos ausgesetzt ist. Solche Zustände beruhen entweder auf verkürzter Lebensdauer der Neutrophilen oder auf Störung der Zellneubildung. ◁

Eosinophile Granulozyten

Der Kern der Eosinophilen besteht meist aus zwei Segmenten. Im Zytoplasma liegen relativ große Granula (bis 1,5 µm), die sich mit *Eosin* ziegelrot anfärben und ultrastrukturell ein kristalloides Zentrum aufweisen. Die Affinität der Granula zu dem anionischen Eosin beruht auf ihrem Gehalt an **kationischen Proteinen** (Tabelle 12.**3**). Beim Gesunden sind Eosinophile besonders in der Schleimhaut des Verdauungskanals und der Atemwege reichlich vertreten. Eine Schutzfunktion erfüllen die Eosinophilen als Spezialisten für die Vernichtung von **Wurmparasiten-Larven**. Im Übrigen spielen sie in der Pathogenese verschiedener **allergischer* Erkrankungen** (z.B. allergisches Bronchialasthma) eine wichtige Rolle.

Funktion. Die **Eosinophilen-Granula** enthalten neben einigen lysosomalen Enzymen zytotoxische und neurotoxische Proteine. Sobald ein Eosinophiler die mit IgE-Antikörpern (Tabelle 13.**1**) opsonierte Oberfläche einer Wurmlarve erkannt und sich daran gebunden hat, entleert er seine Granula und kann den Parasiten dadurch abtöten. Die Proteine sind aber leider auch für die Zellen des Wirtsorganismus toxisch.

▶ Der Eosinophile wird selektiv durch ein Chemokin* (**Eotaxin**) an den Ort von allergischen Reaktionen gelockt (z.B. beim allergischen Bronchialasthma). Hier trägt er durch Sekretion von Arachidonsäurederivaten* und Ausschüttung seiner toxischen Proteine zur Verschlimmerung und zum Fortbestand der Krankheit bei. ◀

Basophile Granulozyten

Die Basophilen besitzen einen bizarr geformten Zellkern (selten segmentiert) und grobe Granula (bis 1 µm), die im Blutausstrich dunkelblau-violett erscheinen und oftmals den Kern überdecken. Die Affinität der Granula zu den kationischen Farbstoffen der Pappenheim-Färbung beruht auf **Heparin**, einem polyanionischen sulfatierten Glykosaminoglykan, das in Form des Proteoglykans Serglycin (S. 105) zusammen mit **Histamin** gespeichert wird. Da Heparin wasserlöslich und schwer fixierbar ist, kann es beim Herstellen des Präparates verloren gehen, sodass die Zellen gelegentlich artifizielle Vakuolen zeigen.

Über die physiologische **Funktion** des Basophilen ist weniger bekannt als über seine pathophysiologische Bedeutung. Er hält sich überwiegend im Blut auf, kann aber wie der Eosinophile zum Ort einer allergischen Reaktion auswandern. Hier schüttet er Histamin aus und sezerniert Arachidonsäurederivate sowie Zytokine* (z.B. IL-4), die auf T_H2-Lymphozyten (Abb. 13.**4**) Einfluss nehmen. Dies alles trägt zur Ausbildung bzw. zum Fortbestand der Krankheit bei. Der Basophile hat funktionell viel Ähnlichkeit mit der Gewebsmastzelle (S. 256), stellt aber einen eigenen Zelltyp dar.

Monozyten

Die Monozyten sind die größten Leukozyten (bis 20 µm), ihr Zytoplasma ist blass blaugrau gefärbt, der Kern ist meist nierenförmig eingebuchtet (Abb. 12.**1**). Das Zytoplasma enthält u.a. Lysosomen; lichtmikroskopisches Äquivalent im Ausstrich: einige kleine Azurgranula, meist nahe der Kernbucht gelegen. Im Gegensatz zu den bisher besprochenen Leukozyten sind Monozyten keine Endzellen. Sie verlassen nach 1- bis 3-tägiger Zirkulationszeit das Gefäßsystem und differenzieren sich zu **Makrophagen** (auch als **mononukleäre Phagozyten** oder Histiozyten bezeichnet), die viel lysosomenreicher sind und ganz anders aussehen können als Monozyten (Abb. 12.**5**, 5.**8**).

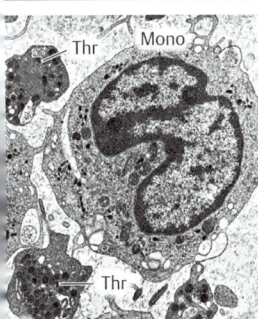
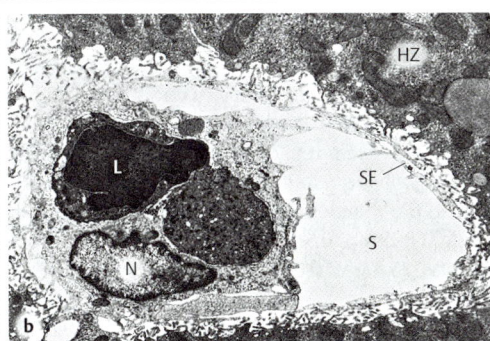

Abb. 12.**5** **Monozyt und Makrophage.** **a** **Monozyt** aus dem menschlichen Blut. **Thr**, Thrombozyten. **b** **Kupffer-Zelle** (Leber-spezifischer Makrophage; Ratte), in dessen Zellleib ein mumifizierter Leukozyt (**L**) und ein nicht identifizierbares Objekt liegen. **N**, Zellkern der Kupffer-Zelle. **HZ**, Hepatozyt. **S**, Sinus. **SE**, Sinusendothel. Vergr. 4000fach (a), 4500fach (b).

Mononukleäres (= Monozytäres) Phagozyten-System (MPS). Die Gesamtheit der Makrophagen des Körpers repräsentiert das MPS (veralteter und nicht ganz deckungsgleicher Begriff: Retikulo-Endotheliales System, RES). Jedes Organ (z.B. Leber, Lunge, Milz, Lymphknoten, Knochenmark) besitzt seine eigenen Makrophagen. Trotz der jeweils organspezifischen Aufgaben haben die Mitglieder des MPS folgende **gemeinsamen Merkmale**: (a) *Abstammung von Monozyten*; (b) Bereitschaft zur *Phagozytose* von Partikeln aller Art und Größe; (c) Mitwirkung bei der *unspezifischen und spezifischen Abwehr* (Abb. 13.**1**). Makrophagen können monatelang leben und sind nach entsprechender Stimulierung auch noch teilungsfähig. Zum MPS im weiteren Sinne gehören auch solche Zellen, die aus denselben Vorläufern wie die Monozyten hervorgehen, z.B. Osteoklasten (S. 127), Mikrogliazellen (S. 158), Knochenmark-abhängige dendritische Zellen (S. 245, 248).

Funktion. Überall im Interstitium und in den serösen Höhlen sind Makrophagen als Wächter verteilt, die im Bedarfsfall durch **Freisetzung von Zytokinen** andere Abwehrzellen herbeirufen können. Makrophagen kooperieren mit Granulozyten (z.B. **Phagozytose** von Zelltrümmern und Vernichtung von Bakterien) und Lymphozyten (z.B. **Präsentation von Antigenen**, S. 254) und sind daher für die unspezifische und die spezifische Abwehr unentbehrlich. Durch zahlreiche Stoffe (z.B. Bakterienbestandteile, Zytokine wie Interferon γ) können Makrophagen aktiviert werden. Sie setzen dann eine Fülle von Wirkstoffen frei, die (a) wiederum andere Abwehrzellen und Endothelzellen aktivieren (z.B. TNF = Tumornekrosefaktor, Interleukin-1, Chemokine); die (b) unmittelbar der Abwehrfunktion der Makrophagen dienen (z.B. lysosomale Enzyme, Sauerstoffradikale), aber auch körpereigene Zellen schädigen können; die (c) die Wundheilung fördern (S. 109, z.B. EGF = epidermal growth factor, PDGF = platelet-derived growth factor, bFGF= basic fibroblast growth factor), aber auch Fibroblasten zu übermäßiger Faserbildung stimulieren können (Ergebnis: Fibrose).

Lymphozyten

Die Lymphozyten zeichnen sich durch einen meist runden, recht chromatindichten Kern aus (Abb. 12.**1**, 13.**3**), der von einem hellblau gefärbten, sehr schmalen oder etwas breiteren Zytoplasmasaum umgeben ist, je nachdem ob es sich um *kleine Lymphozyten* (4–7 μm, die meisten), *mittelgroße* oder *große Lymphozyten* (bis 15 μm) handelt. Funktionell gibt es drei grundsätzlich verschiedene Populationen: **B-Lymphozyten** (ca. 15 % der zirkulierenden Lymphozyten), **T-Lymphozyten** (ca. 75 %) und **Natürliche Killerzellen** (NK-Zellen, ca. 10 %; s. Abb. 13.**1**). Im üblichen Blutausstrich lassen sich diese Typen *nicht* sicher unterscheiden. Die B- und T-Lymphozyten sind die Repräsentanten der **spezifischen Abwehr**. Nur ein ganz kleiner Anteil befindet sich jeweils für kurze Zeit (ca. 1 Stunde) im Blut, die übrigen halten sich in den lymphatischen Organen und im Interstitium auf. Die Lymphozyten **rezirkulieren** ständig vom Blut in die lymphatischen Organe oder ins Interstitium und über die Lymphe wieder zurück ins Blut (S. 263).

Emigration der Leukozyten

Die Auswanderung der Leukozyten aus dem Blutstrom findet bevorzugt in den **postkapillärer Venolen** statt. Bei Bedarf kann die Emigration lokal enorm gesteigert werden, dies ist *eines de* zentralen Ereignisse bei der **Entzündung**. Die gezielte Auswanderung beruht auf einer **Kooperation zwischen Leukozyten und Gefäßendothel** (Abb. 12.6). (1) „Rollen" der Leukozyten au dem Endothel: Durch Reize aus dem Interstitium (z.B. Zytokine) wird das Endothel aktiviert und exponiert an der luminalen Oberfläche bestimmte Zelladhäsionsmoleküle (*Selektine*), die teils schon vorrätig sind und nur an die Plasmamembran verbracht werden müssen, teils neu synthetisiert werden. Passende Selektin-Liganden auf der Leukozytenoberfläche vermitteln eine vorübergehende, lose Haftung, die durch die Scherkräfte des Blutstroms mehrfach wieder aufgerissen wird. (**2**) **Adhäsion** der Leukozyten am Endothel: Unter dem Einfluss von Zytokinen er scheinen nun auf der Endotheloberfläche weitere Adhäsionsmoleküle (z.B. ICAM-1 = *intercellula adhesion molecule-1*) und unter Einfluss von Chemokinen* (z.B. aus dem Endothel, von Zellen im Interstitium) werden an der Leukozytenoberfläche *Integrine* (S. 32) aktiviert, die sich an die endothelialen Adhäsionsmoleküle binden. (3) **Diapedese** (Transmigration): Nun schieben sich die Leukozyten unter Vermittlung weiterer Adhäsionsmoleküle zwischen den Endothelzellen hin durch, dauen mittels einer Kollagenase die Basallamina an und gelangen ins Interstitium. Hie wandern sie, angelockt von Chemokinen, zum Ort der Schädigung. Unterschiedliche Chemokine (je nach Typ der Schädigung oder der auslösenden Krankheitserreger) ziehen unterschiedlich Leukozytentypen an den Tatort und bestimmen dadurch den Typ und Verlauf der Entzündung mit

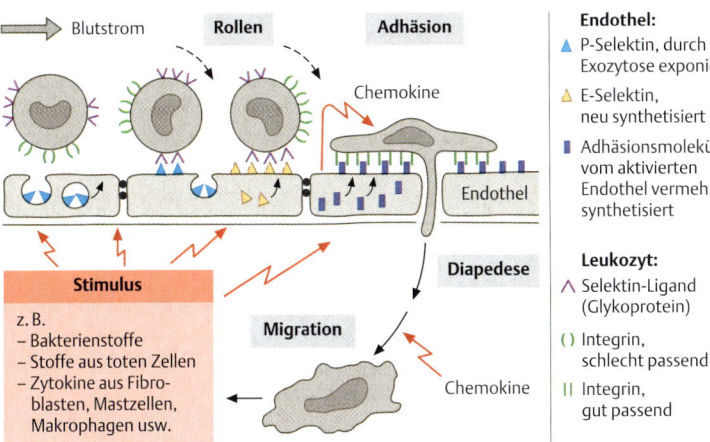

Abb. 12.**6** **Emigration der Leukozyten** (vereinfachtes Schema). Nicht nur P-Selektin, sondern alle an der Zellinteraktion beteiligten Adhäsionsmoleküle gelangen durch Exozytose an die Plasmamembran (nicht für alle gezeigt). Näheres s. Text

12.2 Blutbildung

Die Neubildung von Blutzellen (**Hämatopoiese**; gr.: *poiesis* = Herstellung) geschieht nach der Geburt im Knochenmark (*Medulla*; gr.: *myelon* = Mark). Dieses ist ein weiches Gewebe innerhalb der Knochen, das von weiten Blutsinus durchzogen wird. Die Hämatopoiese findet im Extravasalraum des Markes statt, und zwar in den Maschen eines dreidimensionalen Netzwerkes aus Retikulumzellen. Sämtliche Blutzellen gehen aus *einer* einheitlichen Population von **pluripotenten hämatopoietischen Stammzellen** hervor. Die wesentlichen zellulären Vorgänge bei der Hämatopoiese sind **Proliferation** (Vermehrung, Mitosen) und **Differenzierung** (Erwerb von spezifischen Fähigkeiten). Viele Einzelschritte der Hämatopoiese werden durch **Zytokine** reguliert.

Die **pränatale Hämatopoiese** findet nacheinander an verschiedenen Orten statt, die Phasen überlappen sich: (**1**) *Mesoblastische Phase* (im 3. Monat beendet): In der 3. Embryonalwoche tauchen im Mesenchym des **Dottersackes** Blutinseln auf, deren Zellen sich teils zu Gefäßendothelien und teils zu primitiven Erythrozyten (mit Kern und und größerem Durchmesser als die späteren Generationen) entwickeln. (**2**) *Hepatische Phase*: In der 6. Woche beginnt die Blutzellbildung im Extravasalraum der **Leber**, in geringerem Maße auch in der **Milz**. Die Erythrozyten sind kernlos und nur unwesentlich größer als die definitiven Zellen. Über die Eigenschaften des fetalen Hb s. Bücher der Biochemie. Die hepatische Phase ist bis zur Geburt abgeschlossen. (**3**) *Medulläre Phase*: Im 5. Fetalmonat setzt die Blutbildung im **Knochenmark** aller Knochen ein.

Knochenmark

Knochenmark (KM) ist das weiche Gewebe, das alle inneren Hohlräume der Knochen ausfüllt. Das Grundgerüst besteht aus Retikulumzellen. Nach der makroskopischen Farbe unterscheidet man rotes und gelbes KM. Nur das **rote Mark** ist hämatopoietisch aktiv, die rote Farbe beruht auf dem hohen Gehalt an Erythrozyten und deren Vorstufen. Im **gelben Mark** enthalten die Retikulumzellen große Fetttropfen; das histologische Bild gleicht dem von Fettgewebe. Während das rote Mark beim Kind alle Knochen füllt, ist es beim gesunden Erwachsenen weitgehend auf folgende Orte beschränkt: Sternum (Brustbein), Wirbelkörper, Rippen, Beckenkamm, Schädelknochen, proximale Enden von Humerus und Femur. Das übrige Skelett enthält überwiegend gelbes Mark. Die **Gefäßversorgung** des KM geht von Ästen der A. nutricia des jeweiligen Knochens aus. Die Gefäßarchitektur ist durch weitlumige venöse **Sinus** gekennzeichnet (Abb. 12.**7**).

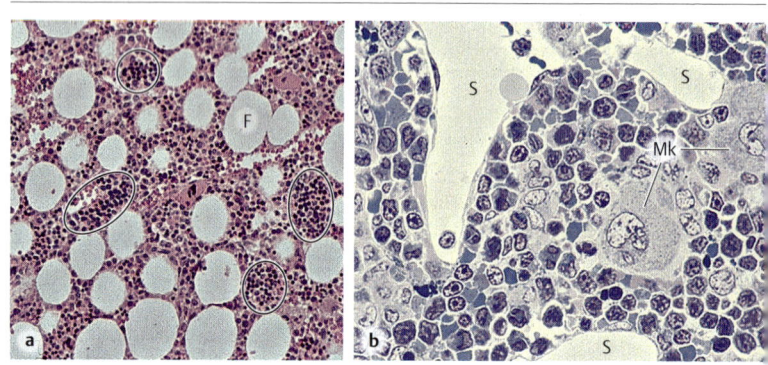

Abb. 12.**7 Knochenmark**. **a** Paraffinschnitt, H.E. (Wirbelkörper, Mensch). **F**, Fettzellen. Einige erythropoietische Inseln sind markiert. **b** Semidünnschnitt, Toluidinblau (Tibia, junge Ratte). **S**, Sinus. **MK**, Megakaryozyt. Der Extravasalraum ist mit Zellelementen der Hämatopoiese gefüllt, die Gerüst-bildenden Retikulumzellen sind nicht sicher auszumachen. Aufnahme a: K. Lennert, Inst. f. Pathol., Kiel. Vergr. 120fach (a), 540fach (b).

Zellen des roten Knochenmarks

Die überwältigende Mehrheit der Zellen im roten Mark sind unreife und reife Stadien der verschiedenen Blutzellreihen, außerdem kommen Plasmazellen (S. 249) vor. Vor Besprechung der Blutzellbildung sollen die Zellen des **KM-Stromas** genannt werden, die das geeignete Mikromilieu für die Hämatopoiese schaffen:
- **Fibroblastische Retikulumzellen** und retikuläre Fasern bilden das Gerüst, in dessen Maschen die Blutzellvorstufen liegen. Die Gerüstzellen stehen in

engem Kontakt mit den unreifen Blutzellen und beeinflussen durch Zytokine und andere Faktoren die Hämatopoiese.

- „**Fettzellen**" (Lipid-beladene Retikulumzellen) des KM unterscheiden sich funktionell von üblichen Adipozyten (S. 112). Ihr Anteil an der Schnittfläche ist für das rote Mark jedes Knochens charakteristisch (z.B. im Wirbelkörper des Erwachsenen ca. 30 %). Die Fettzellen fungieren als **Platzhalter**. Bei erhöhtem Platzbedarf (gesteigerter Hämatopoiese) können sie ihr Fett rasch freisetzen. Jede „verschlankte" Retikulumzelle gibt dann Platz für beispielsweise eine neue erythropoietische Insel (s.u.) frei. Der Gehalt an Fettzellen ist also umgekehrt proportional zur hämatopoietischen Aktivität und ein wichtiges Merkmal bei der morphologischen Begutachtung des KM. Unter Umständen kann das ganze gelbe Mark wieder zu rotem Mark werden.
- **Makrophagen**. Neben ihren generellen Aufgaben (S. 237) beeinflussen sie durch Zytokine die Hämatopoiese und bilden die Zentren der erythropoietischen Inseln (s.u.).
- Das **Sinusendothel** sitzt auf einer *diskontinuierlichen Basallamina*. Die ausgereiften Blutzellen müssen sich zwischen den Endothelzellen hindurchquetschen, um ins strömende Blut zu gelangen. Unreife, funktionsuntüchtige Vorstufen werden normalerweise nicht durchgelassen; die hierfür verantwortlichen Mechanismen sind nicht ausreichend geklärt.

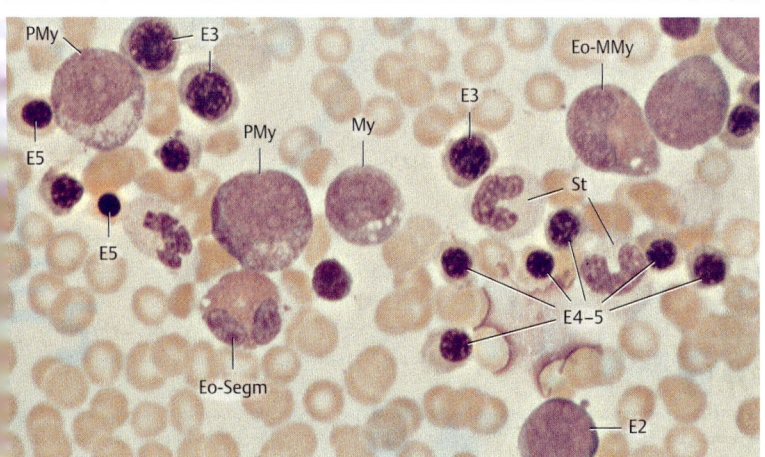

Abb. 12.8 **Knochenmark-Ausstrich** (Mensch), Pappenheim-Färbung. **E2—5**, verschiedene Reifestufen der Erythropoiese (s. Text). **PMy**, Promyelozyt. **My**, neutrophiler Myelozyt. **Eo-MMy** und **Eo-Segm**, eosinophiler Metamyelozyt und Segmentkerniger. **St**, stabkerniger Neutrophiler. Zur Beachtung: Im KM-Ausstrich sind stets auch alle ausgereiften Stadien der Blutzellen zu finden. Vergr. 750fach.

◪ Die **mikroskopische Begutachtung der Hämatopoiese** eines Patienten kann an zweierlei Untersuchungsgut durchgeführt werden. (a) Das häufigere ist der **KM-Ausstrich** (Abb. 12.8): Eine mit dicker Kanüle aspirierte Probe aus dem Mark des Sternum (Sternalpunktat) wird ausgestrichen und gefärbt wie ein Blutausstrich (S. 229). Dieses Vorgehen erlaubt nur die *zytologische* Begutachtung der Blutzellvorstufen. Die Histoarchitektur ist nicht erhalten. (b) Besondere Fragestellungen machen die *histologische* Begutachtung erforderlich: Mit einer dicken Kanüle wird (meist aus dem Beckenkamm, Spina iliaca post. sup.) ein Gewebszylinder entnommen (**KM-Stanze**). ◪

Herkunft der Blutzellen

Die Urmutter der Blutzellen (Abb. 12.**9**) ist die **pluripotente hämatopoietische Stammzelle**. Diese Zellpopulation ist wenig teilungsaktiv, behält aber lebenslang die Fähigkeit zur *Selbsterneuerung* bei, d.h. nach einer Teilung entwickelt sich nur die eine Tochterzelle weiter, während die andere im Stammzellvorrat verbleibt, sodass dieser unerschöpflich ist. *Pluripotent* sind die Stammzellen zu nennen, weil ihren Tochterzellen mehrere Differenzierungswege offen stehen. Viele Vorgänge in der Hämatopoiese (z.B. Entscheidung über den einzuschlagenden Differenzierungsweg, Proliferation, Apoptose) werden durch diverse **Zytokine** reguliert.

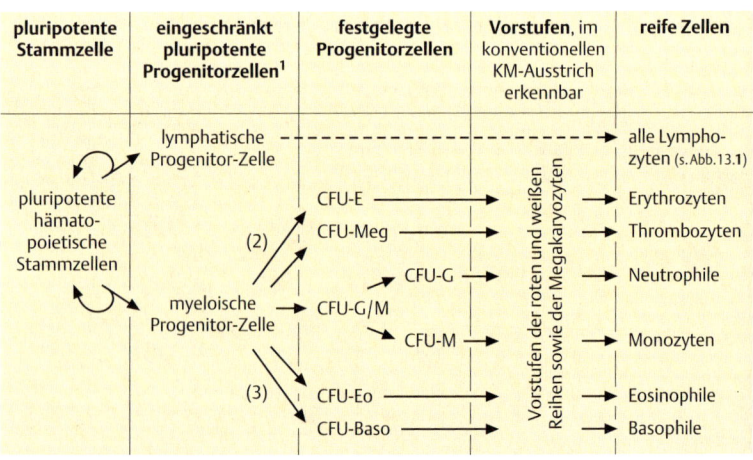

Abb. 12.**9** **Stammbaum der Blutzellen** (Schema). CFU, „colony-forming unit" für die Bildung von Erythrozyten (E), Megakaryozyten (Meg), Neutrophilen Granulozyten (G), Monozyten (M) usw. In einigen Punkten gibt es unterschiedliche Ansichten: (**1**) Manche Autoren bezeichnen die Zellen in der 2. Kolumne noch als Stammzellen, andere Autoren dagegen verneinen deren Fähigkeit zur Selbsterneuerung und nennen sie daher Progenitorzellen. (**2**) Es ist nicht ausreichend geklärt, ob CFU-E und CFU-Meg aus einer gemeinsamen CFU-E/Meg oder direkt aus der myeloischen Progenitorzelle hervorgehen. (**3**) Die Linienzuordnung der Eosinophilen und Basophilen innerhalb der myeloischen Abteilung ist nicht ausreichend geklärt. Näheres s. Text.

Die Nachkommen der Stammzellen sind **Progenitorzellen mit eingeschränkter Pluripotenz** (lymphatische oder myeloische Progenitorzellen). Die weitere Entwicklung der lymphatischen Zellen wird im Kapitel „Lymphatische Organe" besprochen. Alle übrigen Blutzellen gehen aus der myeloischen Progenitorzelle hervor. Ihre Nachkommen werden auf einen bestimmten Differenzierungsweg festgelegt (**festgelegte Progenitorzellen**). Alle Progenitorzellen sind sehr teilungsfreudig (wichtig für die Massenproduktion der Hämatopoiese), ihnen fehlt aber die Fähigkeit zur Selbsterneuerung. Ihr Vorrat wird verbraucht, weil sich nach einigen Teilungsrunden alle Nachkommen weiter entwickeln. Aus den festgelegten Progenitorzellen („**colony-forming units**", **CFU**) geht, wie sich in Zellkultur-Experimenten nachweisen lässt, jeweils eine Kolonie gleichartiger Nachkommen hervor.

Viele **Zytokine**, die in die Hämatopoiese eingreifen, werden im KM-Stroma gebildet. Entsprechend ihrer Wirkung auf bestimmte CFU werden einige als Kolonie-stimulierende Faktoren (**CSF**, *colony-stimulating factors*) bezeichnet. G-CSF und GM-CSF werden bereits gentechnisch hergestellt und als Medikamente eingesetzt (z.B. bei Agranulozytose). Zwei andere Zytokine (Erythropoietin und Thrombopoietin) werden außerhalb des KM gebildet (s.u.).

Die Stamm- und Progenitorzellen können *nicht* im üblichen KM-Ausstrich identifiziert werden; dies gelingt nur durch Nachweis membranständiger Proteine (Oberflächenmarker, CD*-Moleküle) und anderer molekularer Merkmale. Erst distal der untersten CFU-Ebene folgen Zellen, die man im üblichen KM-Ausstrich als die jüngsten Vorstufen der jeweiligen Reihe (z.B. Proerythroblasten) erkennen kann.

▶ Das Prinzip der **KM-Transplantation** besteht darin, einem Patienten (z.B. mit Leukämie, S. 235) nach Ausmerzung seines maligne entarteten, eigenen Hämatopoiese-Systems durch Mark eines Lebendspenders neue pluripotente Stammzellen zuzuführen. Diese verteilen sich auf dem Blutweg, siedeln sich im KM-Stroma an und errichten ein neues, vollständiges Hämatopoiese-System. Da die Stammzellen in geringer Zahl auch im strömenden Blut vorkommen, wird heute versucht, sie durch besondere Anreicherungsverfahren aus dem Blut des Spenders zu isolieren. – Inzwischen gibt es Berichte, wonach aus pluripotenten hämatopoietischen Stammzellen auch Nicht-Blutzellen entstehen können (z.B. Herzmuskelzellen, Hepatozyten, Gefäßendothel). ◀

Nomenklatur. Der Begriff „-blast" bezeichnet in der Hämatologie entweder eine sehr unreife oder eine nicht voll ausdifferenzierte Zelle; ein „-zyt" ist jeweils reifer als ein „-blast" derselben Reihe. Die Nomenklatur der Erythropoiese ist in der Literatur stellenweise uneinheitlich. Daher werden die roten Vorstufen im Text, wie in der Hämatopathologie üblich, mit dem Kürzel E (E1–E5) bezeichnet.

Erythropoiese

Die sich an die CFU-E anschließende Erythropoiese (Abb. 12.**10**) umfasst fünf Stufen, **E1–E5** (Namen S. 245). Zwischen E1 und E5 liegen vier **Mitosen**; aus einer Zelle E1 entstehen 16 Zellen der Stufe E5. Gleichzeitig durchlaufen die Zellen eine **Differenzierung**, die u.a. zur stetigen Zunahme des Hb- und Abnahme des Ribosomengehaltes führt. Auf der Stufe E5 wird der Zellkern samt einem schmalen Zytoplasmasaum und umgebender Plasmamembran abgeschnürt (Mechanismus der Apozytose). Ergebnis: der **Retikulozyt**, eine kernlose Zelle mit Resten von Zellorganellen (s.u.). Diese Zelle muss noch drei Tage **reifen**, ehe sie als Erythrozyt ins strömende Blut entlassen wird.

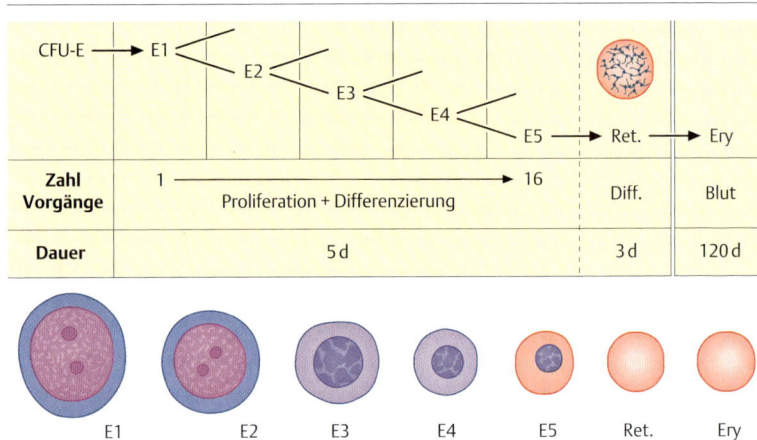

Abb. 12.**10** **Erythropoiese**. Aus dem Kompartiment der festgelegten Progenitorzelle CFU-E geht E1, die jüngste der erkennbaren roten Vorstufen, hervor. **Ret.**, Retikulozyt, oben schematisch mit Netzstruktur, die nur durch eine Sonderfärbung sichtbar wird. Unten die roten Vorstufen im KM-Ausstrich (Schema). Namen für E1—E5 s. Text.

Die Erythropoiese dauert ab E1 normalerweise ca. **8 Tage** und kann in zwei Abschnitte gegliedert werden: (**1**) 5 Tage Proliferation plus Differenzierung (E1 → E5); (**2**) 3 Tage Differenzierung ohne weitere Mitosen (Retikulozyt → Erythrozyt). Die Vorgänge des ersten Abschnitts, wie übrigens auch diejenigen oberhalb der CFU-E-Ebene, werden durch **Erythropoietin** gefördert. Der postmitotische, zweite Abschnitt kann im Notfall abgekürzt werden, sodass vermehrt Retikulozyten im Blut erscheinen (Normalwert: bis 10 ‰ der peripheren roten Blutzellen).

Erythropoietin (heute gentechnisch hergestellt auch als Medikament verfügbar) ist ein Glykoprotein, das in der Niere (S. 395) gebildet wird; Reiz zur vermehrten Sekretion ist die Hypoxie. Erythropoietin stellt die Weichen in Richtung Erythropoiese und verhindert die übermäßige Apoptose der roten Vorstufen. Wenn es fehlt, ist die Erythropoiese unzureichend (Folge: Anämie, z.B. bei chronischen Nierenkrankheiten). Für die normale Erythropoiese ist außerdem die ausreichende Zufuhr von **Cobalamin** (Vitamin B$_{12}$), **Folsäure** und **Eisen** notwendig. Für die enterale Resorption von Cobalamin ist der **Intrinsische Faktor** aus den Parietalzellen der Magenschleimhaut erforderlich (S. 320).

Erythropoietische Inseln sind histologisch sichtbare Gruppen von roten Vorstufen, die sich eng um einen Makrophagen scharen. Dieser scheint ein für sie günstiges Mikromilieu zu schaffen und ist auch für die Abräumung der ausgestoßenen Zellkerne zuständig. Die erythropoietischen Inseln fallen im KM-Schnitt durch die chromatindichten Kerne der roten Vorstufen auf (Abb. 12.**7a**).

Erkennung der roten Vorstufen im KM-Ausstrich. Drei Kriterien müssen herangezogen werden (Abb. 12.**8**, 12.**10**): (1) **Zellgröße**: Zwischen E3 und E4 (*Normoblast*) nimmt die Zellgröße deutlich ab und erreicht die des Erythrozyten (= Normozyten). (2) Größe und Struktur des **Zellkerns**: Dieser wird von E1 bis E5 stetig kleiner und chromatindichter. (3) **Färbeverhalten des Zytoplasmas**: Dieses wird bestimmt vom Gehalt an Polyribosomen (basophil), an denen die Proteinkomponente des Hb synthetisiert wird, sowie vom Hb-Gehalt (azidophil) des Zytoplasmas. Mit zunehmender Reife verlieren die Zellen an Basophilie und werden nach Durchlaufen blauroter Mischfarben (= Polychromasie) schließlich azidophil (= oxyphil = orthochromatisch). Der **Retikulozyt** (nicht zu verwechseln mit „Retikulumzelle") unterscheidet sich vom reifen Erythrozyten durch seinen Restgehalt an Polyribosomen, die sich mittels einer Spezialfärbung als Netzstruktur (daher der Name) darstellen lassen.

- **E1** (*Proerythroblast*): Ovale Zelle, größer als Erythrozyt, mit basophilem Zytoplasma (tiefblau). Kern: lockeres Chromatin und groß im Verhältnis zum Plasma (Kern-Plasma-Relation weit zugunsten des Kerns verschoben), beides typische Merkmale sehr unreifer Zellen.
- **E2** (*basophiler Erythroblast*): Zelle meist rund, sonst ähnlich wie E1.
- **E3** (*polychromatischer Erythroblast*): Kern kleiner und chromatindichter als zuvor, aber gesamte Zelle noch deutlich größer als Erythrozyt. Zytoplasma polychromatisch.
- **E4** (*polychromatischer Normoblast*): Zellgröße deutlich reduziert. Kern noch kleiner und dichter als zuvor. Zytoplasma polychromatisch.
- **E5** (*orthochromatischer = oxyphiler Normoblast*): Kern noch dichter als zuvor, Zytoplasma rot gefärbt.

Thrombozytopoiese

Aus der CFU-Meg geht über unreife Zwischenstufen der **Megakaryozyt** (Durchmesser bis 100 µm) hervor (Abb. 12.**11**). Die ungewöhnliche Größe des Kerns kommt durch wiederholte DNA-Verdopplung ohne Kernteilung zustande, der Kern kann bis zu 64 Chromosomensätze (64 n) enthalten. Im Zytoplasma des Megakaryozyten bilden sich Granula (die späteren Thrombozytengranula) sowie

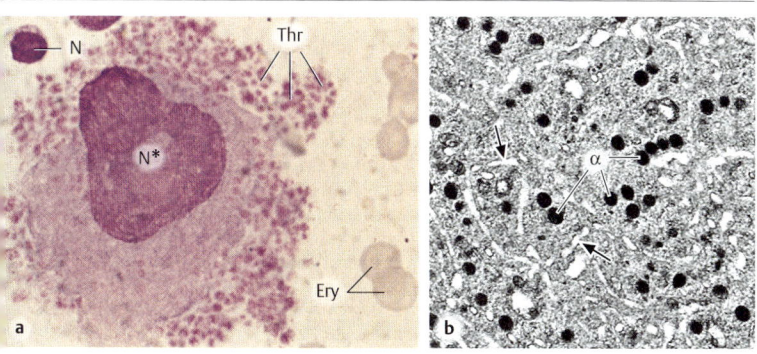

Abb. 12.**11a** **Megakaryozyt**, dessen Zellleib gerade in Thrombozyten (**Thr**) zerfällt (KM-Ausstrich, Mensch, Pappenheim-Färbung). **N***, Zellkern des Megakaryozyten. Zum Größenvergleich Erythrozyten (**Ery**) und der Zellkern eines Lymphozyten (**N**). **b** Teil des Zytoplasmas eines Megakaryozyten. Man erkennt α–Granula (α) sowie Kanälchen (**Pfeile**), deren Fusion zur Demarkation der Thrombozyten führt. Aufnahme a: K. Lennert, Inst. f. Pathol., Kiel. Vergr. 840fach (a), 9000fach (b). b aus Leonhardt 19].

ein System von verzweigten Kanälchen, die das Zytoplasma in Bezirke von Thrombozytengröße unterteilen. Wenn der Megakaryozyt ausgereift ist, kommt es durch Fusion der Kanälchen zur Demarkation von Fragmenten, den Thrombozyten.

Reife Megakaryozyten liegen der Wand eines KM-Sinus direkt außen an und strecken wiederholt Fortsätze in den Sinus. Durch den Blutstrom werden die Thrombozyten losgerissen. Der Kern bleibt mit einem schmalen Zytoplasmasaum zurück und wird von Makrophagen abgeräumt. Für die ausreichende Thrombozytopoiese ist das von den Hepatozyten (Leber) gebildete **Thrombopoietin** notwendig.

Granulozytopoiese und Monozytopoiese

Neutrophile Granulozyten und **Monozyten** leiten sich von der gemeinsamen CFU-GM ab. Die Linienzuordnung der übrigen Granulozyten ist nicht ausreichend geklärt. Der **Eosinophile** hat möglicherweise eine eigene CFU-Eo. Der **Basophile** gehört auch zur Myelopoiese, aber seine Zuordnung ist noch weniger klar.

Granulozytopoiese. Die Zellelemente der Granulozytopoiese sind im Knochenmark etwa dreimal zahlreicher als die der Erythropoiese, obgleich die Granulozytenzahl im strömenden Blut um drei Zehnerpotenzen niedriger liegt. Die Verhältnisse im Knochenmark beruhen auf der kurzen Lebensdauer der Granulozyten (Tabelle 12.**2**), die eine ständig hohe Nachproduktion erforderlich macht. Die Entwicklung läuft für alle Granulozyten nach demselben Muster ab und besteht aus zwei Abschnitten (Abb. 12.**12**): (**1**) Proliferation plus Differenzierung; (**2**) Differenzierung der postmitotischen Stufen. Die Differenzierung drückt sich strukturell durch allmähliche Änderung der **Kernform** (von rund über oval und C-förmig in segmentiert) und durch Erscheinen der **spezifischen Granula** aus. Folgende Entwicklungsstufen können im KM-Ausstrich identifiziert werden (Abb. 12.**8**, 12.**12**):

- Der **Myeloblast** ist die unreifste Stufe und ähnelt im Aussehen dem Proerythroblasten. Er ist jedoch, da er ein kurzes Durchgangsstadium darstellt, im *normalen* KM-Ausstrich sehr selten anzutreffen. Er teilt sich, die Tochterzellen werden zu
- **Promyelozyten**. Diese sind — abgesehen vom Megakaryozyten – die größten Zellen im normalen KM-Ausstrich. Sonstige Merkmale: Kern meist etwas exzentrisch gelegen und auf einer Seite abgeflacht. Zytoplasma hellblau, nahe der Kernabflachung oft ein heller Hof (EM: Golgi-Feld, Abpackung der Granula). Grobe fliederfarbene *Azurgranula* (= *Promyelozytengranula*) Spezifische Granula können in diesem Stadium nur mit Spezialmethoden entdeckt werden Der Promyelozyt teilt sich, es folgt der
- **Myelozyt**; zunächst der unreife Myelozyt, dessen Nachkommen sich zu reifen Myelozyten entwickeln (mindestens 2 Mitosen auf der Stufe der Myelozyten). Kennzeichen: Kern ähnlich geformt wie beim Promyelozyten, aber Zellen kleiner. *Spezifische Granula* stetig zunehmend Azurgranula abnehmend. Auf den Myelozyten folgt der
- **Metamyelozyt** („Jugendlicher"). Diese Zelle ist **postmitotisch**. Sie ist leicht erkennbar durch den deutlich eingebuchteten Zellkern und zahlreiche spezifische Granula. Der Metamyelozyt differenziert sich weiter zum
- **Stabkernigen**, dessen Kern C-förmig gebogen ist. Dieser reift zum
- **Segmentkernigen**.

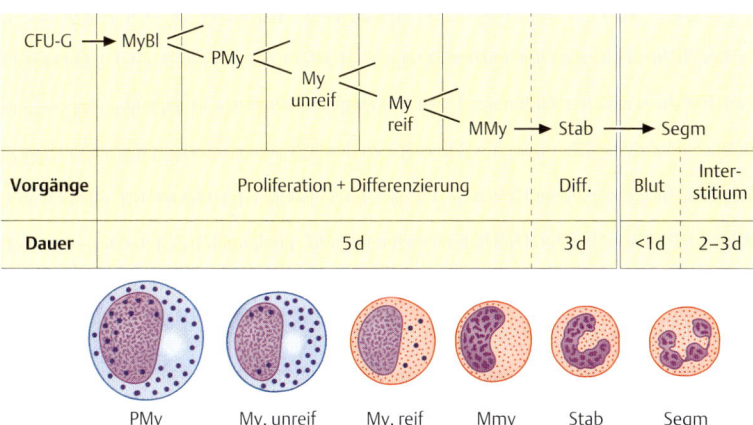

Abb. 12.**12** **Granulozytopoiese**. Aus dem Kompartiment der festgelegten Progenitorzelle CFU-G geht der Myeloblast (MyBl), die jüngste erkennbare Vorstufe der Granulozytopoiese, hervor. Weitere Stufen: Promyelozyt (PMy), Myelozyt (My), Metamyelozyt (MMy), Stab- und Segmentkerniger. Unten die Vorstufen im KM-Ausstrich (Schema). Der Myeloblast ist nicht gezeigt; er ist im gesunden Knochenmark sehr selten zu finden (kurzes Durchgangsstadium). Näheres s. Text.

Im Falle der **Neutrophilen** gehen aus *einem* Promyelozyten mindestens 8 Metamyelozyten hervor; dieser erste Abschnitt dauert normalerweise ca. **5 Tage**, kann aber durch Zytokine beschleunigt werden. Der zweite Abschnitt benötigt ca. **3 Tage**, wird aber im Notfall abgekürzt.

▶ Vermehrtes Erscheinen der Stabkernigen im Blut ist meist ein Zeichen für überstürzte Ausschüttung aus dem KM als Reaktion auf erhöhten Bedarf in der Peripherie (reaktive **„Linksverschiebung"**). Dabei können sogar einige Metamyelozyten im Blut auftauchen; noch jüngere Vorstufen werden vom gesunden KM in der Regel nicht ins Blut entlassen. ◀

Monozytopoiese. Die Frage, ob es eine eigene CFU-M gibt oder ob die Abzweigung der Monozytenlinie weiter distal erfolgt, ist nicht völlig geklärt. Die Vorstufen des Monozyten sind im üblichen KM-Ausstrich nicht sicher zu identifizieren.

Lymphozytopoiese

Aus der lymphatischen Progenitor-Zelle gehen Lymphozyten-Vorläufer hervor, die erst nach Durchlaufen eines Reifungsprozesses funktionstüchtig werden. Dieser findet entweder im Knochenmark (**b**one marrow) statt (**B-Lymphozyten**) oder im **T**hymus (**T-Lymphozyten**). Näheres s. S. 248.

13 Lymphatische Organe

In den lymphatischen Organen hält sich der größte Teil aller **Lymphozyten** auf. Diese wichtigsten Vertreter der **spezifischen Abwehr** sind in zwei funktionell unterschiedliche Zweige gegliedert: B- und T-Lymphozyten. Beide Zweige gehen aus der einheitlichen Population von lymphatischen Progenitorzellen des Knochenmarks hervor, durchlaufen aber, ehe sie ihre Funktion aufnehmen, in unterschiedlichen *primären* lymphatischen Organen einen Reifungsprozess: die **B-Lymphozyten** im Knochenmark (**b**one marrow), die **T-Lymphozyten** im **Thymus**. Erst danach werden sie zu Bewohnern der *sekundären* lymphatischen Organe. Hier bevölkern B- und T-Lymphozyten bevorzugt bestimmte Regionen (B-Zone, T-Zone). Es muss ausdrücklich betont werden, dass B- und T-Lymphozyten in den üblichen histologischen Färbungen *nicht zu unterscheiden* sind. Hierfür ist der immunhistochemische Nachweis zellspezifischer Oberflächenproteine erforderlich.

Da die Histologie der lymphatischen Organe ohne einige Grundkenntnisse über das Immunsystem unverständlich bleibt, werden (1) einige funktionelle Prinzipien der Immunabwehr *stark vereinfacht* vorangestellt. (2) Danach werden die morphologischen Korrelate der besprochenen Funktionen beschrieben. (3) Erst dann folgt die spezielle Mikroanatomie der sekundären lymphatischen Organe. Zum Schluss wird der Thymus besprochen. – Begriffe, die bei der ersten Erwähnung mit * markiert sind, sowie Abkürzungen werden im Glossar (S. 257) kurz erklärt.

13.1 Das Immunsystem

Das Abwehr- oder Immunsystem schützt den Organismus vor diversen Schädlichkeiten (z.B. pathogene Mikroorganismen und ihre toxischen Bestandteile, zerfallende und entartete körpereigene Zellen, fremde Zellen). Um Ordnung in dieses komplizierte System zu bringen, kann man es in die unspezifische und die spezifische Abwehr untergliedern (Abb. 13.**1**); beide Abteilungen sind aber funktionell eng miteinander verknüpft.

Die **unspezifische Abwehr** ist von Geburt an funktionstüchtig (*natürliche* oder *angeborene Immunität*). Sie kann nichts „hinzulernen", durch den Einfluss der spezifischen Abwehr kann ihre Wirksamkeit aber erhöht werden. Über ihre Zellvertreter siehe Kapitel „Blut" und Abb. 13.**1**. Die humoralen Faktoren (Komplement-System u.a.) werden hier nicht besprochen.

Die **spezifische Abwehr** muss nach der Geburt erst erlernt werden (*erworbene* oder *adaptive Immunität*). Hauptakteure sind die Lymphozyten, außerdem sind Makrophagen und verschiedene akzessorische Zellen unentbehrlich. Die spezifische Abwehr verfügt über zwei Abteilungen, die unterschiedliche Strategien

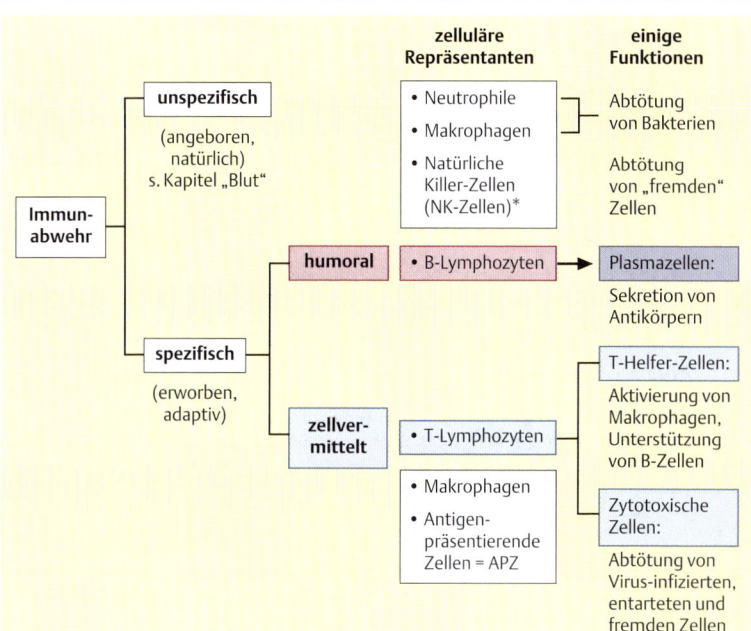

* NK-Zellen sind ein Subtyp der Lymphozyten. Sie töten fremd erscheinende Zellen ab, ehe die spezifische Abwehr in Gang kommt, und können durch Zytokine (z.B. Interferon γ) Makrophagen aktivieren.

Abb. 13.**1** Stellung der Lymphozyten im System der Immunabwehr

benutzen, aber eng miteinander kooperieren: humorale und zellvermittelte Immunabwehr. Folgende Fähigkeiten der Lymphozyten sind wesentlich für die spezifische Abwehr:

- Spezifische **Erkennung** eines Antigens* durch Rezeptoren* an der Zelloberfläche.
- Erhöhung der Zielgenauigkeit, mit der das Antigen bei erneutem Kontakt abgewehrt wird (immunologisches „**Lernen**").
- Konservierung der erlernten Fähigkeit (immunologisches „**Gedächtnis**").

Die humorale Immunabwehr wird von den **B-Lymphozyten** (B-Zellen) getragen. Ihre Waffen sind **Antikörper*** (= **Immunglobuline, Ig**) (Abb. 13.**2** und Tabelle 13.**1**), die ein Antigen spezifisch binden und dadurch unschädlich machen können. Die Effektorzellen der humoralen Abwehr, die die löslichen Antikörper produzieren, sind die **Plasmazellen** (Abb. 13.**3**); sie entstehen aus B-Lymphozyten,

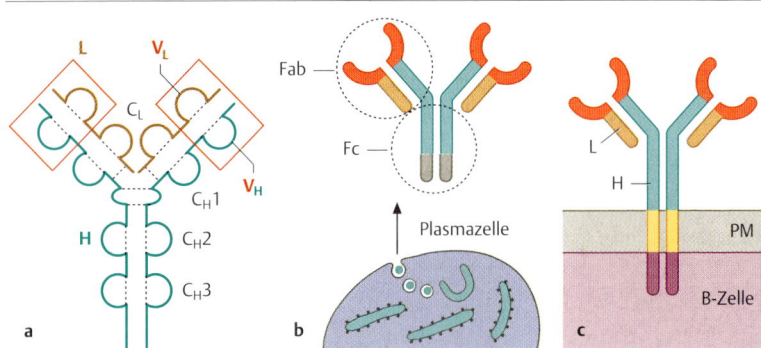

Abb. 13.**2** **Immunglobuline** sind Glykoproteine; als *lösliche Antikörper* werden sie von den Effektorzellen des B-Systems (Plasmazellen) sezerniert, als *membranständige Rezeptoren* dienen sie den B-Lymphozyten zur Antigenerkennung. **a** **Molekülstruktur** am Beispiel von IgG. Zwei schwere (**H** = heavy, *blau*) und zwei leichte Peptidketten (**l** = light, *ocker*) sind durch Disulfidbrücken (gestrichelt) zu einem Ig-Molekül verbunden. Disulfidbrücken kommen auch innerhalb jeder Kette vor. V_L und V_H, variable (für die Antigen-Spezifität verantwortliche) Region der leichten bzw. schweren Ketten. C_L und C_H, konstante Regionen. **b**, **c** **Lösliche und membranständige Form eines Immunglobulins** (schematisch). *Rot* = Antigen-spezifische Region, sonst Farben wie in a. Die Antigen-bindenden Eigenschaften der Moleküle in b und c sind identisch, der Unterschied betrifft nur das „Bein", als **Fc**-Fragment (= fragment crystallizable) bezeichnet. **Fab**-Fragment = Antigen-bindendes Fragment. Das Molekül in c besitzt eine Transmembrandomäne (gelb) und eine zytoplasmatische Domäne (violett). Bindung des Antigens an das membranständige Ig bewirkt die Stimulierung der B-Zelle. Bindung des Antigens an das gelöste Ig macht das Antigen unschädlich. **PM**, Plasmamembran.

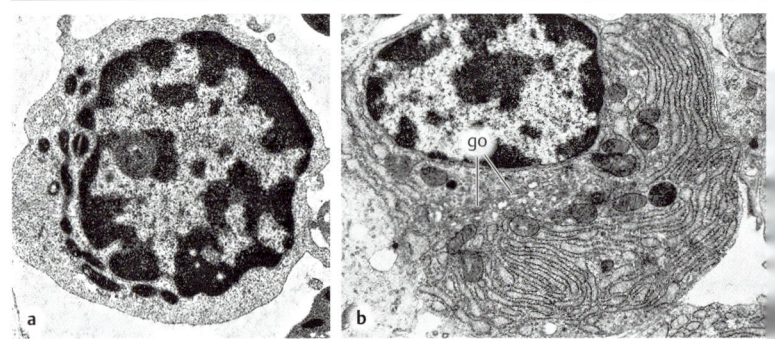

Abb. 13.**3** **Lymphozyt und Plasmazelle** (Ratte). Die Plasmazelle (b) besitzt viel raues ER (Antikörpersynthese) und einen Golgi-Apparat (**go**). Lichtmikroskopisch sind Plasmazellen folgendermaßen charakterisiert (vgl. Abb. 13.**15a**): Basophiles Zytoplasma („kornblumenblau"), oft exzentrische Lage und „Radspeichenstruktur" des Kerns (keilförmiges, radiär angeordnetes Heterochromatin an der Kernmembran). Vergr. 6500fach.

Tab. 13.**1** **Einige Isotypen (Klassen) von Immunglobulinen**

Isotypen[*]	Einige Funktionen
IgM	Antigenrezeptor auf naiven B-Zellen; wird sezerniert bei der T_H-unabhängigen B-Zell-Antwort sowie zu Beginn der T_H-abhängigen primären B-Zell-Antwort; ist durch ein Bindungsprotein zu Pentameren (5 IgM) gekoppelt; wirksamstes Ig für die Agglutination (Verklumpung) von Bakterien und Partikeln
IgG	im Blutplasma die weitaus größte Ig-Fraktion; u.a. Opsonisation[**] von pathogenen Keimen, Neutralisation von Toxinen; auch in der Muttermilch enthalten; wird mittels Transzytose durch Plazenta- und Darmepithel-Schranke transportiert: passive Immunität des Feten und Säuglings
IgA	sezerniert von subepithelialen Plasmazellen, als Dimer mittels Transzytose durch das Epithel transportiert: Schutz von Schleimhäuten und exokrinen Drüsen; auch in der Muttermilch enthalten: Schutz der Intestinalschleimhaut des Säuglings
IgE	Opsonisation von Wurmlarven ($\rightarrow$ Erkennung durch Eosinophile); mittels Fc-Rezeptor auf der Oberfläche von Mastzellen und Basophilen gebunden, bei Antigenbindung Auslösung der allergischen Sofort-Reaktion

[*] Jedes Ig kann in verschiedenen Isotypen auftreten. Der Unterschied zwischen den Isotypen betrifft nicht die Antigen-Spezifität (die Antigen-bindende Region der Isotypen bleibt unverändert), sondern nur die C-Regionen der schweren Ketten (s. Abb. 13.**2**); diese sind verantwortlich für die speziellen biologischen Funktionen der einzelnen Ig-Isotypen im Gesamtzusammenhang der Abwehr (z.B. Bindung an bestimmte Zelloberflächen). Die Entscheidung, welche Isotypen gebildet werden, ist von Zytokinen (z.B. aus T_H-Zellen, s. Abb. 13.**4**) abhängig.

[**] s. Glossar (S. 258)

die durch Bindung eines Antigens stimuliert worden sind (humorale Immunantwort, s.u.).

Die **zellvermittelte Immunabwehr** wird von den **T-Lymphozyten** (T-Zellen) bewerkstelligt. Diese sind in zwei große Fraktionen unterteilt (Abb. 13.**4**): (1) Die **T-Helfer**-Lymphozyten (**T_H-Zellen**) sezernieren Zytokine*, durch die sie in viele Vorgänge der spezifischen und unspezifischen Abwehr eingreifen. (2) Die **zytotoxischen** (zytolytischen) Lymphozyten (**CTL**) töten durch spezielle Mechanismen andere Zellen ab, wenn sie an deren Oberfläche eine Antigenstruktur erkannt haben, die diese Zellen als Virus-infiziert oder abartig ausweist. T-Helfer- und zytotoxische Zellen können anhand von Oberflächenproteinen des CD-Systems* voneinander unterschieden werden. Kennzeichnend für T-Helfer-Zellen ist u.a. das **CD4**-Molekül, für zytotoxische Zellen das **CD8**-Molekül. Oft verwendete Kurzbezeichnungen für T-Helfer-Lymphozyten und zytotoxische Lymphozyten lauten daher CD4+- bzw. CD8+-T-Zellen.

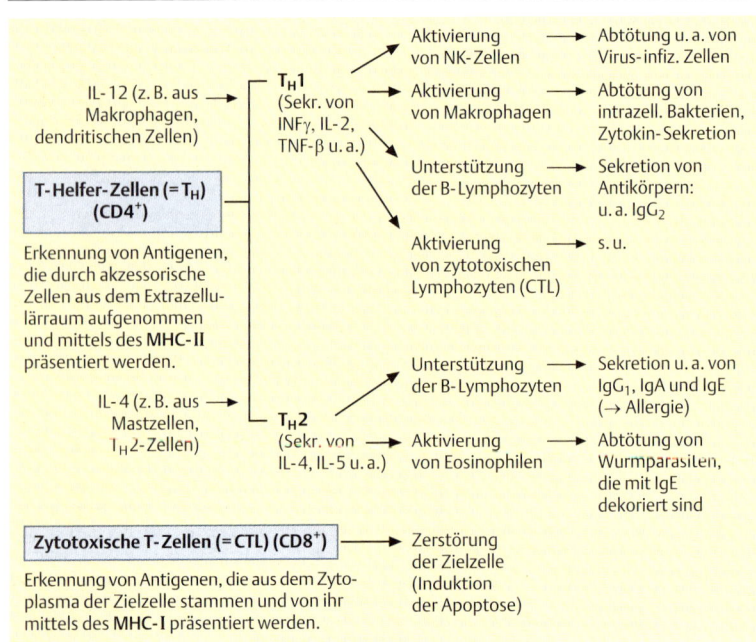

*s. Glossar (S. 258)
INF γ = Interferon γ, IL = Interleukin, TNF= Tumor-Nekrose-Faktor
→ *einige* Effekte der betreffenden Zellen

Abb. 13.**4** **T-Lymphozyten und *einige* ihrer Funktionen**

Entwicklung der B- und T-Lymphozyten. Die Abkömmlinge der lymphatischen Progenitorzelle des Knochenmarks (Abb. 12.**9**) halten sich zunächst in den **primären lymphatischen Organen** auf (Abb. 13.**5**): künftige B-Zellen in besonderen, morphologisch nicht näher charakterisierten Kompartimenten des Knochenmarks (bei Vögeln, wo dieses Prinzip zuerst entdeckt wurde, in der **B**ursa Fabricii, einem lymphoepithelialen Organ in der Kloake; ursprünglich deswegen die Bezeichnung „B"); künftige T-Zellen im Thymus (S. 276). In den primären Organen vermehren sich die Zellen stark und durchlaufen zugleich einen Reifungsprozess, nach dessen Abschluss sie als „lernfähige" (immunkompetente), aber noch **naive Lymphozyten** in die Peripherie entlassen werden. Dieses Ziel erreichen allerdings die wenigsten. Die meisten Zellen werden als untauglich aussortiert und durch Apoptose eliminiert. Vorbedingung für das Überleben ist, dass die Zellen während der Reifung auf ihrer Oberfläche **Rezeptoren für Fremdantigene** ausgebildet haben, ohne jedoch besondere Affinität zu körpereigenen Antigenen zu besitzen (**Immuntoleranz** gegenüber dem „Selbst").

Der **Antigenrezeptor der B-Zelle** ist ein in der Plasmamembran verankertes Immunglobulin mit denselben Antigen-bindenden Eigenschaften wie der entsprechende lösliche Antikörper (Abb. 13.**2**). Mit dem Rezeptor kann die B-Zelle das *ganze* Antigen-Molekül binden, wenn irgendeine

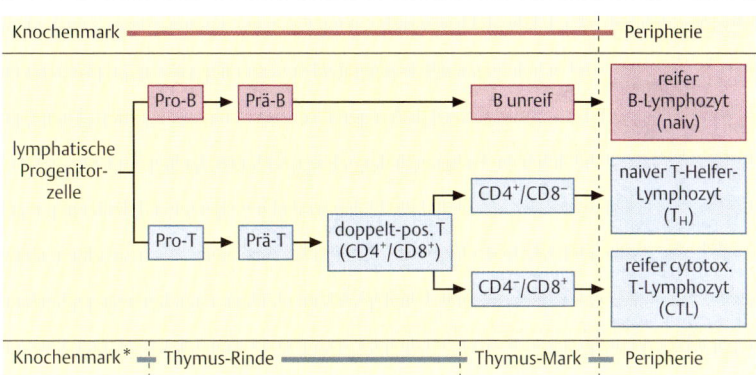

Die **Reifung** der Lymphozyten ist in den frühen Stadien mit starker Zellvermehrung (**Proliferation**) verbunden. Die einzelnen Reifungsstadien können durch Nachweis von Oberflächenmarkern (z.B. CD-Molekülen) identifiziert werden, die hier nicht alle aufgeführt sind. Die Reifung ist dann erfolgreich abgeschlossen, wenn

- **Antigenrezeptoren** auf der Plasmamembran erschienen sind: bei den B-Zellen membranständige Immunglobuline, bei den T-Zellen der T-Zell-Rezeptor (TZR) *und* der Co-Rezeptor CD4 bzw. CD8. Ein riesiges Repertoire von Rezeptoren für die verschiedensten Antigene kommt dadurch zustande, dass die Menge an Antigenrezeptor-Genen, die primär nur in beschränkter Anzahl vorhanden sind, durch Rekombination von Gensegmenten („zerschneiden und neu zusammenfügen") enorm vergrößert wird;
- die Lymphozyten die **Selektion** überlebt haben. Auswahlkriterium: Die Antigenrezeptoren dürfen keine besondere Affinität zu körpereigenen Antigenen haben, die im Knochenmark bzw. im Thymus anzutreffen sind. Im Fall der T-Zellen muss außerdem der TZR die körpereigenen MHC-Moleküle auf den Thymus-Zellen erkennen; andernfalls könnte er später ein an die MHC-Moleküle gebundenes Fremdantigen nicht erkennen. Die Mehrzahl (ca. 95 %!) der heranreifenden Zellen übersteht diese Selektion nicht und wird durch Apoptose beseitigt.

*In der Fetalzeit kommen die Progenitorzellen aus den extramedullären Blutbildungsstätten (z.B. Leber)

Pfeil bedeutet „wird zu"

Abb. 13.**5** **Reifung der B- und T-Lymphozyten in den primären lymphatischen Organen**

zugängige Stelle (Epitop) auf den Rezeptor passt. Der T-Zell-Rezeptor (TZR) dagegen ist so konstruiert, dass er nur kleine Fragmente des Antigens erkennt (s.u.).

Durch **Rekombination** (*somatic recombination* oder *somatic rearrangement*) der ererbten Gene, die für die Antigen-Erkennungsdomäne (V-Regionen, Abb. 13.**2**) kodieren, entsteht während der Reifung der Lymphozyten im Knochenmark bzw. Thymus ein riesiges Repertoire von Rezeptoren mit Spezifitäten für verschiedenste Antigene. Lymphozyten, die aus *einer* unreifen Zelle hervorgegangen sind, tragen alle denselben Rezeptor und erkennen dasselbe Antigen; sie bilden eine Familie (**Klon***). Es gibt so viele Klone wie Varianten des Rezeptors. Im Laufe des Lebens erhöht sich die Zahl der Klone noch erheblich (s.u.).

Die Antigen-Erkennung durch die T-Zellen ist nur möglich, wenn ihnen ein Fragment (kurze Peptidkette) des antigenen Proteins auf der Oberfläche einer anderen Zelle dargeboten („präsentiert") wird, und zwar gebunden an ein **MHC-Molekül***.

Der Rezeptor der CD8+-cytotoxischen T-Lymphozyten (CTL) samt dem CD8-Molekül als Co-Rezeptor* interagiert nur mit **MHC-Klasse-I**-Molekülen. Diese kommen auf allen kernhaltigen Zellen vor und bieten Peptide dar, die aus intrazellulär synthetisierten Proteinen stammen (z.B. bei Virus-infizierten oder entarteten Zellen). Die Erkennung des Antigens führt **zum Absterben der betroffenen Zelle**: Entweder wird die Zelle unter Einwirkung von *Perforinen* (sezerniert von den CTL) aufgelöst (Porenbildung in der Plasmamembran); oder die CTL führen die Apoptose der Zielzelle herbei, teils durch Rezeptor-vermittelte Zell-Zell-Interaktion, teils durch Sekretion von *Granzymen*, die durch Perforin-induzierte Poren eindringen und in der Zielzelle Caspasen aktivieren (S. 74).

Der Rezeptor der CD4+-T$_H$-Zellen samt dem CD4-Molekül als Co-Rezeptor interagiert nur mit **MHC-Klasse-II**-Molekülen (Abb. 13.**6**). Diese kommen auf *Antigen-präsentierenden Zellen* (APZ) vor; die Erkennung des Antigens führt zur Aktivierung der T$_H$-Zelle (s.u.). Folge: Vermehrung und Differenzierung zu T$_H$-Effektorzellen und Gedächtniszellen.

Professionelle Antigen-präsentierende Zellen (APZ), die mit T$_H$-Zellen interagieren, müssen MHC-Klasse-II-positiv sein (Abb. 13.**6**). Ihre Hauptvertreter sind die **dendritischen Zellen (DZ)** *. Sie stammen aus dem Knochenmark (von denselben Vorläuferzellen wie die Monozyten) und können sich als noch nicht ganz ausgereifte APZ überall im Interstitium und im mehrschichtigen Plattenepithel (**Langerhans-Zellen**, S. 451) niederlassen. Wenn sie ein Antigen gebunden und durch Endozytose aufgenommen haben, wandern sie unter Zytokin-gesteuerter, zunehmender Reifung in ein sekundäres lymphatisches Organ und setzen sich dort als reife **interdigitierende dendritische Zellen (IDZ)** in den T-Zonen fest. Die Antigen-Präsentation durch IDZ ist vor allem für die Aktivierung *naiver* T$_H$-Zellen wichtig. Diese proliferieren daraufhin und aus den Nachkommen entstehen Effektorzellen (Unterstützung anderer Abwehrzellen) und Gedächtniszellen. Weitere APZ sind **B-Lymphozyten** und **Makrophagen**; durch Zytokine können auch Endothelzellen und Epithelien vorübergehend zu APZ werden.

Das antigene Protein wird von den APZ endozytiert und „prozessiert", d.h. im Endosom/Lysosom proteolytisch zerschnitten. Die Fragmente werden dann, gebunden an ein MHC-Klasse-II-Molekül, an die Zelloberfläche verbracht und den T$_H$-Zellen dargeboten. Dadurch können diese von demselben Antigen aktiviert werden wie die B-Zelle (Voraussetzung für den Synergismus zwischen B- und T$_H$-Zellen, s.u.). DZ sind außerdem in der Lage, Fragmente von endozytierten Proteinen auch über MHC-I-Moleküle zu präsentieren und somit auch CTL zu aktivieren (**Kreuzpräsentation**).

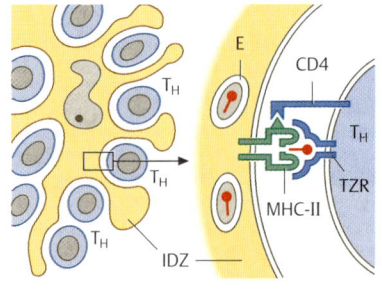

Abb. 13.**6** **Funktion der interdigitierenden dendritischen Zelle (IDZ)** als Beispiel einer professionellen Antigen-präsentierenden Zelle (vereinfachtes Schema). Die T$_H$-Zellen liegen der IDZ dicht an. Rechts ist die Interaktion zwischen den beiden Zellarten dargestellt. Aus dem endozytierten Antigen (graues Oval) wird in den Endosomen (**E**) der IDZ ein Fragment (rot) herausgeschnitten, an ein MHC-Klasse-II-Molekül gebunden und an die Zelloberfläche verbracht. Der T-Zell-Rezeptor (**TZR**) und das **CD4**-Molekül als Co-Rezeptor interagieren mit dem MHC-II-Molekül. Falls dabei das Antigen-Fragment von dem TZR erkannt wird, kommt es zur Aktivierung der T$_H$-Zelle. Weitere hierbei wichtige Interaktionen zwischen Co-Stimulatoren und ihren Rezeptoren auf der T-Zelle sind nicht gezeigt.

Eine Antigen-präsentierende Zelle mit völlig anderer Arbeitsweise ist die **follikuläre dendritische Zelle** (**FDZ**) der B-Zonen. Sie liegt in den Lymphfollikeln und ist MHC-II-negativ. Mittels eines Fc-Rezeptors kann sie auf ihrer Oberfläche Antigen-Antikörper-Komplexe binden und so den B-Zellen das *intakte* Antigen zur Schau stellen (Näheres s. Abb.13.**11**).

Humorale Immunantwort

Die Reaktion auf ein *nicht* **proteinartiges Antigen** (z.B. Polysaccharide von Bakterienkapseln) gelingt ohne Mithilfe der T_H-Zellen (T_H-unabhängige humorale Antwort). B-Zellen, deren Rezeptoren einigermaßen zu dem Antigen passen, binden dieses und werden zur Proliferation stimuliert; die entstehenden Zellen differenzieren sich zu Plasmazellen, die einigermaßen passende lösliche Antikörper (d.h. mit niedriger Affinität zum Antigen), überwiegend der Klasse IgM, sezernieren (S. 251, 270).

Die Reaktion auf ein **Protein-Antigen** erfordert die Mitwirkung von T_H-Zellen (T_H-abhängige Antwort). Der erste Kontakt mit dem Antigen löst die **Primärantwort** aus. Dabei entstehen aus „lahmen" naiven B-Zellen durch eine lange Kette von Ereignissen schließlich (1) Plasmazellen, welche lösliche Antikörper mit hoher Antigen-Affinität sezernieren; (2) B-Gedächtnis-Zellen, deren Rezeptor dieselbe hohe Antigen-Affinität besitzt, und die beim Zweitkontakt mit dem Antigen sehr viel rascher und effektiver reagieren können (**Sekundärantwort;** Zweck der *aktiven Impfung*). Das wichtigste histologische Korrelat für die Vorgänge bei der T-abhängigen B-Zell-Antwort ist der *Lymphfollikel* und sein *Keimzentrum* (S. 261).

Schritte bei der B-Zell-Antwort (Abb. 13.**7**). **(a)** Nur B-Zell-Klone mit einigermaßen passenden Rezeptoren binden das Antigen (**klonale Selektion**) und werden aktiviert; gleichzeitig werden in der T-Zone T_H-Zellen mit passendem Rezeptor durch die IDZ aktiviert. Diese B- und T-Zellen treffen sich im lymphatischen Gewebe außerhalb des Follikels; die T-Zellen bekommen das Antigen erneut von den B-Zellen dargeboten, die Zell-Zell-Interaktion führt zur weiteren *beiderseitigen*

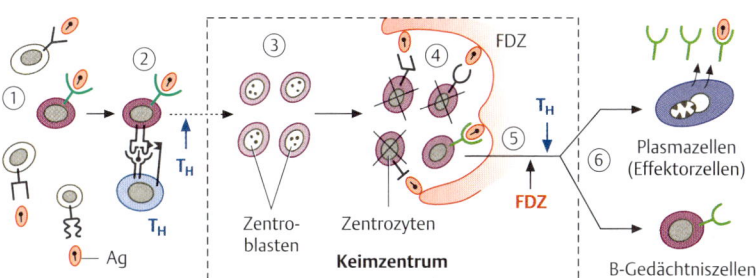

Abb. 13.**7** **Humorale T_H-abhängige Immunantwort** (vereinfachtes Schema). (**1**) **Klonale Selektion**: Nur der B-Zell-Klon mit einigermaßen passendem Rezeptor bindet das Antigen (**Ag**) und wird aktiviert. (**2**) **B- und T-Zell-Interaktion**: Nachdem die T_H-Zellen durch die IDZ (Abb. 13.6) ebenfalls aktiviert sind, erfolgt Ag-Präsentation durch die B-Zellen; dadurch wechselseitige weitere Aktivierung beider Partner. Nach einigen außerhalb des Lymphfollikels ablaufenden Schritten (nicht gezeigt) Einwanderung der B-Zellen in den Follikel, (**3**) **Umwandlung** zu Zentroblasten, **Proliferation**, **Mutation** der Gene für die V-Region der Ig. (**4**) Umwandlung zu Zentrozyten, **Prüfung** des Rezeptors auf seine Affinität für das Ag, das an der Oberfläche der FDZ gebunden ist (Abb. 13.11); Untergang aller Zellen mit unpassendem Rezeptor (Apoptose). (**5**) **Überlebenssignale** von den FDZ und T_H-Zellen an die Zentrozyten mit dem höchst-affinen Rezeptor. **Differenzierung** zu Plasmazellvorstufen und B- Gedächtniszellen. (**6**) **Auswanderung** aus dem Follikel, **Antikörpersekretion** durch die reifen Plasmazellen; Rezirkulation der Gedächtniszellen.

Stimulierung der Partner. Folge: Die T-Zellen sezernieren Zytokine, die B-Zellen proliferieren, die ersten Plasmazellen entstehen und sezernieren Antikörper. Diese bilden mit dem Antigen Komplexe, welche mittels eines Fc-Rezeptors auf der Oberfläche der FDZ (Abb. 13.**11**) gebunden werden (*Antigen-Präsentation* für die aktivierten B-Zellen).

(b) Die nächsten Schritte geschehen im Follikel, wobei sich ein **Keimzentrum** entwickelt. Die Antigen-Präsentation durch die FDZ sowie Zytokine der T_H-Zellen leiten die *explosionsartige Vermehrung* der B-Zellen ein (**Zentroblasten**). Dabei erfolgen *Mutationen* der DNA (somatic hypermutation), die für die V-Region des Antigen-Rezeptors kodieren. Zwischenergebnis: Zellen mit besser und andere mit schlechter passenden Rezeptoren (**Zentrozyten**). *Überprüfung* der Passform anhand der auf den FDZ gebundenen Antigene: Die Zellen mit der besten Passung (= höchsten Affinität zum Antigen) erhalten *Überlebenssignale* von den FDZ und den im Keimzentrum anwesenden T_H-Zellen; alle anderen – das sind die meisten – werden zur *Apoptose* veranlasst und von Makrophagen abgeräumt.

(c) *Differenzierung* der überlebenden Zellen zu (1) **Effektorzellen**, die nach Verlassen des Follikels andernorts als Plasmazellen das optimal angepasste Ig in Form von löslichen Antikörpern sezernieren und (2) **B-Gedächtniszellen**.

Bei späteren Kontakten wird die Affinität der Ig noch weiter verbessert. Auf diese Weise kommen im Laufe des Lebens immer mehr B-Zell-Klone (beim Erwachsenen auf ca. 10^9 geschätzt) zustande, die jeweils auf *eine* Antigenstruktur gerichtet sind und deren Effektorzellen jeweils einen Antikörper mit derselben Spezifität sezernieren (daher **„monoklonale Antikörper"**, experimentell gewonnen und verwendet z.B. für die Immunhistochemie, S. 517).

Die T_H-Zellen können durch Zytokine eine Änderung der **Klassenzugehörigkeit der Ig** bewirken, die bei der B-Zell-Antwort synthetisiert werden. Dies beruht auf Änderung des Syntheseprogramms für die C_H-Regionen der Ig: Umschaltung auf andere Ig-Isotypen durch Rekombination der Gene, die für die C-Regionen der schweren Ketten kodieren (switch recombination). Die naiven B-Zellen tragen vorwiegend IgD und IgM als Rezeptor; die an das Antigen angepassten Nachkommen synthetisieren statt dessen oft IgG, IgA oder IgE (s. auch Tabelle 13.**1**).

Mastzelle. Die Gewebsmastzelle (Abb. 13.**8**) ist eine freie Zelle, die überall im *interstitiellen Bindegewebe* vorkommt, aber erst hier besprochen wird, weil sie die wichtigste Effektorzelle bei einem *allergischen Geschehen* ist. Mastzellen stammen von Vorläuferzellen aus dem Knochenmark ab. Sie sind besonders reichlich in der Nähe von Gefäßen und Nerven sowie unter Oberflächenepithelien zu finden. Sie zeichnen sich durch große Granula aus, die wegen ihres Gehaltes an polyanionischem **Heparin** (Hemmung der Blutgerinnung) und Chondroitinsulfat stark basophil sind. Die Granula enthalten außerdem das biogene Amin **Histamin** sowie verschiedene Proteasen und Hydrolasen. Stimulierte Mastzellen entleeren ihre Granula und synthetisieren darüber hinaus akut *Arachidonsäure-Derivate** und diverse *Zytokine*.

▶ **Allergiker** neigen zur vermehrten Bildung von **IgE-Antikörpern** (s. Tabelle 13.**1**). Diese werden (mittels des Fc-Rezeptors für IgE) auf der Oberfläche von **Mastzellen** und **Basophilen** Granulozyten gebunden. Die Vernetzung der Antikörper durch erneut angebotenes Antigen ist der Stimulus zur Freisetzung der oben genannten Stoffklassen. Dadurch wird innerhalb von Minuten eine **allergische Reaktion** (lokal oder systemisch) ausgelöst: u.a. Gefäßerweiterung (Rötung oder Schock); Erhöhung der Gefäßpermeabilität (Ödem, Schwellung); Krampf der Bronchialmuskulatur (Asthma-Anfall); gesteigerte Drüsensekretion (z.B. Bronchial- oder Tränendrüsen). Später: Anlockung anderer Abwehrzellen, z.B. Baso- und Eosinophiler, die den Zustand durch ihre eigenen Stoffe verschlimmern und unterhalten. ◀

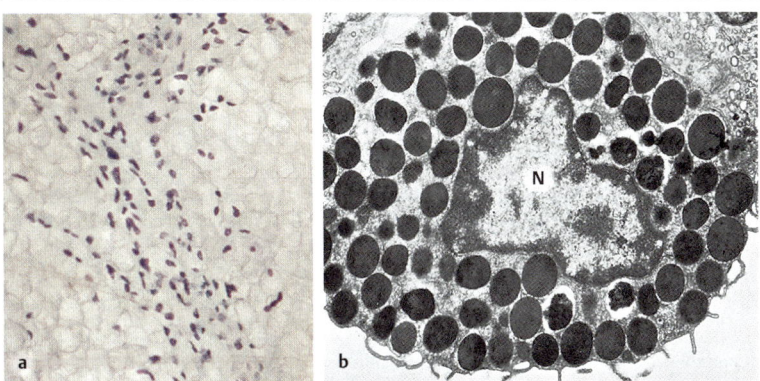

Abb. 13.**8** **Mastzellen** (Ratte). **a** Mastzellen in der Subkutis, Häutchenpräparat, Toluidinblau-Färbung (bei pH 2). Beachte die große Zahl der Mastzellen, hier entlang einer Nerven-Gefäß-Straße. Sie sind überall im interstitiellen Bindegewebe so zahlreich, nur erkennt man sie bei Routine-Färbungen vor dem stark gefärbten Hintergrund nicht. Die hier verwandte Färbemethode (Anhang S. 516) ermöglicht ihre selektive Darstellung. **b** Im EM-Bild sind die großen Speichergranula zu sehen. **N**, Nukleus. Vergr. 75fach (a), 3000fach (b).

▶ **Immundefizienz**. Ein angeborener oder erworbener Defekt im Netzwerk der Abwehr kann das ganze System nachhaltig schwächen. Am bekanntesten ist **AIDS** (acquired immunodeficiency syndrom), verursacht durch das **HIV 1** (human immunodeficiency virus 1). Das Virus benutzt für das Anheften an die Wirtszellen das **CD4**-Molekül und für den Eintritt bestimmte Zytokinrezeptoren. Diese Kombination findet es vor allem auf T_H-**Zellen** und **Makrophagen** vor, diese sind daher die wichtigsten Zielzellen des Virus. Die T_H-Zellen werden von dem Virus zerstört. Die verheerenden Folgen lassen sich aus der zentralen Bedeutung der T_H-Zellen für die gesamte Abwehr ableiten. Außerdem werden die FDZ geschädigt. ◀

Glossar

Abkürzungen: APZ = Antigen-präsentierende Zelle. **CTL** = zytotoxische T-Zelle. **DZ** = Dendritische Zelle. **FDZ** = Follikuläre dendritische Zelle. **HEV** = Hoch-endotheliale Venole. **IDZ** = Interdigitierende dendritische Zelle. **PALS** = periarterielle Lymphscheide. T_H = T-Helfer-Zelle. **TZR** = T-Zell-Rezeptor.

Allergische Reaktion. Überempfindlichkeitsreaktion (Typ I), die durch an Mastzellen gebundene IgE-Antikörper vermittelt wird und *sofort* nach Exposition gegenüber dem Antigen (Allergen) auftritt. Die klinischen Zeichen werden durch Stoffe hervorgerufen, die aus Mastzellen und Basophilen Granulozyten freigesetzt werden. Näheres s. Mastzelle S. 256.

Antigen. Molekül, das von einem Immunglobulin (Ig) auf der Oberfläche einer B-Zelle spezifisch gebunden wird und dessen Bindung nach einiger Zeit mit der Sekretion löslicher Ig gegen dieses Antigen beantwortet wird. T-Zellen erkennen nur ein Fragment des Antigens, wenn es ihnen „mundgerecht" dargeboten wird (Abb. 13.**6**).

▶

Antikörper. Synonym: Immunglobulin, s. dort.

Arachidonsäure-Derivate. Stark wirksame, kurzlebige Lokalhormone, die durch Enzymvermittlung aus Arachidonsäure, einer ungesättigten Fettsäure, gebildet werden: z.B. Prostaglandine (Schmerzauslösung), Prostacycline (Gefäßerweiterung), Leukotriene (Bronchokonstriktion), Thromboxane (Thrombozytenaggregation).

Autoantikörper. Antikörper, die aufgrund von Fehlregulationen oder immunologischen „Irrtümern" (Kreuzreaktionen) mit körpereigenen Antigenen reagieren. Autoantikörper können die Funktion von Zellen stören oder deren Untergang verursachen. Folge: Autoimmunerkrankung, z.B. Diabetes mellitus Typ I (S. 349), Pemphigus (S. 452), Basedow-Krankheit (S. 369), Myasthenia gravis (S. 193).

CD-Moleküle. Eine internationale Nomenklatur für Oberflächenmoleküle („**c**luster of **d**ifferentiation") in der Plasmamembran von Abwehrzellen; der Nachweis von CD-Molekülen wird u.a. zur Charakterisierung von Zelltypen und ihren Entwicklungsstadien benutzt.

Chemokine. *Chemo*taktisch wirksame Zyto*kine*, die u.a. von Abwehrzellen, Endothelzellen, Fibroblasten sezerniert werden und Abwehrzellen anlocken.

Co-Rezeptor, Co-Stimulator s. Rezeptor

Dendritische Zellen. Ursprünglich ein deskriptiver Name: Zellen mit baumartigen langen Ausläufern. Es muss streng unterschieden werden zwischen (a) den Knochenmark-abhängigen DZ, die als MHC-II-positive, professionelle APZ mit T_H-Zellen interagieren und, nach Einwanderung in die T-Zonen, zu IDZ werden, um hier vor allem naive T_H-Zellen zu aktivieren; (b) den follikulären dendritischen Zellen (FDZ), die den B-Zellen intaktes Antigen darbieten. Die Herkunft der FDZ ist nicht ausreichend geklärt. Unter „DZ" ohne weiteren Zusatz wird heute allgemein die Knochenmark-abhängige, MHC-II-positive DZ verstanden.

Immunglobulin (Ig) (Abb. 13.**2**). Ig sind Glykoproteine, die ein Antigen spezifisch binden. *Lösliche Ig* werden von Plasmazellen, den Abkömmlingen Antigen-stimulierter B-Zellen, als **Antikörper** sezerniert. *Ig als integrales Protein* der Plasmamembran: Antigen-Rezeptor der B-Zelle (Abb. 13.**2**). Ein Immunglobulin kann – bei identischer Antigen-Spezifität – in mehreren **Isotypen** (Klassen) auftreten, die für ganz unterschiedliche Funktionen spezialisiert sind (Tabelle 13.**1**).

Klon. Eine Familie von Zellen gemeinsamer Abstammung; Lymphozyten eines Klons sind im Rahmen der Reifung aus *einer* unreifen Zelle entstanden und tragen alle denselben Antigenrezeptor.

MHC-Moleküle. Integrale Plasmamembran-Proteine, mit deren Hilfe den T-Zellen kurze Antigenfragmente präsentiert werden (z.B. MHC-Klasse-II, Abb. 13.6). **M**ajor **h**istocompatibility **c**omplex = Genkomplex, dessen Genprodukte auch bestimmend für die Verträglichkeit transplantierter Gewebe sind.

Opsonisation. Dekoration der Oberfläche von Bakterien oder Wurmlarven mit Antikörpern. Diese werden mittels eines Fc-Rezeptors an der Oberfläche von Neutrophilen, Makrophagen oder Eosinophilen gebunden, was die Phagozytose erleichtert bzw. bei Eosinophilen die Entleerung der Granula auslöst. Es gibt auch Antikörper-unabhängige Opsonine, die denselben Effekt haben (z.B. bestimmte Komplementfaktoren und Surfactant-assoziierte Proteine, S. 293).

Rezeptor. Spezifische Bindungsstelle (im vorliegenden Zusammenhang meist ein Transmembranprotein an der Zelloberfläche) für die Anlagerung eines bestimmten Moleküls (Ligand, z.B. ein Antigen). Die Bindung an den Rezeptor löst eine Funktionsänderung der Zelle aus.

Co-Rezeptor: Zusätzliche Bindungsstelle am Lymphozyten, die (gleichzeitig mit der Antigen-Bindung) mit einem nicht-variablen Teil des Rezeptor-Liganden-Komplexes interagiert (z.B. CD4 mit dem Komplex aus MHC-II und TZR, Abb. 13.**6**). **Co-Stimulator**: Molekül an der professionellen APZ, das (gleichzeitig mit der Antigen-Bindung) mit einem nicht-variablen Rezeptor auf der Oberfläche der T-Zelle interagiert. Diese *akzessorischen* Interaktionen unterstützen den Effekt der spezifischen Bindung des Antigens an seinen Rezeptor.

Zytokine im engeren Sinne „Fernmeldesystem der Abwehr". Lösliche Proteine, die der Kommunikation von Abwehrzellen dienen (z.B. Chemokine, Interferon γ = IFN γ, Interleukine = IL, Tumornekrosefaktor = TNF). Sie werden nach entsprechender Stimulierung von T-Helfer-Zellen und anderen Abwehrzellen sowie von Mastzellen, Fibroblasten, Endothelzellen u.a. sezerniert. Die Wirkungen eines Zytokins sind meist auf mehrere Zelltypen gerichtet und überlappen sich mit den Wirkungen anderer Zytokine. In niedriger Konzentration dienen sie der physiologischen Regulierung von Abwehrmaßnahmen. Wenn sie sich in hoher Konzentration systemisch (über den ganzen Körper) verteilen, können sie tödliche Wirkungen haben (z.B. septischer Schock, S. 270). Zu den Zytokinen im weiteren Sinne zählen auch diverse **Wachstumsfaktoren** wie die hämatopoietischen Wachstumsfaktoren und zahlreiche mitogene Stoffe, die in anderen Kapiteln erwähnt werden, z.B. EGF, PDGF, FGF (S. 238), VEGF (S. 219), IGF (S. 359).

13.2 Grundsätzliche histologische Organisation der sekundären lymphatischen Organe

Aufgabe aller sekundären lymphatischen Organe ist die Bereitstellung eines geeigneten Mikromilieus, in dem zentrale Vorgänge der spezifischen Abwehr (Antigen-Präsentation durch FDZ und IDZ sowie Proliferation, Selektion und Differenzierung der Lymphozyten) ablaufen können. Dementsprechend haben allen sekundären lymphatischen Organe einige histologische Merkmale gemeinsam: Das **Grundgerüst** ist ein dreidimensionales Netz aus **fibroblastischen Retikulumzellen** mesenchymalen Ursprungs (S. 111), das durch retikuläre Fasern stabilisiert wird und den freien Zellen (vorwiegend Lymphozyten) als Lager dient. Spezifische Bestandteile des Netzes sind die **IDZ** und **FDZ**, die attraktiv auf die T- bzw. die B-Zellen wirken und daher „Kristallisationszentren" für die **T**- bzw. **B-Zonen** sind.

Die **histologischen Unterschiede** zwischen den sekundären lymphatischen Organen spiegeln die unterschiedlichen **Routen der Antigen-Zufuhr** wider: Die *Lymphknoten* erhalten die Antigene über die Lymphe, die *Milz* über den Blutweg, die *Schleimhaut-assoziierten* lymphatischen Einrichtungen (*MALT*) durch das Oberflächenepithel hindurch.

Abkürzungen s. Glossar S. 257

B- und T-Zonen

Die B-Zone ist durch **Lymphfollikel** gekennzeichnet (Abb. 13.9); dies sind kugelförmige Anhäufungen von Lymphozyten. Die Follikel sind entweder homogen dunkel gefärbt und bestehen aus kleinen Lymphozyten mit dem typischen chromatindichten Kern (**Primärfollikel**). Oder sie besitzen ein auffallendes helleres Zentrum (*Keimzentrum*), das von einem dunklen Lymphozytenmantel umgeben ist (**Sekundärfollikel**). Der Mantel ist oft asymmetrisch (an dem der T-Zone zugewandten Follikelpol schmäler als gegenüber). Maßgebend für die Versammlung von B-Zellen zu Follikeln sind die **follikulären dendritischen Zellen** (FDZ, Abb. 13.11).

Die T-Zone liegt der B-Zone benachbart. Sie erscheint aufgrund der gleichmäßigen Verteilung der Lymphozyten recht homogen. Charakteristisch sind die **interdigitierenden dendritischen Zellen** (**IDZ**). Sie wirken anziehend für die T-Lymphozyten und fungieren als Antigen-präsentierende Zellen (Abb. 13.6). Ein histologisches Merkmal der T-Zonen (außer in der Milz) sind die **hoch-endothelialen Venolen** (**HEV**) (Abb. 13.12). An dieser Stelle steigen Lymphozyten gezielt aus dem Blutstrom aus, um sich eine Weile im lymphatischen Gewebe aufzuhalten, ehe sie mit dem Lymphstrom weiter reisen (*Rezirkulation*, S. 263).

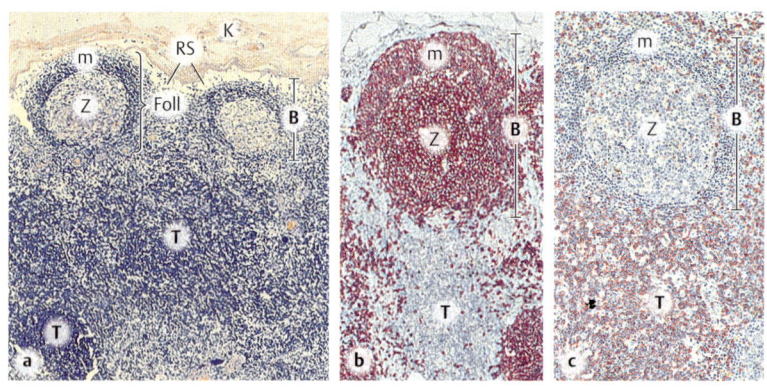

Abb. 13.9 **B- und T-Zone** am Beispiel des Lymphknotens (Mensch). **a** Giemsa-Färbung. Die B-Zone wird durch die Follikel (**Foll**) repräsentiert, in diesem Bild zwei *Sekundärfollikel*, die aus Keimzentrum (**Z**) und Lymphozytenmantel (**m**) bestehen. Die T-Zone (**T**) liegt der B-Zone dicht benachbart und erscheint wegen der gleichmäßigen Verteilung der Lymphozyten homogen gefärbt. **K**, Kapsel. **RS**, Randsinus. **b** Die **B-Zellen** (*rot*) sind immunhistochemisch mittels eines Antikörpers gegen ein B-Zell-typisches Protein (CD 20) angefärbt. Sie liegen überwiegend im Lymphfollikel. **c** Die **T-Zellen** (*rot*) sind immunhistochemisch mittels eines Antikörpers gegen ein T-Zell-typisches Protein (CD 5) angefärbt. Einzelne T-Zellen kommen im Keimzentrum vor, die meisten liegen in der T-Zone. Präparate: H.H. Wacker und M.R. Parwaresch, Inst. f. Hämatopathol., Kiel. Vergr. 40fach (a), 50fach (b), 70fach (c).

Sekundärfollikel

Aus einem Primärfollikel entwickelt sich einige Tage nach Applikation eines T-abhängigen Antigens ein Sekundärfollikel dadurch, dass sich ein **Keimzentrum** bildet. Dieses kann nach Wochen bis Monaten wieder verschwinden. Auf dem Höhepunkt seiner Funktion zeigt das Keimzentrum eine Gliederung in eine dunkle (zur T-Zone hin orientierte) und eine helle Region (Abb. 13.**10**). In der *dunklen Region* findet die **Proliferation** der Antigen-stimulierten B-Zellen statt. In der *hellen Region* erfolgt die negative **Selektion** der Zellen mit misslungenen Ig (Abb. 13.**7**) sowie die **Differenzierung** der überlebenden Zellen zu Plasmazellvorstufen und B-Gedächtniszellen.

Im Keimzentrum ist im Einzelnen mit folgenden Zellen zu rechnen:
- **Zentroblasten**, direkte Nachkommen der Antigen-stimulierten B-Zellen, in der dunklen Region. Sie vermehren sich explosionsartig. Die Zellen zeigen einen mäßig basophilen Kern und stark basophiles Zytoplasma (Polyribosomen). Die Basophilie bedingt die starke Anfärbung der dunklen Region. Auf der Stufe der Zentroblasten geschehen die Mutationen zwecks Adaptation an das Antigen (S. 256). Die Zentroblasten werden zu

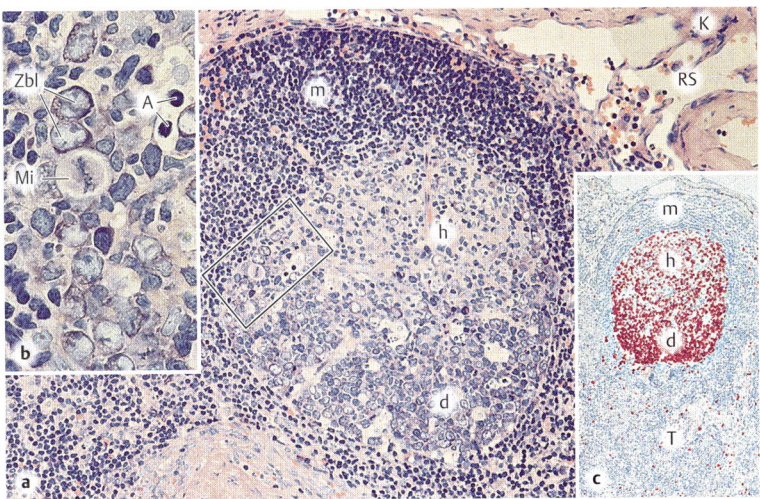

Abb. 13.**10** **Sekundärfollikel** im Lymphknoten (Mensch). **a** Giemsa-Färbung. Das Keimzentrum ist in dunkle (**d**) und helle (**h**) Region gegliedert. **m**, Lymphozytenmantel. **K** und **RS**, Kapsel und Randsinus des Lymphknotens. **b** Markierter Ausschnitt aus der dunklen Region bei höherer Vergrößerung. **A**, Apoptose-Figuren. **Mi**, Mitose-Figur. **Zbl**, Zentroblasten. **c** Darstellung der im Zellzyklus befindlichen Zellen (*rot*) mittels eines Antikörpers (S 5), der ein Proliferationsprotein im Zellkern erkennt. Die meisten proliferierenden Zellen liegen im Keimzentrum, am dichtesten in der dunklen Region. **T**, T-Zone. Herkunft der Präparate wie in Abb. 13.9. Vergr. 150fach, 500fach (links), 50fach (rechts).

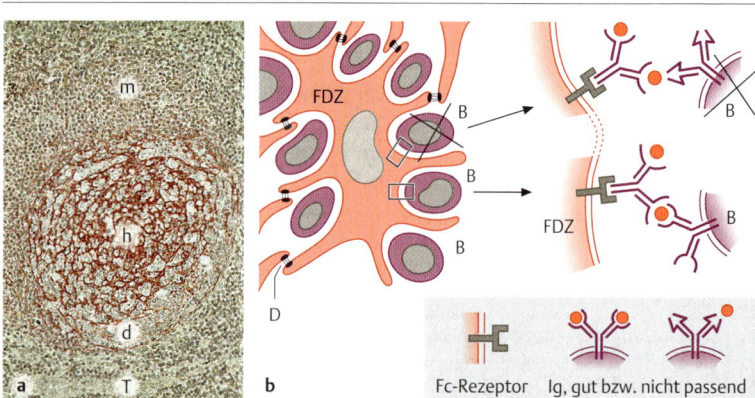

Abb. 13.**11** **Follikuläre dendritische Zellen** (**FDZ**). **a** **Sekundärfollikel** im Lymphknoten (Mensch). FDZ dargestellt (*rot*) mittels eines monoklonalen Antikörpers (KiM4). Die FDZ bilden mit ihren Ausläufern ein Netz, welches das Keimzentrum durchzieht, am dichtesten in der hellen (**h**), weniger dicht in der dunklen Region (**d**). **m**, Lymphozytenmantel. **T**, T-Zone. **b** **Antigen-Präsentation im Follikel** (Schema). Das Antigen wird vermittels des Antikörpers, der an den Fc-Rezeptor der FDZ gebunden ist, dargeboten. Zentrozyten (bei der B-Zell-Antwort entstanden) mit nicht passendem Antigenrezeptor gehen durch Apoptose unter, nur diejenigen mit dem höchst-affinen Rezeptor überleben. **D**, Desmosomen zwischen den FDZ-Fortsätzen. Aufnahme: K. Lennert, Inst. f. Pathol., Kiel. Vergr. 95fach.

- **Zentrozyten.** Auf dieser Stufe erfolgt die Selektion. Die überlebenden Zentrozyten steigen in die helle Region auf; ihr blasses Zytoplasma ist für die geringere Anfärbung dieses Bereichs verantwortlich.
- Die **follikulären dendritischen Zellen** sind histologisch nur an ihrem hellen ovalen Kern zu erkennen. Sie bilden mit verzweigten Ausläufern (nur durch Spezialfärbungen oder ultrastrukturell darstellbar) ein Gerüst für die freien Zellen (Abb. 13.**11**). An der Oberfläche der FDZ ist das Antigen gebunden, das die B-Zellantwort ausgelöst hat und das als „Mustervorlage" zur Selektion der Zentrozyten benutzt wird. Langfristige Aufbewahrung von Antigen an der FDZ-Oberfläche dient auch der späteren, erneuten Aktivierung von B-Zellen. Die FDZ sind von zentraler Bedeutung für die Organisation des Lymphfollikels. Wenn die FDZ fehlen (z.B. nach Zerstörung im Verlaufe von AIDS), bricht die ganze Follikel-Architektur der B-Zone zusammen.
- Reife **Plasmazellen** sind im Keimzentrum nur *spärlich* vertreten, weil sie meist schon als Vorstufen auswandern und sich an anderen Orten niederlassen (z.B. Mark des Lymphknotens, rote Pulpa der Milz, Lamina propria der Schleimhäute). Langlebige Plasmazellen lassen sich vor allem im *Knochenmark* nieder.
- Die **Makrophagen** räumen alle durch Apoptose untergegangenen Zellen ab. Man erkennt sie an den phagozytierten, stark angefärbten („tingiblen") *Kerntrümmern*, die sich vom hellen Zytoplasma abheben („Sternhimmelmakrophagen").
- **T-Helfer-Zellen** in geringer Zahl sind mittels immunhistochemischer Sonderfärbungen nachzuweisen (Abb. 13.**9c**). Sie geben den positiv selektierten B-Zellen wichtige Überlebenssignale.

Im **Lymphozytenmantel** liegen u.a. auswandernde Lymphozyten und durchreisende, nicht-aktivierte Lymphozyten, die auf den FDZ kein Antigen erkannt und daher keinen Anlass haben, in diesem Follikel länger zu verweilen.

Interdigitierende dendritische Zellen (IDZ)

Die IDZ sind im histologischen Schnitt an ihrem hellen, häufig gewundenen Kern zu erkennen. Mit ihren verzweigten Ausläufern (nur durch Spezialverfahren darstellbar) bilden sie ein Lager für die T-Zellen. Die IDZ tragen MHC-Klasse-II-Moleküle auf der Oberfläche und sind die wirksamsten aller **professionellen Antigen-präsentierenden Zellen** (S. 254). Besonders die *naiven* T_H-Zellen werden zwecks möglicher Antigenerkennung und Aktivierung für eine Weile durch Zelladhäsionsmoleküle an den IDZ festgehalten.

Hoch-endotheliale Venolen und Rezirkulation der Lymphozyten

In der T-Zone der sekundären lymphatischen Organe (außer Milz) sind die postkapillären Venolen – hier als **hoch-endotheliale Venolen** (**HEV**) bezeichnet – auffällige histologische Strukturen (Abb. 13.**12**): Das pflastersteinartige Endothel zeigt große, helle Kerne; das Gefäßlumen ist histologisch kaum zu erkennen. In der Gefäßwand sind immer Lymphozyten (dichte Kerne) zu finden, die gerade bei der **Diapedese** (Durchwanderung in Richtung lymphatisches Gewebe) sind. Die HEV sind ein wichtiges histologisches Korrelat für die *Rezirkulation* der Lymphozyten.

Rezirkulation. Lymphozyten (T-Zellen in höherem Maße als B-Zellen), wechseln fortwährend ihren Aufenthaltsort und können im Unterschied zu den anderen Abwehrzellen nach Ausstieg aus dem Blut (S. 238) wieder ins Blut zurückkehren. Reiseroute: vom Interstitium Eintritt in Lymphkapillaren (Abb. 11.8); Passage durch diverse Lymphknoten; über Lymphbahnen schließlich in ein Hauptlymphgefäß (z.B. *Ductus thoracicus*, s. Bücher der Makroanatomie), welches die Lymphe in den venösen Schenkel des großen Blutkreislaufs zurückführt; erneuter Ausstieg aus

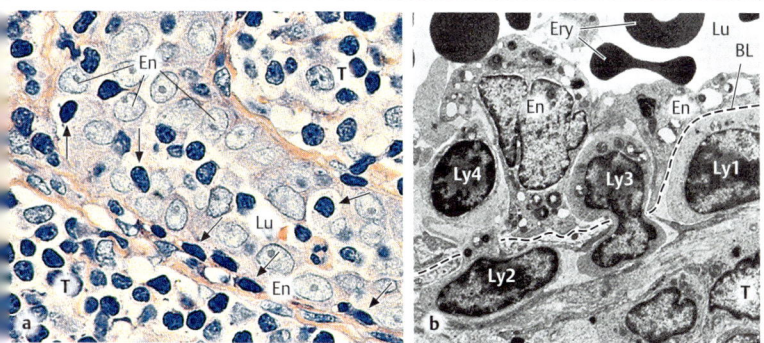

Abb. 13.**12** **Hoch-endotheliale Venole in der T-Zone** des Lymphknotens (a, Mensch; b, Ratte). **a** Giemsa-Färbung. **En**, hohe Endothelzellen mit hellen Kernen, darunter (rot) die Basalmembran. Das Lumen (**Lu**) ist kaum zu erkennen. **Pfeile** weisen auf einige Lymphozyten, die die Gefäßwand durchwandern. **T**, Extravasalraum der T-Zone. **b** EM-Bild. Die Basallamina (**BL**) des Endothels ist nachgezeichnet. Vier Lymphozyten sind bei der Diapedese: 1 ist am weitesten und liegt zwischen BL und einem Perizytenausläufer, 2 hat noch einen Fuß in der BL, 3 ist halb durch die BL, 4 liegt noch oberhalb der BL. Vergr. 640fach (a), 2000fach (b).

dem Blut; usw. Durch diese **Rezirkulation** werden die räumlich getrennten Einrichtungen der spezifischen Immunabwehr funktionell vernetzt.

Die **naiven T-Lymphozyten** kehren vorzugsweise in ein sekundäres lymphatisches Organ zurück (Austrittspforte: HEV). Dies erhöht die Chance, dass sie in der T-Zone von einer IDZ ein passendes Antigen präsentiert bekommen und aktiviert werden. **T-Effektor-** und **T-Gedächtnis-zellen** kehren vorzugsweise ins Interstitium zurück, dies erhöht die Chance, dass sie auf ein ihnen bekanntes Antigen stoßen. Dabei können sie sogar die Art des Gewebes auswählen: z.B. aus *einer* Schleimhaut-Region in alle Schleimhäute des Körpers, aus *einer* Haut-Region in die gesamte Hautdecke (Ergebnis: Ausbreitung der immunologischen „Kenntnis", die für eine bestimmte Art von Gewebe wichtig ist).

Die Rückkehr der Lymphozyten in eine bestimmte Art von Lokalität wird als „Heimfinden" („**Homing**") bezeichnet und beruht auf der Adhäsion zwischen Lymphozyt und Gefäßendothel: **Homing-Rezeptoren** auf den Lymphozyten, entsprechende Liganden („**Adressine**") auf dem Gefäßendothel. Die Selektivität kommt dadurch zustande, dass die Lymphozyten je nach Funktionszustand unterschiedliche Homing-Rezeptoren tragen und die Endothelien je nach Region und in Abhängigkeit von Vorgängen (z.B. Stimulus durch pathogene Keime) im „Hinterland" unterschiedliche Adressine zur Schau stellen (grundsätzliche Mechanismen der Emigration s. Abb. 12.**6**).

13.3 Lymphknoten

Lymphknoten sind als eine Kette von **Filterstationen** in das **Lymphgefäß-system** eingeschaltet. *Regionäre* Lymphknoten erhalten die Lymphe und die darin transportierten Antigene als erste direkt aus einem Organ oder umschriebenen Gebiet; *Sammellymphknoten* sind nachgeschaltete Stationen, die von bereits vorgereinigter Lymphe erreicht werden. Von praktischer Bedeutung sind die Lymphknoten nicht zuletzt deswegen, weil sie häufig Sitz von lymphogenen Tumormetastasen sind. **Histologisch** ist der Lymphknoten in **Rinde** (Cortex, B-Zone), **Parakortikalzone** (T-Zone) und **Mark** gegliedert.

Lymphe ist eine Gewebsflüssigkeit mit einigen darin suspendierten Lymphozyten und Makrophagen. Aus dem arteriellen Schenkel der Blutkapillaren treten täglich ca. 20 l eines Ultrafiltrates ins Interstitium aus, nur 18 l kehren in den venösen Schenkel der Blutkapillaren zurück. Der Rest sammelt sich als Lymphe in den blind beginnenden Lymphkapillaren (S. 220), wird in größere Lymphgefäße weiter geleitet und gelangt nach Passage zahlreicher Lymphknotenstationen über ein Hauptlymphgefäß wieder ins Blut. Die Stromrichtung in den Lymphgefäßen wird durch *Klappen* vorgegeben.

Histologische Organisation

Lymphknoten sind etwa nierenförmig, ihre Größe liegt meist im Millimeterbereich. Der Lymphknoten wird von einer *Kapsel* aus kollagenem Bindegewebe umgeben, Ausläufer der Kapsel ragen als *Trabekel* radiär in das Organ hinein (Abb. 13.**13**). An der konvexen Seite des Organs durchbrechen mehrere zufüh

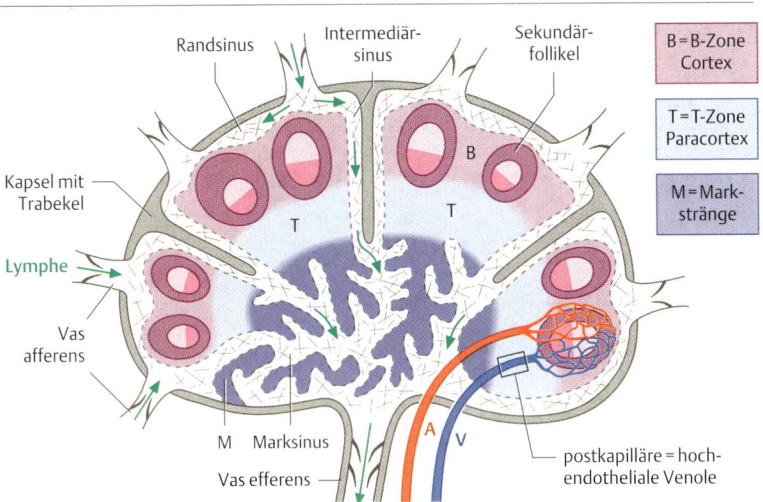

Randsinus | Intermediär-sinus | Sekundär-follikel

B = B-Zone Cortex

T = T-Zone Paracortex

M = Mark-stränge

Kapsel mit Trabekel

Lymphe

Vas afferens

M Marksinus

Vas efferens

A V

postkapilläre = hoch-endotheliale Venole

Abb. 13.13 **Lymphknoten** (Schema). Die Lymphfollikel sind relativ viel zu groß dargestellt.

rende Lymphgefäße (*Vasa afferentia*) die Kapsel. Am *Hilum* auf der konkaven Seite tritt ein abführendes Lymphgefäß aus (*Vas efferens*), hier ist auch die Ein- und Austrittspforte für die Blutgefäße.

Der **Weg der Lymphe** durch den Lymphknoten verläuft durch **Lymphsinus**, die folgendermaßen angeordnet sind: Die Vasa afferentia münden in einen großen flachen Raum, den **Randsinus** (Marginalsinus), der sich unter der Kapsel ausdehnt (Abb. 13.**14**). Von ihm aus ziehen **Intermediärsinus** radiär durch die Rinde und setzen sich in das Labyrinth der weitlumigen **Marksinus** fort. Diese vereinigen sich am Hilum zum Vas efferens. Im Sinuslumen kommen vor allem Lymphozyten und Makrophagen vor. Flache mesenchymale Sinuswandzellen (Retikulumzellen, Uferzellen), die von retikulären Fasern gestützt sind, bilden die lückenhafte Auskleidung. Solche Zellen erstrecken sich auch kreuz und quer durch das Lumen, sodass eine große Oberfläche zustandekommt, an der die Lymphe langsam vorbeifließt. Freie Zellen durchwandern die Sinuswände in beiden Richtungen.

Im **Parenchym** (auch als Pulpa bezeichnet) können **Rinde** (*Cortex*), **Parakortikalzone** und **Markstränge** unterschieden werden. Die Rinde enthält die Follikel und entspricht der **B-Zone**. Die Parakortikalzone, unmittelbar markwärts von den Follikeln gelegen, entspricht der **T-Zone**. Hier sind auch die hoch-endothelialen Venolen zu finden. In den Marksträngen siedeln sich vorzugsweise Plasmazellen und Makrophagen an (Abb. 13.**15**).

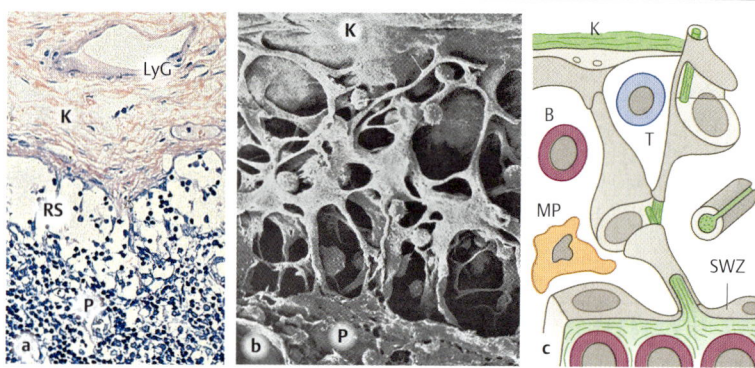

Abb. 13.**14** **Randsinus des Lymphknotens**. Der Randsinus (**RS**) wird von Sinuswandzellen (**SWZ**, Retikulumzellen) ausgekleidet und durchzogen; im Lumen B- und T-Zellen sowie Makrophagen (**MP**). **K**, Kapsel. **LyG**, Anschnitt eines Lymphgefäßes in der Kapsel. **P**, Pulpa. Die den Sinus durchspannenden Retikulumzellen halten sich an Kollagenfibrillen (= retikulären Fasern, *grün* in c) fest und umhüllen diese. **a** Giemsa-Färbung. **b** Raster-EM-Bild. **c** Schema. Vergr. 150fach (a), 600fach (b). b aus Fujita et al. [51]

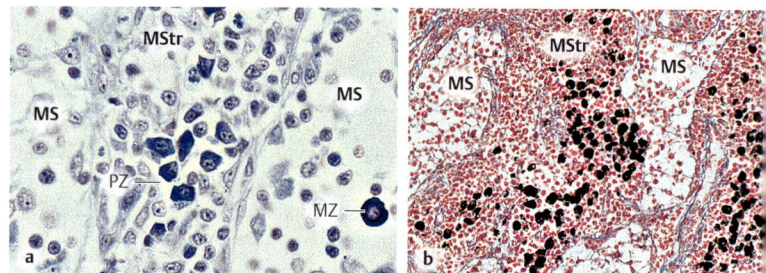

Abb. 13.**15** **Markstränge** (MStr) **und Marksinus** (MS) **des Lymphknotens**. **a** **PZ**, ein Nest von sechs Plasmazellen. **MZ**, Mastzelle im Sinus. Giemsa-Färbung; Meerschweinchen. **b** **Anthrakotischer Lymphknoten** vom Lungen-Hilum (Mensch). In den MStr liegen zahlreiche Kohle-beladene Makrophagen. Azan. Vergr. 480fach (a), 100fach (b).

Ansammlungen von Makrophagen in den Marksträngen sind besonders deutlich in **anthrakotischen Lymphknoten** zu sehen, welche Lymphe aus der Lunge empfangen und aufgrund der Speicherung von Kohlepartikeln in den Makrophagen schon makroskopisch schwarz erscheinen.

13.4 Milz

Die Milz ist eine in das **Blutgefäßsystem** eingeschaltete **Filterstation**. Sie besteht aus zwei makroskopisch erkennbaren Kompartimenten, der weißen und roten Pulpa. Die **weiße Pulpa** ist das lymphatische Gewebe. Hier lösen Antigene, die im *Blut* zirkulieren, Immunreaktionen aus. Die **rote Pulpa** wird von einem Labyrinth weitlumiger venöser Blutsinus durchzogen und dient u.a. der Aussonderung alter und veränderter Blutzellen. Eine Besonderheit der Milz besteht darin, dass ein beträchtlicher Teil des durchfließenden Blutes eine Strecke im *Extravasalraum* zurücklegen muss, ehe es Anschluss an die venösen Sinus bekommt.

Abkürzungen s. Glossar S. 257

Makroskopie. Die Milz (Gewicht ca. 150 g) liegt intraperitoneal im linken Oberbauch. Sie besteht aus weichem Gewebe (**Pulpa**), das von einer dünnen Organkapsel umgeben wird. Ausläufer der Kapsel (**Trabekel**, Balken) ziehen in das Organ hinein, unterteilen es unvollständig in Segmente und dienen den großen Blutgefäßen als Lager (Trabekelgefäße, s.u.). Auf der Schnittfläche von frischem Milzgewebe erkennt man hellgraue, ca. 1 mm große Pünktchen (in ihrer Gesamtheit die **weiße Pulpa)**, die gleichmäßig verteilt in dunkelrotes Gewebe (**rote Pulpa**) eingebettet sind. Die rote Pulpa macht etwa 75 % des Organvolumens aus.

Histologische Organisation

Das **Grundgerüst** der Milz ist wie bei anderen lymphatischen Organen aus fibroblastischen Retikulumzellen aufgebaut und durch retikuläre Fasern stabilisiert. Die Fasern sind überall von den Ausläufern der Retikulumzellen abgedeckt. Dies ist wichtig, da bloß-liegende Kollagenfibrillen die Thrombozyten bei Passage der extravasalen Transitstrecke zur Adhäsion veranlassen und die Blutgerinnung auslösen würden.

Gefäße

Am Hilum treten die großen Äste der **A. splenica** in das Organ ein. Von ihnen entspringen Zweige, die in den bindegewebigen Balken verlaufen: **Trabekelarterien** Abb. 13.**16**). Diese unterscheiden sich von den dort ebenfalls liegenden **Trabekelvenen** durch den Wandbau: Die Arterien besitzen im Gegensatz zu den Venen eine erkennbare muskuläre Media. Seitenäste der Trabekelarterien verlassen die Bindegewebsstraßen und betreten die weiße Pulpa: Sie werden nun von einer Manschette aus lymphatischem Gewebe (periarterielle Lymphscheide, **PALS** s.u.)

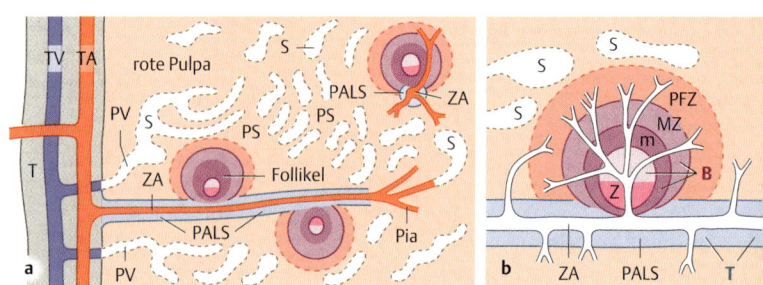

Abb. 13.**16**   **Histologische Organisation der menschlichen Milz** (Schema). **a** Übersicht. **b** Vergrößerung. **T**, Trabekel. **Gefäße**: **TA**, **TV**, Trabekelarterie und -vene. **ZA**, Zentralarterie; in a sind die radiären Äste der längsgeschnittenen ZA (unten) weggelassen, die Äste der quergeschnittenen ZA (oben) sind gezeigt. **Pia**, Pinselarteriole. **S**, Sinus. **PV**, Pulpavene. **Weiße Pulpa**: **PALS** (periarterielle Lymphscheide, *blau* = T-Zone) sowie Follikel und Marginalzone (**MZ**) (*purpur* = B-Zone). **Z**, Keimzentrum. **m**, Lymphozytenmantel. **Rote Pulpa**: Perifollikuläre Zone (**PFZ**), Sinus und Pulpastränge (**PS**, überall zwischen den Sinus). Näheres s. Text.

umgeben und heißen je nach ihrem Kaliber **Zentralarterien** oder Zentralarteriolen, obwohl sie, bezogen auf die *Lymphfollikel* (s.u.), oft exzentrisch liegen. Die Zentralarterie gibt radiäre Zweige ab, die durch das lymphatische Gewebe hindurch zur roten Pulpa ziehen. Nach Erreichen der **venösen Sinus** – der Weg dorthin wird unten besprochen – gelangt das Blut direkt oder über kurze **Pulpavenen** in die Trabekelvenen, von dort in die **V. splenica** und über die **Pfortader** schließlich in die Leber (S. 333).

Das Ende der Zentralarterie zweigt sich distal der PALS in *Pinselarteriolen* auf, die in Kapillaren übergehen können. Diese werden oft als *Hülsenkapillaren* beschrieben, wenn sie manschettenartig von Makrophagen umgeben sind (Schweigger-Seidel-Hülse). Kapillarhülsen mit retikulären Fasern und Retikulumzellen sind in der Milz von Hund, Katze und anderen Säugern auffällig, in der menschlichen Milz sind sie nur schwach ausgebildet. – *Efferente Lymphgefäße* beginnen blind in der weißen Pulpa, laufen entlang den Zentralarterien in Richtung Trabekel und münden hier in größere Lymphwege. Empfänger der Lymphe sind die am Milzhilum gelegenen Lymphknoten. Afferente Lymphbahnen hat die Milz nicht.

Weiße Pulpa und perifollikuläre Zone

Die Organisation der weißen Milzpulpa beim Menschen unterscheidet sich in einigen Einzelheiten von der bei anderen Säugern, insbesondere bei den sehr gut untersuchten kleinen Nagern. Die folgende Darstellung basiert auf Befunden an der **menschlichen Milz**.

Die weiße Pulpa besteht aus drei Anteilen:
- **Periarterielle Lymphscheide** (PALS) (überwiegend T-Lymphozyten),
- **Lymphfollikel** (überwiegend B-Lymphozyten),
- **Marginalzone** (überwiegend B-Lymphozyten).

Die **PALS** ist in der menschlichen Milz eine recht dünne Manschette entlang der Zentralarterie. Sie ist gekennzeichnet durch ein konzentrisches Gerüst aus Retikulumzellen (mit Myofibroblasten-Eigenschaft), in dem T-Lymphozyten liegen; sie entspricht der **T-Zone** und besitzt IDZ.

Angelagert an die PALS findet man **Lymphfollikel**, die in der menschlichen Milz die Hauptmasse der weißen Pulpa ausmachen (Abb. 13.**17**). Sie besitzen FDZ und sind Teil der **B-Zone**. Ihre Beschaffenheit zeigt starke interindividuelle Unterschiede je nach Antigenexposition der Milz. So können die Follikel entweder ein blühendes Keimzentrum aufweisen (eher bei jüngeren Menschen zu finden), Reste von verdämmernden Zentren zeigen oder (oft bei älteren Erwachsenen) ganz ohne Keimzentrum sein.

Die **Marginalzone** ist in der menschlichen Milz vor allem um die Follikel herum ausgebildet. Im H.E.-gefärbten Präparat hebt sie sich als etwas hellere Lymphozyten-reiche Zone vom dunklen Mantel des Follikels ab; sie enthält vorwiegend B- aber auch T-Lymphozyten (Funktionen s.u.). Die Grenze zwischen Lymphozytenmantel und Marginalzone ist beim Menschen (im Gegensatz zur Ratte) *nicht* durch einen Sinus markiert.

Die **perifollikuläre Zone** gehört bereits zur *roten Pulpa*, ist aber funktionell eng mit der weißen Pulpa verbunden. Der Extravasalraum kann mit Erythrozyten vollgestopft sein, was sich dadurch erklären lässt, dass hier Arteriolen offen enden. Die Erythrozyten, Thrombozyten und Granulozyten gelangen wahr-

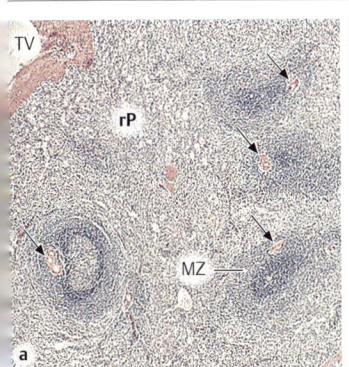
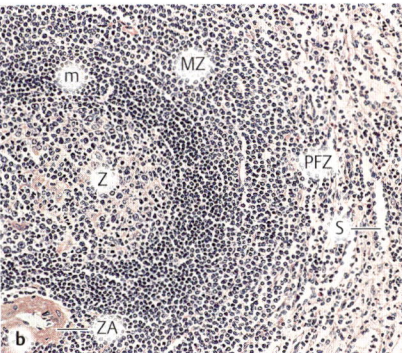

Abb. 13.**17** **Weiße und rote Milzpulpa. a** Links ein Sekundärfollikel, rechts drei vermutlich tangential angeschnittene Follikel (Keimzentrum nicht zu sehen, möglicherweise gar nicht vorhanden); jeder Follikel ist von einer helleren Marginalzone (**MZ**) umgeben. **Pfeile** weisen auf quergeschnittene Zentralarterien. Die rote Pulpa (**rP**) ist von unzähligen Sinus durchsetzt, die wie kleine „Risse" aussehen. **TV**, Trabekelvene. **b** Sekundärfollikel. **Z**, Keimzentrum. **m**, Lymphozytenmantel. **PFZ**, Perifollikulärzone. **S**, Sinus. **ZA**, Zentralarterie. H.E. Vergr. 19fach (a), 100fach (b).

scheinlich von hier weiter in die Pulpastränge (s.u.). Die T-Zellen wandern, vermutlich geleitet von Chemokinen und Adhäsionsmolekülen auf den Retikulumzellen, in die PALS; die B-Zellen streben in die Follikel. Außerdem ermöglicht die offene Zirkulation den Zellen der weißen Pulpa den raschen Zugriff auf im Blut befindliche Antigene.

In der Milz kommen keine HEV vor, sie sind wegen der offen endenden Arteriolen für die Lymphozytenrezirkulation auch nicht nötig. Nach Aufenthalt in der weißen Pulpa kehren die ausgestiegenen Lymphozyten über die rote Pulpa ins Blut zurück; Lymphbahnen der Milz sind für die Rezirkulation von geringer Bedeutung.

▶ **Funktion der weißen Milzpulpa**. Neben den Funktionen, die allen sekundären lymphatischen Geweben gemeinsam sind, kommt der weißen Pulpa eine Sonderaufgabe zu: In der **Marginalzone** halten sich spezielle B-Zellen auf, die die Gefahr eines **septischen Schocks** vermindern helfen: Sie können – unabhängig von der Mithilfe durch T_H-Zellen – sehr rasch IgM-Antikörper gegen **Polysaccharide aus Bakterienkapseln** (z.B. Meningokokken, Pneumokokken) bilden, falls diese im Blut zirkulieren. Der meist tödliche septische Schock kann u.a. durch zirkulierende Kapsel-Polysaccharide ausgelöst werden: Diese induzieren die Sekretion bestimmter Zytokine (u.a. TNF), welche lokal zwar hilfreich für die Abwehr sind, in hoher Konzentration und systemischer Verteilung aber verheerende Wirkungen haben. Für Menschen ohne Milz (S. 272) besteht ein erhöhtes Risiko, einem septischen Schock zu erliegen. ◀

Rote Pulpa

Die rote Pulpa besteht aus **Pulpasträngen** und dazwischen liegenden **venösen Sinus** (Abb. 13.**18**). Der lange wissenschaftliche Streit über die Blutzirkulation in der menschlichen Milz ist heute folgendermaßen entschieden: Es gibt sowohl die „geschlossene" als auch die „offene" Zirkulation. Im ersten Fall besteht eine

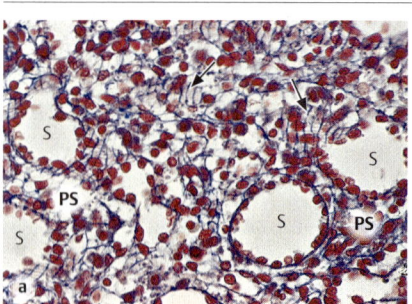
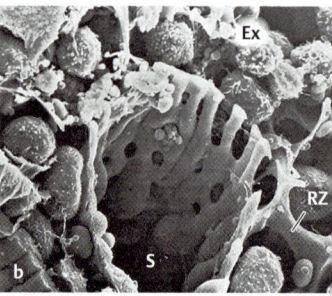

Abb. 13.**18** **Rote Milzpulpa**. **a** Azanfärbung. **S**, Sinus. **PS**, Pulpastränge. Die Ringfasern aus Basalmembran-Material sind bei Tangentialschnitten durch die Sinuswand als blaues Gitterwerk zu erkennen (**Pfeile**). **b** Raster-EM-Bild. Die Schlitze zwischen den Sinus-Endothelzellen sind zu erkennen. Im Extravasalraum (**Ex**) der roten Pulpa freie Zellen und der Ausläufer einer Retikulumzelle (**RZ**). Vergr. 400fach (a), 1200fach (b). b aus Bargmann [36].

kontinuierliche Verbindung zwischen dem Ende des arteriellen Schenkels (z.B. Pinselarteriolen) und den venösen Sinus; im anderen Fall münden Arteriolen offen in das Retikulum der roten Pulpa, und die Blutzellen müssen durch Endothelschlitze Eingang in die Sinus finden. Wie groß die relativen Anteile der beiden Wege sind, ist nicht ausreichend geklärt.

Pulpastränge und venöse Sinus. Die Pulpastränge bestehen aus einem weitmaschigen Netz von **Retikulumzellen**, in dem sich Plasmazellen und zahlreiche **Makrophagen** niedergelassen haben (Abb. 13.**19**). Die Maschen des Netzes sind voll von freien Blutzellen, die „hoffen", aus dem Extravasalraum in die Sinus zu gelangen. Dies sind weitlumige Blutgefäße, ausgekleidet von längs orientierten **Endothelzellen**, zwischen denen echte Schlitze bestehen. Die Basalmembran ist auf schmale Streifen reduziert, welche die Sinus reifenartig umgeben (**Ringfasern**, aus Basallamina, Adhäsionsproteinen und Kollagenfibrillen bestehend). Die Ringfasern sind an den retikulären Fasern der Pulpastränge verankert, was der Offenhaltung der Sinus dient.

Druckgradienten verursachen einen stetigen Flüssigkeitsstrom durch die Endothelschlitze in die Sinus hinein, von dem die Blutzellen, vor allem die nicht eigenbeweglichen Erythro- und Thrombozyten, mitgenommen werden. Die Passage durch die engen **Endothelschlitze** gelingt allerdings nur, wenn die Erythrozyten ausreichend verformbar sind. Die verlängerte Verweildauer unflexibler

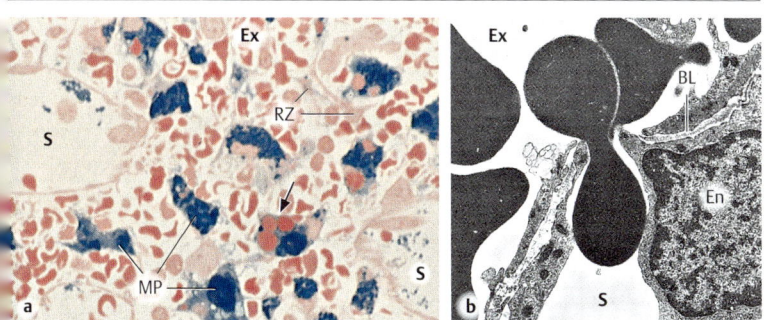

Abb. 13.**19** **Rote Milzpulpa** (Ratte). **a** **Eisenspeicherung** in den Makrophagen (**MP**). Berlinerblau-Reaktion am Semidünnschnitt (Nachweis von Eisen, Gegenfärbung mit Safranin). [Die *blauen* (= eisenhaltigen) Einschlüsse in den MP rühren allerdings im Fall dieses Tieres nicht nur vom Erythrozytenabbau her, sondern auch von einer intravenösen Injektion von Eisen-Dextran, das von den Makrophagen endozytiert und gespeichert wird]. Im Extravasalraum (**Ex**) außerdem viele Erythrozyten sowie Retikulumzellen (**RZ**). **S**, Sinus. Der **Pfeil** weist auf einen MP, in dem drei kurz zuvor phagozytierte Erythrozyten (*rot*) erkennbar sind. **b** **Passage eines Erythrozyten** durch die Sinuswand (EM). **En**, Sinus-Endothelzelle. **BL**, Basallamina, nach außen abgedeckt durch einen Retikulumzell-Ausläufer. Vergr. 560fach (a), 7000fach (b).

(alter) sowie abnorm geformter Erythrozyten in den Pulpasträngen erhöht die Wahrscheinlichkeit, dass sie von einem Makrophagen erfasst und phagozytiert werden. Diese gezielte Aussortierung alter Erythrozyten wird weiter gefördert durch altersabhängige biochemische Änderungen der Zelloberfläche (bessere Erkennung durch die Makrophagen).

Die Makrophagen zerlegen die phagozytierten Erythrozyten; die meisten chemischen Bausteine werden im allgemeinen Stoffwechsel wiederverwendet. Das **Eisen** wird von den Makrophagen gespeichert (gebunden an das zytosolische Protein **Ferritin**) und auf dem Blutweg (mittels des Eisentransport-Proteins *Transferrin*) den erythropoietischen Zellen des Knochenmarks zurückgereicht. Über lysosomales **Hämosiderin** s. S. 46. Das toxische Abbauprodukt des Häm (**Bilirubin**) wird auf kürzestem Wege der Leber zugeführt (S. 333), wo es wasserlöslich gemacht und als grüner **Gallenfarbstoff** mit der Galle ausgeschieden wird.

▶ Jede Veränderung der Erythrozyten, die entweder den Eintritt in die Sinus behindert (Formabweichungen, z.B. Kugelzellen, S. 231) oder die Phagozytose durch Makrophagen begünstigt (z.B. Autoantikörper oder Immunkomplexe auf der Plasmamembran), verkürzt die Lebensdauer der Zellen und führt zur hämolytischen Anämie. Bei erblich bedingten Formabweichungen hilft nur die chirurgische Entfernung der Milz (Splenektomie). Die Aussortierung alter Erythrozyten wird dann von den Kupffer-Zellen der Leber (S. 338 und Abb. 12.**5b**) übernommen, die auch schon normalerweise zu mindestens 50 % hieran beteiligt sind; dabei entfällt der für Kugelzellen nachteilige Reusenmechanismus der roten Milzpulpa. — Eine Milzkapselruptur (z.B. durch grobe Gewalteinwirkung auf den Oberbauch) führt zu massiven inneren Blutungen; dies ist durch die Bauweise der Milz (Passage des Blutes durch ein großes Extravasalkompartiment) erklärlich. Therapie: sofortige Splenektomie. ◀

13.5 Mukosa-assoziierte lymphatische Gewebe (MALT)

In der **Lamina propria aller Schleimhäute** kommen Herde von organisiertem lymphatischem Gewebe vor sowie diffus verteilte Zellen der spezifischen Abwehr, die sich sogar bis ins Epithel vorwagen. Dies alles wird zum System des MALT (mucosa-associated lymphoid tissue) zusammengefasst. Außerdem sind die Laminae propriae stets auch von Granulozyten und Mastzellen bevölkert.

Die organartig ausgebildeten Mitglieder des MALT-Systems sind nach dem üblichen Grundmuster aufgebaut: Gerüst aus Retikulumzellen und -fasern; **B-Zone** mit Follikeln, zwischen den Follikeln die **T-Zone**. Das *spezifische Merkmal* des MALT-Systems ist die enge räumliche und funktionelle Beziehung zum Epithel: **Follikel-assoziiertes Epithel** (**FAE**). Es enthält besondere Zellen (**M-Zellen**), welche Antigene durch die Epithelbarriere hindurchschleusen. Eine weitere Besonderheit des MALT besteht darin, dass die dort ablaufenden Immunreaktionen zur Produktion von vorzugsweise **IgA-Antikörpern** führen. Diese werden auf die Mukosa-Oberfläche befördert und wirken hier als „Schutzanstrich". Die Organe des MALT haben keine afferenten, wohl aber efferente Lymphgefäße.

Einige MALT-Mitglieder sind eigenständige Organe oder organartige Formationen: die **Tonsillen** (Mandeln), die **Peyer-Plaques** (-Platten) der Darmschleimhaut. Im Übrigen können in allen Schleimhäuten **solitäre Follikel** vorkommen, am zahlreichsten im Kolon und Rektum.

Einige Teile des MALT werden manchmal nach ihrer Lokalisation mit eigenen Namen versehen, z.B. GALT (gut-associated), BALT (bronchus-associated), NALT (nasal-associated), CALT (conjunctiva-associated) usw.

Tonsillen

Die Eingänge in den Naso- und Oropharynx sind vom **lymphatischen Rachenring** (Waldeyer-Ring) umgeben. Seine wichtigsten Anteile sind die Tonsillen: die paarige *Tonsilla palatina* (Gaumenmandel), die jeweils unpaarige *Tonsilla lingualis* (Zungenmandel, am Zungengrund) und *Tonsilla pharyngealis* (Rachenmandel, am Rachendach) sowie die paarige *Tonsilla tubaria* (Tubenmandel, an der Mündung der Tube), die sich nach kaudal in die „*Seitenstränge*" fortsetzt. Zur Topographie s. Bücher der Makroanatomie.

Tonsilla palatina. Die Gaumenmandel liegt beidseits in einer von den Gaumenbögen begrenzten Nische und ist in der Tiefe durch eine Bindegewebskapsel gegen die Rachenwand abgegrenzt (Abb. 13.**20**). Von der Kapsel ziehen feine Septen in das Organ. Die zerklüftete freie Oberfläche ist von unverhorntem mehrschichtigem Plattenepithel überzogen, das sich in ca. 20 tiefe Einstülpungen (**Krypten**) fortsetzt. Im Lumen der Krypten liegen meist Reste von toten Zellen (abgeschilferte Epithelzellen, Abwehrzellen), solches Material wird unter dem Begriff *Detritus* („Abrieb") zusammengefasst. Dicht unter dem **Kryptenepithel** sind **Sekundärfollikel** (*B-Zone*) aufgereiht, die meist ein großes Keimzentrum besitzen (Abb. 13.**21**). Der Lymphozytenmantel ist zum Epithel hin kappenartig

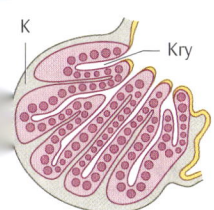

Abb. 13.**20** **Tonsilla palatina** (Frontalschnitt, Schema). **K**, bindegewebige Kapsel. **Kry**, Krypten. In den Kryptenwänden sitzen zahlreiche Lymphfollikel. Die freie Oberfläche (*gelb*) ist mit mehrschichtigem, unverhorntem Plattenepithel bedeckt.

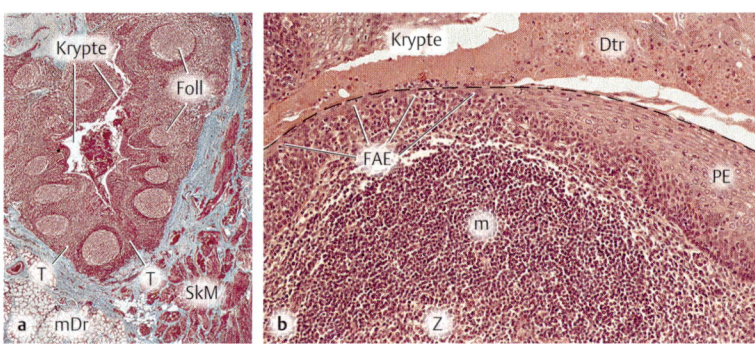

Abb. 13.**21**   **Tonsilla palatina** (Mensch). **a** Krypte im Schrägschnitt. **Foll**, Follikel (B-Zone), interfollikulär die T-Zone (**T**). **mDr**, muköse Drüsen. **SkM**, Skelettmuskulatur. **b** **Follikel-assoziiertes Epithel** (**FAE**) und Übergang zum originären mehrschichtigen Plattenepithel (**PE**). Die gestrichelte Linie deutet die Epitheloberfläche an, die zufällig stellenweise von Detritus (**Dtr**) überlagert ist. Die Auflockerung und Verschmälerung des FAE im Vergleich zum originären PE ist zu erkennen. **Z**, Keimzentrum. **m**, Lymphozytenmantel. Azan (a), H.E. (b). Vergr. 9fach (a), 100fach (b).

verbreitert. Die Region zwischen den Follikeln (**interfollikuläre Zone**) entspricht der *T-Zone*.

Bemerkenswert ist das Epithel, das über die Kuppen der Follikel hinwegzieht (**FAE**): Die Architektur des Plattenepithels erscheint hier aufgelöst, der Zellverband ist zu einem weitmaschigen Netz umgewandelt und mit freien Zellen (Lymphozyten, Makrophagen, dendritischen Zellen sowie Granulozyten) durchsetzt, die Basallamina ist vielfach unterbrochen. Die Abdeckung gegen das Kryptenlumen besteht aus wenigen Schichten platter Epithelzellen. Im Epithel kommen Langerhans-Zellen (S. 451) sowie **M-Zellen** vor. Diese werden bei den Peyer-Plaques genauer besprochen.

Als **Tonsilla lingualis** wird die Gesamtheit des am Zungengrund liegenden lymphatischen Gewebes bezeichnet. Sie ist grundsätzlich wie die Gaumenmandel gebaut, nur sind die Krypten weniger tief.

Die **Tonsilla pharyngealis** liegt am Beginn des Nasopharynx. Ihre Oberfläche weist Falten und Krypten auf und ist mit *respiratorischem Epithel* bedeckt. Auch hier ist das FAE mit freien Zellen durchsetzt und enthält M-Zellen. Diese Mandel ist bis zum Schulkind-Alter sehr aktiv, bei Erwachsenen ist sie meist atrophisch.

▶ Die Tonsillen sind wegen ihrer exponierten Lage häufig Sitz von viralen und bakteriellen Entzündungen (**Tonsillitis**): Schmerzen, Schwellung, Rötung, Austritt von Eiter aus den Kryptenmündungen (klinisch sichtbar als gelbe „Stippchen"). – Die Rachenmandel kann bei Kindern so stark hypertrophieren (**Adenoide**), dass die Nasenatmung dauerhaft beeinträchtig ist. Behandlung: chirurgische Entfernung. ◀

Darm-assoziiertes lymphatisches Gewebe

Die Lamina propria des gesamten Verdauungstraktes ist reich besiedelt mit diffus verteilten Abwehrzellen aller Art, ferner kann sie überall **solitäre Lymphfollikel** (überzogen von FAE) enthalten. Schließlich gibt es ganze Aggregate von Lymphfollikeln, die ihre breiteste Ausdehnung in der Wand von **Ileum** und **Appendix vermiformis** erreichen (*Noduli lymphoidei aggregati*, **Peyer-Plaques**). Auch sie sind primär in der Lamina propria lokalisiert, können sich aber bis in die Submukosa ausdehnen (Abb. 16.**12b** und 16.**14**). Die B-Zone ist wiederum durch die Follikel repräsentiert, die T-Zone liegt in den interfollikulären Regionen.

Der Gipfel jedes Follikels ist kuppelartig („*Dom*") von Propriagewebe bedeckt, das viele freie Zellen enthält und vom *Domepithel* überzogen wird (Abb. 13.**22**). Dieses weist als **FAE** mehrere Besonderheiten auf: Es fehlen Zotten, Krypten, Becherzellen; der Muzin-Überzug ist nur dünn; die Enterozyten haben nur wenig resorptive Fähigkeiten. Zwischen den Enterozyten sitzen **M-Zellen** mit Mikroplicae (*microfold* oder *membraneous cells*), die allerdings im Routine-Präparat nicht sicher identifiziert werden können.

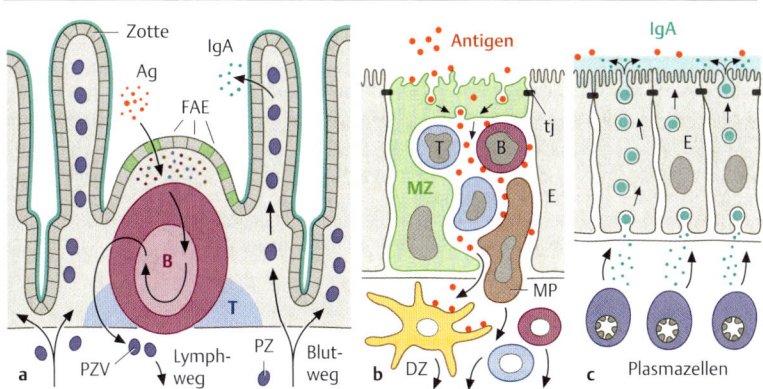

Abb. 13.**22**   **Anfangs- und Endstrecke der MALT-Funktion** am Beispiel der Dünndarm-Schleimhaut. **a** Übersicht. **b** Antigenzufuhr durch die M-Zelle. **c** Sekretion von IgA. Follikel (**B**-Zone), darüber der „Dom" mit freien Zellen und dem Domepithel (**FAE**, Follikel-assoziiertes Epithel), darin die M-Zellen (**MZ**, *grün*). Zufuhr des Antigens (**Ag**, *rot*) mittels Transzytose durch die M-Zellen; Wanderung der Immunzellen ins lymphatische Gewebe. Die humorale Immunantwort (nicht gezeigt) führt zur Bildung von Plasmazell-Vorläufern (**PZV**), Auswanderung über den Lymphweg, systemische Verteilung über den Blutweg; Niederlassung der reifen Plasmazellen (**PZ**) in der Lamina propria und Sekretion von IgA; Transzytose von IgA durch die Enterozyten (**E**); IgA-Schutzanstrich auf der Mukosa-Oberfläche. **T**, T-Zone neben dem Follikel. **DZ**, Dendritische Zelle. **MP**, Makrophage. **tj**, Tight junction.

Funktion des MALT

Die Funktion des MALT (Abb. 13.**22**) ist an der Darmschleimhaut am besten untersucht, dient aber *allen Schleimhäuten* und *exokrinen Drüsen*. Seine Aufgabe besteht darin, alle von der Außenwelt erreichbaren Epithelien *prophylaktisch* mit einem „Schutzanstrich" aus IgA-Antikörpern (z.B. gegen Mikroorganismen) zu versehen. Die Mikroorganismen werden von den IgA innerhalb der aufliegenden Schleimschicht bzw. in den Drüsensekreten vernetzt, ehe sie die Epithelien schädigen können. Auch in der Muttermilch ist IgA enthalten (Schutz der Darmmukosa des Säuglings).

Der „**afferente Schenkel**" der Mukosa-Immunabwehr wird durch die **M-Zellen** repräsentiert: Sie schleusen intakte Antigene sehr rasch durch die *bestehende Epithelbarriere*. Alles, was an der apikalen Membran der M-Zellen festklebt, wird endozytiert, auf kürzestem Wege durch den flach ausgezogenen Zellleib transportiert und unverändert nach basal freigesetzt (**Transzytose**). In geräumigen Buchten am basalen Pol der M-Zellen liegen Lymphozyten, Makrophagen und DZ, die die Antigene in Empfang nehmen und dann ins lymphatische Gewebe wandern. In den Follikeln erfolgt dann die humorale Immunantwort.

„**Efferenter**" **Schenkel**: Die entstandenen Plasmazellvorstufen verteilen sich über den Lymph- und Blutweg (s. Rezirkulation S. 263) auf die Lamina propria der *gesamten Darmmukosa, aller anderen Schleimhäute* sowie auf das subepitheliale Bindegewebe *aller exokrinen Drüsen*. Hier sezernieren sie nach Reifung zu **Plasmazellen** IgA (durch ein Verbindungsprotein zu IgA-Dimeren gekoppelt). Die **Epithelzellen** der Schleimhäute und exokrinen Drüsen schleusen die Antikörper mit Hilfe eines IgA-Rezeptors per Transzytose von basal nach apikal und entlassen es unter Mitgabe eines Stücks vom Rezeptorprotein (Sekret-Komponente) als **sekretorische IgA** auf die Oberfläche. Die anhängende Sekret-Komponente verlängert die Lebensdauer der IgA (Verhinderung der raschen proteolytischen Spaltung).

▶ Die M-Zellen sind das Tor für die Aufnahme von oral applizierten Impfstoffen (**Schluckimpfung**), aber leider auch für einige pathogene Bakterien (z.B. *Salmonella typhi*, Erreger des **Typhus**) und Viren (z.B. *Poliovirus*, Erreger der Poliomyelitis = **Kinderlähmung**), die im Körper Unheil anrichten, ehe sie von der Abwehr gebändigt werden können. ◀

13.6 Thymus

Der Thymus (Bries) liegt im oberen Mediastinum vor dem Herzbeutel. Er erreicht sein höchstes absolutes Gewicht (ca. 20–30 g) bei Kindern, nach Abschluss der Pubertät bildet er sich rasch bis auf kleine Reste zurück (*Involution*) und wird weitgehend durch Fettgewebe ersetzt (*Thymusrestkörper*).

Der Thymus, das **primäre lymphatische Organ des T-Zell-Systems**, besteht im Gegensatz zu den sekundären lymphatischen Organen aus einem **epithelialen Grundgerüst**, das schon in der frühen Fetalzeit von Lymphozytenvorstufen der T-Linie besiedelt wird (*Thymozyten*). Die Reifung der Thymozyten zu funktionstüchtigen T-Lymphozyten verläuft unter der Regie der Thymusepithelzellen, dafür ist ein enger Kontakt zwischen beiden Zellarten erforderlich. Bei angeborenem Fehlen des Thymus kommt es nicht zur Ausbildung eines funktionierenden Immunsystems, da es keine immunkompetenten T-Zellen gibt.

Entwicklung. Die paarigen Organanlagen entwickeln sich zu den beiden *Lappen* des Thymus, die später in der Mediane bindegewebig verwachsen. Das Thymusepithel stammt aus dem ventralen **Endoderm** der 3. Schlundtasche und aus **Ektoderm** der 3. Schlundfurche. In die anfangs rein epitheliale Thymusanlage wandern von der 9. Woche an lymphatische Vorläuferzellen aus den fetalen Blutbildungsstätten (Dottersack, Leber, Milz) und später aus dem Knochenmark ein und verteilen sich (dann als **Thymozyten** bezeichnet) zunächst gleichmäßig zwischen den Epithelzellen; von der 17. Woche an liegen die Thymozyten in der Peripherie des Organs (Rinde) sehr viel dichter als im Zentrum (Mark). Von dieser Zeit an ist der Thymus voll differenziert.

Histologische Organisation des kindlichen Thymus

Das Thymusparenchym ist in Rinde und Mark gegliedert (Abb. 13.**23**). In der **Rinde** liegen die Thymozyten, die wie kleine Lymphozyten aussehen, dicht gepackt; daher färbt sich die Rinde stark an. Das **Mark** erscheint blasser, da hier die Epithelzellen vorherrschen. Der Thymus wird von einer dünnen bindegewebigen Kapsel überzogen, von der gefäßführende *Septen* bis zur Rinden-Mark-Grenze in die Tiefe ziehen und das Parenchym unvollständig in *Pseudoläppchen* unterteilen. Diese erscheinen im Schnitt oft isoliert; tatsächlich aber bildet das Mark einen durchgehenden Kern, lediglich die Rinde wird durch die bindegewebigen Septen eingekerbt.

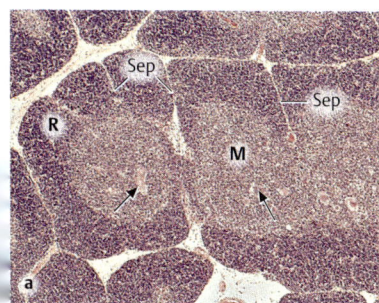
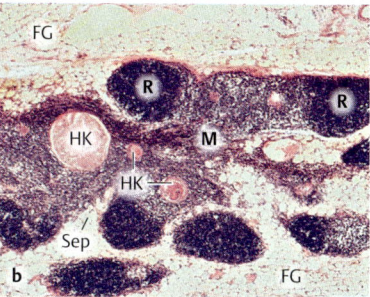

Abb. 13.**23** **Thymus** eines Kindes **a** und eines Erwachsenen **b** . **R**, Rinde. **M**, Mark. **Sep**, gefäßführende Bindegewebssepten. In **b** sind die Septen verbreitert, die Rinde stark reduziert, das Thymusgewebe von Fettgewebe (**FG**) umgeben, die Hassall-Körper (**HK**) größer als in **a** (**Pfeile**). H.E. Vergr. 42fach.

Die **Thymusepithelzellen** (Abb. 13.**24**) besitzen *Zytokeratinfilamente* (S. 27) und sind durch *Desmosomen* untereinander verbunden. Von den sechs verschiedenen Typen, die beschrieben worden sind, sollen hier nur die *subkapsulären Epithelzellen*, die „*Ammenzellen*" und die Zellen der *Hassall-Körperchen* namentlich erwähnt werden.

Eine geschlossene subkapsuläre Zellschicht mit nach außen weisender Basallamina grenzt überall den intrathymischen Raum gegen den extrathymischen Bindegewebsraum ab. Die übrigen Epithelzellen bilden in Rinde und Mark mit langen Ausläufern ein **dreidimensionales Netz**, in dem die Thymozyten liegen. Im Routinepräparat sind die kortikalen Epithelzellen wegen der gewaltigen Überzahl der Thymozyten schwer zu erkennen (Epithelzellen: helle Kerne; Thymozyten: dunkle Kerne). Mit Spezialmethoden wurde gezeigt, dass die Epithelzellen der äußeren Rinde („*Ammenzellen*") die Thymozyten regelrecht umhüllen.

Im Mark können die Epithelzellen eosinophile Aggregate bilden (**Hassall-Körperchen**), indem sie sich zwiebelschalenartig umeinander legen. Bei größeren Hassall-Körperchen sind die zuinnerst gelegenen Zellen oft zu homogenem Material degeneriert. Die Hassall-Körperchen entstehen schon während der Fetalzeit und nehmen später an Größe zu. Ihre funktionelle Bedeutung ist unklar.

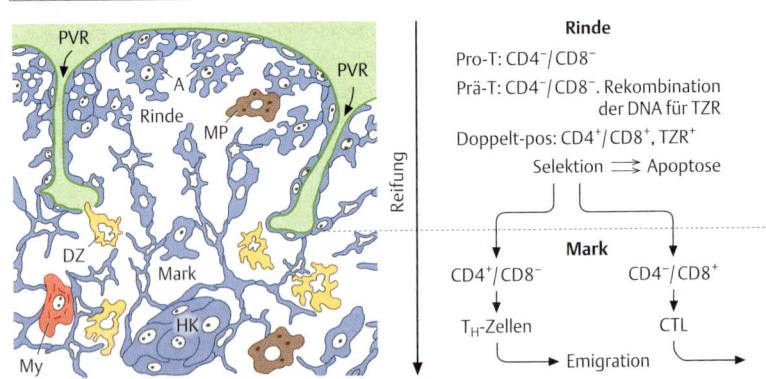

Abb. 13.**24** **Epitheliales Grundgerüst des Thymus** (Schema; Thymozyten weggelassen). *Blau:* alle Epithelzellen einschließlich der subkapsulären Zellen, „Ammenzellen" (**A**) und Hassall-Körperchen (**HK**). Makrophagen (**MP**) *braun*, dendritische Zellen (**DZ**) *gelb*, Myoidzelle (**My**) *rot*, extrathymisches Bindegewebe *grün*. **PVR**, Perivaskuläre Räume in den Bindegewebssepten. Während der Reifung wandern die Thymozyten von der Rinde ins Mark. Rechts kurze Angabe der Reifestufen und Ereignisse (s. auch Abb. 13.5). **TZR**, T-Zell-Rezeptor.

Andere Zellen des Thymus sind zwar im herkömmlichen Paraffinschnitt nicht eindeutig zu erkennen, aber erwähnenswert: (a) *Makrophagen* (Abräumung misslungener Thymozyten, s.u.); (b) *dendritische Zellen* im Mark (Antigen-Präsentation); (c) *myoide Zellen* mit Myofilamenten (Funktion unbekannt, aber wahrscheinlich von Bedeutung bei Entstehung der Myasthenia gravis, S. 193).

Die **Blutgefäße** treten an der *Rinden-Mark-Grenze* von den Bindegewebssepten in das Thymusparenchym ein. Die von dort entspringenden kortikalen Kapillaren werden von Epithel umscheidet (Fortsetzung der subkapsulären Epithelschicht). Diese Epithelscheide zusammen mit dem geschlossenen Kapillarendothel wird als histologisches Korrelat der **Blut-Thymus-Schranke** angesehen (Abschirmung der Rinde gegenüber im Blut zirkulierenden Fremdantigenen). Die Wirksamkeit einer solchen Schranke ist nicht ausreichend geklärt, möglicherweise können zirkulierende Fremdantigene unter Umgehung der Schranke direkt durch die Kapsel ins Epithel diffundieren. Die Gefäße des Markes sind nicht eingescheidet (hier Einstieg der fertigen T-Zellen ins Blut zwecks Abtransport, s.u.).

Funktion des Thymus

Die Reifungsschritte der T-Zellen sind in Abb. 13.**5** und Abb. 13.**24** summarisch aufgeführt. Die Reifung der T-Zellen im Thymus hat folgende Ziele: (**1**) **Proliferation** (Zellvermehrung); (**2**) Ausbildung funktionierender **T-Zell-Rezeptoren** (TZR) auf T-Helfer- und zytotoxischen Zellen (ohne die TZR wären die T-Zellen nutzlos); (**3**) Erkennung der **körpereigenen MHC-Moleküle** durch die TZR (Voraussetzung für die spätere Interaktion zwischen T-Zellen und APZ), jedoch (**4**) nur schwache Interaktion mit Zellen, die mittels der MHC-Moleküle körpereigene Antigen-Peptide präsentieren (Voraussetzung für die **Toleranz gegenüber dem „Selbst"**). T-Zellen, die diese Kriterien erfüllen, überleben (*positive Selektion*). Alle anderen (mindestens 95 %) fallen der Apoptose anheim und werden von Makrophagen abgeräumt (*negative Selektion*). Der Reifungsprozess wird überwiegend durch die **Thymusepithelzellen** gesteuert, teils durch Sekretion von Zytokinen und Thymushormonen (z.B. Thymopoietin, Thymosine), teils durch direkten Zell-Zell-Kontakt.

Die fortschreitende Reifung der T-Zellen lässt sich nicht rein morphologisch, sondern nur durch den Nachweis der TZR und der Oberflächenmarker des CD-Systems verfolgen. Die unreifsten Stufen liegen in der äußeren Rinde. Mit zunehmender Reifung steigen die Zellen ins Mark ab, wandern durch die Venolenwände in den Blutstrom und siedeln sich in sekundären lymphatischen Organen an.

Altersinvolution des Thymus

Die Rückbildung des Thymus beginnt mit Ende der Pubertät und schreitet bis zur 5. Lebensdekade fort. Kleine Reste von echtem Thymusgewebe bleiben aber bis ins höchste Alter bestehen, d.h. Reifung von undifferenzierten T-Zell-Progenitoren findet, wenn auch in abnehmendem Maße, zeitlebens im Thymus statt.

Bei der Involution verliert das ganze Organ an Masse; am stärksten ist die Rinde betroffen, während das Mark als dünner, zusammenhängender Strang erhalten bleibt (Abb. 13.**23b**). Dort, wo Thymusgewebe verschwindet, übernimmt Fettgewebe den Platz. Dieses dehnt sich im extrathymischen Raum aus, die Zellen des intrathymischen Kompartiments, begrenzt durch das subkapsuläre Epithel, bleiben weiterhin unter sich.

Mikroskopierhilfe: Histologische Erkennung der lymphatischen Organe

Sekundäre Organe: Lymphfollikel.
Organspezifische Merkmale:
- **Lymphknoten**: Gliederung in Rinde und Mark, System der Lymphsinus (insbesondere Rand- und Marksinus). Keine sofort auffallende Beziehung der Blutgefäße zum lymphatischen Gewebe.
- **Milz**: Bindegewebige Trabekel mit größeren Blutgefäßen. Weiße Pulpa ziemlich gleichmäßig verteilt. Räumliche Beziehung zwischen Zentralarterien und lymphatischem Gewebe sofort auffallend. Blutsinus. Keine Lymphsinus.
- **Tonsillen**: Krypten (Achtung: Mündung der Krypten oftmals nicht in der Schnittebene); in den Kryptenwänden viele Sekundärfollikel; Struktur mit strategischer Bedeutung: Follikel-assoziiertes Epithel (FEA). Umgebung: Skelettmuskulatur und muköse oder gemischte Drüsen.
- **Peyer-Plaques**: s. Kapitel Darm
Unterscheidung der einzelnen Tonsillen: Größe, Tiefe der Krypten, Epitheltyp.
- *T. palatina*: die größte Tonsille mit den tiefsten Krypten; mehrschichtiges unverhorntes Plattenepithel.
- *T. lingualis*: kurze Krypten; Plattenepithel s.o.
- *T. pharyngealis*: keine Krypten, nur unregelmäßige Falten; mehrreihiges Zylinderepithel mit Kinozilien.

Primäres Organ: Thymus
- *infantil*: Gliederung in Pseudoläppchen; Rinde, Mark, Hassall-Körperchen (HK); Achtung: *Scheinbar* isoliert liegende quergeschnittene Pseudoläppchen nicht mit sekundären Lymphfollikeln verwechseln!
- *adult*: Parenchym stark reduziert, besonders die Rinde; große HK; viel Fettgewebe in der Umgebung des Thymusgewebes.

14 Atmungsorgane

Die **Lunge** (*Pulmo*) dient dem *Gasaustausch zwischen Blut und Luft.* Alle Zellen des Körpers benötigen O_2 zur Energiegewinnung (Verbrennung von Nährstoffen) und bilden dabei CO_2 als Abfallprodukt. Für die Versorgung der Gewebe mit O_2 und die Entsorgung von CO_2 ist der Blutfluss im großen Kreislauf zuständig. Bei der Passage durch den kleinen Kreislauf (Abb. 11.**1**) nimmt das Blut erneut O_2 aus der Luft der **Alveolen** (Lungenbläschen) auf und gibt CO_2 ab. Der Gasaustausch geschieht rein passiv durch *Diffusion* und verläuft um so effektiver, je größer die Austauschflächen, je kürzer die Diffusionsstrecken und je höher die Konzentrationsgradienten zwischen den Kompartimenten Luft und Blut sind. Im Bereich der Alveolen liegen die beiden Kompartimente auf einer Gesamtfläche von etwa 100 m^2 eng benachbart, nur getrennt durch die **Blut-Luft-Schranke** (Dicke im Mittel 0,6 µm). Die Gradienten für O_2 und CO_2 werden durch ständig wiederholte Auffrischung der Alveolarluft aufrecht erhalten: *Ventilation* (Belüftung) der Alveolen durch Ein- und Ausatmung.

Den Alveolen als den *respiratorischen*, d.h. dem Gaswechsel dienenden Abschnitten, sind die **Atemwege** als *konduktive (Luft-leitende) Einrichtungen* vorgeschaltet. Sie liegen teils außerhalb der Lunge (Nasenhöhle, Rachen, Kehlkopf, Luftröhre, Hauptbronchien), teils in der Lunge selbst (Bronchialbaum). Bei der Passage durch die Atemwege wird die Luft durch den Geruchssinn kontrolliert und durch die Schleimhäute erwärmt, angefeuchtet und weitgehend gereinigt.

14.1 Atemwege

Allgemeine Bauprinzipien

Die Atemwege sind von einer charakteristischen Schleimhaut ausgekleidet und werden durch Versteifungen in der Wand offen gehalten. Nasenhöhle und Rachen sind von Knochen umgeben, die Wand der tieferen Atemwege (mit Ausnahme der distalen Abschnitte) enthält ein Stützgerüst aus Knorpel. Die Schleimhaut ist an vielen Stellen fest mit der Unterlage verwachsen, was ebenfalls die Offenhaltung der Atemwege begünstigt.

Die **Schleimhaut** *(Tunica mucosa*) besteht aus *Lamina epithelialis* und bindegewebiger *Lamina propria* und trägt (bis auf wenige lokale Ausnahmen, s.u.) mehrreihiges hochprismatisches **Flimmerepithel mit Becherzellen**, so genanntes

respiratorisches Epithel (Abb. 7.**3d**, 14.**2b**). In der Lamina propria oder in tieferen Wandschichten liegen **seromuköse Drüsen** (Endstücke tubuloazinös; mit Myoepithelzellen versehen), die im Gegensatz zu den Becherzellen *innerviert* sind. Die Becherzellen und Drüsen sezernieren **Muzine**, die das Epithel bedecken und die vorbei streichende Luft anfeuchten. Stellenweise enthält die Lamina propria dichte Blutgefäßnetze (Anwärmung der Atemluft), und stets kommen hier freie **Zellen der Abwehr**, gelegentlich auch Lymphfollikel, vor (BALT, S. 273).

Mukoziliäre Reinhaltung der Atemwege. Auf dem respiratorischen Epithel liegt ein visköser **Schleimteppich** (in üblichen histologischen Präparaten meist nicht erhalten), der wie ein „Fliegen-fänger" für Mikroorganismen und Schmutzpartikel wirkt. Darunter folgt eine vom gesamten Epithel sezernierte Flüssigkeitsschicht, in der sich die Kinozilien bewegen. Der **Zilienschlag** ist in allen Abschnitten der Atemwege zum Rachen hin ausgerichtet. Er befördert den aufliegenden Schleimteppich samt den daran klebenden Partikeln kontinuierlich mit einer Geschwindigkeit von etwa 1 cm/Minute zum Rachen, von wo er verschluckt oder ausgeworfen wird. Dieser Reinigungsmechanismus sorgt zusammen mit weiteren Abwehreinrichtungen (S. 294) dafür, dass die Lunge keimfrei ist (trotz des täglich aus der Umwelt geatmeten Luftvolumens von ca. 10 000 Litern).

▶ Was die mukoziliären Reinigungsmechanismen normalerweise leisten, wird deutlich, wenn sie infolge genetisch bedingter Fehler dauerhaft gestört sind: (a) **Kartagener-Syndrom:** fehlender Zilienschlag wegen molekularer Defekte im Bewegungsapparat der Zilien (S. 26). Folge: chronische Entzündung der Schleimhäute von Nasen- und Nasennebenhöhlen (*Rhinitis* und *Sinusitis*) und *Bronchiektasen* (irreversible Erweiterung der kleinen Bronchien als Folge von chronischer Sekretstauung und Keimbesiedlung); (b) **Zystische Fibrose** (Mukoviszidose) (S. 347): unzureichende Sekretion von Flüssigkeit, dadurch Produktion eines hoch-viskösen, schwer transportierbaren Schleims. Folge: Verlegung der Bronchien mit nachfolgender Keimbesiedlung, Bronchiektasen, schließlich letale Ateminsuffizienz. ◀

Extrapulmonale Atemwege

In diesem Kapitel werden histologische Besonderheiten der Atemwege, insbesondere ihrer Mukosa, besprochen. Zur Makroskopie s. einschlägige Lehrbücher.

Nasenhöhle

Nach der Epithelausstattung der Nasenhöhle können drei Gebiete unterschieden werden:
- **Regio cutanea** mit einer Auskleidung durch *Epidermis*. Sie ist reich an Haaren (*Vibrissen*) und Talgdrüsen und kann apokrine Schweißdrüsen enthalten. Diese Zone entspricht weitgehend dem Nasenvorhof.
- **Regio olfactoria** mit Riechepithel. Diese insgesamt etwa 6 cm^2 große Zone liegt in der obersten Etage der Nasenhöhle (S. 473).
- **Regio respiratoria** umfasst den größten Teil der Nasenhöhle (Septum, Seitenwände und Muscheln). Sie besitzt respiratorisches Epithel (mit größeren Nestern von Becherzellen) und seromuköse Drüsen (*Glandulae nasales*)

Bemerkenswert ist die Gefäßarchitektur: Unter dem Epithel liegt ein Kapillarnetz, aus dem das Blut in weitlumige Venengeflechte der Mukosa abfließt. Diese sind insbesondere an der mittleren und unteren Nasenmuschel zu **Schwellkörpern** (*Corpora cavernosa nasi*) ausgebildet: Mit Hilfe von muskelstarken Drosselvenen kann die Blutfüllung der Schwellkörper und damit die Dicke der Schleimhaut reguliert werden. Dies hat Einfluss auf die Durchgängigkeit der Nasenhöhle für den Luftstrom. Für die Steuerung ist das vegetative Nervensystem verantwortlich.

Nasennebenhöhlen. Die Nebenhöhlen (*Sinus paranasales*) werden von respiratorischem Epithel ausgekleidet, das aber weniger hoch und weniger reich an Becherzellen ist als in der Nasenschleimhaut. Auch die hier vorwiegend mukösen Drüsen sind spärlich, die Lamina propria ist dünn.

Tränennasengang. Das Lumen des *Ductus nasolacrimalis* ist von mehrreihigem, zilienfreiem Zylinderepithel (mit Becherzellen) ausgekleidet. Die Lamina propria enthält einen Schwellkörper, der den Gang als dicke Manschette umgibt und mit den Schwellkörpern der Nasenschleimhaut in Verbindung steht.

▷ **Rhinitis:** Bei Entzündungsreaktionen (ausgelöst z.B. durch Allergien oder Krankheitskeime) führen starke Füllung der Schwellkörper und Einlagerung von Flüssigkeit (Ödem) in die Lamina propria zur „verstopften Nase"; gleichzeitig meist Überproduktion von dünnflüssigem Drüsensekret („Schnupfen"). – **Polypen** sind gutartige Schleimhautwucherungen in Nase und/oder Nebenhöhlen (meist eine Folge chronischer Entzündung) und können das Lumen völlig verlegen. ◁

Rachen

Die drei Stockwerke des Rachens (**Pharynx**) haben entsprechend ihrer Zugehörigkeit zum Atem- oder/und Speisetrakt unterschiedliche Epithelausstattungen. Der **Epipharynx** (Pars nasalis pharyngis) ist als reiner Luftweg mit *respiratorischem Epithel* ausgekleidet. Die Schleimhaut besitzt seromuköse Drüsen und enthält am Rachendach lymphatisches Gewebe (Rachenmandel, *Tonsilla pharyngea*, S. 274). Das Gaumensegel ist auf seiner nasalen Fläche zunächst von respiratorischem Epithel, in Nähe seines freien Randes von unverhorntem Plattenepithel überzogen. Der **Mesopharynx** (Pars oralis pharyngis) und der **Hypopharynx** (Pars laryngea pharyngis) gehören gleichzeitig zum Luft- und Speiseweg und sind von unverhorntem Epithel ausgekleidet. In der Lamina propria liegen muköse Drüsen (*Glandulae pharyngeales*), die Gleitspeichel sezernieren.

Kehlkopf

Der Kehlkopf (**Larynx**) besitzt ein **Skelett** (Schild-, Ring-, Stellknorpel) aus *hyalinem Knorpel*, der vom Ende der 2. Lebensdekade an langsam in Knochen umgewandelt wird (bei Männern ganz, bei Frauen teilweise). Der Knorpel des Kehldeckels (*Epiglottis*), die Cartilagines corniculatae et cuneiformes in der Plica aryepiglottica sowie der Processus vocalis des Stellknorpels bestehen aus *elastischem Knorpel*, der nicht verknöchert. Die **Epiglottis** ist auf der lingualen und zum Teil auch auf der laryngealen Fläche von unverhorntem Plattenepithel, im übrigen von respiratorischem Epithel überzogen. Die Lamina propria ist mit seromukösen Drüsen (*Glandulae epiglotticae*) und lymphatischem Gewebe ausgestattet.

Der Innenraum des Kehlkopfes (**Cavitas laryngis**) wird durch zwei Paare von sagittalen Falten (Taschenfalten und Stimmfalten) anatomisch in drei Stockwerke (Abb. 14.**1**) unterteilt. Die Kehlkopfschleimhaut trägt mit Ausnahme der Stimmfalten überwiegend *respiratorisches Epithel*, das allerdings im Vestibulum laryngis von Ausläufern und Inseln unverhornten Plattenepithels durchsetzt sein kann. In der Lamina propria liegen (außer an der Plica vocalis) seromuköse Drüsen. In der Schleimhaut der Taschenfalten und des Ventrikels kommt lymphatisches Gewebe vor („Tonsilla laryngealis"). Die Kehlkopfschleimhaut besitzt eine dichte sensible Innervation (Hustenreflex).

Glottis. Die Glottis ist der stimmmbildende Teil des Kehlkopfes und zugleich der Verschlussapparat für die unteren Atemwege. Die Stimmritze (*Rima glottidis*) wird durch die beiden Stimmfalten (**Plicae vocales**) begrenzt. Die bindegewebige Grundlage der Plica vocalis ist das Stimmband (*Lig. vocale*, Oberrand des Conus elasticus). Es besteht aus überwiegend sagittal verlaufenden kollagenen und elastischen Fasern. Lateral davon liegt der *M. vocalis* (innerster Teil des M. thyroarytenoideus), der bei der Phonation durch seine isometrische Kontraktion für

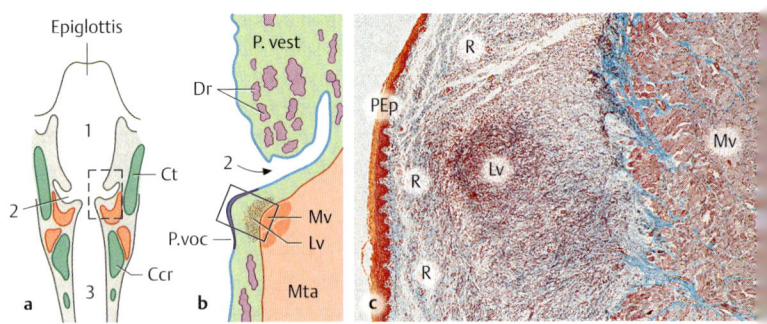

Abb. 14.**1** **Kehlkopf.** **a** Makroskopie (Frontalschnitt von dorsal gesehen, schematisch). **1**, Vestibulum **2**, Ventriculus. **3**, Cavitas infraglottica. **Ct**, Cartilago thyroidea. **Ccr**, Cartilago cricoidea. **b** Ausschnitt aus a). **P. vest**, Plica vestibularis. **P. voc**, Plica vocalis. **Dr**, Drüsen. **Lv**, Lig. vocale. **Mv**, M. vocalis. **Mta**, M. thyroarytenoideus. *Hellblau*, respiratorisches Epithel, *dunkelblau*, unverhorntes Plattenepithel **c** Ausschnitt aus b. **PEp**, unverhorntes Plattenepithel. **R**, Reinke-Raum (lockeres Bindegewebe zwischen Mukosa und Lig. vocale). Beachte die Papillen-Verzahnung zwischen Epithel und Lamina propria sowie den Reichtum an elastischen Fasern im Lig. vocale. Goldner-Resorcin-Fuchsin. Vergr. 25fach.

die Feineinstellung der Stimmlippenschwingung verantwortlich ist. Die zur Stimmritze weisende freie Kante der Stimmfalte trägt, entsprechend der hier herrschenden hohen mechanischen Beanspruchung, **unverhorntes mehrschichtiges Plattenepithel**. Das lockere Bindegewebe unter der Mukosa (*Reinke-Raum* der Kliniker, s.u.) ermöglicht eine gewisse Verschieblichkeit der Mukosa gegenüber dem Lig. vocale, was bei der Phonation von Bedeutung ist. Die Stimmfalten sind *drüsenfrei*. Ihre Oberfläche muss durch die Drüsensekrete aus den darüber liegenden Kehlkopf-Stockwerken feucht gehalten werden.

▶ **„Glottis-Ödem"**: Die Lamina propria der Schleimhaut im supraglottischen Raum ist recht locker gebaut und lässt größere Flüssigkeitseinlagerungen (Ödem) zu (z.B. bei allergischen Reaktionen). Folge: Verlegung der Stimmritze durch Schleimhautschwellung, Erstickungsgefahr („Glottis-Ödem", obgleich das Ödem oberhalb der Glottis sitzt). — **Reinke-Ödem**: Flüssigkeitsansammlungen in den Bindegewebsspalten des Reinke-Raumes (s.o.) rufen an der Stimmfalte eine Schwellung hervor, die in die Stimmritze hineinragt und die Phonation beeinträchtigt. ◀

Trachea und Hauptbronchien

Trachea (Luftröhre) und Hauptbronchien besitzen ein Stützgerüst aus C-förmigen, nach dorsal offenen **Knorpelspangen** (hyalin). Diese sind in Längsrichtung durch Bandstrukturen (*Ligg. anularia*) verbunden. Eine Wand (**Paries membranaceus**) aus Bindegewebe und transversal verlaufender glatter Muskulatur (*M. trachealis* bzw. *bronchialis*) bildet den dorsalen Abschluss (Abb. 14.**2**). Der gesamte Stützapparat wird als *Tunica fibro-musculo-cartilaginea* bezeichnet. Eine **Adventitia** aus lockerem Bindegewebe vermittelt den Anschluss an die Umgebung.

Die **Mukosa** trägt respiratorisches Epithel, mit Ausnahme der Bifurkationen (hier unverhorntes Plattenepithel). Im submukösen Bindegewebe liegen seromuköse Drüsen (*Glandulae tracheales* bzw. *bronchiales*), und zwar vorwiegend auf Höhe der Ligg. anularia und im Paries membranaceus (hier auch dorsal von der Muskelschicht). Die Mukosa von Trachea und Bronchialbaum ist reichlich mit afferenten Nervenfasern versehen (Hustenreflex; Dehnungsrezeptoren).

Die Lamina propria und die Ligg. anularia sind sehr reich an **längs orientierten elastischen Fasern**. Dadurch sind Trachea und Hauptbronchien längs-elastische Rohre, die sich den Bewegungen der Umgebung anpassen können. Die glatten Muskeln im Paries membranaceus sind am Perichondrium der Knorpelspangen befestigt und ermöglichen eine Kaliberveränderung der Luftwege.

Mikroskopierhilfe extrapulmonale Luftwege

Verwechslungen zwischen den extrapulmonalen Luftwegen und anderen Hohlorganen sind kaum möglich, wenn folgende Punkte beachtet werden: (a) Makroskopie des Präparates; (b) fast überall *respiratorisches Epithel* und *seromuköse Drüsen*; diese Kombination gibt es in anderen Hohlorganen nicht.

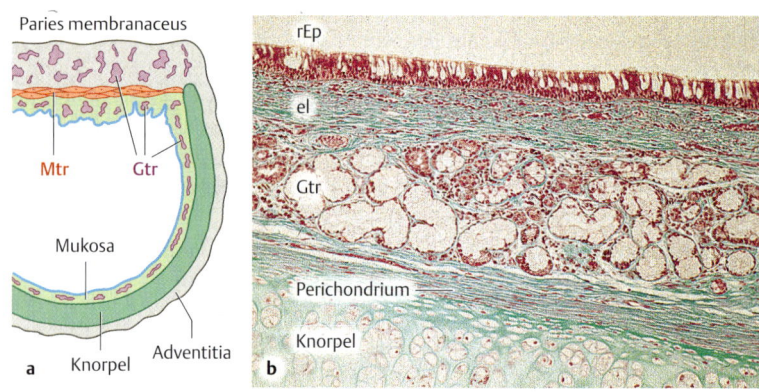

Abb. 14.**2** **Trachea.** **a** **Querschnitt** (Schema). **Gtr**, Glandulae tracheales. **Mtr**, M. trachealis. *Hellblau*, respiratorisches Epithel. **b** Ausschnitt aus der Wand der menschlichen Trachea (Querschnitt). **rEp**, respiratorisches Epithel (mehrreihig mit Kinozilien und zahlreichen hell erscheinenden Becherzellen). **el**, Schicht der Lamina propria mit vielen längs verlaufenden elastischen Fasern (nicht angefärbt). **Gtr**, Glandulae tracheales, seromukös. Goldner. Vergr. 75fach.

14.2 Lunge

Allgemeine Vorbemerkungen. Die Lungen setzen sich vor allem aus den Verzweigungen des **Bronchialbaumes**, den Ästen der Lungenarterien und -venen und den **Alveolen** zusammen. Die Lunge ist außerordentlich reich an **elastischen Fasern.** Diese stehen ständig unter Zug und würden die Lunge zu einem gut faustgroßen Gebilde zusammenschnurren lassen, wenn die Haftung zwischen Lungenoberfläche und Thoraxwänden entfiele (Pneumothorax). Die physiologische Haftung beruht darauf, dass zwischen den serösen Häuten **Pleura pulmonalis** (Lungenfell) und **Pleura parietalis** (Brust- oder Rippenfell) ein Flüssigkeitsfilm liegt (S. 294). Dieser hält die beiden Pleurablätter durch kapilläre Adhäsion zusammen. So kann die Lungenoberfläche sich zwar gegen die Thoraxwände verschieben, sich aber nicht von ihnen trennen. Sie muss allen Exkursionen passiv folgen (Grundlage der Atmungsmechanik).

Bronchialbaum

Aufzweigung des Bronchialbaumes

Die **Entwicklung** der Lunge nimmt ihren Ausgang von der Wand des Vorderdarms und ähnelt der Entstehung eines Drüsenbaumes. Das macht das überwiegend **dichotome Verzweigungsmuster** (d.h. jeweils *zwei* Tochterzweige) des Bronchialbaumes und die Läppchengliederung des Lungenparenchyms verständlich (Abb. 14.**3**).

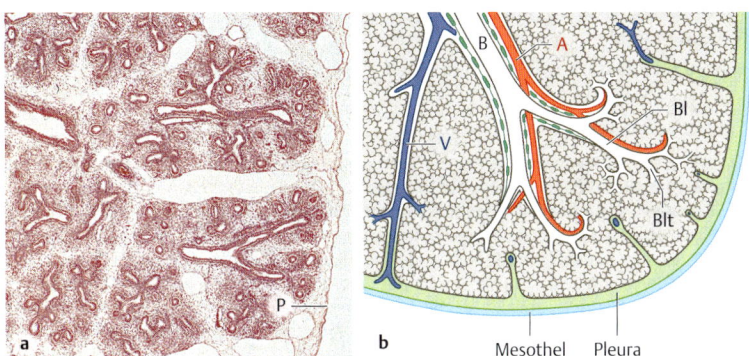

a

b   Mesothel   Pleura

Abb. 14.**3** **Verzweigungen des Bronchialbaumes**. **a** Lunge eines menschlichen Feten (4. Monat). Die dichotome Verzweigung der künftigen Luftwege und die Läppchengliederung des Parenchyms sind zu erkennen. **P**, Pleura pulmonalis. **b** Reife Lunge. Luftwege weiß. Die peripheren Äste der A. pulmonalis (**A**, *rot*) und der Vv. pulmonales (**V**, *blau*) verlaufen unabhängig voneinander. **B**, Bronchus, mit Knorpel (*dunkelgrün*) in der Wand. **Bl**, Bronchiolus (ohne Knorpel). **Blt**, Bronchiolus terminalis. Beachte die von der Pleura in das Parenchym hineinziehenden Interlobulärsepten. Vergr. 25fach (a).

Die *Hauptbronchien* teilen sich nach Eintritt in die Lunge in *Lappenbronchien* (rechts 3, links 2) und diese in *Segmentbronchien* (10 in jeder Lunge) auf. Die weiteren Verzweigungen erfolgen oftmals *irregulär dichotom*: Aus einem Ast entstehen *zwei ungleiche* Äste, von denen der eine (stärkere) eher die alte Richtung beibehält, während der andere mehr abbiegt und seine weiteren Zweige auch im Bogen zurückwenden kann (dadurch Unterbringung von terminalen Verzweigungen und Alveolen auch in zentralen Bereichen der Lunge). Von der Trachea bis in die äußerste Peripherie werden bis zu **24 Teilungsschritte** geschätzt, die meisten davon im *distalen* Bereich des Bronchialbaumes.

Alle Zweige des Bronchialbaumes, deren Wände Knorpelgewebe und seromuköse Drüsen enthalten, sind **Bronchien**. Sobald Knorpel und Drüsen *fehlen*, handelt es sich um **Bronchiolen**. Es folgt eine Aufzählung der Luftwege, die in histologischen Präparaten der Lunge zu erwarten sind.

Konduktive Abschnitte:
- **Segmentbronchien** werden durch mehrere Generationen von
- **Bronchien** (*Bronchi intrasegmentales*; mittlere, kleine und kleinste; Kaliber bis 1 mm abwärts) fortgesetzt. Darauf folgen die
- **Bronchioli** (Kaliber < 1 mm), die nach mehreren Teilungen übergehen in
- **Bronchioli terminales** (Kaliber ca. 0,4 mm). Sie teilen sich mehrfach und stellen die *Endstrecke* der rein konduktiven Atemwege dar. Die Maße beziehen sich auf den histologischen Befund. In Ausgusspräparaten, die die Weite der Luftwege wohl lebensnäher wiedergeben, werden größere Kaliber gemessen.

Respiratorische Abschnitte: Aus den Bronchioli terminales gehen mehrere Generationen von

- **Bronchioli respiratorii** hervor. Es folgen mehrere Generationen von
- **Ductus alveolares**, die in
- **Sacculi alveolares** enden.

Gliederung des Lungenparenchyms. Alle Lufträume, die von einem *Bronchiolus terminalis* der letzten Generation abhängig sind, werden als **Azinus** (Durchmesser ca. 5 mm) zusammengefasst. Er besteht aus Bronchioli respiratorii, Ductus alveolares und mehreren Tausend Alveolen. Diese Gliederung hat in der Pathologie Bedeutung (z.B. für die morphologische Klassifizierung des Emphysems, Lungenblähung). Mehrere Azini bilden einen **Lobulus** (Durchmesser ca. 2 cm). Dieser wird von einem *präterminalen Bronchiolus* versorgt. Lobuli sind (unvollständig) durch Bindegewebssepten begrenzt und vor allem in der Lungenperipherie erkennbar (vgl. Abb. 14.3). An der Lungenoberfläche werden ihre Grenzen durch ein schwarzes Netzmuster makroskopisch sichtbar. Dieses entspricht den interlobulären Septen, welche durch darin liegende Staub-beladene Makrophagen markiert werden.

Wand der Bronchien

Die Bronchialwand besteht aus folgenden **Hauptschichten** (Abb. 14.**4**):

1. Schleimhaut,
2. Muskelschicht,
3. Stützgerüst aus Knorpel (hyalin, weiter distal elastisch) und Fasern,
4. peribronchiales Bindegewebe.

Die **Schleimhaut** trägt respiratorisches Epithel. Die Lamina propria ist reich an längs verlaufenden *elastischen Fasern* und enthält freie Zellen der Abwehr (u.a. Lymphozyten, Mastzellen). Außen davon liegt ein *kontinuierlicher* Mantel aus **glatter Muskulatur** (Anordnung der Muskelzellen scherengitterartig, daher im Schnitt nicht immer als geschlossene Schicht erscheinend). Das **Stützgerüst** wird

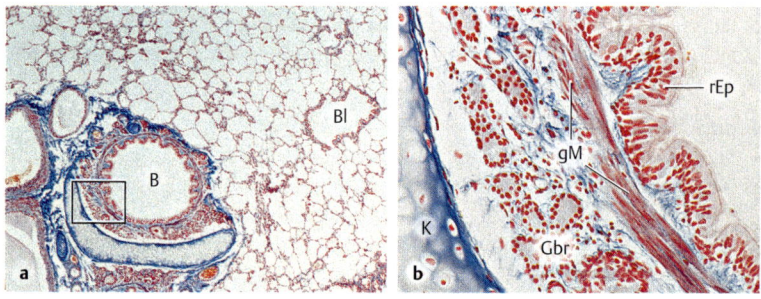

Abb. 14.**4** **Lunge** (Katze). **a** Übersicht. **B**, kleiner Bronchus. **Bl**, Bronchiolus. **b** Ausschnitt aus a. **rEp**, respiratorisches Epithel. **gM**, glatte Muskulatur. **Gbr**, Glandulae bronchiales. **K**, hyaliner Knorpel. Azan. Vergr. 20fach (a) und 150fach (b).

durch unregelmäßige *Knorpelplatten* gebildet, die mit Bindegewebe zu einer Knorpel-Faser-Schicht verwoben sind. Diese ist wiederum reich an longitudinalen *elastischen Fasern*. Das lockere **peribronchiale Bindegewebe** stellt ein Kontinuum dar, welches die Zweige des Bronchialbaumes vom Hilum bis zu den Bronchioli begleitet. Hier verlaufen die Vasa privata (s.u.) des Bronchialbaumes, Nerven und Lymphgefäße; gelegentlich kommen Lymphfollikel vor. Die seromukösen **Bronchialdrüsen** liegen meist in einer Bindegewebsschicht zwischen Muskulatur und Stützgerüst, können aber auch bis ins peribronchiale Bindegewebe reichen.

Aufgrund der postmortal eintretenden Verkürzung der Bronchialmuskulatur wird das Lumen verengt, die Mukosa ist in Längsfalten aufgeworfen (*sternförmiges Lumen* der Bronchien und Bronchiolen im histologischen Schnitt). Dieses Bild entspricht *nicht* dem Zustand in vivo.

Neuroendokrine Zellen. Im Epithel der unteren Luftwege (Trachea bis Bronchioli terminales) kommen neuroendokrine Zellen vor. Sie liegen einzeln oder in Gruppen (*neuroepitheliale Körperchen*) zwischen den Flimmerzellen, ähneln den enteroendokrinen Zellen (S. 374) und gehören wie diese zum System der disseminierten endokrinen Zellen (S. 372). Der Zellleib durchspannt die ganze Höhe des respiratorischen Epithels. Im basalen Zytoplasma liegen Hormonspeicherorganellen (Serotonin, verschiedene Peptide), der Zellapex reicht mit Mikrovilli ins Lumen. Die neuroepithelialen Körperchen werden für **Chemorezeptoren** gehalten, die die O_2-Konzentration in der Atemluft vermessen und durch parakrine Sekretion Gefäß- und Bronchialmuskulatur beeinflussen können (lokale Steuerung der Durchblutung und Belüftung).

▶ Von den neuroendokrinen Zellen des respiratorischen Epithels leiten sich zwei Arten von Tumoren ab: (1) der Karzinoidtumor (S. 374); (2) das kleinzellige Bronchialkarzinom, ein hochmaligner Tumor, der etwa ein Drittel aller Bronchialkarzinome ausmacht (meist – wie die anderen Typen von Bronchialkarzinomen auch — durch chronisches Zigarettenrauchen verursacht). ◀

Wandaufbau der terminalen Luftwege

In der Wand der **Bronchiolen** *fehlen Knorpel* und *Drüsen.* Die Muskelschicht ist relativ stark. Das peribronchioläre Bindegewebe ist allseits mit den elastischen Strukturen der umliegenden Alveolenwände und dadurch indirekt mit der Lungenoberfläche sowie den interlobulären und intersegmentalen Bindegewebssepten verbunden. Auf diese Weise wird ein radiärer Zug auf die Bronchiolen ausgeübt, durch den sie *offen gehalten* werden. Die **Bronchioli respiratorii** zeichnen sich dadurch aus, dass ihre Wände von den Öffnungen einzelner Alveolen durchsetzt sind. Die **Ductus alveolares** und **Sacculi alveolares** sind die Vorräume zu den Alveolen. Die Begrenzung dieser Wege besteht praktisch nur noch aus den „Türrahmen" der dicht aufeinander folgenden Alveoleneingänge (Abb. 14.**5**). Die Eingänge sind durch einen Ring aus glatten Muskelzellen, kollagenen und elastischen Fasern verstärkt.

Epithel der Bronchiolen. Die *Bronchioli* der menschlichen Lunge besitzen einreihiges zylindrisches Flimmerepithel mit wenigen Becherzellen. Die *Bronchioli terminales* werden von einfachem zylindrischem bis kubischem Epithel ausgeklei-

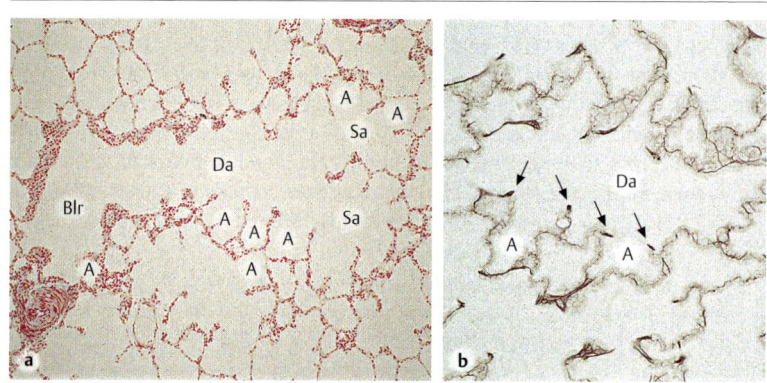

Abb. 14.**5** **Bereich des Gasaustausches.** **a** Kontinuität zwischen Bronchiolus respiratorius (**Blr**), Ductus alveolaris (**Da**) und zwei Sacculi alveolares (**Sa**). **A**, Alveole. Azan. **b** Darstellung der elastischen Fasern (Resorcin-Fuchsin). **Pfeile** weisen auf Anschnitte der elastischen Ringe um die Alveoleneingänge. Vergr. 50fach (a) und 100fach (b).

det. Es kommen zilienfreie Zellen (Clara-Zellen) vor, Becherzellen fehlen. In den *Bronchioli respiratorii* und auf den „Türpfosten" in den *Ductus alveolares* sind beim Menschen außer Clara-Zellen überwiegend schon Pneumozyten Typ-II (s.u.) zu finden. **Clara-Zellen** sind sekretorische Zellen der distalen Luftwege. Sie weisen große Spezies-abhängige Unterschiede auf und über ihre Funktion ist viel spekuliert worden. Gesichert ist, dass die Clara-Zellen (auch beim Menschen) einige Proteine sezernieren, die die Abwehrmechanismen in den terminalen Luftwegen beeinflussen: Die Surfactant-assoziierten Proteine SP-A und SP-D, die als Opsonine wirken (s.u.), sowie ein Clara-Zell-Protein (CCSP, *Clara cell secretory protein*), das wahrscheinlich übermäßige Entzündungsreaktionen verhindert.

Regulierung der Lumen-Weite. Durch die Bronchialmuskulatur kann die Größe des *Totraumvolumens* (des Teils vom Atemzugvolumen, der nicht bis in die Alveolen gelangt und nicht für den Gasaustausch zur Verfügung steht) reguliert werden. Der *Parasympathikus* (cholinerge Nervenfasern) verursacht (z.B. bei Ruheatmung) Muskelkontraktion und damit *Bronchokonstriktion* (physiologischer Zweck: Verkleinerung des Totraumvolumens bei Ruheatmung). Der **Sympathikus** (adrenerge Nervenfasern) führt (z.B. bei forcierter Atmung) durch Erschlaffung der Muskulatur eine **Bronchodilatation** herbei. Ebenso wirken sympathomimetische Arzneistoffe.

▷ Das **Asthma bronchiale** ist gekennzeichnet durch anfallsweise wiederkehrende (vorwiegend exspiratorische) Dyspnoe, die durch Einengung (Obstruktion) des Bronchialbaumes bedingt ist. Dem liegen *Bronchospasmus* (krampfartige Kontraktion der Bronchialmuskulatur), *Ödem der Mukosa* und *Überproduktion eines hoch-viskösen Schleims* zugrunde. Diese Entgleisung kann durch Übergewicht von cholinergen Mechanismen, durch Histamin und andere Wirkstoffe aus den *Mastzellen* der Bronchialschleimhaut und durch verschiedene andere Entzündungsmediatoren bewirkt werden. Die auslösenden Ursachen sind vielfältig. ◁

Blutgefäße

Die Lunge ist an *beide Kreisläufe* angeschlossen. Die meisten intrapulmonalen Blutgefäße sind *Vasa publica* des kleinen Kreislaufs (Äste der A. pulmonalis und der Vv. pulmonales). Außerdem besitzt die Lunge *Vasa privata* (Rr. bronchiales und Vv. bronchiales), die zum großen Kreislauf gehören und der Versorgung des Bronchial- und Gefäßbaumes sowie der Pleura dienen. Zwischen beiden Zirkulationen gibt es Anastomosen.

Die Äste der A. pulmonalis folgen bis in die Peripherie den Aufteilungen des Bronchialbaumes (Abb. 14.**3b**). Die peripheren Zweige der Vv. pulmonales verlaufen zunächst *unabhängig* von den Arterien in den Bindegewebsstraßen zwischen den Lobuli und Segmenten und treten erst weiter proximal in das peribronchiale Bindegewebe ein.

Mikroskopierhilfe Bronchialbaum

Verwechslungen zwischen den einzelnen Abschnitten des Bronchialbaumes können vermieden werden durch Beachtung folgender Kriterien: Relatives Kaliber? Knorpel und Drüsen in der Wand? Epithel Zilien-tragend? Alveolaröffnungen in der Wand?

Alveolen

Hier endlich ist der Ort des Gasaustausches. Die Alveolen (Gesamtzahl aus beiden Lungen ca. 300 Millionen) sind mit Luft gefüllte polygonale Räume (Durchmesser ca. 250 μm), die durch dünne Wände (*Interalveolarsepten)* voneinander getrennt sind.

Interalveolarsepten

Die Alveolarwände (Dicke nur 5–8 μm) dienen als stabile Träger für das außerordentlich dichtmaschige **Kapillarnetz** des kleinen Kreislaufs, das hier mit einer Gesamtoberfläche von etwa 100 m^2 in möglichst enger Nachbarschaft zum Luftkompartiment untergebracht werden muss. Jede Alveolarwand gehört den benachbarten Alveolen *gemeinsam*, d.h. das Kapillarnetz unterhält engste Nachbarschaft zu *beiden* Alveolen (Abb. 14.**6**). Die Oberflächen sind beidseits von **Alveolarepithel** bedeckt, das aus zwei Zelltypen besteht: Die **Pneumozyten Typ I** (Alveolarepithelzellen Typ I; kurz: Typ I-Zellen) haben einen großflächigen, dünnen Zellleib, mit dem sie die Kapillaren überziehen (Blut-Luft-Schranke, s.u.) und den größten Teil der Alveole austapezieren. Die **Pneumozyten Typ II** (Typ II-Zellen) sind kubisch, sie produzieren den **Surfactant** (s.u.) (Abb. 14.**7**); außerdem geht aus ihnen der Ersatz von Typ I-Zellen hervor. Alle Zellen des Alveolarepithels sind durch *Tight junctions* untereinander verbunden.

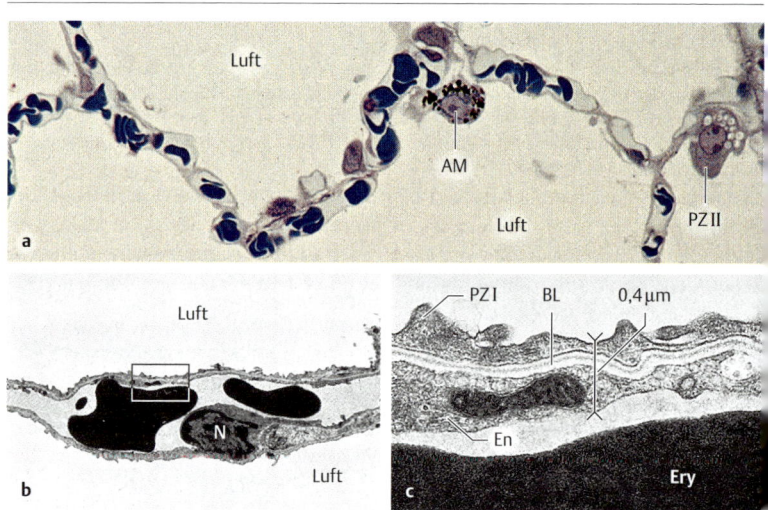

Abb. 14.**6** **Interalveolarsepten, Blut-Luft-Schranke** (Ratte). **a** In den Alveolarwänden sind zahlreiche Anschnitte von Kapillaren (mit Erythrozyten darin) zu sehen. **AM**, Alveolarmakrophage (mit Kohlepartikeln beladen). **PZ II**, Pneumozyt Typ II; die Vakuolen kommen durch artifizielle Herauslösung der Phospholipid-haltigen Lamellenkörper (Surfactant) zustande. Semidünnschnitt, Methylenblau. **b** Ultrastruktur der Alveolarwand an einer dünnen Stelle. Eine Kapillare ist längs geschnitten. **N**, Zellkern der Endothelzelle. **c** Blut-Luft-Schranke (Ausschnitt aus b). **PZ I**, Pneumozyt Typ I. **BL**, Basallamina. **En** Endothel (mit einem Mitochondrium). **Ery**, Erythrozyt. Vergr. 640fach (a), 3 350fach (b), 27 000fach (c)

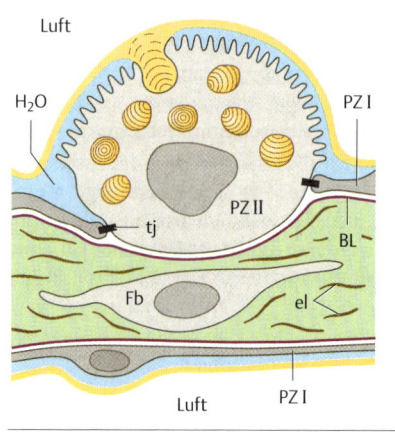

Abb. 14.**7** **Pneumozyt Typ II** (EM-Schema). Die Zelle trägt Mikrovilli und enthält Zellorganellen mit lamellärer Binnenstruktur, in denen Phospholipide (Surfactant) gespeichert sind. Freisetzung durch Exozytose. Die gesamte Oberfläche des Alveolarepithels ist von einem wässrigen Flüssigkeitsfilm (blau) überzogen. An der Luft-Wasser-Grenze liegt eine monomolekulare Schicht aus Phospholipiden (gelb). **PZ I**, Pneumozyt Typ I. **BL**, Basallamina. **Fb**, Fibroblast im Innern der Alveolarwand. **el**, elastische Fasern. Vergr. ca. 5 000fach.

Das bindegewebige Grundgerüst der Alveolarwand besteht aus Kollagenfibrillen und vor allem aus **elastischen Fasern** (Abb. 14.**5b**), die die Alveole korbartig umgeben. Die Bindegewebszellen sind spärlich; sie sollen Myofibroblasten-Eigenschaften haben. Der alveoläre Faserapparat insgesamt bildet ein kontinuierliches, elastisches Netz, das die gesamte Lunge von den großen Bronchien bis zur Lungenoberfläche durchzieht.

Die Interalveolarsepten weisen **Poren** auf, die eine Verbindung zu Nachbaralveolen herstellen (Kohn-Poren). Dadurch können Alveolen auch noch dann belüftet werden, wenn der sie versorgende terminale Luftweg verlegt ist (Pathologie: transalveolärer Ausbreitungsweg für Krankheitskeime).

Durch die **Blut-Luft-Schranke** hindurch geht der Gasaustausch vonstatten. Sie besteht an den dünnsten Stellen aus folgenden Strukturen (Abb. 14.**6c**): *Kapillarendothel* (vom geschlossenen Bautyp), Zellleib des *Pneumozyten Typ I* und dazwischen eine *gemeinsame Basallamina*. Im Mittel hat die anatomische Blut-Luft-Schranke eine Dicke von 0,6 µm, an den dünnsten Stellen nur 0,2 µm. Die tatsächliche Diffusionstrecke zwischen Alveolarlumen und Erythrozyt ist etwas länger, weil außer den anatomischen Strukturen die Schicht des Surfactant samt der flüssigen Hypophase sowie die Flüssigphase des Blutes berücksichtigt werden müssen. Die gesamte Austauschfläche wird auf mindestens 100 m^2 geschätzt.

Der **Antiatelektasefaktor (Surfactant)** (surface active agent) besteht aus **Phospholipiden** (überwiegend Dipalmitoyl-Phosphatidylcholin = Lecithin) und verschiedenen assoziierten Proteinen (10 %). Die Phospholipide vermindern die **Oberflächenspannung** des Flüssigkeitsfilms, der dem Alveolarepithel aufliegt (wässrige Hypophase des Surfactant). Ohne diesen Faktor wäre die Oberflächenspannung an der Wasser/Luft-Grenze so hoch, dass die Alveolen sich nicht entfalten ließen (Atelektase = nicht entfaltete Alveolen). Surfactant wird von den Typ II-Zellen synthetisiert und in Speicherorganellen (Lamellenkörpern) auf Vorrat gelagert (Abb. 14.**7**). Nach der Exozytose verteilen sich die Phospholipide aufgrund ihres **amphiphilen** Charakters (teils hydrophil, teils hydrophob) als monomolekulare Schicht an der **Wasser/Luft-Grenze**. Ein beträchtlicher Teil des Surfactant wird mehrfach verwendet (Aufnahme und erneute Ausschüttung durch die Pneumozyten II), ein Teil wird von den Alveolarmakrophagen beseitigt.

Die **Surfactant-assoziierten Proteine (SP)** sind wichtige Co-Faktoren, die u.a. den Umsatz des Surfactant regulieren. SP-B und SP-C sind außerdem lebenswichtig für die *Stabilisierung* des Surfactant-Films. SP-A und SP-D wirken u.a. als *Opsonine* der unspezifischen Abwehr (S. 258): Bindung an die Oberfläche von Krankheitskeimen, wodurch diese leichter von Alveolarmakrophagen (s.u.) phagozytiert werden können.

Der Surfactant ist erforderlich, sobald die Lunge belüftet wird. Um die 30. Schwangerschaftswoche (SSW) haben die Typ II-Zellen gerade die Surfactant-Produktion aufgenommen und die Blut-Luft-Schranke ist gerade so weit ausgebildet, dass im Falle einer Frühgeburt die Entfaltung der Alveolen und der Gasaustausch ohne intensiv-medizinische Unterstützung möglich sind. Da die Typ II-Zellen aber erst nach der 35. SSW voll funktionstüchtig sind, muss besonders bei Frühgeborenen mit einem Mangel an Surfactant gerechnet werden (lebensbedrohliches **Atemnotsyndrom der Neugeborenen**).

Abwehrmechanismen der Lunge

Die mukoziliären Reinigungsmechanismen (S. 282) werden durch weitere Maßnahmen ergänzt: Alveolarmakrophagen; SP-A und SP-D (s.o.); Abwehrzellen in der Mukosa der Atemwege; Sekretion von IgA-Antikörpern (S. 276); bakterizide Stoffe (z.B. Lysosozym, Defensine) aus den Bronchialdrüsen.

Die **Alveolarmakrophagen** gehören zum Monozyten-Phagozyten-System (MPS, S. 237). Sie patrouillieren in den Alveolen und zilienfreien terminalen Luftwegen und räumen Staubpartikel, Keime, tote Zellen usw. ab. Dann wandern sie entweder bis in die mit Flimmerepithel ausgestatteten Luftwege und werden hinaustransportiert; oder sie migrieren in die Bindegewebsstraßen des Lungenparenchyms, wo sie entweder liegen bleiben (S. 288, Lobulusmuster), oder von wo sie über die Lymphbahnen in die regionären Lymphknoten gelangen (dadurch Entstehung von anthrakotischen Lymphknoten, Abb. 13.**15**).

Lymphgefäße. Die Lymphgefäße der Lunge beginnen: (a) im peribronchiolären Bindegewebe und folgen den Ästen der A. pulmonalis; (b) in der Subserosa der Pleura pulmonalis (s.u.) und folgen den Ästen der Vv. pulmonales. Die ersten Lymphknoten liegen am Übergang Segment-/Lappenbronchien (Noduli lymphatici intrapulmonales).

▶ **Staublunge.** Chronische Einatmung von Silizium-haltigen Stäuben (Quarzkristalle, Asbest) führt zum Krankheitsbild der Staublunge. Die Kristalle schädigen die Membranen der Alveolarmakrophagen, die die Mineralien zu beseitigen versuchen. Die Zellen sezernieren, ehe sie absterben, Zytokine, die (a) weitere Makrophagen anlocken, (b) die Lungenfibroblasten zur Proliferation und Faserproduktion anregen. Folge: fortschreitende Lungenfibrose (**Silikose, Asbestose**). – Bestimmte Asbesttypen begünstigen außerdem die maligne Entartung des Bronchialepithels (Bronchialkarzinom) und des Pleura-Mesothels (**Mesotheliom**). ◀

Pleura

Die Lunge wird von der **Pleura pulmonalis** (Lungenfell) überzogen. Die makroskopisch spiegelglatte Oberfläche der Pleura trägt ein einschichtiges Serosaepithel (**Mesothel**). Die Serosa sitzt einer elastischen Bindegewebsschicht (Subserosa) auf, die mit dem Lungenparenchym und den Interlobulärsepten verbunden ist (Abb. 14.**3**). Die Pleura pulmonalis schlägt am Lungenhilum in die **Pleura parietalis** (Brust- oder Rippenfell) um. Diese kleidet den Thorax aus und ist an der freien Oberfläche ebenfalls von Mesothel bedeckt. Zwischen beiden Mesothel-Oberflächen liegt der kapilläre **Pleuraspalt**. Er enthält einen Film aus Hyaluronan-reicher Flüssigkeit, welcher für die Haftung beider Pleuraoberflächen aneinander und zugleich für ihre Verschieblichkeit gegeneinander verantwortlich ist.

▶ **Rippenfellentzündung** (Pleuritis). Die *Pleura parietalis* ist sensibel innerviert, entzündungsbedingte Rauigkeiten auf dem Mesothel erzeugen starke atemabhängige Schmerzen. Die primäre Ursache liegt dabei meist in der **Lunge** (Entzündungsherd nahe der Oberfläche, Übergreifen auf die Pleura pulmonalis und über den Pleuraspalt hinweg auf die Pleura parietalis). ◀

15 Mundhöhle

Die Mundhöhle samt ihren Anhangsdrüsen bildet zusammen mit dem mittleren und unteren Stockwerk des Rachens den Kopfteil des Verdauungsapparates. Die Mundhöhle enthält Einrichtungen, die die Nahrung auf ihre mechanischen, thermischen und chemischen Eigenschaften überprüfen (Rezeptoren in der *Schleimhaut* einschließlich der *Zunge*), sie zerkleinern (*Zähne* und *Zahnhalteapparat*) und sie gleitfähig machen (Sekrete der *Speicheldrüsen*). Die Zahnreihen unterteilen den Raum in das Vestibulum (vorn und lateral durch *Lippen* und *Wangen* begrenzt) und die Mundhöhle im engeren Sinne (oben durch harten und weichen *Gaumen*, unten durch den *Mundboden* begrenzt). Der Eingang in den Rachen ist von Tonsillen umgeben (S. 273).

15.1 Mundschleimhaut

Die Schleimhaut der Mundhöhle besteht überall aus **mehrschichtigem Plattenepithel** (je nach Region unverhornt oder verhornt, s.u.) und einer bindegewebigen **Lamina propria**. Diese enthält stets Abwehrzellen (vor allem Lymphozyten und Makrophagen). In manchen Regionen folgt darunter noch eine bindegewebige *Submukosa*, in die kleine Speicheldrüsen (seromukös oder mukös) eingelagert sind. Das Plattenepithel enthält regelmäßig nicht-epitheliale Zellen, nämlich Melanozyten, Langerhans-Zellen und Merkel-Zellen. Die Mundschleimhaut ist reich mit zum Teil komplex gebauten, sensiblen Nervenendigungen ausgestattet (S. 469).

Aufgrund struktureller Merkmale, die mit unterschiedlichen Funktionen korreliert sind, können drei Schleimhautbezirke unterschieden werden:
1. **Mastikatorische Schleimhaut** (beim Kauen mechanisch beanspruchte Schleimhaut) am Zahnfleisch und harten Gaumen: Epithel *verhornt* (para- oder orthokeratinisiert, S. 85); hohe, dicht stehende Bindegewebspapillen; Schleimhaut unverschieblich an der Unterlage (Periost, Zahn) befestigt.
2. **Auskleidende Schleimhaut** (Lippen, Wangen, Vestibulum, Mundboden, Zungenunterseite, weicher Gaumen): Epithel *unverhornt*; meist Submukosa mit Drüsen.
3. **Spezialisierte Schleimhaut** auf dem Zungenrücken (s.u.); spezielle *Zungenpapillen* mit Einrichtungen für Geschmacks-, Tast- und Temperaturwahrnehmung.

Wangen, Lippen, Gaumen

Grundstock der **Wangen** und **Lippen** sind die Muskelplatten des M. buccinator bzw. des M. orbicularis oris (Abb. 15.**1**). Letzterer ist an seinem freien Rand nach ventral umgekrempelt (Grundlage des Lippenwulstes). Unter der Schleimhaut liegt eine Submukosa mit kleinen Speicheldrüsen (*Glandulae buccales* bzw. *labiales*). Die Schleimhaut der Lippen setzt sich nach außen in die Haut des Gesichtes fort (verhorntes Plattenepithel); die Übergangszone entspricht dem **Lippenrot**. Hier ist das Plattenepithel zunächst parakeratinisiert und weiter außen orthokeratinisiert (Hornschicht dünn). Die Färbung dieser Region spiegelt die **Farbe des Blutes** wider, die hier aufgrund der hohen, reich vaskularisierten Bindegewebspapillen und der geringen Dicke des Epithels durchschimmert. Das Lippenrot ist, abgesehen von einzelnen freien Talgdrüsen, drüsenfrei.

Der **weiche Gaumen** enthält als Grundgerüst eine sehnig-muskuläre Platte (Muskeln des Gaumensegels und der Gaumenbögen), median-sagittal verlaufende Fasern (*M. uvulae*) ziehen in das Zäpfchen (**Uvula**) hinein. Die Schleimhaut entspricht jener der Wange, das Plattenepithel ist unverhornt. Die Oberseite des Gaumensegels gehört bereits zum Atemtrakt (respiratorisches Epithel). Die Schleimhaut des **harten Gaumens** ist fest mit dem Periost der knöchernen Gaumenplatte verbunden und trägt meist *orthokeratinisiertes* Plattenepithel. In der Submukosa von Gaumen und Uvula liegen muköse Speicheldrüsen (*Glandulae palatinae*). – Das Zahnfleisch (**Gingiva**) wird im Zusammenhang mit dem Zahnhalteapparat besprochen (S. 310).

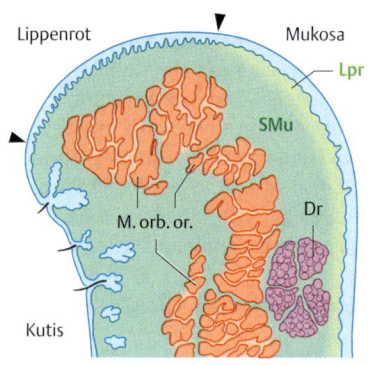

Abb. 15.**1 Lippe**. Sagittalschnitt (halbschematisch). Im Bereich des Lippenrot (Grenzen durch Pfeilköpfe markiert) ist das Epithel nur schwach verhornt und von hohen, gefäßreichen Bindegewebspapillen unterlagert. Mukosa: unverhorntes mehrschichtiges Plattenepithel und Lamina propria (**Lpr**). Kutis-Seite: Epidermis mit Hautanhangsgebilden. **Dr**, seromuköse Drüsen in der Submukosa (**SMu**). **M. orb. or.**, M. orbicularis oris. Vergr. etwa 6fach.

Zunge

Die Hauptmasse der Zunge besteht aus der inneren und äußeren Zungenmuskulatur. An der *Zungenunterfläche* (und ebenso am *Mundboden*) ist die Schleimhaut dünn und verschieblich und trägt unverhorntes Plattenepithel (Ort der Resorption von Arzneistoffen bei *sublingualer Applikation*).

Am *Zungenrücken* ist die Schleimhaut durch Vermittlung einer Aponeurose unverschieblich mit der Zungenmuskulatur verbunden. Die Fläche ist durch den

V-förmigen *Sulcus terminalis* unterteilt. Dorsal davon liegen die Zungenbälge, die in ihrer Gesamtheit die *Tonsilla lingualis* darstellen (S. 274). Ventral des Sulkus liegen verschiedene Typen von **Zungenpapillen** (Abb. 15.**2**). Dies sind makroskopisch sichtbare Erhebungen der Schleimhaut, die das Feinrelief des Zungenrückens hervorrufen. Sie bestehen aus einem zur Lamina propria gehörigen, prominenten Bindegewebssockel und einem Epithelüberzug. Nach Form und Funktion sind vier Typen zu unterscheiden.

- **Papillae filiformes** (fadenförmig) kommen überall auf dem präsulkalen Teil des Zungenrückens vor und sind für die raue Erscheinung der Oberfläche verantwortlich. Sie dienen dem *Tastsinn*. Das Epithel, das sich über einem komplizierter gebauten Bindegewebsstock erhebt, endet in mehreren verhornten Spitzen, die rachenwärts ausgerichtet sind. Im Bindegewebssockel liegen zahlreiche sensible Nervenendigungen, auf die jede Richtungsänderung der Hornspitzen durch Hebelwirkung übertragen wird (hohes stereognostisches Auflösungsvermögen).
- **Papillae fungiformes** (pilzförmig) sind weniger zahlreich als die vorigen und kommen an Zungenspitze und Zungenrücken vor. In dem meist verhornten Epithel auf der Papillenkuppe liegen *Geschmacksknospen* (S. 474). Der Bindegewebssockel enthält *Thermo- und Mechanorezeptoren*.
- **Papillae foliatae** (blattförmig) liegen vorwiegend am hinteren Seitenrand der Zunge und enthalten *Geschmacksknospen*.
- **Papillae vallatae** (Wallpapillen) sind warzenförmige Gebilde (Durchmesser ca. 2 mm). Insgesamt ca. 10 dieser Papillen liegen parallel zum Sulcus terminalis aufgereiht. Sie sind ringförmig von Wall und Graben umgeben. Zahlreiche *Geschmacksknospen* liegen vorwiegend im seitlichen Papillenepithel. In den Graben münden die Ausführungsgänge kleiner seröser Drüsen (*von Ebner-Spüldrüsen*), durch deren Sekret der Graben und die Geschmacksknospen ständig freigespült werden.

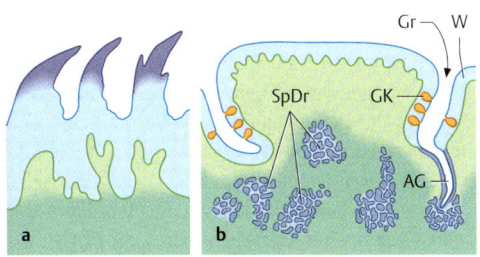

Abb. 15.**2** **Zungenpapillen** (halbschematisch). **a** **Papillae filiformes.** Das Epithel läuft in verhornte Spitzen aus, die rachenwärts ausgerichtet sind. **b** **Papilla vallata**. **Gr**, Graben. **W**, Wall. **GK**, Geschmacksknospen. **SpDr**, seröse Spüldrüsen (*v. Ebner-Drüsen*). **AG**, Ausführungsgang. Vergr. etwa 15fach.

15.2 Speicheldrüsen

Die täglich produzierte Speichelmenge beträgt 1000–1500 ml und stammt (in der Reihenfolge abnehmender quantitativer Beiträge) aus der Unterkieferdrüse (*Glandula submandibularis*), Ohrspeicheldrüse (*Gl. parotidea, Parotis*), Unterzungendrüse (*Gl. sublingualis*) und den kleinen submukösen Speicheldrüsen der Mund- und Rachenschleimhaut. Speichel besteht vor allem aus Wasser und enthält neben anderen Proteinen das Stärke-spaltende Enzym α–Amylase (dünnflüssiger, seröser Speichel) und Muzine (zähflüssiger „muköser" Gleitspeichel) (S. 89).

Allgemeiner Aufbau der großen Speicheldrüsen

Die großen Speicheldrüsen sind zusammengesetzte Drüsen mit einem baumartig verzweigten Ausführungsgangsystem (zur Systematik der exokrinen Drüsen s. S. 91). Das Drüsenparenchym ist durch Bindegewebssepten in Lappen und Läppchen (**Lobuli**) gegliedert. In den Bindegewebssepten verlaufen größere Ausführungsgänge, Blutgefäße und Nerven.

Endstücke. Die Zellen *seröser (azinöser) Endstücke* enthalten (bei guter Fixierung erkennbare) Sekretgranula im apikalen Zytoplasma. Das Endstück-Lumen ist lichtmikroskopisch nur schwer auszumachen. Die Zellen *muköser (tubulärer) Endstücke* sind bei üblichen histologischen Färbungen blass, das Zytoplasma erscheint wabig, der Zellkern liegt basal und kann platt sein. *Seromuköse (tubuloazinöse) Endstücke* bestehen aus einem mukösen Schlauch, an dessen blindem Ende eine Gruppe von serösen Zellen kappenartig aufsitzt (*seröser Halbmond*, von Ebner-Halbmond, Abb. 7.**10**). Diese serösen Zellen haben nur durch schmale *interzelluläre Kanälchen* Anschluss an das Lumen.

Ausführungsgangsystem. Seröse Endstücke werden über eine bestimmte Abfolge von Gangsegmenten drainiert (Abb. 15.**3a**): *Schaltstücke* und *Streifenstücke* (Anschnitte *intra*lobulär zwischen den Endstücken liegend); *interlobuläre Ausführungsgänge*, die sich zu größeren Gängen vereinigen; *Hauptausführungsgang*. **Schaltstücke** sind die dünnsten Zweige des Drüsenbaumes. Sie bestehen aus einschichtigem flachem Epithel, ihr Lumen ist deutlich erkennbar. End- und Schaltstücke sind von *Myoepithelzellen* (S. 93) begleitet, die durch Kontraktionen für den Sekretfluss sorgen. Die Anschnitte der **Streifenstücke** sind die größten Elemente innerhalb des Lobulus. Ihr Lumen ist stets erkennbar; sie besitzen ein einschichtiges prismatisches Epithel, das aufgrund des hohen Mitochondriengehaltes *azidophil* ist und eine basale Streifung (S. 15) aufweist (Funktion s.u.). Die **interlobulären Gänge** sind in Bindegewebsstraßen eingebettet, haben ein weites Lumen und sind, je nach Kaliber, mit ein- bis mehrreihigem prismatischem Epithel ausgekleidet. Die **Hauptausführungsgänge** besitzen nahe ihrer Mündung oft zweischichtiges prismatisches Epithel. In rein mukösen Drüsenbereichen können die oben beschriebenen Schalt- und Streifenstücke sehr kurz sein oder ganz fehlen.

Innervation. Die Speicheldrüsen sind durch parasympathische und sympathische Fasern innerviert. Bei Stimulierung durch den Parasympathikus wird viel dünnflüssiger Speichel sezerniert („das Wasser läuft im Munde zusammen"), Sympathikus-Reizung verursacht die Sekretion von geringen Mengen eines zähflüssigen Speichels („trockener Mund" bei Lampenfieber).

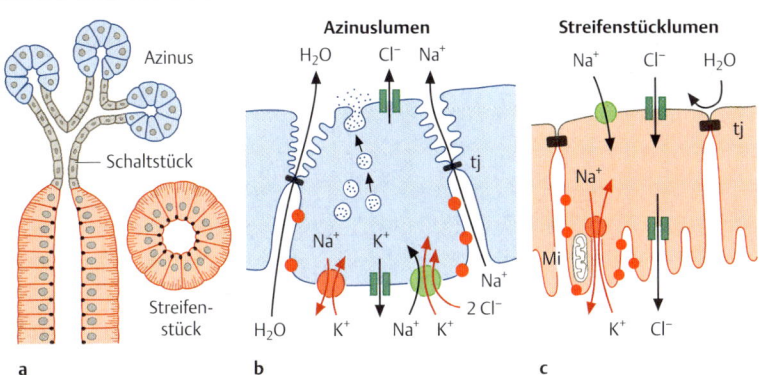

Abb. 15.**3** **Seröse Speicheldrüse, Bau und Funktion**. **a** Schema der *intra*lobulären Elemente. **b** Azinus-Zelle, Wasser-Sekretion (vereinfachtes Schema). Die Na⁺/K⁺-ATPase (*rote Kreise*) schafft einen Gradienten für Na⁺. Dieser wird ausgenutzt, um durch einen Cotransporter (*grüner Kreis*) mit Na⁺ zugleich K⁺ und 2 Cl⁻ (gegen ein Gefälle, rote Pfeile) in die Zelle zu befördern. Cl⁻-Ionen treten passiv durch einen apikalen Kanal in das Azinus-Lumen aus. Aus elektrochemischen bzw. osmotischen Gründen müssen Na⁺ und H₂O in das Lumen folgen (parazellulär durch die „lecken" Tight junctions, **tj**). Der Primärspeichel ist isoton. **c** Streifenstück-Epithel, Rücknahme von NaCl und Entstehung des hypotonen Endspeichels (stark vereinfacht). Am apikalen Zellpol treten Na⁺ und Cl⁻ passiv ein, treibende Kraft dafür ist der Na⁺-Gradient, der von der Na⁺/K⁺-ATPase (*rote Kreise*) in der basolateralen Membran (stark vergrößert durch basale Falten) geschaffen wird. Die „dichten" Tight junctions verhindern, dass Wasser folgt; der Speichel wird hypoton. **Mi**, ein Mitochondrium, stellvertretend für die große Zahl von Mitochondrien am basalen Zellpol.

Unterschiede zwischen den großen Speicheldrüsen

- **Parotis:** Rein seröse Drüse; intralobulär relativ viele Anschnitte von Schalt- und Streifenstücken; Drüsenparenchym häufig mit Fettzellen durchsetzt (Abb. 15.**4a**).
- **Glandula submandibularis:** gemischt seromuköse Drüse, seröse und muköse Elemente regional unterschiedlich stark vertreten: rein seröse Regionen mit vielen Anschnitten von Streifenstücken, daneben überwiegend muköse Regionen mit gemischten Endstücken (viele seröse Halbmonde) und relativ wenig Streifenstücken (Abb. 15.**4b**).
- **Glandula sublingualis:** überwiegend muköse Drüse; Anschnitte von serösen Endstücken, serösen Halbmonden und Streifenstücken selten anzutreffen (Abb. 15.**4c**).

Speichelsekretion: Struktur-Funktions-Beziehungen. Über die Synthese, Verpackung und Exozytose der Proteine und Muzine s. S. 39. Speichel besteht zu über 99 % aus Wasser, für dessen Sekretion die *Endstückzellen* verantwortlich sind. Der eigentliche Motor hierfür ist die Na⁺/K⁺-ATPase an der basolateralen Membran (Abb. 15.**3b**). Der in das Endstück sezernierte **Primär-**

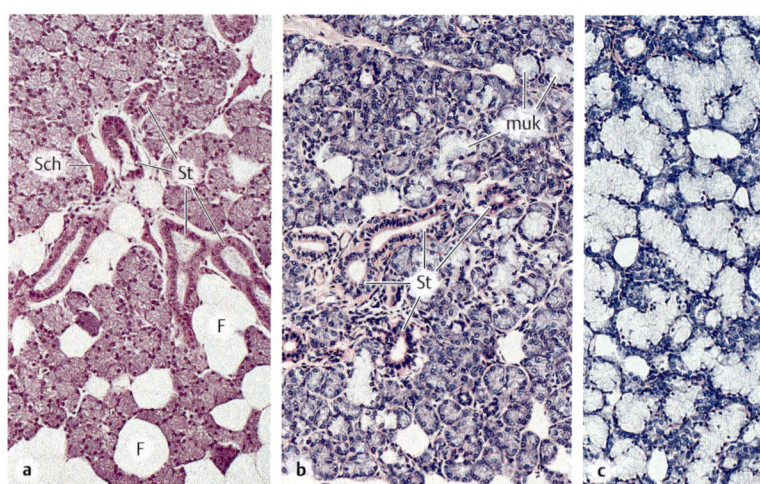

Abb. 15.**4** **Speicheldrüsen**. **a** *Parotis*. Nur seröse Endstücke. **Sch**, Schaltstück. **St**, Streifenstück. **F**, Fettzellen. **b** *Glandula submandibularis*. Region mit überwiegend serösen und einigen mukösen (**muk**) Endstücken. **c** *Glandula sublingualis*. Region mit nur mukösen Endstücken. H. E. Vergr. 90fach.

speichel ist **isoton** (Ionenkonzentration wie im Blut). Bei der Passage des Speichels durch das **Streifenstück** wird der größte Teil der Na^+- und Cl^--Ionen wieder zurückgeholt (Abb. 15.**3c**), Treibende Kraft ist auch hier die Na^+/K^+-ATPase in der basolateralen Membran. Strukturelles Korrelat für die hohe Pumpleistung des Streifenstück-Epithels sind die *basalen Falten* (vgl. Abb. 2.**5b**) und die zahlreichen *Mitochondrien* (Grundlage für die lichtmikroskopisch sichtbare *basale Streifung*). Da das Streifenstück-Epithel wasserundurchlässig ist, kann Wasser den Ionen nicht folgen, der **endgültige Speichel** ist **hypoton**.

Mikroskopierhilfe: Verwechslungsmöglichkeiten Speicheldrüsen

Verwechslungen sind zwischen der **Parotis** und anderen rein serösen Drüsen möglich:
Das **Pankreas** (S. 345) besitzt *keine* Streifenstücke, es enthält zentroazinäre Zellen und Inseln.
Die **Tränendrüse** (S. 510) besitzt tubuloalveoläre Endstücke mit deutlich sichtbarem Lumen, sie hat *keine* Streifenstücke.

15.3 Zähne

Das Milchgebiss umfasst 4 x 5, das bleibende Gebiss 4 x 8 Zähne. An jedem Zahn sind **Krone** (*Corona*), **Hals** (*Cervix*) und **Wurzel** (*Radix*, an den Molaren 2–3 Wurzeln) zu unterscheiden (Abb. 15.**5**). Die Krone überragt das Zahnfleisch; die Wurzel steckt im knöchernen Alveolarfach des Kiefers; der Zahnhals überragt den Rand des Alveolarfaches, ist aber von Zahnfleisch bedeckt. Die Hauptmasse des Zahns besteht aus Dentin (Zahnbein). An der Krone ist das Dentin von Schmelz (*Enamelum*), an der Wurzel von Zement (*Cementum*) überzogen. Im Bereich des Zahnhalses grenzen Schmelz und Zement aneinander. **Schmelz** ist die härteste Substanz des Körpers und besteht zu 95 % seines Feuchtgewichts aus Mineralien. **Dentin** und **Zement** enthalten 70 % bzw. 60 % Mineralien und außerdem Kollagenfibrillen. **Hydroxylapatit-Kristalle** stellen den Hauptanteil der Mineralien in allen Hartgeweben des Zahns. Die **Pulpahöhle** ist von einem weichen Gewebe, der **Zahnpulpa**, ausgefüllt. Durch den *Wurzelkanal* ziehen Gefäße und Nerven in die Pulpahöhle. Der **Zahnhalteapparat** verankert den Zahn in der Umgebung. Die Organisation von Zahn und Zahnhalteapparat ist ohne Kenntnis der **Entwicklungsgeschichte** kaum zu verstehen.

Zur **Lagebeschreibung** dienen folgende Begriffe: *koronal/zervikal/apikal* → zur Zahnkrone/zum Hals/zur Wurzel hin; *mesial/distal* → zur Mitte /zum hinteren Ende des Zahnbogens hin; *lingual/ palatinal* → zur Zunge/zum Gaumen hin; *bukkal/labial* → zur Wange/Lippe hin.

Methodischer Hinweis: Zur Herstellung von *histologischen Präparaten* reifer Zähne wird das Gewebe vor der Einbettung üblicherweise *entmineralisiert*, damit es schneidbar ist. Daher fehlt hier stets der Schmelz. *Hartsubstanzen* können an Zahn*schliffen* untersucht werden.

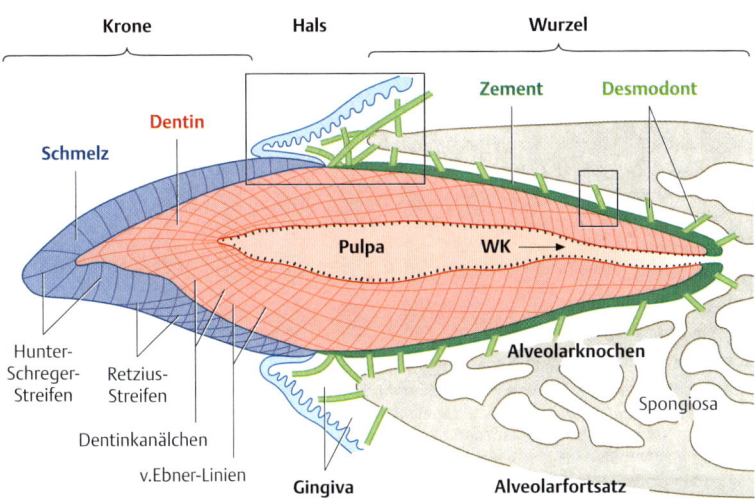

Abb. 15.**5** **Schneidezahn und Zahnhalteapparat** des (liegenden) Menschen (halbschematische Darstellung, Sagittalschnitt). Orientierung: *Labial* zum oberen, *lingual* zum unteren Bildrand. Die markierten Regionen der Wurzel und des Zahnhalses sind in Abb. 15.10 bzw. 15.11 dargestellt. **WK**, Wurzelkanal. Vergr. etwa 6fach.

Zahnentwicklung

Die Entwicklung der **Milchzähne** beginnt im 2. Embryonalmonat und dauert (bis zur völligen Fertigstellung der Wurzel) etwa 2–4 Jahre. Die **Ersatzzähne** werden ebenfalls in der Embryonalzeit angelegt, ihre Fertigstellung dauert bis zu 12 Jahren. In der 6. Embryonalwoche haben sich, induziert durch das *determinierte Zahnmesenchym*, in der ektodermalen Auskleidung der primitiven Mundhöhle zwei bogenförmige Bereiche mit *odontogenem Epithel* herausgebildet, entsprechend den künftigen Zahnbögen von Ober- und Unterkiefer. Von diesem Epithel nimmt die Bildung der Milchzähne und der bleibenden Zähne ihren Ausgang. Vor Beginn der Bildung von Hartsubstanzen besteht der **Zahnkeim** (Abb. 15.**6**) aus dem **ektodermalen Schmelzorgan** (Schmelzbildung) und den vom determinierten Zahnmesenchym gelieferten Komponenten **Zahnpapille** (Dentinbildung, Pulpa) und **Zahnsäckchen** (Bildung des Zahnhalteapparates). Es sei daran erinnert, dass auch das determinierte Zahnmesenchym ursprünglich aus dem Ektoderm (Neuralleiste) stammt.

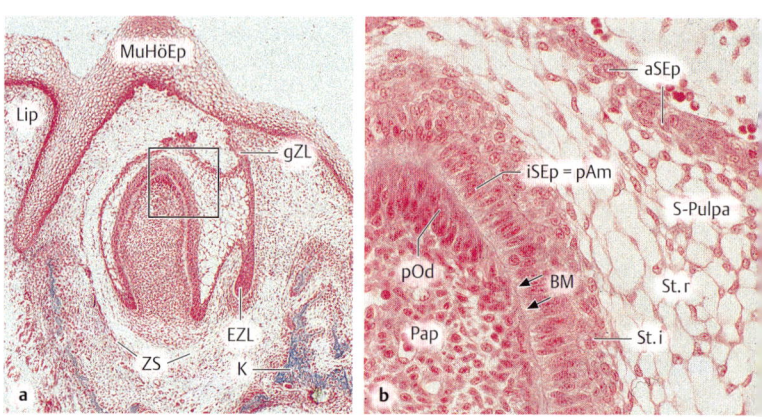

Abb. 15.**6** **Frühentwicklung des Zahns**. **a** Schmelzglocke (Unterkiefer, Katzenfetus), Übersicht. **EZL**, Ersatzzahnleiste (stets an der *lingualen* Seite der Milchzahnanlage lokalisiert). **gZL**, generelle Zahnleiste, noch in Verbindung mit dem Mundhöhlenepithel (**MuHöEp**). **K**, Knochengewebe. **Lip**, Lippe in Entwicklung. **ZS**, Zahnsäckchen. **b** Ausschnitt aus a. Das Schmelzorgan wird durch das äußere und innere Schmelzepithel (**aSEp, iSEp**) begrenzt, letzteres ist schon zu Präameloblasten (**pAm**) entwickelt. Im Innern des Schmelzorgans liegt die Schmelzpulpa, bestehend aus Stratum reticulare (**St. r**) und Stratum intermedium (**St.i**). Im Gipfel der Papille (**Pap**) liegen Präodontoblasten (**pOd**) den Präameloblasten direkt gegenüber, nur getrennt durch die verdickte Basalmembran (**BM**, „Membrana praeformativa" künftige Schmelz-Dentin-Grenze). Azan. Vergr. 38fach (a) und 240fach (b).

Zahnkeim

Schmelzorgan. Vom odontogenen Epithel wächst eine Leiste (generelle **Zahnleiste**) in das darunter liegende Mesenchym. An der labialen Seite jeder Leiste entstehen 10 Epithelknospen (entsprechend den künftigen 10 Milchzähnen in jedem Kiefer) als Anlagen der Schmelzorgane. Jede Epithelknospe (*Schmelzknospe*) wächst zu einem kappenförmigen (*Schmelzkappe*) und dann zu einem glockenförmigen Gebilde, der **Schmelzglocke**, heran (Abb. 15.**6**). Diese wird durch das innere und äußere Schmelzepithel begrenzt. Das Gewebe zwischen den beiden Blättern ist die **Schmelzpulpa**, die in *Stratum reticulare* und *Stratum intermedium* unterteilt wird. Das Schmelzorgan ist frei von Blutgefäßen. Für seine Ernährung sorgen anfangs Blutgefäße der Papille (s.u.), nach Beginn der Hartsubstanzbildung Gefäße, die sich dem äußeren Schmelzepithel anlegen. Die Grenze zum Mesenchym ist durch eine Basalmembran markiert. Die Zellen des **inneren Schmelzepithels** entwickeln sich (induziert durch die Mesenchymzellen der Papille) zu künftigen Schmelzbildnern (**Präameloblasten**). Die von ihnen ausgekleidete Höhlung der Schmelzglocke stellt die *Gussform* der späteren Zahnkrone dar.

Mit fortschreitender Entwicklung entfernt sich das Schmelzorgan von der generellen Zahnleiste und ist nur noch über einen seitlichen Ausläufer (*laterale Zahnleiste*) mit ihr verbunden, der später ganz verschwindet. Der lingual/palatinal von der Glocke liegende freie Rand der generellen Zahnleiste stellt die **Ersatzzahnleiste** dar, von der später die Bildung der bleibenden Zähne ausgeht. Die Anlagen für die „Zuwachszähne" (die distal vom Milchgebiss gelegenen, zusätzlichen drei bleibenden Molaren) entstehen dadurch, dass die generelle Zahnleiste unter dem Mundhöhlenepithel weiter nach distal verlängert wird.

Zahnpapille und Zahnsäckchen. Parallel zur Entwicklung des Schmelzorgans verdichtet sich das determinierte Zahnmesenchym innerhalb der Glockenhöhlung zur *Zahnpapille*, in die Blutgefäße und Nervenfasern einwachsen. Unter dem Einfluss des inneren Schmelzepithels ordnen sich die unmittelbar benachbarten Mesenchymzellen zu einem epithelartigen Verband an; dies sind die künftigen Dentinbildner, **Präodontoblasten** (Abb. 15.**6b**). Glocke und Papille werden von einer mesenchymalen Zell- und Faserverdichtung umgeben, dem *Zahnsäckchen*, aus dem später der Zahnhalteapparat entsteht.

Bildung der Zahnkrone. Die Bildung der Hartsubstanzen beginnt stets an den höchsten Punkten der Krone und schreitet nach zervikal fort (Abb. 15.**7a, b**). Diesem Prozess, wie auch der Frühentwicklung des Zahns, liegt eine Kette von *Induktionsvorgängen* zugrunde, bei denen sich ektodermales Schmelzorgan und mesenchymale Papille wechselweise beeinflussen. Kurz vor Beginn der Dentinbildung verdickt sich die Basalmembran zwischen innerem Schmelzepithel und Präodontoblasten und wird durch Anlagerung von retikulären Fasern zur **Mem-**

brana praeformativa. Dies induziert die Differenzierung der **Odontoblasten**, die nun organische Dentinmatrix (vor allem *Kollagenfibrillen*) in Richtung auf die Membrana praeformativa ablagern: **Prädentin**. Die erste Prädentinlage induziert die endgültige Differenzierung der sekretorisch aktiven **Ameloblasten**. Sobald durch *Mineralisation* das erste harte **Dentin** entstanden ist, beginnen die Ameloblasten mit der Ausschüttung von *organischer Schmelzmatrix*, die in kürzester Zeit mineralisiert wird. Über den Feinbau von Dentin, Schmelz und zuständigen Zellen s.u.

Während am Gipfel der Krone bereits Hartsubstanzbildung im Gange ist, wächst die Schmelzglocke in zervikaler Richtung weiter (Proliferation am zirkulären Glockenrand), bis die determinierte Größe der künftigen Krone erreicht ist. Der Glockenrand markiert dann als *zervikale Schlinge* den prospektiven Zahnhals.

Bildung der Wurzel. Wie das Kronendentin so wird auch das Wurzeldentin in einer epithelialen Gussform gebildet. Von der zervikalen Schlinge aus wächst ein *zweischichtiges Epithel* (ohne Schmelzpulpa dazwischen) als **epitheliale Wurzel-**

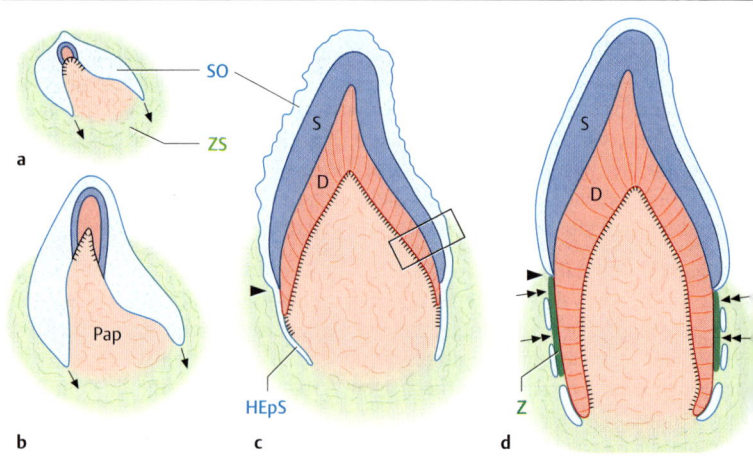

Abb. 15.**7** **Bildung von Krone und Wurzel** (Schneidezahn, Schema). Die Bilder a und b entspreche Stadien in der 2. Hälfte der menschlichen Fetalentwicklung, die Bilder c und d postnatalen Stadien vc dem Zahndurchbruch. **a**, **b**, Die Bildung von Dentin (**D**, *rot*) und Schmelz (**S**, *dunkelblau*) beginnt stet koronal und schreitet nach zervikal fort. Das Schmelzorgan (**SO**) vergrößert sich durch Proliferation an Glockenrand (**Pfeile**). **ZS**, Zahnsäckchen. **Pap**, Papille. **c**, **d** Sobald die Schmelzbildung den prospekt ven Zahnhals (**Pfeilkopf**) erreicht hat, wachsen äußeres und inneres Schmelzepithel als Gussform für di künftige Wurzel nach apikal weiter (Hertwig-Epithelscheide, **HEpS**), wodurch die Bildung des Wurze dentins induziert wird. Später wird die Hertwig-Scheide von zervikal her zunehmend lückenhaft (d sodass Mesenchymzellen des Zahnsäckchens Zugang (**Doppelpfeile**) zum Dentin haben und Zemer (**Z**) bilden. Die in c markierte Stelle entspricht etwa der in Abb. 15.8 dargestellten Region.

scheide (*Hertwig-Epithelscheide*) (Abb. 15.**7c**) über den prospektiven Zahnhals hinaus (bei mehrwurzeligen Zähnen Aufzweigung der Epithelscheide in mehrere Röhren). Die Wurzelscheide induziert in der Papille die Differenzierung von Odontoblasten, die **Wurzeldentin** bilden. Zervikal von der Proliferationszone wird der Epithelverband der Wurzelscheide bald lückenhaft (Abb. 15.**7d**) und löst sich auf (Spuren davon später in Form der *Malassez-Epithelreste* im Desmodont). Dadurch kommen die Mesenchymzellen des Zahnsäckchens mit dem Wurzeldentin in Kontakt und beginnen mit der Bildung von **Zement** und Wurzelhaut (**Desmodont**). Die Wurzelbildung beginnt also zervikal und schreitet nach apikal fort. Es muss betont werden, dass dieser Prozess erst 2–3 Jahre nach dem Durchbruch des Zahns abgeschlossen ist.

Feinbau der Zähne

Ameloblasten und Odontoblasten liegen sich vor Beginn der Hartsubstanzbildung direkt gegenüber und sind nur durch die Membrana praeformativa getrennt. Hier liegt die künftige *Schmelz-Dentin-Grenze*. Unter fortschreitender Bildung von Schmelz bzw. Dentin entfernen die beiden Zellarten sich in entgegengesetzter Richtung voneinander (Abb. 15.**8**). Die Ameloblasten weichen stetig vor der Mineralisationsfront des Schmelzes zurück und gehen später beim

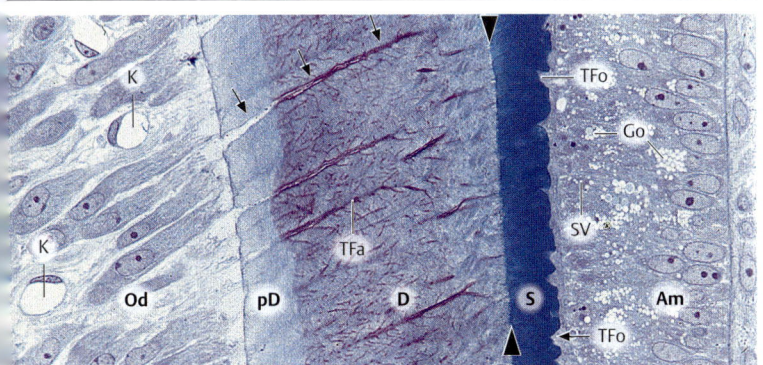

Abb. 15.**8** **Dentin- und Schmelzbildung**, 1-wöchige Katze. **Od**, Odontoblasten. **pD**, Prädentin. **D**, Dentin. **S**, Schmelz. **Am**, Ameloblasten. **Pfeilköpfe** markieren die Dentin-Schmelz-Grenze. Das Dentin ist von Odontoblastenfortsätzen (Tomes-Fasern, **TFa**) und deren feinen Seitenzweigen durchsetzt. Die Pfeile weisen auf ein Dentinkanälchen, das von der Dentin-Pulpa- bis zur Dentin-Schmelz-Grenze zu verfolgen ist. Die sekretorischen Ameloblasten tragen an der Schmelzfront einen keilförmigen Fortsatz (Tomes-Fortsatz, **TFo**). In ihrem Zytoplasma fallen Vakuolen (Golgi-Apparat, **Go**) und Sekretvesikel (**SV**) auf. **K**, Kapillare. Semidünnschnitt, Toluidinblau. Vergr. 480fach.

Durchbruch des Zahnes unter (s.u.). Daher ist der **Schmelz zellfrei** (und nicht reparabel). Die Odontoblasten ziehen sich ebenfalls vor der Dentinfront zurück, belassen jedoch an der Schmelz-Dentin- bzw. Zement-Dentin-Grenze einen Fortsatz, der mit zunehmender Dicke des Dentins verlängert wird; die Perikaryen der Odontoblasten seilen sich gleichsam an ihrem Fortsatz ab, welcher zeitlebens die ganze Dentinschicht durchzieht. Daher ist **Dentin ein lebendes Gewebe**, in dem die Odontoblastenfortsätze samt ihren Seitenzweigen nicht weniger als 30 % des Volumens einnehmen.

Odontoblasten und Dentin

Die Perikaryen der Odontoblasten liegen an der Pulpa-Dentin-Grenzfläche (Abb. 15.**8**, 15.**9**). Von jeder Zelle erstreckt sich ein **Odontoblastenfortsatz** ("*Tomes-Faser*") in einem **Dentinkanälchen** bis zur peripheren Dentingrenze. Die organische Extrazellulärmatrix des Dentins besteht vor allem aus **Kollagenfibrillen** (Typ I), die vorwiegend quer zu den Odontoblastenfortsätzen ausgerichtet sind. Der Mineralgehalt (überwiegend **Hydroxylapatit-Kristalle**) von reifem Dentin macht **70 % des Feuchtgewichtes** aus. Zwischen den Odontoblasten-Perikaryen und dem Dentin verbleibt stets eine nicht-mineralisierte Zone (*Prädentin*). Die Odontoblasten behalten lebenslang die Fähigkeit, an der Pulpahöhlenwand neues Dentin anzubauen, sowohl physiologisch (*Sekundärdentin*, allmähliche Verkleinerung der Pulpahöhle und der Wurzelkanäle) als auch reaktiv in Folge von Verletzungen (z.B. durch Karies): *Tertiärdentin* als Reparaturversuch der Pulpa-Dentin-Einheit.

Dentintypen. Am Dentin werden *Manteldentin* (älteste Schicht an der Grenze zum Schmelz, Odontoblastenfortsätze hier gegabelt) und *zirkumpulpales Dentin* (Hauptmasse des Dentins) unterschieden. Bezogen auf die Dentinkanälchen ist *intertubuläres* und *peritubuläres Dentin* zu unterscheiden. Anfangs gibt es nur intertubuläres Dentin. Das peritubuläre Dentin entsteht erst nach dem Zahndurchbruch; es kleidet die Kanälchen aus, enthält keine Kollagenfibrillen und hat einen höheren Mineralgehalt. Seine Bildung führt zur allmählichen Verengung (bis hin zur Obliteration) der Dentinkanälchen.

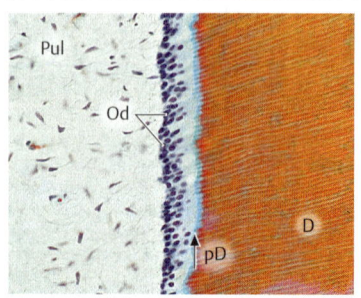

Abb. 15.**9** **Zahnpulpa. Pul**, mesenchymartige Gewebe der Pulpa. **Od**, Odontoblasten. **pD,** Prädentin (grün gefärbt). **D**, Dentin mit Dentinkanälchen. Schweinezahn, Glycolmethacrylatschnitt. Goldner. Vergr. 150fach.

Die **Mineralisation** des Prädentins während der Dentinogenese verläuft schubweise. Dadurch entstehen – Jahresringen eines Baumstammes vergleichbar — Zonen höheren und geringeren Mineralgehaltes, die sich im Zahn*schliff* als senkrecht zu den Kanälchen verlaufende **Wachstumslinien** (*von Ebner-Linien*) darstellen (Abb. 15.**5**). Die Mineralisation beginnt stets mit der Bildung von *Kalkglobuli*, die später durch weitere Mineralisation miteinander konfluieren. Geschieht dies unvollständig, so verbleiben stark hypomineralisierte Zwickel (**Interglobulardentin**). Gelegentlich kann eine ganze Wachstumszone von diesem Strukturfehler betroffen sein (als Folge einer zeitlich begrenzten metabolischen Störung): *Owen-Linie;* die entsprechende Erscheinung im Wurzeldentin wird als *Tomes-Körnerschicht* bezeichnet.

Schmelz

Reifer Schmelz (Schichtdicke je nach Region 1—2,3 mm) besteht fast ausschließlich aus einem Gefüge von Hydroxylapatit-Kristallen (95 Gewichts-%, Rest: Wasser und organische Matrix). Seine Bauelemente sind 5 μm dicke, lange Säulen (Schmelzstäbe, **Schmelzprismen**), in denen extrem lange **Hydroxylapatit-Kristalle** parallel zueinander angeordnet sind; die Prismen sind von Rahmen umgeben, in denen die Kristalle abweichend angeordnet sind (*interprismatischer Schmelz*). Die Schmelzprismen erstrecken sich ohne Unterbrechung von der Schmelz-Dentin-Grenze bis dicht unter die Schmelzoberfläche. Jedes Schmelzprisma samt seiner Umrahmung ist das Produkt *eines* Ameloblasten, das dieser gleichsam als versteinerte Spur seiner Rückwärtsbewegung hinterlassen hat.

Die grundsätzlich radiär angeordneten Schmelzprismen durchspannen den Schmelzmantel nicht gradlinig, sondern verlaufen in Wellen, wobei die Wellen der Prismenstäbe Phasenverschiebungen gegeneinander aufweisen. Dies führt in Zahnschliffen zu dem optischen Phänomen der **Hunter-Schreger-Streifung** (Abb. 15.**5**). Das Längenwachstum der Schmelzprismen findet während der Amelogenese nicht gleichmäßig, sondern rhythmisch statt; das morphologische Korrelat sind in Zahnschliffen sichtbare Wachstumslinien (*Retzius-Streifen*). Die *Schmelzoberfläche* (die zuletzt gebildete Schmelzschicht) frisch durchgebrochener (und noch nicht abgenutzter) Zähne ist prismenfrei.

Ameloblasten. Die Aufgabe der **sekretorischen Ameloblasten** (Abb. 15.**8**) besteht in der Produktion von *Schmelzmatrix-Proteinen* und der Bereitstellung von Ca^{2+}- und Phosphationen. Die Matrixproteine katalysieren wahrscheinlich die Kristallbildung und werden dem Schmelz später wieder entzogen. Sekretorisch aktive Ameloblasten (Höhe 50 μm; Breite 5 μm) sind an *beiden* Polen durch komplette Haftkomplexe miteinander verbunden. In Richtung auf die Membrana praeformativa, die noch vor Beginn der Schmelzsekretion aufgelöst wird, bilden die Ameloblasten einen Fortsatz (**Tomes-Fortsatz**) in Form eines stumpfen Keils aus. An diesem Pol werden in zeitlich und geometrisch streng geordneter Weise die Zutaten zunächst für den interprismatischen Schmelz (als Führungsrahmen) und gleich darauf für das Schmelzprisma sezerniert. Die **Mineralisation** erfolgt sofort danach.

Wenn die Schmelzschicht ihre prädeterminierte Dicke erreicht hat, ziehen die Ameloblasten ihren Tomes-Fortsatz ein und werden zu **resorbierenden Ameloblasten**. Sie entziehen dem Schmelz überschüssige organische Matrix und Wasser und sorgen für weiteres Wachstum der Mineralkristalle; dadurch steuern sie die **Schmelzreifung**. Schließlich wird die Zahnkrone von den Resten des Schmelzorgans, dem **reduzierten Schmelzepithel**, überzogen, das beim Zahndurchbruch größtenteils untergeht und aus dessen zervikalem Teil das *Saumepithel* hervorgeht (S. 311).

Zement

Das Wurzeldentin ist von Zement (Schichtdicke 100–500 µm, von zervikal nach apikal zunehmend) bedeckt, dessen Extrazellulärmatrix derjenigen von Knochen ähnelt. In das Zement sind Kollagenfibrillen (*Sharpey-Fasern*) eingemauert (**fibrilläres Zement**), die sich in die Fasern des Desmodonts (s.u.) fortsetzen und die Wurzel am Alveolarknochen befestigen. Zement entsteht durch *desmale Ossifikation*. Es wird zunächst von Mesenchymzellen des Zahnsäckchens gebildet (s.o. Wurzelbildung), später setzen die desmodontalen Fibroblasten die Zementbildung fort. An der zervikalen Hälfte der Wurzel ist das Zement zellfrei (**azellulärfibrilläres Zement**); hier haben sich die Zement-bildenden Zellen nicht eingemauert, sondern liegen der Hartsubstanz außen auf. An der apikalen Wurzelhälfte enthält das Zement *Zementozyten* (Abb. 15.**10**), die aus *Zementoblasten* hervorgegangen und den Osteozyten vergleichbar sind (**zelluläres Zement**).

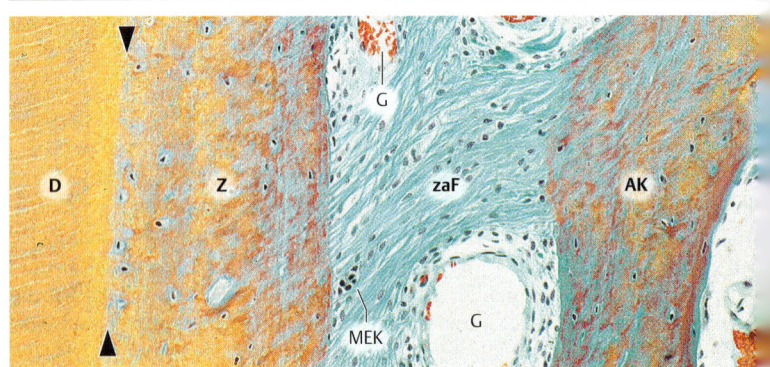

Abb. 15.**10** **Wurzel und Desmodont** (Schweinezahn; apikal zum unteren Bildrand). **D**, Dentin m[it] Dentinkanälchen. **Z**, Zement (zellulär). **Pfeilköpfe** markieren die Dentin-Zement-Grenze. **zaF**, zemento[-] alveoläre Fasern des Desmodonts (schräg verlaufend). **AK**, Alveolarknochen. **G**, Blutgefäß. **MEK**, Mala[s-] sez-Epithelkörper (Reste der Hertwig-Epithelscheide). Präp. wie Abb. 15.9. Vergr. 150fach.

An 50 % aller bleibenden Zähne kommen auf dem zervikalen Schmelz *Zementzungen* oder *-inseln* vor, die weder Zellen noch Kollagenfibrillen enthalten (**azellulär-afribrilläres Zement**). Entstehung: Wahrscheinlich kommen aufgrund von Lücken im reduzierten Schmelzepithel Mesenchymzellen mit dem Schmelz in Berührung und produzieren deswegen dort eine organische (aber fibrillenlose) Matrix, die mineralisiert wird.

Zahnpulpa

Die Pulpa (Abb. 15.**9**) besteht aus einem mesenchymartigen Gewebe mit wasserreicher gallertiger Grundsubstanz und retikulären Fasern. Außer Fibroblasten und Odontoblasten (s.o.) kommen freie Zellen der Abwehr vor. Die Pulpa ist reichlich mit Blut- und Lymphgefäßen ausgestattet. Unterhalb der Odontoblasten liegt ein Geflecht markloser und dünn myelinisierter **Nervenfasern** (*Raschkow-Plexus*). Von ihm ziehen Axone mindestens 200 µm weit in die Dentinkanälchen hinein und endigen hier frei (Vermittlung von Schmerzempfindung).

Zahnhalteapparat

Der Zahnhalteapparat (im deutschen Sprachraum als **Parodontium**, in der englischsprachigen Literatur als *Periodontium* bezeichnet) besteht aus vier Komponenten: 1) Zement (s.o.); 2) Wurzelhaut (*Desmodontium*); 3) Alveolarknochen; 4) Zahnfleisch (*Gingiva*).

Desmodont und Alveolarknochen

Das **Desmodont** durchspannt den etwa 200 µm breiten Spalt zwischen Zahnwurzel und Alveolarknochen (Abb. 15.**10**). Es entsteht gleichzeitig mit der Zahnwurzel und enthält ein kompliziertes System von **Kollagenfasern**, durch die der Zahn federnd in der Alveole *aufgehängt* ist. Die Kollagenfasern sind als *Sharpey-Fasern* im Zement und im Alveolarknochen verankert (*zemento-alveoläre Faserbündel*). Sie verlaufen in den einzelnen Abschnitten des Desmodonts in unterschiedlichen Richtungen (Abb. 15.**5**) und können so allen passiven Bewegungen des Zahnes (axial durch Druck, horizontal durch Kippung, Torsion um die Längsachse) entgegenwirken. Der Knochen wird dabei stets *auf Zug beansprucht*. Der **Alveolarknochen** ist Teil des Alveolarfortsatzes und gleicht einem Becher mit stellenweise durchlöcherter Wand (*Lamina cribriformis*). Durch diese dringen Blut- und Lymphgefäße in den desmodontalen Raum und bilden ein dichtes Korbgeflecht um die Zahnwurzel. Desmodontale Nervenfasern und ihre sensiblen Endigungen vermitteln die Perzeption von Schmerzen und Druck (Mechanorezeptoren, Kontrolle des Kaudrucks).

▶ Die Kollagenfasern des Desmodonts werden durch hoch-aktive Fibroblasten sehr viel schneller umgesetzt (auf- und abgebaut) als die in anderen Bindegeweben. Dies ermöglicht die Stellungsänderung von Zähnen durch **kieferorthopädische Maßnahmen.** ◀

Gingiva

Die Gingiva (auch als *marginales Parodont* bezeichnet) überzieht den koronalen Teil des Alveolarfortsatzes und den Zahnhals und ist unverschieblich mit diesen Unterlagen verbunden (Abb. 15.**11**). Sie reicht vom freien **Gingiva-Rand** (*Margo gingivalis*) bis zur klinisch sichtbaren **mukogingivalen Grenzlinie** und ist vom *oralen Gingivaepithel* überzogen, welches stets *verhornt* (meist parakeratinisiert) ist. Jenseits der genannten Grenzlinie setzt sich die Gingiva in die verschiebliche Alveolarschleimhaut bzw. Mundbodenschleimhaut (Epithel *unverhornt*) fort. Zahnwärts vom Gingiva-Rand liegt eine ca. 0,5 mm tiefe Rinne, der **Gingiva-Sulkus** (*Sulcus gingivalis*); seine Wand wird vom *oralen Sulkusepithel* bedeckt, das häufig leicht parakeratinisiert ist. Der Sulkusboden ist zugleich der oberflächliche Teil des *Saumepithels* (s.u.).

Das **Bindegewebe** der Gingiva enthält ein kompliziertes System von Faserzügen, die teils vom supraalveolären Wurzelzement des Zahns, teils vom Periost des Alveolarfortsatzes entspringen

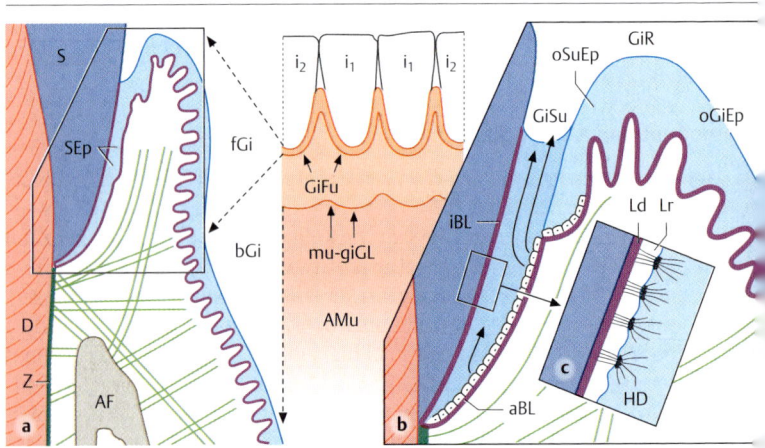

Abb. 15.**11** **Gingiva** (Ausschnitt aus Abb. 15.5). **a** Freie und befestigte Gingiva (**fGi**, **bGi**) im Sagittalschnitt und in der klinischen Ansicht. **i₁** , **i₂**, Incisivus 1 und 2. **GiFu**, Gingiva-Furche. **mu-gi GL**, mukogingivale Grenzlinie. **AMu**, Alveolarmukosa. **SEp**, Saumepithel. **S**, Schmelz. **D**, Dentin. **Z**, Zement. **AF**, Alveolarfortsatz. Die *hellgrünen* Linien deuten den Verlauf der zemento-alveolären, zemento-gingivale und periostal-gingivalen Fasern an. **b** Ausschnitt aus a. **iBL** und **aBL**, innere und äußere Basallamina des SEp. Nur die Basalzellen sind gezeichnet. Die Pfeile deuten die Wanderungsrichtung der Epithelzellen zum Gingiva-Sulkus (**GiSu**) an, wo sie abgeworfen werden. **GiR**, Gingiva-Rand. **oSuEp** und **oGiEp**, orales Sulkus-Epithel und orales Gingiva-Epithel (parakeratinisiert). **c** Ausschnitt aus b. Epithelansatz an Schmelz. **Ld** und **Lr**, Lamina densa und L. rara (= L. lucida) der Basallamina. **HD**, Hemidesmosomen.

und in alle Teile des subepithelialen Bindegewebes ausstrahlen. Hierauf beruht die Unverschieblichkeit der Gingiva. In der klinischen Praxis werden zwei Teile der Gingiva unterschieden: Die **befestigte (angewachsene) Gingiva** (*Pars fixa*) und die 1—2 mm breite **„freie" Gingiva** (*Pars libera*). Die bei manchen Menschen klinisch sichtbare Grenze zwischen beiden ist die **Gingiva-Furche**.

Saumepithel. Die „freie" Gingiva ist keineswegs frei, sondern über das *Saumepithel* am zervikalen Schmelz befestigt. Sie umgibt den Zahnhals wie eine Manschette, die für den lückenlosen Anschluss der Mundschleimhaut an die Zahnoberfläche sorgt (Verschluss des desmodontalen Spaltes). Das Saumepithel geht aus dem zervikalen Rand des *reduzierten Schmelzepithels* hervor, indem dieses beim Zahndurchbruch mit dem Mundhöhlenepithel fusioniert. Entsprechend seiner Entstehung hat das Saumepithel **zwei Basallaminae**: die innere, zum Schmelz hin weisende Basallamina, welche am apikalen Ende des Saumepithels in die äußere (zum gingivalen Bindegewebe hin weisende) Basallamina umschlägt (Abb. 15.**11b, c**). Durch Vermittlung der *inneren Basallamina* ist das Saumepithel über *Hemidesmosomen* am Schmelz befestigt (**Epithelansatz**). Apikal ist das Saumepithel schmal (wenige Zellschichten), nach koronal wird es breiter und bildet mit seiner freien Oberfläche den Boden des Gingiva-Sulkus.

Das **Saumepithel** ist unverhornt und besteht nur aus Stratum basale und suprabasale; seine Basis ist glatt (keine Bindegewebspapillen im Gegensatz zum oralen Sulkus- und Gingivaepithel). Der Zellumsatz ist doppelt so hoch (Erneuerung alle 4—6 Tage) wie in anderen Regionen der Mundschleimhaut. Das Stratum basale (der äußeren Basallamina anliegend) ist für den Zellnachschub zuständig. Die Tochterzellen wandern nach koronal, gleichzeitig müssen sie die Einrichtungen des Epithelansatzes (s.o.) unterhalten. Sie werden am Sulkus-Boden abgeworfen.

▷ Die Unversehrtheit des Saumepithels ist Voraussetzung für die Gesundheit des ganzen Zahnhalteapparates. Durch Entzündungsreaktionen infolge bakterieller Besiedlung (Plaquebildung am Zahn infolge schlechter Mundpflege) wird das Saumepithel aufgelockert und verliert seine Anheftung am Zahn (Vertiefung des Gingiva-Sulkus zur Gingiva-Tasche). Damit ist die Versiegelung des desmodontalen Spaltes nicht mehr garantiert; schließlich kann der ganze Halteapparat insuffizient werden (**„Parodontose"**). ◁

Zahndurchbruch, Ersatzzähne und Zahnwechsel. Im Verlauf des Zahndurchbruchs (*Eruption*) wird der Zahn aus seiner verdeckten Lage in die Kauebene befördert. Ehe die Krone in der Mundhöhle sichtbar wird, muss bedeckender Knochen durch Osteoklasten beseitigt werden. Zu dieser Zeit sind Wurzel und Desmodont nur im Zervix-nahen Bereich voll ausgebildet, bis zur Fertigstellung der Wurzelspitze wird es noch 2—3 Jahre dauern. Über die Kräfte, die den Zahn innerhalb von Monaten in die Kauebene heben, herrscht noch Unklarheit. Wahrscheinlich sind es die Fibroblasten des schon vorhandenen Desmodonts, die nach Art der Myofibroblasten den Zahn regelrecht hochziehen.

Die **Bildung der Ersatzzähne beginnt schon in der Fetalzeit** und verläuft grundsätzlich wie die der Milchzähne, nur langsamer. Vor dem Durchbruch eines Ersatzzahns (ab 7. Lebensjahr) werden Alveolarknochen, Desmodont und Wurzel des Milchzahns durch Osteoklasten bzw. *Odontoklasten* völlig beseitigt. Dieser Prozess beginnt schon einige Jahre vor dem Zahnwechsel.

▷ Systemische Zufuhr von **Fluorid-Ionen** während der Hartsubstanzbildung der Ersatzzähne lässt statt Hydroxylapatit teilweise Fluorapatit entstehen. Dieser ist schwerer in Säuren löslich und erhöht dadurch die **Kariesresistenz**. ◁

16 Speiseröhre und Magen-Darm-Kanal

16.1 Grundsätzlicher Wandaufbau

Der Rumpfteil des Verdauungskanals umfasst den Ösophagus (Speiseröhre) und den Magen-Darm-Trakt. Der Darm gliedert sich in Dünndarm (Duodenum, Jejunum, Ileum) und Dickdarm (Zäkum, Kolon, Rektum). Die Wand ist in allen Abschnitten grundsätzlich gleich aufgebaut. Sie besteht von innen nach außen aus folgenden Schichten (Abb. 16.1):
- **Mukosa** (Schleimhaut, *Tunica mucosa*), mit den Unterabteilungen
  Epithel (*Lamina epithelialis*),
  Lamina propria (*Lamina propria*),
  Muscularis mucosae (*Lamina muscularis mucosae*);
- **Submukosa** (*Tela submucosa*);
- **Muskularis** (*Tunica muscularis*), mit den Unterabteilungen
  Ringmuskelschicht (*Stratum circulare*) und
  Längsmuskelschicht (*Stratum longitudinale*);
- **Serosa** (*Tunica serosa*) mit Subserosa (*Tela subserosa*),
  oder **Adventitia** (*Tunica adventitia*), wenn der Peritonealüberzug (Serosa) fehlt.

Die Mukosa weist die größten regionalen Unterschiede auf. Dies betrifft besonders das **Epithel** und die räumliche Gestalt der Mukosa. Außer am Anfang (Ösophagus) und am Ende (Analkanal) trägt die Mukosa überall *einschichtiges Zylinderepithel*. Es erfüllt, abgesehen von seinen regional spezifischen Aufgaben, überall die Funktion einer Diffusionsbarriere (Haftkomplexe mit Tight junctions). Die **Lamina propria** besteht meist aus *zellreichem Bindegewebe mit retikulären Fasern*. Sie beherbergt terminale Verzweigungen von Blutgefäßen und Nerven sowie Lymphkapillaren und zahlreiche freie Zellen der Abwehr. Die **Muscularis mucosae** ist eine *Besonderheit* von Ösophagus und Magen-Darm-Trakt und kommt in keinem anderen Hohlorgan vor (wichtig für die histologische Unterscheidung von Hohlorganen). Sie besteht aus *glatten Muskelzellen* und verleiht der Mukosa eine eigene Motilität.

Die Submukosa besteht aus *lockerem Bindegewebe*. Sie führt die größeren Blut- und Lymphgefäße für die Mukosa und enthält ein Nervengeflecht (Plexus submucosus, s.u.). Als *Verschiebeschicht* erlaubt sie der Mukosa eine gewisse Eigenbeweglichkeit gegenüber der Muskularis.

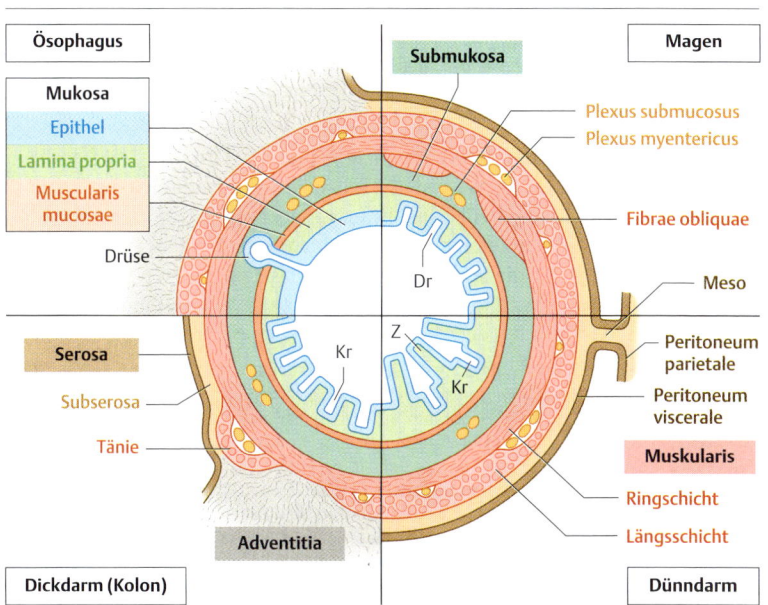

Abb. 16.1 **Wandschichten des Verdauungskanals** (Querschnitte durch die Hauptteile, Schema). Ösophagus, Dünn- und Dickdarm sind regional unterschiedlich entweder von Serosa oder Adventitia umgeben. **Dr**, Drüse. **Kr**, Krypte. **Z**, Zotte. Entwurf: B. Kurz, Anat. Inst., Kiel.

Die Muskularis besteht aus *glatter Muskulatur* (Ausnahme: die oberen zwei Drittel des Ösophagus) und ist in eine innere Ring- und eine äußere Längsmuskelschicht gegliedert. Zwischen den beiden Schichten liegt ein Nervengeflecht (Plexus myentericus, s.u.). Die Muskularis ist für Pendel- und Segmentierungsbewegungen (Durchmischung des Nahrungsbreis) sowie Peristaltik (Weiterbeförderung des Inhalts) verantwortlich.

Die Serosa ist das **Peritoneum viscerale** (Bauchfell), von dem die meisten Abschnitte des Magen-Darm-Traktes überzogen sind. Die Serosa trägt an der freien Oberfläche zur Bauchhöhle hin ein einschichtiges Plattenepithel (*Mesothel*), das auf einer dünnen Bindegewebsschicht (*Lamina propria serosae*) sitzt. Mancherorts ist die Serosa durch eine etwas breitere bindegewebige Verschiebeschicht, die **Subserosa** (*Tela subserosa*), von der Muskularis getrennt. Abschnitte, die extraperitoneal (Teile von Ösophagus und Rektum) oder retroperitoneal liegen (Duodenum, Teile des Kolon) und daher keinen Serosaüberzug haben, sind durch Vermittlung einer **Adventitia** aus lockerem Bindegewebe in der Umgebung verankert.

Das **Peritoneum parietale** kleidet die Bauchhöhle (Peritonealhöhle) aus und geht am Mesenterium in das Peritoneum viscerale über. Es ist histologisch wie das Peritoneum viscerale aufgebaut: *Mesothel* und *Lamina propria*, darunter *Subserosa*; diese führt sensible Nervenfasern und kann viele Fettzellen enthalten. Das Peritoneum parietale ist außerordentlich schmerzempfindlich (heftigste Bauchschmerzen bei Bauchfellentzündung, *Peritonitis*).

Enterisches Nervensystem (ENS). Ösophagus und Magen-Darm-Trakt besitzen in der Wand ein eigenes Nervensystem (ENS oder intramurales Nervensystem). Seine wichtigsten Bestandteile sind zwei ganglienzellhaltige Nervenfasergeflechte (Abb. 16.**2**), die untereinander verbunden sind: Der **Plexus submucosus** (*Meissner-Plexus*) ist für die Schleimhaut zuständig, sein äußerer Teil innerviert auch die Ringmuskelschicht; der **Plexus myentericus** (*Auerbach-Plexus*) liegt zwischen den beiden Schichten der Muskularis und innerviert diese.

Das **ENS** ist ein kompliziertes System aus erregenden und hemmenden motorischen Neuronen, sensiblen Neuronen und Interneuronen (Überträgersubstanzen und Modulatoren u.a. Acetylcholin, diverse Amine und Peptide, Stickstoffmonoxyd). Es kann als „*Gehirn des Verdauungskanals*" betrachtet werden und verleiht ihm weitgehende **funktionelle Autonomie**, z.B. bei der Sekretionsaktivität der Drüsen oder bei den sehr komplexen Vorgängen der Motorik. Allerdings untersteht das ENS dem Einfluss des vegetativen Nervensystems (Parasympathikus und Sympathikus). In diesem Zusammenhang müssen die **interstitiellen Zellen von Cajal** erwähnt werden, da auch sie Bedeutung für die Darmmotorik haben: Es sind spezielle Fibroblasten, die elektrisch

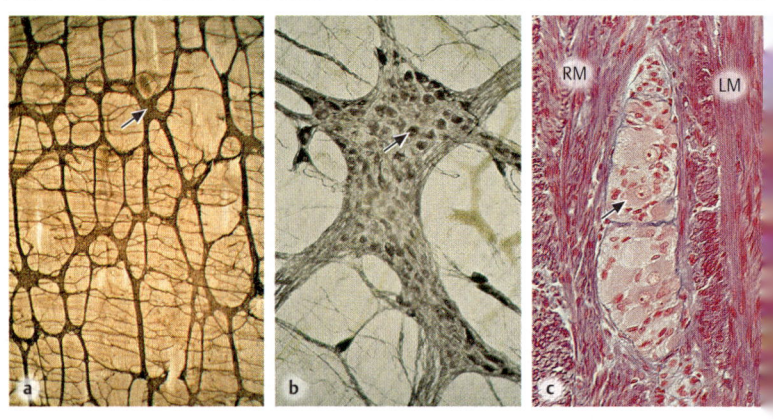

Abb. 16.**2** **Enterisches Nervensystem.** **a** Aufsicht auf den Plexus myentericus. Häutchenpräparat. Anfärbung der Gliazellen durch immunhistochemische Darstellung von GFAP (S. 27). Der Plexus ist ein Netz aus Nervenfasen, an dessen Knotenpunkten (**Pfeil**) jeweils ein Ganglion (Ansammlung von Ganglienzellen) liegt. **b** Ganglion bei höherer Vergrößerung. Der **Pfeil** weist auf eine Ganglienzelle. Färbung: immunhistochemische Darstellung eines für Neurone typischen Antigens (protein-gene peptide 9.5). **c** Ganglion im Schnittpräparat; Plexus myentericus (zwischen Ring- und Längsmuskulatur, **RM**, **LM**) im menschlichen Kolon. Ganglienzellen (**Pfeil**) und Zellkerne von Gliazellen sind zu sehen. Azan. Abb. a und b: H. J. Krammer, Med. Klinik, Mannheim. Abb. c: B. Kurz, Anat. Inst., Kiel. Vergr. 20fach (a), 200fach (b) 300fach.

spontanaktiv sind, über Gap junctions mit glatten Muskelzellen verbunden sind und als *Schritt-macherzellen* sowie als *Vermittler* zwischen Nervenendigungen und glatten Muskelzellen fungieren.

Mikroskopierhilfe Verdauungskanal

Durch Beachtung der **Muscularis mucosae** lassen sich alle Verwechslungen zwischen den Abschnitten des Verdauungskanals und anderen Hohlorganen vermeiden.

16.2 Ösophagus (Speiseröhre)

Die Wand des Ösophagus lässt den Schichtenbau des Verdauungskanals besonders klar erkennen (Abb. 16.**3**). Die **Mukosa** ist von *mehrschichtigem unverhorntem Plattenepithel* bedeckt (Abb. 7.**5**), das durch Bindegewebspapillen mit der Lamina propria eng verzahnt ist. Die *Lamina propria* ist reicher an Kollagenfasern und die *Muscularis mucosae* breiter als in den Abschnitten des Magen-Darm-Traktes. Die Bauweise der Mukosa entspricht ihrer hohen mechanischen Beanspruchung durch vorbeigleitende Speisebrocken. Die Mukosa liegt längsverlaufenden Falten der Submukosa auf (daher meist sternförmiges Lumen bei

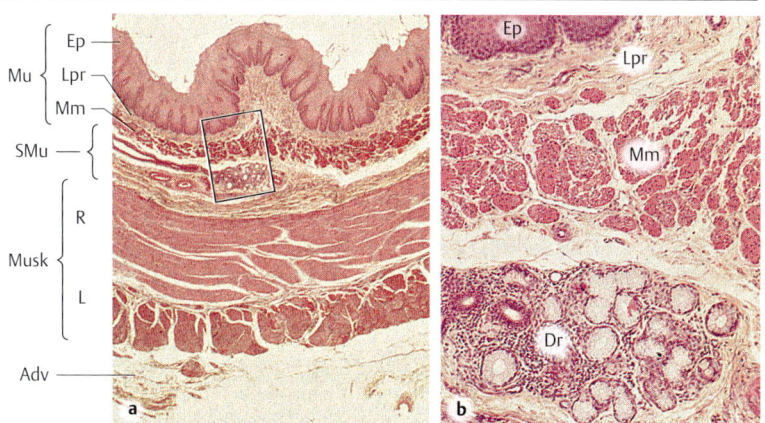

Abb. 16.**3** **Ösophagus** (Querschnitt) des Menschen. **a** Übersichtsbild, das die Wandschichten zeigt: **Mu**, Mukosa mit Epithel (**Ep**, unverhorntes Plattenepithel), Lamina propria (**Lpr**) und Muscularis mucosae (**Mm**). **SMu**, Submukosa. **Musk**, Muskularis mit Ring- und Längsschicht (**R, L**). **Adv**, Adventitia, teilweise abgerissen. **b** Der Ausschnitt aus (a) zeigt muköse Drüsen (**Dr**) in der Submukosa. H.E. Vergr. 12fach (a) und 75fach (b).

Querschnitten durch den Ösophagus); sie dienen als Reservefalten, die die Erweiterung des Lumens erlauben. In der **Submukosa** liegen *muköse* Drüsen (*Glandulae oesophageae*), die Gleitschleim für die Epitheloberfläche sezernieren. Die **Muskularis** besteht lediglich im unteren Drittel des Ösophagus vollständig aus glatter Muskulatur, im oberen Drittel dagegen ganz aus *Skelettmuskulatur* (Ausläufer der Pharynxmuskulatur). Im mittleren Drittel kommen beide Muskelarten nebeneinander vor. Der thorakale Teil des Ösophagus ist von **Adventitia** umgeben; der kurze abdominale Teil besitzt einen Serosaüberzug. Am Mageneingang wird die Ösophagusschleimhaut abrupt von der des Magens abgelöst.

▶ **Ösophagusvarizen.** Bei Pfortaderhochdruck (z.B. infolge Leberzirrhose) wird viel Blut aus den unpaaren Bauchorganen über Venen der Ösophaguswand in die V. cava superior umgeleitet (*portokavale Anastomosen*). Die Venen der Lamina propria und Submukosa sind dünnwandig und massiv erweitert. Bei Ruptur (Zerreißung) dieser Venen kommt es zu lebensbedrohlicher Blutung. – **Refluxösophagitis.** Insuffizienz des Verschlussmechanismus am Übergang Ösophagus/Magen führt zum Rückfluss (Reflux) von aggressivem Magensaft in den Ösophagus („*Sodbrennen*") und zur Schädigung und Entzündung der Mukosa (*Ösophagitis*). Bei chronischer Refluxkrankheit kann sich das Plattenepithel des distalen Ösophagus in Schleim-bildendes Zylinderepithel vom Magen- oder Darmtyp umwandeln (*Barrett-Ösophagus*) mit stark erhöhtem Risiko der malignen Entartung (Ösophagus-Karzinom). ◀

Mikroskopierhilfe: Verwechslungsmöglichkeiten Ösophagus

Harnblase (S. 398) und Ureter (S. 397) besitzen Urothel (*kein* Plattenepithel), *keine* Muscularis mucosae, *keine* Drüsen, andere Schichtung der Muskulatur. Der Ureter hat außerdem einen *wesentlich kleineren Durchmesser* als der Ösophagus.

16.3 Magen

Der Magen (*Gaster*) dient der Speicherung, mechanischen und chemischen Aufbereitung sowie Portionierung des Nahrungsbreis (*Chymus*). Die Magenschleimhaut ist mit einigen Millionen **tubulöser Drüsen** ausgestattet und sezerniert den **Magensaft** (bis 3000 ml pro Tag), eine wässrige Lösung von Muzinen, Pepsinen (proteolytischen Enzymen) und Salzsäure (maximal pH 1,5). Außerdem werden in der Schleimhaut *Hormone* und der *Intrinsische Faktor* (zur Resorption von Vitamin B_{12} im Ileum) gebildet. Die Magendrüsen unterscheiden sich histologisch und funktionell in den einzelnen Magenregionen: *Pars cardiaca, Corpus/Fundus, Pars pylorica.*

Wandschichten

Die **Mukosa** und **Submukosa** sind in Längsfalten aufgeworfen, die bei starker Magenfüllung verstreichen. Die **Muskularis** weist im Korpusbereich außer der Ring- und Längsmuskelschicht stellenweise eine zusätzliche Schicht schräg verlaufender Muskelzellen (*Fibrae obliquae*) auf. Am Magenausgang (*Pylorus*) ist die Ringmuskelschicht zu einem Schließmuskel verdickt (*M. sphincter pyloricus*). Der Magen ist von **Serosa** überzogen.

Magenschleimhaut

Die Mukosa ist etwa 1 mm dick. Bei Lupenvergrößerung weist sie ein Oberflächenrelief in Form der Magenfelder (*Areae gastricae*) auf. Diese sind von mikroskopisch kleinen trichterförmigen Vertiefungen, den Magengrübchen (*Foveolae gastricae*), durchsetzt. Die Mukosa einschließlich der Foveolae ist von einem einschichtigen hochprismatischen **Oberflächenepithel** aus **mukösen Zellen** bedeckt (Abb. 16.**4**). Der von diesen produzierte Schleimteppich haftet durch Vermittlung der Glykokalyx dem Epithel an und schützt es vor den aggressiven Komponenten des Magensaftes. Von jeder Foveola ziehen eine oder mehrere tubulöse **Magendrüsen** in die Lamina propria, sie nehmen die restliche Höhe der Schleimhaut bis zur Muscularis mucosae ein. Der Übergang von der Foveola zum Drüsenschlauch wird als *Isthmus* bezeichnet.

Drüsen in Corpus und Fundus

Die Drüsen in den Regionen von Corpus und Fundus (*Glandulae gastricae propriae*) leisten mit Hilfe ihrer *Nebenzellen*, *Parietalzellen* (Belegzellen) und *Hauptzellen* den größten Beitrag zur Magensaftproduktion. Die Zelltypen sind nicht ganz gleichmäßig über den Drüsenschlauch verteilt (Abb. 16.**4**): Die obere Hälfte (**Drüsenhals**) enthält vor allem Nebenzellen und Parietalzellen. In der unteren, gewundenen Hälfte (**Hauptteil**) herrschen die Hauptzellen vor. Außerdem enthält das Drüsenepithel **enteroendokrine Zellen** (S. 320).

Die Nebenzellen (engl.: mucous neck cells) produzieren **Muzine**, die sich biochemisch von denen des Oberflächenepithels unterscheiden (stärker anionisch, da stärker sulfatiert) und sich über den von den Oberflächenzellen produzierten Schleimteppich legen. Die Nebenzellen sind in üblichen histologischen Präparaten leicht zu übersehen: Sie sitzen als schmale, blass gefärbte Elemente zwischen den dicken Parietalzellen.

Die Parietalzellen (**Belegzellen**) sezernieren **Salzsäure** sowie den **Intrinsischen Faktor**, ein Glykoprotein, das für die Resorption von Vitamin B_{12} im Ileum erforderlich ist. Die Salzsäure wirkt bakterizid, denaturiert die Nahrungsproteine und

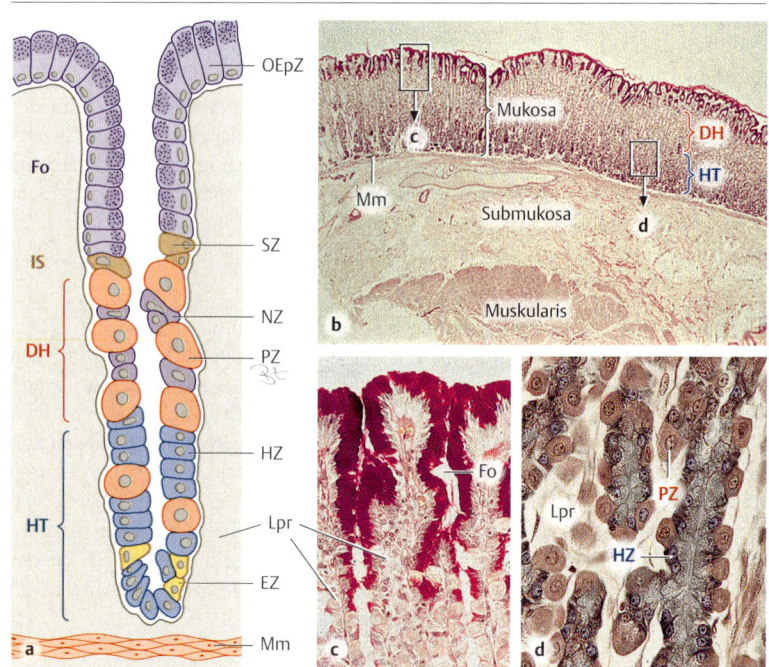

Abb. 16.**4 Magenschleimhaut** (Corpus/Fundus). **a** Aufbau von Foveola (**Fo**) und Magendrüse (Schema; die Drüse ist im Verhältnis zur Foveola tatsächlich viel länger). **IS**, Isthmus. **DH** und **HT**, Drüsenhals und Hauptteil der Drüse. **OEpZ**, Oberflächenepithel-Zelle. **SZ**, Stammzelle. **NZ**, Nebenzelle. **PZ**, Parietalzelle. **HZ**, Hauptzelle. **EZ**, Endokrine Zelle. **Lpr**, Lamina propria. **Mm**, Muscularis mucosae. **b** Histologisches Übersichtsbild (menschlicher Magen, Färbung H.E. und PAS zur Darstellung der Muzine). Die Foveolae (purpurfarben wegen der Muzin-bildenden Zellen) nehmen höchstens $1/5$ der Schleimhauthöhe ein. Die Region der Drüsenhälse ist wegen der zahlreichen Parietalzellen azidophil, der Hauptteil wegen der vielen Hauptzellen basophil. **c** und **d**, Ausschnitte aus (b). Entwurf: B. Kurz, Anat. Inst., Kiel. Vergr. 13fach (b), 100fach (c), 150fach (d).

ist Voraussetzung für die Aktivität der Pepsine (s.u.). Die Parietalzellen sind wegen ihres Reichtums an Mitochondrien *azidophil.* Ihre Basis buckelt sich in die Lamina propria vor, die Zellen wirken wie basal aufgelagert (daher „Belegzellen"). Die apikale Plasmamembran ist unter Bildung von *„intrazellulären Canaliculi"* eingestülpt (Abb. 16.**5**). Diese Membran ist Sitz einer **Protonenpumpe** (**H⁺/K⁺-ATPase**), die (im Austausch gegen K⁺-Ionen) Protonen gegen ein riesiges Konzentrationsgefälle aus der Zelle (pH 7) in den Magensaft (pH 1,5) transportiert (Abb. 16.**6**). Bei sekretorisch aktiven Parietalzellen ist die apikale Plasmamembran durch Mikrovilli enorm vergrößert. Beim Übergang in den ruhenden

Zustand wird ein Großteil des Membranmaterials in den Intrazellulärraum zurückgenommen, hier in Form von Tubuli und Vesikeln gelagert und bei erneuter Aktivierung wiederum in die Plasmamembran eingefügt (S. 43). Die Parietal-

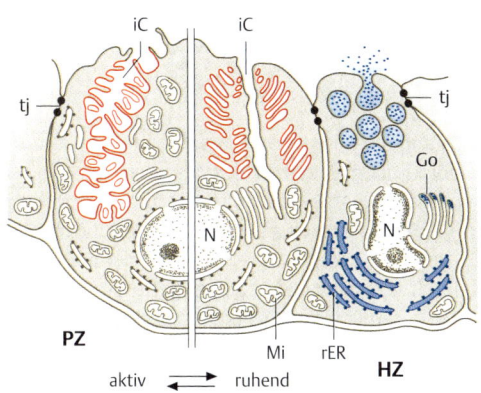

Abb. 16.5 **Ultrastruktur von Parietalzelle (PZ) und Hauptzelle (HZ)** (Schema). Bei der aktivierten Parietalzelle sind die intrazellulären Canaliculi (**iC**) von Mikrovilli gesäumt, in deren Membran die H^+/K^+-ATPase sitzt (**rot**). Bei der ruhenden Zelle sind diese Membranteile in den Intrazellulärraum verlagert (**rote Tubuli**). Die Hauptzelle zeigt die Merkmale einer Protein-sezernierenden Zelle. **Go**, Golgi-Apparat. **Mi**, Mitochondrium. **N**, Nukleus. **rER**, raues endoplasmatisches Retikulum. **tj**, Tight junction. Entwurf: B. Kurz, Anat. Inst., Kiel.

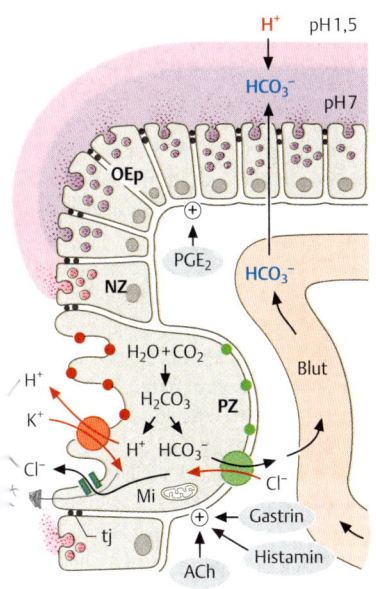

Abb. 16.6 **HCl-Produktion und Schutzmechanismen** (vereinfachtes Schema). Die Parietalzelle (**PZ**) pumpt Protonen entgegen einem starken Gefälle (pH 7 gegen pH 1,5) ins Drüsenlumen (H^+/K^+-ATPase, *rote Kreise*, in der apikalen Membran). Cl^--Ionen folgen durch Vermittlung eines Anionenaustauschers in der basalen Membran (*grüne Kreise*) und eines Cl^--Kanals in der apikalen Membran. K^+ strömt durch einen Kanal in der apikalen Membran wieder aus (nicht gezeigt). Für die Bereitstellung von H^+ und HCO_3^- ist das Enzym *Carboanhydrase* verantwortlich. Stimulierung der HCl-Sekretion durch Acetylcholin, Histamin, Gastrin. Nebenzellen (**NZ**) und Oberflächenepithel (**OEp**) bilden einen Schleimteppich. Die Muzinsekretion wird u.a. durch Prostaglandin E_2 (PGE$_2$) stimuliert. HCO_3^- wird mit dem Blutstrom dem OEp zugeführt und von diesem in die aufliegende Schleimschicht sezerniert (Abpufferung der Protonen innerhalb der Schleimschicht). **Mi**, Mitochondrium. **tj**, Tight junction.

zellen werden stimuliert durch *Acetylcholin* (Parasympathikus), *Histamin* (parakrin aus ECL-Zellen der Magendrüsen, S. 373) und *Gastrin* (s.u., endokrin aus G-Zellen der Pylorusdrüsen und des Duodenum).

▶ Zur **Drosselung der Säuresekretion** werden Arzneistoffe verwendet, die entweder die Histaminrezeptoren der Parietalzellen blockieren oder selektiv die Protonenpumpe hemmen. – **Verlust der Parietalzellen** (z.B. durch Autoantikörper) führt (a) zum Mangel an Magensäure (*Anazidität*) und (b) wegen des Fehlens von Intrinsischem Faktor zu einer speziellen Störung der Blutzellbildung (*Perniziöse Anämie*); diese ist Folge der mangelhaften Resorption von Vitamin B_{12} (Cobalamin), das für die Blutzellbildung unentbehrlich ist. ◀

Die **Hauptzellen** sezernieren **Pepsinogene**. Dies sind inaktive Vorstufen („Zymogene") von verschiedenen proteolytischen Enzymen des Magensaftes, die als Pepsine zusammengefasst werden. Die Hauptzellen sind reich an rauem ER (LM-Äquivalent: *basophiles* Zytoplasma). Bis zur Exozytose werden die Pepsinogene in Sekretgranula (*Zymogengranula*) gelagert, nach der Ausschüttung werden sie im sauren Milieu des Magensaftes durch Abspaltung einer Peptidkette aktiviert. Die Hauptzellen werden vor allem durch den Parasympathikus sowie durch Gastrin stimuliert.

Zellerneuerung. Die Zellen des *Oberflächenepithels* haben eine Lebensdauer von nur 3—6 Tagen. Der kontinuierliche Nachschub von Ersatzzellen geht von undifferenzierten **Stammzellen** aus, die im *Isthmus* und im obersten Teil des *Drüsenhalses* sitzen. Auch die Drüsenzellen müssen ersetzt werden, allerdings leben sie länger (Wochen) als die Oberflächenzellen.

Drüsen der Pars cardiaca und Pars pylorica

Am Mageneingang liegt eine 1—3 cm schmale Zone (Pars cardiaca), deren Schleimhaut spezielle Drüsen besitzt: **Kardiadrüsen.** Sie enthalten nur *einen* Typ von **mukösen Zellen**, die für eine Schleimbarriere zwischen dem sauren Magenmilieu und dem Ösophagus sorgen.

Dem Magenausgang ist eine breitere Zone (Pars pylorica) mit ebenfalls rein mukösen Drüsen vorgelagert: **Pylorusdrüsen** (Abb. 16.**7**). Die Schleimhaut der Pars pylorica ist durch folgende Merkmale von derjenigen in Korpus/Fundus zu unterscheiden: (a) Die Foveolae sind wesentlich tiefer, sie können fast die halbe Höhe der Mukosa einnehmen; (b) die Drüsen sind stark gewunden (viele Querschnitte von Drüsenschläuchen) und enthalten nur *einen* Typ von **mukösen Zellen**; (c) in der Lamina propria liegen häufig einzelne Lymphfollikel. Mit geeigneten Methoden lassen sich in den Drüsen außerdem *endokrine Zellen* (**G-Zellen**, S. 373) darstellen. Sie sezernieren *Gastrin*, ein Peptidhormon, das über den Blutweg die ECL-, Parietal- und Hauptzellen erreicht und stimuliert. Die G-Zellen ihrerseits werden durch das ENS (S. 314) und chemische Reize (Bruchstücke aus den Nahrungsproteinen) stimuliert.

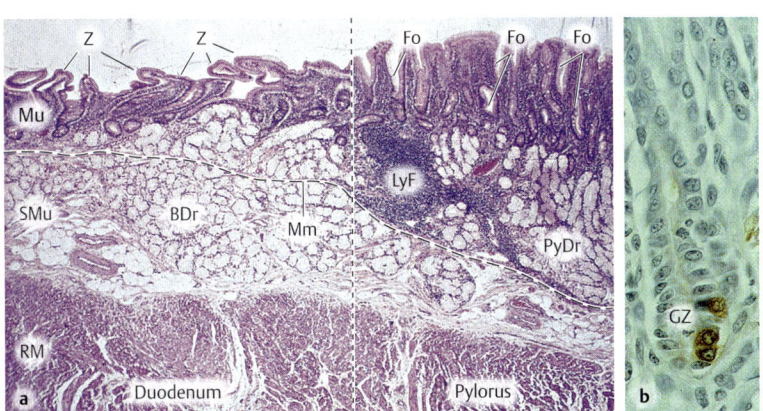

Abb. 16.**7** **Pars pylorica**. **a** **Übergang Pylorus/Duodenum** (Mensch). Grenze durch senkrechte gestrichelte Linie markiert. Der Verlauf der Muscularis mucosae (**Mm**, gestrichelt) zeigt die Grenze zwischen Mukosa (**Mu**) und Submukosa (**SMu**) an. In der Pylorus-Schleimhaut nehmen die Foveolae (**Fo**) fast die halbe Schichthöhe ein, die Pylorus-Drüsen (**PyDr**) sind geknäuelt und bestehen aus mukösen (hellen) Zellen (alles Unterscheidungsmerkmale gegenüber der Fundus/Corpus-Schleimhaut). Die Brunner-Drüsen (**BDr**) des Duodenum liegen überwiegend in der Submukosa. **LyF**, Lymphfollikel. **RM**, Ringmuskelschicht. **Z**, Zotten (verbogen). H.E. **b** **Gastrin-Zellen** (**GZ**) in Pylorus-Drüse (Ratte). Immunhistochemische Darstellung von Gastrin, Hämalaun. Vergr. etwa 15fach (a), 320fach (b).

Schutzmechanismen der Magenschleimhaut. Für den Schutz der Mukosa vor den aggressiven Komponenten des Magensaftes sind mehrere Faktoren verantwortlich (Abb. 16.**6**). Besonders wichtig ist der bedeckende **Schleimteppich**, der oben „abgenutzt" und durch Oberflächen- und Nebenzellen kontinuierlich nachgebildet wird (Stimulierung der Schleimproduktion u.a. durch bestimmte Prostaglandine). Der **Blutfluss in den Gefäßen der Propria** befördert das bei der Salzsäureproduktion anfallende **Bikarbonat** (HCO_3^-) zum Oberflächenepithel, von wo es in den aufgelagerten Schleim sezerniert wird. Hier fängt Bikarbonat die Protonen ab, ehe sie das Oberflächenepithel erreichen. Die ständige **Zellerneuerung** (s.o.) ist eine weitere Voraussetzung für die Erhaltung der Schleimhaut.

▶ Eine Minderung der Schleimproduktion durch *Hemmstoffe der Prostaglandinsynthese* (z.B. Acetylsalicylsäure, ASS) oder Schädigung der Schleim-bildenden Zellen (z.B. durch das Bakterium *Helicobacter pylori*) können zu Läsionen der Magenschleimhaut führen. Ein Gewebsdefekt, der sich auf die Mukosa beschränkt, wird als **Erosion** bezeichnet. Reicht er über die Muscularis mucosae hinaus in die Submukosa, handelt es sich um ein Geschwür (**Ulkus**). ◀

Mikroskopierhilfe: Zuverlässige histologische Merkmale zur Unterscheidung der Magenregionen

Corpus/Fundus: Drüsen mit verschiedenen Zelltypen: Nebenzellen blass, Parietalzellen azidophil und nach basal vorgebuckelt, Hauptzellen basophil.
Kardia: Drüsen mit nur *einem* Typ von mukösen (blassen) Zellen.
Pylorus: Foveolae tiefer als in den anderen Magenregionen, Drüsen geknäuelt und mit nur *einem* Typ von mukösen (blassen) Zellen versehen. Dicke Ringmuskelschicht.

Verwechslungsmöglichkeiten

Pylorus (Py)/**Duodenum** (Duod) (Pars superior): Tiefe Foveolae (Py) und Zwischenräume zwischen den Zotten (Duod) nicht verwechseln! Lage der Drüsen beachten! Py: Drüsen oberhalb der Muscularis mucosae, d.h. in der Schleimhaut. Duod: Brunner-Drüsen überwiegend unterhalb der Muscularis mucosae, d.h. in der Submukosa. Besonders bei Präparaten, die Pylorus *und* Duodenum enthalten (vgl. Abb. 16.7), ist die Identifizierung der Muscularis mucosae wichtig für die histologische Analyse. Derartige Präparate kommen in der Pathohistologie öfters vor, da dieser Bereich der häufigste Sitz von Magen- bzw. Duodenalulzera ist.

16.4 Dünndarm

Der Dünndarm (Länge je nach Kontraktionszustand 3–6 m) dient der Verdauung und Resorption der Nahrungsstoffe. Er beginnt jenseits des Pylorus, gliedert sich in *Duodenum* (Zwölffingerdarm), *Jejunum* (Leerdarm) und *Ileum* (Krummdarm) und endet an der Ileozäkalklappe. Die **Verdauung**, also die *enzymatische Spaltung* der in der Nahrung enthaltenen Makromoleküle zu kleineren Bruchstücken, spielt sich zunächst im Lumen des Dünndarms ab. Die letzten Spaltungsschritte zur Freisetzung der Einzelbausteine sowie deren **Resorption** (*selektive Durchschleusung* durch die Epithelbarriere) laufen an der Oberfläche der **Schleimhaut** ab. Diese ist durch **Falten, Zotten** und **Mikrovilli** enorm vergrößert und wird auf 100–200 m^2 geschätzt. Der Dünndarm ist von einschichtigem Zylinderepithel mit Bürstensaum (**Enterozyten**) und Becherzellen ausgekleidet.

Wandaufbau

Der Schichtenbau der Wand ist in den drei Dünndarmabschnitten grundsätzlich gleich (Abb. 16.**1**). Eine Besonderheit des Dünndarmes sind die **Ringfalten** (*Plicae circulares,* Kerckring-Falten), an deren Bildung die **Mukosa** und **Submukosa**, *nicht* jedoch die Muskularis, beteiligt sind (Abb. 16.**8**). Die Ringfalten springen als halbkreisförmige Kulissen bis zu 1 cm hoch in das Lumen vor, verlaufen quer zur

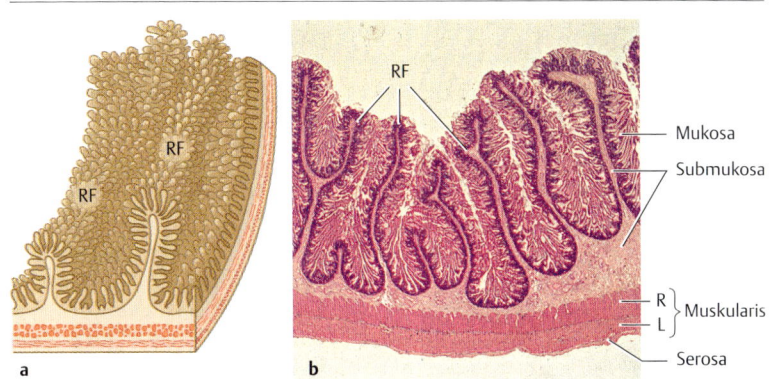

Abb. 16.8 **Aufbau der Dünndarmwand.** **a** Räumliche Darstellung der Ringfalten (**RF**). **b** Längsschnitt durch das Jejunum (Mensch). Die Ringfalten werden von Submukosa und Mukosa gebildet, die Muskularis ist nicht daran beteiligt. **R**, **L**, Ring- und Längsmuskelschicht. H.E.; Vergr. 6fach.

Längsachse des Darmrohres und sind nur in Längsschnitten gut erkennbar. Die Falten sind konstant, sie verstreichen (im Gegensatz zu denen des Magens) auch bei Dehnung der Wand nicht. Das Bindegewebe der **Submukosa** enthält scherengitterartig angeordnete Kollagenfaserzüge und elastische Fasern. Dadurch wird eine gewisse Dehnbarkeit des Darmrohres in Längs- und Querrichtung ermöglicht. Die **Muskularis** ist für die Bewegung des Chymus verantwortlich: *Pendel- und Segmentierungsbewegungen* zur Durchmischung, *Peristaltik* zum Transport in aboraler Richtung. Mit Ausnahme des Duodenum, das bis auf die Pars superior sekundär retroperitoneal liegt, ist der gesamte Dünndarm von **Serosa** überzogen und am Mesenterium aufgehängt.

Dünndarmschleimhaut

Zotten und Krypten

Die Kombination von Zotten und Krypten ist eine Besonderheit der Dünndarm-Mukosa (Abb. 16.**9**). **Zotten** (*Villi intestinales*) sind blatt- bis fingerförmige Erhebungen der Mukosa (je nach Dünndarmabschnitt 0,2−1 mm hoch und ca. 0,15 mm dick), an denen das *Epithel* und die *Lamina propria* beteiligt sind, *nicht* jedoch die Muscularis mucosae. Zwischen den Basen der Zotten münden zahlreiche Krypten (es gibt viel mehr Krypten als Zotten). Die **Krypten** (*Glandulae intestinales*, Lieberkühn-Krypten) sind tubulöse Einsenkungen des Epithels in die Lamina propria, sie reichen bis zur Muscularis mucosae hinunter.

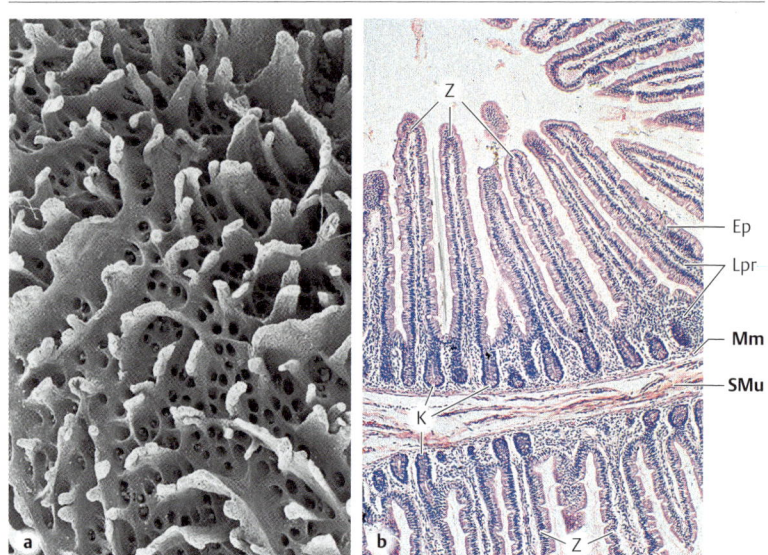

Abb. 16.**9** **Falten, Zotten, Krypten.** **a** Aufsicht (Raster-EM-Bild) auf Zotten und Kryptenmündungen in der Schleimhaut des menschlichen Duodenum (nach künstlicher Entfernung der Epithelschicht). Manche Zotten sind fingerförmig, andere gleichen großflächigen Blättern. **b** Teil einer Ringfalte (Jejunum, Mensch); ihr Kern besteht aus der bindegewebigen Submukosa (**SMu**), sie ist von Mukosa überzogen. Zotten (**Z**) und Krypten (**K**) sind eine Bildung der Mukosa, woran Epithel (**Ep**) und Lamina propria (**Lpr**) beteiligt sind, nicht jedoch die Muscularis mucosae (**Mm**). Die Zotten ragen als Fortsätze in das Darmlumen, die Krypten sind als Vertiefungen in die Propria eingebettet. (a) Aufnahme: T. Bobka, Anat. Inst. Kiel; (b) H.E.; Vergr. 34fach (a), 50fach (b).

Zum Verständnis histologischer Schnitte, in denen Zotten und Krypten in den unterschiedlichsten Schnittrichtungen getroffen sein können, muss Folgendes beachtet werden: **Krypten** sind von Epithel ausgekleidete Hohlräume, die in Propria-Bindegewebe eingebettet sind. **Zotten** sind von Epithel überzogene Fortsätze der Lamina propria, die in das Darmlumen hineinragen. Wenn sie schräg oder quer angeschnitten sind, erscheinen sie wie Gewebsinseln, umgeben von Darmlumen.

Das Zottenstroma besteht aus dem zellreichen Bindegewebe der Lamina propria, in das ein System von **Blut- und Lymphgefäßen** eingelagert ist (Abb. 16.**10**). Mehrere *Arteriolen* durchziehen die Zotte in Längsrichtung und gehen an der Zottenspitze in ein flächiges Netz aus *fenestrierten Kapillaren* über, das sich unter dem Epithel ausbreitet (zum Abtransport der durch das Epithel resorbierten Moleküle). Durch eine zentral gelegene *Venole* wird das Blut aus der Zotte abgeleitet, gelangt in muköse und submuköse Gefäßgeflechte und verlässt die Darmwand über die Mesenterialvenen in Richtung Pfortader. In der Zottenachse liegt

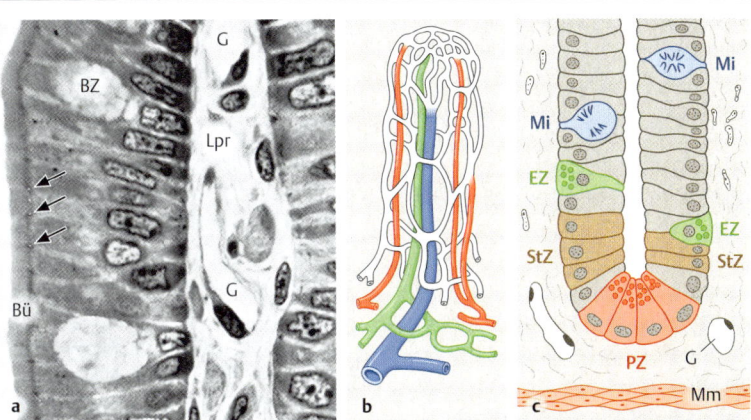

Abb. 16.**10** **Zotten und Krypten.** **a** Enterozyten und Becherzellen (**BZ**) an einer Jejunum-Zotte (Affe). **Bü**, Bürstensaum. Pfeile: Anschnitte von „Schlussleisten". **Lpr**, Lamina propria. **G**, Blutgefäß. **b** Gefäße im Zottenstroma (Schema): Arteriolen rot, Kapillaren weiß, Venole blau, Lymphgefäß grün. **c** Untere Hälfte einer Krypte (halbschematisch). Paneth-Zellen (**PZ**) mit apikalen Sekretgranula. **StZ**, Stammzellen. **EZ**, enteroendokrine Zellen mit basalen Hormongranula. **Mi**, Mitosen. **Mm**, Muscularis mucosae. (a) Semidünnschnitt, Toluidinblau. Vergr. 800fach (a) und etwa 550fach (c).

außerdem ein kleines *Lymphgefäß* (axiales Chylusgefäß), das die aus dem Interstitium gesammelte Lymphe (s.u., Fettresorption) an größere Lymphgefäße der Darmwand weiterleitet. In der Propria kommen außer den fixen Bindegewebszellen zahlreiche freie **Zellen der Abwehr** (Makrophagen, Mastzellen, Granulozyten, Lymphozyten, Plasmazellen) sowie einzelne Lymphfollikel vor. Von der Muscularis mucosae aus strahlen feine Bündel von **glatten Muskelzellen** in die Zotte ein und durchziehen sie in Längsrichtung. Durch ihre Kontraktion werden die Zotten gestaucht und die Lymphgefäße ausgepresst (*Zottenpumpe*).

Dünndarmepithel

Die Mukosa trägt ein **einschichtiges Zylinderepithel**, das an Zotten und Krypten zum Teil unterschiedliche Zelltypen enthält. Eine wesentliche Aufgabe, die das gesamte Epithel mit Hilfe der *Tight junctions* erfüllt, ist die Aufrechterhaltung der **Diffusionsschranke** zwischen Darmlumen (kommunizierend mit der Außenwelt) und dem Extrazellulärraum des eigentlichen Körperinneren. An den Zotten sind die **Enterozyten** (Saumzellen) der vorherrschende Typ, zwischen ihnen liegen *Becherzellen*. Das Kryptenepithel enthält weitere sekretorische Zellen und ist der Ort der Zellerneuerung.

Enterozyten. Die Enterozyten (Abb. 16.**10**, Abb. 16.**11**) sind für die letzten Schritte der Verdauung und für die *Resorption* verantwortlich. Ihre apikale Membran ist durch *Mikrovilli* vergrößert (Abb. 2.**3b**, 2.**4**, 3.**3**) und mit einer breiten Glykokalyx versehen. Die Membran enthält spezifische *Ektoenzyme*, also Transmembranproteine, deren extrazelluläre Domänen die Spaltung von Oligosacchariden und Oligopeptiden katalysieren, sowie verschiedene *Transporter*, die die freigesetzten Monosaccharide und Aminosäuren sowie diverse Ionen in die Zelle einschleusen (s.u.).

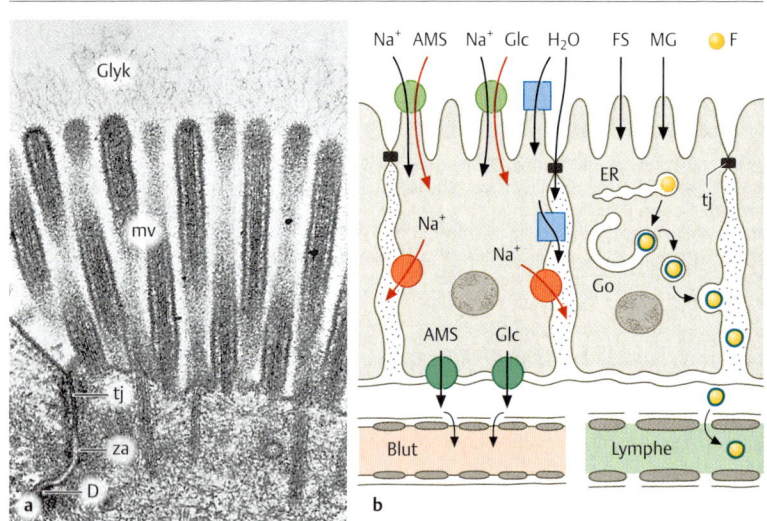

Abb. 16.**11** **Die Enterozyten als resorbierende Zellen.** **a** Mikrovilli (**mv**) mit Glykokalyx (**Glyk**) und filamentärem Binnengerüst. Haftkomplex mit Tight junction (**tj**), Zonula adhaerens (**za**) und Desmosom (**D**). **b** **Links:** Resorption von Wasser, Aminosäuren (*AMS*) und Glukose (*Glc*) (vereinfachtes Schema). Durch die Tätigkeit der basolateral gelegenen Na⁺/K⁺-ATPase (*rote Kreise*) wird im Interzellulärspalt ein osmotischer Gradient geschaffen, dem Wasser folgt, entweder transzellulär durch Aquaporin-haltige Wasserporen (*blaue Quadrate*) oder/und parazellulär durch „lecke" Tight junctions. Apikal gelegene Cotransporter (*hellgrüne Kreise*) schaffen Na⁺ entlang dem Gradienten (schwarze Pfeile) und AMS bzw. Glc gegen einen Gradienten (rote Pfeile) in die Zelle. AMS und Glc verlassen die Zelle durch Transporter (*dunkelgrüne Kreise*) entlang dem Gradienten (schwarze Pfeile). Die Stoffe treten durch das gefensterte Kapillarendothel in die Blutbahn ein. **b** **Rechts:** Fettresorption. *F,* Fett-Tröpfchen im Darmlumen. Enzymatisch freigesetzte Fettsäuren (*FS*) und Monoacylglycerine (*MG*) werden durch die apikale Membran transportiert. Durch Resynthese von Triacylglycerinen (*gelb*) im glatten ER und Umhüllung mit einer hydrophilen Schale (*blau*) entstehen Chylomikronen, die im Golgi-Apparat (*Go*) in Sekretvesikel verpackt und durch Exozytose ausgeschüttet werden. Sie gelangen durch das lückenhafte Endothel der Lymphkapillaren in die Lymphe. (a) Vergr. 30 000fach.

Resorption im Dünndarm: Struktur-Funktions-Beziehungen. Rein quantitativ ist die Resorption von **Wasser** am bedeutsamsten (Abb. 16.**11**). Bis zu 10 l Wasser werden täglich aus dem Darm resorbiert, davon 80 % im Dünndarm (vorwiegend im Jejunum), der Rest im Dickdarm. Der größte Teil des Wassers stammt aus den Sekreten der diversen Drüsen. Die Wasserresorption ist eine energieaufwändige Leistung des Epithels (Prinzip des transportierenden Epithels s. S. 82).

Kohlenhydrate und **Proteine** werden, sofern sie zuvor enzymatisch in ihre Einzelbausteine zerlegt worden sind, mit Hilfe von membranständigen Transportern resorbiert. Eine Ausnahme macht das Darmepithel von Neugeborenen und Säuglingen: *Immunglobulin G* (IgG) aus der Muttermilch wird per *Transzytose* als intaktes Protein durchgeschleust. Diese Fähigkeit geht später verloren.

Die Resorption von **Fetten** (Triacylglycerinen) ist für die Enterozyten besonders aufwändig. Die im Darmlumen enzymatisch freigesetzten Bausteine werden im Enterozyten zu Fetten *resynthetisiert*. Die neuen Fetttröpfchen werden mit einer hydrophilen Hülle aus speziellen Proteinen (Apoproteinen), Phospholipiden und Cholesterin versehen und heißen dann **Chylomikronen** (Durchmesser 100—500 nm). Diese werden durch Exozytose ausgeschüttet und gelangen durch das lückenhafte Endothel der Lymphkapillaren in den **Chylus** (Synonym für fetthaltige Lymphe aus der Darmwand). Über das intestinale und mesenteriale Lymphgefäßsystem erreichen sie den *Ductus thoracicus* und schließlich die Blutbahn (S. 220).

Sekretorische Zellen. Besonders an den Zotten sitzen **Becherzellen**, die Muzine sezernieren (S. 89). Am Grunde jeder Krypte (Abb. 16.**10**) liegen **Paneth-Zellen** (Paneth-Körnerzellen). Sie enthalten im apikalen Zytoplasma azidophile Granula, deren wichtigster Inhaltsstoff *Lysozym* ist. Dies ist ein Enzym, das Bestandteile von Bakterienwänden (Muraminsäure) spaltet. Diverse Typen von **enteroendokrinen Zellen** („basal gekörnten" Zellen) im Epithel von Zotten und Krypten sezernieren Peptidhormone und biogene Amine (z.B. Serotonin).

Die **Enterohormone** (Darmhormone) gelangen entweder über den Blutweg (endokrin) an ihren Wirkort (z.B. Gastrin zum Magen, Cholezystokinin zu Gallenblase und Pankreas) oder wirken lokal auf benachbarte Zellen (parakrin). Die Hormone sind an der Regulierung der Funktionsabläufe im Gastrointestinaltrakt und seinen Anhangsdrüsen beteiligt und ergänzen somit das enterische Nervensystem. Die Hormonausschüttung wird u.a. durch Reize aus der Umgebung hervorgerufen (z.B. chemische Reize durch Inhaltsstoffe des Chymus, physikalische Reize durch Wanddehnung). Die enteroendokrinen Zellen gehören zum System der disseminierten endokrinen Zellen (Näheres s. S. 372, Tabelle 18.**2**).

Zellerneuerung. Die **Lebensdauer** ausdifferenzierter Enterozyten und Becherzellen beträgt etwa 5 Tage. Im unteren Teil der Krypte sitzen undifferenzierte **Stammzellen** (S. 72). Aus diesem Vorrat werden regelmäßig Zellen abgerufen, die sich zunächst rege teilen (transit-amplifying cells, **Mitosefiguren** in der unteren Kryptenhälfte), die Kryptenwand aufwärts wandern, die Teilungsaktivität dann beenden und sich bis zum Erreichen der Kryptenmündung zu Enterozyten und Becherzellen **differenzieren**. Sie wandern, unter gleichzeitiger Wahrnehmung ihrer spezifischen Aufgaben, in 5 Tagen von der Zottenbasis bis zur Zottenspitze, sterben hier den programmierten Zelltod (**Apoptose**) und werden ins Darmlumen abgeworfen. Die sekretorischen Zellen der Krypten werden ebenfalls erneuert, aber sehr viel langsamer.

▶ Aufgrund der kurzen Lebensdauer der Darmepithelzellen ist die Mukosa leicht durch Maßnahmen zu schädigen, die die Zellteilung generell beeinträchtigen (z.B. unerwünschte Wirkung bei der Behandlung von bösartigen Tumoren). ◀

Regionale Besonderheiten

Einige Merkmale ändern sich von oral nach aboral so fließend, dass sie für eine sichere histologische Unterscheidung der drei Dünndarmabschnitte nur begrenzten Wert haben: Die Ringfalten werden in aboraler Richtung niedriger und seltener; im terminalen Ileum fehlen sie fast ganz. Die Zotten werden kürzer, die Becherzellen häufiger. Dies alles ist morphologischer Ausdruck dafür, dass unter normalen Bedingungen Verdauung und Resorption der Nahrungsstoffe im unteren Dünndarm schon weitgehend abgeschlossen sind und die Sekretion an Bedeutung gewinnt.

Das Duodenum weist zwei Besonderheiten auf: (a) Das völlige Fehlen von Ringfalten am Beginn des Duodenum (*Bulbus duodeni*). Gerade dieser Abschnitt ist in der Pathohistologie von besonderem Interesse, weil hier die meisten Duodenalulzera (Geschwüre) lokalisiert sind. (b) Das Vorkommen von **Brunner-Drüsen** (*Glandulae duodenales*). Dies sind muköse, tubuloalveoläre Drüsen (Abb. 16.**12a**), die in großen Paketen (nach aboral kleiner werdend) in der Submukosa liegen und dadurch die Ringfalten verdicken können. Ihre Ausführungsgänge münden in Krypten. Die Brunner-Drüsen sezernieren Muzine, einen Trypsinaktivator, sowie HCO_3^- zur Neutralisierung des aus dem Magen kommenden sauren Chymus. Die Drüsen werden von dem enterischen Hormon Sekretin stimuliert.

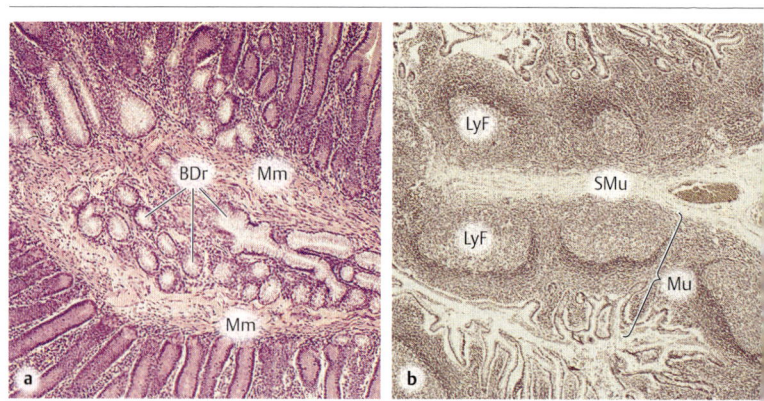

Abb. 16.**12** **Dünndarmabschnitte mit Besonderheiten.** **a** **Duodenum** (Mensch) mit Brunner-Drüsen (**BDr**) in der Submukosa (Ringfalte); oben links Drüsengänge in der Mukosa, auf dem Weg zur Mündung in den Krypten. **Mm**, Muscularis mucosae. **b** **Ileum** (Mensch) mit Lymphfollikeln (**LyF**) in der Mukosa (**Mu**). **SMu**, Submukosa (Ringfalte). H.E.; Vergr. 50fach (a) und 20fach (b).

Das **Ileum** zeichnet sich durch makroskopisch sichtbare Ansammlungen von Lymphfollikeln aus (**Peyer-Plaques**, *Noduli lymphoidei aggregati*), die gegenüber dem Ansatz des Mesenteriums lokalisiert sind. Sie entstehen in der Lamina propria mucosae (Abb. 16.**12b**), können aber auch in die Submukosa hineinreichen. Das Epithel über den Gipfeln der einzelnen Lymphfollikel („Domepithel") enthält **M-Zellen**, welche per *Transzytose* Antigene durch die Epithelbarriere schleusen und sie auf diese Weise den Zellen der Immunabwehr zugängig machen. Näheres s. Darm-assoziiertes lymphatisches Gewebe (S. 275).

Mikroskopierhilfen s. Dickdarm

16.5 Dickdarm

Der Dickdarm (Länge etwa 1,5 m) besteht aus Zäkum (*Caecum*, Blinddarm) mit Wurmfortsatz (*Appendix vermiformis*), Kolon (*Colon*) und Rektum (*Rectum*, Mastdarm). Die Mukosa besitzt **nur Krypten, keine Zotten**; sie ist von einschichtigem Zylinderepithel bedeckt, das zahlreiche Becherzellen enthält. Im Dickdarm werden hauptsächlich Salze und Wasser resorbiert und Muzine als Gleitmittel sezerniert. Das Rektum endet mit dem Analkanal, der eine spezielle Epithelauskleidung hat.

Wandaufbau

Mukosa und **Submukosa** des Dickdarmes bilden zwar oft zirkulär ausgerichtete Falten (*Plicae semilunares*), diese sind jedoch im Gegensatz zu den Ringfalten des Dünndarmes *keine* Dauereinrichtungen, sondern entstehen vorübergehend durch Kontraktion der Muskularis. In der **Muskularis** von Zäkum und Kolon ist die Längsmuskelschicht auf drei dicke Längsbänder (*Tänien*) reduziert, in den Arealen dazwischen ist sie nur schwach ausgebildet. In der Appendix vermiformis und im Rektum dagegen bildet die Längsmuskulatur einen geschlossenen Mantel. Der Dickdarm ist je nach Region von **Adventitia** oder **Serosa** bedeckt, die Adventitia bzw. Subserosa ist meist reich an Fettzellen.

Dickdarmschleimhaut. In der Mukosa fehlen die Zotten (Abb. 16.**13**). Das Epithel der **Krypten** ist reich an *Becherzellen* und enthält *enteroendokrine Zellen* (vor allem EC-Zellen: Serotonin), dagegen kaum Paneth-Zellen. Die resorbierenden Saumzellen in den Krypten und auf den Flächen zwischen den Kryptenmündungen tragen einen Bürstensaum. Die Erneuerung des Epithels geht vom unteren Kryptenbereich aus. In der Lamina propria kommen solitäre Lymphfollikel vor.

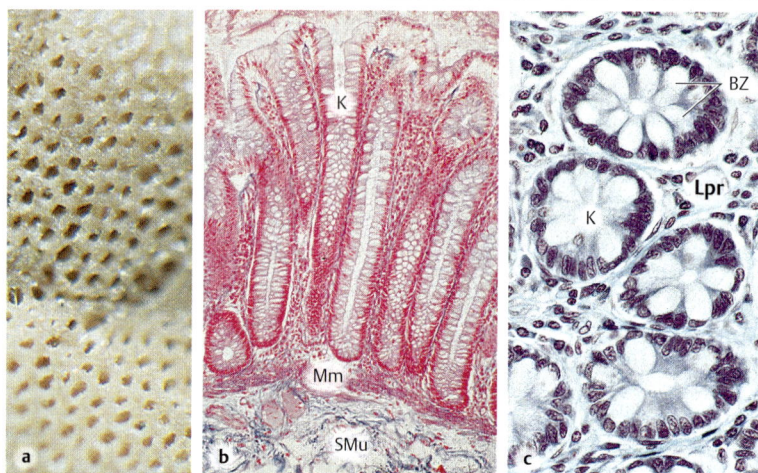

Abb. 16.13 **Kolon** (Mensch). a Aufsicht auf Kolonschleimhaut: Kryptenmündungen (Trockenpräparat). b Kolonschleimhaut mit Krypten (**K**). **Mm**, Muscularis mucosae. **SMu**, Submukosa. c Kolon-Krypten im Querschnitt. **BZ**, Becherzellen. **Lpr**, Lamina propria. (b) Azan; (c) Goldner. Vergr. 37fach (a), 75fach (b) und 450fach (c).

Appendix vermiformis

Die Appendix (Abb. 16.**14**) ist ein verkleinerter Teil des Kolon und hat eine Dicke von 0,5–1 cm (Länge normalerweise etwa 10 cm). Sie liegt als Anhang des Zäkum intraperitoneal und hat ein eigenes Gekröse (*Mesoappendix*). Die Appen-

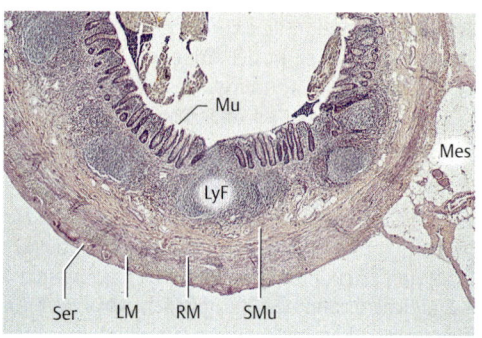

Abb. 16.**14** **Appendix vermiformis** (Querschnitt; Mensch). Große Lymphfollikel (**LyF**) reichen von der Mukosa (**Mu**) bis in die Submukosa (**SMu**). **RM** und **LM**, Ring- und Längsschicht der Muskularis. **Ser**, Serosa. **Mes**, Mesoappendix. H.E.; Vergr. 14fach.

dix ist ihrer Funktion nach ein **lymphatisches Organ** (S. 275). In der Wand liegen zahlreiche Lymphfollikel. Diese sind zwar primär in der Lamina propria entstanden, werden jedoch meist so umfangreich, dass sie bis in die Submukosa hineinreichen. An diesen Stellen ist die Muscularis mucosae oft nicht zu erkennen; über den Gipfeln der Lymphfollikel sind kaum Krypten zu finden, im Epithel sitzen M-Zellen (S. 276). Im Lumen der Appendix befinden sich oft Reste von Darminhalt sowie abgestorbene Epithel- und Abwehrzellen.

Analkanal

Der Analkanal (*Canalis analis*) ist der letzte, durch den Tonus der Schließmuskeln meist eng gestellte Abschnitt (Länge etwa 4 cm) des Enddarms. Im Bereich des Analkanals sitzen wesentliche Anteile des **Kontinenzorgans**, das hier nicht besprochen wird (s. Lehrbücher der makroskopischen Anatomie). Hier sei nur auf die Epithelverhältnisse eingegangen. Der Analkanal wird bezüglich der Epithelausstattung in drei Zonen unterteilt:

- **Zona colorectalis** oberhalb der *Linea (Junctio)anorectalis* (Linie am oberen Ende der Columnae anales gelegen): Mukosa wie im Kolon und Rektum.
- **Zona transitionalis** (Übergangszone) zwischen Linea anorectalis und *Linea pectinata (= dentata)* (undulierende Linie, hervorgerufen durch die Valvulae anales zwischen den Basen der Columnae): Mosaik aus unverhorntem mehrschichtigem Plattenepithel und verschiedenen mehrschichtigen prismatischen Epithelien.
- **Zona squamosa** (makroskopisch-anatomisch auch als **Pecten analis** bezeichnet) unterhalb der Linea pectinata: Durchgehend unverhorntes mehrschichtiges Plattenepithel, das durch Bindegewebe unverschieblich mit dem glatten M. sphincter ani internus verbunden ist. Die Oberfläche erscheint am Lebenden weiß (= **Zona alba**). Diese Zone (in der Klinik auch als **Anoderm** bezeichnet) ist außerordentlich *dicht sensibel innerviert* (Reflexzone für Verschlussmechanismus) und *schmerzempfindlich*.

Die Zona squamosa geht allmählich in die **perianale Haut** über, die stark pigmentiert und mit Haarfollikeln sowie ekkrinen und apokrinen Schweißdrüsen ausgestattet ist. – Direkt oberhalb der Linea pectinata münden, falls vorhanden, Ausführungsgänge von rudimentären, Schleimsezernierenden **Proktodealdrüsen**. Bakterielle Entzündungen dieser Drüsen können zu Abszessen und *Analfisteln* führen.

▶ Der Dickdarm, insbesondere das Rektum, ist (im Gegensatz zum Dünndarm) relativ häufig Sitz von **malignen epithelialen Tumoren** (kolorektales Karzinom). Die Behandlungsweise und Heilungsaussichten werden entscheidend davon bestimmt, wie weit der Tumor in die Schichten der Darmwand eingedrungen ist. Dies kann schon präoperativ durch **hoch-auflösende Endosonographie** (Ultraschalluntersuchung vom Inneren des Organs aus) sichtbar gemacht werden. — **Angeborenes Megakolon** (Hirschsprung-Krankheit): Aufgrund gestörter Migration der Ganglienzellvorläufer während der Ontogenese des enterischen Nervensystems können die Ganglienzellen im Rektum völlig fehlen. Folge: Dauerkonstriktion der aganglionären Strecke (wegen fehlender inhibitorischer Einflüsse auf die glatte Muskulatur); Passage behindert oder unmöglich; monströse Erweiterung des proximal davon gelegenen Kolon. ◀

Mikroskopierhilfe: Zuverlässige Merkmale zur histologischen Unterscheidung der Darmabschnitte

Dünndarm: Ringfalten (nur in Längsschnitten eindeutig erkennbar, nach aboral niedriger und seltener werdend), Zotten und Krypten
Duodenum: Brunner-Drüsen in der Submukosa (und Lamina propria)
Ileum: Lymphfollikel der Peyer-Plaques in der Lamina propria (und Submukosa)
Jejunum: ohne Besonderheiten
Dickdarm: Keine Zotten, nur Krypten mit vielen Becherzellen. Im Kolon (im Gegensatz zur Appendix und zum Rektum) keine durchgehend geschlossene Längsmuskelschicht. Achtung: Durch Kontraktion der Ringmuskulatur vorübergehende zirkuläre Falten, die im fixierten Präparat nicht mit den permanenten Ringfalten des Dünndarmes verwechselt werden dürfen.
Appendix: Geringeres Kaliber als übriger Dickdarm (meist Querschnitt durch die ganze Appendix); geschlossene Längsmuskelschicht; zahlreiche Lymphfollikel in Lamina propria plus Submukosa; Mesoappendix

Verwechslungsmöglichkeiten

Gallenblase/Dünndarm: Die Gallenblase hat keine Zotten, sondern unregelmäßige Falten, keine dem Dünndarm vergleichbaren Krypten (höchstens einzelne große Einbuchtungen der Schleimhaut), keine Muscularis mucosae, in der Regel keine Becherzellen; Schichtung der Muskularis im Schnitt unregelmäßig; dicke Adventitia bzw. Subserosa.

17 Anhangsdrüsen des Verdauungssystems

17.1 Leber

Die Leber (*Hepar*) ist die größte Drüse (1500 g) des Körpers und besteht zu ca. 80 % ihres Gewichts aus Leberepithelzellen (**Hepatozyten**). Sie nimmt eine zentrale Stellung im allgemeinen Stoffwechsel ein. Sie betreibt *exokrine Sekretion* (Galle) und sezerniert zahlreiche Stoffe ins Blut, z.B. Serumproteine, Gerinnungsfaktoren, Lipoproteine. Die Gefäße der Leber sind zwischen das Kapillarbett des Magen-Darm-Traktes und die systemische Zirkulation geschaltet. Durch diese strategisch günstige Position werden den Hepatozyten die im Darm resorbierten Stoffe aus erster Hand angeboten. Die Leber ist das wichtigste Organ für die *Entgiftung* vieler körpereigener und körperfremder Stoffe, deren Metaboliten zum Teil in die Galle abgegeben werden. Damit ist die Leber neben der Niere das wichtigste *Ausscheidungsorgan* für Abfallprodukte aus dem Stoffwechsel. Als histologische Baueinheit gilt das **Leberläppchen**.

Zu- und abführende Blutgefäße

Die Leber ist in ungewöhnlicher Weise in den Blutkreislauf eingebaut (Abb. 17.**1**, 17.**2**, 11.**1**). Sie erhält venöses Blut, das bereits die Kapillargebiete von Magen-Darm-Trakt, Pankreas und Milz durchlaufen hat. Es gelangt über die **Pfortader** (*V. portae*, Portalvene) in die Leber und macht den Hauptteil (70 %) der Blutzufuhr aus. Das übrige Blut wird über die **Leberarterie** (*A. hepatica propria*) zugeführt. Pfortader und Leberarterie treten an der **Leberpforte** in das Organ ein. Der **Gallengang** (*Ductus hepaticus*) verlässt hier die Leber. Die intrahepatischen Äste von Pfortader, Leberarterie und Gallengang verlaufen bis in die kleinsten Verzweigungen stets parallel. Für die venöse Entsorgung des Organs sind die drei großen Äste der **Lebervene** (*V. hepatica*) zuständig, über die das Blut Zugang zur unteren Hohlvene und damit Anschluss an den systemischen Kreislauf gewinnt. Die mikroskopischen Anfänge der Lebervenen sind die **Zentralvenen** im Innern der Leberläppchen. Alle intrahepatischen Äste der Lebervenen verlaufen stets allein ohne Begleitung durch Pfortader- und Arterienäste oder Gallengänge. Die Gefäßstrecke zwischen den terminalen Zweigen der beiden zuführenden Blutgefäße und den entsorgenden Zentralvenen besteht aus weitlumigen Kapillaren

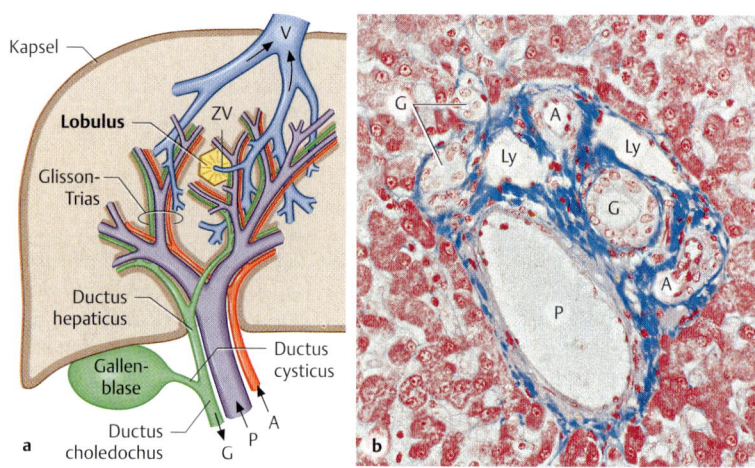

Abb. 17.**1a** **Leitungsbahnen der Leber** (schematische Darstellung). Blutzufuhr über Pfortader (**P**) und Leberarterie (**A**), Blutabstrom über die Lebervene (**V**), dazwischen das Gebiet der Mikrozirkulation im Lobulus. Die Zentralvene (**ZV**) ist der Beginn des Abstromweges. Die Verästelungen von Pfortader, Arterie und Gallengang (**G**) verlaufen stets zusammen, die Äste der Lebervene dagegen stets allein. **b** **Histologisches Bild von einem Portalfeld** (menschliche Leber) mit den Strukturen der Glisson-Trias und Lymphgefäßen (**Ly**). Azanfärbung, Vergr. 245fach.

(**Sinusoide**). Die Anatomie der Mikrozirkulation ist Grundlage für die Gliederung des Leberparenchyms in mikroskopische Bau- und Funktionseinheiten (s.u.).

Bindegewebe

Die Leber ist von einer bindegewebigen Kapsel (**Glisson-Kapsel**) umgeben. Von der Leberpforte strahlen Ausläufer der Kapsel in das Organinnere ein und durchziehen es in Form von Bindegewebsstraßen (*Portalkanäle*, im histologischen Schnitt als **Portalfelder**, *Periportalfelder* oder *Glisson-Felder* erscheinend). In ihnen verlaufen die intrahepatischen Verästelungen von *Pfortader, Leberarterie* und *Gallengang* (**Glisson-Trias**) (Abb. 17.**1b**). Diese Leitungsbahnen können in einem Portalfeld auch in jeweils mehreren Anschnitten auftreten. Außerdem enthalten die Bindegewebsstraßen **Lymphgefäße** und vegetative **Nerven.** Bezogen auf die Gesamtmasse der Leber ist der Bindegewebsanteil gering (etwa 2 %).

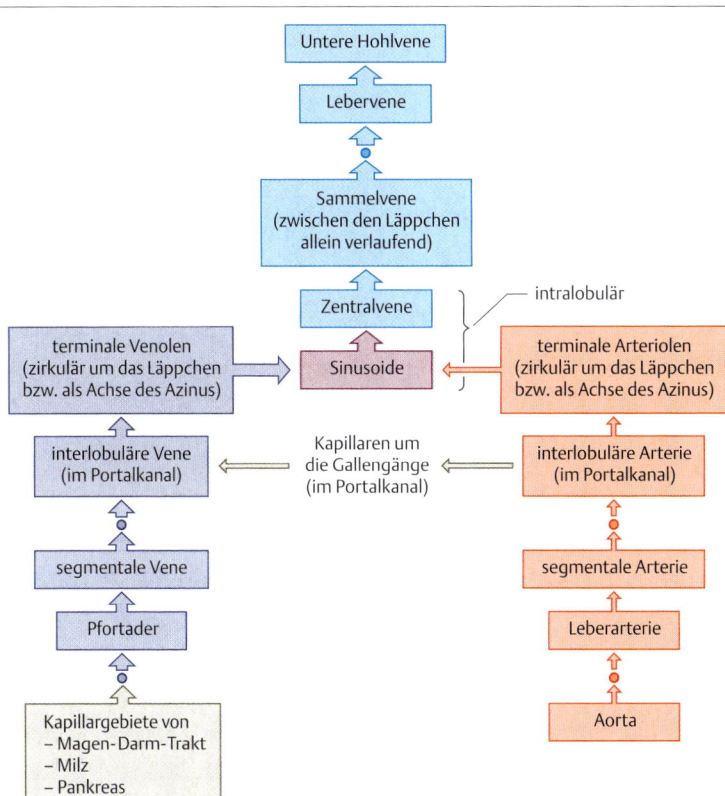

Abb. 17.**2** **Weg des Blutes durch die Leber.** Die unterbrochenen Pfeile deuten an, dass zwischen den genannten Gefäßabschnitten noch Aufzweigungen liegen, die nicht namentlich aufgeführt sind.

Histologische Gliederung des Leberparenchyms

Das **Zentralvenen-Läppchen** (**Lobulus**, Leberläppchen) gilt traditionell als die histologische Baueinheit der Leber. Das Läppchen enthält die **Hepatozyten**, die **Sinuside** und eine **Zentralvene**. Stark vereinfacht kann man sich das Leberläppchen als sechseckige Säule (Durchmesser 1 mm, Höhe 2 mm) vorstellen (Abb. 17.**3**). Entlang dreier Kanten der Säule laufen in Längsrichtung bindegewebige Portalkanäle mit den darin enthaltenen Leitungsbahnen der Glisson-Trias. In regelmäßigen Abständen gehen kleinste Zweige rechtwinklig aus dem Leitungsbündel ab und verlaufen zirkulär um die Säule herum. Aus diesen noch *interlo-*

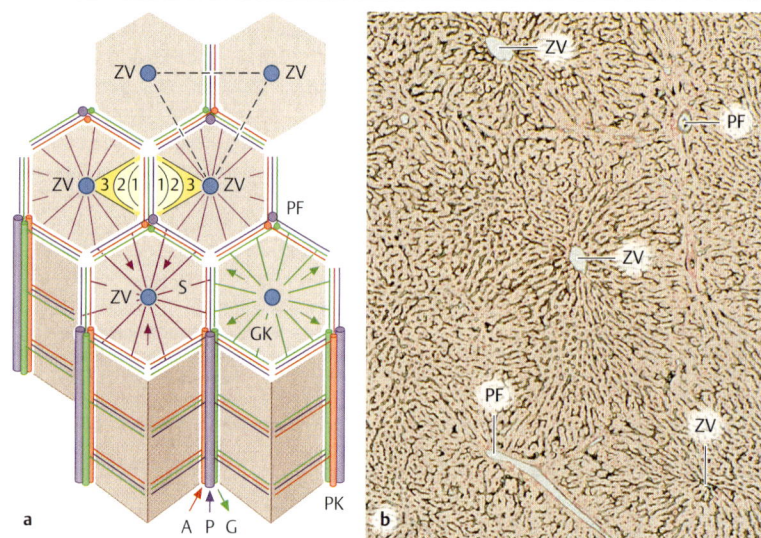

Abb. 17. **3a** **Gliederung des Leberparenchyms in Zentralvenen-Läppchen,** schematische räumliche Darstellung (Sechseck-Säulen). Portalkanäle (**PK**) bzw. im Schnitt Portalfelder (**PF**) mit den darin verlaufenden Strukturen der Glisson-Trias: Äste von Pfortader (**P**), Arterie (**A**) und Gallengang (**G**). Aus ihnen entspringen die terminalen Verzweigungen, die das Läppchen zirkulär umlaufen. In den intralobulären Sinusoiden (**S**) fließt das Blut zur Zentralvene (**ZV**). Die Galle läuft in eigenen Kanälchen (**GK**, Gallenkanälchen) in Richtung auf die Peripherie des Läppchens. Im oberen Bereich der Abbildung ist ein *Leberazinus* mit den Zonen 1, 2, 3 angedeutet, darüber ein Portalläppchen (Dreieck). Näheres s. Text. **b** Histologisches Bild von der Leber (Ratte) mit **Darstellung der Sinusoide** (Fixierung des Organs durch Perfusion mit einer Lösung, die Kohlepartikel enthielt; daher schwarze Markierung der Sinusoide). Färbung mit Kernechtrot, Vergr. 44fach.

bulär gelegenen terminalen Zweigen von Pfortader und Leberarterie gelangt das Blut gemeinsam in die *intralobulär* gelegenen Sinusoide. Diese verlaufen speichenförmig durch das Läppchen auf die Zentralvene zu, die die Säule in Längsrichtung durchzieht. Die Zentralvene ist von wenigen Kollagenfasern umgeben. Ihre dünne Wand enthält kaum glatte Muskulatur und ist von unzähligen Einmündungen der Sinusoide durchsetzt.

Zwischen den Sinusoiden liegen die in Platten angeordneten Hepatozyten (im Schnitt als **Hepatozyten-Bälkchen** erscheinend), die ebenfalls radiär ausgerichtet sind (Abb. 17.**4**). Bei der Passage des Blutes durch die Sinusoide ist reichlich Gelegenheit zum Stoffaustausch mit den Hepatozyten. Dort, wo Hepatozyten Rücken an Rücken liegen, bilden sie zwischen sich **Gallenkanälchen** (*Canaliculi biliferi*). Diese stellen den intralobulären Beginn des Ausführungsgangsystems

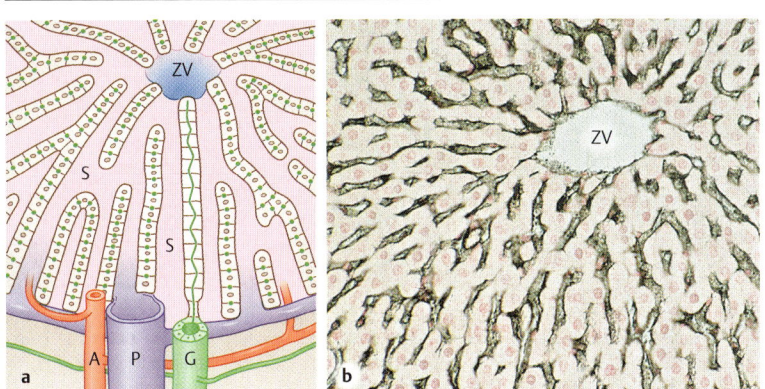

Abb. 17.**4a** **Anordnung der Leberzellbälkchen und Sinusoide** (**S**). Die Sinusoide sind speichenförmig auf die Zentralvene (**ZV**) ausgerichtet. Das Sinusendothel ist der Übersichtlichkeit halber weggelassen (vgl. Abb. 17.6). In den Leberzellbälkchen verlaufen die Gallenkanälchen (**grün**). Im Portalfeld liegen die Äste von Pfortader (**P**), Arterie (**A**) und Gallengang (**G**). **b** Vergrößerter Ausschnitt aus Abb. 17.3b zur Darstellung der Leberzellbälkchen (rot) und der Einmündung der Sinusoide in die Zentralvene. Vergr. 560fach.

dar und durchziehen jede Leberzellplatte netzartig (Abb. 17.**5**). Die von den Hepatozyten sezernierte **Galle** (lat.: *bilis;* gr.: *chole*) strömt in den Kanälchen in zentrifugaler Richtung, also dem Blutstrom entgegengesetzt, zu den interlobulär gelegenen kleinsten Gallengängen.

Verschiedene Konzepte zur histologischen Gliederung des Leberparenchyms. Manche physiologischen und pathologischen Beobachtungen an der Leber lassen sich mit dem Konzept des klassischen Leberläppchens nicht befriedigend erklären. Daher wurden weitere Konzepte der histologischen Gliederung vorgeschlagen, die jeweils unterschiedliche Strukturen als Mittelpunkt der Baueinheit betrachten (Abb. 17.**3**):

- „Klassisches Leberläppchen". Mittelachse des bereits oben beschriebenen klassischen Läppchens ist das **Gefäß der Entsorgung**, die Zentralvene. Die Hämodynamik ist vergleichbar mit der Situation in einem Ausgussbecken: Die zuführenden Gefäße befinden sich in der Peripherie, die Flussrichtung folgt dem Druckgradienten in Richtung auf das zentral gelegene Abflussrohr.
- Azinus. Mittelachse des Azinus sind die terminalen Zweige der **versorgenden Gefäße**, die zirkulär um die Läppchen herum laufen. Diese Betrachtungsweise trägt der Tatsache Rechnung, dass ein terminales Versorgungsbündel das Blut nach Art einer Wasserscheide nach *zwei* Seiten (in die beiden benachbarten Läppchen) entlässt. Ein Azinus umfasst alle Hepatozyten, die von einem terminalen Bündel aus Pfortaderast und Arterienast versorgt werden. Die Hepatozyten, die der Achse des Azinus am nächsten liegen – also diejenigen in der Peripherie des klassischen Läppchens – werden am besten mit Sauerstoff und Nährstoffen beliefert. Dies ist die *metabolische Zone 1* des Azinus. Die von der Versorgung am weitesten entfernt liegenden Hepatozyten – im Zentrum des klassischen Läppchens – werden am schlechtesten bedient, sie bilden die *Zone 3*. Dazwischen liegt die *Zone 2* als Intermediärzone. (Abb. 17.**3a**)

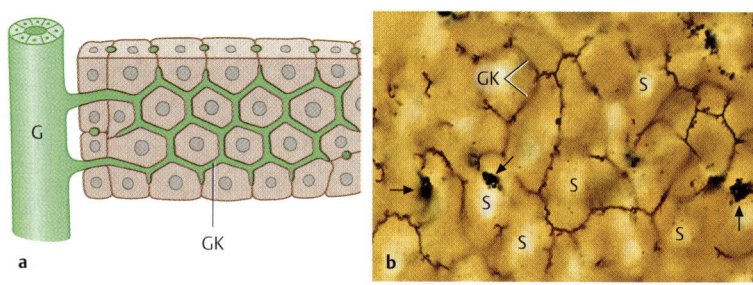

Abb. 17. **5a** **Gallenkanälchen** (schematische Darstellung). Eine Leberzellplatte ist flächig angeschnitten. Die Gallenkanälchen (**GK**) verlaufen zwischen den Hepatozyten und münden über ein kurzes Schaltstück (nicht gezeigt) in einen interlobulär gelegenen Gallengang (**G**). **b** Histologische Darstellung von Gallenkanälchen (Silberimprägnation nach Golgi). Die Kanälchen sind durch die Hepatozyten (als unscharfe Schatten zu erkennen) von den Sinusoiden (**S**) getrennt. Bei dieser Färbetechnik stellen sich außerdem die *Ito-Zellen* dar *(Pfeile)*. Vergr. 350fach.

- **Portalläppchen.** Dieses Konzept hat überwiegend historische Bedeutung und kommt nur selten zur Anwendung; es stellt den **Portalkanal** und die darin gelegenen Leitungsbahnen in den Mittelpunkt (Abb. 17.**3a**).

Die drei Konzepte schließen sich nicht gegenseitig aus, sondern ergänzen einander. Die weitere Besprechung der Leber in diesem Buch geschieht auf der Grundlage des klassischen Zentralvenenläppchens.

Sinusoide

Die Sinusoide (Sinus) haben ein weiteres Lumen (bis 15 µm) als übliche Kapillaren. Sie besitzen ein **diskontinuierliches Endothel**, dessen große Poren (mittlerer Durchmesser ca. 175 nm) nicht mit einem Diaphragma versehen, sondern offen sind (Abb. 17.**6**). Eine Basallamina fehlt. Das Sinusendothel ist von den Hepatozyten durch einen schmalen Spalt, den *perisinusoidalen Raum* oder **Disse-Raum** getrennt. Zu ihm haben alle Blutbestandteile außer Zellen und großen Chylomikronen freien Zugang, da das Sinusendothel keinerlei Diffusionsbarriere darstellt. Die dem Sinus zugewandte Front der Hepatozyten besitzt Mikrovilli, die in den Disse-Raum hineinragen und von der flüssigen Phase des Blutes unmittelbar umspült werden. Hier ist der *Ort des Stoffaustausches* zwischen Blut und Hepatozyten. Die Sinusendothelzellen betreiben Endozytose, wenn auch in geringerem Maße als die Kupffer-Zellen.

Zwischen den Sinusendothelzellen oder an ihre Lumenseite angelagert sitzen hier und da **leberspezifische Makrophagen** (**Kupffer-Zellen**). Sie sind Mitglieder des *Mononukleären Phagozytensystems (MPS*, S. 237*)* und entfernen durch Phagozytose Fremdpartikel sowie geschädigte und alte Blutzellen (besonders Erythrozyten) aus dem Blut (Abb. 17.**7**, 12.**5**).

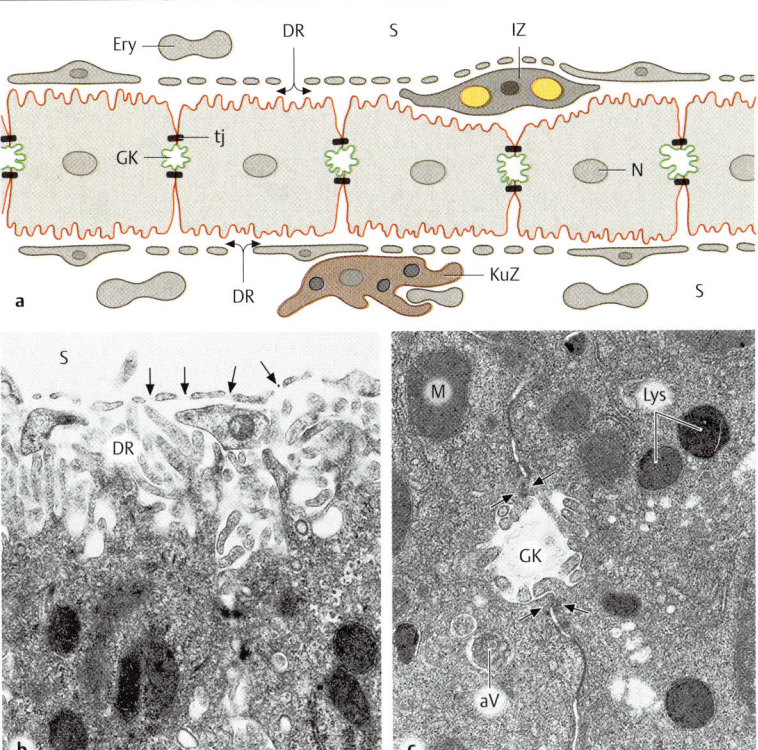

Abb. 17.**6a** **Leberzellbälkchen und Zellen der Sinuswände** (schematische Darstellung). Die basola-terale Membran der Hepatozyten (**rot**) ist der Blutseite zugewandt („Blutpol"). Die apikale Membran (**grün**, „Gallepol") grenzt an die Gallenkanälchen (**GK**). **tj**, Tight junction. **S**, Sinuslumen, Sinusendothel von großen Poren durchsetzt. **DR**, Disse-Raum. **IZ**, Ito-Zelle (Fettspeicherzelle) mit Fettvakuolen. **KuZ**, Kupffer-Zelle mit lysosomalen Einschlusskörpern. **N**, Nukleus. **Ery**, Erythrozyt. **b** **Disse-Raum** (EM), in den zahlreiche Mikrovilli des Hepatozyten hineinragen. Die *Pfeile* weisen auf die Poren (ohne Diaphrag-ma) im Sinusendothel. Beachte das Fehlen einer Basallamina unter dem Endothel. **c** **Gallenkanälchen** quer geschnitten (EM). Die *Pfeile* weisen auf die Tight junctions. **aV**, autophagische Vakuole. **Lys**, Lyso-somen. **M**, Mitochondrium. Vergr. 14 000fach (b, c).

Im Disse-Raum kommen einzeln sitzende Zellen vor, die große Lipidtropfen enthalten und verschiedene Bezeichnungen tragen: Fettspeicherzellen, perisi-nusoidale Zellen, Sternzellen, **Ito-Zellen** (Abb. 17.**5**, 17.**6**). Sie speichern in ihren Lipidtropfen das im Darm resorbierte *Vitamin A* und gelten außerdem als die

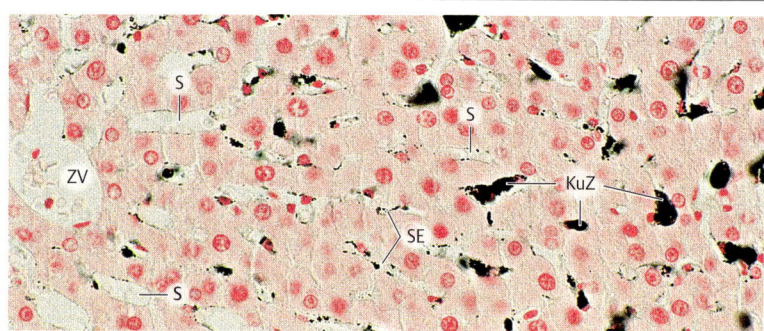

Abb. 17.**7** **Kupffer-Zellen (KuZ) in der Leber** einer Ratte, der zwecks Messung der Phagozytosefähigkeit Kohlepartikel in die Zirkulation injiziert worden waren. Daher stellen sich die Kupffer-Zellen als professionelle Makrophagen schwarz dar. Beachte die unterschiedliche Beladung der Kupffer-Zellen in der Peripherie (rechts) und im Zentrum des Läppchens. Bei dieser hohen Belastung mit Fremdpartikeln hat auch das Sinus-Endothel (**SE**) Kohle aufgenommen. **S**, Sinuslumen. **ZV**, Zentralvene. Färbung mit Kernechtrot, Vergr. 350fach.

Produzenten der spärlichen *intralobulären Bindegewebsfasern*: In den Disse-Räumen liegen dünne Bündel von Kollagenfibrillen, die im üblichen histologischen Präparat nur durch Versilberung (retikuläre Fasern) sichtbar gemacht werden können. Sie durchziehen das Läppchen und stellen die mechanische Vermittlung zwischen dem Bindegewebe der Portalfelder und der dünnen Faserumspinnung der Zentralvene dar. Die Ito-Zellen haben bei der Vermehrung des Bindegewebes im Rahmen der *Leberzirrhose* pathophysiologische Bedeutung (S. 343).

Intralobuläre Gallenkanälchen und interlobuläre Gallengänge

Die Gallenkanälchen (Durchmesser ca. 1 µm) haben keine eigene Wandauskleidung, sondern sind durch die Plasmamembran der Hepatozyten begrenzt, die an dieser Stelle Mikrovilli tragen (Abb. 17.6). Aneinander liegende Rinnen benachbarter Hepatozyten werden durch **Haftkomplexe** (Tight junction, Adhärens-Kontakt, Desmosom) zu einer Röhre. Die Tight junctions verhindern den Austritt von Gallenbestandteilen in den allgemeinen Interzellulärraum und damit deren Eindringen ins Blut. An der Fortbewegung der Galle in Richtung Läppchenperipherie sind kontraktile Filamente beteiligt, die im peribiliären Zytoplasma der Hepatozyten liegen.

Die Galle gelangt über ein kurzes Schaltstück mit flachem Epithel (*Hering-Kanälchen*) in die interlobulären Gallengänge (*Ductuli biliferi*) der Portalfelder. Kleine Gallengänge sind mit kubischem, größere mit hochprismatischem Epithel ausgekleidet, das HCO_3^- und Wasser in die Galle sezerniert. Tight junctions verhindern den Austritt von Galle. Das Ausführungsgangsystem setzt sich schließlich in die extrahepatischen Äste des Ductus hepaticus fort.

Stammzellen. Im Epithel der **Hering-Kanälchen** kommen undifferenzierte Zellen vor, die als Stammzellen gelten. Zwar können sich normalerweise auch ausdifferenzierte Hepatozyten teilen, bei beeinträchtigter Proliferationsfähigkeit der Hepatozyten wird für den Zellersatz jedoch auf die Stammzellen zurückgegriffen, aus denen sowohl Hepatozyten als auch Gangepithelien hervorgehen können.

Feinbau und Funktionen des Hepatozyten

Die meisten Hepatozyten besitzen *einen* Kern, der diploid, tetraploid oder oktaploid sein kann; mache Zellen enthalten zwei Kerne. Der Hepatozyt hat wie jede Epithelzelle eine polarisierte Bau- und Funktionsweise (Abb. 17.**6**). Die basolaterale Membran zeigt zum Sinus bzw. zum Interzellularspalt und grenzt an das vom Blut bestimmte Milieu des Extrazellulärraumes (**Blutpol**). Hier werden Stoffe aus dem Blut aufgenommen (z.B. Glucose, Aminosäuren, Gallensäuren, auszuscheidende Stoffe) und Syntheseprodukte (z.B. Proteine, Lipoproteine) sowie Glucose an das Blut abgegeben. Der apikale Pol ist dem Gallenkanälchen zugewandt (**Gallepol**). Hier wird die Galle sezerniert. Die Plasmamembran am Gallepol zeichnet sich durch verschiedene ATP-abhängige Transportmechanismen aus, mit deren Hilfe wasserlösliche Gallenbestandteile (s.u.) unter Energieaufwand in das Gallenkanälchen gebracht werden. Benachbarte Hepatozyten sind durch *Gap junctions* verbunden, hierdurch werden ihre metabolischen Funktionen koordiniert.

Zellorganellen. Der Hepatozyt ist reichlich mit allen üblichen Zellorganellen ausgestattet. Mit Hinblick auf seine spezifischen Funktionen seien hier einige erwähnt. **Raues endoplasmatisches Retikulum** und **Golgi-Apparat** dienen der Synthese bzw. Sekretion von Serumproteinen, Gerinnungsfaktoren und Lipoproteinen. Die **Mitochondrien** sind an der Harnstoffsynthese beteiligt (Entgiftung von Ammoniak). **Lysosomen** liegen meist in Nähe des Gallepols (peribiliär) (Abb. 5.**4**). Sie betreiben u.a. den Abbau abgenutzter oder überflüssiger Zellbestandteile, die durch Autophagie (Abb. 5.**7**) den Lysosomen zugeliefert werden, sowie den Abbau schadhafter Serumproteine, die durch Endozytose aufgenommen werden. Telolysosomen mit unverdaulichem Inhalt entsprechen den lichtmikroskopisch sichtbaren peribiliären *Lipofuszingranula*. Das **glatte endoplasmatische Retikulum** (gER) ist unter anderem Ort der Synthese von Gallensäuren und Lipiden. Außerdem steht es mit der **Entgiftungsfunktion** der Leber in Zusammenhang.

Entgiftungsfunktion der Leber. Viele körpereigene Stoffe (z.B. Bilirubin aus dem Abbau von Hämoglobin, Steroidhormone) und exogene Substanzen (z.B. viele Arzneistoffe) sind zu schlecht wasserlöslich, um mit den wässrigen Medien Galle oder Harn ausgeschieden werden zu können. Sie müssen beispielsweise durch Oxydation und Konjugation an Glukuronsäure oder andere Säuren erst in **wasserlösliche** und damit **gallengängige** bzw. **harngängige Metaboliten** überführt werden. Die hierfür zuständigen Enzyme sitzen in den Membranen des gER der Hepatozyten, die somit Hauptort des **Arzneimittelmetabolismus** sind. Durch erhöhtes Angebot von Substrat (z.B. zahlreiche Arzneimittel) nimmt die Aktivität dieser Enzyme zu (**Enzyminduktion**). Dies geht mit einer Vermehrung der gER-Membranen einher (Abb. 5.**1b**).

Glykogenspeicherung. Eine weitere wesentliche Aufgabe der Leber ist die Speicherung von Glykogen, das in Form von α-Partikeln im Zytosol der Hepatozyten sichtbar ist (Abb. 17.**8**, 5.**13a**). Bei Überangebot von Glucose im Blut wird diese von den Hepatozyten aufgenommen, zu Glykogen verarbeitet und damit speicherfähig gemacht. Bei Bedarf wird Glykogen wieder gespalten und Glucose an das Blut abgegeben. Diese Pufferwirkung der Leber dient der Glättung von Schwankungen der Glucosekonzentration im Blut und wird unter anderem durch **Adrenalin** sowie durch die Pankreashormone **Insulin** und **Glukagon** reguliert. Hiermit korreliert die Anbindung des Pankreas-Kapillarbettes an die Pfortader.

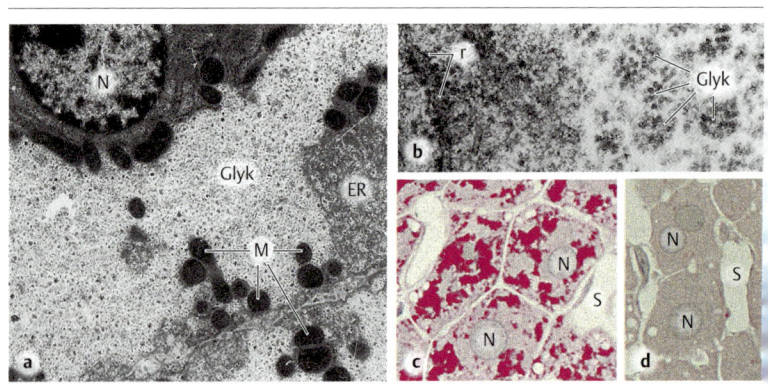

Abb. 17.**8** **Glykogenspeicherung in der Leber** (Ratte). **a** EM-Bild vom Teil eines Hepatozyten mit einem großen Glykogenfeld (**Glyk**). **ER**, Endoplasmatisches Retikulum. **M**, Mitochondrien. **N**, Nukleus. **b** Glygokenpartikel bei höherer Vergrößerung. **r**, Ribosomen zum Größenvergleich. **c** und **d** LM-Bilder von Hepatozyten mit bzw. ohne Glykogenfelder (PAS-Färbung: Glykogen stellt sich rotviolett dar; Gegenfärbung mit Hämatoxylin; Semidünnschnitte). Bild c: Zustand nach reichlicher Nahrungsaufnahme. Bild d: Zustand nach Nahrungskarenz für 18 Stunden. **N**, Nukleus. **S**, Sinus. Vergr. 5 400fach (a), 47 000 (b), 560fach (c, d).

Gallensekretion. Eine wesentliche Leistung der Leber ist die Gallenproduktion (bis 1000 ml pro Tag). Die **Galle** ist (a) ein Sekret, das durch seinen Gehalt an Gallensäuren im Dünndarm Nahrungsfette emulgiert und der **Fettresorption** dient, (b) ein Vehikel zur **Ausscheidung von Abfallprodukten**. Galle ist eine wässrige Lösung und enthält neben den Gallensäuren auch Cholesterin, Phospholipide IgA (S. 276) und Metabolite exogener und körpereigener Stoffe, darunter das aus dem Hämoglobinabbau stammende Bilirubin, das der Galle ihre grün-gelbe Farbe verleiht. Die treibende Kraft für die Sekretion der Galle ist ein ATP-abängiger *Gallensäuretransporter*, der die Gallensäuren in das Gallenkanälchen pumpt. Diese ziehen osmotisch Wasser nach. Die Gallensekretion wird durch das Enterohormon *Sekretin* gesteigert.

▶ Sind die Hepatozyten nicht in der Lage, Bilirubin aus dem Blut aufzunehmen, es zu wasserlöslichem Bilirubin umzuwandeln oder in die Gallenkanälchen zu pumpen, kommt es zu einer **Erhöhung der Bilirubinkonzentration im Blut**. Die sichtbare Folge ist eine Gelbverfärbung von Skleren und Haut des Patienten (Gelbsucht, **Ikterus**). Auch bei gestörtem Galleabfluss infolge von Hindernissen in den intra- oder extrahepatischen Gallenwegen (z.B. Gallensteine, Tumoren) kommt es zum Ikterus. ◀

Intralobuläre regionale Unterschiede der Hepatozyten. Die genannten und zahlreiche andere Stoffwechselleistungen können zwar grundsätzlich von allen Hepatozyten erbracht werden, in den einzelnen Läppchenregionen jedoch mit unterschiedlicher Intensität. So findet z.B. die Gallensäuresynthese stärker in den läppchenperipheren Hepatozyten statt, die Bildung von Lipidtröpfchen nach einer Mahlzeit eher läppchenzentral. Diese **Zonierung des Läppchens** entspricht der regional unterschiedlichen Versorgung der Hepatozyten (vgl. Ausführungen zum *Azinus*) und spiegelt sich auch in regional unterschiedlicher Enzymausstattung der Zellen wider. Außerdem gibt es regionale Unterschiede bezüglich der Anfälligkeit der Hepatozyten für bestimmte schädigende Einflüsse. So gehen beispielsweise bei ungenügender Leberdurchblutung oder bei einem Stau im venösen Abflussschenkel der Leber bevorzugt läppchenzentrale Zellen zugrunde.

▶ **Leberzirrhose.** Die Zellen der Leber sind sehr regenerationsfreudig. Bei chronischen Schädigungen jedoch werden die Regenerationsbemühungen fehlgeleitet. Das Ergebnis einer misslungenen Reparatur ist die Leberzirrhose. Sie ist gekennzeichnet durch a) eine Proliferation der Hepatozyten zu *Regenerationsknoten* mit veränderter Gefäßarchitektur anstelle von normalen Läppchen; b) eine *Wandlung des Sinusendothels* zu üblichem Kapillarendothel ohne Fenster und mit Basalmembran; c) eine enorme *Vermehrung des Bindegewebes* zu breiten Septen (Abb. 17.**9**), in denen Kurzschlüsse zwischen ver- und entsorgenden Blutgefäßen verlaufen. Die Produzenten des Bindegewebes sind die **Ito-Zellen**, die sich unter dem Einfluss von Zytokinen vermehren, zu überschießender Bildung von Extrazellulärmatrix angeregt werden und sich in *Myofibroblasten* verwandeln. ◀

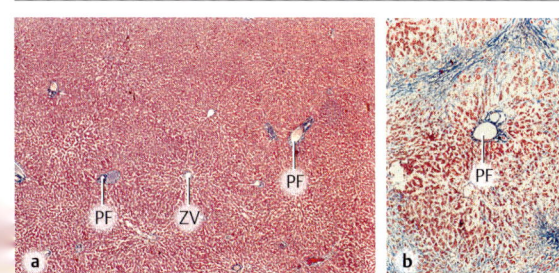
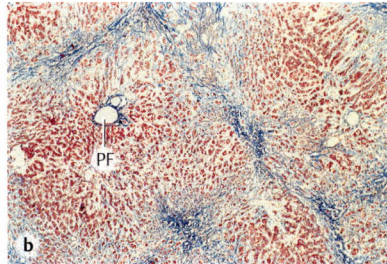

Abb. 17.**9** **Leberzirrhose** (Azan-Färbung). **a** Normale menschliche Leber. **b** Zirrhotische Leber. Breite Bindegewebsstraßen, reguläre Läppchenarchitektur gestört. **PF**, Portalfeld. **ZV**, Zentralvene. Vergr. 19fach (a, b).

17.2 Extrahepatische Gallenwege und Gallenblase

Die großen Gallengänge

Der *Ductus hepaticus* wird nach der Einmündung des *Ductus cysticus* durch den *Ductus choledochus* fortgesetzt (Abb. 17.**1a**). Dieser mündet, oft gemeinsam mit dem Pankreasgang, auf der *Papilla duodeni major* in das Duodenum. Sein Ausgang ist durch einen glatten Muskel (*M. sphincter ductus choledochi, Sphincter Oddi*) verschließbar. Die Gallengänge sind von einschichtigem Zylinderepithel ausgekleidet. Ihre Wand ist relativ dünn und daher durch Druck aus der Umgebung leicht komprimierbar, z.B. durch Tumoren. Die Wand besteht hauptsächlich aus *Bindegewebe*, eine durchgehende Lage glatter Muskulatur fehlt. Hier und da enthalten die Wände *tubulöse Drüsen*, die zum Schutz des Epithels muköses Sekret in die Gallengänge abgeben.

Gallenblase

Bei verschlossenem Sphincter Oddi gelangt die kontinuierlich sezernierte *Lebergalle* über den Ductus cysticus in die Gallenblase, die ein Fassungsvermögen von ca. 70 ml hat. Die Aufgaben der Gallenblase sind (a) **Eindickung** der Galle (*Blasengalle)* auf 10 % des Volumens der Lebergalle, (b) bei Bedarf **Austreibung** der Galle in das Duodenum.

Die **Wand der Gallenblase** (Abb. 17.**10**) besteht aus **Tunica mucosa** (Epithel und gefäßreiche Lamina propria, *keine* Muscularis mucosae), **Tunica muscularis** sowie einer auffallend dicken **Subserosa**, die von *Serosa* bedeckt wird. Dort, wo die Gallenblase der Leber anliegt, hat sie keinen Serosa-Überzug, sondern eine *Adventitia*. Das **Gallenblasenepithel** ist einschichtig zylindrisch, es trägt Mikrovilli und ist mit Haftkomplexen ausgestattet. Seiner Struktur und Funktion nach handelt es sich um ein *transportierendes Epithel,* das für den Wasserentzug und damit die Konzentrierung der Galle verantwortlich ist. Außerdem sezerniert es *Muzine* an seine Oberfläche. Die Tunica muscularis besteht aus scherengitterartig angeordneten Zügen von glatter Muskulatur und ist für die Austreibung der Galle zuständig. Die Kontraktionen werden durch das Darmhormon *Cholecystokinin* und durch das *vegetative Nervensystem* ausgelöst.

Das **Schleimhautrelief** ist durch netzartig zusammenhängende Falten gekennzeichnet, deren Höhe mit dem Füllungszustand des Organs schwankt. Die Täler zwischen den Falten sind stellenweise wie Taschen gestaltet (im Schnitt entsteht das Bild der „Schleimhautbrücken"), die manchmal tief bis in die Tunica muscularis hinunter reichen. Im Schnitt sieht man hier dann von Epithel ausgekleidete Hohlräume (*Rokitansky-Aschoff-Krypten*).

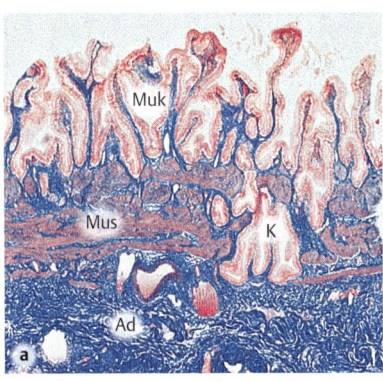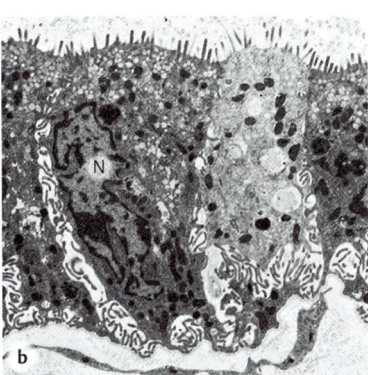

Abb. 17.**10a** **Menschliche Gallenblase**. Die Mukosa (**Muk**) ist in Falten aufgeworfen und senkt sich stellenweise taschenförmig in die Tiefe der Wand ein (**K**, Rokytansky-Aschoff-Krypten). **Mus**, Muskularis. **Ad**, Adventitia. Azanfärbung, Vergr. 22fach. **b** **Gallenblasen-Epithel** (EM) (Maus). Die Zellen tragen Mikrovilli, die basolaterale Membran ist durch zahlreiche Fortsätze vergrößert (transportierendes Epithel). **N**, Nukleus. Vergr. 3000fach.

17.3 Bauchspeicheldrüse

Die Bauchspeicheldrüse, *Pancreas* (Gewicht ca. 80 g), liegt retroperitoneal im Oberbauch und besteht makroskopisch aus Kopf (*Caput*), Körper (*Corpus*) und Schwanz (*Cauda*). Das Pankreas vereinigt in sich eine **exokrine** und eine **endokrine** Drüse (Inselorgan). Das exokrine Drüsengewebe macht die Hauptmasse des Organs aus und sezerniert enzymreichen, alkalischen *Verdauungssaft* in das Duodenum. Die endokrinen Zellen (nur ca. 2 % der Organmasse) liegen in kleinen Gruppen (**Langerhans-Inseln**) verstreut im exokrinen Gewebe. Das Inselorgan produziert u.a. die Hormone *Insulin* und *Glucagon*, die beide (antagonistisch) die Glucose-Konzentration im Blut beeinflussen.

Entwicklung. Das Pankreas entwickelt sich aus dem Endoderm der Duodenalanlage. Die Bildung der Inseln beginnt im 3. Monat mit dem Auswachsen von Gewebszapfen aus den Gang- und Endstückepithelien des exokrinen Drüsengewebes.

Exokriner Anteil

Histologische Gliederung der Drüse. Das Pankreas ist eine rein *seröse Drüse* mit *azinösen* Endstücken (Abb. 17.**11**). Das Parenchym ist durch Bindegewebssepten in Lappen und Läppchen (**Lobuli**) gegliedert. In den Bindegewebsstraßen verlaufen größere Ausführungsgänge, Blut- und Lymphgefäße sowie vegetative Nerven. Jeweils mehrere *Azini* sind zu einem Azinus-Komplex zusammengefasst und werden von einem verzweigten gemeinsamen *Schaltstück* drainiert. Das Anfangssegment des Schaltstücks ist gleichsam in den Azinus hineingestülpt.

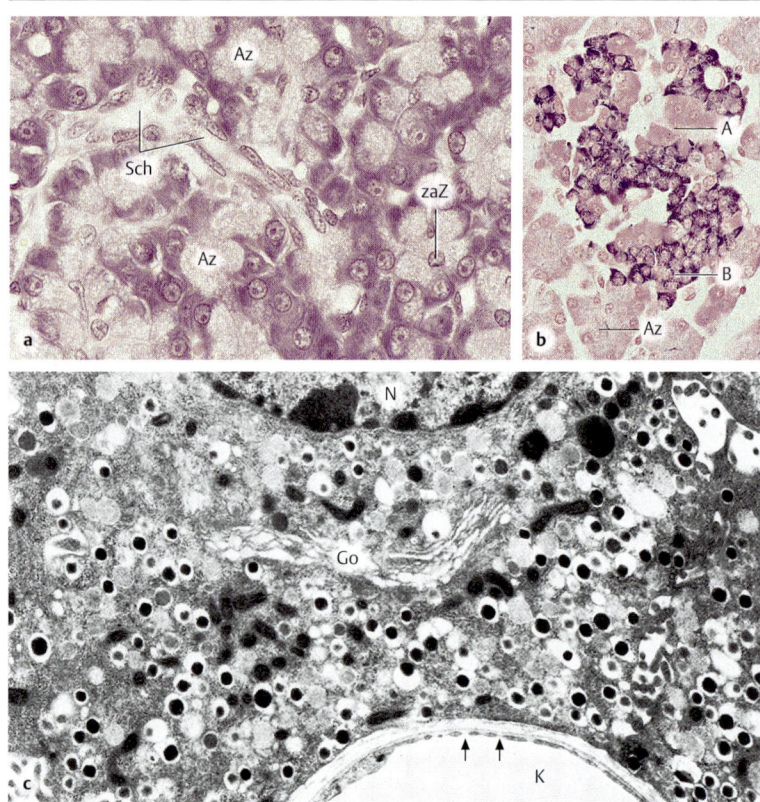

Abb. 17.**11** **Exokrine und endokrine Pankreaszellen.** **a** Azini (**Az**) und längsgeschnittenes Schaltstück (**Sch**) im exokrinen Pankreasgewebe. Die Azinuszellen sind an der Basis stark basophil (raues ER) und apikal blass (schlecht fixierte Sekretgranula). **zaZ**, Kern einer zentroazinären Zelle. H.E. **b** Pankreasinsel (Färbung Aldehydfuchsin-Phloxin). Die B-Zellen stellen sich blau, die A-Zellen rot dar. Die Insel ist von schwach gefärbten Azini umgeben. **c** Ultrastruktur der B-Zelle (Ratte). Das Zytoplasma enthält viele Insulinspeichergranula. Das Endothel der Kapillare (**K**) ist fenestriert (**Pfeile**). **Go**, Golgi-Apparat. **N**, Nukleus. Vergr. 480fach (a), 250fach (b), 9 800fach (c).

Dies ruft im Schnitt das Bild der *zentroazinären Zellen* hervor. Mehrere Schaltstücke vereinigen sich zu einem *intralobulären Ausführungsgang*, der in einen *interlobulären Ausführungsgang* mündet. Das Sekret wird schließlich über den Hauptgang (*Ductus pancreaticus*) ins Duodenum abgeleitet. Im Unterschied zu den Mundspeicheldrüsen gibt es im Pankreas *keine* Streifenstücke.

Azinus- und Gangepithelien. Die **Azinuszellen** sind die Produzenten verschiedener Verdauungsenzyme (s.u.), sie betreiben in großem Stil Proteinsynthese und -sekretion. Dem entspricht die *Basophilie* (raues ER) des Zytoplasmas am basalen Zellpol. Supranukleär liegen Golgi-Apparat und Speichergranula (Abb. 5.**5**) (*Zymogengranula,* da sie inaktive Enzymvorläufer = Zymogene enthalten). Auf einen Stimulus hin wird der Inhalt durch Exozytose ins Azinuslumen entleert. Die Granula sind im üblichen histologischen Schnitt nur bei guter Fixierung zu erkennen. Im Unterschied zu den Mundspeicheldrüsen besitzt das Pankreas *keine* Myoepithelzellen.

Die **Schaltstücke** und **intralobulären Ausführungsgänge** sind im Umfang kleiner als die Endstücke, dennoch ist ihr Lumen lichtmikroskopisch gut sichtbar (Abb. 17.**11a**). Sie sind von flachem bis kubischem Epithel ausgekleidet, dessen spezifische Funktion vor allem in der *Sekretion von HCO$_3^-$-Ionen* besteht (s.u.). Die **interlobulären Ausführungsgänge** und großen Pankreasgänge tragen einschichtiges Zylinderepithel, das Muzine sezerniert. Außerdem kommen hier enteroendokrine Zellen vor.

▶ Vom Epithel der großen und kleineren Gänge gehen fast alle **Pankreas-Karzinome** aus. Sie sind besonders gefürchtet, da sie meist erst in einem Stadium entdeckt werden, in dem es für eine wirkliche Heilung zu spät ist. ◀

Funktionen des exokrinen Pankreas. Das Pankreas liefert täglich bis zu 2 l dünnflüssiges Sekret in das Duodenum. Der größte Anteil ist **Wasser**, das nach demselben Prinzip sezerniert wird wie für die Mundspeicheldrüsen beschrieben (S. 299). Die wichtigsten **Verdauungsenzyme** sind verschiedene Proteasen (z.B. Trypsin), α-Amylase (zur Stärkespaltung) und Lipasen. Sie kommen als *inaktive Vorstufen* ins Duodenum. Hier wird Trypsinogen durch Aktivatoren des Bürstensaumes (Enterokinase) und des Duodenaldrüsen-Sekrets in Trypsin umgewandelt (Abspaltung einer Peptidkette); Trypsin seinerseits aktiviert die übrigen Enzyme. Ein weiterer wichtiger Bestandteil sind die **HCO$_3^-$-Ionen**, die im Pankreassekret einen pH von 8 schaffen. Hierdurch wird der vom Magen kommende saure Chymus neutralisiert, was wiederum Voraussetzung für die optimale Aktivität der Pankreasenzyme ist. Das exokrine Pankreas wird vor allem durch Enterohormone (S. 372) und durch das vegetative Nervensystem reguliert. Das Enterohormon *Cholezystokinin* und der *Parasympathikus* stimulieren die Ausschüttung von Verdauungsenzymen, *Sekretin* fördert die Sekretion von Wasser und Bikarbonat.

▶ Die akute Pankreatitis ist eine lebensbedrohliche Erkrankung, die durch vorzeitige Aktivierung von Pankreasenzymen innerhalb des Organs (Mechanismen vielfältig) entsteht. Dabei kommt es zur enzymatischen Zerstörung („Selbstverdauung"); Andauung der Blutgefäßwände (akute hämorrhagische Pankreatitis); Aktivierung von vasoaktiven und gerinnungsfördernden Faktoren (Kreislaufschock, intravasale Blutgerinnung). — Die zystische Fibrose (CF, Mukoviszidose) ist eine der häufigsten Erbkrankheiten (1 auf ca. 2500 Geburten), sie beruht auf Defekten des *CFTR-Proteins* (cystic fibrosis transmembrane conductance regulator), das in der apikalen Plasmamembran vieler Epithelzellen vorkommt. Dieses Protein hat u.a. die Funktion eines Cl^--Ionen-Kanals. Bei der CF bildet das Pankreas ein sehr visköses, Bikarbonat-armes Sekret. Folgen: Sekretstau und **zystische Erweiterung** der Ausführungsgänge, Atrophie der Azini und Ersatz durch Bindegewebe (**Fibrose**); ungenügende Belieferung des Dünndarmes mit Verdauungsenzymen sowie mit Bikarbonat zur Neutralisierung des Chymus; weitreichende Störungen der Verdauung und Resorption von Nahrungsstoffen. Die Kausalkette zwischen dem CFTR-Defekt und der gestörten Pankreasfunktion ist bisher nicht völlig aufgeklärt. Das CFTR-Protein beeinflusst, abgesehen von seiner Cl^--Kanal-Funktion, auch den Membrantransport anderer Ionen (z.B. HCO_3^-). Der Ausfall dieser Funktionen könnte für den Pathomechanismus ebenso von Bedeutung sein. Auch die **Lunge** (S. 282) ist bei der CF in Mitleidenschaft gezogen (entscheidend für den Krankheitsverlauf). ◁

Endokriner Anteil

Das Pankreas besitzt über 1 Million **Inseln** (Abb. 17.**11b**); im Schwanzteil sind sie am dichtesten gesät. Im üblichen histologischen Schnitt erscheinen die Inseln als helle Areale (Durchmesser meist 100–200 μm) inmitten des stärker gefärbten exokrinen Gewebes. Eine Insel besteht aus einem netzartigen Verband von einigen Tausend Epithelzellen, der von zahlreichen Blutkapillaren (Endothel *fenestriert*) durchzogen ist. Die Inselhormone sind Peptide, die nach ihrer Synthese in Sekretgranula (Hormonspeichergranula) gelagert (Abb. 17.**11c**, 5.**2**) und auf spezifische Reize hin durch Exozytose ins Interstitium ausgeschüttet werden. Aufgrund unterschiedlicher Anfärbbarkeit und der spezifischen Ultrastruktur der Hormonspeichergranula können mindestens vier Zelltypen unterschieden und den Inselhormonen zugeordnet werden:

- **B-Zellen** (fast 80 % der Inselzellen, Insulin),
- **A-Zellen** (ca. 15 %, Glukagon),
- **D-Zellen** (ca. 5 %, Somatostatin),
- **PP-Zellen** (1–2 %, Pankreatisches Polypeptid).

D-Zellen und andere, noch seltenere Zelltypen der Inseln kommen auch als enteroendokrine Zellen im Magen-Darm-Trakt vor. Angesichts bestimmter funktioneller Gemeinsamkeiten werden alle Zelltypen des Inselorgans und die enteroendokrinen Zellen zum *gastro-entero-pankreatischen (GEP) endokrinen System* zusammengefasst. Dies wiederum kann als Teil des noch weiter gefassten **Systems der disseminierten endokrinen Zellen** betrachtet werden (S. 372).

Zellen der Inseln

Die **B-Zellen** sind gleichmäßig innerhalb der Insel verteilt (Abb. 17.**11b**). Der wichtigste Reiz zur Ausschüttung von **Insulin** ist der Anstieg der Blutglucose-Konzentration. Außerdem wirken der Parasympathikus und einige Enterohormone (z.B. GIP = *glucose-dependent insulin releasing peptide* und GLP-1 = *glucagon-like peptide*) stimulierend. Insulin bewirkt eine **Senkung der Blutglucose**

Konzentration. Dies wird vor allem durch Aufnahme von Glucose in die Leber (hier Stimulation der Glykogensynthese) sowie in die Skelettmuskulatur und ins Fettgewebe erreicht. Die Plasmamembranen von Skelettmuskel und Fettzellen sind nur unter Einwirkung von Insulin für Glucose durchlässig (Insulin-abhängige Insertion des intrazellulär auf Vorrat bereit liegenden Glucose-Transporters GLUT 4 in die Plasmamembran, S. 43).

Die **A-Zellen** werden durch starken Abfall der Blutglucose-Konzentration zur Ausschüttung ihres Hormons **Glukagon** stimuliert; dieses bewirkt in den Hepatozyten die Freisetzung von Glucose aus gespeichertem Glykogen (Abb. 17.**8d**) und verursacht damit eine *Erhöhung der Blutglucose-Konzentration.*

D-Zellen sezernieren **Somatostatin**, das (vor allem parakrin) als *Inhibitor* auf die A-Zellen, in hoher Konzentration auch auf die B-Zellen sowie auf das exokrine Pankreas wirkt. **PP-Zellen** produzieren das Pankreatische Polypeptid, welches ebenfalls das exokrine Pankreas hemmt.

▷ Ein Diabetes mellitus (Zuckerkrankheit) liegt vor, wenn der „Nüchtern-Blutzucker" mehr als 125 mg/dl Serum beträgt. Der primäre Diabetes mellitus beruht entweder auf einem absoluten Insulinmangel als Folge der Zerstörung der B-Zellen, meist bedingt durch Autoantikörper (**Diabetes Typ I**); oder auf einem relativen Insulinmangel infolge Funktionsschwäche der B-Zellen bei meist erhöhtem Insulinbedarf wegen verminderter Insulinempfindlichkeit der Zielgewebe (**Diabetes Typ II**). — Während der Embryonalzeit kommen in den Inseln Gastrin-bildende Zellen vor. Dies scheint die Grundlage für das Auftreten eines seltenen Inselzelltumors zu sein, der Gastrin sezerniert (Gastrinom). Folge: Hypersekretion von Magensäure und dadurch multiple Ulzera im Magen und Darm (*Zollinger-Ellison-Syndrom*). ◁

Mikroskopierhilfe: Verwechslungsmöglichkeiten Pankreas

Die **Parotis** (S. 299) besitzt Streifenstücke, hat *keine* zentroazinären Zellen und *keine* Inseln, oft ist das Parenchym mit Fettzellen durchsetzt.
Die **Tränendrüse** (S. 510) hat tubuloalveoläre Endstücke mit stets erkennbarem Lumen, *keine* Inseln.

---

18 Endokrine Organe

18.1 Allgemeine Prinzipien

Endokrine Drüsen besitzen keine Ausführungsgänge. Sie sezernieren Botenstoffe (**Hormone**), die über die *Blutbahn* im Körper verteilt werden (**endokrine Sekretion**) und an Zielorganen spezifische Effekte auslösen. Alle endokrinen Gewebe sind von einem dichten Netz aus *fenestrierten Kapillaren* durchzogen. Dies begünstigt den raschen Eintritt des Hormons in die Blutbahn. Die meisten endokrinen Zellen sind *Epithelzellen*. Es gibt aber auch *Neurone*, die am Axonende statt eines synaptischen Überträgerstoffes ein Hormon freisetzen (**Neurosekretion**). Das Endokrinium als Ganzes stellt neben dem vegetativen Nervensystem ein weiteres Prinzip dar, durch welches das „Innenleben" des Organismus (Vorgänge wie Stoffwechsel, Anpassung, Wachstum, Fortpflanzung usw.) gesteuert wird.

Einige endokrine Drüsen sind anatomisch eigenständige Organe: z.B. **Hypophyse, Nebenniere, Schilddrüse, Nebenschilddrüse**. Daneben gibt es endokrin tätige Organe, die noch andere Aufgaben erfüllen und in denen die endokrinen Zellen nur eine Unterabteilung darstellen: z.B. **Pankreas** (S. 345) und **Gonaden** (*Ovar*, S. 417; *Hoden* . S. 400); sie werden nicht hier, sondern in den einschlägigen Kapiteln näher besprochen. Manche Organsysteme (z.B. Magen-Darm-Trakt, Atmungstrakt) enthalten endokrine Zellen, die meist *einzeln* zwischen den Zellen des Oberflächenepithels sitzen: **Disseminierte endokrine Zellen** oder *Diffuses neuroendokrines System*.

Anmerkungen. (1) Unter dem Begriff **Hormon** werden heute neben den Hormonen im klassischen Sinn auch zahlreiche andere Botenstoffe eingeordnet, z.B. *Prostaglandine, diverse Zytokine, Wachstumsfaktoren* usw. Im vorliegenden Kapitel werden nur die oben genannten Organe und Zellen behandelt, die die Bildner der klassischen Hormone sind und dafür auch morphologische Korrelate aufweisen. **(2)** Außer der endokrinen Sekretion gibt es (a) die **parakrine Sekretion**, bei der der Wirkstoff nicht ins Blut gelangt, sondern nur auf Zellen der näheren Umgebung einen Effekt hat und (b) die **autokrine Sekretion**, bei der der Wirkstoff die herstellende Zelle selbst beeinflusst.

Allgemeine Struktur-Funktions-Beziehungen

Hormone gehören unterschiedlichen chemischen Stoffgruppen an. Dies spiegelt sich in der unterschiedlichen Ultrastruktur der betreffenden endokrinen Zellen wider (Abb. 18.**1**). Viele Hormone sind **(Poly)peptide** (z.B. Insulin), **Glykoproteine** (z.B. Gonadotropine) oder **biogene Amine** (z.B. Adrenalin) und haben *hydrophilen*

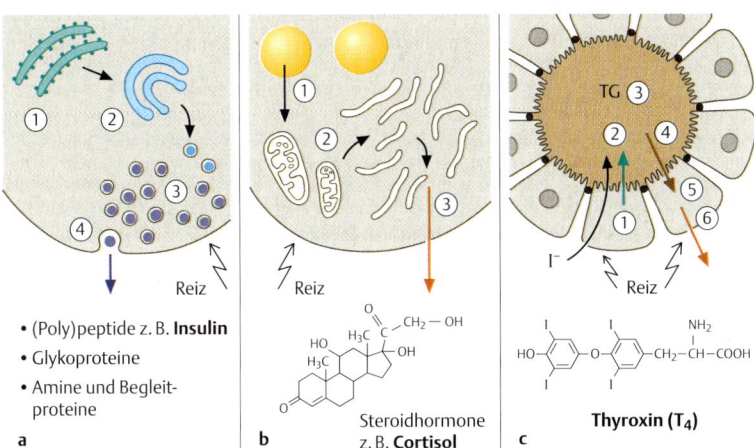

- (Poly)peptide z. B. **Insulin**
- Glykoproteine
- Amine und Begleit-
  proteine

a

b Steroidhormone
z. B. **Cortisol**

c **Thyroxin (T$_4$)**

Abb. 18.1 Strukturelle und funktionelle Merkmale endokriner Drüsen in Abhängigkeit von der chemischen Natur des produzierten Hormons. a Hydrophile Hormone am Beispiel von Insulin: *1*, Synthese des Prohormons im rauen ER; *2*, Modifizierung und Verpackung im Golgi-Apparat; *3*, Spaltung zum aktiven Hormon und Vorratshaltung in Speichergranula; *4*, Ausschüttung durch Exozytose. **b** Steroidhormone (lipophil): *1*, Vorratshaltung der Ausgangssubstanz Cholesterin als Ester in Lipidtröpfchen; *2*, akute Hormonsynthese in tubulären Mitochondrien und Membranen des glatten ER; *3*, freier Durchtritt des Hormons durch die Plasmamembran. **c** Schilddrüsenhormone (lipophil): *1*, Synthese eines großen Proteins (Thyroglobulin, TG) als Vorläufermolekül; *2* und *3*, Exozytose von TG in das Follikellumen, Iodierung und Speicherung eines großen Vorrates im Follikel; *4*, Endozytose von TG; *5*, Freisetzung der Hormone aus TG durch proteolytische Spaltung; *6*, freier Durchtritt der Hormone durch die Plasmamembran.

Charakter. Sie werden in **Sekretgranula** (Speichergranula) auf Vorrat (meist für Tage ausreichend) gelagert und auf einen spezifischen Reiz hin durch **Exozytose** freigesetzt.

Bei der **Synthese von Peptidhormonen** wird im rauen ER zunächst ein größeres Vorläufermolekül (*Präprohormon*) gebildet, das posttranslational zum *Prohomon* und schließlich zum wirksamen Hormon verkleinert wird; der letzte proteolytische Schritt erfolgt vor allem in den Speichergranula, die die hierfür nötigen Enzyme und einen sauren pH besitzen. An der Synthese von biogenen Aminen sind ER und Golgi-Apparat zwar nicht unmittelbar beteiligt, aber die Herstellung der Begleitproteine, die in den Speichergranula enthalten sind, verläuft nach dem üblichen Muster.

Die **Steroidhormone** (aus Nebennierenrinde und Gonaden) sind *lipophil* (somit membrangängig) und können daher nicht in Membranvesikeln gespeichert werden. Die Steroidhormon-produzierenden Zellen enthalten daher kaum Hormonvorräte. Statt dessen speichern sie die Ausgangssubstanz (Cholesterin) in veresterter Form in Lipidtröpfchen und synthetisieren die Hormone akut bei Bedarf. Die Zellen sind daher reich mit entsprechenden Zellorganellen ausgestattet.

Eine Sonderstellung nimmt das **Schilddrüsenhormon** ein: Riesige Vorräte (ausreichend für Wochen) des in einem Makromolekül „versteckten" lipophilen Hormons werden in abgeschlossenen Kompartimenten des Extrazellulärraumes (Schilddrüsenfollikel) gelagert.

Hormonrezeptoren. Ein Hormon wirkt nur auf diejenigen Zellen, an denen es spezifische Bindungsstellen (Rezeptoren) vorfindet. Die Rezeptoren für hydrophile Homone sitzen als Transmembranproteine in der **Plasmamembran** der Zielzellen. Die Bindung des Hormons an die extrazelluläre Domäne des Rezeptors setzt intrazellulär eine Reaktionskette in Gang, die zum Effekt führt. Die Rezeptoren für die lipophilen Steroidhormone und das Schilddrüsenhormon liegen dagegen im **Intrazellulärraum** (Zytoplasma bzw. Kern); Angriffsort dieser Hormone ist der Zellkern. Der Effekt beruht darauf, dass durch Änderung der Transkription die Synthese spezifischer Proteine gesteigert oder vermindert wird.

Regulation der Hormonsynthese und –ausschüttung

Die Zielzellen der Hormone sprechen schon auf niedrigste Konzentrationen an (physiologische Plasmakonzentrationen der freien Hormone meist im nano- bis pikomolaren Bereich). Daher sind sowohl Synthese als auch Ausschüttung der Hormone streng reguliert. Von den vielfältigen Regulationsprinzipien (s. Lehrbücher der Physiologie und Biochemie) seien hier nur drei angedeutet, die sich keineswegs gegenseitig ausschließen (Abb. 18.**2**):

- **Regulation durch Innervation** (Abb. 18.**2a**): Beispiele: Nebennierenmark, sekretorische Neurone. In anderen Fällen hat die Innervation modulierenden Einfluss.
- **Regulation durch negative Rückkopplung** (Abb. 18.**2b**): Hierbei „misst" die endokrine Zelle den Wirkungserfolg ihres Hormons. Entspricht das Messergebnis einem bestimmten Sollwert, so beendet die Zelle die Hormonsekretion und nimmt sie erst wieder auf, wenn der Sollwert (je nach der Richtung der Hormonwirkung) unter- oder überschritten ist. Beispiele: Nebenschilddrüse; Pankreas-Inseln. Auch die glandotropen Zellen des Hypophysenvorderlappens und die übergeordneten Hypothalamus-Neurone unterliegen der negativen Rückkopplung.
- **Regulation durch Hormone** (Abb. 18.**2c**), die von einer übergeordneten Drüse sezerniert werden. Beispiele: Stimulierung von Schilddrüse, Nebennierenrinde und Gonaden durch die *glandotropen Hormone* des Hypophysenvorderlappens sowie Stimulierung der glandotropen Zellen durch hypothalamische Steuerhormone.

▶ **Über- und Unterfunktion von endokrinen Organen.** Viele Kenntnisse über die Wirkungen von Hormonen (*Endokrinologie*) sind ursprünglich aus der Symptomatik der krankhaften Über- oder Unterfunktion eines endokrinen Organs abgeleitet worden. Zeichen der **Unterfunktion** können auf Störungen oder Verlust der endokrinen Zellen oder auf geminderter Hormon-Empfindlichkeit der Zielzellen beruhen. Die **Überfunktion**, deren Folgen einer Karikatur der physiologischen Hormonwirkungen gleichkommen, beruht häufig auf einem gutartigen (seltener bösartigen) Tumor des betreffenden endokrinen Zelltyps. Ein wesentliches Merkmal endokrin aktiver Tumoren ist, dass sie nicht mehr den physiologischen Regulationsmechanismen gehorchen, daher „autonom" sind und unkontrolliert Hormon ausschütten. ◀

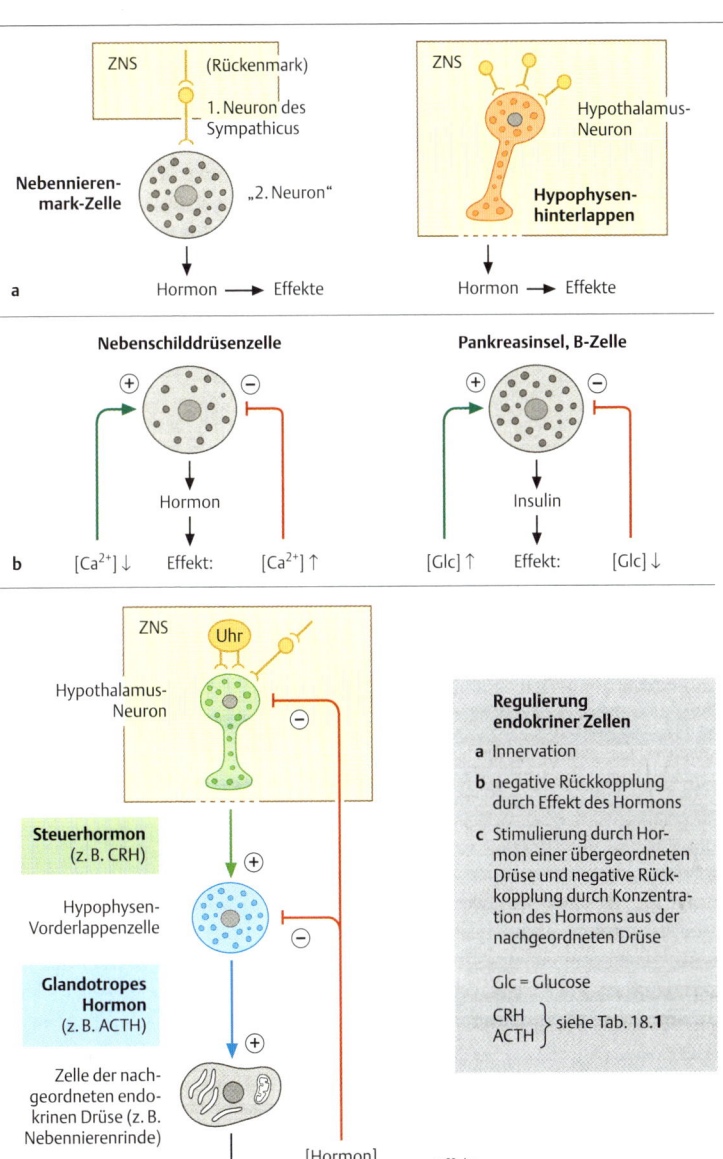

Abb. 18.**2** **Verschiedene Mechanismen zur Regulierung endokriner Zellen.** Näheres s. Text.

18.2 Hypophysen-Hypothalamus-System

Die Hypophyse (Hirnanhangsdrüse, *Glandula pituitaria*) setzt sich aus **Neurohypophyse** (Nervengewebe) und **Adenohypophyse** (Epithel) zusammen (Abb. 18.3). Ihre wichtigsten Teile sind Hinter- und Vorderlappen. Der **Hinterlappen** (zur Neurohypophyse gehörig) ist eine Fortsetzung des **Hypothalamus** (dieser ist Teil des Zwischenhirns). Der Hinterlappen enthält die marklosen Axone von Neuronen, deren Perikaryen in hypothalamischen Kerngebieten liegen. Dort werden die Hormone *Adiuretin* (Zielorgan: Niere) und *Oxytocin* (Zielorgane: Uterus, Brustdrüse) synthetisiert. Der Hinterlappen ist lediglich Ort der Hormonspeicherung und -ausschüttung. Der **Vorderlappen** (zur Adenohypophyse gehörig) macht die Hauptmasse des Organs aus. Er enthält fünf verschiedene Typen endokriner Zellen für sechs Hormone: die **nicht-glandotropen Hormone** *Wachstumshormon* (Wirkung: u.a. Körperwachstum) und *Prolaktin* (Zielorgan: Brustdrüse) sowie vier **glandotrope Hormone**, die der Stimulierung nachgeordneter endokriner Drüsen dienen, nämlich Nebennierenrinde, Schilddrüse und Gonaden. Die endokrine Aktivität aller Vorderlappenzellen wird ganz entscheidend von **hypothalamischen Steuerhormonen** bestimmt, die den Vorderlappen *auf dem Blutwege* über einen Kurzschluss (**Pfortader der Hypophyse**) erreichen.

Entwicklung. Die Adenohypophyse geht aus einer hirnwärts wachsenden Ausstülpung (*Rathke-Tasche*) des primitiven Mundbuchtdaches (Ektoderm) hervor. Die Neurohypophyse entwickelt sich aus einer trichterförmigen Vorstülpung (*Processus infundibularis*) des Zwischenhirnbodens, die sich der Rathke-Tasche dorsal anlegt. Die Adenohypophyse verliert ihre Verbindung zum Rachendach. Aus persistierenden Epithelresten des Stiels der Rathke-Tasche können kleine *Rachendach-Hypophysen* hervorgehen (Ausgangsgewebe seltener, manchmal endokrin aktiver Tumoren, *Kraniopharyngeome*). Die Neurohypophyse bleibt ein echter Anhang des Zwischenhirns.

Gliederung der Hypophyse. Die Hypophyse (Gewicht ca. 0,6 g) liegt, verborgen unter dem Diaphragma sellae, im Türkensattel des Keilbeins und ist durch eine meningeale Organkapsel vom Knochen getrennt. Als **Neurohypophyse** werden der trichterförmige Hypophysenstiel (*Infundibulum*) und der Hinterlappen (*Pars nervosa*) zusammengefasst (Abb. 18.**3b**). Die **Adenohypophyse** besteht aus *Pars distalis* (Vorderlappen), *Pars tuberalis* (Trichterlappen; den Hypophysenstiel von ventral umgreifend, Funktion unbekannt) und *Pars intermedia* (Mittellappen).

Der **Mittellappen** ist aus der dorsalen Wand der Rathke-Tasche entstanden und liegt dem Hinterlappen an. Beim Menschen ist er nur rudimentär ausgebildet. Seine Zellen produzieren u.a. **Melanozyten-stimulierendes Hormon (MSH)**. Histologisch findet man gelegentlich mit kubischem Epithel ausgekleidete Hohlräume („Kolloidzysten"), die als die Reste des Lumens der Rathke-Tasche gedeutet werden. Stränge aus basophilen Mittellappenzellen können stellenweise in den Hinterlappen eindringen („Basophileninvasion"). Über die *physiologische* Bedeutung

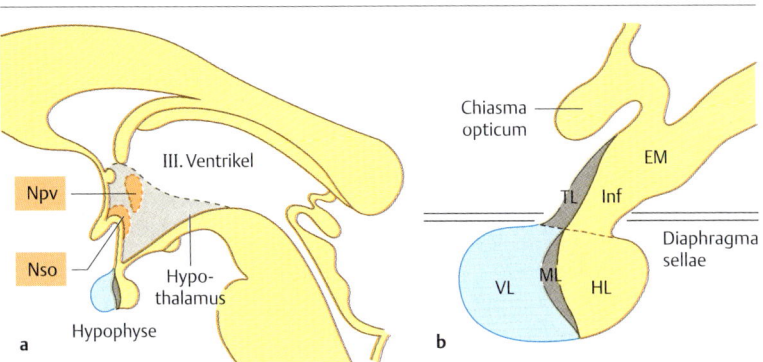

Abb. 18.**3** **Lage und Gliederung der Hypophyse** (Schema). *gelb*, ZNS. *blau* und *dunkelgrau*, Epithelgewebe (Adenohypophyse). **a** Lagebeziehung zum Hypothalamus. **Npv**, Nucl. paraventricularis. **Nso**, Nucl. supraopticus. **b** Teile der Hypophyse. **VL**, **HL**, **ML**, **TL**, Vorder-, Hinter-, Mittel-, Trichterlappen. **Inf**, Infundibulum. **EM**, Eminentia mediana.

von MSH für den Menschen (im Gegensatz zu Amphibien) gibt es nur Spekulationen. Eine *krankhaft* erhöhte MSH-Sekretion (z.B. Addison-Krankheit, s. Biochemie- u. Physiologie-Bücher) führt zu verstärkter Hautpigmentierung.

Hypophysenhinterlappen

Der Hinterlappen enthält *keine* Nervenzellkörper, sondern nur marklose Axone und Axonenden, Gliazellen (**Pituizyten**) und weitlumige Kapillaren. Der Hinterlappen bildet zusammen mit zwei **hypothalamischen Kerngebieten** eine funktionelle Einheit (klassisches Beispiel für das Prinzip der **Neurosekretion**). Es handelt sich um Neurone, deren große Perikaryen im *Nucleus supraopticus* und *Nucleus paraventricularis* liegen und deren Axone über den Hypophysenstiel den Hinterlappen erreichen (Abb. 18.**4a**). Ihre Hormone sind die Peptide **Antidiuretisches Hormon** (**ADH**, Synonyme: Adiuretin, **Vasopressin**) und **Oxytocin**. Nach der Synthese im rauen ER der Perikaryen werden die Hormone samt ihren Begleitproteinen (Neurophysinen) im Golgi-Apparat in Speichergranula („neurosekretorische Granula") verpackt und gelangen durch **axonalen Transport** (S. 24, 150) entlang dem *Tractus hypothalamo-hypophysialis* in den Hinterlappen (Abb. 18.**5**, 18.**6**). Hier liegen sie auf Vorrat und werden in enger Nachbarschaft zu fenestrierten Kapillaren aus den Axonenden freigesetzt. Die Axone weisen in ihrem gesamten Verlauf zahlreiche Erweiterungen (Varikositäten) auf, die mit neurosekretorischen Granula gefüllt sind. Größere Varikositäten lassen sich aufgrund des hohen Hormongehalts mit Spezialfärbungen lichtmikroskopisch darstellen (*Herring-Körper*).

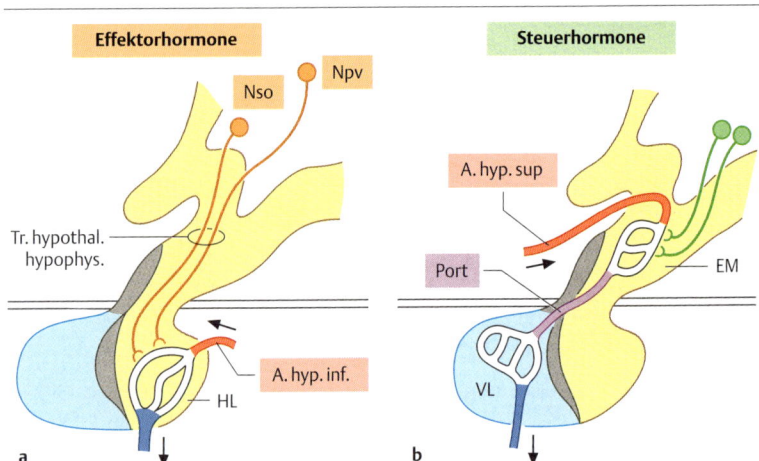

Abb. 18.**4** **Synthese- und Sekretionsorte der hypothalamischen Effektorhormone und Steuerhormone**. Farben und Abkürzungen wie in Abb. 18.3. **a** Die **Effektorhormone** ADH und Oxytocin gelangen durch die Axone des Tractus hypothalamo-hypophysialis (*orange*) in den HL und werden hier aus den Axonenden ins Blut sezerniert. **b** Die **Steuerhormone** werden in Kernen des Tuber cinereum (*grün*) synthetisiert, in der Eminentia mediana aus Axonenden ins Blut sezerniert und gelangen über die Portalvenen der Hypophyse (**Port**) in das Kapillarbett des VL. Blutversorgung des VL nur indirekt aus der A. hypophysialis sup. (*A. hyp. sup.*).

Die **Effekte von ADH und Oxytocin** kommen ohne Zwischenschaltung anderer endokriner Drüsen zustande (daher **hypothalamische Effektorhomone** im Gegensatz zu den hypothalamischen Steuerhormonen, s.u.). Ihre Sekretion wird über neuronale Mechanismen reguliert: Stimulation des Perikaryons, über den Neuriten fortgeleitetes Aktionspotenzial, Freisetzung des Hormons am Neuritenende. Zielzellen des **ADH** sind die Epithelien der Verbindungstubuli und Sammelrohre in der Niere: **Wassereinsparung** bei der Harnbereitung. ADH-Mangel führt zum *Diabetes insipidus* (Näheres S. 393). Ein adäquater Reiz zur ADH-Ausschüttung ist die Erhöhung der Osmolarität im Blut (gemessen durch zentrale Neurone mit Osmorezeptor-Eigenschaften). ADH kann außerdem eine Kontraktion der Gefäßmuskulatur auslösen (daher auch als *Vasopressin* bezeichnet). Zielzellen des **Oxytocin** sind die glatten Muskelzellen des schwangeren Uterus am Geburtstermin (**Wehentätigkeit**) und die Myoepithelzellen der laktierenden Brustdrüse (**Milchejektionsreflex**, Näheres S. 467).

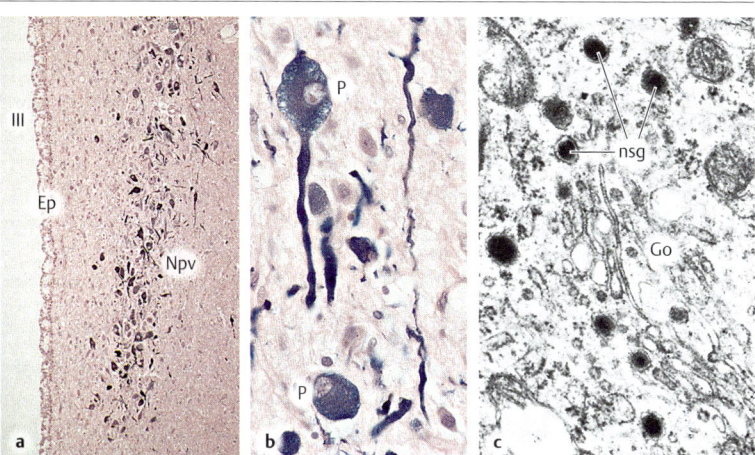

Abb. 18.5 Neurosekretorische Neurone. a Frontalschnitt durch den Hypothalamus (Hund). Färbung: Chromhämatoxylin-Phloxin nach Gomori. Dunkelblau angefärbt ist das Neurosekret (d.h. ADH, Oxytocin und ihre Begleitproteine) in den Neuronen des Nucl. paraventricularis (**Npv**). **Ep**, Ependym (Auskleidung des **III**. Ventrikels). **b** Perikaryen (**P**) und Fortsätze von sekretorischen Neuronen des Npv bei höherer Vergrößerung. **c** Ultrastruktur eines sekretorischen Neurons im Npv (Ratte). Nahe dem Golgi-Apparat (**Go**) liegen mehrere neu gebildete Hormonspeichergranula (neurosekretorische Granula, **nsg**). a und b: Originalpräparat von W. Bargmann. Vergr. 50fach (a), 320fach (b), 25 000fach (c).

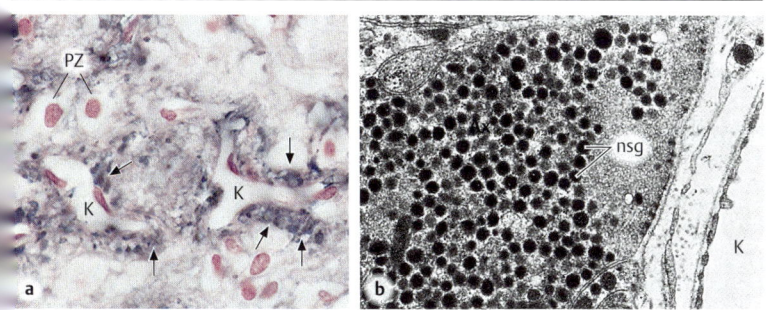

Abb. 18.6 Hypophysenhinterlappen (Ratte). **a** Gomori-Färbung wie in Abb. 18.5. Die Kapillaren (**K**) sind von Hormon-haltigen Axonendigungen (**Pfeile**) umlagert. **PZ**, Pituizyt (Gliazelle). **b** EM-Bild. Axonende (**Ax**) neben einer Kapillare (Endothel gefenstert). Im Axonende zahlreiche neurosekretorische Granula (**nsg**). Vergr. 480fach (a), 12 000fach (b).

Hypophysenvorderlappen

Die Epithelzellen des Vorderlappens (Abb. 18.**7**) sind in Strängen und Nestern angeordnet, die von einer Basallamina und retikulären Fasern umgeben sind. Dazwischen liegen weite (sinusoide) Kapillaren. Die Hormone des Vorderlappens sind Polypeptide und Glykoproteine und werden in Sekretgranula gespeichert. Aufgrund chemischer Unterschiede der Hormone färben sich die Zellen im konventionellen histologischen Präparat unterschiedlich an: **azidophile** und **basophile** Zellen. Die azidophilen Zellen sind wesentlich zahlreicher als die basophilen. Außerdem gibt es *chromophobe* (kaum anfärbbare) Zellen, sie entsprechen wahrscheinlich Hormon-entleerten Zellen und undifferenzierten Stammzellen und stellen keinen eigenständigen Typ dar.

Obwohl die Einteilung in azidophile und basophile Zellen nicht die Vielfalt der Zelltypen wiedergibt, ist sie in der (patho)histologischen Praxis gebräuchlich. An Hand der Ultrastruktur der Sekretgranula und durch immunhistochemischen Nachweis der einzelnen Hormone können **fünf eigenständige Zelltypen** unterschieden werden. Als grobe Einteilung gilt: Die azidophilen Zellen sezernieren Hormone, deren Wirkungen in der Peripherie ohne Zwischenschaltung einer anderen endokrinen Drüse zustandekommen (**nicht-glandotrope Hormone**). Die basophilen Zellen bilden **glandotrope Hormone**, deren Wirkung in der Stimulierung einer nachgeordneten endokrinen Drüse besteht.

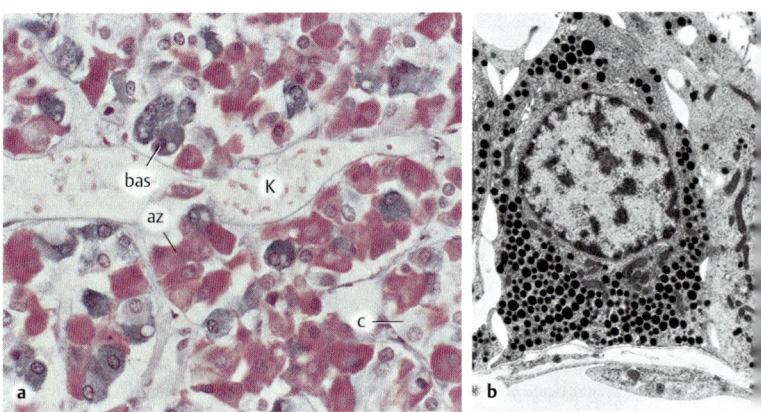

Abb. 18.**7** **Hypophysenvorderlappen** (a, Mensch; b, Ratte). **a** Azidophile (**az**) und basophile (**bas**) Epithelzellen. **K**, sinusoide Kapillare. **c**, chromophobe Zelle. Gomori-Färbung. **b** Ultrastruktur einer *somatotropen Zelle*, zahlreiche Hormonspeichergranula im Zytoplasma. Vergr. 300fach (a), 4 400fach (b).

Zuordnung der Zelltypen zu den Hormonen

Zur Gruppe der azidophilen Zellen gehören zwei Zelltypen, denen je ein Hormon zugeordnet werden kann (Nomenklatur und Übersicht s. Tab. 18.**1**):

- **Mammotrope** Zellen: **Prolaktin** (wichtig u.a. für Milchsynthese in der laktierenden Brustdrüse, S. 466).
- **Somatotrope** Zellen: **Wachstumshormon** (*growth hormone*, **GH**; wichtig u.a. für das Wachstum von Skelett und Muskulatur).

Die Gruppe der basophilen Zellen umfasst drei Zelltypen:

- **Kortikotrope** (**adrenotrope**) Zellen: Adrenocorticotropes Hormon, **ACTH** (Stimulation der Nebennierenrinde).
- **Thyrotrope** Zellen: Thyroidea-stimulierendes Hormon, **TSH** (Regulation der Schilddrüsenfunktion).
- **Gonadotrope** Zellen: *Ein* Zelltyp, der *zwei* **Gonadotropine** sezerniert, die bei beiden Geschlechtern zahlreiche Funktionen der Gonaden beeinflussen: (a) Follikel-stimulierendes Hormon, **FSH**; (b) Luteinisierendes Hormon, **LH**. Ein möglicher Mechanismus, der darüber entscheidet, welches der beiden Gonadotropine jeweils ausgeschüttet wird, ist auf S. 429 angegeben.

Wirkungen der nicht-glandotropen Vorderlappen-Hormone. Prolaktin ist gemeinsam mit anderen Hormonen notwendig für den während der Gravidität stattfindenden Umbau der Brustdrüse (S. 466). In der Laktationsperiode ist Prolaktin unentbehrlich für die Aufrechterhaltung der Milchproduktion. **GH** steigert allgemein die Zellproliferation und die Proteinsynthese und ist für das Wachstum des Körpers wichtig. Diese Effekte werden durch *Somatomedine* vermittelt (vor allem IGF-1 = *insulin-like growth factor 1*), die in der Leber und in anderen GH-Zielgeweben (z.B. Knochen, Knorpel, Skelettmuskulatur) gebildet werden. GH greift außerdem direkt in den Stoffwechsel der Fette (Lipolyse) und Kohlenhydrate (Gluconeogenese in der Leber; Erhöhung des Blutzuckerspiegels, daher diabetogen wirkend) ein.

▶ **Über- und Unterfunktion.** Endokrin aktive Hypophysentumoren aus Prolaktin- oder GH-bildenden Zellen (meist azidophile Hypophysenadenome) gehen mit Zeichen der Überfunktion einher. **Prolaktinom**: spontane Absonderung von Milch (*Galaktorrhoe*) und Hemmung der Freisetzung von Gonadoliberin (GnRH) aus dem Hypothalamus (s.u.). Folge: *Hypogonadismus*. Überproduktion von **GH**: bei Kindern (d.h. bei noch offenen Epiphysenfugen) *hypophysärer Riesenwuchs*. Bei Erwachsenen *Akromegalie*: Knochenanbau an den „Akren", dadurch Vergröberung der Augenbrauenwülste, von Nase, Kinn, Fingern, Füßen sowie Vergrößerung innerer Organe, verbunden mit schweren Stoffwechselstörungen.– Bei dauerhaftem *GH-Mangel*: hypophysärer (proportionierter) *Zwergwuchs*. – Zu den Folgen der Überproduktion von glandotropen Hypophysenhormonen s. Kapitel über die nachgeordneten Drüsen (vor allem Nebenniere S. 365). ◀

Regulierung der Vorderlappen-Zellen

Die Aktivität der Vorderlappen-Zellen wird durch das komplizierte Zusammenspiel zahlreicher Faktoren reguliert, auf die nicht detailliert eingegangen werden kann. Hier sollen nur die zwei in Abb. 18.**2c** skizzierten Mechanismen erörtert werden.

1. **Negative Rückkopplung:** Für die drei *glandotropen Zelltypen* besteht eines der Regulationsprinzipien in der Hemmung durch die Hormone der nachgeordneten Drüsen. Für die mammotropen und somatotropen Zellen ist eine derartige „simple" Rückkopplung nicht ersichtlich; vielleicht könnte man die durch IGF-1 und Hyperglykämie verursachte Hemmung der GH-Sekretion als negative Rückkopplung betrachten.

2. **Hypothalamische Steuerhormone:** *Sämtliche endokrinen Zellen* des Vorderlappens stehen unter der Kontrolle hypothalamischer Hormone. Dies sind (mit einer Ausnahme) Peptide, die von neurosekretorischen Neuronen im Hypothalamus synthetisiert werden. Die Freisetzung der Hormone aus den Axonenden und der Übertritt ins Blut finden im proximalen Bereich des Infundibulum (**Eminentia mediana**) statt.

Hypophysen-Pfortader-System (Abb. 18.**4b**). Der Vorderlappen erhält seine *Blutversorgung indirekt* aus den *Aa. hypophysiales sup.* (Ästen der A. carotis interna): Die Arterien münden in ein **erstes Kapillarbett der Eminentia mediana**. Das Kapillarendothel ist fenestriert (für das ZNS ungewöhnlich: Blut-Hirn-Schranke aufgehoben; *neurohämale Region*; S. 174), sodass die aus den Axonen freigesetzten Steuerhormone leicht ins Blut eintreten können. Das Blut wird über mehrere Venen (in Analogie zur Pfortader der Leber als *Vv. portales hypophysiales* bezeichnet) zum **zweiten Kapillarbett des Vorderlappens** geleitet. Dadurch können die Steuerhormone, die im Blut nur eine kurze Lebensdauer haben, den Vorderlappen ohne Verzögerung und „unverdünnt" erreichen.

Hypothalamische Steuerhormone. Stark vereinfacht gilt zur Zeit, dass für *jeden* endokrinen Zelltyp des Vorderlappens (ausgenommen die mammotropen Zellen) ein hypothalamisches Steuerhormon nachgewiesen ist, das *stimulierend* wirkt: **Freisetzungshormon** (releasing hormone, RH). Für die somatotropen Zellen ist zusätzlich ein **hemmendes Steuerhormon** (release-inhibiting hormone) bekannt (Somatostatin). Die mammotropen Zellen nehmen eine Sonderstellung ein: Ihre Basisaktivität ist relativ hoch; die Zellen werden vorwiegend durch *hemmende* Faktoren reguliert, unter denen das biogene Amin *Dopamin* am wichtigsten ist. Die Wirkung von Prolaktin-freisetzenden Faktoren beruht wahrscheinlich vor allem auf einer Dämpfung der dopaminergen Neurone (*Disinhibition.*). Tab. 18.**1** enthält eine Zusammenstellung der Steuerhormone und einige ihrer Bezeichnungen.

Die **Ausschüttung der Steuerhormone** wird durch komplexe humorale und neuronale Mechanismen reguliert (Abb. 18.**2c**). Dabei ist die Hemmung durch die Hormone der peripheren endokrinen Drüsen (*negative Rückkopplung*) nur *eines* von vielen Prinzipien, allerdings ein für die Praxis besonders wichtiges. Zusätzlich stehen die verantwortlichen neurosekretorischen Neurone des Hypothalamus unter dem Einfluss verschiedenster anderer humoraler Faktoren sowie neuronaler Afferenzen aus vielen Regionen des Gehirns; dadurch können auch externe Stimuli und psychische Vorgänge auf das Endokrinium einwirken. Steuerhormone werden rhythmisch (**pulsatil**) ausgeschüttet: im Takt von Stunden oder mit einer zirkadianen Periodik. Dies scheint teils auf oszillatorischen Eigenschaften der sekretorischen Neurone selbst, teils auf übergeordneten hypothalamischen Neuronen (im Nucl. suprachiasmaticus) zu beruhen, die nach Art einer **biologischen Uhr** die Rhythmen vorgeben.

▶ Für die gonadotropen Zellen ist bekannt, dass sie auf die intermittierende (statt kontinuierliche) Stimulation durch GnRH angewiesen sind. Dies wird therapeutisch ausgenutzt: Bei dauernder Besetzung der GnRH-Rezeptoren mit künstlichen GnRH-Analogsubstanzen erlischt die Gonadotropinsekretion bald („hypophysäre Kastration" bei der Hormonbehandlung des Prostata-Karzinoms, S. 413). ◀

Tab. 18.**1** Hypothalamische Steuerhormone und Hormone des Hypophysenvorderlappens

Hypothalamus Steuerhormone (internat. Abkürzung und einige *Synonyma*) → Wirkung	*Hypophysenvorderlappen* Hormone (internat. Abkürzung und einige *Synonyma*) Zelltyp (rot = azidophil), (blau = basophil)	*Zielgewebe* (und ggf. Hormone der nachgeschalteten Drüsen)
GHRH —→ + Growth hormone releasing hormone, *Somatorelin* **SRIH** —→ − Somatotropin release-inhibiting hormone, *Somatostatin*[1]	**GH** = Growth hormone = STH = Somatotropes Hormon = *Somatotropin* = Wachstumshormon **Somatotrope Zellen**	Leber, Skelettmuskulatur, Knochen, Knorpel u.a.; Wirkungen teils durch Somatomedine (z.B. IGF-1) vermittelt
PRF[2] —→ + Prolactin releasing factors (TRH und andere?) **PRIF** —→ − Prolactin release-inhibiting factors: **Dopamin**	Prolaktin **Mammotrope Zellen** (Laktotrope Zellen)	Brustdrüse
CRH —→ + Corticotropin releasing hormone, *Corticoliberin*	**ACTH** = Adrenocorticotropes Hormon, *Corticotropin* **Kortikotrope Zellen**	Nebennierenrinde → Cortisol
TRH —→ + Thyrotropin releasing hormone, *Thyroliberin*	**TSH** = Thyroidea-stimulierendes Hormon, *Thyrotropin* **Thyrotrope Zellen**	Schilddrüse → Thyroxin, T_3
GnRH —→ + Gonadotropin releasing hormone, LHRH, LH-releasing hormone, *Gonadoliberin, Gonadorelin Luliberin*	Gonadotropine: 1. **FSH** = Follikel-stimulierendes Hormon = *Follitropin* 2. **LH** = Luteinisierendes Hormon = *Lutropin* **Gonadotrope Zellen**	Ovar → Estrogene → Progesteron Hoden → Androgene

[1] Somatostatin hemmt außerdem die Sekretion von ACTH und TSH
[2] mehrere Neurohormone und Neurotransmitter erhöhen die Prolaktinsekretion, wahrscheinlich durch Aufhebung der Dopamin-induzierten Hemmung

18.3 Nebenniere

Die Nebennieren (*Glandulae suprarenales*) sind paarige Organe (Gesamtgewicht ca. 10 g), die dem oberen Pol der Nieren aufsitzen. Die Nebenniere besteht aus zwei grundsätzlich verschiedenen Anteilen (Rinde und Mark). Die Zellen der **Rinde** bilden **Steroidhormone**: die lebenswichtigen *Mineralocorticoide* und *Glucocorticoide* sowie kleinere Mengen von Androgenen. Für die Stimulierung der Glucocorticoid-bildenden Rindenzellen sorgt **ACTH** aus dem Hypophysenvorderlappen, der seinerseits von dem entsprechenden hypothalamischen Steuerhormon (**CRH**) stimuliert wird (Abb. 18.**2c** und Tab. 18.**1**). Die Zellen des **Markes** stammen aus der Neuralleiste. Sie sind Bestandteil des Sympathikus (S. 179) und sezernieren **Katecholamine** (Adrenalin, Noradrenalin). Die Markzellen entsprechen postganglionären sympathischen Neuronen (allerdings ohne Fortsätze) und werden durch die Axone präganglionärer sympathischer Neurone **innerviert**.

Entwicklung. Die Rinde leitet sich vom Zölomepithel (Mesoderm) ab. Das Mark geht aus Sympathikoblasten hervor, die von der Neuralleiste (Neuroektoderm) in die Organanlage einwandern. Auch außerhalb des Nebennierenmarkes können von Sympathikoblasten abgeleitete Zellhaufen vorkommen, die Katecholamine bilden (**Paraganglien**, S. 366).

Gefäßarchitektur. Unter der bindegewebigen Organkapsel liegt ein von den drei Aa. suprarenales gespeister Gefäßplexus. Von hier ziehen **sinusoide Kapillaren** radiär durch die Rinde und setzen sich in die Sinusoide des Markes fort. Somit werden die Markzellen hohen Konzentrationen von Rindenhormonen ausgesetzt, was für die Differenzierung von Adrenalin-produzierenden Zellen Bedeutung hat (s.u.). Das venöse Blut sammelt sich in Markvenen (*Drosselvenen* mit dicken Polstern aus glatter Muskulatur in den Wänden) und verlässt das Organ über die V. suprarenalis. Alle Kapillaren der Nebenniere besitzen *fenestriertes Endothel*.

Nebennierenrinde

Die Rinde (*Cortex*) macht die Hauptmasse des Organs aus (Abb. 18.**8**). Ihr Parenchym besteht aus Ballen und Strängen von Epithelzellen, die enge Beziehung zu den sinusoiden Kapillaren haben. Nach der räumlichen Anordnung der Zellen können von außen nach innen folgende **drei Zonen** unterschieden werden, die fließend ineinander übergehen: *Zona glomerulosa, Zona fasciculata, Zona reticularis*.

- Die **Zona glomerulosa** (Hauptbildungsort der **Mineralocorticoide**) ist eine schmale Schicht unter der Kapsel. Die Zellen sind relativ klein und in Nestern angeordnet. Sie enthalten, im Gegensatz zur folgenden Zone, nur wenige Lipidtröpfchen.

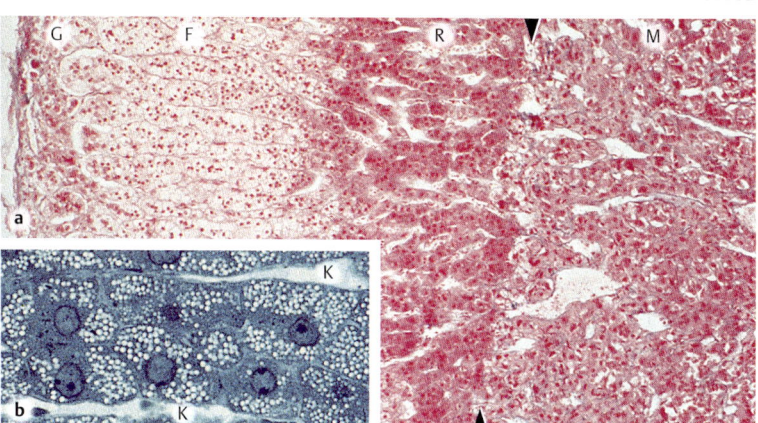

Abb. 18.**8** **Nebenniere** (a, Mensch; b, Kaninchen). **a** Die *Pfeilköpfe* markieren die Mark-Rinden-Grenze. **G**, Zona glomerulosa. **F**, Zona fasciculata. **R**, Zona reticularis. **M,** Medulla. Azan. **b** Zona fasciculata bei höherer Vergrößerung. Man erkennt die Lipidtröpfchen in den Zellen. **K**, sinusoide Kapillaren (teils kollabiert). Semidünnschnitt, Toluidinblau. Vergr. 90fach (a) , 720fach (b).

- Die **Zona fasciculata** nimmt beim Erwachsenen den größten Teil der Rinde ein. Ihre Zellen sind in radiären Strängen angeordnet, zwischen denen die Sinusoide verlaufen. Ein auffälliges Merkmal ist der Reichtum an *Lipidtröpfchen*, wodurch das Zytoplasma lichtmikroskopisch ein schaumiges Aussehen erhält.
- In der **Zona reticularis** gehen die Zellstränge in eine netzartige Anordnung über. Die Zellen sind im Vergleich zur vorigen Zone kleiner, azidophil und enthalten weniger Lipidtröpfchen, statt dessen (beim Erwachsenen) viele *Lipofuszingranula*.

Bezüglich der Hormonproduktion und der Regulierung können Zona fasciculata und reticularis als Einheit betrachtet werden: Beide produzieren **Glucocorticoide** und schwach wirksame **Androgene** und stehen unter der Regie von ACTH (s.u.).

Struktur von Steroidhormon-produzierenden Zellen. Alle Hormone der Rinde sind *Steroidhormone*. Anstatt größere Vorräte davon anzulegen, synthetisieren die Zellen die Hormone akut bei Bedarf. Ausgangsstoff ist **Cholesterin**, das überwiegend aus dem Blut aufgenommen und als Cholesterinester in *Lipidtröpfchen* gespeichert wird. Die für die Hormonsynthese zuständigen Enzyme sind teils in der inneren Membran der *Mitochondrien* und teils in den Membranen des *glatten ER* lokalisiert (Abb. 18.**1b**). Diesen funktionellen Besonderheiten entsprechen einige strukturelle Merkmale, die für alle Steroidhormon-produzierenden Zellen (auch in den Gonaden) charakteristisch sind, wenngleich sie nicht stets in allen Zellen gleich stark ausgeprägt sein müssen (Abb. 18.**8b**, 18.**9a**):
- hoher Gehalt an **Lipidtröpfchen**;
- **Mitochondrien** häufig **vom tubulären Typ** (Abb. 5.**11**);
- reiche Ausstattung mit **glattem ER**.

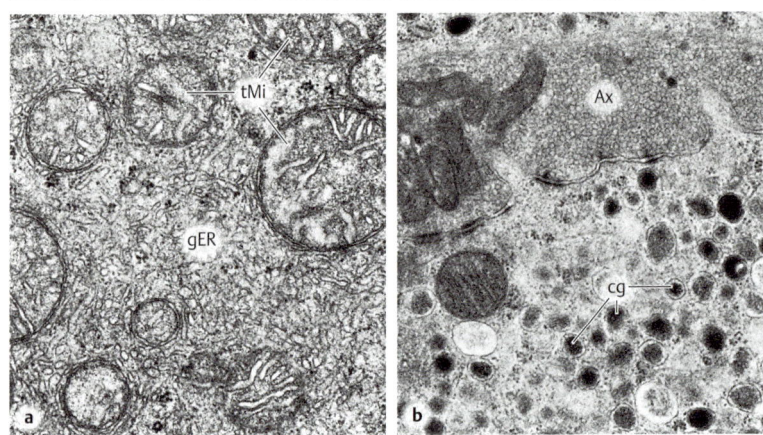

Abb. 18.**9** **Nebenniere** (a, Kaninchen; b, Ratte). **a** **Nebennierenrinde**. Zytoplasma einer Zelle aus der Zona fasciculata: tubuläre Mitochondrien (**tMi**) und reiches glattes ER (**gER**). **b** **Nebennierenmark**. Synapse an einer Adrenalin-Zelle. **Ax**, Axonende des 1. sympathischen Neurons mit synaptischen Vesikeln. **cg**, chromaffine Granula (Adrenalin-Speichergranula) in der Markzelle. Vergr. 24 000fach (a), 18 000fach (b).

Hormone der Nebennierenrinde

- **Mineralocorticoide** (z.B. Aldosteron) steigern die Na^+-Rückresoption (und zugleich die K^+-Sekretion) im Verbindungstubulus und Sammelrohr der Niere, dadurch wird Wasser im Körper zurückgehalten und das Extrazellulärvolumen des Organismus vergrößert sich.
- **Glucocorticoide** (z.B. Cortisol) steigern die Gluconeogenese (Bildung von Glucose vor allem aus Aminosäuren), erhöhen den Blutzuckerspiegel und vermitteln die Anpassung des Organismus an Belastungssituationen. In höheren Konzentrationen (als Medikament verabreicht) wirken sie u.a. entzündungshemmend und immunsuppressiv.
- **Androgene** werden im Zusammenhang mit den Gonaden besprochen (S. 408, 425). Die physiologische Bedeutung der Androgenproduktion in der Nebenniere ist unklar. Pathophysiologisch spielt sie aber bei bestimmten endokrinen Erkrankungen (z.B. beim adrenogenitalen Syndrom) eine Rolle.

Regulation der Nebennierenrinde. Die Sekretion von **Glucocorticoiden** wird vom Hypophysenvorderlappen (**ACTH**) und indirekt vom Hypothalamus (**CRH**) kontrolliert (Abb. 18.**2c**, Tab. 18.**1**). ACTH hat neben der akuten Wirkung auf die Hormonsynthese auch dauerhaften Einfluss auf die Erhaltung der Glucocorticoidbildenden Zellen (trophische Wirkung). Wenn ACTH fehlt, atrophiert die Rinde wenn ACTH im Übermaß sezerniert wird, kommt es zur Hyperplasie und Hypertrophie der beiden inneren Zonen und es werden zu viel Glucocorticoide sezerniert (Cushing-Erkrankung, s.u.). Für die Sekretion der **Mineralocorticoide** dagegen ist der Einfluss von ACTH unter physiologischen Bedingungen zweitrangig. Die Zona glomerulosa wird vor allem durch *Angiotensin II* stimuliert (*Renin-Angiotensin-System*, S. 394).

▶ **Über- und Unterfunktion.** Zerstörung der Nebennierenrinde (z.B. Autoantikörper, Tuberkulose) verursacht die **Addison-Erkrankung** (lebensbedrohliche Störungen des Wasser- und Elektrolythaushaltes). Endokrin aktive Tumoren der Zona glomerulosa verursachen das **Conn-Syndrom** (primärer Hyperaldosteronismus: u.a. Hypokaliämie, Hypernatriämie, Hypertonie). – Dauerhaft erhöhte Konzentrationen von Glucocorticoiden im Blut verursachen das **Cushing-Syndrom** bzw. die **Cushing-Krankheit** (u.a. schwere Stoffwechselstörungen, Stammfettsucht, Osteoporose, Magengeschwüre). Dreierlei Ursachen sind möglich: (a) am häufigsten iatrogen, d.h. durch Langzeitbehandlung mit Glucocorticoid-Medikamenten; (b) endokrin aktiver Tumor der Nebennierenrinde; (c) endokrin aktiver Tumor von ACTH-bildenden Zellen in der Hypophyse. – Umgekehrt führt plötzlicher Abbruch einer langdauernden Zufuhr von Glucocorticoid-Medikamenten zu einem akuten Hormonmangel, da die körpereigene Cortisol-Produktion infolge der Ruhigstellung der ACTH-Zellen (negative Rückkopplung, Abb. 18.**2c**) und der sich daraus ergebenden Atrophie der Nebennierenrinde ungenügend ist und erst mit erheblicher Verzögerung wieder in Gang kommt. Daher stets „ausschleichende" Beendigung der Hormonzufuhr! ◀

Nebennierenmark

Das Nebennierenmark (*Medulla*) sezerniert **Katecholamine**, nämlich **Adrenalin** (ca. 80 %) und kleinere Mengen von **Noradrenalin** (zu den Katecholaminen gehört auch die Vorstufe Dopamin, s. Biochemie-Bücher). Das Mark besteht aus großen epitheloiden Zellen, die in Gruppen und Strängen angeordnet sind. Nach Herkunft (s.o.) und Funktion sind die Markzellen modifizierte **zweite Neurone des Sympathikus** (Abb. 18.**2a**). Das bedeutet, dass alle Markzellen über *cholinerge Synapsen* durch erste Neurone des Sympathikus innerviert sind (Abb. 18.**9b**). Lichtmikroskopisches Korrelat für die dichte Innervation sind dicke Bündel von Nervenfasern, die das Mark durchziehen.

Das wichtigste funktionelle Merkmal der Nebennierenmark-Zellen besteht darin, dass sie nicht nur wie die regulären zweiten Neurone des Sympathikus Noradrenalin (in mehreren Schritten aus der Aminosäure Tyrosin) synthetisieren, sondern dieses **in Adrenalin umwandeln** können. Hierfür ist ein weiterer chemischer Schritt nötig, der durch eine N-Methyltransferase katalysiert wird. Die Expression dieses Enzyms wird durch Glucocorticoide gefördert. Aufgrund der Gefäßarchitektur sind die Markzellen ständig hohen Glucocorticoid-Konzentrationen ausgesetzt. Die überwiegende Mehrzahl der Zellen im menschlichen Nebennierenmark sind Adrenalin-Zellen, nur ein kleiner Teil sezerniert Noradrenalin.

Adrenalin und Noradrenalin werden samt verschiedenen Begleitproteinen (u.a. Chromogranine) und einigen Neuropeptiden in Sekretgranula gespeichert, die in großer Zahl im Zytoplasma liegen. Die Ausschüttung erfolgt durch Exozytose. Jede generalisierte Aktivierung des Sympathikus geht mit der Sekretion von Nebennierenmark-Hormonen einher.

Die **Wirkungen von Adrenalin** sind vielfältig. Grob zusammengefasst bestehen sie – wie die des Sympathikus überhaupt – in einer allgemeinen Aktivierung des Organismus zwecks Anpassung an Belastungs- und Notfallsituationen (z.B. Steigerung von Herzkraft, Pulsfrequenz, Blutdruck und Glucosekonzentration im Blut). Die Wirkungen von Adrenalin und Noradrenalin überlappen sich, sind aber nicht identisch.

Chromaffine Zellen und chromaffine Granula sind alternative Bezeichnungen für Katecholamin-bildende Zellen und ihre Speichergranula. Bei Fixierung mit Chromsalzen nehmen die Zellen aufgrund chemischer Reaktionen zwischen dem Fixativum und den Hormonen braune Färbung an, daher „chromaffin" (auch „phäochrom", gr. *phaios* = grau, bräunlich).

▶ Das **Phäochromozytom** ist ein von den Markzellen abgeleiteter Tumor, der unkontrolliert Katecholamine sezerniert (typisches Symptom: krisenhafte Anfälle von Bluthochdruck). ◀

18.4 Paraganglien

Die retroperitoneal gelegenen Paraganglien bestehen aus kleinen Gruppen von meist chromaffinen (Katecholamin-bildenden) epitheloiden Zellen, die sich wie das Nebennierenmark von **Sympathikoblasten** ableiten, aber außerhalb der Nebenniere liegen. Einige Paraganglien haben konstante Lokalisation (z.B. das Zuckerkandl-Organ am Abgang der A. mesenterica inferior) andere sind unregelmäßig verteilt, meist entlang der Aorta. Sie sind beim Kind zahlreich, viele bilden sich später zurück. Sie dienen in der Fetalzeit und während des Geburtsvorganges als „Chemosensoren", die bei *Hypoxie* Noradrenalin ausschütten. Über weitere Paraganglien mit Chemorezeptor-Funktion (Glomusorgane) s. S. 219.

▶ Endokrin aktive **Tumoren der retroperitonealen Paraganglien** sezernieren meist unkontrolliert Katecholamine. ◀

18.5 Schilddrüse

Die Schilddrüse, *Glandula thyroidea*, (Gewicht beim Erwachsenen 20–25 g) besteht aus zwei Lappen, die durch einen Isthmus verbunden sind. Die Lappen liegen beidseits lateral von Schild- und Ringknorpel und den oberen Trachealknorpeln. Die Drüse enthält zwei voneinander unabhängige endokrine Zellarten: Schilddrüsenepithelzellen (endodermaler Herkunft) und C-Zellen (aus der Neuralleiste eingewandert). Das histologische Merkmal der Schilddrüse sind die **Follikel**: kugelförmige Hohlräume, die von einschichtigem Epithel umschlossen sind. Die Hormone der Follikel sind die niedermolekularen, *iodhaltigen* Verbindungen **Triiodthyronin** (T_3) und **Thyroxin** (T_4). Sie werden als Bestandteile eines großen Proteinmoleküls (*Thyroglobulin*) synthetisiert und im Follikellumen gespeichert (Hormonvorrat für viele Wochen). Vor der Ausschüttung der Hormone ins Blut wird Thyroglobulin von den Follikelepithelzellen endozytotisch aufgenommen, und die Hormone T_3 und T_4 werden proteolytisch herausgeschnitten. Die Aktivität der Follikelepithelzellen wird vom Thyroidea-stimulierenden Hormon (**TSH**) aus den thyrotropen Zellen des Hypophysenvorderlappens bestimmt, die ihrerseits vom entsprechenden Steuerhormon (**TRH**) des Hypothalamus stimuliert werden. Die **C-Zellen** oder parafollikulären Zellen bilden **Calcitonin**, ein Peptidhormon, das bei Hyperkalzämie die Calcium-Konzentration im Blut senkt (Hemmung der Osteoklasten).

Entwicklung. Die Schilddrüse wächst vom Endoderm des Schlunddarmbodens (Foramen caecum am Zungengrund) nach kaudal. Ihre Verbindung zum Zungengrund (Ductus thyroglossalis) geht in der Regel verloren. Persistierende Reste können sich zu einem mittleren Drüsenlappen (Lobus pyramidalis) entwickeln oder zur Entstehung von ektopen kleinen Schilddrüsenorganen führen (z.B. im Bereich der Zunge). Die Vorläufer der *C-Zellen* wandern früh in der Embryonalzeit aus der Neuralleiste in den *Ultimobranchialkörper* ein, welcher später von der Schilddrüse umwachsen wird. Dadurch werden die C-Zellen Teil des Schilddrüsenparenchyms.

Schilddrüsen-Follikel

Die Schilddrüse ist von einer bindegewebigen Kapsel umgeben, von der Septen ins Innere ziehen und das Organ in Läppchen unterteilen. Ein Läppchen besteht aus mehreren **Follikeln** (Abb. 18.**10**). Dies sind annähernd kugelförmige Gebilde

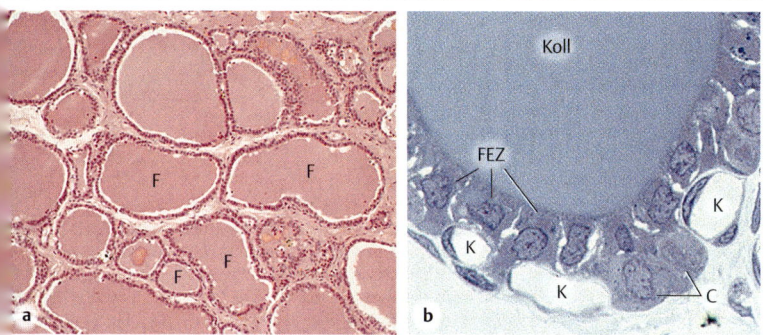

Abb. 18.**10** **Schilddrüse** (a, Mensch; b, Ratte). **a** Das Organ besteht aus Follikeln (**F**) unterschiedlicher Größe. H.E. **b** Ein Follikel bei höherer Vergrößerung. **Koll**, Kolloid. **FEZ**, Follikelepithelzellen. **K**, Kapillaren; **C**, C-Zellen. Semidünnschnitt, Toluidinblau. Vergr. 75fach (a), 800fach (b).

(Durchmesser 50–900 µm), die von *einschichtigem Epithel* begrenzt und mit einer homogen erscheinenden strukturlosen Masse (*Kolloid*) gefüllt sind. Das Kolloid ist ein zähes, schwer schneidbares Material (in Paraffinschnitten oft durch Scharten oder andere Artefakte verunstaltet). Größe der Follikel und Höhe der Epithelzellen sind abhängig vom Funktionszustand (s.u.). Zwischen den Follikeln liegen schmale Bindegewebsstraßen (Stroma). Jeder Follikel ist von einem engmaschigen Kapillarnetz (*fenestriertes* Endothel*)* umgeben.

Struktur und Funktion der Follikel sind eng miteinander verknüpft und müssen zusammen betrachtet werden (Abb. 18.**11**). Die Hormone Triiodthyronin (T_3) und Thyroxin (T_4) leiten sich von der Aminosäure *Tyrosin* ab und enthalten 3 bzw. 4 Iod-Atome. Das primäre Syntheseprodukt der Follikelepithelzellen sind jedoch nicht die Hormone, sondern das Glykoprotein **Thyroglobulin**, in dem die *noch nicht-iodinierten Hormonvorstufen* integrale Bestandteile der Peptidkette sind. Thyroglobulin wird durch *Exozytose* ins Follikellumen befördert und hier gelagert. Strukturelle Korrelate dieses Synthese- und Transportweges sind ein gut entwickeltes *raues ER*, *Golgi-Apparat*, zahlreiche kleine *Vesikel* im apikalen Zytoplasma und *Tight junctions* zwischen den Follikelepithelzellen (Abriegelung des Follikellumens gegenüber dem Interstitium). Die Follikelepi-

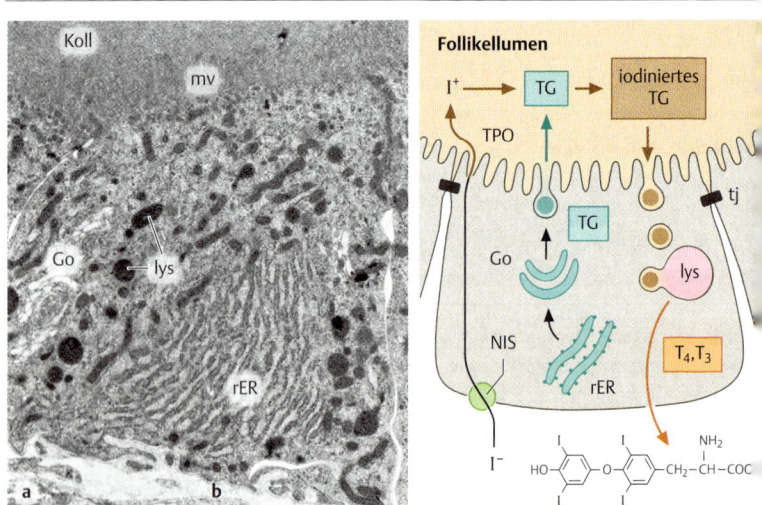

Abb. 18. **11** **Follikelepithel der Schilddrüse**, Ultrastruktur und Funktion. **a** EM-Bild (Ratte). Kolloi (**Koll**) im Follikellumen. In den Zellen sind raues ER (**rER**), Golgi-Apparat (**Go**) und Lysosomen (**lys**) z erkennen. **mv**, Mikrovilli. Vergr. 6000fach. **b** Funktion (vereinfachtes Schema). **Linke Seite**, **Hormon bildung**: Das Vorläuferprotein Thyroglobulin (**TG**) wird im *rER* synthetisiert, im *Go* in Vesikel verpack und durch Exozytose in das Follikellumen gebracht. Ein Na^+/I^--Symporter (*NIS*) sorgt für die Aufnahm von I^-, das durch Thyroperoxidase (*TPO*, in der apikalen Membran) oxydiert wird. Iodinierung und Spe cherung von TG im Follikel. **Rechte Seite**, **Hormonausschüttung**: Endozytose von iodiniertem TG Fusion der Endozytose-Vesikel mit Lysosomen (*lys*), proteolytische Freisetzung der Hormone T_4 und T aus dem TG. Die Hormone können passiv durch die Plasmamembran treten. *tj*, Tight junction.

thelzellen haben die besondere Fähigkeit, Iodid im Symport mit Na^+ aufzunehmen und anzureichern. Nach Übertritt in den Follikel wird Iodid oxydiert (möglicherweise zum Iodonium-Ion I^+) und zur **Iodinierung** der Hormonvorstufen verwendet. Beide Schritte werden durch die in der apikalen Membran sitzende *Thyroperoxidase* katalysiert (strukturelles Korrelat: Oberflächenvergrößerung der apikalen Zellmembran durch Mikrovilli).

Der **Hormonausschüttung** ins Blut gehen folgende Schritte voraus: *Endozytotische Aufnahme von Kolloid* durch die Epithelzellen (strukturelles Korrelat: Endozytosebläschen oder größere „Kolloidtröpfchen" im apikalen Zytoplasma), Fusion der Bläschen mit **Lysosomen,** Befreiung der Hormone durch **proteolytische Spaltung des Thyroglobulin**. Die Hormone sind lipophil und können ohne weitere Maßnahmen die Zellen durch Diffusion verlassen.

Regulation der Schilddrüsenfunktion. Sämtliche Vorgänge (Synthese von Thyroglobulin, Aufnahme und Oxydierung von Iodid, Iodierung der Hormonvorstufen, Hormonsekretion ins Blut) können gleichzeitig in derselben Zelle ablaufen und stehen unter der Regie des Thyroidea-stimulierenden Hormons (**TSH**) aus der Hypophyse (Tab. 18.**1**). Diese wird ihrerseits durch TRH aus dem Hypothalamus stimuliert. Eine aktivierte Schilddrüse ist durch hohes Follikelepithel und (nach länger anhaltender Hormonsekretion) durch kleine Follikel gekennzeichnet. Umgekehrt sind bei geringer Stimulation die Epithelien flach und die meisten Follikel groß („Stapeldrüse"). Langfristig hat TSH trophische Wirkung auf das Schilddrüsenparenchym, chronisch erhöhte TSH-Konzentration im Blut steigert die Proliferation der Follikelepithelzellen (Folge: Vergrößerung der Schilddrüse, s.u.).

Wirkung der Schilddrüsenhormone. T_3 und T_4 wirken in vielen Zellen des Körpers und beeinflussen den Stoffwechsel auf vielfältige Weise: z.B. Erhöhung des O_2-Verbrauchs, des Energieumsatzes, der Wärmeproduktion. Die Wirksamkeit von T_3 ist stärker als die von T_4; viele Zielzellen können T_4 zur wirksameren Form deiodieren. Langfristig sind die Schilddrüsenhormone unentbehrlich für die körperliche und geistige Entwicklung und Reifung des Individuums.

Über- und Unterfunktion. Eine Vergrößerung der Schilddrüse (Kropf, **Struma**) kann u.a. durch einen Tumor (z.B. Schilddrüsenadenom) oder durch TSH-induzierte Proliferation der Follikelepithelzellen zustande kommen und erlaubt zunächst keine Rückschlüsse auf die Organfunktion. Eine Überfunktion (**Hyperthyreose**) wird u.a. durch einen autonomen Tumor (Schilddrüsenadenom) oder (am häufigsten) durch *TSH-ähnlich wirkende Autoantikörper* (Basedow-Krankheit) verursacht; typische Symptome dieser Autoimmunkrankheit sind z.B. Struma, Gewichtsabnahme, Heißhunger, Schwitzen, Nervosität, Herzjagen, evtl. Exophthalmus. Unterfunktion (**Hypothyreose**) kann u.a. durch Zerstörung des Schilddrüsenparenchyms (z.B. Autoimmunprozesse: Hashimoto-Thyroiditis) oder durch Störung der Hormonsynthese verursacht werden, ein häufiger Grund für letztere ist der **Iodmangel**. Bei gestörter Synthese von T_3 und T_4 wird aufgrund der fehlenden Rückkopplung (vgl. Abb. 18.**2c**) vermehrt TSH sezerniert, was langfristig zur Struma führt. Hypothyreose von Geburt an führt zum **Kretinismus**, verursacht z.B. durch chronischen Iodmangel (irreversible Folgen u.a. Struma, Kleinwüchsigkeit, Schwachsinn). In späteren Lebensphasen entstehende Hypothyreose führt zum **Myxödem** (typische Zeichen u.a. Mattigkeit, Apathie, langsamer Pulsschlag, teigige Schwellung der Haut).

C-Zellen

Die C-Zellen oder *parafollikulären Zellen* liegen einzeln im Verband mit den Follikelepithelzellen, jedoch ohne Anschluss an das Follikellumen (Abb. 18.**10**), oder sie bilden kleine eigenständige Gruppen. Ihr Hormon, das Polypeptid **Calcitonin**, wird in ultrastrukturell sichtbaren Granula gespeichert.

Die **Wirkung von Calcitonin** besteht (nur bei vorhandener Hyperkalzämie) in einer Senkung der extrazellulären Ca^{2+}-Konzentration (Hemmung der Osteoklasten, S. 128). Bei Normokalzämie macht sich diese Calcitonin-Wirkung kaum bemerkbar, weil sie von dem antagonistischen Effekt des Parathormons (s.u.) kompensiert wird. Krankhafte Zustände, die auf Mangel oder Überproduktion des Hormons beruhen, kommen praktisch nicht vor, obwohl es einen Calcitonin-bildenden Tumor gibt, der aus C-Zellen hervorgeht (medulläres Schilddrüsenkarzinom).

18.6 Nebenschilddrüse

Die Nebenschilddrüsen (Epithelkörperchen, *Glandulae parathyroideae*) sind vier Organe, jeweils von der Größe einer Linse (Gewicht der Einzeldrüse ca. 40 mg), die an der Rückseite der Schilddrüse liegen. Sie sezernieren das lebenswichtige **Parathormon** (**PTH**, Parathyrin), ein Peptidhormon, das von zentraler Bedeutung für den **Calcium-Stoffwechsel** ist. Knochen und Niere sind die wichtigsten Zielgewebe von PTH. Die Sekretion des Hormons wird über einen einfachen Rückkopplungsmechanismus reguliert (extrazelluläre Ca^{2+}-Ionenkonzentration) (Abb. 18.**2b**).

Entwicklung. Die beiden oberen Nebenschilddrüsen liegen meist am oberen Pol der Schilddrüsenlappen und entstehen aus dem Endoderm der 4. Schlundtasche. Die beiden unteren Nebenschilddrüsen entstehen aus der dorsalen Ausstülpung der 3. Schlundtasche, sie steigen mit dem Thymus (aus dem ventralen Divertikel der 3. Schlundtasche stammend) zusammen abwärts und legen sich in der Regel dem unteren Pol der Schilddrüsenlappen an, können aber auch ektopisch liegen (z.B. am Thymus oder anderswo im Mediastinum). Außerdem können akzessorische Nebenschilddrüsen vorkommen.

Zelltypen

Histologisches Merkmal der Nebenschilddrüse sind die auffallend kleinen Epithelzellen (Abb. 18.**12**). Das Parenchym besteht aus **Hauptzellen**, die die Hormonbildner sind, und den sehr viel selteneren **oxyphilen Zellen**. Die Zellen sind in Strängen angeordnet, zwischen diesen liegen zarte Bindegewebsstraßen mit Kapillaren und *Fettzellen*, die mit steigendem Lebensalter zahlreicher werden.

Die **Hauptzellen** (Durchmesser 4–8 µm) sind polygonal und besitzen einen runden Kern. Das Zytoplasma kann blass oder stärker gefärbt sein: helle und dunkle Hauptzellen. Dieser Unterschied beruht auf dem variablen Gehalt an Gly-

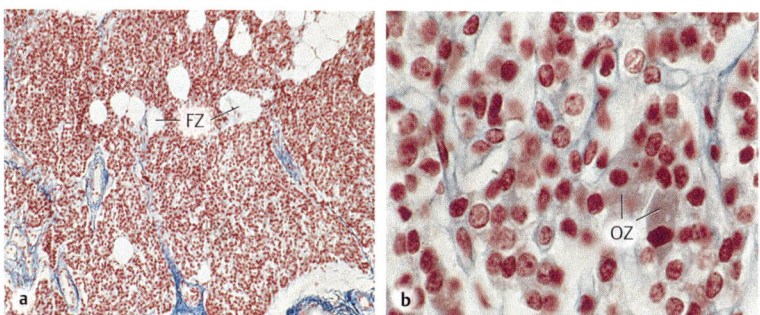

Abb. 18.12 **Nebenschilddrüse** (Mensch). Das Organ besteht aus auffallend kleinen Epithelzellen, die meisten sind Hauptzellen. **OZ**, Oxyphile Zellen. **FZ**, Fettzellen. Azan. Vergr. 75fach (a), 500fach (b).

kogen und wird als Ausdruck unterschiedlicher Aktivitätszustände gedeutet. Die Glykogen-reichen, hellen Zellen sind wahrscheinlich inaktiv, denn sie enthalten wenig raues ER und wenige Hormonspeichergranula. Aber auch in den Glykogen-armen, für aktiv gehaltenen dunklen Hauptzellen sind die Hormongranula nicht so zahlreich wie in den Zellen anderer Drüsen, die Peptidhormone produzieren.

Die oxyphilen Zellen sind etwas größer als die Hauptzellen und ihr Kern ist kleiner. Der Grund für die Oxyphilie (Azidophilie) des Zytoplasmas ist der ungeheure Reichtum an Mitochondrien, mit denen der Zellleib regelrecht vollgestopft erscheint. Dieser Zelltyp entsteht über Zwischen-formen aus den Hauptzellen und macht nur einen kleinen Anteil am Parenchym aus. Oxyphile Zellen kommen nur bei manchen Spezies vor (z.B. Mensch, Affen, Rind, Pferd); ihre Funktion ist nicht bekannt.

Die Wirkungen des Parathormons zielen darauf ab, die extrazelluläre Konzentration der Ca^{2+}-Ionen in engen Grenzen konstant zu halten (*Gesamt*-Calcium im Blutplasma um 2,5 mmol/l, davon die Hälfte in ionisierter Form). Die Zellen der Nebenschilddrüse besitzen an der Plasma-membran einen „Ca^{2+}-Sensor", dessen Besetzung mit Ca^{2+}-Ionen zur Hemmung der Hormon-ausschüttung führt. Diese Hemmung entfällt, sobald die Ca^{2+}-Konzentration sinkt, und es kommt zur PTH-Sekretion. Hauptwirkorte von PTH sind Knochen und Niere. Im **Knochen** akti-viert PTH die Osteoblasten, die ihrerseits die Entstehung und Aktivität der Osteoklasten steigern (S. 128): Abräumung von Knochen-Extrazellulärmatrix und somit Freisetzung von Ca^{2+}. In der **Niere** fördert PTH die Rückresorption von Ca^{2+} und hemmt diejenige von Phosphat-Ionen. Außerdem stimuliert PTH in der Niere die Bildung von Vitamin-D-Hormon (Calcitriol, S. 395), welches seinerseits die Resorption von Ca^{2+} im Darm fördert.

▷ Unter- und Überfunktion. Bei Unterfunktion oder Fehlen der Nebenschilddrüsen (**Hypopa-rathyroidismus**, z.B. nach unbeabsichtigter chirurgischer Entfernung im Zuge einer Schilddrü-senoperation) kommt es zur Hypokalzämie, die sich u.a. durch tetanische Anfälle bemerkbar macht: Übererregbarkeit des neuromuskulären Systems und dadurch generalisierte Muskel-krämpfe. Überfunktion (primärer **Hyperparathyroidismus**, z.B. bei einem autonomen, endo-krin aktiven Tumor der Nebenschilddrüse) führt zu erhöter Aktivität der Osteoklasten (ver-stärkte Knochenresorption, Risiko der Spontanfraktur); wegen der Hyperkalzämie und entspre-chender Hyperkalzurie Gefahr der Steinbildung in den Harnwegen. ◁

18.7 Disseminierte endokrine Zellen

Es gibt Hormon-bildende Zellen, die einzeln oder in kleinen Gruppen verstreut (disseminiert) im Epithel verschiedener Organe sitzen. Der Magen-Darm-Trakt ist besonders reich mit solchen Zellen ausgestattet (**enteroendokrine Zellen**, S. 327), auch im Epithel der Atemwege (S. 289) und in anderen Organen kommen sie vor. Sie produzieren diverse **Peptidhormone** oder **biogene Amine** (z.B. Serotonin, Histamin), die intrazellulär in **Sekretgranula** gespeichert liegen, endokrin oder parakrin sezerniert werden und an der Steuerung der Funktionsabläufe in dem jeweiligen Organsystem beteiligt sind. Mit verschiedenen wissenschaftlichen Konzepten ist versucht worden, diese Zellen in einen größeren Rahmen einzuordnen (z.B. *APUD-System*, *diffuses neuroendokrines System*). In der Pathologie spielen die disseminierten endokrinen Zellen u.a. deswegen eine Rolle, weil endokrin aktive Tumoren aus ihnen hervorgehen können.

APUD-System und Diffuses neuroendokrines System (DNES). Die disseminierten endokrinen Zellen besitzen ungeachtet ihrer Vielfalt einige gemeinsame Eigenschaften. (1) Sie sind fähig zur Aufnahme und Weiterverarbeitung von Vorläufern der biogenen Amine (**a**mine **p**recursor **u**ptake and **d**ecarboxylation, daher APUD-System). (2) Es wird vermutet, dass sie alle aus dem Ektoderm stammen und mit *Neuronen* verwandt sind; denn (a) einige ihrer Hormone werden auch von Neuronen gebildet und dienen im Nervensystem als synaptische Überträgerstoffe oder Modulatoren (daher *Neuropeptide*); (b) die Zellen exprimieren einige Neuron-typische Proteine: (z.B. Chromogranin, Synaptophysin, Neuron-spezifische Enolase). Hieraus entstand das Konzept des DNES. Beide Konzepte greifen allerdings viel weiter und umfassen auch Pankreasinseln, Nebenschilddrüse, Hypophysenvorderlappen, C-Zellen der Schilddrüse, chromaffine Zellen und andere Zellen, die Peptidhormone oder Amine sezernieren.

Die generelle Herkunft aus dem Ektoderm wird inzwischen für einige disseminierte endokrine Zellen angezweifelt. Dennoch wird der Begriff „neuroendokrine Zellen" bisher beibehalten, und die aus ihnen hervorgehenden Tumoren werden als **neuroendokrine Tumoren** (oder **Karzinoidtumoren**, s.u.) bezeichnet.

Gastro-entero-pankreatisches-(GEP-)endokrines System

Die endokrinen Zellen des Magen-Darm-Traktes und die Zellen der Pankreasinseln (S. 348) bilden eine funktionelle Einheit und werden als GEP-System zusammengefasst, obgleich die Inselzellen nicht im eigentlichen Sinne disseminiert sind. Das System umfasst mehr als 15 verschiedene Zelltypen (Tab. 18.**2**). Ihre Hormone sind **Peptide** sowie die Amine **Serotonin** und **Histamin**. Sie wirken teils auf *parakrinem* Wege (Zielzellen in der unmittelbaren Umgebung), teils *endokrin* (Verteilung auf dem Blutweg) und sind an der Regulierung der vielfältigen Funktionen des Verdauungstraktes beteiligt (Näheres s. dort).

Die **enteroendokrinen Zellen** sitzen im Schleimhautepithel des Magen-Darm-Traktes. Gemeinsame Merkmale aller enteroendokrinen Zellen (Abb. 18.**13**) sind ein breiter basaler Pol in dem die Hormongranula liegen, und ein schmaler Apex. Je nachdem ob die Zelle mit einem schmalen Fortsatz das Darmlumen erreicht oder nicht, spricht man vom **offenen** oder **geschlossenen Bautyp**. Wahrscheinlich werden die Zellen des offenen Typs durch chemische Reize (z.B

Tab. 18.**2** **Zellen im Gastro-entero-pankreatischen (GEP) endokrinen System** (Auswahl)

Zelltyp	Lokalisation	Hormon	Wirkungen (Auswahl)
A	Inseln	Glucagon	Blutzuckerspiegel ↑
B	Inseln	Insulin	Blutzuckerspiegel ↓
D	Inseln, Magen, Darm	Somatostatin	Hemmung anderer endokriner Zellen
EC[1]	Inseln, Magen, Darm	Serotonin und verschiedene Peptide	Darmmotilität ↑
ECL[2]	Magen	Histamin	Magensäureproduktion ↑
G	Magen, Darm	Gastrin	Stimulus für ECL-Zellen Magensäureproduktion ↑
I	Darm	Cholecystokinin (CCK)	Gallenblase: Kontraktion Pankreas: Enzymsekretion ↑
K	Darm	GIP[3]	Magensäureproduktion ↓ Insulinfreisetzung ↑
L	Darm	GLP-1[4]	Insulinfreisetzung ↑
S	Darm	Sekretin	Pankreas und Duodenaldrüsen: Sekretion von Flüssigkeit und HCO_3^- ↑ Leber: Gallesekretion ↑

[1] EC = Enterochromaffin cell
[2] ECL = EC-like
[3] GIP = Glucose-dependent insulin-releasing peptide = *Gastric inhibitory peptide*
[4] GLP-1 = Glucagon-like peptide

pH oder Chymusbestandteile) aus dem Darmlumen stimuliert, während die Zellen des geschlossenen Typs eher durch physikalische Faktoren (mechanisch, z.B. Dehnung der Wand) gereizt werden. Außerdem besteht eine reziproke Beeinflussung zwischen den enteroendokrinen Zellen und dem enterischen Nervensystem (S. 314). Die verschiedenen enteroendokrinen Zelltypen sind etwas unregelmäßig über den Verdauungstrakt verteilt; im Dünndarm ist die Ausstattung besonders vielfältig.

Ein weiterer Regulierungsmechanismus besteht in der Beeinflussung eines enteroendokrinen Zelltypes durch einen anderen. Beispiele (S. 320): Gastrin (aus G-Zellen) stimuliert endokrin die ECL-Zellen zur Histaminsekretion (→Reiz für Parietalzellen der Magendrüsen zur HCl-Produktion); andererseits hemmt Somatostatin (aus D-Zellen) parakrin die G- und ECL-Zellen.

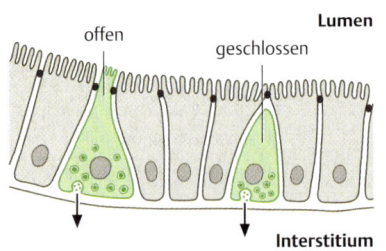

Abb. 18.**13** **Enteroendokrine Zellen** (Schema). Die Zellen vom *offenen* Bautyp haben, anders als die vom *geschlossenen* Bautyp, Verbindung zum Lumen. Im basalen Zytoplasma liegen Hormongranula, deren Inhalt an der Basalseite sezerniert wird.

Disseminierte endokrine Zellen in anderen Organsystemen

Im **Epithel des Bronchialbaumes** (S. 289) kommen Einzelzellen oder in Gruppen zusammengeschlossene Zellen (neuroepitheliale Körperchen) vor, die Serotonin und verschiedene Peptide sezernieren. Die neuroepithelialen Körperchen gelten als Sensoren für die O_2-Konzentration in der Atemluft. Der **Urogenitaltrakt** weist in der Urethra, den Urethraldrüsen und akzessorischen Genitaldrüsen endokrine Zellen auf (Serotonin, einige Peptide). Ihre physiologische Funktion ist nicht genau bekannt.

▶ **Karzinoidtumoren** sind von disseminierten endokrinen Zellen abgeleitete, potenziell bösartige Tumoren, die meist im Darm (seltener in Lunge, Pankreas u.a.) vorkommen und endokrin aktiv sein können (z.B. Gastrinom, Insulinom). Manche Karzinoidtumoren sezernieren Serotonin und diverse Peptide, die u.a. auf die Gefäß-, Darm- und Bronchialmuskulatur wirken (klinisch: Karzinoid-Syndrom). Über das von neuroendokrinen Zellen abgeleitete kleinzellige Bronchial-Karzinom S. 289. ◀

18.8 Epiphyse (Corpus pineale)

Die ca. 0,6 cm lange Epiphyse (Zirbeldrüse) entsteht als dorsale Ausstülpung des Zwischenhirndachs und ist von weicher Hirnhaut umgeben. Das Organ besteht hauptsächlich aus **Pinealozyten**, die **Melatonin** ins Blut sezernieren. Ein wichtiger Reiz zur Hormonausschüttung ist **Dunkelheit**, Licht hemmt die Sekretion.

Die **Pinealozyten** entsprechen stammesgeschichtlich modifizierten Photorezeptorzellen, sind aber bei Säugern nicht mehr lichtempfindlich. Es sind epitheloide Zellen, die in einem Gerüst von Astrozytenfortsätzen (*interstitiellen Zellen*) liegen. Sie tragen lange Fortsätze, die mit einer Auftreibung in der Umgebung von Kapillaren enden (nur in Versilberungspräparaten sichtbar). Die Information über Hell und Dunkel wird den Pinealozyten von der Netzhaut des Auges über verschlungene neuronale Wege schließlich durch *postganglionäre sympathische Fasern* (aus dem Ganglion cervicale sup.) zugeleitet.

Die **biologische Bedeutung** der Epiphyse für den Säuger- und insbesondere den *menschlichen* Organismus (im Gegensatz zu dem von Amphibien und Vögeln) ist nicht völlig klar. Vermutete Wirkungen des Melatonin sind: Hemmung der Gonadotropinausschüttung oder -wirkung, Beeinflussung der saisonalen und zirkadianen Rhythmik. Die Epiphyse des Erwachsenen enthält extrazelluläre Konkremente aus organischem Material und Calciumverbindungen (histologisch **Corpora arenacea**). Ihre Entstehung ist unklar. Eine *praktische Bedeutung* gewinnen diese Konkremente dadurch, dass sie auf Röntgenbildern sichtbar sind und dadurch die Epiphyse zu einer intrakraniellen Orientierungsmarke machen.

Mikroskopierhilfe endokrine Organe

Die Erkennung der meisten endokrinen Organe ist einfach. Verwechslungsmöglichkeiten gibt es kaum.

Hypophyse: Im Sagittalschnitt typische Gliederung in Vorder- (VL), Mittel- und Hinterlappen (HL). VL: azidophile Zellen >> basophile Zellen. HL: bei menschlichem Material meist schlechte Strukturerhaltung. Zellen des HL: Pituizyten, Kapillarendothel. Herring-Körper nur bei Spezialfärbungen zu erkennen.

Nebenniere: Zonengliederung der Rinde; Mark (bei menschlichem Material oft schlechte Strukturerhaltung). Bei Tangentialschnitten, die nur Zona fasciculata enthalten, wird man an braunes (plurivakuoläres) Fettgewebe erinnert.

Schilddrüse: Follikel.

Nebenschilddrüse: Dicht gelagerte, sehr kleine Epithelzellen; Fettzellen; keine auffällige Gliederung des Organs. Gerade das „uncharakteristische, langweilige" Aussehen ist typisch für dieses Organ, man muss nur daran denken!

---

19 Harnorgane

Die paarigen **Nieren** sind die Harn-bereitenden Organe. **Nierenbecken, Harn-leiter, Harnblase** und **Harnröhre** werden als ableitende Harnwege zusammengefasst. Der Harn ist zusammen mit der Galle (S. 342) das wichtigste Medium zur Ausscheidung von wasserlöslichen Abfallprodukten des Stoffwechsels. Daher ist die Niere in erster Linie ein lebenswichtiges **Ausscheidungsorgan**. Zugleich ist sie wesentlich an der Regulation des Salz- und Wasser- sowie des Säure-Basen-Haushaltes beteiligt. Außerdem hat die Niere **endokrine Funktion**; sie bildet u.a. Renin, Erythropoietin und Calcitriol.

Die Funktionseinheit der Niere ist das **Nephron** (ca. $1,4 \times 10^6$ Nephrone pro Niere). Dieses kann grob in zwei Abschnitte gegliedert werden (Abb. 19.**1**). (1) *Nierenkörperchen*: eine Filtervorrichtung, in der unter Druck Wasser und viele darin gelöste Bestandteile aus dem Blut abfiltriert und in einem Hohlraum (*Bowman-Kapsel*) aufgefangen werden (**Primärharn**, in beiden Nieren zusammen ca. 180 l/Tag). (2) *Nierenkanälchen*: ein mehrere Zentimeter langes Epithelrohr, das sich an die Bowman-Kapsel anschließt. Es besteht aus verschiedenen, hintereinander geschalteten Segmenten, die teils gewunden, teils gerade verlaufen. Die Epithelien der Nierenkanälchen holen über 99 % des Wassers und viele gelöste Bestandteile des Primärharns wieder zurück (Resorption) und fügen andere Stoffe hinzu (Sekretion). So entsteht bei der Passage durch die Nierenkanälchen allmählich der **Endharn** (ca. 1,5 l/Tag). Er gelangt in das Nierenbecken, wird durch den **Harnleiter** in die **Harnblase** geführt und schließlich durch die **Harnröhre** nach außen entleert.

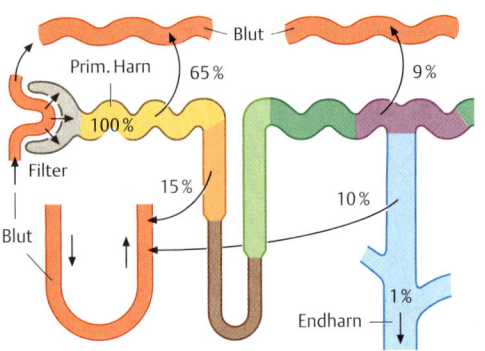

Abb. 19.**1** **Prinzip der Harnbereitung** (stark vereinfacht). Dargestellt ist eine Filterstation (Nierenkörperchen) und ein Nierenkanälchen. Blutgefäße rot; Farben der Tubulus-Segmente wie in Abb 19.3. Reduktion des Primärharnvolumens (100 % = 180 l/Tag) au[f] 1 %, mit Angaben zur Wasserrückgewinnung in den einzelnen Tubulus-Segmenten.

Hinweis zur Nomenklatur: Die Terminologie der Nieren-Mikroanatomie ist uneinheitlich, da in der Anatomie zum Teil andere Begriffe verwendet oder diese anders definiert werden als in der Nierenphysiologie. Im Text wird jeweils darauf hingewiesen. Um weiterer Konfusion vorzubeugen, hat die Renal Commission of the International Union of Physiological Sciences 1988 eine Standardnomenklatur für die Mikroanatomie der Niere empfohlen (s. Tab. 19.**1**).

19.1 Niere

Makroskopische Gliederung. Die Niere (*Ren*, gr.: Nephros) wiegt ca. 150 g. Sie ist von einer bindegewebigen Kapsel und einer Fettgewebskapsel umgeben. Die Bucht der Niere (Sinus renalis) im Hilumbereich ist mit Fettgewebe ausgefüllt, in das das Nierenbecken eingebettet ist. Auf Frontalschnitten durch die menschliche Niere erkennt man mehrere (meist 6–8) gleichartige Einheiten (*Lobi renales*), die jeweils in Mark (*Medulla*) und Rinde (*Cortex*) gegliedert sind (Abb. 19.**2**).

Das **Mark** hat die Form einer Pyramide (*Markpyramide*), deren Spitze (**Papille**) in einen Kelch des Nierenbeckens ragt. Die freie Oberfläche der Papillen ist von den Mündungen der Nierenkanälchen durchsetzt. Hier wird der Endharn in das Nierenbecken entlassen.

Die **Rinde** bedeckt als ca. 1 cm breiter Streifen die Basis der Markpyramiden und setzt sich als *Columnae renales* auch zwischen die Pyramiden fort. Von der Basis jeder Pyramide erstrecken sich **Markstrahlen** in die Rinde. Die Rindengebiete, die nicht von Markstrahlen eingenommen werden, bilden insgesamt das **Rindenlabyrinth**.

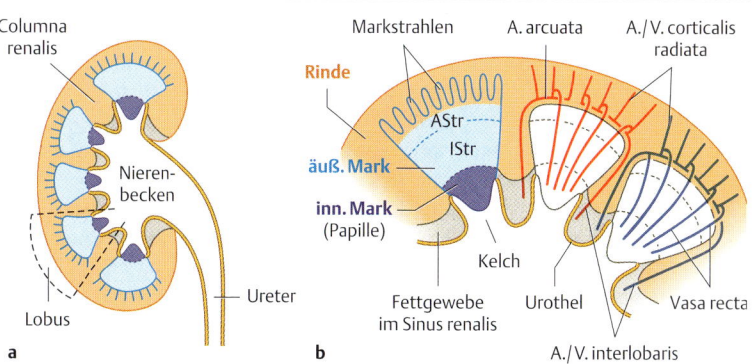

Abb. 19.**2a Makroskopische Gliederung der Niere**. Bedeutung der Farben wie in b. **b Mikroskopische Gliederung und Gefäßarchitektur**. Die interlobären Blutgefäße treten vom Sinus renalis (grau) aus in das Nierenparenchym ein. **AStr** und **IStr**, Außen- und Innenstreifen des äußeren Markes.

Der entwicklungsgeschichtlich bedingte **multipapilläre** Bau der menschlichen Niere (mehrere Nierenanlagen wachsen prä- und postnatal zu einem Organ zusammen) lässt die Anatomie des Organs recht kompliziert erscheinen. Kleine Säuger haben *unipapilläre Nieren*, die im Prinzip gleichartig gebaut, aber leichter zu überschauen sind (oft als Kurspräparate verwendet).

Die mikroskopischen Bauelemente

Die wesentlichen Strukturen des Nierenparenchyms sind die Nierenkörperchen, die Nierenkanälchen (*Tubuli renales*) und die Blutgefäße im Interstitium (Abb. 19.**1**,19.**3**, 19.**4**). Die mikroskopische Bau- und Funktionseinheit ist das **Nephron**. Es besteht aus dem *Nierenkörperchen* und den sich daran anschließenden Segmenten des *unverzweigten Tubulus* bis zur Einmündung in ein **Sammelrohr**; dieses nimmt den Harn von ca. 11 Nephronen auf. Mehrere Sammelrohre wiederum fusionieren wiederholt zu größeren Gängen, woraus schließlich die *Ductus papillares* hervorgehen, die auf der Papillenoberfläche münden.

Entwicklung und Terminologie. Für die Bildung der definitiven Niere sind die Ureterknospe (Ableger des Urnierenganges) und das metanephrogene Blastem verantwortlich (s. Bücher der Embryologie). Zum **Nephron** der anatomischen Nomenklatur zählen neben dem Nierenkörperchen nur diejenigen Segmente des Nierenkanälchens, die aus dem metanephrogenen Blastem hervorgehen und unverzweigt sind. Das **Sammelrohr**, das der Ureterknospe entstammt, gehört nicht dazu. In den anderen medizinischen Disziplinen jedoch wird das Sammelrohr unter funktionellen Gesichtspunkten als Teil des Nephrons betrachtet. Einigkeit besteht darüber, dass das Sammelrohr einen wesentlichen Beitrag zur Harnbereitung leistet.

Nierenkörperchen

Das Nierenkörperchen (Durchmesser ca. 0,2 mm) besteht aus einem Kapillarknäuel (**Glomerulus**), das von einer doppelwandigen Kapsel (Bowman-Kapsel) umfasst wird (Abb. 19.**1**, 19.**3**, 19.**5**, 19.**6**). Rückgrat des Glomerulus ist das **Mesangium**, an dem die Kapillarschlingen befestigt sind. Blutzufluss und -abfluss erfolgen durch die **Arteriola (das Vas) afferens** und **Arteriola (Vas) efferens** (s.u.). Ein- und Austritt der beiden Arteriolen liegen nahe beieinander und markieren den **Gefäßpol** des Nierenkörperchens.

Die **Bowman-Kapsel** kann man sich als ehemals bläschenförmiges, blindes Tubulusende vorstellen, das während der Entwicklung vom Kapillarknäuel eingestülpt wurde. Dadurch entsteht ein doppelwandiges Gebilde mit einem inneren *viszeralen Blatt*, das dem Kapillarknäuel anliegt, und einem äußeren *parietalen Blatt*; beide gehen am Gefäßpol ineinander über. Zwischen den beiden Blättern verbleibt ein schmales Lumen, der **Kapselraum**, der sich in den Tubulus fortsetzt. Der Abgang des Tubulus markiert den **Harnpol** des Nierenkörperchens, er liegt stets dem Gefäßpol gegenüber. Das viszerale Blatt der Bowman-Kapsel besteht aus spezialisierten Epithelzellen (Podozyten, s.u.) und bildet zusammen mit dem

Kapillarwand den Filter zwischen Blut- und Harnkompartiment. Das parietale Blatt kleidet den Kapselraum aus, in dem der Primärharn aufgefangen wird.

Nierenkanälchen

Das Nierenkanälchen besteht aus einschichtigem Epithel und ist in mehrere Segmente gegliedert, die sich bezüglich ihrer Verlaufsweise und der Gestalt der Epithelzellen unterscheiden. Dies wird im Folgenden am Beispiel eines juxtamedullären Nephrons beschrieben (Abb. 19.**3**).

- Der **proximale Tubulus** entspringt am Harnpol der Bowman-Kapsel. Er besteht aus einem gewundenen Teil (*Pars convoluta*), der ausschließlich im Rindenlabyrinth (s.u.) liegt, und einem geraden Teil (*Pars recta*), der nur im Mark lokalisiert ist. Er setzt sich fort in den

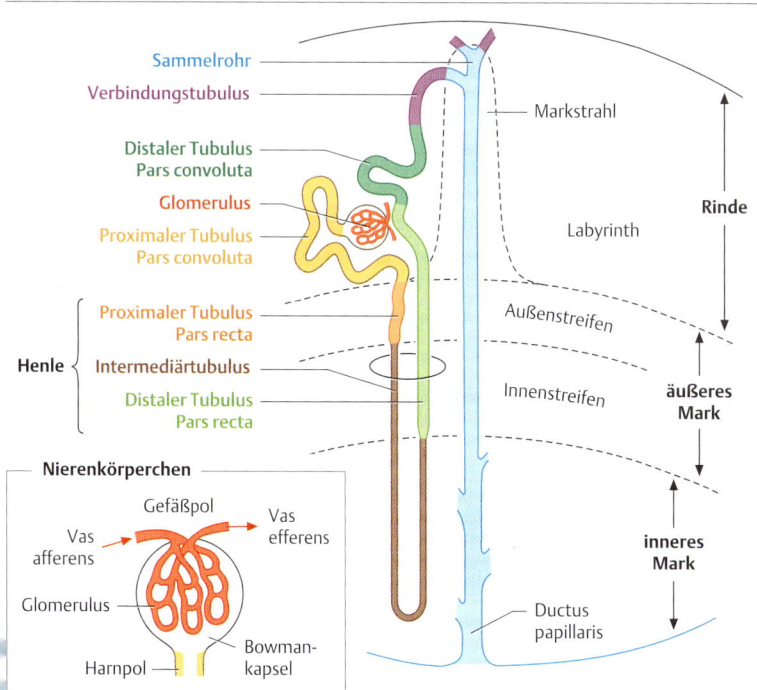

Abb. 19.**3** **Nierenkörperchen und Tubulus-Segmente**, dargestellt am Beispiel eines juxtamedullären Nephrons. Die Henle-Schleife ist durch einen Ring markiert, ihre Bestandteile sind angegeben.

- **Intermediärtubulus**, der im Mark weiter abwärts (*Pars descendens*) und nach einer U-Kurve wieder aufwärts zieht (*Pars ascendens*). Er wird fortgesetzt durch den
- **distalen Tubulus**. Dieser steigt zunächst mit einem geraden Teil (*Pars recta*) im Mark weiter auf, berührt mit einem kleinen Fleck (*Macula densa*) den Gefäßpol „seines" Glomerulus und geht in einen gewundenen Teil (*Pars convoluta*) über, der ausschließlich im Rindenlabyrinth liegt. Darauf folgt der
- **Verbindungstubulus**. Jeweils mehrere Verbindungstubuli münden in ein
- **Sammelrohr**, das stets ganz oben im Markstrahl beginnt. Ein Sammelrohr nimmt etwa 11 Verbindungstubuli auf und durchzieht dann ohne weitere Zuflüsse das äußere Mark. Im inneren Mark kommt es zu etwa 8 Fusionen zwischen Sammelrohren, bis daraus ein Ductus papillaris entstanden ist.

Alternative Bezeichnungen. Die gewundenen Anteile des proximalen bzw. des distalen Tubulus werden oft als **proximales** bzw. **distales Konvolut** bezeichnet. Die geraden Teile des Nephrons, die miteinander eine haarnadelartige Schleife bilden, werden als **Henle-Schleife** (bestehend aus ab- und aufsteigendem Schenkel) zusammengefasst. Diese besonders in der Physiologie üblichen Bezeichnungen überlappen sich mit denen der Anatomie; beide Nomenklaturen ergänzen einander bei der Beschreibung der vielfältigen Nierenfunktionen und werden im vorliegenden Kapitel nebeneinander verwendet. In Tabelle 19.**1** sind die verschiedenen Bezeichnungen zusammengefasst (einschließlich der in der Nierenforschung international üblichen Begriffe und Abkürzungen).

Topographische Verteilung der Bauelemente

Alle Tubulusabschnitte sind nach einem strengen Muster im Nierenparenchym angeordnet. Die Übergänge von einem Tubulussegment in das nächste liegen für die meisten Nephrone jeweils in einer gemeinsamen Ebene. Hierdurch kommen die bereits makroskopisch sichtbaren Grenzen zwischen Rinde und Mark zustande sowie zusätzliche Grenzlinien, durch die das Mark weiter untergliedert wird (Abb. 19.**3**, 19.**4**).

Das Rindenlabyrinth enthält sämtliche Nierenkörperchen und sämtliche proximalen und distalen Konvolute. Die **Mark-Rinden-Grenze** wird durch den Wechsel zwischen gewundenen und geraden Tubulussegmenten hervorgerufen. Die Höhenlokalisation eines Nierenkörperchens innerhalb der Rinde entscheidet über die Lokalisation und Länge der zu ihm gehörenden Henle-Schleife (s.u.). Nach der Lage der Nierenkörperchen wird zwischen juxtamedullären, auf halber Höhe beginnenden und oberflächlichen Nephronen unterschieden (Abb. 19.**4**). Die letzteren beiden werden im Folgenden vereinfacht als „oberflächliche Nephrone" zusammengefasst.

Tab. 19.**1** Terminologie der Nierenhistologie

Bezeichnung in der Anatomie		Übliche Bezeichnung in der Physiologie	Empfohlene Bezeichnung*	Internationale Abkürzung
Proximaler Tubulus	Pars convoluta	Proximales Konvolut	**P**roximal **C**onvoluted **T**ubule	PCT
	Pars recta		**P**roximal **S**traight **T**ubule	PST
Intermediär-tubulus	Pars descendens	Henle-Schleife (Henle's loop)	**D**escending **T**hin **L**imb of Henle's loop	DTL
	Pars ascendens		**A**scending **T**hin **L**imb of Henle's loop	ATL
Distaler Tubulus	Pars recta		**T**hick **A**scending **L**imb of Henle's loop	TAL
	Pars convoluta	Distales Konvolut	**D**istal **C**onvoluted **T**ubule	DCT
Verbindungs-tubulus**			**C**onnecting **T**ubule	CNT
Sammelrohr		Sammelrohr	**C**ollecting **D**uct	CD

*   von der Renal Commission of the International Union of Physiological Sciences (1988) empfohlen
** Manche Autoren zählen den Verbindungstubulus zum „spät-distalen Tubulus".
   Nach den Empfehlungen der Renal Commission sollte man ihn zum Sammelrohrsystem rechnen.

Die Markstrahlen gehören zwar topographisch zur Rinde, nach ihren histologischen Bestandteilen ähneln sie aber dem Mark. Sie enthalten (1) die kortikalen Abschnitte aller Sammelrohre, (2) die Henle-Schleifen oder zumindest Schleifenanteile der oberflächlichen Nephrone.

Das Mark enthält die medullären Abschnitte des Sammelrohrsystems und die Henle-Schleifen, soweit sie nicht in den Markstrahlen liegen. Das Mark ist weiter untergliedert in **äußeres Mark** (Außenzone), bestehend aus *Außenstreifen* und *Innenstreifen,* und **inneres Mark** (Innenzone). Die Grenze zwischen Außen- und Innenstreifen wird durch den plötzlichen Übergang der geraden proximalen Tubuli in die Intermediärtubuli hervorgerufen. Die Grenze zwischen dem Innenstreifen des äußeren Markes und dem inneren Mark entsteht durch den Beginn der geraden distalen Tubuli (Abb. 19.**3**, 19.**12**).

Teile der Henle-Schleife. Die Henle-Schleifen sind unterschiedlich lang (Abb. 19.**4**). Die *juxtamedullären Nephrone* bilden **lange Schleifen**, deren Scheitelpunkte in verschiedenen Tiefen des inneren Markes liegen. Sie bestehen aus folgenden Teilen: *Dicker absteigender Schenkel* = Pars recta des proximalen Tubulus; *dünner absteigender* und *dünner aufsteigender Schenkel* = Intermediärtubulus; *dicker aufsteigender Schenkel* = Pars recta des distalen Tubulus. Die oberflächlichen Nephrone bilden meist **kurze Schleifen**. Diese haben ihren Scheitelpunkt entweder irgendwo im

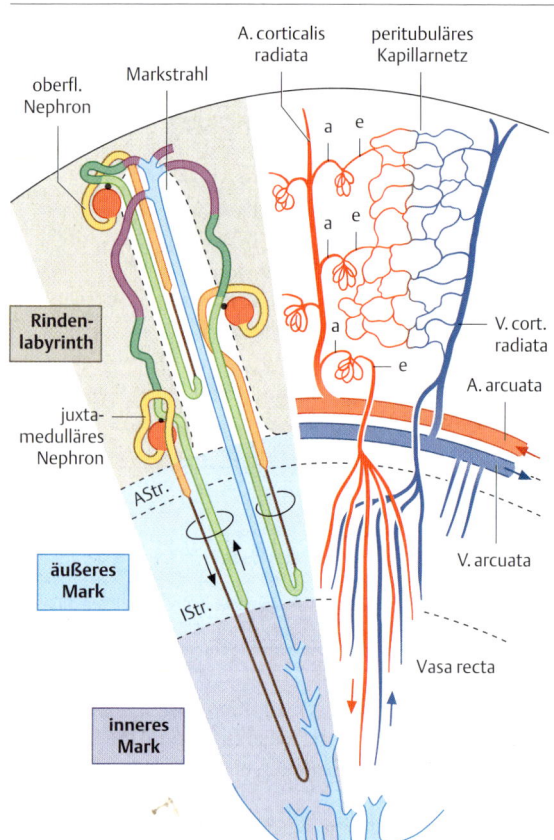

Abb. 19.**4** **Lage der Tubulus-Segmente** in Abhängigkeit von der Position des Nephrons. **Rechte Bild-hälfte: Gefäßarchitektur**. **a** und **e**, Vas afferens und efferens. Das peritubuläre Kapillarnetz des Markes ist nicht gezeigt. Näheres s. Text.

äußeren Mark (meist im Innenstreifen) oder in den Markstrahlen. Die besonders kurzen, auf die Markstrahlen beschränkten Schleifen sind eine Besonderheit der menschlichen Niere. Für alle kurzen Schleifen gilt, dass der Intermediärtubulus nur an der Bildung des *ab*steigenden Schenkels teilnimmt, während der aufsteigende Schenkel ganz vom distalen Tubulus gestellt wird. Die kurzen Schleifen sind gegenüber den langen weit in der Überzahl (beim Menschen um ca. das 5fache).

Lichtmikroskopische Merkmale der Tubulussegmente. Die **proximalen** und **distalen Tubuli** (sowohl gewundene als auch gerade Anteile) besitzen kubisches

Epithel, das eine basale Streifung (s.u. und S. 15) aufweist. Ein wichtiges Unterscheidungsmerkmal des *proximalen* Tubulus gegenüber allen anderen Tubuli ist der hohe *Bürstensaum* (Abb. 19.**6**, 19.**10**). Er ist in menschlichem, postmortal gewonnenem Gewebsmaterial meist schlecht erhalten; der apikale Pol der Zellen wirkt dann ausgefranst, während das Epithel des distalen Tubulus klar begrenzt ist (Abb. 19.**5**). Die **Intermediärtubuli** sind die dünnsten Kanälchen mit dem niedrigsten Epithel und dürfen nicht mit Kapillaren verwechselt werden. Die meisten Zellen des **Sammelrohres** erscheinen hell, das Lumen ist klar begrenzt. Epithelhöhe und Kaliber der Sammelrohre nehmen beim Abstieg durch das innere Mark stetig zu.

Gefäßarchitektur

Die großen Zweige der *A. renalis* geben im Sinus renalis die *Aa. interlobares* ab, die in die Columnae renales eintreten und sich in die *Aa. arcuatae* fortsetzen (Abb. 19.**2**, 19.**4**). Diese entsenden die *Aa. corticales radiatae*, die zwischen den Markstrahlen aufwärts ziehen. Aus ihnen (und teils schon aus den Aa. arcuatae und interlobares) entspringen die *Vasa afferentia* für die Glomeruli.

Die Gefäßarchitektur der Niere weist eine Besonderheit auf: Das Blut muss **zwei Kapillarbetten** nacheinander durchlaufen, ehe es die ableitenden Venen erreicht. Das 1. Bett umfasst die Gesamtheit der glomerulären Kapillarschlingen aller Glomeruli. Da jedes Kapillarknäuel zwischen zwei Arteriolen eingeschaltet

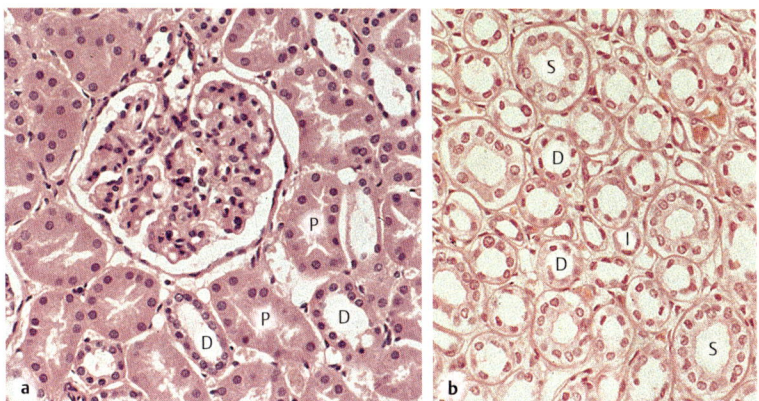

Abb. 19.**5** **Menschliche Niere**, Paraffinschnitte. **a** Rindenlabyrinth. In der Mitte ein Nierenkörperchen (Gefäßpol angeschnitten). **P** und **D**, proximaler und distaler Tubulus (jeweils Pars convoluta). **b** Innenstreifen des äußeren Markes. **D**, distaler Tubulus (Pars recta). **I**, Intermediärtubulus. **S**, Sammelrohr. H.E. Vergr. 200fach.

ist, herrscht darin ein für Kapillaren ungewöhnlich hoher Druck (ca. 55 mm Hg gegenüber dem mittleren Druck von 25 mm Hg in üblichen Kapillaren). Das 2. Bett besteht aus den peritubulären Kapillarnetzen von Rinde und Mark; in ihnen herrscht ein ungewöhnlich niedriger Druck (15 mm Hg).

Aus **oberflächlichen Glomeruli** gelangt das Blut in das Kapillarnetz der **Rinde** und wird über *Vv. corticales radiatae* in die *Vv. arcuatae* abgeführt. Das Blut aus **juxtamedullären Glomeruli** ist für das **Mark** bestimmt, dessen Gefäße sämtlich den Wandbau von Kapillaren aufweisen. *Absteigende Vasa recta* ziehen durch die Markzonen, manche bis zur Papillenspitze. Aus ihnen gehen auf allen Ebenen Äste zum peritubulären Kapillarnetz des Markes ab. Über *aufsteigende Vasa recta* gelangt das Blut zurück in abführende Venen.

Für die Nierenfunktion ist die enge topographische Beziehung zwischen Gefäßen und Tubuli wichtig (Abb. 19.**1**, 19.**4**): Das kortikale Kapillarnetz nimmt das im proximalen Konvolut resorbierte Wasser (ca. 65 % des Primärharns) in Empfang. Die in *Gefäßbündeln* zusammengefassten Vasa recta bilden Schleifen parallel zu den Henle-Schleifen. Die Architektur und Permeabilität der Vasa recta ermöglichen einen **Gegenstromaustausch** von Wasser zwischen den ab- und aufsteigenden Gefäßen, was für die Harnkonzentrierung wichtig ist (s. u).

Das **Endothel** des 2. Kapillarbettes ist überwiegend fenestriert (Fenster mit Diaphragma) und gut wasserdurchlässig. Auch die Wände der Vv. corticales radiatae und der aufsteigenden Vasa recta sind wie die von fenestrierten Kapillaren gebaut. Das nicht-fenestrierte Endothel der absteigenden Vasa recta ist aufgrund des Wasserporen-Proteins Aquaporin 1 (S. 12, 82) ebenfalls wasserdurchlässig.

Interstitium

Die Niere ist arm an Bindegewebe, die Nierenkörperchen und -kanälchen sind nur von feinen retikulären Fasern umsponnen. Lediglich die Adventitia der Arterien bildet Bindegewebsstraßen, in denen auch Lymphgefäße und vegetative Nervenfasern verlaufen. In der Rinde liegen einige Fibroblasten und einzelne Makrophagen, im Übrigen werden die Zwickel zwischen den Tubuli von Kapillaren eingenommen. Das **innere Mark** weist zwei Besonderheiten auf: Der Extrazellulärraum ist weit und enthält *sulfatierte Proteoglykane* in hoher Konzentration. Die interstitiellen Zellen sind wie Leitersprossen zwischen den längs verlaufenden Kanälchen und Gefäßen ausgespannt; sie weisen viele Fetttröpfchen auf und synthetisieren *Prostaglandine*.

Feinbau der Niere: Struktur-Funktions-Beziehungen

Feinbau der Nierenkörperchen

Das **parietale Blatt der Bowman-Kapsel** (Abb. 19.**6**) besteht aus einschichtigem, flachem Epithel, das von einer Basallamina und einem Netz aus retikulären Fasern unterlagert ist. Diese Wand muss dem Druck, der im Kapselraum herrscht (ca. 15 mm Hg), standhalten. Zum **Glomerulus** werden in der Anatomie üblicher-

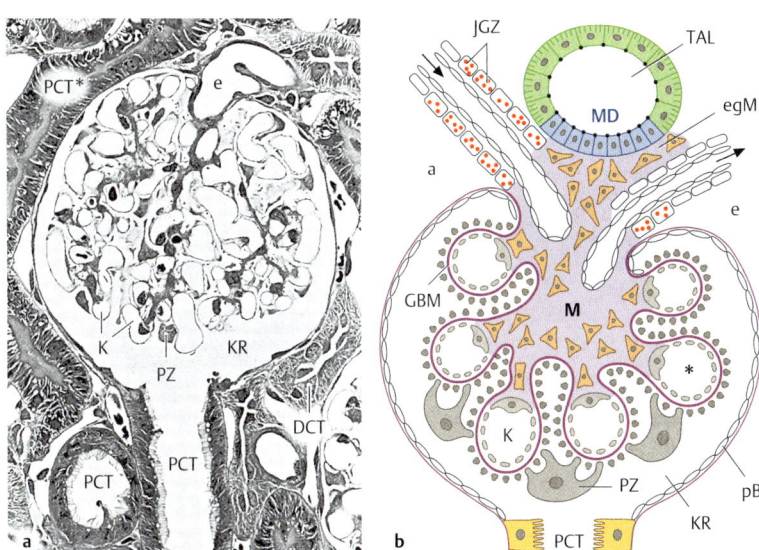

Abb. 19.**6** **Nierenkörperchen**, Semidünnschnitt (Ratte) **a** und Schema **b**. Die glomeruläre Basalmembran (**GBM**) ist als pupurfarbenes Band dargestellt. **a** und **e**, Vas afferens und efferens. **DCT**, distaler gewundener Tubulus (Abkürzung s. Tab. 19.**1**). **egM**, extraglomeruläres Mesangium. **JGZ**, juxtaglomeruläre Zellen mit Renin-haltigen Granula. **K**, Kapillare. **KR**, Kapselraum. **M**, Mesangium. **MD**, Macula densa. **pB**, parietales Blatt der Bowman-Kapsel. **PCT**, proximaler gewundener Tubulus. PCT* mit kollabiertem Lumen (Fixationsartefakt); der Bürstensaum scheint das Lumen zu verlegen. **PZ**, Podozyt. **TAL**, dicker aufsteigender Schenkel (= Pars recta des distalen Tubulus). Die durch * markierte Kapillare ist in Abb. 19.9b vergrößert gezeigt. Färbung Hämatoxylin-Säurefuchsin. Vergr. 300fach.

weise folgende Strukturen gezählt: Kapillarknäuel, glomeruläre Basalmembran (GBM), Podozyten (= viszerales Blatt der Bowman-Kapsel) und Mesangium. In anderen medizinischen Disziplinen ist mit „Glomerulus" häufig das ganze Nierenkörperchen gemeint.

Das Knäuel besteht aus ca. 30 verzweigten, anastomosierenden Kapillarschlingen. Jede **Kapillare** (Abb. 19.**6**, 19.**7**, 19.**8**, 19.**9**) ragt mit dem größten Teil ihrer Zirkumferenz in den Harnraum, diese Front ist Teil der *Blut-Harn-Schranke* (s.u.). Die „Rückseite" der Kapillare ist dem Mesangium zugewandt und dient ihrer Verankerung. Das Endothel besitzt **Fenster** (Durchmesser 50—100 nm) *ohne* Diaphragma. Die lumenwärtige Plasmamembran des Endothels trägt eine dicke, negativ geladene **Glykokalyx**, die auch die Fensteröffnungen überdeckt.

Die **glomeruläre Basalmembran (GBM)** liegt zwischen Kapillarendothel bzw. Mesangium einerseits und Podozyten andererseits. Das Grundgerüst wird von

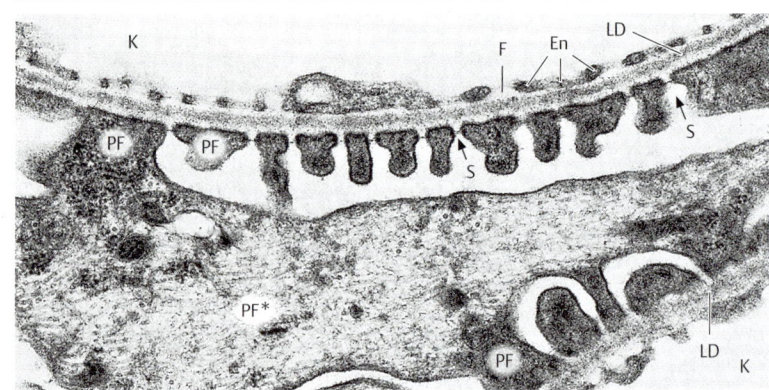

Abb. 19.**7** **Blut-Harn-Schranke** (EM, Ratte). **En**, Endothel. **F**, Fenster. **K**, Kapillare. **LD**, Lamina densa der Basalmembran. **PF***, großer Podozytenfortsatz. **PF**, Podozytenfüße, an der Basalmembran verankert. Die Filtrationsschlitze (**S**) zwischen den PF sind durch ein Schlitzdiaphragma überbrückt. Der Podozyt im Bild ist mit zwei verschiedenen Kapillaren verbunden. Vergr. 25 000fach.

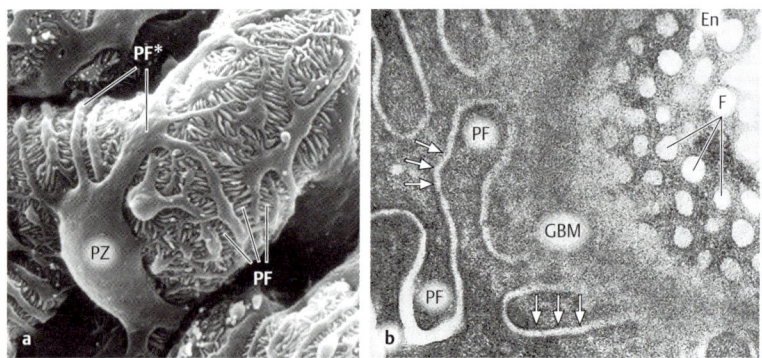

Abb. 19.**8a** **Podozyt in Aufsicht** (Raster-EM). **PZ** , **PF***, **PF**, Zellleib, großer Fortsatz und Füße des Podozyten. **b** Flachschnitt durch die Blut-Harn-Schranke. **En**, Endothel mit Fenstern (**F**). **GBM**, glomeruläre Basalmembran. **Pfeile** weisen auf die Schlitze zwischen den interdigitierenden PF. Aufnahme a: W. Kriz, Anat. Inst., Heidelberg. Vergr. 3 800fach (a); 27 500fach (b).

der *Lamina densa* (Dicke beim Menschen ca. 300 nm) gebildet, einem molekularen Netz aus Kollagen Typ IV, Laminin und anderen Komponenten (S. 107). Die Lamina densa ist flankiert von der *Lamina rara interna* (Richtung Endothel) und der *Lamina rara externa* (Richtung Podozyten). In der Nierenanatomie ist der Begriff Lamina rara (statt lucida) üblich. In die nur scheinbar leeren Laminae rarae ragen Moleküle hinein, die an der Lamina densa befestigt sind: (a) Zelladhäsionsproteine (u.a. Integrine) zur Verankerung der Endothelzellen und der Podozyten; (b) Heparansulfat-Proteoglykane, die der GBM eine stark negative Ladung verleihen. Am ständigen Umsatz der GBM sind alle Anrainer (Podozyten, Mesangiumzellen, Gefäßendothelien) beteiligt. Neusynthese: hauptsächlich Podozyten, in zweiter Linie Endothelzellen. Abbau: Mesangiumzellen, Podozyten.

Die Podozyten ragen mit ihrem Zellleib in den Harnraum und entsenden dicke Primärfortsätze, von denen fingerförmige Sekundärfortsätze (Füße) abgehen. Diese sind mittels Integrinen an der GBM verankert und bilden, alternierend mit den Füßen eines benachbarten Podozyten, eine fast vollständige Abdeckung der Kapillaren gegenüber dem Harnraum. Lediglich schmale Schlitze (Breite ca. 40 nm), die von einem **Schlitzdiaphragma** (= Schlitzmembran) überbrückt sind, verbleiben zwischen den Füßen. Die zum Harnraum gewandte Plasmamembran der Podozytenfüße ist von einer anionischen **Glykokalyx** bedeckt.

Das **Schlitzdiaphragma** ist nach neuen Befunden ähnlich wie ein Interzellularkontakt vom Adhä- rens-Typ (mit P-Cadherin als Zelladhäsionsmolekül, S. 29) gebaut. Ein wesentlicher Bestandteil ist das Transmembranprotein **Nephrin**. Die extrazellulären Domänen der Nephrinmoleküle von benachbarten Podozytenfüßen scheinen den Schlitz so zu überbrücken, dass ihre Köpfe sich nach Art eines Reißverschlusses in der Mitte des Schlitzes überlappen, lateral jedoch *Filtrations- poren* offen lassen.

Das Mesangium liegt im Zentrum des Kapillarknäuels (Abb. 19.**6**) und setzt sich am Gefäßpol in das extraglomeruläre Mesangium fort. Es besteht aus verzweig- ten Mesangiumzellen, die in reichlich Extrazellulärmatrix eingebettet sind. Die Mesangiumzellen sind zur Phagozytose fähig. Bei manchen glomerulären Erkrankungen können sie stark proliferieren, und es können Makrophagen ins Mesangium einwandern.

Die Mesangiumzellen sind *kontraktil*. Sie inserieren über Mikrofibrillen an der GBM (Abb. 19.**9b**) und stabilisieren durch ihren Tonus die Kapillarwand. Übri- gens haben auch die Podozytenfüße, die ebenfalls mit kontraktilen Filamenten ausgestattet sind, eine Stützfunktion für die Kapillarwände. Eine besondere Sta- bilisierung der Wände erscheint nötig, da das transmurale Druckgefälle bei den glomerulären Kapillaren höher ist als bei üblichen Kapillaren (S. 384).

Der glomeruläre Filter (Blut-Harn-Schranke) besteht aus drei Lagen (Abb. 19.**9a**):

- **Kapillarendothel**: Fenster ohne Diaphragma, anionische Glykokalyx.
- **Basalmembran (GBM)**: Molekulare Filzmatte und doppelter Schild aus Nega- tivladungen.
- **Podozytenfüße**: Schlitzdiaphragma mit Filtrationsporen, anionische Glyko- kalyx.

Die Aufgabe des Filters besteht darin, Wasser und kleine gelöste Teilchen aus dem Blutplasma durchzulassen, die Proteine aber zurückzuhalten: *Albumin* (Molekulargewicht 69 000; Molekül- radius 3,6 nm; Ladung negativ), das quantitativ wichtigste Plasmaprotein, gelangt nur in Spuren durch den normalen Filter, die noch größeren Globuline kommen gar nicht durch. Der Filter

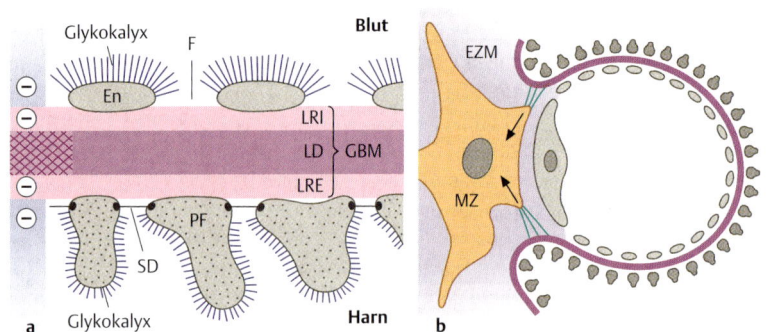

Abb. 19.**9a** **Blut-Harn-Schranke** (Schema). **En**, Endothel mit Fenstern (**F**) *ohne* Diaphragma. **GBM,** glomeruläre Basalmembran: Lamina densa (**LD,** molekulares Netz aus Kollagen IV und anderen Komponenten), Lamina rara interna und externa (**LRI** und **LRE**, reich an Proteoglykanen). **PF**, Podozytenfuß. **SD**, Schlitzdiaphragma. Die Schichten, die hohe Konzentrationen von anionischen Bestandteilen enthalten, sind durch (-) markiert. **b** **Mesangiumzelle** (**MZ**). **EZM**, mesangiale Extrazellulärmatrix. Die MZ inseriert über Mikrofibrillen (*blau*) an der GBM. Die **Pfeile** deuten die Richtung an, in der die Zugkräfte der kontraktilen MZ wirken (Stabilisierung der Kapillarwand). Näheres s. Text.

besitzt also für Makromoleküle eine gewisse Selektivität. Entscheidend für die Filtrierbarkeit eines großen Moleküls sind seine **Größe, Form** und **elektrische Ladung**. Die Teilchen treten nicht durch die Zellen, sondern durch die verfügbaren Poren des Filters, somit müssen extrazelluläre Komponenten für die Selektivität verantwortlich sein. Für die Sortierung nach Größe und Form werden hauptsächlich das molekulare Netzwerk der *Lamina densa* und die Poren im *Schlitzdiaphragma* verantwortlich gemacht. Die Ladungsselektivität äußert sich darin, dass anionische (negativ geladene) Teilchen schlechter filtrierbar sind als neutrale oder kationische bei gleicher Größe und Form. Dies beruht auf der Abstoßung negativ geladener Teilchen durch die verschiedenen *anionischen Bestandteile des Filters*.

▶ Krankhafte Veränderungen des Glomerulus (**Glomerulopathien**), seien sie primär oder Folge einer anderen Grundkrankheit (z.B. Diabetes mellitus), gehen mit einer erhöhten Durchlässigkeit des Filters für Proteine einher. Direkte Folge: **Proteinurie** und Hypoalbuminämie. Sekundäre Folge: u.a. generalisierte Ödeme (S. 221). ◀

Feinbau der Nierenkanälchen

Aufgabe der Nierenkanälchen (Abb. 19.**10**—19.**12**) ist die Umwandlung des Primärharns in den Endharn, also u. a. Rückresorption von physiologisch filtrierten „wertvollen" Stoffen (z.B. Elektrolyte, Glucose, Aminosäuren, Peptide, Proteine und von 99 % des Wassers sowie Sekretion einiger Abfallstoffe. Jedes Segment hat hierbei ganz bestimmte Teilaufgaben zu erfüllen, die häufig mit struktureller Merkmalen korreliert sind. In *allen* Tubulussegmenten bilden die Epithelien durch **Tight junctions** eine Barriere zwischen Harnraum und Interstitium. *Proxi-*

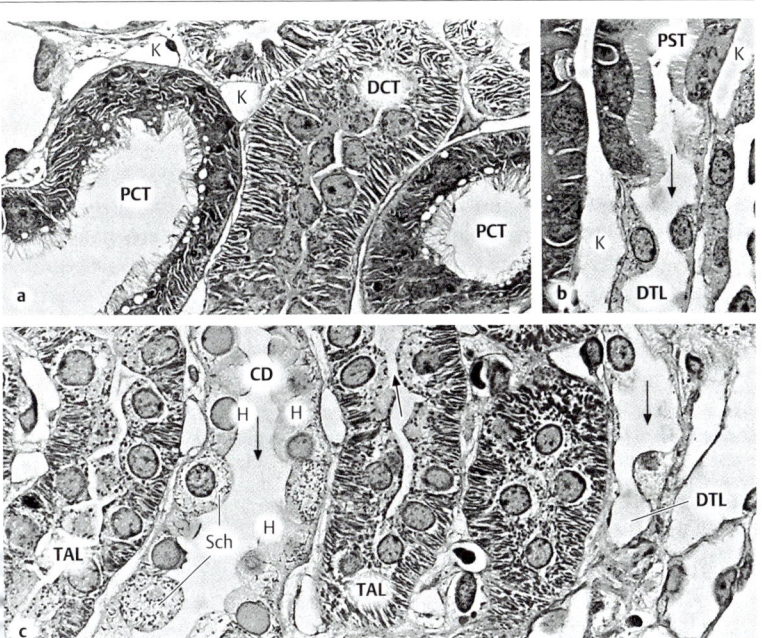

Abb. 19.**10** **Tubulus-Segmente** im Semidünnschnitt (Ratte). **a** Rindenlabyrinth. **DCT** und **PCT**, distaler bzw. proximaler gewundener Tubulus (Abkürzungen vgl. Tab. 19.**1**). **K**, Kapillare. Beachte das (artifiziell erweiterte) basale Labyrinth bei beiden Tubulus-Epithelien sowie den Bürstensaum und die apikalen Vakuolen im Epithel des PCT. **b** Außenstreifen des äußeren Markes, Übergang eines proximalen geraden Tubulus (**PST**) in den Intermediärtubulus = deszendierenden dünnen Schenkel (**DTL**). **c** Innenstreifen des äußeren Markes. **CD**, Sammelrohr mit Hauptzellen (**H**) und Schaltzellen (**Sch**). **TAL**, dicker aufsteigender Schenkel (= Pars recta des distalen Tubulus). Die vielen länglichen Partikel im TAL-Epithel sind hochkant gestellte Mitochondrien. **Pfeile** deuten die Flussrichtung des Harns an. Färbung wie in Abb. 19.6a. Vergr. 640fach.

maler und *distaler Tubulus* weisen weitere, sehr ausgeprägte Zeichen von **transportierenden Epithelien** auf (S. 82): **Basales Labyrinth** (Unterbringung von Na⁺/K⁺-ATPase), d.h. enorme Vergrößerung der basolateralen Membran durch hohe Einfaltungen und basolaterale Verzahnung der benachbarten Zellen sowie großer **Mitochondrienreichtum** (Energie für Ionenpumpe).

Die **Na⁺/K⁺-ATPase** ist direkt oder indirekt die treibende Kraft für fast alle Resorptionsvorgänge in den Nierenkanälchen. Sie pumpt – stark vereinfacht – Na⁺ basolateral aus den Epithelzellen heraus, sodass Na⁺ auf der apikalen Seite ständig entlang einem Gradienten durch diverse *Kanäle* und *Transporter* in die Zellen eintreten kann. Dabei werden apikal – im Sinne des sekundär aktiven Transportes (S. 12) — andere Ionen (z.B. H⁺) gegen Na⁺ ausgetauscht (Antiport), oder Ionen und andere Stoffe (z.B. Glucose, Aminosäuren) werden entgegen einem Gradienten mitgenommen (Symport) und anschließend an der basolateralen Membran durch Kanäle oder passiven Transport ins Interstitium entlassen und somit resorbiert (vgl. Abb. 16.**11**). Eine wichtige Folge der Na^+/K^+-ATPase-Tätigkeit sind **transepitheliale Gradienten**: *osmotische Gradienten,* die Wasser aus dem Tubuluslumen ins Interstitium ziehen, sofern das Epithel wasserdurchlässig ist; *elektrische Gradienten,* die den Austritt von Ionen ins Interstitium bewirken (über den parazellulären Weg durch Tight junctions mit selektiver Permeabilität, S. 34).

Der proximale Tubulus weist außer den oben genannten Merkmalen folgende Besonderheiten auf: lange **Mikrovilli**; zahlreiche **Endozytose**-Grübchen und im apikalen Zytoplasma Endozytose-Vesikel und Endosomen (Abb. 5.**9**); großer Reichtum an **Lysosomen** (Abb. 19.**11**). Gewundener und gerader Teil sind grundsätzlich gleich gebaut, allerdings nehmen die basalen Falten, Mitochondrien und die Endozytoseaktivität in der Pars recta ab.

Schon im Verlauf der Pars convoluta werden dem Primärharn 65 % des **Wassers** entzogen, weitere 15 % folgen in der Pars recta. Bisher wurde für die Wasserbewegungen ein überwiegend parazellulärer Weg durch die „lecken" Tight junctions angenommen; mindestens ebenso wichtig scheint der transzelluläre Weg durch das Wasserporen-Protein *Aquaporin 1* (S. 12, 82) zu sein, das in der apikalen und basolateralen Membran des proximalen Tubulus nachgewiesen ist. Weitere wichtige Funktionen mit strukturellen Korrelaten sind (a) der Entzug von **Glucose** und **Aminosäuren** aus dem Primärharn, im Symport mit Na^+ durch die luminale Membran (Vergrößerung durch Mikrovilli); (b) die Resorption von **Proteinen** durch Rezeptor-vermittelte Endozytose (Vesikel, Lysosomen). Als Rezeptor dient **Megalin**, ein Transmembranprotein, das mit riesiger externer Domäne in den Harnraum ragt. Die endozytierten Proteine werden durch lysosomale Enzyme gespalten, die Aminosäuren werden wieder verwendet.

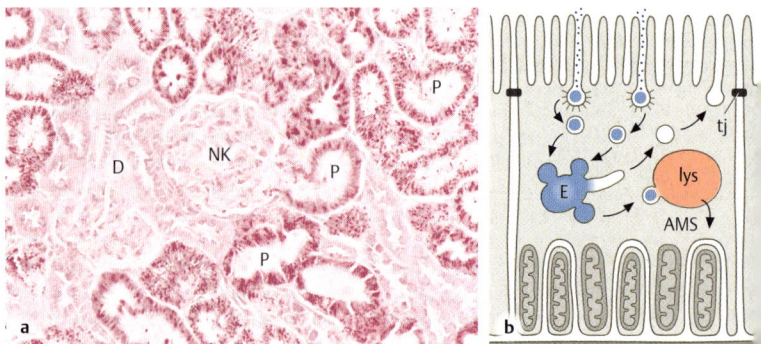

Abb. 19.**11a** **Lysosomen im proximalen Tubulus** (**P**) (Rattenniere). Enzymhistochemische Darstellung der sauren Phosphatase, eines lysosomalen Leitenzyms (rote Partikel in **P**). Die Zellen des Nierenkörperchens (**NK**) und des distalen Tubulus (**D**) enthalten nur wenig Enzymaktivität. Vergr. 200fach. **b** **Resorption von Protein** (*blau*) aus dem Primärharn durch Rezeptor-vermittelte Endozytose (Stachelsaum-Grübchen). **AMS**, Aminosäuren. **E**, Endosom. **lys**, Lysosom. **tj**, Tight junction. Näheres im Text und Kapitel „Endozytose" S. 48.

▶ Die **Kapazitäten des proximalen Tubulus** für die Rückresorption von Glucose und Proteinen sind begrenzt. Bei krankhaft erhöhter Glucose-Konzentration im Blut und somit im Primärharn ist der Glucose-Transport bald überfordert. Da die nachfolgenden Tubulussegmente Glucose nicht zurückholen können, erscheint sie im Endharn (**Glukosurie**, typisches Symptom des *Diabetes mellitus*). Das abnorme Zirkulieren von kleinen, d.h. filtrierbaren Proteinen (z.B. Hämoglobin-Monomere oder Myoglobin nach Zerfall von Erythrozyten bzw. Muskulatur) oder erhöhte Proteindurchlässigkeit des glomerulären Filters führen zur **Proteinurie** und eventuell zur Verstopfung des distalen Nephrons durch Proteinpräzipitate. ◀

Der **Intermediärtubulus** besitzt flaches Epithel (Abb. 19.**10**) mit wenig Zellorganellen. Auf ultrastrukturelle Unterschiede zwischen den einzelnen Segmenten soll hier nicht eingegangen werden. Folgende funktionell wichtigen Details seien aber erwähnt: Das Epithel des absteigenden dünnen Schenkels ist gut durchlässig für Wasser (Aquaporin-1) und Harnstoff, der aufsteigende dünne Schenkel (nur in langen Schleifen vorhanden) dagegen ist wasserdicht. Diese Verhältnisse sind wichtig für den Mechanismus der Harnkonzentrierung.

Das Epithel des **distalen Tubulus** unterscheidet sich von dem des proximalen Tubulus u.a. durch das *Fehlen* des Lysosomenreichtums und des Bürstensaumes (nur kurze unregelmäßige Mikrovilli) sowie durch sehr dichte Tight junctions. Der distale Tubulus (Abb. 19.**10, 12**) besitzt die höchste Na^+/K^+-ATPase-Aktivität und die meisten Mitochondrien aller Nephronsegmente. Die basalen Falten neh-

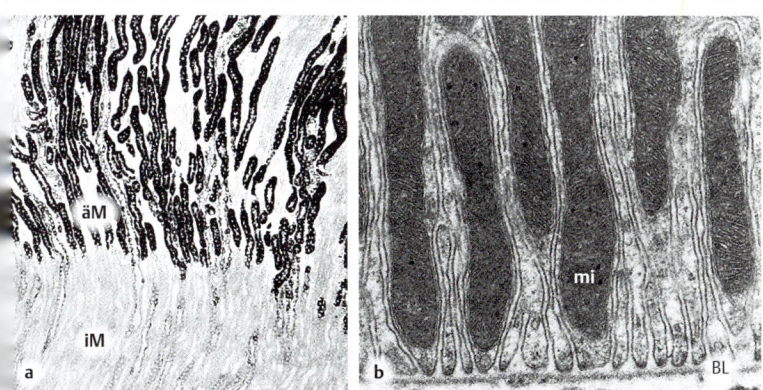

Abb. 19.**12** **Mitochondrienreichtum** am Beispiel des aufsteigenden dicken Schenkels (= Pars recta des distalen Tubulus). **a** Enzymhistochemische Darstellung der Succinatdehydrogenase, eines mitochondrialen Leitenzyms. **iM**, inneres Mark mit mitochondrienarmen Tubuli. **äM**, äußeres Mark, in dem die aufsteigenden dicken Schenkel stark angefärbt sind. Beachte die scharfe Grenze zwischen den beiden Markzonen. **b** Mitochondrien (**mi**) und basale Falten. **BL**, Basallamina. Vergr. 50fach (a); 12 000fach (b).

men fast die ganze Höhe der Zellen ein. Pars recta und Pars convoluta zeigen dasselbe Bauprinzip; ultrastrukturelle, vorwiegend quantitative Unterschiede sollen hier nicht näher beschrieben werden. Ein funktionell wichtiges Merkmal des gesamten distalen Tubulus ist die **Wasserundurchlässigkeit**. Durch Resorption von NaCl ohne gleichzeitigen Austritt von Wasser ins Interstitium wird der Harn **hypoton**.

Die Pars recta nähert sich kurz vor dem Übergang in das distale Konvolut dem Gefäßpol seines Nierenkörperchens, legt sich in den Winkel zwischen Vas afferens und efferens und berührt das extraglomeruläre Mesangium. An der Berührungsstelle bildet das Epithel die Macula densa: Dies ist ein umschriebener Fleck aus ca. 30 schlanken Zellen, deren Zellkerne dicht nebeneinander liegen (daher Macula „densa"). Der Fleck ist Teil des *juxtaglomerulären Apparates* (S. 394).

Die *Nomenklatur* ist uneinheitlich (Tab. 19.**1**), was zu Missverständnissen führen kann: In der wissenschaftlichen Literatur der Nierenphysiologie ist mit „distalem Tubulus" häufig nicht die ganze Strecke, sondern nur die Pars convoluta gemeint, manchmal werden noch der Verbindungstubulus (s.u.) und sogar der Beginn des Sammelrohrs als „spät-distaler Tubulus" hinzu gerechnet. Die Pars recta wird fast durchgehend als dicker aufsteigender Schenkel bezeichnet. Im vorliegenden Kapitel ist mit dem Terminus „distaler Tubulus" der ganze Tubulus distalis im Sinne der Nomina histologica gemeint; wenn nur Teile gemeint sind, ist dies eindeutig mit einem der in Tab. 19.**1** aufgeführten Subtermini gekennzeichnet.

Henle-Schleife. Vor Besprechung des Sammelrohres sei auf eine wichtige Funktion hingewiesen, die von der Henle-Schleife erfüllt wird: Sie bildet **zusammen mit den Vasa recta** das histologische Korrelat für die **Gegenstrom-Multiplikation** (s. Bücher der Physiologie). Dieser Mechanismus ist dafür verantwortlich, dass die Niere eine von der Mark-Rinden-Grenze zur Papillenspitze ansteigende Osmolarität aufbauen kann: in der Rinde wie sonst im Körper ca. 300 mosm/l, im inneren Mark des Menschen maximal 1 500 mosm/l (durch hohe Konzentrationen von NaCl und Harnstoff). Dies ist die Voraussetzung für die Konzentrierung des Harns bei seiner Passage durch das Sammelrohr.

Der **Verbindungstubulus** koppelt den distalen Tubulus an ein Sammelrohr. Die Verbindungstubuli der ganz oberflächlichen Nephrone sind kurz, die der übrigen steigen als Arkaden zum Anfang eines Sammelrohrs auf (Abb. 19.**4**). Das Epithel besteht aus einer Mischung von Zelltypen: Die Mehrzahl sind Verbindungstubulus-Zellen (ähnlich den Sammelrohr-Hauptzellen), dazwischen eingestreut liegen Schaltzellen. Funktionell hat der Verbindungstubulus große Ähnlichkeit mit dem kortikalen Segment des Sammelrohrs und wird mit diesem zusammen besprochen.

Im **Sammelrohr** kommen zwei Zelltypen vor (Abb. 19.**10c**): **Hauptzellen** und **Schaltzellen**. Letztere machen im kortikalen Segment ca. 35 % aus, im Verlauf der medullären Segmente nehmen sie deutlich ab. Das funktionell wichtigste

Merkmal des gesamten Sammelrohrs und des Verbindungstubulus sind die wasserdichten Tight junctions und die **hormonell regulierbare Wasserdurchlässigkeit** der Epithelzellen. Schlüsselhormon ist das Antidiuretische Hormon (**ADH**, Adiuretin, Vasopressin) aus dem Hypophysenhinterlappen (S. 356), das den *transzellulären Wasserdurchtritt* ermöglicht (s.u.). Verbindungstubulus und Sammelrohr sind diejenigen Segmente, in denen das Volumen des Endharns sehr rasch dem Bedarf angepasst werden kann.

Die *Hauptzellen* zeigen ein helles Zytoplasma; in den oberen Sammelrohr-Segmenten sind sie kubisch und bilden basale Falten aus (Na^+/K^+-ATPase). In den medullären Segmenten werden die Zellen zunehmend hochprismatisch.

Die Hauptzellen und ebenso die Verbindungstubulus-Zellen besitzen in ihren Membranen Wasserporen-Proteine, **Aquaporine** (AQP). Die basolaterale Membran ist ständig mit **AQP 3** (und in den innermedullären Segmenten auch mit AQP 4) ausgestattet. Das **AQP 2** der apikalen Membran ist dagegen nur in Anwesenheit von ADH verfügbar; andernfalls steckt es in den Membranen von *intrazellulär* gelagerten Vesikeln (Abb. 19.**13**). ADH veranlasst — nach Bindung an seinen Rezeptor an der basolateralen Membran —, dass die AQP-2-haltigen Vesikel-Membranen nach dem Modus der Exozytose (S. 43) in die apikale Plasmamembran eingefügt werden, sodass das Epithel wasserdurchlässig wird. Damit kann Wasser, dem osmotischen Gradienten folgend, ins Interstitium austreten und bleibt dem Körper erhalten; ein kleines Volumen konzentrierten Endharns wird ausgeschieden (**Antidiurese**). Bei niedrigem ADH-Spiegel werden die AQP 2-haltigen Membranen durch Endozytose in die Zelle zurückverlagert, die Wasserdurchlässigkeit des Epithels sinkt. Folge: Ein großes Volumen von gering konzentriertem Endharn wird ausgeschieden (**Diurese**). Ein adäquater Reiz zur Ausschüttung von ADH ist z.B. erhöhte Osmolarität des Blutes.

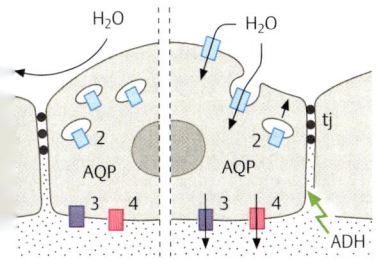

Abb. 19.**13** **Sammelrohr-Hauptzelle** (Schema). AQP 2 (Aquaporin 2) ist nur unter Einfluss von ADH in der apikalen Membran verfügbar (*rechts*), andernfalls steckt es in der Membran von zytoplasmatischen Vesikeln (*links*) (AQP 4 nur in innermedullären Sammelrohrsegmenten). **tj**, Tight junction. Näheres s. Text.

▶ Wenn ADH fehlt (z.B. erblicher Synthesedefekt, Zerstörung der synthetisierenden Neurone) oder die Niere nicht auf ADH anspricht (z.B. erblicher AQP 2-Mangel, Störungen des AQP 2-Pendelverkehrs, fehlende ADH-Rezeptoren), entsteht das Bild des hypophysären bzw. des nephrogenen **Diabetes insipidus** (Harnflut von 10–20 Litern täglich). ◀

Die *Schaltzellen* (die meisten vom Typ A) erscheinen dunkler als die Hauptzellen, sie enthalten relativ viele Mitochondrien und tragen Mikroplicae. Die apikale Membran besitzt eine *H⁺-ATPase* und eine *H⁺/K⁺-ATPase*, durch die Protonen in den Harn sezerniert werden (bei azidotischer Stoffwechsellage) und K⁺-Ionen resorbiert werden. Durch Membran-Rezirkulation (analog den Vorgängen in den Hauptzellen) kann die Verfügbarkeit der H⁺-ATPase in der Plasmamembran dem Bedarf angepasst werden.

Juxtaglomerulärer Apparat (JGA)

Der JGA ist morphologisches Korrelat (a) für die tubuloglomeruläre Rückkopplung, (b) für das Renin-Angiotensin-System. Die strukturellen Komponenten des JGA (Abb. 19.**6b**) sind:
- **Macula densa** (Funktion: „Messung" der NaCl-Konzentration im Harn am Ende des dicken aufsteigenden Schenkels).
- **Extraglomeruläres Mesangium** (Funktion: möglicherweise Nachrichtenübermittlung zwischen Macula densa und Wand des Vas afferens).
- **Juxtaglomeruläre Zellen** = granulierte Zellen (Funktion: Renin-sezernierende glatte Muskelzellen in der Wand des Vas afferens).

Die Macula densa, die bereits im Zusammenhang mit dem distalen Tubulus beschrieben wurde (S. 392), liegt eng benachbart zu den extraglomerulären Mesangiumzellen, die den Winkel zwischen Vas afferens und efferens ausfüllen. Die juxtaglomerulären Zellen sind spezialisierte *glatte Muskelzellen* in der Wand des Vas afferens (und in geringerer Zahl auch im Vas efferens), die sympathisch innerviert sind. Ihre Besonderheit sind große zytoplasmatische Granula, in denen u.a. Renin enthalten ist.

Renin ist eine Protease, die auf bestimmte Reize hin sezerniert wird und das im Blut zirkulierende **Angiotensinogen** (aus der Leber stammend) zu **Angiotensin I** spaltet. Dieses wird von dem Angiotensin-Conversions-Enzym (**ACE**, Vorkommen an der luminalen Oberfläche von Gefäßendothelien) zu **Angiotensin II** gespalten; dieses bewirkt (1) eine Gefäßkonstriktion, (2) eine Erhöhung der **Aldosteron**-Sekretion aus der Nebennierenrinde (Folge: verstärkte Retention von Na⁺ und Wasser). Beide Effekte führen zur **Erhöhung des Blutdrucks.**

Funktionen des JGA. Von besonderer Bedeutung ist die Fähigkeit der Macula-densa-Zellen, die Cl⁻-Ionenkonzentration in der Tubulusflüssigkeit zu registrieren und damit gleichsam die Effektivität zu kontrollieren, mit der die stromaufwärts liegenden Segmente desselben Nephrons der Harn bearbeitet haben. Die Funktion des JGA macht sich entweder (a) auf lokaler Ebene (**tubuloglomeruläre Rückkopplung**) oder (b) systemisch bemerkbar (**Reninausschüttung**). (a) Zur lokalen Funktion: Lautet das Messergebnis an einer Macula densa „Cl⁻-Konzentration zu hoch" (d.h. stromaufwärts gelegene Nephronsegmente überfordert), so erfolgt eine Konstriktion des zugehörigen Vas afferens und damit Drosselung der Primärharnbildung. (b) Die systemische Funktion wird z.B. durch Abfall des renalen Perfusionsdrucks in Gang gesetzt: Es kommt zu systemisch wirksamen Reninausschüttung aus den juxtaglomerulären Zellen und damit schließt lich zur Blutdruckerhöhung. Die Mechanismen der Signalübermittlung zwischen Macula densa und den Effektoren sind noch nicht ausreichend geklärt. Die systemische Funktion des JGA erklärt, warum Nierenerkrankungen oft mit einer Blutdruckerhöhung (renaler Hypertonus) einhergehen.

Die Niere als endokrines Organ. In der Niere werden verschiedene Stoffe gebildet, die zwar nicht alle Hormone im klassischen Sinne sind, aber systemische Wirkung haben. Hier seien nur einige genannt:

- **Renin** (s.o.)
- **Erythropoietin** ist ein Glykoprotein, das als Wachstumsfaktor für die Erythropoiese (S. 243) nötig ist. Der adäquate Reiz zur Sekretion ist die *Hypoxie*. Der genaue Syntheseort ist nicht sicher geklärt (wahrscheinlich interstitielle Zellen der Nierenrinde).
- **Vitamin-D-Hormon** (**Calcitriol** = 1,25-Dihydroxycholecalciferol), chemisch mit den Steroidhormonen verwandt, beeinflusst den Calcium-Haushalt. Calcitriol entsteht in der Niere (wahrscheinlich im Epithel des proximalen Tubulus) durch Hydroxylierung eines Vorläufers, der sequenziell in der Haut und der Leber gebildet wird. Calcitriol steigert die enterale Ca^{2+}-Resorption und senkt die renale Ca^{2+}-Ausscheidung, im Skelett fördert es die Mineralisation.

▶ Chronische Nierenkrankheiten sind oft mit Folgeerkrankungen verbunden: **renale Hypertonie** (erhöhte Reninsekretion), **renale Anämie** (Erythropoietin-Mangel) und **renale Osteopathie** (Knochenerweichung wegen ungenügender Mineralisation als Folge des Calcitriol-Mangels, erhöhte Osteoklastenaktivität als Folge des sekundären Hyperparathyroidismus). ◀

Die Niere als Zielorgan von Hormonen. Unter den Hormonen und systemisch vorkommenden Wirkstoffen, die die Nierenfunktion beeinflussen, seien folgende genannt:

- **ADH** (Vasopressin), s.o.
- **Vitamin-D-Hormon,** s.o.
- **Parathormon** (S. 370): Steigerung der tubulären Ca^{2+}-Rückresorption und Hemmung der Phosphat-Rückresorption; Förderung der Bildung von Vitamin-D-Hormon.
- **Aldosteron** (S. 364): Steigerung der Na^+-Resorption (und K^+-Sekretion) im Verbindungstubulus und im Sammelrohr und damit erhöhte Wasserresorption. Folge: u.a. Steigerung des Blutvolumens und damit des Blutdrucks; erhöhte K^+-Ausscheidung.
- **Atriales natriuretisches Peptid** (aus den Kardiomyozyten der Atrien, S. 227): Steigerung der renalen Ausscheidung von Na^+ und Wasser, also entgegengesetzt zur Aldosteron-Wirkung.

Mikroskopierhilfe Nierengewebe

Erkennung der Tubuli im Paraffinschnitt: Unterscheidung *proximaler/distaler Tubulus*: Bürstensaum; falls schlecht erhalten, ausgefranster apikaler Zellpol im proximalen Tubulus gegenüber gut begrenztem Epithel im distalen Tubulus. *Intermediärtubulus*: geringer Durchmesser, flaches Epithel; Verwechslungsmöglichkeit: Kapillaren. *Sammelrohr*: im Mark die größten Kanälchen-Profile; klar begrenztes Lumen, Epithel hell.

Durch **Beachtung der topographischen Verteilung** wird die Erkennung der einzelnen Tubulussegmente wesentlich erleichtert (Abb. 19.**4**). In einem mikroskopischen Präparat der menschlichen Niere werden meist nicht alle Zonen enthalten sein, in Nierenpräparaten von kleinen Säugern (Ratte, Maus) ist mit allen Zonen zu rechnen. Jede enthält eine bestimmte Kombination von Nephronteilen:
- *Rindenlabyrinth*: Nierenkörperchen. Gewundene Teile der proximalen und distalen Tubuli. Anschnitte von proximalen Tubuli wegen ihrer größeren Länge viel zahlreicher als die von distalen Tubuli. Verbindungstubuli im Paraffinschnitt nicht sicher erkennbar.
- *Markstrahlen*: Sammelrohre sowie gerade Teile der proximalen und distalen Tubuli von kurzen Schleifen. Die Intermediärtubuli sind so kurz, dass sie kaum in Betracht kommen.
- *Außenstreifen des äußeren Markes*: Sammelrohre sowie gerade Teile von proximalen und distalen Tubuli.
- *Innenstreifen des äußeren Markes*: Sammelrohre, Intermediärtubuli und gerade Teile der distalen Tubuli. Außerdem auffallende Felder mit vielen Kapillaranschnitten (Vasa recta in dicken *Gefäßbündeln*).
- *Inneres Mark*: nur Sammelrohre und Intermediärtubuli.

19.2 Ableitende Harnwege

Die Wand der ableitenden Harnwege besteht aus Mukosa, Muskularis und Adventitia. Die **Mukosa** ist vom Nierenbecken bis zur proximalen Urethra von *Urothel* bedeckt. Die *Lamina propria* geht stellenweise in ein submuköses Bindegewebe über. Die **Muskularis** ist unterschiedlich stark ausgebildet. Eine bindegewebige **Adventitia** dient der Verankerung der ableitenden Harnwege in der Umgebung.

Urothel. Die Oberflächen der Nierenpapillen sind noch von einschichtigem prismatischem Epithel bedeckt, das Urothel beginnt in den Kelchen des Nierenbeckens (Abb. 19.**2**). Das histologische Aussehen des Urothels in Abhängigkeit von der Füllung der Harnwege wurde an anderer Stelle beschrieben (S. 86). Urothelzellen sind sehr langlebig (ca. 1 Jahr). Bemerkenswert sind vor allem die **Deckzellen**, (a) wegen ihrer extremen Lebensbedingungen (ständige Konfrontation mit dem meist nicht isotonen Harn und seinen aggressiven Bestandteilen; ständige Größenveränderung der apikalen Oberfläche); (b) wegen der ungewöhnlichen Struktur und Zusammensetzung ihrer apikalen Plasmamembran (Abb. 19.**14**): Diese besteht überwiegend aus steifen Platten (**Plaques**) mit asymmetrischem Bau (äußere Lamelle dicker als innere), die durch „Scharniere" als flexibler Membran (mit symmetrischer Struktur) verbunden sind. Die Plaques zeichnen sich durch einen hohen Gehalt an speziellen Transmembranproteinen (**Uroplakinen**) aus, die die äußere Lamelle dicker erscheinen lassen und für die Wasserundurchlässigkeit und Wider-

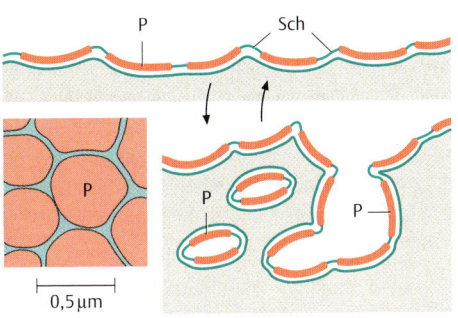

Abb. 19.**14** **Urothel**, apikale Membran der Deckzellen (EM-Schema). **P**, Plaques mit asymmetrischer Membran (übertrieben dick gezeichnet). **Sch**, „Scharniere". Im ungedehnten Zustand (unten) werden viele Plaques nach innen verlagert und als flache Vesikel im Zytoplasma gespeichert. Einsatzbild: Plaques und „Scharniere" in Aufsicht.

standsfähigkeit der apikalen Membran von Bedeutung sind. Im Zytoplasma der Deckzellen liegen zahlreiche flache („diskoide") Vesikel, deren Membranen ebenfalls aus Plaques und Scharnieren bestehen. Es handelt sich um Vorräte, die entsprechend dem Bedarf nach dem Modus der Exozytose in die apikale Membran eingesetzt und wahrscheinlich auch wieder ins Zellinnere zurückverlagert werden können. Für die Undurchlässigkeit des Urothels gegenüber Wasser und wasserlöslichen Stoffen sind außerdem die Haftkomplexe mit Tight junctions zwischen den Deckzellen wichtig.

Der **Ureter** (Harnleiter) ist ein ca. 7 mm dickes Rohr (Länge ca. 30 cm), das im leeren Zustand aufgrund von Längsfalten der Mukosa ein sternförmiges Lumen zeigt (Abb. 19.**15a**). Die Muskularis ist mit reichlich Bindegewebe durchwachsen und in Spiralen angeordnet; daraus ergibt sich im Querschnitt das Bild der Zwei- bis Dreischichtigkeit. Die Muskularis befördert den Harn durch *Peristaltik* zur Harnblase.

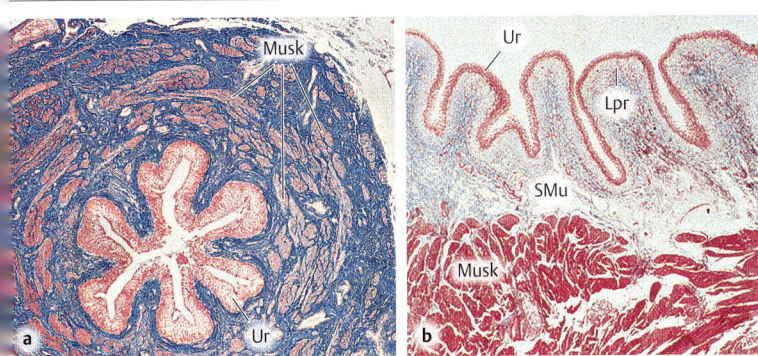

Abb. 19.**15a** **Ureter** (Mensch). **Musk**, Muskularis. **Ur**, Urothel. **b** **Harnblase**, ungedehnt (Katze). **Lpr**, Lamina propria. **SMu**, Submukosa. Azan. Vegr. 25fach (a), 20fach (b).

Die Harnblase besitzt eine relativ dicke Mukosa. Diese ist – außer am Trigonum vesicae – gegen die Muskularis gut verschieblich und weist im ungedehnten Organ deutliche Falten auf (Abb. 19.**15b**), die bei Füllung verstreichen. Unter dem Urothel liegt ein dichter Kapillarplexus. Das System der kräftigen Muskulatur (*M. detrusor vesicae*) ist kompliziert gebaut und im Schnitt nicht ohne weiteres zu analysieren. In der Blasenwand kommen vegetative Ganglienzellen und Nerven vor. Afferente Nervenfasern vermitteln Informationen über die Dehnung der Wand (Harndrang, Schmerzen bei Überdehnung). Der für die Blasenentleerung verantwortliche M. detrusor ist *parasympathisch* innerviert.

Weibliche Urethra (Harnröhre). Die ca. 4 cm lange weibliche Urethra hat durch Längsfalten der Mukosa ein sternförmiges Lumen. Der Anfangsteil ist von Urothel ausgekleidet, im Übrigen von unverhorntem mehrschichtigem Plattenepithel. Stellenweise kommen muköse *Glandulae urethrales* vor. In der breiten Lamina propria liegt ein dichter venöser Plexus. Die Muskularis der Urethra hängt mit der Muskulatur des Blasenhalses zusammen. Zirkulär verlaufende Anteile haben Sphinkterfunktion. Der willkürliche *M. sphincter urethrae* ist eine Abspaltung des Diaphragma urogenitale.

Die männliche Urethra gliedert sich in Pars prostatica (Länge 4 cm), Pars membranacea (1 cm) und Pars spongiosa (ca. 15 cm). Pars prostatica und Pars spongiosa samt ihren Drüsen und den umgebenden Geweben werden im Kapitel „männliche Geschlechtsorgane" besprochen (S. 412, 414). Die Pars membranacea ist vom willkürlichen Sphinkter umgeben, der zum Diaphragma urogenitale gehört. Die **Epithelauskleidung** besteht bis zur Einmündung der Ductus ejaculatorii (S. 411) aus Urothel, distal davon aus mehrschichtigem Zylinderepithel. Dieses wird in der *Fossa navicularis*, einer Erweiterung kurz vor der äußeren Harnröhrenmündung, durch mehrschichtiges unverhorntes Plattenepithel abgelöst. Dessen obere Zellschichten sind reich an Glykogen, welches – wie im Vaginalmilieu der Frau (S. 444) – Nährboden für die hier physiologisch vorkommenden Milchsäurebakterien ist (saurer pH, Schutz vor Krankheitskeimen).

Mikroskopierhilfe: Verwechslungsmöglichkeiten ableitende Harnwege

Ureter/Ductus deferens (letzterer hat ein engeres Lumen, zweireihiges Epithel mit Stereozilien, kompaktere Muskularis; s. Abb. 20.**7b**).
Verwechslungen des Ureters mit anderen, oft genannten Organen (z.B. Ösophagus, Vagina, Arterie) kommen nicht in Betracht, wenn Kaliber, Epithel und Muskularis beachtet werden.

Harnblase/Ösophagus (letzterer zeigt unverhorntes vielschichtiges Plattenepithel, Muscularis mucosae, muköse Drüsen, eindeutige Schichtung der Muskularis).

20 Männliche Geschlechtsorgane

Zu den männlichen Geschlechtsorganen gehören die paarigen **Hoden** (*Testes*), die **Samenwege**, die **akzessorischen Geschlechtsdrüsen** und das **äußere Genitale**.

Der **Hoden** liegt außerhalb der Bauchhöhle im Skrotum. Er enthält die Hodenkanälchen (*Tubuli seminiferi*), in deren Epithel die Samenzellen (*Spermatozoen, Spermien*) gebildet werden (**Spermatogenese**). Zwischen den Hodenkanälchen liegen endokrine Zellen (*Leydig-Zellen*), die Produzenten der männlichen Geschlechtshormone (**Androgene**). Sowohl die Spermatogenese als auch die Androgenproduktion sind von den hypophysären Gonadotropinen und indirekt vom hypothalamischen Steuerhormon GnRH abhängig.

Die Spermatozoen verlassen den Hoden über die **Samenwege**: *Ductuli efferentes* verbinden das Kanalsystem des Hodens mit dem **Nebenhodengang** (*Ductus epididymidis*). Dieser macht den Hauptanteil des Nebenhodens (*Epididymis*) aus und ist der Ort, wo die Spermatozoen ihre funktionelle Reife erwerben und gespeichert werden. Der Nebenhodengang setzt sich in den **Samenleiter** (*Ductus deferens*) fort, der durch den Leistenkanal in die Bauchhöhle eintritt und über ein kurzes Zwischenstück (*Ductus ejaculatorius*) in die Pars prostatica der *Urethra* einmündet. Die akzessorischen Drüsen sind die paarigen **Bläschendrüsen** (*Gll. vesiculosae*), die Vorsteherdrüse (**Prostata**) und die Anhangsdrüsen der Urethra. Eine aus dem Nebenhoden entleerte Suspension von Spermatozoen und die Sekrete der akzessorischen Drüsen bilden zusammen den Samen (*Sperma)*, der als *Ejakulat* durch die Urethra (*Harn-Samen-Röhre*) entleert wird.

Entwicklung

Der Hoden entsteht in der **Genitalleiste** (Gonadenleiste), einer von verdicktem Zölomepithel überzogenen Mesenchymleiste medial von der Urnierenleiste. In der 5. Embryonalwoche wandern **Urkeimzellen** (S. 69) in die Genitalleiste ein und siedeln sich in den Keimsträngen an. Dies sind Stränge aus Epithelzellen, die wahrscheinlich vom Zölomepithel ins Mesenchym eingewachsen sind. Sie werden durch die Ansiedlung der Urkeimzellen zu Hodensträngen, die sich in der Pubertät durch Ausbildung eines Lumens zu **Hodenkanälchen** entwickeln. Die Epithelzellen sind die Vorläufer der Sertoli-Zellen.

Bemerkenswert ist, dass die Entwicklung der männlichen Geschlechtsorgane – im Unterschied zu jener der weiblichen – von spezifischen Faktoren abhängig ist: (1) Für die Differenzierung des Hodens aus der anfangs geschlechtsindifferenten Gonadenanlage ist ein Gen auf dem Y-Chromosom (**SRY-Gen**, sex-determining region of Y) verantwortlich. Ist das SRY-Gen nicht funktionstüchtig, so entstehen Ovarien und ein weiblicher Phänotyp. (2) Die somatischen Zellen der Hodenstränge (künftige **Sertoli-Zellen**) bilden von der 8. Woche an ein **Anti-Müller-Hormon**, das für die Rückbildung der Müller-Gänge (Vorläufer der weiblichen Geschlechtswege) sorgt. (3) Im Interstitium zwischen den Hodensträngen entstehen bis zur 14. Woche riesige Komplexe von **fetalen**

Leydig-Zellen, die bis zur Geburt wieder verschwinden. Sie sezernieren – zunächst autonom, dann unter dem Einfluss von Gonadotropinen – **Androgene**. Diese steuern die Differenzierung des *Wolff-Ganges* zu Samenwegen und die Ausbildung der äußeren Geschlechtsorgane.

20.1 Hoden

Makroskopie. Die Hoden werden im Laufe der Fetalzeit aus der Bauchhöhle ausgelagert, indem sie entlang einem Fortsatz des Peritoneums (*Processus vaginalis peritonei*) durch den Leistenkanal in das Skrotum absteigen (*Deszensus*). Die normale Hodenentwicklung und später die Spermatogenese erfordern eine Temperatur, die ca. 2°C unter der intraabdominalen Temperatur liegt. Hoden und Nebenhoden sind teilweise von einer serösen Hülle (*Tunica vaginalis testis*, Nachfolgestruktur des Processus vaginalis peritonei) bedeckt (Abb. 20.**1**). Das viszerale Blatt (*Epiorchium*) ist mit der Tunica albuginea (s.u.) des Hodens verwachsen. Es schlägt am *Mediastinum testis* (Ein- und Austrittsbereich für Leitungsbahnen) in das parietale Blatt (*Periorchium*) um. Zwischen beiden Blättern liegt ein mit wenig Flüssigkeit gefüllter, von Mesothel ausgekleideter Spalt (*Cavitas serosa scroti*).

Histologische Gliederung des Hodens

Der Hoden ist von einer derben Bindegewebskapsel (**Tunica albuginea**) umschlossen, die auch *glatte Muskelzellen* enthält und mit dem Bindegewebe des Mediastinum (s.o.) in Verbindung steht (Abb. 20.**1**). Zarte Bindegewebssepten

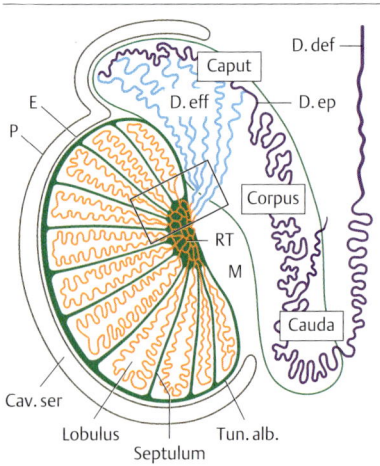

Abb. 20.**1** **Hoden und Nebenhoden** (Schema). Jeder Lobulus testis enthält ein aufgeknäueltes Hodenkanälchen (*gelb*), das in das Rete testis (**RT**) mündet. **M**, Mediastinum. **Tun. alb.**, Tunica albuginea. **Cav. ser**, Cavitas serosa scroti begrenzt von Epi- und Periorchium (**E**, **P**). **D. eff**, Ductuli efferentes (*blau*). **D. ep**, Ductus epididymidis (*violett*), in der Cauda in den Ductus deferens (**D. def**) übergehend. Der Kasten markiert die Region, aus der ein kleiner Teil in Abb. 20.**2a** gezeigt ist.

(*Septula testis*) ziehen vom Mediastinum radiär durch das Organ und gliedern es in etwa 370 keilförmige **Hodenläppchen** (*Lobuli testis*). Jedes Läppchen enthält ein oder mehrere **Hodenkanälchen** (Samenkanälchen, *Tubuli seminiferi contorti*). Diese sind jeweils ca. 20 cm lang, aber durch starke Knäuelung auf einer Strecke von 3 cm untergebracht. Jeder Tubulus gleicht einer haarnadelförmigen Schlaufe, deren beide Enden über ein kurzes gerades Stück (*Tubulus rectus*) an das **Rete testis** angeschlossen sind. Dieses besteht aus anastomosierenden Spalten, die im Bindegewebe des Mediastinum liegen (Abb. 20.**2a**) und von prismatischem Epithel ausgekleidet sind. Das Rete testis setzt sich in die Ductuli efferentes (s.u.) fort, die nahe dem oberen Hodenpol in den Nebenhodenkopf übertreten.

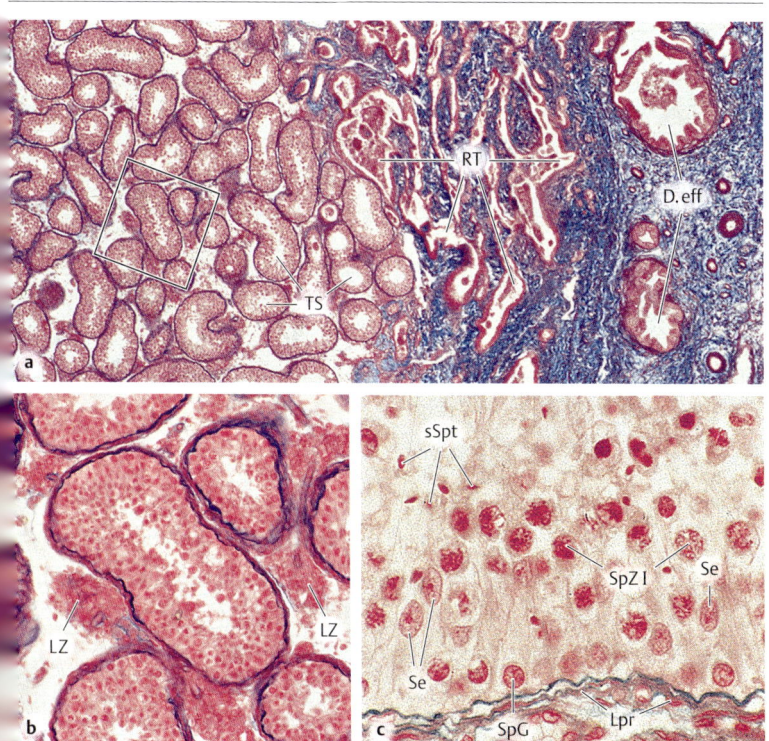

Abb. 20.**2** **Hoden** (Mensch). **a** Übersicht über Tubuli seminiferi (**TS**), Rete testis (**RT**) und zwei Ductuli efferentes (**D. eff**). **b** Der Ausschnitt aus **a** zeigt Tubuli seminiferi und mehrere Gruppen von Leydig-Zellen (**LZ**). **c** Keimepithel. **Lpr**, Lamina propria. **Se**, Kerne von Sertoli-Zellen. **SpG**, Spermatogonie. **SpZ I**, Spermatozyten I. **sSpt**, späte Spermatiden. Azan. Vergr. 36fach (a), 125fach (b) und 500fach (c).

Das **Interstitium** im intertubulären Raum besteht aus sehr lockerem Bindegewebe. Es ist reich an Blutgefäßen und enthält Gruppen von Zwischenzellen (**Leydig-Zellen**), die Androgene bilden (Abb. 20.**2b**). Lymphgefäße verlaufen in den Septula testis.

Hodenkanälchen

Die ca. 250 µm dicken Hodenkanälchen (**Tubuli seminiferi contorti**) sind von dem ca. 80 µm hohen **Keimepithel** ausgekleidet (Abb. 20.**2**, 20.**3**). Dieses besteht aus zwei grundsätzlich verschiedenen Zellpopulationen, den *somatischen Zellen* (*Sertoli-Zellen*) und den *Keimzellen*, die in verschiedenen Stadien der **Spermatogenese** anzutreffen sind: Die Stammzellen liegen basal; mit zunehmender Reife steigen die Keimzellen auf und werden schließlich als ausdifferenzierte Spermatozoen ins Lumen entlassen. Jedes Hodenkanälchen ist von einer *Basallamina* und einer schmalen *Lamina propria* umgeben. Diese enthält mehrere Schichten von **Myofibroblasten**, durch deren Kontraktionen die noch bewegungsunfähigen Spermatozoen ins Rete testis transportiert werden.

Die Sertoli-Zellen sind die eigentlichen Epithelzellen der Hodenkanälchen (Abb. 20.**3**). Sie dienen als Stützzellen, die das für die Spermatogenese notwendige

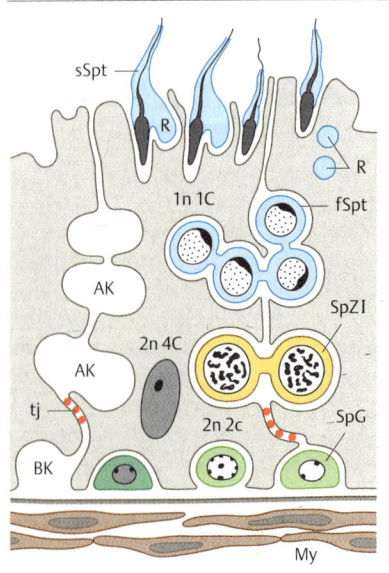

Abb. 20.**3** **Keimepithel** (Schema). Die Sertoli-Zellen (*grau*) bilden mit Tight junctions (**tj**) die Blut-Hoden-Schranke, durch die basales und adluminales Kompartiment (**BK** und **AK**) voneinander getrennt werden. **SpG**, Spermatogonien Stammzelle (*dunkelgrün*) und proliferierende SpG (*hellgrün*). **SpZ I**, Spermatozyten I, durch Zytoplasmabrücke verbunden. **fSpt** und **sSpt**, frühe und späte Spermatiden. fSpt: Zelle und Kern rund, Bildung des Akrosoms (dunkle Kappe) hat begonnen; sSpt: Kern stark kondensiert, überflüssiges Zytoplasma wird abgeworfen und von den Sertoli-Zellen als Residualkörper (**R**) phagozytiert. **My**, peritubuläre Myofibroblasten. **n** und **C**, s. Abb. 20.4.

Mikromilieu schaffen. Jede Sertoli-Zelle haftet mit dem Fuß auf der Basallamina, ihr Zellleib durchspannt die gesamte Höhe des Keimepithels. Durch zahlreiche Einbuchtungen und Ausläufer bilden die Sertoli-Zellen ein Gitterwerk (nur ultrastrukturell sichtbar), in dem sich die Keimzellen entwickeln. Die benachbarten Sertoli-Zellen sind über eine kurze Strecke durch *Tight junctions* (Blut-Hoden-Schranke) verbunden. Dadurch wird das Keimepithel in ein **basales Kompartiment** und ein **adluminales Kompartiment** unterteilt. Lichtmikroskopisch sind Sertoli-Zellen anhand ihres *Zellkerns* eindeutig von den Keimzellen zu unterscheiden (Abb. 20.**2c**): Kern meist oval; homogen gefärbt mit deutlichem *Nukleolus*; meist in der unteren Hälfte des Keimepithels gelegen.

Hodenkanälchen, in denen die Spermatogenese infolge von Schädigungen endgültig erloschen ist, sind nur von Sertoli-Zellen ausgekleidet. Hier wird der *epitheliale Charakter* des Sertoli-Zellverbandes sehr deutlich.

Blut-Hoden-Schranke. Das basale Kompartiment des Keimepithels ist vom Blutmilieu bestimmt. Im adluminalen Kompartiment, das durch die Blut-Hoden-Schranke abgeschirmt ist, herrscht ein spezielles Mikromilieu, das von den Sertoli-Zellen geschaffen wird. Die Diffusionsschranke hat u.a. immunologische Bedeutung: Aufgrund der Neukombination des genetischen Materials (S. 69) der Chromosomen während der Prophase I (s.u.) sind die Keimzellen vom Spermatozytenstadium an nicht mehr genetisch identisch mit den Zellen des Eigners. Sie würden daher als Antigene wirken und – bei fehlender Schranke – Autoimmunprozesse auslösen bzw. durch möglicherweise vorhandene Spermienantikörper geschädigt werden. Außerdem schirmt die Schranke die Keimzellen gegen exogene Schadstoffe ab, sofern diese hydrophil sind. Andererseits macht die Schranke selektive Transportmechanismen für die Ernährung der Keimzellen erforderlich; diese Aufgaben erfüllen die Sertoli-Zellen.

Spermatogenese

Als Spermatogenese (Abb. 20.**4**) werden alle Schritte zusammengefasst, die von der *Spermatogonie* über den *Spermatozyten I* und *Spermatozyten II* zur reifen *Spermatide* und schließlich durch Freilassung derselben aus dem Keimepithel zum *Spermatozoon* (Spermium) führen. Die Spermatogenese kann in drei Teilvorgänge gegliedert werden: (1) **Vermehrung** (mitotische Teilungen), (2) **Reifung** (Meiose, S. 69), (3) **Differenzierung**.

Vermehrung von Spermatogonien findet schon pränatal und dann von der Pubertät an lebenslang statt; die Reifung der Spermatozyten und die Differenzierung der Spermatiden sind jedoch erst von der Pubertät an möglich. Die Vermehrung verläuft ausschließlich im basalen Kompartiment des Keimepithels,

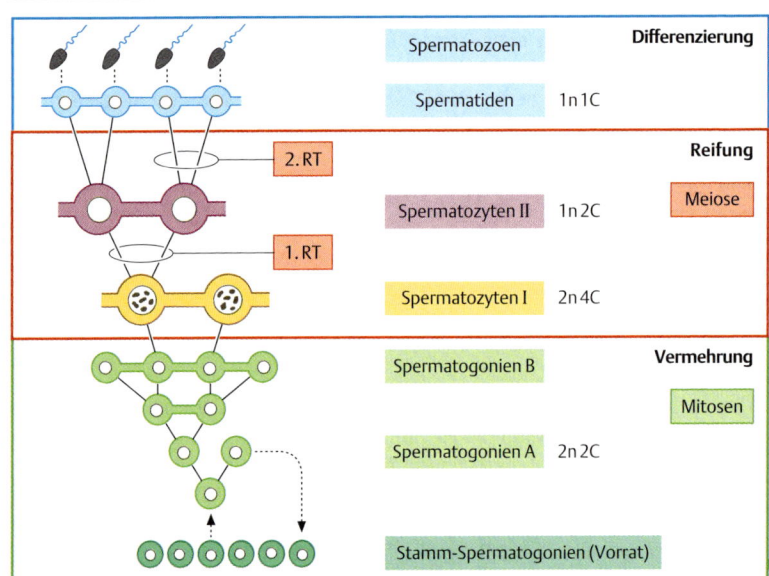

Abb. 20.4 **Spermatogenese** im geschlechtsreifen Hoden (Schema). *Vermehrung:* Beachte die Selbsterneuerung des Stammzellvorrates. Die Zahl der Mitosen auf der Stufe der A-Spermatogonien ist höher als hier gezeigt. *Reifung:* **1. RT** und **2. RT**, 1. und 2. Reifeteilung. Die Stadien der Prophase I sind nicht einzeln gezeigt (vgl. Abb. 6.6). *Differenzierung:* Der Werdegang von der Spermatide zum Spermatozoon ist nicht genauer gezeigt. **n** = Zahl der Chromosomensätze, **C** = Zahl der Chromatiden pro Chromosomenpaar bzw. (bei n=1) pro Chromosom.

Reifung und Differenzierung nur im adluminalen Kompartiment. Beim erwachsenen, geschlechtsreifen Mann dauert die gesamte Entwicklung von der Spermatogonie bis zum Spermatozoon ca. 10 Wochen; hinzu kommen noch fast zwei Wochen Aufenthalt im Nebenhoden, bis die Spermatozoen funktionstüchtig sind. Jede Stunde verlassen schätzungsweise 1–2 Millionen Spermatozoen den Hoden in Richtung Nebenhoden.

(1) Vermehrung der Spermatogonien

In einer *embryonalen Vermehrungsperiode* proliferieren die Urkeimzellen in den Hodensträngen und werden zu **Prospermatogonien**, die ebenfalls stark proliferieren. In der Kindheit verläuft ihre Vermehrung nur langsam, in der Präpubertät wieder schneller; hierauf beruht das Hodenwachstum.

Im geschlechtsreifen Hoden gibt es zwei Populationen von **Spermatogonien**: Typ A und Typ B (in mäßig fixierten Präparaten nicht sicher zu unterscheiden). Die **A-**

Spermatogonien sind für den unerschöpflichen Vorrat an *Stammzellen* sowie für die *Vermehrung* verantwortlich. Nach Teilung einer Stammzelle verbleibt eine Tochterzelle im Stammzellvorrat, während die andere sich durch mehrere Mitosen vervielfältigt. Daraus gehen **B-Spermatogonien** hervor. Sie verlassen den mitotischen Zellzyklus und treten in die 1. Reifeteilung ein. Die Abkömmlinge einer Stamm-Spermatogonie bleiben aufgrund unvollständiger Teilung des Zellleibes durch dünne *Zytoplasmabrücken* verbunden und bilden eine Gruppe von Zellgeschwistern (**Klon***), die synchron alle folgenden Entwicklungsschritte durchlaufen und sich erst bei ihrer Freilassung als Spermatozoen trennen.

Im histologischen Präparat sind (selbst bei mäßiger Strukturerhaltung) die Spermatogonien durch ihre basale Lage zu erkennen. Die A-Spermatogonien sitzen der Basalmembran breit auf. Die B-Spermatogonien haben oft nur geringe Verbindung zur Basallamina.

(2) Reifung (Meiose) der Spermatozyten

Die B-Spermatogonien bereiten durch Verdoppelung des DNA-Gehaltes die **1. Reifeteilung** vor (Präleptotän-Stadium), gelangen mit Hilfe eines Schleusenmechanismus durch die Blut-Hoden-Schranke ins adluminale Kompartiment und werden jetzt als **Spermatozyten I** (primäre Spermatozyten) bezeichnet. Diese Zellen sind diploid (2n, 4C) und benötigen ca. 3 Wochen, um die Stadien (Leptotän, Zygotän, Pachytän, Diplotän) der Prophase I zu durchlaufen (Näheres dazu S. 69ff). Primäre Spermatozyten sind lichtmikroskopisch gut zu identifizieren: Es sind die größten Zellen des Keimepithels, ihre großen Zellkerne befinden sich in den verschiedenen Stadien der Prophase I.

Durch Abschluss der 1. Reifeteilung gehen aus einem Spermatozyten I zwei **Spermatozyten II** (sekundäre Spermatozyten; 1n, 2C) hervor. Diese haben nur eine Verweildauer von wenigen Stunden und sind daher in histologischen Präparaten selten zu finden; eine Verdopplung des DNA-Gehalts findet nicht mehr statt. So entstehen aus zwei sekundären Spermatozyten durch die **2. Reifeteilung** rasch vier **Spermatiden** (1n, 1C).

Zur Erinnerung: In der **Oogenese** (Abb. 21.**2**, S. 420) ist die Vermehrung schon vor der Geburt endgültig abgeschlossen und alle Keimzellen sind in die 1. Reifeteilung eingetreten (primäre Oozyten). Die 2. Reifeteilung wird erst mit dem Eindringen eines Spermatozoon beendet. Aus *einer* primären Oozyte geht nur *eine* befruchtbare Eizelle hervor, die anderen Tochterzellen werden als Polkörperchen verworfen. Eine Differenzierungsperiode gibt es in der Oogenese nicht.

(3) Differenzierung der Spermatiden (*Spermiogenese*)

Spermatiden sind die kleinsten Zellen im Keimepithel, sie liegen dem Lumen des Hodenkanälchens am nächsten und zeichnen sich lichtmikroskopisch durch einen kleinen stark färbbaren Kern aus. **Frühe Spermatiden** sind noch runde Zellen mit rundem Kern (Abb. 20.**3**). Beim Umbau zur **späten Spermatide** ändert sich die Zellform grundlegend; es kommt zur *Kernkondensierung,* Bildung des *Akrosoms* und *Schwanzbildung.* Vom **Spermatozoon** wird erst gesprochen, wenn die späte Spermatide aus dem Klon und dem Kontakt mit der Sertoli-Zelle entlassen worden ist (*Spermiation*). Die Spermatiden stecken kopfüber in apikalen Buchten der Sertoli-Zellen, die Schwänze ragen in das Lumen des Hodenkanälchens. Bei der Freilassung werden die Köpfe aus den Buchten der Sertoli-Zellen herausgedrängt. Dabei bleiben überflüssige Teile des Zytoplasmas (und damit auch die Interzellularbrücken) zurück und werden von den Sertoli-Zellen als „Residualkörper" phagozytiert und abgebaut.

Durch die **Kernkondensierung** wird das Kernvolumen auf ein Zehntel reduziert. Das **Akrosom** geht aus dem Golgi-Apparat hervor. Es ist einer flachen Tasche vergleichbar, die sich kappenförmig über den rostralen Kernpol legt (Abb. 20.**5**) und deren innere Membran unverschieblich an der Kernmembran verankert ist. Das Akrosom enthält verschiedene hydrolytische Enzyme (u.a. das proteolytische *Akrosin*), die bei der Befruchtung für die Durchdringung der Zona pellucida wichtig sind (Akrosomreaktion, Abb. 21.**7**). Bei der **Schwanzbildung** entsteht der Bewegungsapparat aus Mikrotubuli und Dynein (*Axonema*, S. 65). Das Axonema wächst von einem der beiden Zentriolen aus und wird am kaudalen Kernpol implantiert. Dieses Zentriol ist im reifen Spermatozoon nicht mehr erkennbar. Das Zytoplasma wird nach kaudal verschoben, die Mitochondrien ordnen sich manschettenartig um den proximalen Teil des Axonema an.

Spermatozoon

Am fertigen Spermatozoon können der paddelförmige ovale Kopf (ca. 4 μm lang, 2 μm breit) und der Schwanz (ca. 60 μm lang) unterschieden werden (Abb. 20.**5**). Der Kopf enthält Zellkern und Akrosom (s.o.). Der Schwanz wird in seiner ganzen Länge vom *Axonema* durchzogen, welches genau wie das Axonema der Kinozilien aufgebaut ist (Mikrotubuli und Dynein, 9 x 2-plus-2-Struktur, Abb. 3.**8c**). Es befähigt das funktionell ausgereifte Spermatozoon zu **progressiver Motilität.** Das Axonema wird von 9 peripher liegenden Längsfasern (Außenfibrillen) begleitet (mögliche Funktion: mechanische Stabilisierung). Der Schwanz gliedert sich in mehrere Abschnitte. **Halsstück**: Verankerung des Axonema am Kern, Steuerung der Schwanzbewegung. Im Halsstück liegt außerdem das übrig gebliebene Zentriol (wichtig für die Mitosespindel bei der ersten Teilung der Zygote). **Mittelstück**: Axonema und Längsfasern sind umgeben von einer Manschette aus Mitochondrien (Energiegewinnung für die Bewegung). **Hauptstück** (längster Teil): Axonema und Längsfasern sind umgeben von einer Scheide aus rippenförmigen Ringfasern (Ringfaserscheide). **Endstück**: ungeordnete Mikrotubuli.

Die im Lumen der Samenkanälchen liegenden Spermatozoen sind zwar morphologisch voll differenziert, aber *funktionell unreif* und haben weder die Fähigkeit zur Eigenbewegung noch zur Befruchtung. Sie sind in einer von den Sertoli-Zellen sezernierten Flüssigkeit suspendiert, in der sie durch die peristaltische Aktivität der peritubulären Myofibroblasten zum Rete testis transportiert werden.

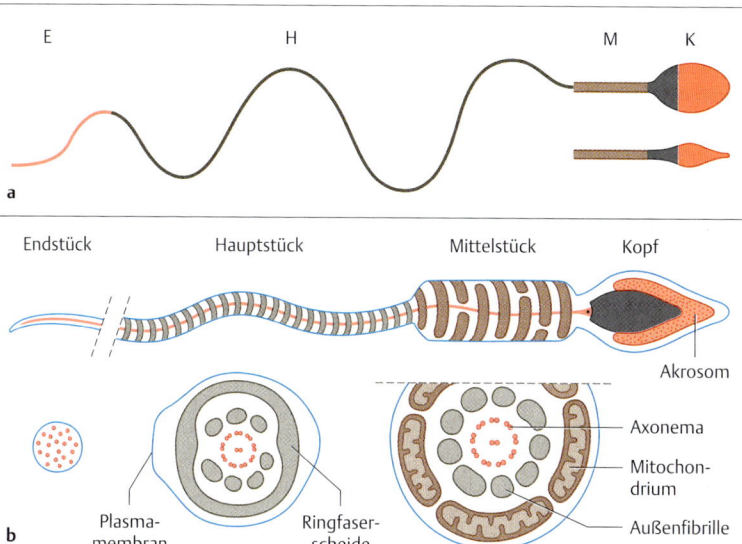

Abb. 20.**5** **Spermatozoon** (schematisch). **a** Darstellung in annähernd richtigen Proportionen. Kopf in Flächenansicht (oben) und im Profil. Farben wie in b. **b** Ultrastruktur. Akrosom und Zytoplasmasaum im Kopf sind übertrieben breit gezeichnet. Beachte die Befestigung der inneren Akrosomenmembran an der Kernhülle (vgl. auch Abb. 21.7).

Ordnung im Keimepithel

Die Mitglieder eines Klons (s.o.) entwickeln sich synchron. Sie steigen gemeinsam von basal nach luminal auf und werden 74 Tage nach dem Start als Spermatozoen freigesetzt. Weitere Klone, die im Abstand von je 16 Tagen aus Stamm-Spermatogonien hervorgehen, rücken nach. Im Keimepithel liegen also von basal nach luminal mehrere Generationen übereinander. Da die Stammzellen eines Kanälchenquerschnittes ihre Nachkommen aber nicht synchron, sondern zeitlich versetzt auf den Weg schicken, ist die Kombination von Entwicklungsstadien nicht in der ganzen Zirkumferenz des Querschnitts einheitlich. Vielmehr zeigen die einzelnen Sektoren unterschiedliche Kombinationen. Außerdem findet man nie in *einem* Sektor *alle* denkbaren Stadien der Meiose und Differenzierung kontinuierlich übereinander geschichtet, sondern die Populationen aufeinander folgender Entwicklungsstufen sind entlang dem Tubulus in **Spiralen** angeordnet. Dies ist Ausdruck eines komplizierten zeitlichen und räumlichen Ordnungsmusters im Keimepithel.

Veränderungen. Die Spermatogenese hält an sich lebenslang an. Dennoch kann sie durch diverse Schädigungen stellenweise vermindert oder ausgelöscht werden. Histologisches Korrelat: Unordnung oder Erniedrigung des Keimepithels; völliger Schwund der Keimzellen (nur Sertoli-Zellen im betroffenen Tubulus seminifer) oder Untergang des Tubulus unter Bildung eines Bindegewebsstranges („Tubulusschatten"). Solche degenerativen Veränderungen sind auch in Kurspräparaten zu beobachten und mit zunehmendem Alter des Trägers häufiger zu finden. — Gelegentlich sind mehrkernige *Riesenspermatiden* im Lumen einzelner Tubuli zu beobachten. Solche Gebilde kommen durch Störungen an den Interzellularbrücken zustande: Spermatiden eines Klons fließen zu einer großen Zelle zusammen.

Endokrine Funktion und Regulation des Hodens

Androgene. Produzenten der Androgene (vor allem **Testosteron**) sind die **Leydig-Zellen** (Abb. 20.**2**, 20.**6**). Diese zytoplasmareichen Zellen liegen in enger Beziehung zu Blutgefäßen gruppenweise zwischen den Hodenkanälchen (daher auch als *Interstitialzellen* oder *Zwischenzellen* bezeichnet). Funktionell entsprechen sie den Theca interna-Zellen des Ovars (S. 425). Die Androgene gehören zu den Steroidhormonen; die Leydig-Zellen weisen die entsprechenden ultrastrukturellen Merkmale (S. 363) auf: Lipidtröpfchen, reichlich glattes ER, tubuläre Mitochondrien. Eine Besonderheit der menschlichen Leydig-Zellen sind die *Reinke-Kristalle* im Zytoplasma: kristalline Aggregate aus Proteinen, Bedeutung unklar.

Die Leydig-Zellen synthetisieren außer Androgenen verschiedene (Neuro)peptide, mit denen sie durch parakrine Sekretion sowohl die Durchblutung als auch die Spermatogenese beeinflussen. Möglicherweise sind sie Abkömmlinge der Neuralleiste.

Von den vielfältigen **Wirkungen des Testosteron** seien hier nur die auf die Geschlechtsorgane gerichteten genannt: Stimulierung der Spermatogenese; Entwicklung und Funktionserhaltung der Samenwege, akzessorischen Geschlechtsdrüsen und sekundären Geschlechtsmerkmale. Einige Zielgewebe (z.B. Prostata) sprechen stärker auf den Metaboliten **Dihydrotestosteron** an. Dieser entsteht in den Zielzellen aus Testosteron (Enzym: 5α-Reduktase). Die endokrine Aktivität

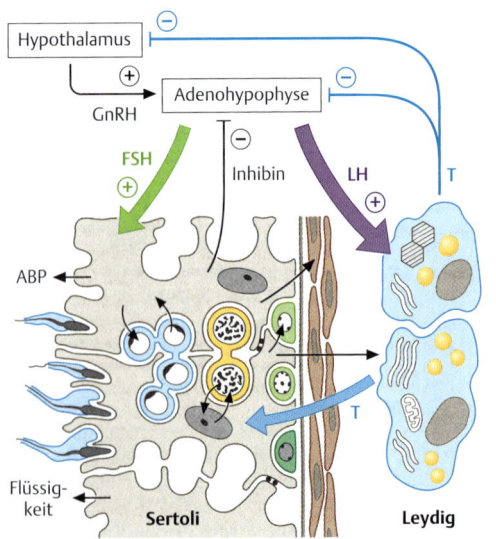

Abb. 20.**6** **Hormonelle Steuerung der Spermatogenese. ABP**, Andogen-bindendes Protein. **T**, Testosteron. In den Leydig-Zellen Lipidtröpfchen, glattes ER, tubuläre Mitochondrien und Reinke-Kristalle (Sechsecke). Vielfältige gegenseitige Beeinflussung der testikulärer Zellen (kleine Pfeile). Einzelheiten s. Text.

der Leydig-Zellen wird durch das Luteinisierende Hormon (**LH** = ICSH, *interstitial cell stimulating hormone*) aus der Hypophyse und indirekt vom hypothalamischen Steuerhormon **GnRH** (S. 361) stimuliert. Langfristig hat LH trophische Wirkung auf die Leydig-Zellen. Hohe Testosteronspiegel im Blut hemmen die Ausschüttung von LH und GnRH (negative Rückkopplung, S. 360).

Endokrine Regulation der Spermatogenese. Für die Initiierung und Aufrechterhaltung einer normalen Spermatogenese sind **FSH** (Follikel-stimulierendes Hormon aus der Hypophyse, S. 359) und **Testosteron** unbedingt notwendig. Dabei scheinen die *Sertoli-Zellen* die Vermittler dieser Hormonwirkungen zu sein. Die Ausschüttung von FSH wird durch ein Peptid (*Inhibin*) aus den Sertoli-Zellen gebremst (negative Rückkopplung). Die Inhibinkonzentration im Blut kann in der Praxis als Indikator für die Funktion der Sertoli-Zellen genutzt werden.

Die **Mechanismen**, durch welche die Sertoli-Zellen die einzelnen Teilschritte der Spermatogenese fördern, sind vielfältig und nicht alle ausreichend geklärt (z.B. direkter Kontakt mit den Keimzellen; Bildung der Blut-Hoden-Schranke für das Mikromilieu; Versorgung der Keimzellen mit Nährstoffen und Wachstumsfaktoren). Außerdem sezernieren die Sertoli-Zellen verschiedene Stoffe in die Tubulusflüssigkeit, so z.B. das *Androgen-bindende Protein* (*ABP*). Es sorgt durch die Bindung von Testosteron (aus den Leydig-Zellen) für eine hohe Hormonkonzentration in den Hodenkanälchen sowie in den Samenwegen; auf diese Weise werden die Epithelien vom Lumen aus mit Testosteron versorgt.

Darüber hinaus beeinflussen sich die verschiedenen testikulären Zellen durch Freisetzung diverser, nur lokal wirksamer, also parakrin sezernierter Stoffe gegenseitig. Bemerkenswert ist auch, dass einige Zelltypen das Enzym *Aromatase* (vgl. Abb. 21.**6**) besitzen und kleine Mengen von *Estrogenen* bilden, die nach neuen Befunden physiologische Bedeutung für die männliche Fertilität haben.

20.2 Samenwege und akzessorische Drüsen

Die glatte Muskulatur der **Samenwege** befördert die Spermatozoen aus dem Hoden in den Nebenhoden und von dort in die Urethra. Die Wege bestehen aus den Ductuli efferentes, Nebenhodengang und Samenleiter (Abb. 20.**1**), sie sind Derivate der Urnierenkanälchen (Ductuli efferentes) bzw. des Urnierenganges (*Wolff-Gang*). Die **akzessorischen Drüsen**, insbesondere die paarigen Bläschendrüsen und die Prostata, liefern mit ihren Sekreten den Hauptanteil des Ejakulats. Erst in diesem Medium werden die Spermatozoen bewegungsfähig.

Nebenhoden

Makroskopie. Der Nebenhoden (*Epidymis*) dient der **funktionellen Ausreifung** (Dauer ca. 12 Tage) und **Speicherung** der Spermatozoen. Er besteht hauptsächlich aus dem aufgeknäuelten Nebenhodengang (*Ductus epididymidis*) und ist makroskopisch in Kopf (*Caput*), Körper (*Corpus*) und Schwanz (*Cauda*) gegliedert. Im Caput liegen die *Ductuli efferentes*. Corpus und Cauda enthalten die meisten Windungen des Nebenhodenganges, die Cauda zusätzlich den Anfang des Samenleiters (Abb. 20.**1**).

Ductuli efferentes. Jeder der etwa 12 Ductuli ist ca. 12 cm lang (auf 1 cm zusammengeknäuelt), von mehreren Lagen von **Myofibroblasten** umgeben (Spermientransport) und mündet End-zu-Seit in den Nebenhodengang. In dem 1- bis 2-reihigen **Epithel** der Ductuli efferentes wechseln Gruppen von *hochprismatischen Zellen* und Gruppen von *niedrigen Zellen* miteinander ab, was im Präparat das Bild einer *wellenförmigen Oberfläche* hervorruft (Abb. 20.**2**). Manche Zellen tragen Kinozilien und helfen beim Spermientransport. Andere tragen Mikrovilli und haben resorptive Funktion: Volumenreduktion der aus dem Hoden kommenden Spermiensuspension durch Flüssigkeitsentzug, dadurch entsprechende Erhöhung der Spermienkonzentration.

Ductus epididymidis. Der Nebenhodengang ist etwa 6 m lang und auf ca. 6 cm zusammengeknäuelt (zahlreiche Anschnitte im Präparat). Er ist durch folgende histologischen Merkmale gekennzeichnet (Abb. 20.**7a**): ein gleichmäßig hohes zweireihiges **Zylinderpithel mit Stereozilien** (Abb. 2.**4c**, 7.**3c**), bestehend aus hohen Hauptzellen und niedrigen Basalzellen; im Lumen meist Ansammlungen von Spermatozoen; unter dem Epithel **Myofibroblasten** (Caput, Corpus) und **glatte Muskelzellen** (Cauda). Die Hauptzellen des Epithels sind mit rauem ER und

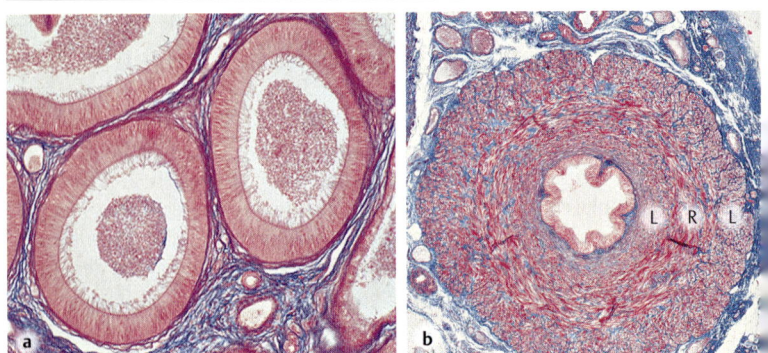

Abb. 20.**7** **Ableitende Samenwege.** **a** **Ductus epididymidis.** Zweireihiges Zylinderepithel mit Stereozilien. Im Lumen Ansammlungen von Spermatozoen. **b** **Ductus deferens** (Strecke im Samenstrang) Sternförmiges Lumen, scheinbare Dreischichtung des dicken Muskelmantels; **L** und **R**, Längs- und Ringschicht. Azan. Vergr. 75fach (a), 25fach (b).

großem Golgi-Apparat ausgestattet. Sie betreiben sowohl Resorption (Verminderung des Flüssigkeitsvolumens) als auch Sekretion; sie geben Glykoproteine ab, die an die Oberfläche der Spermatozoen adsorbiert werden.

Das Epithel wird von proximal (Caput) nach distal (Cauda) niedriger, der Muskelmantel dicker. Die Gangabschnitte in *Caput* und *Corpus* dienen vorwiegend der funktionellen **Spermatozoenreifung**; die Myofibroblasten sind spontan aktiv und befördern den Inhalt langsam voran (Transitzeit bis in die Cauda ca. 12 Tage). Der dicke Muskelmantel in der distalen Gangstrecke und im Anfangssegment des Ductus deferens verhält sich dagegen ruhig und kontrahiert sich nur nach neuronaler Stimulation im Rahmen der Emission (s.u.). Die beiden zuletzt genannten Abschnitte fungieren als die eigentlichen **Speicher** der befruchtungsfähigen Spermatozoen. Das Nebenhodenepithel wird mit Testosteron versorgt, das — an ABP (S. 409) gebunden – in der Samenflüssigkeit enthalten ist. – Nicht entleerte Spermien zerfallen nach einiger Zeit autolytisch; die Reste werden vom Epithel und von eingewanderten Makrophagen beseitigt.

Ductus deferens (Samenleiter)

Makroskopie. Der Ductus deferens ist ein ca. 40 cm langer und 3 mm dicker Schlauch, der dem **Transport** der Spermiensuspension in die Urethra dient. Er läuft im Samenstrang nach kranial durch den Leistenkanal und zieht ins kleine Becken (s. Bücher der makroskopischen Anatomie). Kurz vor Erreichen der Prostata erweitert er sich zur **Ampulla ductus deferentis**. Seine durch die Prostata ziehende Fortsetzung ist der kurze **Ductus ejaculatorius**, der sich auf dem Colliculus seminalis (Abb. 20.**9**) in die Urethra öffnet. Unmittelbar vor Eintritt in die Prostata nimmt der Ductus deferens die Mündung der Bläschendrüse auf.

Der Ductus deferens wird meist an Schnitten durch den Samenstrang (s.u.) mikroskopiert. Hier ist er durch folgende Merkmale gekennzeichnet (Abb. 20.**7b**): scheinbar dreischichtige **dicke Muskelwand**; sternförmiges, auffallend **enges Lumen**; zwei- oder mehrreihiges **Zylinderepithel mit Stereozilien.** Unter dem Epithel liegt eine dünne Lamina propria. Die glatte Muskulatur ist in Spiraltouren mit unterschiedlichen Steigungswinkeln angeordnet, daraus entsteht das Bild der Dreischichtigkeit (innere und äußere Längs-, mittlere Ringmuskelschicht). Die Muskulatur ist außerordentlich dicht *noradrenerg* innerviert. Fast jede Muskelzelle hat enge Kontakte zu noradrenergen Varikositäten (S. 202), die außerdem diverse Neuropeptide enthalten. Die dichte Innervation der Muskulatur entspricht der speziellen **Transportfunktion** des Ductus deferens: sehr rasche Beförderung der Spermiensuspension aus den Speichern in die Harnröhre (*Emission*).

Im Beckenabschnitt des Ductus deferens zeigt das Epithel keine Stereozilien mehr. Die Schleimhaut in der Ampulla und im Ductus ejaculatorius ähnelt derjenigen der Bläschendrüse. Die Ampulle besitzt eine dünne Muskelschicht, der Ductus ejaculatorius ist von Prostatagewebe umgeben (s.u.) und hat kaum eigene Muskulatur.

Samenstrang (*Funiculus spermaticus*). Hier seien nur die Strukturen aufgezählt, mit denen im Schnittpräparat zu rechnen ist (Einzelheiten s. Bücher der makroskopischen Anatomie): meist zwei dünne Aa. testiculares; A. ductus deferentis; zahlreiche Anschnitte des *Plexus pampiniformis* (Venen mit weitem Lumen und auffallend dicker Muskelschicht); Lymphgefäße; viele Nervenquerschnitte; M. cremaster (Skelettmuskulatur).

Bläschendrüse (Samenblase)

Die Bläschendrüse (*Gl. vesiculosa*; oder Samenblase, *Vesicula seminalis*) entwickelt sich als Ableger des Ductus deferens. Sie mündet in diesen ein, kurz bevor er in die Prostata eintritt. Die Bläschendrüse (Abb. 20.**8a**) besteht aus einem 15 cm langen, unregelmäßig geformten Schlauch, der auf 5 cm zusammengefaltet (mehrere Anschnitte im Präparat) und von einer Bindegewebskapsel umgeben ist. Die Wand enthält **glatte Muskulatur.** Die **Schleimhaut** ist durch dünne Falten (mit Sekundär- und Tertiärfältchen) in viele Nischen unterkammert; sie trägt ein- bis zweireihiges **prismatisches Epithel**. Die Zellen produzieren ein visköses, Fruktose-reiches **Sekret** (pH 7,4), das ca. 70 % des Ejakulats ausmacht. Die Fruktose dient als Energiequelle für die Bewegung der Spermien. Die sekretorische Funktion der Bläschendrüse ist von Testosteron abhängig.

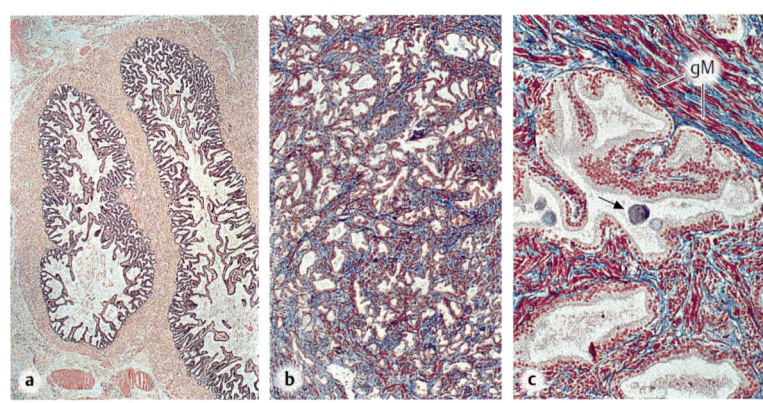

Abb. 20.**8** **Akzessorische Drüsen.** **a** **Bläschendrüse**. Zwei Anschnitte des aufgeknäuelten Schlauches. Schleimhaut durch zahlreiche Fältchen untergliedert. Die übrigen Wandschichten der Bläschendrüse bestehen aus glatter Muskulatur und Bindegewebe. **b**, **c** **Prostata.** Übersicht und höhere Vergrößerung. Zahlreiche tubuloalveoläre Drüsen und fibromuskuläres Stroma. **gM**, glatte Muskelzellen (rot). **Pfeil** weist auf einen kleinen Prostatastein im Drüsenlumen. H.E. (a) und Azan. Vergr. 9,5fach (a, b), 75fach (c).

Prostata

Makroskopie. Die Prostata (Vorsteherdrüse) (Gewicht beim jungen Mann ca. 20 g, später mehr) liegt zwischen Harnblase und Diaphragma urogenitale (Abb. 20.**9**) und ist als derbes Gebilde vom Rektum aus zu tasten. Das Organ wird vom Anfangsteil der Urethra (**Pars prostatica urethrae**) und den beiden **Ductus ejaculatorii** durchzogen. An der dorsalen Urethra-Wand ragt der *Colliculus seminalis* in das Lumen; auf seinem Gipfel liegt die Mündung des *Utriculus prostaticus* (ein 6 mm langer blinder Schlauch, Rudiment des Müller-Ganges), flankiert von den Öffnungen der Ductus ejaculatorii. Die **prostatische Urethra** ist leicht nach ventral abgeknickt und dadurch in ein **proximales** und ein **distales Segment** (ab Colliculus seminalis) gegliedert.

Histologie. Die Prostata (Abb. 20.**8**, 20.**9**) besteht aus 30—50 verzweigten, **tubuloalveolären Einzeldrüsen**, die mit 15—30 Ausführungsgängen (*Ductuli prostatici*) überwiegend in das distale Segment der prostatischen Urethra münden. Die Prostatadrüsen sind in ein bindegewebiges **Stroma** eingebettet, das mit der fibromuskulären Organkapsel zusammenhängt. Höchst charakteristisch für die Prostata sind die vielen **glatten Muskelzellen** im Stroma (Funktion: Emission des Sekrets in die Urethra). Die Drüsenlumina sind unterschiedlich weit und werden von kleinen Falten unvollständig unterkammert. Das zweireihige **Epithel** besteht aus Basalzellen und Hauptzellen, die je nach sekretorischer Aktivität kubisch oder zylindrisch sein können. Außerdem kommen im Epithel *endokrine Zellen* vor (S. 374). Im Lumen der Drüsenalveolen sind gelegentlich einzelne **Prostatasteine** (bis zu 2 mm groß) zu finden; sie entstehen als konzentrische Konkremente aus Sekretbestandteilen und abgeschilferten Epithelzellen.

Funktion. Das dünnflüssige **Sekret** (pH 6,4) der Prostatadrüsen trägt ca. 30 % zum Volumen des Ejakulates bei. Es enthält zahlreiche Zutaten, von denen zwei diagnostische Bedeutung haben: die Prostata-spezifische *saure Phosphatase* und das **Prostata-spezifische Antigen** (**PSA**). Beide tauchen beim Prostata-Karzinom in erhöhter Konzentration auch im Blut auf. Die physiologische Bedeutung des als Protease wirkenden PSA besteht in der Verflüssigung des viskösen Sekrets der Bläschendrüsen. Das Wachstum der Prostata während der Pubertät sowie ihre Funktion sind abhängig von **Dihydrotestosteron** (Entstehung aus Testosteron mittels der 5α-Reduktase in den Prostatazellen).

Gliederung. In der Klinik ist die Gliederung in histologische Zonen (nach McNeal) heute am geläufigsten (Abb. 20.**9**): (a) **Periphere Zone** (ca. 70 % der Organmasse): hinterer, seitlicher und kaudaler Bereich. (b) **Zentrale Zone** (ca. 25 % der Organmasse): kranialer keilförmiger Bereich, durchzogen von den Ductus ejaculatorii und dem Utriculus. (c) **Periurethralzone:** schmale Manschette von kurzen Urethra-eigenen Drüsen in der glatt-muskulären Wand des *proximalen* Urethrasegments. (d) **Transitionszone** (Übergangszone): zwei Bereiche seitlich vom *proximalen* Urethrasegment, zwischen Periurethralzone und peripherer Zone gelegen. (e) Anteriore drüsenfreie Zone aus fibromuskulärem Stroma. Die Zonen unterscheiden sich bezüglich der Gestalt der Drüsen und der Anfälligkeit für Krankheiten. Die Grenzen lassen sich auch durch transrektale Ultraschalluntersuchung darstellen.

▶ **Prostatatumoren.** Die (benigne) **Prostatahyperplasie** besteht im übermäßigen Wachstum von Stroma und Drüsen und betrifft meist die *Transitionszone*, manchmal auch die *Periurethralzone*. Folge: Kompression der Urethra, Harnverhaltung mit potenziell lebensbedrohenden Konsequenzen für den Harntrakt. Häufigkeit mit dem Alter zunehmend; in der Prostata fast jedes Mannes jenseits des 70. Lebensjahres sind histologische Zeichen der Hyperplasie zu finden. – Das **Prostata-Karzinom** entsteht in der Mehrzahl der Fälle in der *peripheren Zone*; es ist der häufigste maligne Tumor bei Männern nach dem 70. Lebensjahr. Fernmetastasen oft im Skelettsystem. – In beiden Fällen wird das abnorme Wachstum durch *Dihydrotestosteron* unterhalten. ◀

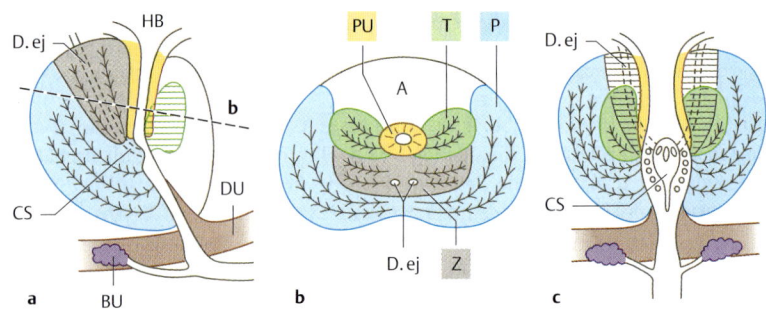

Abb. 20.**9** **Gliederung der Prostata** in histologische Zonen (nach McNeal). Periphere (**P**), zentrale (**Z**), Transitions- (**T**), Periurethral- (**PU**) und anteriore drüsenfreie (**A**) Zone. **a** **Sagittalschnitt**. Pars prostatica urethrae leicht nach ventral abgewinkelt, proximales und distales Segment (ab Colliculus seminalis, **CS**). **D. ej**, Ductus ejaculatorius (gestrichelt, da hinter der Schnittebene) mit Mündung auf dem CS. Transitionszone gestreift, da hinter der Schnittebene. **HB**, Harnblase. **DU**, Diaphragma urogenitale. **BU**, Bulbourethraldrüse. **b** **Transversalschnitt** in Höhe des proximalen Urethrasegments wie in a angegeben. Mündungen der Prostatadrüsen-Ausführungsgänge nicht angeschnitten. **c** **Frontalschnitt** (Abwinkelung der Urethra vernachlässigt). Zentrale Zone gestrichelt, da hinter der Schnittebene. Auf dem CS die Mündungen des Utriculus (Mitte) und der D.ej (seitlich). Lateral vom CS und seiner kaudalen Fortsetzung (Crista urethralis) Mündungen der Prostatadrüsen-Ausführungsgänge.

Anhangsdrüsen der Urethra

Die paarigen, erbsgroßen **Gll. bulbourethrales** (*Cowper-Drüsen*) liegen im Diaphragma urogenitale (Abb. 20.**9**) und münden mit je einem Gang in den Anfangsteil der *Pars spongiosa urethrae*. Es handelt sich um verzweigte tubulöse, *muköse Drüsen*. Zusätzlich gibt es im Verlauf der Pars spongiosa urethrae zahlreiche kleine, ebenfalls Schleim-bildende Drüsen, die **Gll. urethrales** (*Littré-Drüsen*) (Abb. 20.**10b**). Das Sekret aus den Anhangsdrüsen der Urethra erscheint vor dem Ejakulat in einigen Tropfen an der Harnröhrenöffnung. Epithel der Urethra s. S. 398.

20.3 Äußeres männliches Genitale

Penis

Makroskopie. Der Hauptteil des männliche Glieds (*Penis*) wird von den paarigen Penisschwellkörpern (*Corpora cavernosa*) sowie dem Harnröhrenschwellkörper (*Corpus spongiosum*) eingenommen (Abb. 20.**10**). Letzterer setzt sich in die Eichel (*Glans*) fort. Die Corpora cavernosa sind von einer derben bindegewebigen *Tunica albuginea* umgeben und durch das kammartig durchbrochene *Septum penis* unvollständig voneinander getrennt. Das Corpus spongiosum besitzt eine dünnere Bindegewebshülle. Alle Schwellkörper zusammen sind von der *Fascia penis* umgeben. Die Haut des Penis ist dünn, frei von Fettgewebe und gut verschieblich. Über der Glans bildet die Haut eine Duplikatur, die Vorhaut (*Praeputium*). Glans und Praeputium tragen mehrschichtiges verhorntes Plattenepithel.

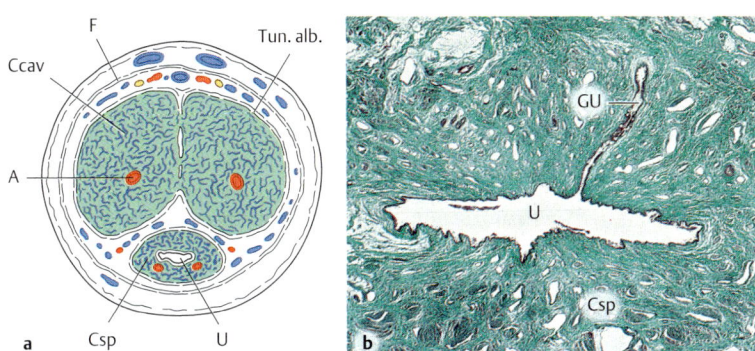

Abb. 20.**10** **Corpus penis im Querschnitt.** **a** Schema. **Ccav**, Corpus cavernosum mit A. profunda penis (**A**). **Csp**, Corpus spongiosum mit Urethra und A. urethralis. **F**, Faszie. **Tun .alb.,** Tunica albuginea. **b** Urethra (**U**) umgeben vom Venenplexus des Csp. **GU**, Gl. urethralis. Goldner. Vergr. 12,5fach (b).

Das **Corpus cavernosum** besteht aus anastomosierenden Hohlräumen (*Cavernae*), die von Endothel ausgekleidet und in ein Bälkchengerüst eingelagert sind. Die Bälkchen sind aus Bindegewebe und glatten Muskelzellen aufgebaut und stehen mit der Tunica albuginea in Verbindung. Zentral in jedem Schwellkörper verläuft eine *A. profunda penis.* Ihre Äste (*Aa. helicinae*) münden in die Kavernen, sind aber durch Intimapolster verschlossen. Das **Corpus spongiosum** umgibt die Urethra. Es besteht aus einem dichten *Venengeflecht*, das sich bis in die Glans fortsetzt.

Die **Erektion** des Penis beruht hauptsächlich auf maximaler Blutfüllung und Druckerhöhung in den Kavernen der Corpora cavernosa. Dies ist Folge eines erhöhten Blutzuflusses bei gedrosseltem Abfluss.

Durch Dilatation der zuführenden Arterien (s.o.) strömt vermehrt Blut in die Kavernen und spannt die nur begrenzt dehnbare Tunica albuginea. Dabei werden die durch die Tunica tretenden, abführenden Venen komprimiert. Hierdurch sowie durch Verschluss von Sperrvenen wird der Blutabfluss gedrosselt. Zugleich kontrahiert sich die glatte Muskulatur in den Bälkchen des Corpus cavernosum und setzt das Blut unter Druck. Außerdem füllen sich die Venengeflechte des Corpus spongiosum und der Glans, ohne jedoch die Urethra einzuengen. Die Erschlaffung beginnt mit der Kontraktion der glatten Muskulatur in den zuführenden Arterien.

Skrotum

Die Haut des Hodensackes (*Scrotum*) ist relativ stark pigmentiert, dünn, frei von Fettgewebe und leicht verschieblich. Sie enthält große Talgdrüsen, ekkrine Schweißdrüsen und einzelne Duftdrüsen. Bemerkenswert ist ein in der Dermis gelegenes Geflecht von Myofibroblasten (*Tunica dartos*), deren Kontraktion zur Runzelung der Haut führt.

20.4 Sperma

Das Sperma (Samen, Ejakulat) hat ein durchschnittliches Volumen von 4 ml. Es besteht aus dem **korpuskulären Anteil** (vor allem Spermatozoen, außerdem einige unreife Keimzellen und abgeschilferte Epithelzellen) und dem **flüssigen Anteil** (*Seminalplasma*). Letzterer stammt aus Hoden, Nebenhoden, Bläschendrüse (ca. 70 %) und Prostata (ca. 30 %). Der pH beträgt 7,2—7,8. Dies ist für die Bewegungsfähigkeit der Spermatozoen im primär sauren (und daher Spermien-lähmenden) Vaginalmilieu (S. 444) wichtig.

▶ Bei der Infertilitätsdiagnostik wird das Sperma mikroskopisch und laborchemisch untersucht. Die normale Spermienkonzentration beträgt 20 Millionen oder mehr pro ml; auch im normalen Sperma weisen nicht alle Spermien die regelrechte Struktur und Beweglichkeit auf: >30% müssen normal gestaltet sein, >50% müssen progressive Motilität zeigen. ◀

Mikroskopierhilfe: Histologische Merkmale zur Erkennung der Samenwege und akzessorischen Drüsen

Ductuli efferentes: Lokalisation; wellige Epitheloberfläche.
Ductus epididymidis: zahlreiche Anschnitte; gleichmäßig hohes, zweireihiges prismatisches Epithel mit Stereozilien; im Lumen Massen von Spermatozoen.
Ductus deferens: enges, sternförmiges Lumen; kompakter, 3-schichtiger Muskelmantel; Epithel wie im D. deferens. *Verwechslungsmöglichkeit: Ureter* (weiteres, sternförmiges Lumen; Muskelmantel weniger kompakt; Urothel).
Bläschendrüse: Lumen mehrfach angeschnitten; zarte Schleimhautfältchen, zahlreiche Nischen. Epithel 1- bis 2-reihig prismatisch. *Verwechslungsmöglichkeit: Gallenblase* (nur 1 Lumen; Epithel streng 1-schichtig zylindrisch; Faltenprofil gröber).
Prostata: zahlreiche tubuloalveoläre Drüsen, Lumen teilweise unterkammert; Epithel 1- bis 2-reihig, Hauptzellen variabel hoch; Prostatasteine; Stroma reich an glatten Muskelzellen. *Verwechslungsmöglichkeit: laktierende Mamma* (Stroma viel spärlicher, keine glatten Muskelzellen).

---

21 Weibliche Geschlechtsorgane

Zu den weiblichen Geschlechtsorganen gehören die paarigen **Ovarien** (Eierstö-cke), die paarige **Tuben** (Eileiter, *Tubae uterinae*), der **Uterus** (Gebärmutter), die **Vagina** (Scheide) und die **Vulva** (äußeres Genitale). Tuben, Uterus und Vagina bil-den ein Hohlraumsystem, das über die Vulva zur Außenwelt und über die trich-terförmigen Öffnungen der Tuben zur Bauchhöhle Verbindung hat. Das Ovar ist während der Geschlechtsreife für die Bereitstellung von befruchtbaren **Eizellen** (*Oozyten*) und die Produktion der **weiblichen Sexualhormone** verantwortlich. Wird eine Eizelle befruchtet, so nistet sich der Keim in die Uterusschleimhaut ein (*Implantation*). Embryonales Gewebe und Schleimhaut verwachsen miteinander zur **Plazenta,** sie dient dem Stoffaustausch zwischen embryonalem und mütter-lichem Organismus.

Eine biologische Besonderheit des weiblichen Reproduktionstraktes während der fortpflanzungsfähigen Zeit besteht darin, dass seine Gewebe periodisch wiederkehrende strukturelle und funktionelle Änderungen durchmachen (**Zyklus**, Dauer im Idealfall 28 Tage). Hierbei spielt der vom Hypothalmus-Hypo-physen-System dirigierte **ovarielle Zyklus** die zentrale Rolle. Er wird von syn-chron verlaufenden Änderungen in den Zielgeweben der ovariellen Hormone begleitet. Besonders markant ist der Zyklus der Uterusschleimhaut, der sich als **Menstruationszyklus** manifestiert. Für alle zyklischen Vorgänge im weiblichen Reproduktionstrakt gilt üblicherweise der erste Tag der Menstruationsblutung wegen seiner einfachen Bestimmbarkeit als Tag 1.

Entwicklung. Das **Ovar** entsteht in der *Genitalleiste* (S. 399). In der 5. Embryonalwoche wandern **Urkeimzellen** (S. 69) in die Genitalleiste ein und siedeln sich in Epithelsträngen (*Keimsträngen*) an. Diese stammen vermutlich teils vom einwachsenden Zölomepithel, teils von Resten der Urniere ab und gelten als Vorläufer des *Follikelepithels*. **Tuben**, **Uterus** und **Vagina** entwickeln sich aus dem **Müller-Gang**. Dieser entsteht durch eine longitudinale Einfaltung des Zölomepi-thels im Bereich der Genitalleiste.

21.1 Ovar

Die reifen Ovarien sind flach-ovale Organe (3 x 2 x 1 cm), die beidseits an der lateralen Wand des kleinen Beckens liegen. Sie sind von Peritoneum überzo-gen und durch das Mesovar an der Dorsalseite des Lig. latum befestigt.

Die beiden Funktionen des Ovars (Bereitstellung von Eizellen und Pro-duktion der weiblichen Geschlechtshormone) sind eng miteinander ver- ▶

knüpft. Die morphologischen Korrelate sind **Follikel** (Einheit aus Oozyte und umgebenden somatischen Zellen) und **Corpus luteum** (Gelbkörper, Nachfolger des gesprungenen Follikels). Diese beiden Strukturen beherrschen die Funktion des Ovars im Verlauf des **ovariellen Zyklus** wechselweise. Das zentrale Ereignis am Tag 14 des Zyklus ist der Sprung des reifen Follikels und die Freisetzung der befruchtbaren Eizelle (**Ovulation**). Die präovulatorische Zyklushälfte (**Follikelphase**) ist durch eine Gruppe (*Kohorte*) rasch wachsender Follikel gekennzeichnet, die *Estrogene* produzieren. Die postovulatorische Hälfte (**Lutealphase**) wird vom Corpus luteum bestimmt, das *Gestagene* bildet. Der Zyklus wird von den hypophysären Gonadotropinen **FSH** (Follikel-stimulierendes Hormon) und **LH** (Luteinisierendes Hormon) und indirekt vom hypothalamischen Steuerhormon **GnRH** (Gonadoliberin) dirigiert (S. 361).

Ein bemerkenswerter Vorgang ist das sukzessive Absterben (**Atresie**) von Follikeln und damit von Eizellen. Dies beginnt schon vor der Geburt und führt im Laufe von 50 Jahren zum Verschwinden aller Follikel (= Ende der Fortpflanzungsfähigkeit); die allerwenigsten (ca. 1 von 1000) der bei Pubertätsbeginn vorhandenen Follikel erreichen die Sprungreife.

Histologische Gliederung des Ovars

Das Peritonealepithel auf dem Ovar (**Oberflächenepithel, Mesothel**) ist bei jungen Frauen *kubisch*. Darunter folgt eine schmale Bindegewebsschicht (**Tunica albuginea**). Der größte Teil des Ovars wird von der **Rinde** eingenommen. Das **Rindenstroma** besteht aus einem ungewöhnlich zellreichen *spinozellulären Bindegewebe*, in das die Follikel sowie deren Nachfolgestrukturen eingebettet sind (Abb. 21.**1**, 21.**3**). In Nachbarschaft zum Hilum liegt das **Mark**. Es besteht aus lockerem Bindegewebe und enthält viele Blutgefäße, Nerven sowie kleine Gruppen von endokrin aktiven interstitiellen Zellen, die den Leydig-Zellen des Hodens entsprechen; Follikel fehlen im Mark.

◪ Das **Oberflächenepithel** des Ovars (*Müller-Epithel, früher unzutreffend als „Keimepithel"* bezeichnet), das sich vom Zölomepithel ableitet, spielt in der Pathologie eine erhebliche Rolle: Aus ihm gehen alle **epithelialen Tumoren des Ovars** (u.a. das gefürchtete Ovarialkarzinom) hervor. Im Zuge der Ovulation können Epithelzellen unter die Oberfläche geraten und Inklusionszysten bilden, sodass davon abgeleitete Tumoren sich auch im Innern des Organs entwickeln können. ◪

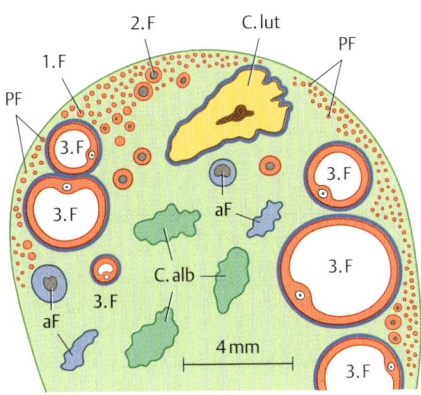

Abb. 21.**1** **Menschliches Ovar**, Rinden-region (halbschematische Zeichnung nach Originalschnitten). **PF**, Primordial-follikel. **1. F**, **2. F**, **3. F**, Primär-, Sekundär-, Tertiärfollikel. **C. lut**, Corpus luteum. **C. alb**, Corpus albicans. **aF**, atretischer Follikel. *rot*, Follikelepithel. *blau*, Theca interna und deren Nachfolger. *hellgrün*, Rindenstroma. Beachte: Alle gezeigten Tertiärfollikel sind noch relativ klein. Ein sprungreifer Follikel wäre ca. 20 mm groß und würde die Organoberfläche vorwölben.

Follikel

Jeder Follikel besteht aus einer *Keimzelle* (**Oozyte**, Ovozyte) und *somatischen Begleitzellen* (**Follikelepithel**), die die Oozyte umschließen. Follikel in fortgeschrittenen Entwicklungsstadien besitzen außerdem eine Hülle (**Theca**) aus Stromazellen. Die Follikel erfüllen zwei Aufgaben: (1) Beherbergung der Oozyte; (2) Produktion von **Estrogenen** (nur in späten Tertiärfollikeln).

Oogenese und Entstehung der Follikel

Die Oogenese (Bildung und Reifung der Oozyte zur befruchtbaren Eizelle) beginnt in der Embryonalzeit (Abb. 21.**2**) und gliedert sich in Vermehrungs- und Reifungsperiode. Die Vermehrungsperiode ist bis zur Geburt abgeschlossen. Die Oozyten beginnen *vor* der Geburt mit der Meiose (S. 69), werden aber am Ende der Prophase der 1. Reifeteilung für 12–50 Jahre in ein Ruhestadium versetzt.

Vermehrungsperiode und Bildung der Primordialfollikel. Die Urkeimzellen vermehren sich in den Keimsträngen rasch durch mitotische Teilung und differenzieren sich zu proliferierenden **Oogonien**. Diese verdoppeln zwischen dem 3. und 7. Monat ihr Chromatin (DNA-Synthese), um in die *Meiose* einzutreten. Die 1. Reifeteilung wird am Ende der Prophase I arretiert, die Zellen werden nun als **primäre Oozyten** bezeichnet. Jede Oozyte erhält eine eigene Hülle aus flachem einschichtigem Epithel. Damit ist der **Primordialfollikel** entstanden. Bis zur Geburt ist die Bildung von Primordialfollikeln abgeschlossen. Die **Zahl** der Keimzellen beträgt auf ihrem Gipfel im 5. Monat ca. *7 Millionen*, sinkt aber durch Zelluntergang wieder ab. Bei der Geburt besitzen beide Ovarien zusammen *1–2 Millionen* Follikel.

Reifungsperiode. Die im Diplotän der Prophase I arretierte primäre Oozyte verharrt in einem speziellen Ruhestadium (**Diktyotän**), bis sie entweder samt ihrem

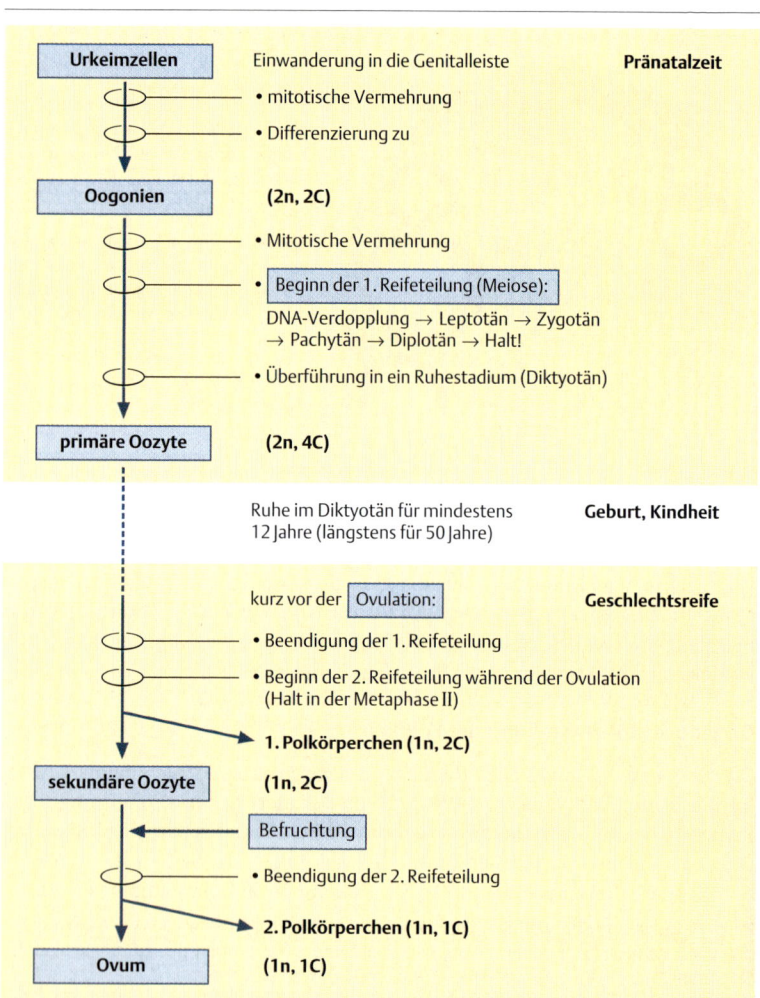

Abb. 21.**2** **Oogenese**. n = Zahl der Chromosomensätze, C = Zahl der Chromatiden pro Chromosomenpaar bzw. (bei n = 1) pro Chromosom.

Follikelepithel untergeht oder irgendwann während der Reproduktionszeit (d.h. 12–50 Jahre nach Beginn der Prophase I) als Bewohnerin eines dominanten Follikels (s.u.) die Ovulation erlebt. Im Diktyotän *dekondensieren* die gepaart liegenden homologen Chromosomen teilweise, sodass Erbinformation abgelesen werden kann. Auch ein **Nukleolus** erscheint. Während des Follikelwachstums vergrößert die Oozyte ihren Durchmesser von 20 µm (Primordialfollikel) auf 120 µm (früher Tertiärfollikel) (Abb. 21.**3**). Sie bildet zunehmend Zellorganellen (raues ER, Golgi-Apparat, *Rindengranula* s. S. 427) aus und umgibt sich mit einer Hülle aus Glykoproteinen (**Zona pellucida**, S. 424).

Kurz vor der Ovulation (s.u.) setzt die Oozyte die 1. Reifeteilung fort. Hierbei werden die homologen Chromosomen symmetrisch, das Zytoplasma jedoch ungleich auf die Tochterzellen verteilt: Es entsteht die große **sekundäre Oozyte** und ein kleines **Polkörperchen**, das untergeht. Während der Ovulation wird die **2. Reifeteilung** begonnen, bleibt aber wieder auf halbem Wege stecken, diesmal in der Metaphase. Die 2. Reifeteilung wird nur nach Eindringen eines Spermatozoon (Befruchtung) abgeschlossen; wiederum wird ein kleines Polkörperchen abgeschnürt, während die Masse des Zytoplasmas der Eizelle (**Ovum**) zukommt. Ohne Befruchtung stirbt die sekundäre Oozyte nach weniger als 24 Stunden ab.

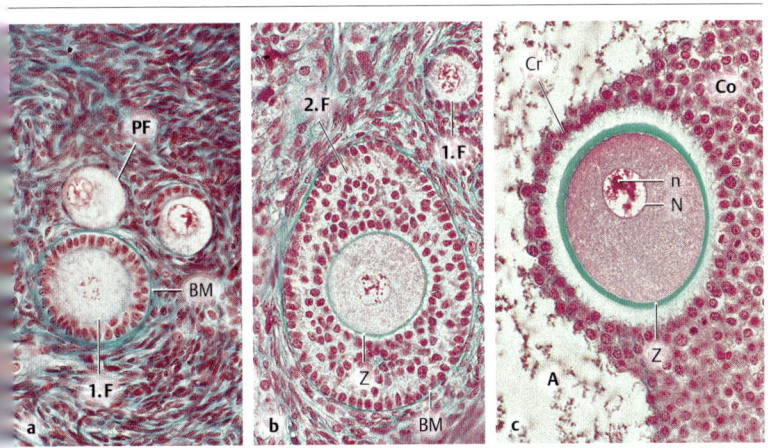

Abb. 21.**3**   **Menschliche Oozyten in Follikeln verschiedener Stadien. a** Primordialfollikel (**PF**) mit flachem Follikelepithel. Primärfollikel (**1. F**) mit *einschichtigem* zylindrischem Epithel. Der Follikel am rechten Bildrand ist im Übergang zwischen PF und 1. F (Epithel stellenweise kubisch). **BM**, Basalmembran. Die Follikel sind in das *spinozelluläre Bindegewebe* des Rindenstromas eingebettet. **b** Sekundärfollikel (**2. F**) mit *mehrschichtigem* Epithel. **Z**, Zona pellucida. **c** Cumulus oophorus (**Co**) in einem Tertiärfollikel. Die Oozyte hat ihre endgültige Größe erreicht. **N**, Kern der Oozyte. **n**, Nukleolus. **Cr**, Corona radiata. **A**, Antrum folliculare. Die Strukturen im Antrum sind Proteinpräzipitate des Liquor folliculalis. Goldner. Vergr. 200fach.

Follikelstadien

Anmerkung zur Nomenklatur. Die Nomina histologica (1989) sehen folgende Follikelstadien vor: **Primordial-, Primär-, Sekundär-** und **Tertiärfollikel** (= Bläschenfollikel). Für die moderne Reproduktionsmedizin ist diese Einteilung zu grob. Sie unterteilt die Tertiärfollikel nach den Durchmessern, die durch Ultraschalluntersuchung ermittelt werden können, in mehrere Klassen. Der Durchmesser erlaubt wichtige Rückschlüsse auf den funktionellen Status eines Follikels (Abb. 21.4). — In einigen angesehenen angloamerikanischen Lehrbüchern weichen die unten angegebenen Definitionen der Sekundär- und Tertiärfollikel von den internationalen Nomina histologica ab, was zu Missverständnissen führen kann. Die Bezeichnung „Graaf-Follikel" wird in der Literatur uneinheitlich verwendet: teils für alle größeren Tertiärfollikel, teils nur für den sprungreifen Follikel (Beschreibung durch R. de Graaf um 1670 !).

Im Ovar der geschlechtsreifen Frau können unter *funktionellen* Gesichtspunkten **drei Populationen von Follikeln** unterschieden werden (Abb. 21.**4**):

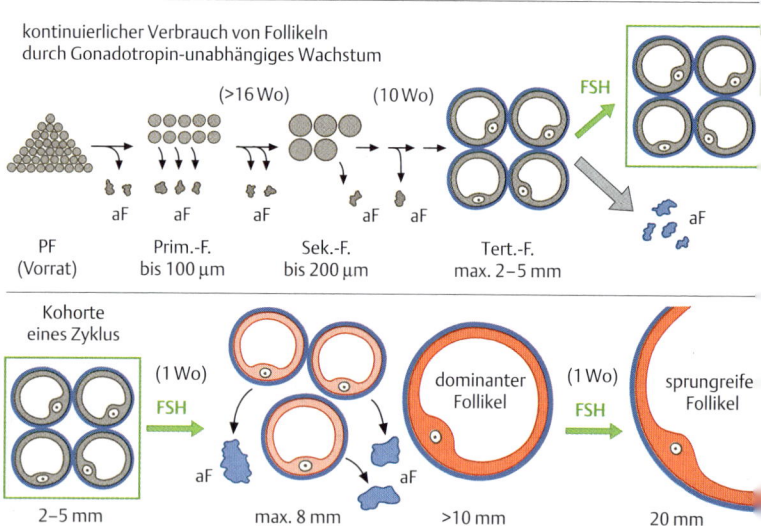

Abb. 21.**4** **Dynamik der Follikel. Oben: Gonadotropin-unabhängiges Wachstum** vom Primordialfollikel (**PF**) bis zum rekrutierbaren Tertiärfollikel. Die meisten Follikel fallen schon auf diesem Weg der Atresie (**aF**) anheim. Die Durchmesser der Follikel und die Zeitspanne zwischen den gezeigten Stadien sind angegeben. *Grüner Kasten:* FSH-abhängige Rekrutierung der am weitesten fortgeschrittenen Follikel als Kohorte für einen Zyklus. **Unten: Gonadotropin-abhängige Kohorte** (Zeitraum *14 Tage*) Zunächst Wachstum aller Kohortenfollikel, dann Selektion des dominanten und Atresie der untergeordneten Follikel. Wachstum und Reifung des dominanten Follikels bis zur Sprungreife. *rosa* bzw. *rot*, schwache bzw. starke *Estrogenproduktion*. *blau*, Theca interna und hypertrophierte Thekazellen der atretischen Follikel (*Androgenproduktion*).

1. Der ruhende Vorrat der Primordialfollikel. Er stellt die weitaus größte Fraktion dar.
2. Etliche wachsende Follikel in unterschiedlichen Stadien, die (durch noch nicht ganz geklärte, wahrscheinlich lokale Faktoren) aus dem ruhenden Vorrat erweckt worden sind und sich bis zu frühen Tertiärfollikeln entwickeln können. Dieses Follikelwachstum ist *Gonadotropin-unabhängig* (allerdings durch Gonadotropine beeinflussbar) und läuft seit der Follikelbildung in der Fetalzeit sowie die ganze Kindheit über kontinuierlich ab; vor der Pubertät endet es stets, nach der Pubertät meist, mit der Atresie der betreffenden Follikel.
3. Eine Gruppe (*Kohorte*) von 10–20 Tertiärfollikeln pro Zyklus, die *Gonadotropin-abhängig* weiter entwickelt werden. Aus dieser Kohorte geht jeweils *ein* dominanter Follikel hervor, der zur Sprungreife gelangt.

(1) Ruhender Vorrat. Im **Primordialfollikel** (Abb. 21.**3 a**) ist die Oozyte nur von *einer* Schicht aus *plattem* Epithel umgeben. Die meisten Primordialfollikel liegen in der oberflächlichen Rinde. Durchmesser bis 40 µm.

(2) Das **Gonadotropin-unabhängige Follikelwachstum** ist durch Vergrößerung der Oozyte und Proliferation des Follikelepithels gekennzeichnet. Im **Primärfollikel** (Abb. 21.**3 a**) ist das Follikelepithel zwar noch *einschichtig*, aber die Zellen werden *kubisch* bis *zylindrisch*. Zwischen Epithel und Stroma erscheint eine lichtmikroskopisch sichtbare Basalmembran. Zwischen Oozyte und Epithel deutet sich eine Hülle (Zona pellucida) an. Durchmesser bis 100 µm.

Im **Sekundärfollikel** (auch als präantraler Follikel bezeichnet, Abb. 21.**3 b**) vergrößert sich die Oozyte weiter und das Epithel wird mehrschichtig (*Stratum granulosum*, daher auch als **Granulosazellen** bezeichnet). Die Zona pellucida wird deutlicher. Die benachbarten Stromazellen ordnen sich zirkulär um den Follikel an (**Theca folliculi**). Die Follikelumgebung erhält eine eigene Gefäßversorgung. Durchmesser bis 200 µm.

Der **Tertiärfollikel** (Abb. 21.**3c**, 21.**4**,21.**5**) ist dadurch gekennzeichnet, dass im Epithel flüssigkeitsgefüllte Spalten auftreten, die sich schließlich zur Follikelhöhle (*Antrum folliculare*) vereinen (daher **antraler Follikel** oder Bläschenfollikel). Das Antrum ist von Granulosazellen ausgekleidet und enthält den *Liquor follicularis*, eine Flüssigkeit, die reich an Hyaluronan und Proteoglykanen ist. Bei der Bildung des Antrum bleibt die Oozyte an einem Pol des Follikels wandständig und wird weiterhin von Granulosazellen umhüllt: Es entsteht der exzentrisch gelegene Eihügel (**Cumulus oophorus**). Die Epithelzellen in unmittelbarer Umgebung der Oozyte bilden die **Corona radiata**. Oozyte und alle Granulosazellen sind durch *Gap junctions* funktionell miteinander gekoppelt. Die Oozyte hat bis zum früh-antralen Follikel ihre endgültige Größe (120 µm) erreicht und ist von einer dicken **Zona pellucida** umgeben. In der Theca folliculi sind jetzt **Theca interna** (mehrere Schichten aus epitheloiden Zellen) und **Theca externa** (konzentrisch

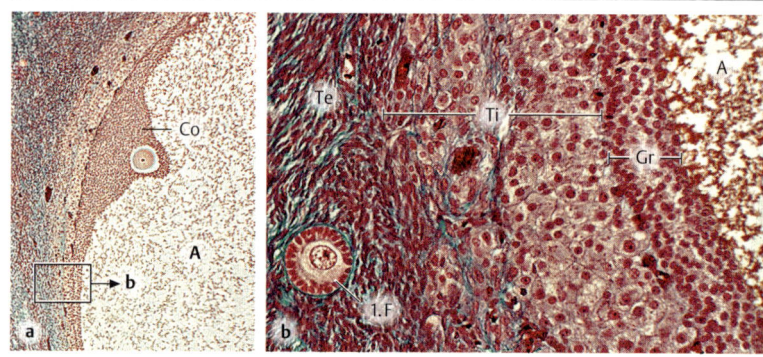

Abb. 21.**5** **Menschlicher Tertiärfollikel. A**, Antrum. **Co**, Cumulus oophorus mit Oozyte. **b** Wand und Hüllen des Follikels; markierter Ausschnitt aus a. **Gr**, Ganulosazellen (Follikelepithel). **Ti**, Theca interna. **Te**, Theca externa. **1. F**, Primärfollikel. Goldner. Vergr. 32fach (a); 180fach (b).

angeordnete Schicht aus Myofibroblasten) zu unterscheiden. Die Theca interna ist vaskularisiert, das Follikelepithel dagegen ist *gefäßfrei.*

Die **Zona pellucida** ist eine Hülle aus Glykoproteinen, die überwiegend von der Oozyte gebildet werden. Die Zona ist von Mikrovilli der Oozyte und langen Fortsätzen der Corona radiata-Zellen durchsetzt (Ernährung der Oozyte über Gap junctions). Die Zona pellucida spielt eine wichtige Rolle bei der Befruchtung und der Frühentwicklung des Keimes (S. 426).

Die Gonadotropin-unabhängig heranwachsenden Tertiärfollikel im menschlichen Ovar können einen Durchmesser von 2–5 *mm* erreichen. In diesem Stadium sind sie geeignet, für die Kohorte des Zyklus herangezogen zu werden (**Rekrutierung**); andernfalls gehen sie unter (*Atresie*). Die Entwicklung vom Primär- zum rekrutierbaren Tertiärfollikel nimmt *über 6 Monate* in Anspruch.

(**3**) Gonadotropin-abhängige Entwicklung der Follikelkohorte eines Zyklus. Nach ihrer Bauweise gehören diese Follikel in die Kategorie der **Tertiärfollikel** (Abb. 21.**4**, 21.**10**). Bemerkenswert ist ihr rasches Wachstum (durch **FSH** induziert): Sie erreichen in gut einer Woche Durchmesser bis ca. 8 mm. Aus dieser Kohorte wird *ein* Follikel ausgewählt (*Selektion*, S. 429), der als **dominanter Follikel** innerhalb einer weiteren Woche zum **sprungreifen Follikel** heranwächst (Durchmesser 20–25 mm). Die übrigen Follikel der Kohorte werden atretisch.

Hormonproduktion in den Follikeln

Die für die Follikelphase typische Hormongruppe des Ovars sind die **Estrogene** (Hauptvertreter **Estradiol**) (Abb. 21.**6**). Sie werden von den weit fortgeschrittenen antralen Follikeln der jeweiligen Zyklus-Kohorte gebildet, und zwar hauptsäch-

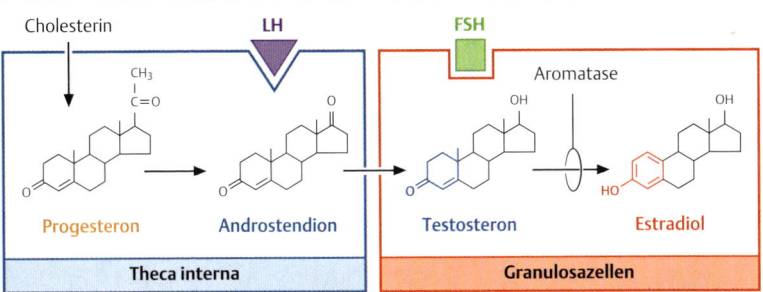

Abb. 21.6 **Estrogenproduktion** durch Kooperation von Theca interna und Granulosazellen unter dem Einfluss von LH und FSH. Ein wesentlicher Schritt bei der Überführung von Androgenen in Estrogene ist die Umwandlung des teilweise gesättigten Ringes in einen ungesättigten (=*aromatischen*) Ring. Dies wird durch den *Aromatase*-Enzymkomplex katalysiert.

lich vom dominanten Follikel. Die Estrogene entstehen durch *Kooperation* zwischen Theca interna (Synthese von **Androgenen**) und Granulosazellen (Umsetzung zu Estrogenen). Kleinere antrale Follikel bilden nur Androgene. Für die Befähigung der späten Tertiärfollikel zur Estrogenproduktion sind zwar beide Gonadotropine nötig, aber entscheidend ist **FSH**, da es die Expression der **Aromatase** in den Granulosazellen induziert.

Estrogene gehören zu den Steroidhormonen (S. 351). Die Zellen der **Theca interna**, vermutlich aus Stromazellen entstanden, übernehmen die Syntheseschritte vom Cholesterin bis zu den Androgenen, die Granulosazellen setzen mittels des Enzymkomplexes der **Aromatase** die Androgene in Estrogene um. In der 1. Woche des Zyklus sind alle Follikel der Kohorte an der Estrogenbildung beteiligt. Für den steilen Anstieg der Estrogenproduktion in der 2. Woche ist der dominante Follikel verantwortlich. – Aromatase kommt auch andernorts vor, z.B. in den Stromazellen des Unterhautfettgewebes und im Hirn. Somit ist auch außerhalb des Ovars die Umwandlung von Androgenen in Estrogene möglich.

Die **Wirkung der Estrogene** besteht vor allem darin, dass sie die **Proliferation** der Gewebe im weiblichen Reproduktionstrakt (insbesondere der Uterusschleimhaut, S. 436) sowie in der Brustdrüse (S. 466) stimulieren. Dies gilt sowohl für das zyklische Geschehen während der Geschlechtsreife als auch für die volle Entwicklung des weiblichen Reproduktionstraktes während der Pubertät.

Ovulation

Die Ovulation wird durch einen **steilen Anstieg der LH-Konzentration** im Blut induziert (Abb. 21.**10**). Die Oozyte setzt die 1. Reifeteilung fort. Der sprungreife Follikel ist so ausgerichtet, dass der dem Cumulus oophorus entgegengesetzte Pol direkt unter der Tunica albuginea liegt. Die Kuppe des Follikels buckelt die Organoberfläche vor (*Stigma*). Der Cumulus oophorus samt Oozyte löst sich von der Follikelwand und flottiert im Liquor. Im Bereich des Stigma wird die Extrazellulärmatrix durch proteolytische Enzyme abgebaut. Follikelwand, Tunica albuginea und Oberflächenepithel zerreißen. Unter Mitwirkung der kontraktilen Myofibroblasten der Theca externa entleert sich der Follikel und kollabiert. Der Cumulus oophorus wird mit der Follikelflüssigkeit herausgeschwemmt und von der Tube aufgenommen (S. 431). Die Oozyte befindet sich jetzt in der Metaphase der 2. Reifeteilung.

Die Gewebszerreißungen verursachen kleine Einblutungen in die kollabierte Follikelhöhle. Dadurch entsteht hier ein Blutgerinnsel, das den Follikelrest vorübergehend zum *Corpus haemorrhagicum* macht. Die Wunde an der Ovaroberfläche verheilt.

Befruchtung der Oozyte

Die Spermien erfahren während des Aufenthaltes in den flüssigen Medien des weiblichen Genitaltraktes chemische Veränderungen ihrer Oberfläche (*Kapazitation*); dies ist Voraussetzung für das Gelingen aller folgenden Schritte. Eine gewisse Anzahl von Spermien kommt der Oozyte bis in den ampullären Teil der Tube (S. 431) entgegen, hier erfolgt die Befruchtung (**Fertilisation**). Die Glykoproteine der Zona pellucida besitzen spezifische **Bindungsstellen für Spermien**. Die Bindung löst die **Akrosomreaktion** im Spermium aus, was zur Freisetzung der akrosomalen Enzyme führt (S. 406 u. Abb. 21.**7**). Diese verschaffen dem schnellsten Spermium durch lokale

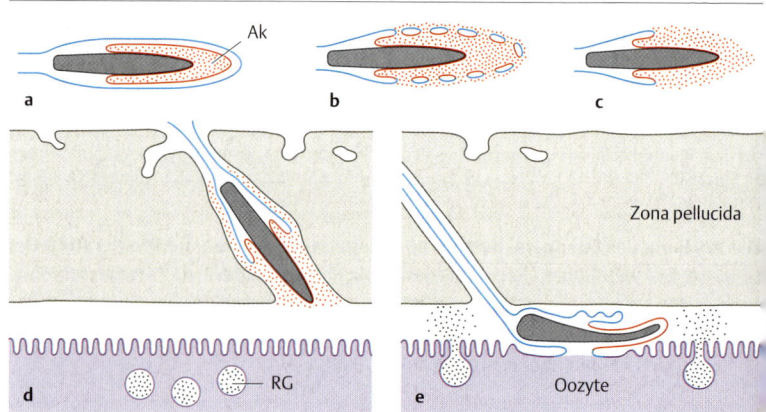

Abb. 21.**7** **Einige Teilvorgänge bei der Befruchtung.** **a–c** Bindung des Spermiums an die Zona pellucida (nicht gezeigt) löst die *Akrosomreaktion* aus (**Ak**, Akrosom): Durch Fusion der Plasmamembran (*blau*) und der äußeren Akrosomenmembran (*rot*) werden die akrosomalen Enzyme freigesetzt und die innere Akrosomenmembran wird exponiert. **d** Das Spermium schafft sich mit Unterstützung der Enzyme einen Durchgang durch die Zona pellucida. **e** Die am Spermienäquator erhaltene Plasmamembran fusioniert mit der Oozytenmembran. Dies löst in der Oozyte die Freisetzung von Enzymen aus den Rindengranula (**RG**) aus (*kortikale Reaktion*).

Zersetzung der Zona einen Durchgang in den *perivitellinen Spalt* zwischen Zona und Oozyte. Die Plasmamembran am Äquator des Spermienkopfes fusioniert mit der Oozytenmembran. Die **Membranfusion** setzt seitens der Oozyte die **kortikale Reaktion** in Gang: Die in den *Rindengranula* enthaltenen Enzyme werden ausgeschüttet und verändern die Glykoproteine der Zona derart, dass eine Bindung und Durchdringung für weitere Spermatozoen unmöglich wird (**Zona-Reaktion**).

Die Oozyte vollendet die **2. Reifeteilung** (Abschnürung des 2. Polkörperchens). Männlicher und weiblicher *Vorkern*, jeder noch in seiner Kernhülle, verdoppeln ihre DNA. Die Kernhüllen lösen sich auf, die Chromosomen ordnen sich in einer gemeinsamen Mitosespindel an, die **Zygote** vollführt die erste Furchungsteilung. Der Chromosomensatz ist wieder diploid. Während der 4-tägigen **Tubenwanderung** entwickelt sich der Keim innerhalb der Zona pellucida bis zur **Morula**. Aus dieser entsteht unter Bildung eines Hohlraums die **Blastozyste**, die am 5. Tag die Zona pellucida verlässt und am 6. Tag mit der Implantation (S. 439) beginnt. Die Zona verhindert die vorzeitige Einnistung in die Tubenwand.

Corpus luteum

Der gesprungene Follikel verwandelt sich in das C. luteum (Abb. 21.**8**). Dieses besteht aus **Theka-Luteinzellen** (kleine Zellen in peripherer Lage, Nachfolger der Theca interna) und großen **Granulosa-Luteinzellen**; letztere machen die Hauptmasse aus. Das ehemalige Antrum enthält anfangs ein Blutgerinnsel und später mesenchymartiges Bindegewebe. Die großen Luteinzellen produzieren **Gestagene** (Hauptvertreter **Progesteron**) neben kleineren Mengen von Estrogenen, die kleinen Luteinzellen sollen Androgene sezernieren. **Hauptwirkung** der Gestagene: **Differenzierung** der Gewebe des Reproduktionstraktes (insbesondere Uterusschleimhaut) und gegebenenfalls Aufrechterhaltung der Schwangerschaft.

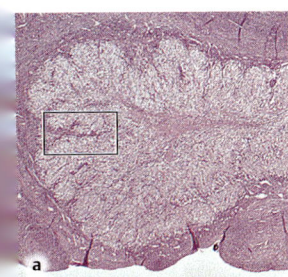
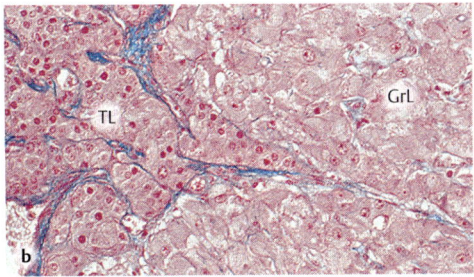

Abb. 21.**8** **Corpus luteum menstruationis** (Mensch). Faltige Kontur des C. luteum und kollabiertes, mit Bindegewebe aufgefülltes ehemalige Antrum in der Mitte. Die Hauptmasse des C. luteum besteht aus den großen Granulosa-Luteinzellen (**GrL**). Peripher liegen kleinere Theka-Luteinzellen (**TL**). In **b** ist ein Ausschnitt aus der Peripherie gezeigt, der dem in **a** markierten Bezirk entspricht. H.E. (a) und Azan (b). Vergr. 12,5fach (a), 150fach (b).

Bei der **Luteinisierung** vollziehen sich innerhalb weniger Tage zwei wesentliche Veränderungen: (**a**) Einsprossen von **Blutgefäßen** in das zuvor gefäßfreie Follikelepithel; (**b**) Vergrößerung und Umwandlung der Granulosazellen zu typischen Steroidhormon-produzierenden Zellen, die jetzt **LH-Rezeptoren** besitzen. Während sie vor der Ovulation nur die letzen chemischen Schritte der Estrogenbildung besorgten, synthetisieren sie nun selber Progesteron aus Cholesterin. Sie bilden die dafür nötigen Enzyme und Zellorganellen aus (S. 363) und lagern zunehmend mehr Lipidtröpfchen ein. Dies ist auch der Grund für die Gelbfärbung dieses Gewebes.

Das C. luteum des normalen Zyklus (**C. luteum menstruationis**) hat eine Lebensdauer von 14 Tagen mit einer „Hochblüte" der Hormonsekretion ca. 7 Tage nach der Ovulation. Danach verdämmert das C. luteum (*Luteolyse*). Nach ca. 6 Wochen ist nur noch eine bindegewebige Narbe übrig, die die Umrisse des ehemaligen Corpus luteum erahnen lässt (**Corpus albicans**). Wegen der langen Verweildauer findet man meist mehrere Corpora albicantia. Im Falle einer Schwangerschaft bildet der Gelbkörper sich nicht sofort zurück. Vielmehr wächst er unter dem Einfluss des vom Keim gebildeten, LH-artig wirkenden Hormons **HCG** (Humanes Chorion-Gonadotropin, S. 437) zum **C. luteum graviditatis** (bis 30 mm) heran. In den ersten 2 Monaten ist dieses allein für die Progesteronproduktion verantwortlich, danach übernimmt die Plazenta zunehmend diese Funktion.

Atresie

Atresie bezeichnet im vorliegenden Zusammenhang den programmierten Untergang von Follikeln, ehe sie die Sprungreife erreicht haben (atretisch = uneröffnet). Dies ist das Schicksal der allermeisten Follikel und kann alle Stadien treffen. Die Atresie ist verantwortlich (a) für die Verminderung der Follikelzahl von 1−2 Millionen bei der Geburt auf 400 000 bei Beginn der Pubertät; (b) für den völligen Verbrauch des Follikelvorrates während der ca. 40-jährigen Fortpflanzungsperiode. Zur Ovulation gelangen lediglich ca. 400 (= 1 $^0/_{00}$) der bei Pubertätsbeginn vorhandenen Follikel.

Bei der **Atresie** gehen Oozyte und Granulosazellen durch **Apoptose** (S. 74) zugrunde. Bei einem Follikel, der in frühem Stadium atretisch wird, bleibt die Zona pellucida zunächst noch sichtbar, bis alles spurlos verschwindet. Bei den untergehenden Tertiärfollikeln einer Zykluskohorte (s.o.) dagegen überlebt die Theca interna längere Zeit. Die Zellen hypertrophieren zu **sekundären interstitiellen Zellen** („Thekaorgan", „interstitielle Drüse"). Sie sezernieren **Androgene**, die durch die Aromatase vitaler Follikel oder extraovarieller Lokalisationen zu Estrogenen umgewandelt werden können.

Atretisch werdende Tertiärfollikel sind an folgenden **histologischen Merkmalen** zu erkennen (Abb. 21.**9**): (a) Verlust der Granulosazellen und der Oozyte. (b) Kollaps des Antrum; Einwucherung von Bindegewebe; faltige Kontur des kollabierten ehemaligen Follikels. (c) Verdickung der Basalmembran (als geschlängelte Linie — Slavjanski-Membran — zu erkennen). (d) Hypertrophie der Theca interna zu einem mehrere Millimeter großen Komplex aus Thekazellen. Im Unterschied zum C. luteum *fehlen* die Granulosa-Luteinzellen.

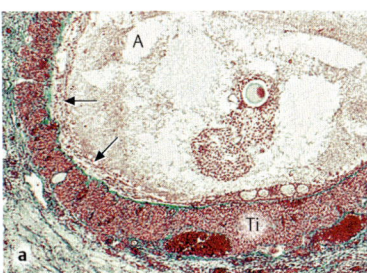 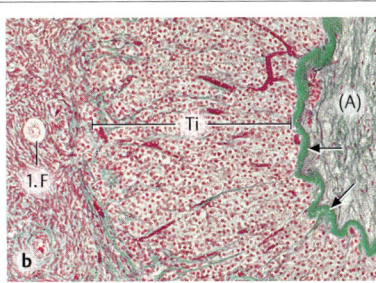

Abb. 21.**9** **Atresie von Tertiärfollikeln** (Mensch). **a** Im Antrum (**A**) flottieren Cumulusreste mit Oozyte. Follikelepithel fehlt weitgehend; Antrum stellenweise mit Bindegewebe ausgekleidet (*Pfeile*). Theca interna (**Ti**) verbreitert. **b** Ehemaliges Antrum mit Bindegewebe aufgefüllt, Granulosazellen fehlen, Theca interna verbreitert. **Pfeile** weisen auf verdickte Basalmembran. **1.F**, Primärfollikel. Goldner. Vergr. 48fach (a), 75fach (b).

Hormonelle Regulation der Vorgänge im Ovar

Steuerung des ovariellen Zyklus

Für den gesamten Zyklus sind **beide Gonadotropine** unerlässlich, allerdings beherrschen sie die einzelnen Phasen unterschiedlich stark (Abb. 21.**10**). *Frühe Follikelphase*: **FSH** (Reifen des dominanten Follikels, Steigerung seiner Estrogenproduktion). *Späte Follikelphase* und *Lutealphase*: **LH** (terminale Reifung der primären Oozyte, Auslösung der Ovulation, Luteinisierung, Gestagenproduktion). *Späte Lutealphase*: **FSH** (Rekrutierung der Kohorte für den nächsten Zyklus).

Die Ausschüttung der Gonadotropine wird vor allem durch das hypothalamische Steuerhormon **GnRH** (S. 361) und durch Rückkopplungsmechanismen (S. 360) reguliert. Es ist bemerkenswert, dass beide Gonadotropine von demselben hypophysären Zelltyp sezerniert werden und dieser wiederum von nur *einem* Steuerhormon regiert wird. Die Ausschüttung von GnRH erfolgt **pulsatil** (d.h. in kurzen Stößen alle 60–90 Minuten). Wahrscheinlich entscheidet die Frequenz dieser Stöße darüber, ob die gonadotropen Zellen bevorzugt FSH oder LH sezernieren.

Selektion des dominanten Follikels. Die Follikel der Kohorte stehen unter dem Regiment von FSH. In dem am weitesten fortgeschrittenen Follikel nimmt die Empfindlichkeit der FSH-Rezeptoren zu. Er steigert seine Estrogenproduktion (Folge: negative Rückkopplung für die FSH-Sekretion) und synthetisiert außerdem **Inhibin**, ein Peptid mit ebenfalls hemmender Wirkung auf die FSH-Sekretion. Der FSH-Spiegel sinkt auf ein Maß, das zwar dem hochempfindlichen Follikel zum Überleben ausreicht, nicht aber den konkurrierenden Kohortenfollikeln; sie werden atretisch. Der dominante Follikel bleibt in der 2. Zykluswoche allein übrig und steigert seine Estrogenproduktion enorm.

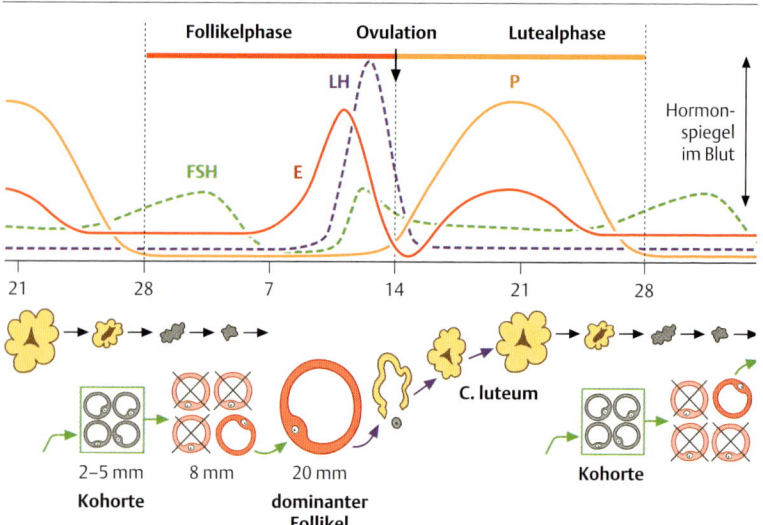

Abb. 21.**10** **Ovarieller Zyklus**. Zeitachse in Tagen. **Unten** Vorgänge im Ovar: Rekrutierung und Wachstum der Kohortenfollikel, Selektion und Reifung des dominanten Follikels, Ovulation, Luteinisierung, Luteolyse. **Oben** Verlauf der Hormonspiegel im Blut (schematisch). Durchgezogene Kurven: Ovarielle Hormone Estrogene (**E**) und Progesteron (**P**). Gestrichelte Kurven: Gonadotropine FSH und LH. Näheres s. Text.

Ovulation, Lutealphase, Rekrutierung der nächsten Kohorte. Durch den rasant ansteigenden Estrogenspiegel gegen Ende der Follikelphase wird eine explosionsartige LH-Ausschüttung („**LH-Spitze**") ausgelöst. Diese induziert die Ereignisse, die ca. 24 Stunden später zur Ovulation führen. Im Zuge der Luteinisierung bilden die Granulosazellen LH-Rezeptoren aus. Die Funktion des C. luteum ist von LH abhängig, dessen Spiegel im Laufe der Lutealphase rasch sinkt (negative Rückkopplung durch den Progesteronspiegel). Die Progesteronsekretion schläft ein, zugleich sinkt auch die Estrogenproduktion im C. luteum. Dies bewirkt den erneuten **Anstieg der FSH-Sekretion**, was ca. 3 Tage vor Zyklusende zur **Rekrutierung** einer neuen Follikelkohorte führt.

Wechselseitige Ovulation. Die Ovarien wechseln sich meist in der Ovulation ab; folgender Mechanismus wird angenommen: Progesteron verlangsamt das Follikelwachstum. Die Follikel im C. luteum-tragenden Ovar sind wegen der höheren *lokalen* Progesteronkonzentration weniger weit entwickelt als die im kontralateralen Ovar. Diese gewinnen den Wettlauf, da sie leichter rekrutierbar sind.

▷ Der Wirkungsmechanismus der **Ovulationshemmer** („**Antibabypille**") basiert auf dem Prinzip der negativen Rückkopplung. Die Medikamente enthalten synthetische Estrogene und Gestagene in Dosierungen, die die hypophysäre Gonadotropinsekretion unterdrücken. Dadurch entfallen alle Gonadotropin-abhängigen Prozesse (Follikelrekrutierung, Entstehung eines sprungreifen Follikels, Ovulation). ◁

21.2 Tube

Die ca. 15 cm lange Tube (Eileiter, *Tuba uterina*; gr.: Salpinx) ist ein muskulärer Schlauch, der sich trichterförmig (*Infundibulum*) zur freien Bauchhöhle hin öffnet und mit dem Uteruslumen kommuniziert. Mit Hilfe des Infundibulum und beweglicher Fransen (*Fimbriae*) am Trichterrand wird die Eizelle von der Oberfläche des Ovars abgenommen und durch den Zilienschlag des Flimmerepithels sowie die **Peristaltik** der Muskulatur uteruswärts transportiert. Die Befruchtung der Eizelle und die ersten Schritte der Keimentwicklung finden in der Tube statt. Sie ist daher auch für den **Keimtransport** und während dieser Zeit (ca. 4 Tage) für die Ernährung des Keimes verantwortlich.

Aufbau und Funktion der Tube

Die Tube besteht makroskopisch aus *Infundibulum*, *Ampulla* (längste Strecke), *Isthmus* und *Pars uterina*. Letztere (in der Klinik auch als intramuraler oder interstitieller Teil bezeichnet) durchsetzt die Uteruswand und mündet mit dem *Ostium uterinum tubae* in das Uteruslumen. Die Tube liegt intraperitoneal und ist durch die Mesosalpinx mit dem Lig. latum verbunden.

Die **Schichten** der Wand sind *Tunica mucosa*, *Tunica muscularis*, Gefäß-führende *Tela subserosa* und *Tunica serosa*. Kennzeichnend für die Ampulle ist der komplexe **Faltenapparat** der Mukosa, der das Lumen weitgehend ausfüllt (Abb. 21.**11**). Die Falten nehmen zum Isthmus hin ab, im intramuralen Teil sind sie nur schwach ausgebildet. Die Dicke der Muskelschicht nimmt uteruswärts zu.

▷ Verwachsungen der Falten im Anschluss an Entzündungen (Salpingitis) können den Keimtransport behindern, sodass der Keim sich in der Tubenwand einnistet: (**Tubargravidität**); Gefahr der **Tubenruptur**: lebensbedrohende innere Blutung aus den eröffneten arteriellen Gefäßen der Tube. Verschluss beider Tuben durch Verwachsungen verhindert den Aufstieg der Spermatozoen; Folge: **Sterilität.** ◁

Die **Tunica mucosa** der Ampulle bildet durch Längsfalten, von denen Sekundärund Tertiärfalten entspringen, ein Faltenlabyrinth, das nur schmale Spalten für die Passage freilässt. Das **Epithel** der Tube ist *einschichtig prismatisch* und aus **Flimmerzellen** (Zilienschlag uteruswärts, Eitransport) und **Drüsenzellen** (Sekret für das Tubenmilieu) zusammengesetzt. Das Gerüst der Falten (Lamina propria) besteht aus lockerem Bindegewebe und enthält reichlich Blut- und Lymphgefäße.

Das Verhältins von Flimmer- zu Drüsenzellen ist lokal unterschiedlich (Infundibulum und Ampulle reich an Flimmerzellen und arm an Drüsenzellen) und vom **Zyklusstadium** abhängig (1. Zyklushälfte: mehr Flimmerzellen; 2. Hälfte: mehr sekretorische Zellen). Gegen Zyklusende treten außerdem stark färbbare **Stiftchenzellen** auf, die für inaktive Drüsenzellen oder untergehende Zellen gehalten werden.

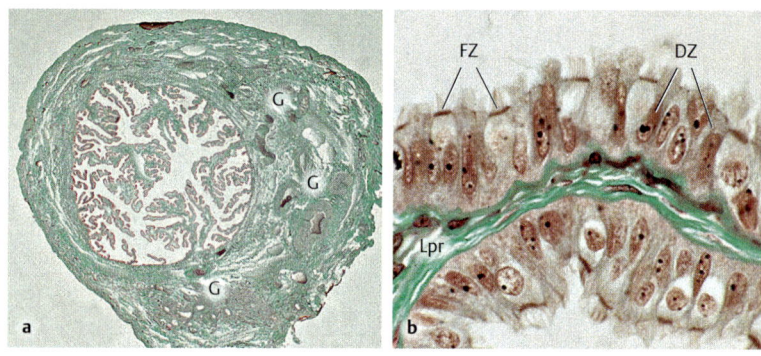

Abb. 21.**11** **Tube**, Querschnitt durch Ampulle (Mensch). **a** Übersicht. Der Faltenapparat der Mukosa füllt das Lumen weitgehend. Die Architektur der Muskularis ist bei dieser Vergrößerung nicht zu erkennen. In der Subserosa liegen viele Gefäßanschnitte (**G**). **b** Mukosa. **FZ**, Flimmerzellen. Die Drüsenzellen (**DZ**) unterbrechen die Linie der Kinetosomen. **Lpr**, Lamina propria. Goldner. Vergr. 6fach (a), 500fach (b).

Die glatte **Muskulatur** der Tube besteht aus drei unscharf getrennten Systemen. Nahe der Mukosa liegt die *tubeneigene Muskularis* (in einer Doppelspirale angeordnet), die für **Peristaltik** verantwortlich ist (Keimtransport). Weiter außen liegen Muskelbündel in Begleitung der größeren subserösen Tubengefäße und unter dem Peritoneum. Sie verleihen der Tube eine gewisse Eigenbeweglichkeit, die für die Eiabnahme von Bedeutung ist.

Relikte aus der Embryonalentwicklung. In der Mesosalpinx sind oft Anschnitte des *Epoophoron* und des *Paroophoron* (Relikte der Urnierenkanälchen und des Wolff-Ganges) zu finden. Die runden, oft weiten Querschnitte tragen kubisches Epithel. Aus diesen Relikten können große Zysten entstehen.

21.3 Uterus

Der Uterus (Gebärmutter; gr.: Metra) ist ein muskelstarkes Hohlorgan (Länge ca. 8 cm). Er wird makroskopisch in das **Korpus** (*Corpus uteri*, Uteruskörper) mit Fundus, den kurzen **Isthmus** und die **Zervix** (*Cervix uteri*, Uterushals) unterteilt. Das Lumen des Korpus (*Cavitas uteri*) kommuniziert über Isthmus und Zervikalkanal (*Canalis cervicis*) mit der Vagina. Die wichtigsten Aufgaben des Uterus sind die Beherbergung des Feten während der Schwangerschaft und die Austreibung des Kindes während der Geburt (Wehen).

Die Hauptmasse des Uterus ist glatte Muskulatur (**Myometrium**). Die Schleimhaut des Korpus ist das **Endometrium**. Es durchläuft in Abhängigkeit vom ovariellen Zyklus den **Schleimhautzyklus**, der sich als **Menstruationszyklus** manifestiert. Die Schleimhaut des Zervikalkanals unterscheidet sich grundsätzlich vom Endometrium des Korpus und wird gesondert besprochen.

Corpus uteri

In der Wand des Korpus (Dicke ca. 2 cm) können von innen nach außen folgende Schichten unterschieden werden:
- **Endometrium** (*Tunica mucosa*),
- **Myometrium** (*Tunica muscularis*),
- **Perimetrium** (*Tunica serosa* und *Tela subserosa*).

Endometrium. Die Uterusschleimhaut sitzt dem Myometrium unmittelbar auf (Abb. 21.**12**). Sie trägt einschichtiges, prismatisches **Oberflächenepithel** (mit einigen Flimmerzellen) und besitzt **tubulöse Drüsen**, die die gesamte Höhe der Schleimhaut durchspannen. Das **Stroma** (Lamina propria), in das die Drüsen eingebettet sind, besteht aus mesenchymartigem Bindegewebe. Nach dem Verhalten während des Zyklus sind im Endometrium zwei Schichten zu unterscheiden:
- **Stratum functionale** (**Funktionalis**): Eine Schicht von wechselnder Breite (bis 5 mm), die ausgeprägte zyklische Änderungen durchläuft und periodisch abgestoßen wird (s.u.).
- **Stratum basale** (**Basalis**): Der unterste schmale Bereich (ca. 1 mm), der kaum zyklische Änderungen durchmacht, bei der Desquamation *nicht* abgestoßen wird und von dem der Wiederaufbau der Schleimhaut ausgeht. Die Grenze zwischen Basalis und Myometrium verläuft unscharf, die Enden der Uterusdrüsen reichen stellenweise in die Muskelschicht hinein.

Das **Myometrium** (Dicke ca. 1,5 cm) besteht aus einem komplizierten System von longitudinalen, zirkulären und schrägen Zügen glatter Muskulatur, das von Gefäß-führendem Bindegewebe durchsetzt ist. Im nicht-schwangeren Uterus sind die glatten Muskelzellen ca. 50 μm lang . Während der **Schwangerschaft** passt sich das Myometrium dem Wachstum des Feten durch *Hyperplasie* (Vermehrung) und *Hypertrophie* (Vergrößerung, bis 800 μm lang) der Muskelzellen an. Außerdem nehmen die Gap junctions enorm zu. Dies dient der Vorbereitung auf die Koordination bei der **Wehentätigkeit**, welche durch **Oxytocin** aus der Neurohypophyse (S. 355) induziert wird. Gegen Ende der Schwangerschaft erhöht sich die Dichte der Oxytocin-Rezeptoren im Myometrium 200fach. Daher löst Oxytocin normalerweise nur am Geburtstermin Wehen aus.

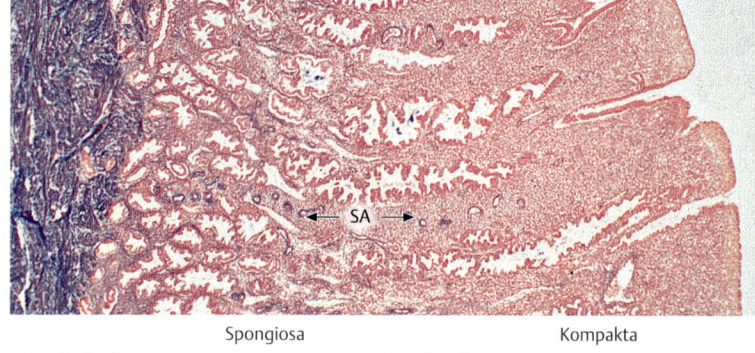

Lumen

├ My ┤├ B ┤├——————————————— Funktionalis ——————————————┤
Spongiosa   Kompakta

Abb. 21.**12** **Uterus** (Mensch). Teil des Myometriums (**My**) und das Endometrium (in der späten Sekretionsphase). **B**, Basalis. **SA**, mehrfache Anschnitte einer Spiralarterie. Azan. Vergr. 19fach.

Das Myometrium lässt drei unscharf begrenzte **Schichten** erkennen. Die mittlere und breiteste Schicht (*Stratum vasculosum*) enthält viele Blutgefäßanschnitte. Sie ist hauptverantwortlich für die Wehen in der Eröffnungsphase der Geburt. Innen und außen davon liegen dünnere Muskelschichten (*Stratum subvasculosum* und *Stratum supravasculosum*).

Das **Perimetrium** ist der Serosaüberzug, von dem Vor- und Rückseite des Korpus sowie Rückseite der Zervix bedeckt sind. Es setzt sich lateral in den Überzug des Lig. latum fort. Das subseröse Bindegewebe geht lateral in das Bindegewebe des klinisch wichtigen **Parametriums** über, welches den Uterus an der Beckenwand verankert und als Gefäß-Nerven-Straße fungiert (s. Lehrbücher der Makroskopie).

Zyklus des Endometriums (Menstruationszyklus)

Die zyklisch schwankenden Konzentrationen der ovariellen Hormone induzieren den **Schleimhautzyklus** im Endometrium des Korpus. Der Zyklus betrifft alle Bestandteile (Drüsen, Stroma, Gefäße) der Funktionalis und ist eine im 28-Tage-Rhythmus sich wiederholende Abfolge von **Proliferation, Differenzierung**, Gewebsnekrose mit nachfolgender **Abbruchblutung** (= Tag 1 des Zyklus) und **Wundheilung**. Der Schleimhautzyklus gleicht einem Spiegelbild des ovariellen Zyklus (Abb. 21.**13**): Der hohe Estrogenspiegel in der Follikelphase verursacht rasches Wachstum der Funktionalis. Der hohe Progesteronspiegel in der Luteal

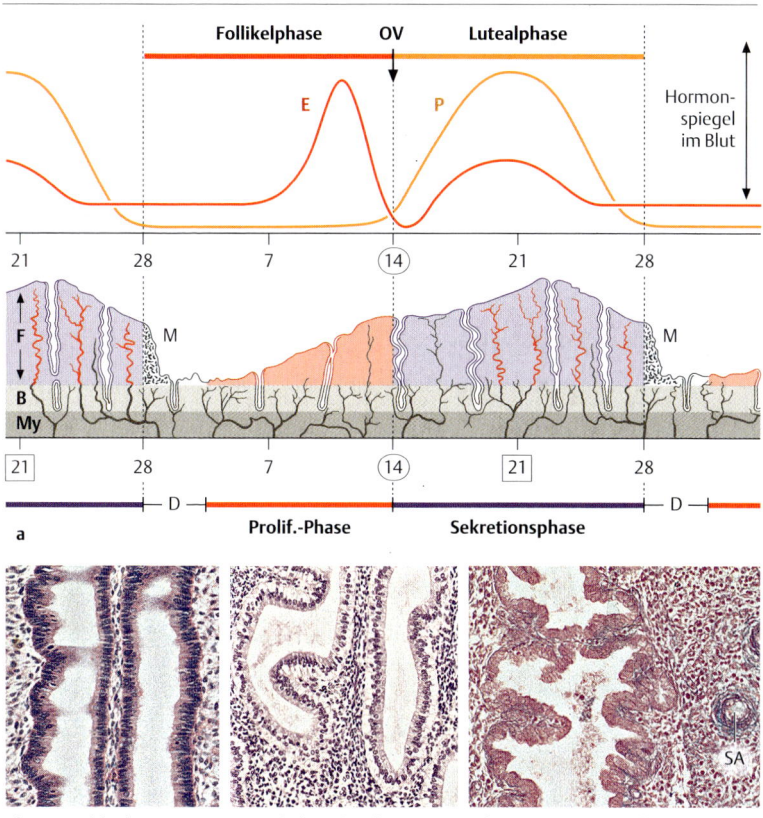

b   Prolif.-Phase   c   frühe Sekr.-Phase   d   späte Sekr.-Phase

Abb. 21.**13** **Zyklus des Endometriums.** **a** Schematische Zusammenfassung des zyklischen Wandels der Schleimhaut und der parallel dazu verlaufenden zyklischen Schwankungen der Hormonspiegel im Blut (vgl. Abb. 21.10). Zeitachse in Tagen. **M**, Menstruationsblutung. **D**, Desquamationsphase. **F**, Funktionalis. **B**, Basalis. **My**, Myometrium. Die Spiralarterien in der späten Sekretionsphase sind rot markiert. Tag **14**: Ovulation (**OV**). An Tag **21** hätte im Falle einer Befruchtung der Keim mit der Implantation begonnen. **b–d** Drüsen in den angegebenen Phasen. Beachte in **c** die retronukleären Vakuolen (Glykogen) sowie in **d** die Sägeblattform der Drüsen, die Pseudodeziduazellen und den Anschnitt der Spiralarterie (**SA**). H.E. (b, c) und Azan (d). Vergr. 100fach.

phase bewirkt die Differenzierung. Der starke Abfall des Progesteronspiegels gegen Ende der Lutealphase führt 14 Tage nach der Ovulation zu Gewebsnekrosen, Abstoßung und Blutung. Der biologische Zweck des Schleimhautzyklus besteht darin, das Endometrium jeweils bis zum 7. Tag nach der Ovulation, also am Beginn der Implantation eines Keimes (S. 439), in einen hierfür optimalen Zustand zu bringen.

▶ Zur Abbruchblutung kann es nur kommen, wenn das Endometrium zuvor unter Estrogeneinwirkung auf eine Höhe angewachsen ist, in der es Progesteron als Überlebensfaktor braucht. Daher gibt es außerhalb der Fortpflanzungsperiode keine physiologische Abbruchblutung. Die erste Menstruationsblutung (**Menarche**, etwa 12.–13. Lebensjahr) ist Indiz dafür, dass erstmals Follikel bis zum späten Tertiärstadium (starke Estrogenproduktion) gereift sind. Das endgültige Ausbleiben der monatlichen Blutung (**Menopause**, ca. 50. Lebensjahr) zeigt an, dass der Follikelvorrat erschöpft und die Quellen für hohe Estrogenspiegel versiegt sind (Folge: Atrophie des Endometriums). ◀

Phasen des Schleimhautzyklus

Im Einzelnen können histologisch folgende Phasen unterschieden werden (Abb. 21.**13**):
- **Desquamationsphase** (Menstruationsphase): Tag 1–3,
- **Proliferationsphase**: bis zur Ovulation (Tag 4–14),
- **Sekretionsphase**: Tag 15–28.

Für die Erkennung von Proliferations- und Sekretionsphase sind folgende Kriterien wichtig: Höhe der Funktionalis, Gestalt der Drüsen, Struktur der Drüsenzellen, Inhalt des Drüsenlumens, Verlauf der Arterien, Struktur der Stromazellen.

Desquamationsphase. Die Funktionalis zerfällt, Blutgefäße werden eröffnet, die Blutgerinnung ist lokal herabgesetzt, Blut und Trümmer der Funktionalis erscheinen als Menstrualblut. Die Basalis bleibt mit einer Wundfläche zurück.

Proliferationsphase. Schon vor Stillstand der Blutung beginnt die Deckung der Wundfläche mit neuem Epithel, das von den verbliebenen Drüsenstümpfen der Basalis auswächst. Durch Proliferation des Drüsenepithels und der Stromazellen wird die Schleimhaut rasch höher. Es sind vermehrt Mitosen zu finden. In der frühen Proliferationsphase verlaufen die Drüsen gestreckt, später zunehmend geschlängelt, da sie schneller wachsen als das Stroma.

Sekretionsphase. Die Proliferation kommt zum Stillstand. Drüsen und Stroma entwickeln Zeichen der spezifischen Funktion (= Differenzierung). In der **frühen Sekretionsphase** zeigen die Drüsenzellen „**retronukleäre Vakuolen**": Die Zellkerne sind nach apikal verschoben, das basale Zytoplasma erscheint leer. Es handelt sich nicht um echte Vakuolen, sondern um zytoplasmatische Ansammlungen von **Glykogen**, das sich in üblichen Präparaten nicht darstellt und das Bild von Vakuolen hervorruft. Dieser Befund erreicht am Tag 4 nach der Ovulation sein Maximum und ist so typisch, dass man ihn zur Datierung der Ovulation benutzen kann. An Tag 6 sind kaum noch Vakuolen zu finden.

In der **späten Sekretionsphase** erreicht die Funktionalis etwa am 21. Zyklustag den für die Implantation eines Keimes optimalen Zustand. Folgende histologischen Merkmale sind kennzeichnend: Die Drüsen zeigen „**Sägeblatt-Form**"; das Drüsenepithel ist in kleine Fältchen aufgeworfen. Im Lumen der Drüsen ist Sekret zu erkennen. Im Stroma nehmen die Arterien einen spiraligen Verlauf an (**Spiralarterien**, die zuführenden Gefäße für eine potenzielle Plazenta). Durch ein Ödem des Stromas nimmt die Höhe der Funktionalis noch zu. Die Stromazellen lagern Glykogen, Proteine, Lipide usw. ein (Nahrung für den sich möglicherweise einnistenden Keim) und schwellen zu epitheloiden Zellen an, die denen der Dezidua in der Plazenta ähneln (daher **Pseudo-** oder **Prädeziduazellen**). Die Dezidualisierung beginnt in der oberen Funktionalis und schreitet nach unten fort. Die Funktionalis kann jetzt in ein oberes *Stratum compactum* (enge Drüsenlumina, starke Dezidualisierung) und ein unteres *Stratum spongiosum* (weite Drüsenlumina) unterteilt werden.

Gegen Ende der Sekretionsphase wird die Funktionalis durch Dauerkonstriktion der Spiralarterien von der Blutzufuhr abgeschnitten (**Ischämie**). Die Höhe des Endometriums geht zurück, viele Zellen sterben ab. Bei Einschießen des Blutes nach erneuter Eröffnung der Spiralarterien zerreißen die ischämisch geschädigten Gefäßwände, Blut tritt aus, die Funktionalis zerfällt: **Menstruationsblutung**.

Gravidität. Wenn die Oozyte befruchtet wurde (S. 426), beginnt der Keim am 6. Tag post conceptionem (pc) (= Tag 21 des Zyklus) mit der Implantation. Von da an sorgt er selbst für die Erhaltung des Endometriums: Der *Trophoblast* (Teil des künftigen Chorions) sezerniert in den mütterlichen Organismus ein LH-artig wirkendes Hormon (**Humanes Chorion-Gonadotropin, HCG**), das die Rückbildung des Corpus luteum verhindert und die Progesteronsekretion noch steigert. Das Endometrium überlebt, die Menstruationsblutung bleibt aus.

▶ Der Nachweis von **HCG** im Serum oder Harn der Frau dient als **Schwangerschaftsnachweis**. Mit hochempfindlichen Methoden ist HCG schon am Tag 8 pc im Serum messbar. ◀

Plazenta

Die Plazenta (Abb. 21.**14**) dient dem Stoffaustausch zwischen fetalem und mütterlichem Blut. Der fetale (größere) Teil wird als **Chorion** bezeichnet. Der mütterliche Teil ist die **Dezidua**, wie die Funktionalis nach der Implantation genannt wird. Die für den Stoffaustausch wichtigste Einrichtung sind die **Plazentazotten** (Chorionzotten). Sie führen die fetalen Blutgefäße und werden von mütterlichem Blut umspült. Die **Diffusionsbarriere** zwischen beiden Kompartimenten wird vom **Trophoblasten** gebildet, der die Zotten bedeckt.

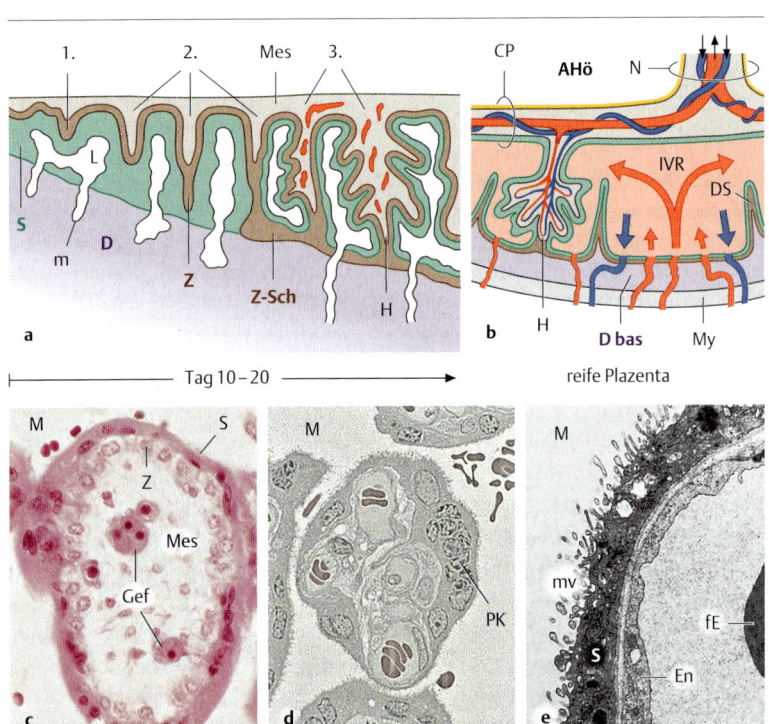

Abb. 21.**14** **Plazenta** (Mensch). **a** **Frühentwicklung der Chorionzotten** (Schema). **1.,2.,3.,** Primär-, Sekundär- und Tertiärzotten (embryonale Gefäße *rot*). **Mes,** Mesenchym (*grau*). **S,** Synzytiotrophoblast (*grün*). **Z,** Zytotrophoblast (*braun*). **Z-Sch,** Zytotrophoblastschale. **D,** Dezidua (*violett*). **L,** Lakunen, schon mit kleinen maternen Gefäßen (**m**) kommunizierend. **H,** Haftzotte. **b** **reife Plazenta** (Schema, Vergr. geringer als Abb. a). **CP,** Chorionplatte. **AHö,** Amnionhöhle; Amnionepithel *gelb*. **N,** Nabelschnur mit 2 Arterien (*blau*, O_2-armes Blut) und einer Vene (*rot*, O_2-reiches Blut). **IVR,** intervillöser Raum (maternes Blut). Die obere Hälfte der Decidua basalis (**Dbas,** *violett*) entspricht etwa der Basalplatte, darin ein Gemisch aus Deziduazellen und Trophoblastgewebe. **DS,** Deziduaseptum. **My,** Myometrium. **c** **Plazentazotte im 2. Monat. M,** maternes Blut (intervillöser Raum). **Gef,** embryonale Gefäße mit kernhaltigen Erythrozyten. Beachte die relativ lange Diffusionsstrecke zwischen embryonalem und maternem Blut. **d** **Terminalzotte der reifen Plazenta** (Semidünnschnitt). Kurze Strecke zwischen fetalem und maternem Blut. **PK,** Kernansammlung ("Proliferationsknoten") im Synzytiotrophoblasten. **e** Ultrastruktur der Trennschichten: Synzytiotrophoblast (**S**), Basallaminae und Endothel (**En**) der fetalen Kapillare. **mv,** Mikrovilli. **fE,** Teil eines fetalen Erythrozyten. H.E. Vergr. 300fach (c), 480fach (d) 4 500fach (e).

Entwicklung. Die **Blastozyste** (S. 427) hat zum Zeitpunkt der **Implantation** (Tag 6 pc) ihre Zellen in zwei Populationen sortiert, einen innen liegenden Zellhaufen (**Embryoblast**, künftiger Embryo) und eine einschichtige Hülle, die die ganze Blastozyste umgibt (**Trophoblast**). Dieser wächst invasiv in das Endometrium hinein. Die Trophoblastzellen, die dabei mit maternem Gewebe in Kontakt kommen, fusionieren zu einem vielkernigen Zellgebilde ohne Zellgrenzen (= Synzytium) und werden zum **Synzytiotrophoblasten**. Seine Masse wird ständig durch Proliferation und Fusion einkerniger Zellen aus dem **Zytotrophoblasten** vergrößert. Um den Tag 11 pc ist der Keim völlig im Endometrium untergetaucht. Die Stromazellen sind zu zytoplasmareichen *Deziduazellen* geworden, von deren Vorratsstoffen der Keim zunächst lebt. Die Funktionalis wird jetzt als **Dezidua** bezeichnet (decidua = „hinfällig", weil nach der Geburt abgestoßen)**.**

Ab Tag 9 pc entstehen im Synzytiotrophoblasten Lakunen (Abb. 21.**14 a**), die zu einem Labyrinth zusammenfließen (später der **intervillöse Raum**). Nachdem der Synzytiotrophoblast kleine Gefäße in der Dezidua arrodiert hat, füllen sich die Lakunen mit maternem Blut. Nun wachsen Zotten aus: Sie bestehen anfangs nur aus Trophoblast (**Primärzotten**), erhalten dann einen Kern aus Mesenchym (**Sekundärzotten**) und schließlich Blutgefäße (**Tertiärzotten**). In manchen Zotten (den späteren Haftzotten, s.u.) wachsen Zellsäulen des Zytotrophoblasten durch den Synzytiotrophoblasten hindurch aggressiv bis in die Dezidua vor, breiten sich hier flächig aus und bilden die **Zytotrophoblastschale** (extravillöser Trophoblast), die den Keim ganz umgibt und ihn in der Dezidua *verankert*. Näheres s. Embryologie-Bücher.

In den ersten zwei Monaten ist die Keimanlage rundum von Chorionzotten umgeben. Das weitere Zottenwachstum beschränkt sich auf den Embryonalpol. Hier bildet sich die Plazenta; die darin einbezogene Dezidua wird als **Decidua basalis** bezeichnet, im Gegensatz zu anderen Deziduaregionen (D. capsularis, D. parietalis), die nicht an der Plazenta beteiligt sind. Von der 10. Woche an zapfen extravillöse Trophoblastzellen gezielt die mütterlichen *Spiralarterien* an, ersetzen die regulären Strukturen der Arterienwände und beseitigen die Gefäße der Mikrozirkulation in der Dezidua. Dadurch münden die Spiralarterien jetzt direkt in dem **intervillösen Raum**.

Bau und Funktionen der reifen Plazenta

Die reife Plazenta (Gewicht ca. 500 g) hat die Form einer dicken Scheibe von ca. 20 cm Durchmesser und wird gern mit einem flachen Topf verglichen (Abb. 21.**14b**): Die (überwiegend materne) **Basalplatte** bildet den Boden, die **Chorionplatte** den Deckel. Das Topflumen ist der **intervillöse Raum**, der ca. 150 ml maternes Blut fasst. Vom Boden ausgehende *Deziduasepten* (Plazentasepten) unterteilen den Topf unvollständig in kleinere Einheiten. Von der Chorionplatte entspringen Zottenbäume, deren Zweige im maternen Blut flottieren. **Haftzotten** (s.o.) sind an ihrem Apex mit der Basalplatte verwachsen und verankern die Plazenta an der Dezidua. Sämtliche Oberflächen an Basalplatte, Chorionplatte und Zotten, die mit maternem Blut in Kontakt kommen, sind von Synzytiotrophoblast bekleidet.

Die **Basalplatte** ist der obere Teil der Decidua basalis und enthält eine Mischung aus maternen Deziduazellen und extravillösen Trophoblastzellen (große ovale Zellen mit basophilem Zytoplasma). Die **Chorionplatte** besteht aus Mesenchym, das mit dem Stroma der Nabelschnur und der Zottenstämme in Verbindung steht. Auf der fetalen Seite ist die Chorionplatte von einschichtigem prismatischem *Amnionepithel* bedeckt. An Chorion- und Basalplatte sowie stellenweise an den Zottenoberflächen bilden sich Lagen von eosinophilem Extrazellulärmaterial (**Fibrinoid**, benannt nach Langhans, Rohr, Nitabuch). Es entsteht teils dort, wo Synzytiotrophoblast zugrunde gegangen ist (Hauptbestandteil: Serumfibrin; Funktion: Ersatz der Barriere); teils handelt es sich um eine Basallamina-artige Matrix, die vom extravillösen Trophoblasten sezerniert wird (Funktion: Verankerung der Plazenta in der Dezidua). Die **Lösung der Plazenta** unter der Geburt vollzieht sich entlang einer Demarkationszone innerhalb der Dezidua basalis. Nach Ausstoßung der **Nachgeburt** (Plazenta und Eihäute) wird auch die restliche Dezidua abgestoßen. Das Endometrium regeneriert sich von der Basalis aus.

Blutzirkulation. Das *fetale* Blut wird, vom Feten kommend, über zwei *Nabelarterien* in die radiär angeordneten Arterien der Chorionplatte und von dort in die Zottenstämme geführt. Nach Passage des Kapillarbettes in den Terminalzotten verlässt es schließlich die Plazenta über die *Nabelvene* in Richtung Fetus. Das *materne* Blut wird über die Spiralarterien unter beträchtlichem Druck in den intervillösen Raum eingeleitet und fließt über weite Venenöffnungen wieder ab.

Plazentazotten. Für den Stoffaustausch sind die reich kapillarisierten **Terminalzotten** mit einer Oberfläche (in der reifen Plazenta) von 10—12 m^2 am wichtigsten. Der Zottenkern besteht aus Mesenchym, in dem Makrophagen (*Hofbauer-Zellen*) vorkommen. Die Zotten sind im 1. Drittel der Gravidität von zwei Zellschichten bedeckt (Abb. 21.**14 c**): innen eine durchgehende Schicht von blass gefärbten **Zytotrophoblast**-Zellen *(Langhans-Zellen)* und zum maternen Blut hin der stärker anfärbbare **Synzytiotrophoblast.** Der Zytotrophoblast stellt den Vorrat teilungsfähiger Zellen dar, aus dem das Synzytium ständig neue Zellkerne und -organellen zugeliefert bekommt. Überflüssige Kerne des Synzytiums häufen sich an vielen Stellen an (fälschlich als „*Proliferationsknoten*" bezeichnet, Abb. 21.**14 d**); sie werden als Pakete in den intervillösen Raum hinein abgeschnürt und sind im Blut der Mutter nachweisbar. Die Langhans-Schicht verbraucht sich weitgehend, in der geborenen Plazenta sind nur noch wenige Langhans-Zellen zu finden.

Als **Plazentaschranke** werden die Strukturen zusammengefasst, die maternes und fetales Blut trennen und beim Stoffaustausch durchquert werden müssen: *Synzytiotrophoblast, Zytotrophoblast* (soweit vorhanden), *Basallamina, Mesenchym, Basallamina der fetalen Kapillare, Endothel* (vom geschlossenen Bautyp). Die Diffusionsstrecke ist in der jungen Plazenta relativ lang (Abb. 21.**14 c**), in der zweiten Hälfte der Gravidität wird sie zunehmend kürzer. Gegen Ende sind maternes und fetales Blut im Mittel 3,5 μm voneinander entfernt und an vielen Stellen nur durch Synzytiotrophoblast, Basallaminae und Kapillarendothel getrennt (Abb. 21.**14 e**).

Gase und hydrophobe Moleküle diffundieren einfach passiv durch die Trennschichten hindurch. Für viele hydrophile Moleküle stellt die **Plasmamembran des Synzytiotrophoblasten** die entscheidende **Diffusionsbarriere** dar; Zellkontakte spielen hier wegen der weitgehend fehlenden Interzellularspalten kaum eine Rolle. Zugleich ist der Synzytiotrophoblast aber auch verantwortlich für die *selektive Durchschleusung* von physiologischen hydrophilen Molekülen (z.B. Aminosäuren, Glucose: mittels membranständiger Transporter; Proteine wie z.B. Antikörper IgG: durch Rezeptor-vermittelte Transzytose). Die dem maternen Blut zugewandte Oberfläche ist durch *Mikrovilli* um ein Vielfaches vergrößert.

▶ Für die medizinische Praxis kann als Faustregel gelten, dass die Undurchlässigkeit der **plazentaren Diffusionsbarriere** weniger strikt ist als die der Blut-Hirn-Barriere (S. 173); d.h. alle Medikamente und Genussgifte, die im Gehirn der Mutter wirken, werden auch den Feten erreichen. ◀

Homonbildung. Neben seinen resorptiven Aufgaben synthetisiert der Synzytiotrophoblast Hormone, die vor allem auf den maternen Organismus wirken: Anfangs **HCG** (S. 437) zur Aufrechterhaltung des Corpus luteum; später **Estrogene** (Wachstum des Uterus und der Brustdrüse), **Progesteron** (Differenzierung und Aufrechterhaltung der Dezidua, Ruhigstellung des Myometriums, Differenzierung der Brustdrüse) und **Chorion-Somatomammotropin** (Wirkung u.a. auf den Kohlenhydratstoffwechsel der Mutter: Erhöhung des Glucoseangebotes für den Feten).

Nabelschnur

Die bei Geburt ca. 60 cm lange Nabelschnur verbindet den Feten mit der Plazenta. Sie führt zwei Nabelarterien (*Aa. umbilicales*) und eine Nabelvene (*V. umbilicalis*). Die Nabelschnur ist vom Amnionepithel überkleidet. Das Stroma besteht aus **gallertigem Bindegewebe**: Mesenchymzellen, Hyaluronan-reiche Grundsubstanz und kurze Bindegewebsfasern. In histologischen Präparaten von der „geborenen Nabelschnur" sind die Gefäße durch Verkürzung der glatten Muskulatur verengt, das Bild entspricht nicht dem Zustand in vivo.

Isthmus uteri

Der Isthmus (das untere Uterinsegment in der Geburtshilfe) ist der 5–9 mm lange Uterusabschnitt zwischen Korpus und Zervix. Er ist grundsätzlich wie das Korpus aufgebaut. Unterschiede: Das Myometrium ist weniger reich an Gefäßen (daher hier operativer Zugang beim **Kaiserschnitt**). Das Endometrium ist niedriger, es ähnelt der Basalis und nimmt kaum an den zyklischen Veränderungen teil (nur Abstoßung des Oberflächenepithels). Die Grenze zur völlig anders gebauten Schleimhaut des Zervikalkanals wird als *histologischer innerer Muttermund* bezeichnet; im Unterschied zum anatomischen inneren Muttermund, der – unabhängig von der Histologie der Schleimhaut – den im Isthmus gelegenen Beginn des engen Ausgangskanals aus der Cavitas uteri bezeichnet (Abb. 21.**15**).

21.4 Cervix uteri und Vagina

Zervix

Die Zervix (Abb. 21.**15**) besteht makroskopisch aus einem oberen Teil, der vom Bindegewebe des Parametriums umgeben ist (**Portio supravaginalis cervicis**), und einem in die Vagina ragenden unteren Teil (**Portio vaginalis cervicis**, s.u.). Die Zervix ist vom spindelförmigen **Zervikalkanal** durchzogen, der mit dem **äußeren Muttermund** auf der Portio vaginalis mündet. Die Zervix stellt den Verschlussapparat des Uterus dar (gegen aufsteigende Krankheitskeime; Verhinderung des vorzeitigen Abgangs des Feten). Die Wand der Zervix enthält glatte Muskulatur, die mit reichlich Bindegewebe und elastischen Fasern durchsetzt ist.

Die **Schleimhaut des Zervikalkanals** ist durch parallele Falten (*Plicae palmatae*) und dazwischen liegende tiefe Täler (Krypten) stark zerklüftet, was im histologischen Schnitt das Bild von stark verzweigten, tubulösen Drüsen (**Zervixdrüsen**) vortäuscht. Das **Epithel** besteht fast einheitlich aus einer Lage von zylindrischen, Schleim-produzierenden Zellen mit hellem Zytoplasma und basal liegendem Kern (Abb. 21.**15d**); einzelne Zellen tragen Kinozilien. An der Basis des Epithels sind Gruppen von niedrigen **Reservezellen** zu finden, die für den Nachschub im Rahmen des natürlichen Zellumsatzes sorgen. Die Zervikalschleimhaut zeigt im Verlauf des Zyklus keine wesentlichen histologischen Änderungen.

Der **Zervikalschleim** befeuchtet das Epithel der drüsenlosen Vaginalschleimhaut und versieht den Zervikalkanal mit einem schützenden Pfropf. Die meiste Zeit des **Zyklus** ist der Zervikalschleim zäh. Zur Zeit der Ovulation ist er dünnflüssig („spinnbar") und gut durchgängig für Spermien. Er ist leicht alkalisch, was – im Gegensatz zum sauren Milieu der Vagina (s.u.) – die Beweglichkeit und das Überleben der Spermien begünstigt.

Portio vaginalis cervicis und Vagina

Die Oberflächen von Portio vaginalis und Vaginalschleimhaut werden gemeinsam von mehrschichtigem unverhorntem Plattenepithel bedeckt. Wegen der praktisch-medizinischen Bedeutung dieses Epithels werden die beiden Strukturen hier trotz ihrer unterschiedlichen makroskopisch-anatomischen Zuordnung zusammen besprochen.

Die **Portio vaginalis cervicis** („*Portio*" der Kliniker) ragt frei in die Vagina hinein. Im Zentrum liegt der *äußere Muttermund* (Mündung des Zervikalkanals). Die Oberfläche wird von unverhorntem Plattenepithel bedeckt, das histologisch und funktionell dem der Vaginalschleimhaut gleicht.

Die **Vagina** (Scheide, gr.: Kolpos) ist ein ca. 10 cm langer dünnwandiger Schlauch mit folgenden Wandschichten: *Mukosa* mit mehrschichtigem unverhorntem Plattenepithel und bindegewebiger Lamina propria; dünne, von Bindegewebe

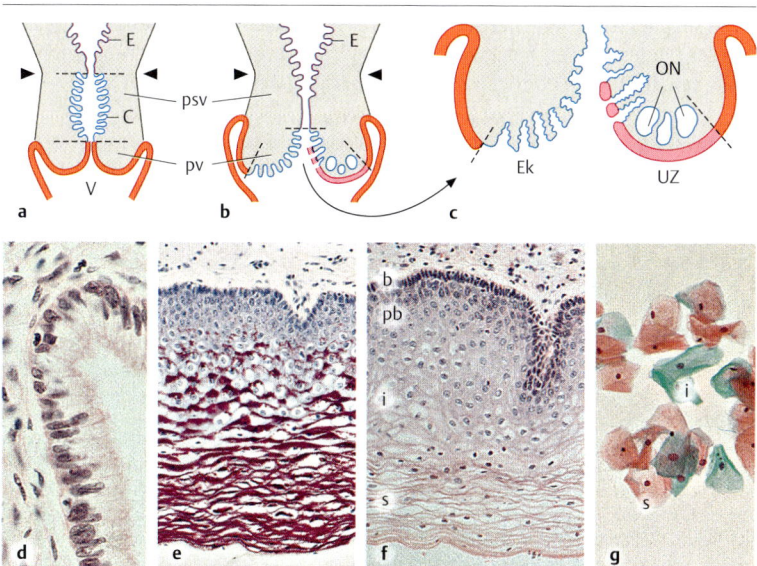

Abb. 21.**15 Cervix uteri.** **a–c** Epithelverhältnisse vor der Pubertät (**a**) und in der Reproduktionsphase (**b, c**). **psv**, Portio supravaginalis cervicis. **pv**, Portio vaginalis cervicis ("*Portio*"). **E**, Endometrium (*violett*). **C**, Schleimhaut des Canalis cervicis (*blau*). **V**, Vagina, ausgekleidet mit unverhorntem mehrschichtigem Plattenepithel (*rot*). *Pfeilköpfe* markieren die Lage des anatomischen inneren Muttermundes. *Gestrichelte Linien* markieren die Grenzen der Zervikalschleimhaut. **c**, Vergrößerung aus **b**. In **a** ist die Grenze zwischen den Epitheltypen von vaginal her nicht sichtbar. In **b, c** ist die Zervikalschleimhaut ektropioniert (**Ek**); in der rechten Bildhälfte ist das Ektropion von durch Metaplasie entstandenem, unverhorntem Plattenepithel (*hellrot*) bedeckt (Umwandlungszone, **UZ**). Einige Zervikaldrüsen haben dadurch ihren Ausgang verloren und sind zu Retentionszysten geworden (Ovula Nabothi, **ON**). **d** Schleim-bildendes Zylinderepithel der Zervikalschleimhaut. **e**, **f** Plattenepithel der Portio: e, PAS-Färbung zur Darstellung des *Glykogens*; f, H.E.-Färbung. **Schichten:** Basal- (**b**), Parabasal- (**pb**), Intermediär- (**i**) und Superfizialschicht (**s**). **g** Zytologisches Abstrichpräparat vom Plattenepithel der Portio (unter Vorherrschaft von Estrogen). Färbung nach Papanicolaou. Beachte die Differenzierungsmerkmale der Intermediär- (**i**, grün) und Superfizialzellen (**s**, rot): pyknotische Kerne, großer flacher Zellleib. [Originalpräparat: E. Sprenger, Inst. f. Zytopathologie, Kiel]. Vergr. 300fach (d), 110fach (e,f), 150fach (g).

durchsetzte *Muskularis*; bindegewebige *Adventitia*. Die Mukosa ist drüsenfrei, ihre Oberfläche wird von Zervikalschleim und von Gewebsflüssigkeit, die durch das Epithel dringt (Transsudat), befeuchtet.

Das **unverhornte Plattenepithel** von Vaginalschleimhaut und Portio umfasst folgende Schichten (Abb. 21.**15 e, f**): *Stratum basale* (Proliferation), *Str. parabasale* (beginnende Differenzierung), *Str. intermedium* und *Str. superficiale* (höchste Differenzierungsstufe). Wie bei diesem Gewebetyp üblich (S. 84), enthalten die Zellen der beiden oberen Stockwerke als Ausdruck ihrer Differenzierung reichlich **Glykogen**. Im Vaginalepithel kommen **Langerhans-Zellen** vor (S. 451).

Das Epithel macht **zyklische Schwankungen** durch: Präovulatorisch sind unter starkem Estrogeneinfluss alle vier Stockwerke voll ausgebildet. Nach der Ovulation schilfern Teile des Stratum superficiale ab und das Stratum intermedium liegt teilweise frei. Die abgeschilferten Zellen zerfallen, und das freigesetzte **Glykogen** dient den in der Scheide physiologisch vorkommenden **Milchsäurebakterien** (Döderlein-Stäbchen) als Nahrung. Durch den Abbau von Glucose zu Milchsäure entsteht das **saure Scheidenmilieu** (pH 4—5, wichtiger Schutz gegen die Besiedelung mit Krankheitserregern).

Epithelverhältnisse auf der Portio

Die Oberfläche der Portio kann durch direkte Inspektion bei der gynäkologischen Untersuchung beurteilt werden (Lupenvergrößerung mittels **Kolposkop**). Vor der Pubertät ist die ganze Portio von Plattenepithel bedeckt, die Grenze zum Zylinderepithel liegt endozervikal (eben oberhalb des äußeren Muttermundes) und ist nicht sichtbar (Abb. 21.**15a—c**). Bei der geschlechtsreifen Frau kann sich die Schleimhaut unter Wirkung der ovariellen Hormone ein Stück weit aus dem Kanal herauskrempeln (ektropionieren) und erscheint auf der Portio-Oberfläche. Die zerklüftete Zervikalschleimhaut und die scharfe Grenze zum Plattenepithel sind außerhalb des Muttermundes sichtbar (**Ektropion** oder **Ektopie**). Nach der Menopause verlagert sich die Zervikalschleimhaut zurück, die Grenze zwischen den Epitheltypen liegt wieder endozervikal.

Im Ektropion-Bereich kann es zur Umwandlung (**Metaplasie**) von einschichtigem Zylinderepithel in mehrschichtiges unverhorntes Plattenepithel kommen, das in Struktur und zyklischem Verhalten dem regulären Plattenepithel der Portio gleicht (**Umwandlungszone**, Abb. 21.**15c**). Die Metaplasie beruht auf einer Umstellung des Differenzierungsprogramms der nachwachsenden Ersatzzellen im Rahmen der natürlichen Epithelerneuerung und stellt wahrscheinlich eine Anpassung an das Scheidenmilieu dar. Die Ausgänge der Zervixdrüsen in der Umwandlungszone können von Plattenepithel überwachsen und verschlossen werden. Dadurch entstehen makroskopisch sichtbare Retentionszysten (*Ovula Nabothi*).

▷ **Zervixkarzinom.** Besonders in der Umwandlungszone kann das Plattenepithel maligne entarten. Dies ist ein langer Prozess (Jahre), der durch die zytologische Untersuchung von **Abstrichpräparaten** frühzeitig erkannt werden kann. Ein Abstrich enthält stets die zuoberst liegenden Zellen, die (bei gesundem Epithel) die Zeichen der Differenzierung aufweisen sollten. Das Fehlen dieser Merkmale zeigt an, dass eine Differenzierung der Zellen während der Wanderung von basal nach superfizial nicht stattfindet, weil die Zellen bis oben hin mit Proliferation beschäftigt sind (Vor- oder **Frühstadium eines Karzinoms**). Solche Stellen müssen gegebenenfalls gezielt entfernt werden. Zur makroskopischen Markierung zwecks Planung des operativen Vorgehens macht man sich den **Glykogengehalt** des umliegenden gesunden Epithels zunutze: Anfärbung des Glykogens mit einer iodhaltigen Lösung (**Iodprobe nach Schiller**). Das ungefärbt bleibende Areal entspricht der Flächenausdehnung des nicht-differenzierten Epithels. ◁

21.5 Äußeres Genitale (*Vulva*)

Als **Vulva** werden die Clitoris, die großen und kleinen Labien, der Scheidenvorhof (*Vestibulum vaginae*) mit seinen Drüsen sowie die äußeren Öffnungen von Harnröhre und Vagina zusammengefasst. Die Entwicklungsgeschichte (s. Bücher der Embryologie) macht es verständlich, dass die äußeren weiblichen Geschlechtsorgane im *grundsätzlichen histologischen* Aufbau weitgehend mit den männlichen vergleichbar sind.

Die **Clitoris** enthält einen Schwellkörper, der dem Corpus cavernosum penis homolog ist. Die **großen Labien** sind pigmentierte Hautwülste (vgl. Skrotalhaut), die glatte Muskelzellen sowie Talg-, Schweiß- und Duftdrüsen enthalten. Im Unterschied zur Skrotalhaut ist hier subkutanes Fettgewebe vorhanden. Die Außenseite ist behaart, die Innenseite haarfrei. Die **kleinen Labien** sind unbehaarte, fettgewebsfreie Hautfalten, die einen Schwellkörper (homolog zum Corpus spongiosum penis) enthalten. Sie tragen auf der Außenseite schwach verhorntes, auf der Innenseite unverhorntes Plattenepithel. Eine Besonderheit sind die vielen freien Talgdrüsen.

Nahe der Harnröhrenmündung öffnen sich **Gll. vestibulares minores**, die den Gll. urethrales des Mannes entsprechen. Die paarigen **Gll. vestibulares majores** (*Bartholin-Drüsen*) sind Schleim-bildende tubuloalveoläre Drüsen, die mit einem 1 cm langen Gang auf der Innenfläche der kleinen Labien münden. Sie gleichen histologisch den Bulbourethraldrüsen des Mannes. Bakterielle Besiedlung einer Drüse führt zur „*Bartholinitis*", Verschluss des Ausführungsganges zur Retentionszyste.

22 Haut und Hautanhangsgebilde

Die Haut (**Kutis**) setzt sich aus einem epithelialen Anteil (*Epidermis*: verhorntes mehrschichtiges Plattenepithel) und einem bindegewebigen Anteil (*Dermis*) zusammen. Die Kutis und die darunter liegende Schicht aus Binde- und Fettgewebe (*Tela subcutanea*, Unterhaut, **Subkutis**) bilden gemeinsam die Hautdecke (**Integumentum commune**). Im praktisch-medizinischen Sprachgebrauch werden die Begriffe *Haut* und *Hautdecke* meist nicht scharf getrennt; abweichend von der offiziellen anatomischen Nomenklatur ist mit „Haut" meist die ganze *Hautdecke* gemeint. Ungeachtet terminologischer Differenzen besteht kein Zweifel darüber, dass Kutis und Subkutis eine Funktionseinheit darstellen (Abb. 22.**1**). Die **Hautanhangsgebilde** entwickeln sich als Derivate der Epidermis. Zu ihnen zählen zwei spezielle Verhornungsprodukte (**Haare** und **Nägel**) und die **Hautdrüsen** (*Talg-* und *Schweißdrüsen*). Auch die **Brustdrüse** entwickelt sich als Hautanhangsorgan und wird deshalb in diesem Kapitel besprochen.

Die Haut erfüllt lebenswichtige Aufgaben: Die Epidermis als äußere Abdeckung des Körpers schützt vor Wasserverlust und zahlreichen schädigenden Einflüssen der Außenwelt; als Sitz von kleinen Sinnesorganen (S. 468) ermöglicht die Haut die Wahrnehmung von verschiedenen Reizen aus der Umwelt; aufgrund der Gefäßarchitektur und der Schweißdrüsen ist sie ein wichtiges Glied der Thermoregulation.

22.1 Hautdecke

Die Haut bedeckt beim Erwachsenen eine Fläche von knapp 2 m^2. Ihr makroskopisch sichtbares Oberflächenrelief ist regional unterschiedlich: Der größte Teil des Körpers ist von **Felderhaut** bedeckt (rhombische Felderung); die Palmar- und Plantarflächen tragen **Leistenhaut** (genetisch determiniertes, individuell spezifisches Leistenmuster; Fingerabdruck). Die Felderhaut besitzt Haare, Schweiß- und Talgdrüsen; die Leistenhaut ist unbehaart und es fehlen die Talgdrüsen.

Die Schichten der Hautdecke sind Epidermis, Dermis und Subkutis. Die **Epidermis** (Dicke an der Felderhaut meist 50−100 µm, an der Leistenhaut bis zum Zehnfachen) ist ein verhorntes, mehrschichtiges Plattenepithel. Es stellt die eigentliche *Deckschicht* des Körpers dar. Die bindegewebige **Dermis** ist für die *mechanische Widerstandsfähigkeit* der Kutis verantwortlich und führt die termi-

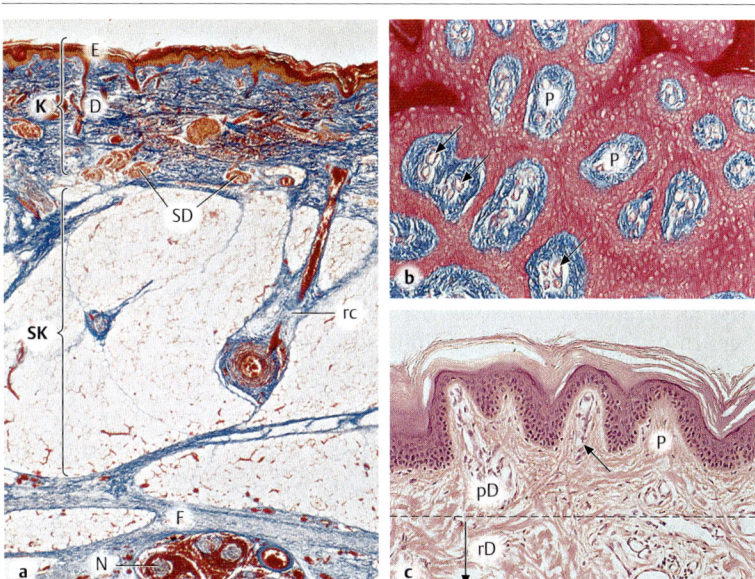

Abb. 22.**1** **Schichten der Hautdecke** (Felderhaut). **a** Hautdecke am Unterarm eines menschlichen Neugeborenen. **K**, Kutis, bestehend aus Epidermis (**E**) und Dermis (**D**). **SK**, Subkutis. **SD**, Schweißdrüsen. **rc**, Retinaculum cutis. **F**, Faszie. **N**, Nerv. **b**, **c** Epidermis und papilläre Dermis (Fingerrücken), tangential und senkrecht geschnitten. **P**, Papillen. **Pfeile** weisen auf Anschnitte von Kapillaren. In b sieht man, dass die Papillen von der Epidermis umgeben sind. Die gestrichelte Linie in c deutet die Grenze zwischen retikulärer Dermis (**rD**) und papillärer Dermis (**pD**) an. Azan (a, b); H.E. (c). Vergr. 19fach (a), 100fach (b, c). (Präparate: B. Tillmann, Kiel)

nalen Blutgefäße, während die Epidermis gefäßfrei ist. Dermis und Epidermis sind in der *dermo-epidermalen Verbindungszone* eng miteinander verzahnt. Dies äußert sich lichtmikroskopisch im undulierenden Verlauf der Grenze: aus der Dermis ragen zapfenförmige Fortsätze (*Papillen*) empor, die von *Reteleisten* der Epidermis umgeben sind (Abb. 22.**1b, c**). Die **Subkutis** stellt die Verbindung zwischen der Kutis und tiefer liegenden Strukturen (Faszien, Periost) her und dient als *Verschiebeschicht* und *Druckpolster*. Die Hautdrüsen und Haarfollikel sind in die Dermis eingelagert oder reichen bis in die Subkutis hinunter.

Epidermis

Das verhornte, mehrschichtige Epithel der Epidermis besteht aus **Keratinozyten**. Weiter gibt es in der Epidermis Pigment-bildende *Melanozyten*, zum Immunsystem gehörige *Langerhans-Zellen* (s.u.) und *Merkel-Zellen* (S. 469).

Die Epidermis ist in **vier Etagen** gegliedert (Abb. 22.**2**). Die drei unteren bestehen aus *vitalen Keratinozyten*, die oberste aus *toten Hornzellen*, die schließlich abgeschilfert und durch nachrückende Zellen ersetzt werden. In der Epidermis findet eine permanente Zellwanderung von basal nach superfizial statt, während der die Keratinozyten, koordiniert durch Gap junctions, verschiedene Differenzierungsschritte durchlaufen. Die **Hornzellen** sind nicht etwa ein Abfallprodukt, sondern das eigentliche **Ziel der Differenzierung**. Erst durch die Bildung der Hornschicht erfüllt die Epidermis ihre wichtigste Aufgabe, nämlich die Aufrecht-

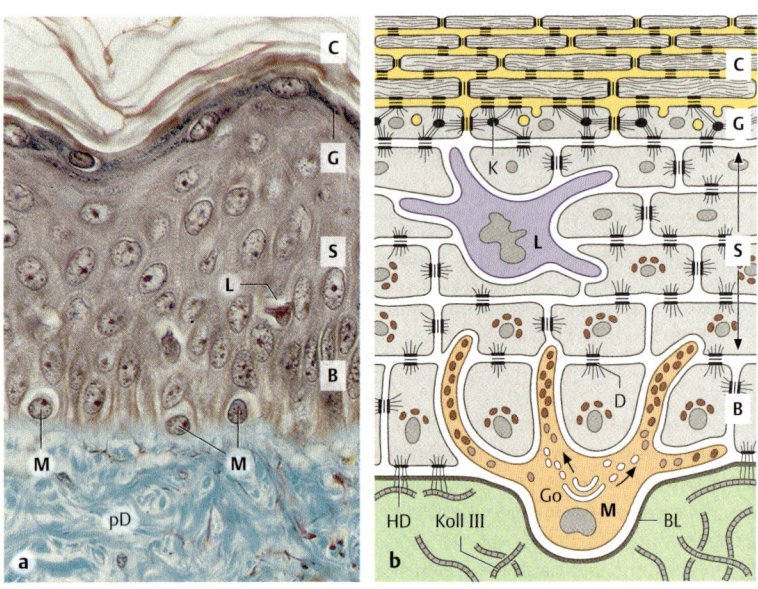

Abb. 22.**2** **Schichten der Epidermis a** Wangenhaut. **B**, Stratum basale. **S**, Str. spinosum. **G**, Str. granulosum. **C**, Str. corneum. **K**, Keratohyalingranulum. **L**, Langerhans-Zelle. **M**, Melanozyt. **pD**, papilläre Dermis. Goldner/Resorcin-Fuchsin. **b** Vereinfachtes Schema. **BL**, Basallamina. **D**, Desmosom. **HD**, Hemidesmosom. **Koll III**, Fibrillen aus Kollagen Typ III. **Go**, Golgi-Apparat. Beachte die polaren Lipide (*gelb*, Diffusionsbarriere) in den Interzellulärspalten des Str. corneum. Pfeile in M: Richtung des Transportes der reifenden Melanosomen. Vergr. 560fach (a).

erhaltung einer mechanisch und chemisch widerstandsfähigen Abdeckung und einer nahezu wasserdichten Diffusionsbarriere. Das Schichtenbild der Epidermis kommt dadurch zustande, dass Zellen gleichen Differenzierungsgrades jeweils in derselben Höhe liegen.

- Das **Stratum basale** besteht aus *einer* Lage von prismatischen Zellen, die direkt auf der Basallamina sitzen. Die Basalschicht ist für den ständigen Zellnachschub verantwortlich. In der normalen Epidermis finden nur hier Mitosen statt. Das Stratum basale enthält in kleinen Gruppen liegende **Stammzellen** und deren Abkömmlinge, die sich rege teilen und dann in die höheren Schichten aufsteigen.

- Das **Stratum spinosum** (Stachelzellschicht) umfasst 2–5 Lagen polygonaler Zellen, die im üblichen Präparat aufgrund artifizieller Schrumpfung ihre Desmosomen-Kontakte besonders deutlich erkennen lassen (daher das Bild der Stachelzellen).

- Im **Stratum granulosum** enthalten die Zellen (ca. 3 Lagen) lichtmikroskopisch sichtbare *Keratohyalingranula*, die mit dem Verhornungsprozess (s.u.) in Zusammenhang stehen.

- Im **Stratum corneum** (Hornschicht) besitzen die Zellen weder Kern noch Organellen mehr. Diese Schicht ist in üblichen Präparaten meist schlecht erhalten und lässt lichtmikroskopisch nicht die einzelnen Zellen erkennen. Die Hornzellen sind polygonale Plättchen (0,5 µm dick, 30 µm im Durchmesser). Die Hornschicht der Felderhaut besteht aus etwa 25, die der Leistenhaut aus bis zu 100 Zelllagen. In der Leistenhaut ist zwischen Stratum granulosum und corneum zusätzlich ein eosinophiles **Stratum lucidum** zu beobachten. Es enthält Übergangsstadien zwischen Keratinozyten und Hornzellen.

Die **Zeitspanne** von der Neuentstehung eines Keratinozyten in der Basalschicht bis zur Abschilferung als Hornzelle beträgt etwa 4 Wochen (die Hälfte davon Aufenthalt im Stratum corneum). Die Hornzellen werden einzeln abgeworfen; makroskopisch sichtbare Schuppen sind größere Aggregate von Hornzellen.

Ultrastruktur der Keratinozyten und Differenzierung zu Hornzellen

Die Keratinozyten werden von zahlreichen **Desmosomen** zusammengehalten; die Basalzellen sind durch **Hemidesmosomen** an der Basallamina verankert. An der intrazellulären Portion jedes Haftkontaktes inserieren dicke Bündel aus **Zytokeratinfilamenten** (Tonofilamenten), die den Keratinozyten in verschiedenen Richtungen durchziehen (Abb. 3.**9**). Durch die Filamente und Haftkontakte entsteht ein *Zugkräfte übertragendes Netzwerk*, das die ganze Epidermis durchsetzt und in der dermo-epidermalen Verbindungszone (S. 451) an die Kollagenfasern der Dermis angeschlossen ist.

Im Laufe der **Differenzierung** tauchen in den Keratinozyten Syntheseprodukte auf, die für die Erstellung der Hornschicht benötigt werden: (1) Die Bausteine der Tonofilamente (S. 27) werden von dem Zytokeratinpaar Typ 5/Typ 14 (in den Basalzellen) auf Typ 1/Typ 10 (ab Stratum spinosum) umgestellt. (2) Im Stratum granulosum taucht das Intermediärfilament-Begleitprotein **Profilaggrin** auf, das die Packungsdichte der Filamente stellenweise stark erhöht (diese Stellen erscheinen lichtmikroskopisch als **Keratohyalingranula**). (3) Mit Beginn des Stratum corneum wird der Wassergehalt des Zytoplasmas stark reduziert; Profilaggrin wird zu **Filaggrin** gespalten, welches nun alle Filamente über Disulfidbrücken miteinander vernetzt. Das so entstehende, unlösliche Material ist **Keratin** (gr.: *keras*, Horn), es füllt die ganze Hornzelle aus. (4) Durch Ablagerung spezieller Proteine an der Innenseite der Plasmamembran bildet sich in der Hornzelle eine unlösliche, widerstandsfähige **Hornhülle** (*cornified envelope*); diese geht mit dem Keratingerüst und den Desmosomen chemische Bindungen ein. Die Plasmamembran verschwindet allmählich und wird durch eine Schicht polarer Lipide ersetzt, die außen an die Hornhülle gebunden werden.

Die **Hornschicht** besteht also aus Hornzellen, d.h. plättchenförmigen steifen Hülsen, die mit dem mechanisch und chemisch widerstandsfähigen **Keratin** gefüllt sind und durch Desmosomen und extrazelluläre **Lipide** zusammengehalten werden (Abb. 22.**2b**). Diese polaren Lipide werden im oberen Stratum granulosum synthetisiert und in kleinen Lamellenkörpern (*Odland-Körperchen*) gespeichert. Nach exozytotischer Freisetzung verteilen sie sich in den Interzellulärspalten des Stratum corneum und versiegeln hier den Extrazellulärraum. Dieser **Lipidverschluss** ist Grundlage für die **Epidermis-Barriere**. Ihre biologische Bedeutung besteht vor allem darin, den Austritt von Wasser (und damit den transepidermalen Wasserverlust) weitgehend zu verhindern.

Tight junctions. Nach neuesten Befunden bestehen zwischen den Zellen des Stratum granulosum echte Zonulae occludentes, die für die Epidermis-Barriere auch eine Bedeutung haben. Wahrscheinlich ergänzen beide Mechanismen (Lipidverschluss und Tight junctions) einander; wenn ein Mechanismus ausfällt, ist die Barriere undicht.

▷ Die **Epidermis-Barriere** verhindert auch den Eintritt wasserlöslicher Moleküle von außen. Arznei- und Giftstoffe können durch die intakte Epidermis nur eindringen, wenn sie ausreichend lipophil sind. ◁

Andere Zelltypen in der Epidermis

Melanozyten, *Langerhans-Zellen* und *Merkel-Zellen* machen nur ca. 10 % des gesamten Zellbesatzes in der Epidermis aus, sind aber von erheblicher Bedeutung. Merkel-Zellen dienen dem Tastsinn (S. 469). Melanozyten und Langerhans-Zellen sind nur mittels Spezialfärbungen eindeutig zu identifizieren; in üblichen Präparaten sind sie höchstens verdachtsweise anzusprechen, da sie sich durch ihren hellen Zellleib von den Keratinozyten abheben (Abb. 22.**2**). Melanozyten gehören ausschließlich in die Basalschicht, Langerhans-Zellen liegen vorwiegend im Stratum spinosum; beide Zelltypen stehen über Zelladhäsionsmoleküle (**E-Cadherin**) mit den benachbarten Keratinozyten in Beziehung.

Melanozyten sind eingewanderte Abkömmlinge der Neuralleiste, sie sind für die Pigmentierung der Haut verantwortlich. In speziellen Zellorganellen, den *Melanosomen* (S. 52), synthetisieren sie das dunkelbraune Pigment **Melanin** und übergeben die Melanosomen dann den Keratinozyten der unteren Zelllagen. Das Versorgungsgebiet eines Melanozyten umfasst durchschnittlich 36 Keratinozyten (*epidermale Melanin-Einheit*). Melanin schützt durch Absorption von UV-Strahlen die mitotisch aktiven Basalzellen vor Genom-schädigenden Wirkungen des Lichtes. Die Melanozyten selbst sind relativ schwach pigmentiert, da sie die Melanosomen fortwährend an die Keratinozyten abgeben.

Die **Melanozyten** liegen mit ihrem Perikaryon direkt oberhalb der Basallamina und reichen mit dendritischen Ausläufern zwischen die Keratinozyten. Die primären Melanosomen entstehen im Zentrum der Zelle. Während des Transports in die Dendritenspitzen werden sie durch Synthese und Anreichung des Pigments zu reifen Melanosomen (Melaninsynthese aus Tyrosin, Schlüsselenzym Tyrosinase). Die Übertragung in die Keratinozyten geschieht wahrscheinlich durch Phagozytose von Dendritenspitzen. Die Melanosomen ordnen sich (bei weißer Haut) kappenförmig über dem Kern der Keratinozyten an (Abb. 5.**10c**). In den Keratinozyten der oberen Epidermisschichten verschwinden die Melanosomen allmählich.

Determinierte **Unterschiede in der Pigmentierung** einzelner Hautregionen beruhen auf unterschiedlicher Dichte der Melanozyten (zwischen 800 und 1500 Zellen pro mm^2). Die aktuelle Syntheseaktivität der Melanozyten wird durch UV-Licht verstärkt (*Bräunung* der Haut). Rassenbedingte *dunkle Hautfarbe* kommt durch höhere Grundaktivität der Melaninsynthese sowie größere und gleichmäßig im Keratinozyten verteilte solitäre Melanosomen zustande, *nicht* durch höhere Dichte der Melanozyten. – Neben dem dunkelbraunen **Eumelanin** gibt es mit diesem chemisch verwandte **Phäomelanine,** rötlich-gelbe Pigmente, die vor allem bei rotblonden Menschen vorkommen und weniger gut vor Lichtschäden zu schützen scheinen; durch UV-Strahlen induzierte Hauttumoren sind bei Rotblonden häufiger.

▶ Von den Melanozyten geht ein aggressiver Tumor, das **maligne Melanom** (schwarzer Hautkrebs), aus. ◀

Langerhans-Zellen sind professionelle *Antigen-präsentierende Zellen* (S. 254) und gehören zu den Hauptakteuren bei der Immunabwehr der Haut. Sie sitzen in regelmäßigen Abständen (ca. 500 Zellen/mm^2) zwischen den Keratinozyten und kontrollieren mit langen Ausläufern ihre Domäne. Dadurch kommt ein lückenloses „Abfangnetz" für Antigene zustande.

Langerhans-Zellen stammen aus dem Knochenmark. Nach Aufnahme eines epidermal eingedrungenen Antigens wandern sie in den nächsten Lymphknoten, werden hier zu **interdigitierenden dendritischen Zellen** der T-Zone (S. 263) und setzen eine T-Zell-abhängige kutane Immunreaktion in Gang. Die aus der Epidermis abgewanderten Langerhans-Zellen werden durch Nachschub aus dem Knochenmark ersetzt.

Dermo-epidermale Verbindungszone

Die Epidermis ist fest an der Dermis verankert. Scherkräfte, die auf die Epidermis einwirken, werden auf die Kollagenfasern der Dermis übertragen. Zu diesem Zweck sind die basalen Keratinozyten, die Basallamina und die papilläre Dermis

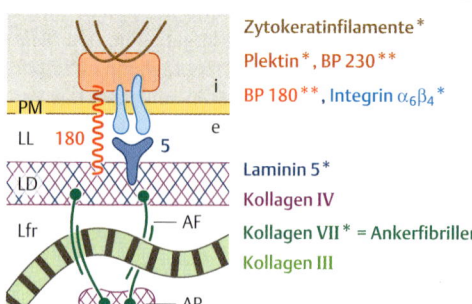

Zytokeratinfilamente*

Plektin*, BP 230**

BP 180**, Integrin $\alpha_6\beta_4$*

Laminin 5*

Kollagen IV

Kollagen VII* = Ankerfibrillen

Kollagen III

Abb. 22.**3** **Dermo-epidermale Verbindungszone.** Schema der an der Haftung beteiligten Proteine und Strukturen im Bereich eines Hemidesmosoms. Erbliche (*) und erworbene (**) Defekte der markierten Proteine führen zu Blasenbildung und Ablösung der Epidermis. **PM**, Plasmamembran. **LL**, **LD**, **Lfr**, Lamina lucida (= rara), L. densa und L. fibroreticularis der Basalmembran. **AP**, Ankerplatte aus Kollagen IV. **e**, **i**, Extra- und Intrazellulärraum.

(s.u.) im Bereich der Hemidesmosomen durch eine **Kette von Haftmechanismen** miteinander verbunden (Einzelheiten s. Abb. 22.**3**).

Das Bauprinzip der **Hemidesmosomen** wurde schon an anderer Stelle erklärt (Abb. 4.**1**, 8.**9**, 8.**10**). Die Zytokeratinfilamente sind durch Adaptorproteine (u.a. *Plektin* und *BP 230*) in den intrazellulären Plaques befestigt. Die Verbindung zur Extrazellulärmatrix wird durch Transmembranproteine (ein *Integrin* und *BP 180* = Kollagen XVII) hergestellt. Ankerfilamente (aus *Laminin 5* und *BP 180*) fesseln die Zelle an die Lamina densa, diese hat ihrerseits durch Ankerfibrillen (aus *Kollagen VII*, Produkt der Keratinozyten) Anschluss an die Kollagenfibrillen (*Kollagen III*) der papillären Dermis.

◪ **Ablösungen der Epidermis**. Wenn genetisch bedingt irgendein Glied in der Kette der molekularen Haftmechanismen fehlt, führen Scherkräfte zu Rissen in der Höhe des Defektes (oberhalb oder unterhalb der Basallamina). Folge: Bildung von Blasen (*Bullae*), in manchen Fällen großflächige Ablösung der Epidermis (verschiedene Typen von *hereditären bullösen Epidermolysen*). Epidermisablösungen entstehen auch durch Autoantikörper gegen Bestandteile der Hemidesmosomen (Proteine BP 180 bzw. 230) (*Bullöses Pemphigoid*), gegen Kollagen VII oder gegen Desmosomenbestandteile (intraepidermale Blasen, *Pemphigus*). ◪

Dermis und Subkutis

In der **Dermis** (*Corium*, Lederhaut) sind zwei Etagen zu unterscheiden: Die Gesamtheit der Papillen wird als Papillarkörper oder papilläre Dermis (*Stratum papillare*) bezeichnet, der übrige Teil der Lederhaut ist die retikuläre Dermis (*Stratum reticulare*).

Die **papilläre Dermis** besteht aus lockerem Bindegewebe, das dünne Fasern aus Kollagen (Typ III), elastische Fasern und relativ viele Zellen enthält, darunter Zellen der Abwehr. Jede Papille besitzt eine eigene Kapillarschlinge und ist reichlich mit freien Nervenendigungen ausgestattet, die u.a. Schmerz- und Juckempfindungen vermitteln. In den Papillen der Leistenhaut liegen **Meissner-Tastkörperchen** (S. 470).

▶ In der papillären Dermis spielen sich viele kutane Entzündungen ab. Erwähnenswert sind in diesem Zusammenhang die **Mastzellen**: Durch die Ausschüttung von Histamin und anderen Wirkstoffen sind sie mit verantwortlich für die typischen Zeichen der akuten Entzündungsreaktion an der Haut (z.B. Schwellung, Rötung, Juckreiz). ◀

Die **retikuläre Dermis** ist ein straffes, geflechtartiges Bindegewebe mit dicken Kollagenfasern (Typ I) und begleitenden elastischen Fasern. Die retikuläre Dermis verleiht der Haut ihre mechanische Widerstandsfähigkeit; die Dermis ist *reißfest,* aber *reversibel dehnbar.* Die Dehnbarkeit beruht auf Reserven, die durch den gewellten Verlauf der Kollagenfasern und ihre gitterartige Anordnung zustandekommen. Bei Zug werden die Fasern entwellt und die Gitter bis zur Parallelausrichtung verstellt. Bei Nachlassen der Zugkräfte stellen die elastischen Fasern den ursprünglichen Zustand wieder her.

▶ Die Hauptverlaufsrichtung der Kollagenfasern ist regional unterschiedlich. Die von Langer beschriebenen **Spaltlinien der Haut** entsprechen der Richtung der geringsten Dehnbarkeit. Chirurgische Hautschnitte entlang den Spaltlinien klaffen weniger und heilen besser als Schnitte senkrecht dazu. ◀

Die **Subkutis** besteht aus lockerem Bindegewebe und enthält regional unterschiedlich große Anteile von Fettgewebe, in das die epifaszialen Leitungsbahnen der Haut eingebettet sind (Präparierkurs: Darstellung von Hautnerven und -venen). Das subkutane Fettgewebe wird von Bindegewebszügen (*Retinacula cutis*) durchzogen, die die Kutis mehr oder weniger *verschieblich* an tiefer liegenden Strukturen (z.B. Faszien, Periost) verankern. Das Fettgewebe dient je nach Körperregion als Druckpolster (z.B. Fußsohle) oder als Energiespeicher und Wärmeisolator.

Die Bindegewebsfasern der Dermis und Subkutis sind in eine gelartige Grundsubstanz eingebettet, die reich an **Hyaluronan** und **Proteoglykanen** (S. 104) ist. Diese Makromoleküle machen durch ihre Wasser-bindenden Eigenschaften die Hautdecke zu einem wichtigen Wasserspeicher. Der Wassergehalt ist bestimmend für den *Turgor* der Haut.

Regionale Unterschiede. Der beschriebene Aufbau der Hautdecke ist überall grundsätzlich gleich, jedoch gibt es im Einzelnen erhebliche regionale Unterschiede. Sie betreffen u.a. die Dicke der Epidermis (insbesondere der Hornschicht), die Architektur des Papillarkörpers und der retikulären Dermis, die Dicke des subkutanen Fettgewebes, die Verschieblichkeit der Kutis (abhängig von der Architektur der Retinacula cutis) und die Ausstattung mit Haaren und Drüsen. Die Merkmale einer Hautregion sind **determiniert** und werden stets beibehalten. Dies ist u.a. bei der Auswahl eines Hautlappens zu beachten, der (zwecks Deckung eines größeren Hautdefektes) in eine andere Region verpflanzt werden soll.

Leitungsbahnen der Haut

Das **Blutgefäßsystem** der Haut dient nicht nur der Versorgung, sondern vor allem der *Thermoregulation*. Die Gefäßarchitektur ist durch zwei oberflächenparallele Geflechte gekennzeichnet (Abb. 22.**4**): **Plexus superficialis** (oberflächlicher Plexus) an der Grenze zwischen papillärer und retikulärer Dermis; **Plexus profundus**

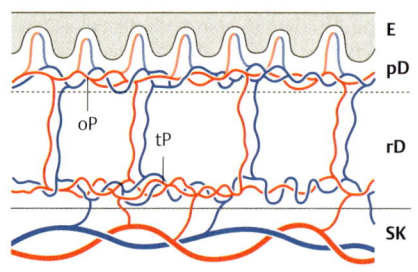

Abb. 22.**4** **Blutgefäße der Haut** (Schema). **E**, Epidermis. **pD** und **rD**, papilläre und retikuläre Dermis. **SK**, Subkutis. **oP** und **tP**, oberflächlicher und tiefer Gefäßplexus. Beachte die Kapillarschlinge in jeder Papille.

(tiefer Plexus) an der Grenze zwischen Dermis und Subkutis. Beide Geflechte sind durch vertikale Gefäße verbunden. Vom oberflächlichen Plexus entspringen die Kapillarschlingen für die Papillen. Für die *Wärmeabstrahlung* ist der Blutfluss im venösen Teil des oberflächlichen Plexus am wichtigsten (Regulierung der Weite der zuführenden Arteriolen durch den Sympathikus). Das **Lymphgefäßsystem** beginnt mit Lymphkapillaren in der papillären Dermis, die Anschluss an Kollektoren in der Dermis und Subkutis haben. Die **Nerven und Sinnesorgane** der Haut werden auf S. 468 ff besprochen.

22.2 Hautanhangsgebilde

Alle Hautanhangsorgane sind Bildungen der Epidermis, die sich unter dem steuernden Einfluss der Dermis entwickeln. Sie entstehen dadurch, dass zunächst solide Epithelzapfen in die Tiefe wachsen, die sich anschließend differenzieren.

Haare und Nägel

Haar (*Pilus*) und Nagel (*Unguis;* gr.: onyx) sind als Verhornungsprodukte der Epidermis aufzufassen. Sie wachsen aus Epidermiseinstülpungen hervor, die in der Tiefe mitotisch aktive Zellen beherbergen (**Matrixzellen**, vergleichbar denen des epidermalen Stratum basale). Die aus den proliferierenden Matrixzellen hervorgehenden Zellen differenzieren sich zu **Hornzellen**, aus denen Haarschaft und Nagelplatte zusammengesetzt sind. Die Vorgänge entsprechen also grundsätzlich denen in der Epidermis. Unterschiede betreffen vor allem die Wachstumskinetik sowie die Geometrie und Härte des Verhornungsproduktes.

Die besondere **Härte und Widerstandsfähigkeit** (sowohl mechanisch wie chemisch) beruht auf biochemischen Besonderheiten des Keratins. Sowohl die Zytokeratine (spezielle Typen von **„harten" Zytokeratinen**) als auch die Begleitproteine sind haar- und nagelspezifisch und erlauben aufgrund eines höheren Cysteingehaltes eine viel stärkere Vernetzung (über Disulfidbrücken) als im epidermalen Keratin. Die Hornzellen der Haare und Nägel werden durch Desmosomen und polare Lipide zusammengehalten.

Haare

Jedes Haar entsteht in einer zylindrischen Epidermiseinstülpung, die in die Dermis oder Subkutis hinunter reicht und als **Haarfollikel** bezeichnet wird (Abb. 22.**5**, 22.**6**). Alle Follikel werden vor der Geburt angelegt, danach entstehen keine neuen mehr. Jedem Follikel ist eine Talgdrüse (S. 460) zugeordnet. Das einzelne Haar wächst nicht kontinuierlich sondern unterliegt einer periodischen Erneuerung (zyklische Folge von Wachstum, Stillstand, Ausfall: **Haarzyklus**).

Man kann in der postnatalen Haarausstattung **zwei Grundtypen von Haaren** unterscheiden: (1) *Vellushaare* (Flaumhaare, entsprechend den fetalen Lanugohaaren), die beim Kind und bei der Frau den größten Teil des Körpers bedecken: dünn (bis 20 µm), kurz, kaum pigmentiert, Follikel in der Dermis. (2) *Terminalhaare* (Langhaare): dick (bis 100 µm), pigmentiert, Follikel in die Subkutis reichend (Beispiele: Haupthaare, Wimpern, Brauen, Schamhaare, beim Mann Barthaare).

Histologische Bestandteile des Haares und Haarfollikels

- Der **Haarschaft** ist der *vollständig verhornte* Teil des Haars. Sein unteres Ende steckt im Follikel; mit seinem größeren Teil überragt er die Hautoberfläche („Haar" im landläufigen Sinne). Die Hauptmasse des Haarschaftes besteht aus der *Rinde*. Sie ist aus lang gestreckten, dicht gepackten Hornzellen zusammengesetzt, die Melanosomen enthalten (Haarfarbe). Außen ist die Rinde von der *Haarcuticula* bedeckt, sie besteht aus platten, dachziegelartig angeordneten Hornzellen (Streichrichtung zur Haarspitze). *Mark* (ein nicht-kontinuierlicher dünner Faden aus locker gepackten Hornzellen und lufthaltigen Hohlräumen) kommt nur im Terminalhaar vor.
- Die **Haarwurzel** hat schon dieselbe zylindrische Form und dieselben Anteile wie der Haarschaft, ihre Zellen sind jedoch noch *nicht verhornt.* Zwischen Haarwurzel und -schaft liegt die *keratogene Zone*, in der die Verhornung der Haarzellen vonstatten geht.
- Der **Haarbulbus** (Haarzwiebel) ist der kolbig aufgetriebene epitheliale Anfang des Haares am Boden des Follikels. Der Bulbus enthält die teilungsfreudigen *Matrixzellen*, die für das Wachstum des Haares verantwortlich sind. Die Nachkommen der Matrixzellen steigen auf und differenzieren sich, je nach Position, zu Zellen von Mark, Rinde oder Cuticula sowie zur inneren Wurzelscheide (s.u.). Zwischen den Matrixzellen liegen *Melanozyten*, die den künftigen Rindenzellen Melanosomen mit auf den Weg geben.

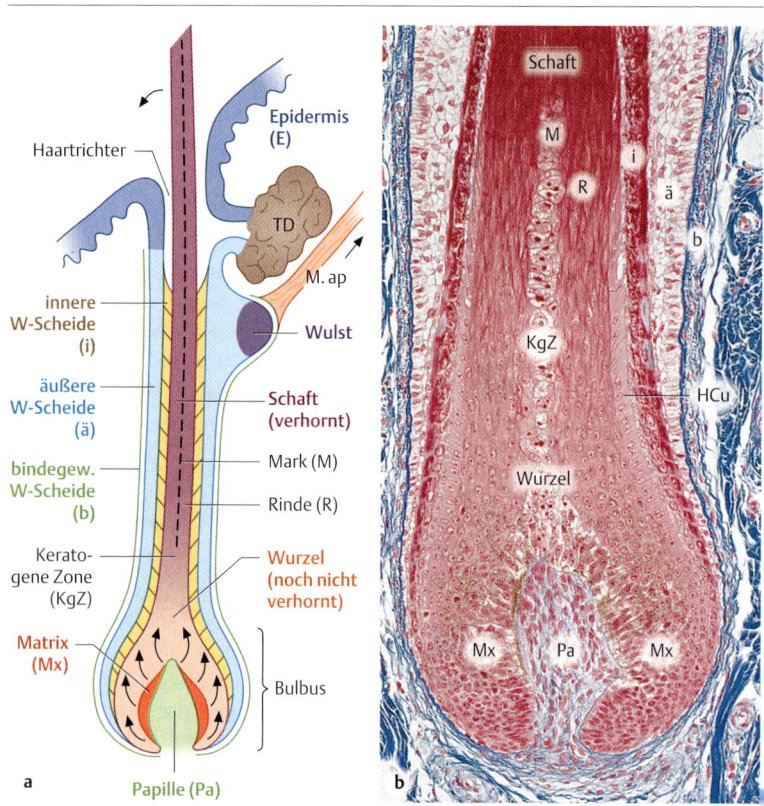

Abb. 22.**5** **Haarfollikel** (Längsschnitt). **a** Schema. **TD**, Talgdrüse. **M. ap**, M. arrector pili. Der Follikel steckt *schräg* in der Haut; zwecks Platzersparnis ist hier die Epidermis schräg gezeichnet. **Pfeile** oben geben die Zugrichtung des M. arrector und die Kipprichtung des Haarschaftes an. **Pfeile** im Bulbus geben die Richtung an, in der die Abkömmlinge der Matrixzellen in die einzelnen Teile des Haares und Follikels eingehen. **b** Follikel einer Augenwimper. Abkürzungen wie in a angegeben. Zwischen Wurzel und Schaft liegt die keratogene Zone (**KgZ**), in der die Verhornung vonstatten geht. In den der Rinde zugeordneten Matrixzellen sind Melaningranula zu sehen. **HCu**, Haarcuticula, hier noch nicht verhornt. Azan. Vergr. 150fach.

- Die **Haarpapille** ist ein aus zellreichem *Bindegewebe* bestehender Fortsatz der Dermis, der von unten in den Haarbulbus ragt. Die Papille enthält eine *Kapillarschlinge* zur Versorgung des Haarbulbus. Die *Fibroblasten* der Papille steuern das Teilungsverhalten der Matrixzellen und damit das Wachstum des Haares. Ohne Papille ist die Bildung eines Haares nicht möglich.

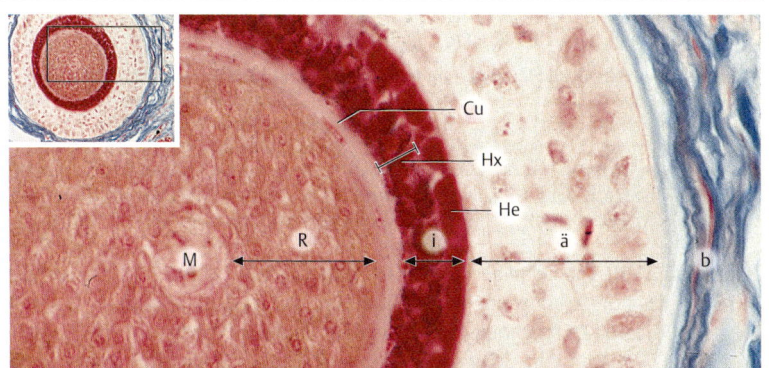

Abb. 22.6 Haarfollikel (Haupthaar). Querschnitt in Höhe der keratogenen Zone. Der im Einsatzbild markierte Ausschnitt ist gezeigt. Abkürzungen wie in Abb. 22.5. Die innere Wurzelscheide besteht aus der schmalen Henle-Schicht (**He**), der 1–2 Zellen breiten Huxley-Schicht (**Hux**) und der Scheidencuticula (**Cu**). Diese ist hier nicht sicher von der Haarcuticula abzugrenzen. Azan. Vergr. 75fach und 500fach.

- Der **Haartrichter** (*Infundibulum*) ist die Mündung des Follikels zur Hautoberfläche. Am Boden des Trichters mündet der Ausführungsgang der Talgdrüse, kurz darüber der Gang der apokrinen Schweißdrüse (s.u.), falls vorhanden.
- Die **epithelialen Wurzelscheiden** bilden innerhalb des Follikels konzentrische Hüllen um Haarwurzel und Haarschaft. Die **innere Wurzelscheide** verhornt früh (schon vor den Zellen des Haares). Sie endet am Boden des Haartrichters, hier werden ihre Zellen abgeschilfert. Die Schichten der inneren Wurzelscheide sind (von innen nach außen) *Scheidencuticula, Huxley-Schicht, Henle-Schicht*. Die **äußere Wurzelscheide** besteht aus mehreren Schichten heller (weil glykogenreicher), unverhornter Zellen. Erst im Haartrichter verhornt sie und geht nahtlos in die Epidermis über. Ein biologisch wichtiger Teil der äußeren Wurzelscheide ist der **Wulst** kurz unterhalb des Haartrichters. Der Wulst enthält **Stammzellen**, aus denen die Matrixzellen für ein neues Haar (s.u.) hervorgehen. Diese Stammzellen sind wahrscheinlich auch für den Nachschub neuer Basalzellen der Talgdrüsen verantwortlich und können bei größeren Verwundungen der Epidermis auch diese mit neuen Stammzellen versorgen.
- Die **bindegewebige Wurzelscheide** umhüllt den Follikel. Zwischen ihr und der epithelialen Wurzelscheide liegt eine dicke Basalmembran („Glasmembran").
- Der **M. arrector pili** ist ein glatter Muskel, der unterhalb der Talgdrüse an der bindegewebigen Wurzelscheide inseriert (Ursprung in der oberen Dermis). Muskel und Talgdrüse liegen stets auf der Leeseite (der „windabgewandten" Seite) des Follikels. Der M. arrector pili kann den primär schräg ausgerichteten Follikel in eine steilere Position kippen (Drehpunkt in Höhe des Haartrichters)

und dadurch das Haar aufrichten; dabei wird zugleich die Talgdrüse ausgepresst. Innervation des Muskels: *Sympathikus.*

Wachstum des Haares und Verankerung im Follikel. Für die **Verankerung** des Haares sind vor allem die Cuticulae verantwortlich: Die Streichrichtung der „Dachziegel" in Haarcuticula und Scheidencuticula verlaufen gegensinnig, sodass die Zellen sich ineinander verhaken. Das **Wachstum** des Haupthaares beträgt ca. 1 cm/Monat. Es beruht auf der mitotischen Aktivität der Matrixzellen und den nachfolgenden Differenzierungsprozessen, durch die die verhornten Haarzellen entstehen. Der wachsende Haarschaft samt der inneren und einem Teil der äußeren Wurzelscheide gleitet langsam im Follikel aufwärts. Die Einzelheiten des Gleitvorganges sind nicht ausreichend geklärt.

Haarzyklus. Alle Haarfollikel durchlaufen einen Zyklus (Abb. 22.**7**), der wenige Monate (z.B. Brauen) oder mehrere Jahre (Haupthaar) dauern kann. Er umfasst folgende Phasen (Zeitangaben für Haupthaar): **Anagen** (Wachstum, 3–8 Jahre); **Katagen** (Rückbildung, ca. 3 Wochen); **Telogen** (Ruhe, ca. 3 Monate), das mit dem Ausfall des Haares endet und von einem neuen Anagen gefolgt ist . Beim Menschen sind die Zyklen der einzelnen Follikel nicht synchronisiert (im Gegensatz zu vielen anderen Säugern mit sichtbarem Fellwechsel). Etwa 90 % der Haupthaare sind im Anagen. Bei ausgeglichener Bilanz fallen pro Tag nicht mehr als ca. 100 Haare aus.

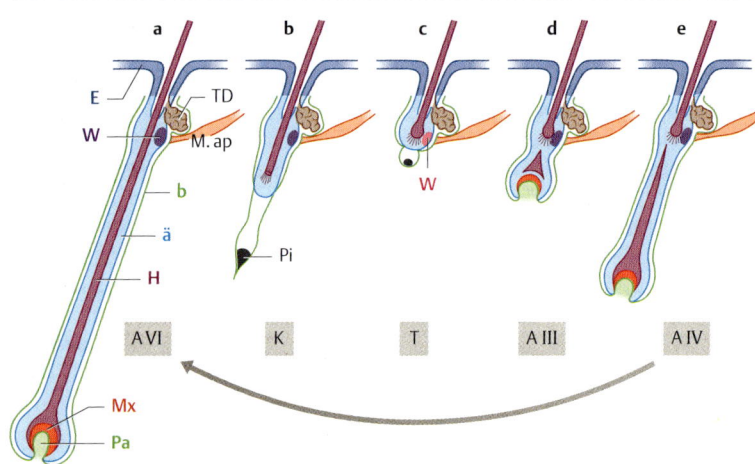

Abb. 22.**7 Haarzyklus** (vereinfachtes Schema). **H**, Haar. Sonstige Abkürzungen und Farben wie in Abb. 22.5. Die innere Wurzelscheide ist weggelassen. **A**, Anagen (Wachstumsphase) in verschiedenen Stadien. **K**, Katagen (Rückbildungsphase). **T**, Telogen (Ruhephase). Auf folgende Einzelheiten sei hingewiesen: In **b** und **c** fehlen die Matrixzellen und die Papille ist inaktiv (**Pi**, schwarz). **Pa** (grün), Papille aktiv. Die Stammzellen im Wulst sind in **c** mitotisch aktiv (*rot*), um neue Matrixzellen zu generieren; in allen anderen Teilabbildungen ist der Wulst im Ruhezustand (*violett*). Der Follikel in **e** enthält das neue heranwachsende und das alte, im Ausfallen begriffene Haar. Näheres s. Text.

Der **Haarzyklus** wird von den *Fibroblasten der Haarpapille* nach einem inneren Zeitplan gesteuert. Wenn diese aufhören, die Matrixzellen zu stimulieren, sistiert das Wachstum und das Katagen beginnt. Der ganze untere Teil des Follikels wird kürzer, bis sein Boden (samt der inaktiven Haarpapille) bis in die Höhe des Wulstes aufgestiegen ist. Hierdurch werden die **Stammzellen im Wulst** aktiviert und liefern künftige Matrixzellen. Diese wachsen abwärts, aktivieren zugleich die Fibroblasten der Papille, die nun ihrerseits ihre steuernde Funktion wieder aufnehmen. Das alte Haar fällt spätestens aus, wenn das neue an der Oberfläche erscheint. Die Stammzellen im Wulst legen sich wieder zur Ruhe (daher ist der Wulst im Anagen-Follikel auch wenig prominent).

▷ Durch **Schädigungen der Matrixzellen** (z.B. im Rahmen einer Tumor-Chemotherapie) wird das Wachstum plötzlich beendet und die Haarwurzel bricht ab. Folge: synchronisierter Haarausfall. Dieser ist reversibel, da die Zellen der Haarpapille und des Wulstes wegen ihrer niedrigen mitotischen Aktivität in der Regel unbeschädigt bleiben. ◁

„Haarkosmetik". Die *Haarfarbe* ist abhängig von der Menge und Art der Melanine, die die Melanozyten den künftigen Rindenzellen übergeben. In den Follikeln *grauer* bzw. *weißer Haare* sind die Melanozyten vermindert bzw. untergegangen. Die *Länge* eines Haars ist proportional der Dauer des Anagen und umgekehrt proportional zur Brüchigkeit des Haarschaftes. Die *Dicke* des einzelnen Haares ist abhängig von der Größe der Haarpapille, die die Zahl der Matrixzellen bestimmt. Die durch Androgene induzierte „Glatze" des Mannes entsteht dadurch, dass die Haarfollikel miniaturisiert werden und das Anagen sich verkürzt (Folge: kurze, dünne Härchen). Ursache: geänderte Reaktion des Follikels auf Dihydrotestosteron (vgl. S. 408).

Nägel

Der Nagel besteht aus dicht gepackten Hornschuppen. Seine Teile (Abb. 22.**8**) sind (a) die **Nagelplatte**, die proximal und seitlich in Hauttaschen (*Nagelfalz*) eingelassen ist und hier jeweils von einer Hautfalte (*Nagelwall*) überragt wird; (b) die **Nagelwurzel**, die unter dem proximalen Nagelwall versteckt liegt. Das Nagelhäutchen (*Eponychium*) verschließt den proximalen Nagelfalz zum Schutz der Nagelwurzel. Die Nagelplatte ist am Epithel des **Nagelbettes** verankert. Das Epithel (nur aus Stratum basale und spinosum bestehend) geht proximal in die

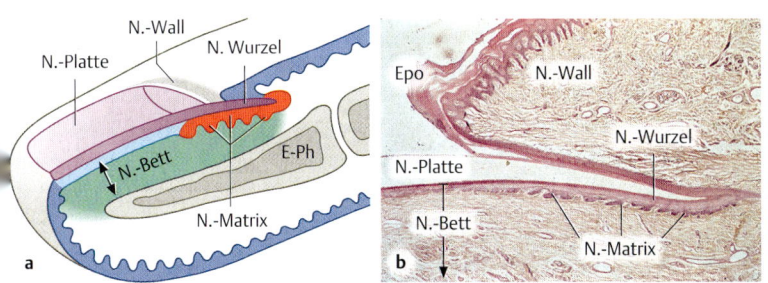

Abb. 22.**8** **Fingernagel**, Längsschnitt. **a** Schema. Das *Nagelbett* ist das Gebiet zwischen Nagel und Endphalanx (**E-Ph**) und besteht aus Epithel (*hellblau*) und Dermis (*grün*). **b** Histologischer Schnitt. **Epo**, Eponychium (etwas hochgeklappt). H.E. Vergr. 9,5fach. (Präparat: B. Tillmann, Kiel).

Nagelmatrix über; diese ist für das Nagelwachstum verantwortlich: Die Nachkommen der mitotisch aktiven Basalzellen differenzieren sich zu Hornzellen, die fortwährend tangential in die Nagelwurzel eingefügt werden. Das Nagelwachstum (0,5−1 mm/Woche) verläuft kontinuierlich.

▶ Die Dermis des Nagelbettes ist (ohne Subkutis) unverschieblich an das Periost der Endphalanx gefesselt, daher verursachen Flüssigkeitsansammlungen im Nagelbett (Entzündung, Blutung) schmerzhafte Druckerhöhung. ◀

Drüsen der Haut

Die Haut besitzt **Talgdrüsen** sowie ekkrine und so genannte apokrine **Schweißdrüsen**. Die Talgdrüsen sind meist, die apokrinen Schweißdrüsen immer an Haarfollikel angeschlossen; ihre Ausführungsgänge münden in den Haartrichter. Die ekkrinen Schweißdrüsen dagegen sind stets unabhängig von Haarfollikeln und münden auf der freien Epidermis (an der Leistenhaut auf den Leistenkämmen).

Talgdrüsen

Talg (*Sebum*) ist ein öliges Sekret, das aus abgestorbenen fetthaltigen Epithelzellen besteht (**holokrine Sekretion**, S. 89). Das *Endstück* der Talgdrüse (Abb. 22.**9**) ist ein in der Dermis liegender, gelappter Ballen aus Epithelzellen. Peripher liegen mitotisch aktive Basalzellen; die Zellen in den Schichten darüber differenzieren sich, indem sie zunehmend mehr Lipidtröpfchen ausbilden und der Kern allmählich pyknotisch wird. Die reifsten Zellen liegen dem kurzen Ausführungsgang am nächsten, sie sterben ab und werden zum Sekret. Durch Untergang und Nachwachsen wird der Zellbesatz des Endstücks in 3−4 Wochen vollkommen ausgetauscht.

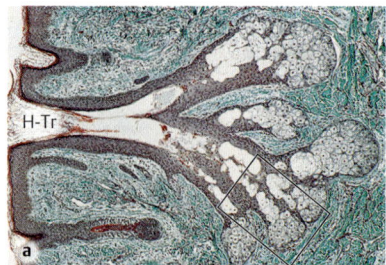
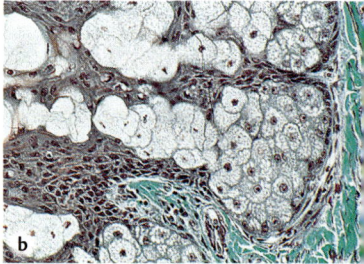

Abb. 22.**9** **Talgdrüse**, Haut am Nasenflügel, Übersicht und Ausschnitt. **H-Tr**, Haartrichter; das Haar ist nicht angeschnitten. Goldner/Resorcin-Fuchsin. Vergr. 40fach (a), 150fach (b).

Freie Talgdrüsen ohne Beziehung zu Haarfollikeln kommen nur an wenigen Stellen vor (z.B. Lippen, äußere Genitalien, Brustwarzen). Wachstum und Sekretionsaktivität der Talgdrüsen werden durch Androgene stimuliert. Eine Sonderform stellen die Meibom-Drüsen der Augenlider dar (S. 510).

▶ Die Verlegung des Haartrichters durch abgeschilferte Hornzellen kann bei gesteigerter Talgproduktion zum Rückstau von Talg führen (*Comedo*, Mitesser). Durch sprunghafte Vermehrung von eigentlich harmlosen Bakterien in dem Talg kommt es dann zu lokalen Entzündungsreaktionen der Haut (**Akne vulgaris**). ◀

Schweißdrüsen

Beide Typen von Schweißdrüsen (Abb. 22.**10**) bestehen jeweils aus einem langen, unverzweigten Schlauch, der in sekretorisches Endstück und Ausführungsgang gegliedert ist. Das Endstück ist stark aufgeknäuelt (viele Anschnitte).

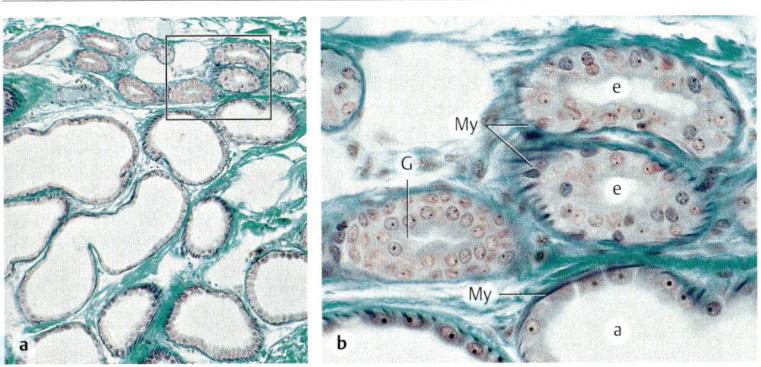

Abb. 22.**10** **Schweißdrüsen** (Axilla). Übersicht und Ausschnitt. **e** und **a**, Endstücke einer *ekkrinen* und einer so genannten *apokrinen* Schweißdrüse. **G**, Ausführungsgang. **My**, Myoepithelzellen. Goldner. Vergr. 75fach (a), 300fach (b).

Ekkrine Schweißdrüsen

Die ekkrinen (oder kleinen) Schweißdrüsen stehen im Dienste der **Thermoregulation**. Das Epithel des Endstücks sezerniert eine isotone NaCl-Lösung, aus der das Ausführungsgang-Epithel die meisten Ionen wieder zurückholt. Schweiß ist also eine *verdünnte Elektrolytlösung* (mit einigen organisch-chemischen Beimengungen), deren Verdunstung dem Körper Wärme entzieht. Schweiß ist primär geruchlos (Geruchsstoffe durch Bakterieneinwirkung). An der Haut des Menschen kommen ekkrine Schweißdrüsen fast überall vor (am dichtesten an Stirn, Palma und Planta).

Das Endstück und das ebenfalls aufgeknäuelte Anfangssegment des Ausführungsganges liegen meist in der tiefen Dermis (Abb. 22.**1**). Der Gang steigt gerade zur Epidermis auf und durchquert diese spiralig (ohne eigene Wandauskleidung). Das **Endstück** besitzt ein meist mehrreihiges *einschichtiges Epithel* und *Myoepithelzellen*; der **Ausführungsgang** dagegen zeigt stets ein *zweischichtiges kubisches Epithel* und ist stärker gefärbt als das Endstück.

Struktur-Funktions-Beziehungen. Im **Endstück** kommen zwei Zelltypen vor (in Standardpräparaten nicht zu unterscheiden): Die *dunklen Zellen* enthalten Sekretgranula; ihre Funktion ist unklar. Die **hellen Zellen** enthalten viel Glykogen (daher hell), haben eine durch basale und apikale Falten vergrößerte Plasmamembran und sind verantwortlich für die Sekretion *von Na^+ und Cl^- sowie Wasser*. So entsteht der isotone *Primärschweiß* (Mechanismen vgl. Abb. 15.**3b**).

Das Epithel im Anfangsteil des **Ausführungsganges** ist zuständig für die *Rückresorption von Ionen*, denen Wasser wegen der dichten Tight junctions jedoch nicht folgen kann. Der *Endschweiß* ist daher stark hypoton. Bezüglich der Transportvorgänge für Ionen und der Undurchlässigkeit für Wasser besteht — ungeachtet der histologischen Unterschiede — Ähnlichkeit mit den Streifenstücken der serösen Speicheldrüsen (Abb. 15.**3c**). Die beiden Zellschichten der Schweißdrüsengänge sind durch Gap junctions verbunden und verhalten sich bezüglich der Ionenströme wie *eine* Zellschicht.

Das tägliche Schweißvolumen beträgt unter Ruhebedingungen ca. 200 ml, unter Extrembedingungen 10 l oder mehr. Die Schweißsekretion wird durch den **Sympathikus** gesteigert. Bemerkenswert ist, dass das postganglionäre sympathische Neuron hier ausnahmsweise **Acetylcholin** statt Noradrenalin als Überträgerstoff benutzt.

▶ Bei der **zystischen Fibrose** (Mukoviszidose) ist der NaCl-Gehalt des Endschweißes deutlich gegenüber der Norm erhöht. Dies wird für einen Schnelltest zur Diagnose der Erkrankung genutzt (genetischer Defekt des Chloridkanalproteins CFTR in der apikalen Membran des Gangepithels, s. S. 348). ◀

Apokrine Schweißdrüsen

Die als apokrin bezeichneten Schweißdrüsen (Duftdrüsen, große Schweißdrüsen) kommen beim Menschen nur an wenigen Stellen regelmäßig vor (z.B. Axilla, Perigenital- und Perianalregion, Umgebung der Brustwarzen). Sie nehmen (im Gegensatz zu den ekkrinen Schweißdrüsen) ihre Aktivität erst mit Beginn der Geschlechtsreife auf. Über die Sekretionsprodukte und die funktionelle Bedeutung der apokrinen Schweißdrüsen für die menschliche Haut besteht Unklarheit. Sonderformen gibt es in der Haut des äußeren Gehörganges (Zeruminaldrüsen, S. 476) und im Augenlid (Moll-Drüse, S. 510).

Die apokrinen Schweißdrüsen unterscheiden sich histologisch von den ekkrinen vor allem durch die Gestalt der **Endstücke**: Knäuel größer (mehr Anschnitte); Lumenweite größer und sehr variabel; sehr deutliche Myoepithelzellen (Abb. 7.**11**). Kennzeichnend ist außerdem die wechselnde Höhe der Epithelzellen, von denen gelegentlich apikale Teile abgeschnürt zu werden scheinen (daher die Bezeichnung „apokrin"). Der Sekretionsmodus ist bis heute nicht ausreichend geklärt.

▶ Klinische Bedeutung gewinnen die apokrinen Drüsen dann, wenn sie Sitz eines *Schweißdrüsenabszess* (z.B. in der Axilla) sind. ◀

22.3 Brustdrüse

Die Brust (**Mamma**) besteht aus der **Brustdrüse** (*Glandula mammaria*) und einem bindegewebigen **Stroma**, das Fettgewebe enthält. Die Brustdrüse ist aus 10–20 Einzeldrüsen (**Lobi**) zusammengesetzt (Abb. 22.**11**). Jeder Lobus mündet mit einem eigenen Ausführungsgang auf der Brustwarze (*Papilla mammaria*) und gleicht einem Baum aus verzweigten Gängen, an deren Enden rudimentäre Endstücke sitzen (**nicht-laktierende Brustdrüse**). Die Endstücke sind in Gruppen (**Lobuli**) angeordnet. Zur vollen Entfaltung kommt das Organ nur, wenn es zur **laktierenden Brustdrüse** umgebaut wird.

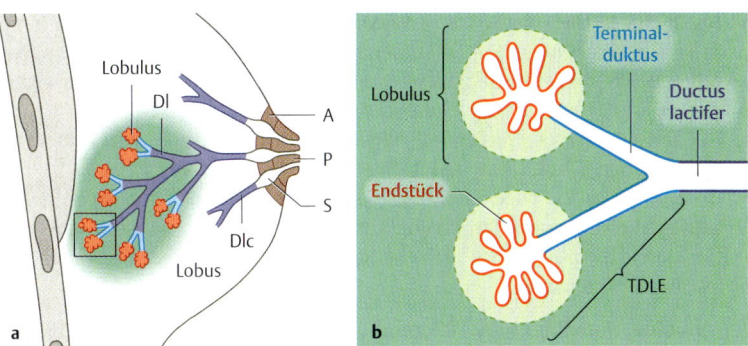

Abb. 22.**11** **Mamma** (Schema). **a** Sagittalschnitt. **A**, Areola (Warzenhof). **P**, Papilla mammaria (Brustwarze). Das Gangsystem ist schematisch für einen Lobus gezeigt. **S**, Sinus lactifer. **Dlc**, Ductus lactifer colligens. **Dl**, Ductus lactifer. *Inter*lobuläres Bindegewebe: *dunkelgrün*. **b** Terminalduktus-Lobulus-Einheit (TDLE). *Intra*lobuläres Bindegewebe (Mantelgewebe): *hellgrün*.

Entwicklung. Die Brustdrüsen entstehen bei beiden Geschlechtern im Bereich der **Milchleiste**, einem Epithelstrang, der beidseits von der Axilla bis zur Leistenbeuge zieht. Bis auf das thorakale Paar bilden sich alle Anlagen zurück (in seltenen Fällen akzessorische Brustwarzen oder -drüsen). Aus den zwei verbleibenden Epithelknospen sprossen bis zur Geburt Milchgänge in die Subkutis. Während der Kindheit wachsen sie langsam weiter und verzweigen sich, aber enden blind. In diesem Zustand verbleibt die **männliche Brustdrüse** normalerweise zeitlebens. Beim Mädchen induzieren die weiblichen Sexualhormone von der Menarche an die Zunahme des Stromas und die Proliferation des Drüsenbaumes.

Nicht-laktierende Brustdrüse

▶ In der praktischen Medizin hat die Histologie der nicht-laktierenden Brustdrüse wegen der hier vorkommenden gut- und bösartigen Tumoren weitaus größeres Gewicht als die der laktierenden Drüse. Das **Mamma-Karzinom** ist der häufigste maligne Tumor der Frau (über 10 % der Frauen in der westlichen Welt erkranken, Häufigkeitsgipfel um die Menopause herum). ◀

Gliederung der Einzeldrüse

- Der **Ductus lactifer colligens** ist der Hauptausführungsgang eines Lobus. Er mündet trichterförmig (Milchporus) auf der Brustwarze. Kurz davor weist er eine spindelförmige Erweiterung auf,
- den **Sinus lactifer** (in Standardpräparaten meist nicht enthalten; Lumen im leeren Zustand sternförmig; Epithel ein- bis zweischichtig prismatisch).
- Als **Ductus lactiferi** werden die Zweige des Gangsystems bezeichnet. Sie besitzen ein *zweischichtiges* Epithel: innen prismatische Zellen, außen **Myoepithelzellen**. Diese begleiten als geschlossene Schicht sämtliche Gangverzweigungen und umgeben auch die Endstücke (Abb. 22.**12b**).
- Als **Terminalduktus** werden die kleinsten, letzten Zweige bezeichnet, die jeweils einen Lobulus drainieren.
- Die **Endstücke** sind enge Tubuli oder kleine Epithelknospen ohne erkennbares Lumen, die von einem Terminalduktus ausgehen. Sie besitzen kubisches Epithel und Myoepithelzellen. In der Pathohistologie werden die Endstücke meist als „Acini" bezeichnet.

Ein **Lobulus** (Durchmesser ca. 0,5 mm) umfasst jeweils alle Endstücke, die von einem Terminalduktus drainiert werden. Der Lobulus und sein Terminalduktus stellen die Funktionseinheit der Brustdrüse dar: **Terminalduktus-Lobulus-Einheit** (**TDLE**) (engl.: terminal duct lobular unit, TDLU). Im intralobulären Abschnitt des Terminalduktus liegen **Stammzellen**, aus denen der riesige Zellzuwachs während des Umbaus zur laktierenden Drüse hervorgeht. Die TDLE ist besonders in der Pathohistologie von Bedeutung, weil sie der Entstehungsort der meisten gut- und bösartigen Mamma-Tumoren ist.

Das **histologische Bild** der nicht-laktierenden Mamma ist durch folgende Merkmale gekennzeichnet (Abb. 22.**12**): (a) Große Areale aus faserreichem Stroma (*inter*lobuläres Bindegewebe) mit individuell unterschiedlich vielen Fettzellen; in diesem Bindegewebe sind die Anschnitte von größeren und kleineren Ductus lactiferi zu finden. (b) **Lobuli**: Endstückgruppen, die in umschriebenen Feldern aus lockerem, zellreichem Bindegewebe (*intra*lobuläres Bindegewebe, **Mantelgewebe**) liegen.

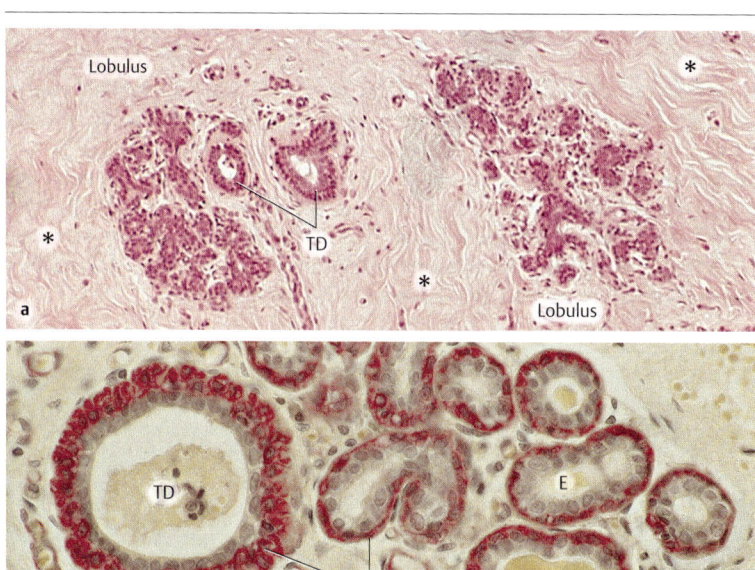

Abb. 22.**12** **Mamma, nicht-laktierend** (Mensch). **a** Zwei Lobuli mit zahlreichen Endstücken, die in zellreiches *intra*lobuläres Bindegewebe (Mantelgewebe) eingebettet sind. **TD**, Terminalduktus. * Faserreiches *inter*lobuläres Bindegewebe. H.E. **b** Lobulus. TD und Endstücke (**E**) sind von einer geschlossenen äußeren Schicht aus Myoepithelzellen (**My**) umgeben; immunhistochemische Darstellung (rot) mittels eines Antikörpers gegen α-glattmuskuläres Aktin. Innere Schicht: kubisches Epithel. Präparat a: U. Welsch, Anat. Inst., München. Präparat b: K. Peters, Inst. f. Pathol., Kiel. Verg. 125fach (a), 300fach (b).

Zyklus- und altersabhängige Veränderungen. Die intralobulären Epithelien und das Mantelgewebe reagieren auf die weiblichen Sexualhormone und machen parallel zum Menstruationszyklus leichte histologische Veränderungen durch. Das Absinken der Hormonspiegel nach der Menopause führt rasch zur Atrophie der Lobuli und des bindegewebigen Stromas (**Altersatrophie**), der relative Anteil des Fettgewebes steigt. Das Gangsystem und einzelne Lobuli bleiben bestehen (und damit auch die Möglichkeit der Karzinomentstehung).

Die **Brustwarze** besteht aus einem bindegewebigen Grundstock und ist ebenso wie der Warzenhof (*Areola*) von relativ stark pigmentierter Epidermis bedeckt. In der Dermis liegt ein System von glatten Muskelzellen (Innervation: Sympathikus), deren Kontraktion die Erektion der Brustwarze herbeiführt. Es kommen apokrine Schweißdrüsen und freie Talgdrüsen vor.

Laktierende Brustdrüse

In der laktierenden Drüse sind die Lobuli gegenüber dem Ruhezustand enorm vergrößert, die weitlumigen *tubuloalveolären Endstücke* liegen dicht gepackt, intra- und interlobuläres Bindegewebe sind stark reduziert (Abb. 22.**13**). Der **Umbau** zur laktierenden Drüse beginnt bereits im 1. Trimenon (Dreimonatsabschnitt) der Schwangerschaft. Er ist hormonell gesteuert. Hier seien nur die Wirkungen der wichtigsten ovariellen bzw. plazentaren Hormone und des hypophysären Prolaktin genannt. **Estrogene:** Proliferation des Gangsystems. **Progesteron** und **Prolaktin:** Proliferation und Differenzierung der Endstücke.

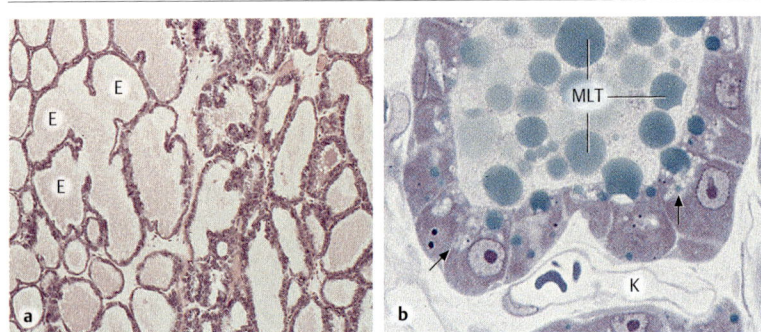

Abb. 22.**13** **Mamma, laktierend** (Katze, Ratte). **a** Die Endstücke (**E**) sind weit, das Bindegewebe ist stark reduziert. **b** Endstück, Semidünnschnitt. Im Lumen liegen zahlreiche Milch-Lipidtröpfchen (**MLT**), die wegen ihrer Umhüllung mit Plasmamembran nicht zusammenfließen. Die **Pfeile** weisen auf supranukleäre Vakuolen, die dem Golgi-Apparat und großen Sekretvesikeln (Inhalt: Lactose, Kasein, Wasser) entsprechen. **K**, Kapillare. H.E (a), Toluidinblau (b). Vergr. 75fach (a), 800fach (b).

Laktation

Für die Synthese und Sekretion der Milch (*Laktation*) ist die stimulierende Wirkung von **Prolaktin** nötig, diese ist jedoch vor der Entbindung durch den hohen Progesteronspiegel gehemmt und kommt erst nach Ausstoßung der Plazenta in Gang. Am Tag 5 post partum beträgt das tägliche Milchvolumen ca. 500 ml, im weiteren Verlauf der Stillperiode ca. 800 ml.

    Milch ist eine isotone wässrige Flüssigkeit, in der Proteine (1 %) und Lactose (7 %) gelöst und Milch-Lipidtröpfchen (4 %) suspendiert sind; 88 % des Gewichtes ist Wasser. Außerdem enthält die Milch u.a. Immunglobuline (IgA), Ionen (insbesondere Ca^{2+}- und Phosphat-Ionen) und zahlreiche andere Stoffe.

Der **Sekretionsmodus** ist je nach Milchbestandteil unterschiedlich. Die Fetttröpfchen werden durch *apokrine Sekretion* (S. 88, Abb. 7.**7**) abgegeben. Lactose und Proteine (vorwiegend Kasein) werden durch *Exozytose* ausgeschüttet. Ca^{2+}- und Phosphat-Ionen liegen überwiegend als Komplexe mit Kasein vor. Die IgA (von Plasmazellen des Mantelgewebes produziert) gelangen durch *Transzytose* in die Milch.

Milchejektion und Unterhaltung der Laktation. Für die Austreibung der Milch (*Ejektion*) aus den Endstücken und durch die Gänge bis in die Sinus lactiferi sind die **Myoepithelzellen** verantwortlich. Diesem Vorgang liegt der **Milchejektionsreflex** zugrunde: Der durch den Säugling ausgelöste taktile Reiz an der Haut von Brustwarze und Areola bewirkt auf neuronalem Wege reflektorisch die Stimulation neurosekretorischer Neurone im Hypothalamus und dadurch die Freisetzung des Hormons **Oxytocin** aus dem Hypophysenhinterlappen (S. 356). Oxytocin verursacht die Kontraktion der Myoepithelzellen. Für die Aufrechterhaltung der Laktation ist ebenfalls das Säugen nötig: Der taktile Reiz bewirkt über neuronale Afferenzen zum Hypothalamus die Ausschüttung von **Prolaktin** aus der Adenohypophyse (S. 360).

Unterbleibt das Stillen über längere Zeit (**Abstillen**), so versiegt die Milchsekretion. Das Epithel der noch gefüllten Endstücke reißt ein, Milch dringt ins Interstitium und lockt Makrophagen an, die die Trümmer abräumen. Dann beginnt die Rückbildung (*Involution*) der Endstücke (durch Apoptose); das Stroma nimmt wieder zu, die Drüse kehrt in den Ruhezustand zurück.

Mikroskopierhilfe Haut und Hautanhangsgebilde

Leistenhaut: Meist dickes Stratum corneum; keine Haare, keine Talgdrüsen, nur ekkrine Schweißdrüsen. **Felderhaut:** Haare, Talg- und ekkrine, manchmal auch apokrine Schweißdrüsen.

Schweißdrüsen (SD). *Ekkrine SD*: nie mit Haarfollikeln assoziiert; Endstücke einschichtiges, Ausführungsgänge zweischichtiges Epithel. *Unterscheidung ekkrine/apokrine SD*: Weite der Endstücke beachten. Vorkommen: ekkrine SD fast überall; apokrine SD nur in wenigen Regionen (z.B. Axilla), stets mit Haarfollikeln assoziiert.

Brustdrüse. Nicht-laktierende Drüse: keine Verwechslungsmöglichkeiten. Laktierende Drüse: oberflächliche Ähnlichkeit mit *Prostata* und *Schilddrüse*.

23 Organe der somatoviszeralen Sensibilität

Sensibilität ist die Fähigkeit des Körpers, mittels Rezeptoren (Sensoren) Reize aufzunehmen, die Information über Nervenfasern ins Zentralnervensystem (ZNS) zu leiten und dort zu verarbeiten. Die **somatoviszerale Sensibilität** ist mit Reizen befasst, die von Rezeptoren der Haut und einiger Schleimhäute (z.B. Mund- und Nasenhöhle) (*Oberflächensensibilität*), des Bewegungsapparates (*Tiefensensibilität*) und der Eingeweide (*Viszerosensibilität*) aufgenommen werden. Sie kann dadurch von anderen Sinnesbereichen wie Sehen, Hören, Riechen, Schmecken abgegrenzt werden.

Aufgabe eines **Rezeptors** (Sensors) ist es, einen physikalischen oder chemischen Reiz in eine elektrische Erregung (**Rezeptorpotenzial**) zu übersetzen (**Transduktion**). Nach der Art des Reizes, für den ein Rezeptor am empfindlichsten ist, kann man *Mechano-, Thermo-* und *Chemorezeptoren* unterscheiden. *Nozizeptoren*, die die Empfindung von Schmerz vermitteln, reagieren auf unterschiedliche Reize hoher Intensität.

In diesem Kapitel werden vor allem die **Mechanorezeptoren** und die **Nozizeptoren** besprochen. Ein Typ von Chemorezeptoren (in den Glomusorganen) wurde im Kapitel „Kreislauforgane" (S. 219) erwähnt.

Zur Nomenklatur: Die Sinnesphysiologen benutzen statt des Begriffs „Rezeptor" zunehmend den Begriff „Sensor", um einer Verwechslung mit molekularen Rezeptoren (spezifischen Bindungsproteinen für Wirkstoffe) vorzubeugen. In der Anatomie ist der Begriff des (sensorischen) Rezeptors noch üblich.

Allgemeine Vorbemerkungen zur Struktur von Rezeptoren

Das Ergebnis der Reiz-Transduktion ist ein **abgestuftes Rezeptorpotenzial**. Dieses löst direkt oder durch synaptische Übertragung an einer afferenten Nervenfaser ein Aktionspotenzial aus, das ins Zentralnervensystem geleitet wird. Für die **Rezeptorfunktion** können verschiedene Strukturen verantwortlich sein: primäre Sinneszelle, sekundäre Sinneszelle, Axonende.

- Die **primäre Sinneszelle** besitzt sowohl einen rezeptorischen Fortsatz als auch ein ins ZNS ziehendes Axon. Beispiel: Geruchsorgan (S. 473).
- Die **sekundäre Sinneszelle** bildet eine Synapse mit dem Ende einer afferenten Nervenfaser. Bei Erregung setzt die Sinneszelle einen Transmitter frei, der an der Nervenfaser ein Aktionspotenzial auslöst. Die afferente Faser ist das periphere (dendritische) Axon eines primären sensorischen Neurons, dessen Perikaryon in einem Spinal- oder einem Hirnnervenganglion liegt. (S. 177). Bei-

spiele: Geschmacks- (S. 474), Gehör- und Gleichgewichtsorgane (S. 476), möglicherweise Merkel-Zelle (s.u.).

- Das **Axonende** der afferenten Faser selbst kann der Ort sein, an dem das Rezeptorpotenzial entsteht. Nach Überschreiten einer Schwelle löst es ein Aktionspotenzial aus. Dies trifft für die meisten Rezeptoren der somatoviszeralen Sensibilität zu. Das sensible Axonende ist entweder nur lückenhaft von Schwann-Zellen bedeckt und frei von Perineurium („**freie**" **Nervenendigung**), oder es ist von Hilfseinrichtungen umgeben (Rezeptororgane mit eingekapseltem Nervenende). Die freien Nervenendigungen sind bei weitem der häufigste Rezeptortyp der somatoviszeralen Sensibilität. Ultrastrukturell sind sensible Axonenden durch Auftreibungen gekennzeichnet, die viele Mitochondrien enthalten (s. Abb. 23.**2**).

Mechanorezeptoren

Die meisten Mechanorezeptoren der somatoviszeralen Sensibilität sind Axonenden. Diese liegen entweder als so genannte **freie Nervenendigungen** (s.o.) vor, die im histologischen Präparat nur mit Spezialfärbungen darstellbar sind. Oder die Axonenden sind von speziellen Strukturen und einer **Perineuralkapsel** umgeben. Diese Hilfseinrichtungen unterstützen die Transduktionsfunktion des Axonendes. Sie sind in einigen Fällen schon im histologischen Routinepräparat auffällig und bilden zusammen mit dem Axonende regelrecht kleine „Sinnesorgane".

Im Folgenden werden die Mechanorezeptoren vor allem am Beispiel der Haut und des Bewegungsapparates besprochen. Es sei aber darauf hingewiesen, dass auch einige Schleimhäute (z.B. jene von Mundhöhle, Rachen und Atemtrakt) und der Kauapparat mit Mechanorezeptoren versehen sind.

Mechanorezeptoren der Haut

Die Haut einschließlich der Haarfollikel ist reich mit Mechanorezeptoren ausgestattet. Je nachdem ob diese langsam oder rasch an den Reiz adaptieren, dienen sie vorzugsweise der Rezeption von *Druck* (Merkel-Zellen, Ruffini-Körperchen), *Berührung* (Meissner-Körperchen) oder *Vibration* (Vater-Pacini-Körperchen). Die rezeptorischen Axonenden gehören zu Aβ-Fasern (S. 164). Näheres s. Bücher der Physiologie.

Der **Merkel-Zell-Axon-Komplex** ist die einzige Einrichtung der Oberflächensensibilität, bei der möglicherweise nicht das Axonende, sondern eine besondere Zelle den mechanischen Reiz transduziert. Merkel-Zellen liegen im Stratum basale der Epidermis (Leistenhaut) und in der äußeren epithelialen Wurzelscheide von Haarfollikeln. Sie sind durch Desmosomen mit den umgebenden Epithelzellen verbunden. Im Zytoplasma kommen elektronendichte Granula vor, die verschiedene Neuropeptide enthalten. Daher werden die Merkel-Zellen auch zu den neuroendokrinen Zellen gezählt (S. 372). Basal liegt der Merkel-Zelle ein scheibenförmiges Axonende an. Diese Konstruktion ähnelt einer Synapse; es ist jedoch nicht völlig geklärt, ob die Merkel-Zelle selbst oder das Axonende als Rezeptor fungiert.

Ruffini-Körperchen liegen in der Dermis der Leisten- und Felderhaut. Sie sind ähnlich wie Sehnenorgane (s.u.) konstruiert: Das reich verzweigte Axonende ist an Kollagenfibrillen befestigt. Bewegungen der Kollagenfibrillen teilen sich dem Axonende mit. Das Ganze ist von einer Perineuralkapsel umgeben. Die Myelinscheide der Nervenfaser endet am Eintritt in die Perineuralkapsel.

Meissner-Tastkörperchen sind ovale Gebilde, die in den Papillen der Leistenhaut liegen (am dichtesten an den Fingerspitzen: Tastsinn). Sie bestehen aus einem Stapel von keilförmigen Schwann-Zellen, zwischen denen Kollagenfibrillen verlaufen; diese ziehen über das Meissner-Körperchen hinaus zur Basalmembran und sind dort verankert. Die Perineuralkapsel ist auf den basalen Teil beschränkt. Hier treten mehrere Axone unter Verlust der Markscheide ein, die Axonenden schlängeln sich spiralig durch den Schwann-Zell-Stapel. Jede Bewegung der Basalmembran teilt sich über die Kollagenfibrillen den Schwann-Zellen und den Axonenden mit.

Vater-Pacini-Körperchen liegen vor allem in der Subkutis. Es sind ovale, bis 4 mm lange Lamellenkörperchen, die im histologischen Schnitt als zwiebelartige Strukturen auffallen (Abb. 23.**1**). Das im Zentrum gelegene, gerade Axonende wird von zahlreichen Schwann-Zellen und vielen Schichten aus Perineuralzellen umhüllt. Die Myelinscheide endet bei Eintritt des Axons in das Lamellenkörperchen.

Die **Haarfollikel** sind von verschiedenen Rezeptoren umgeben: Freie Nervenendigungen, Merkel-Zell-Axon-Komplexe sowie Organe, die den Meissner-Körperchen und den Vater-Pacini-Körperchen ähneln. Funktion: Registrierung der Auslenkung des Haars zwecks Vermittlung der Wahrnehmung von Berührung.

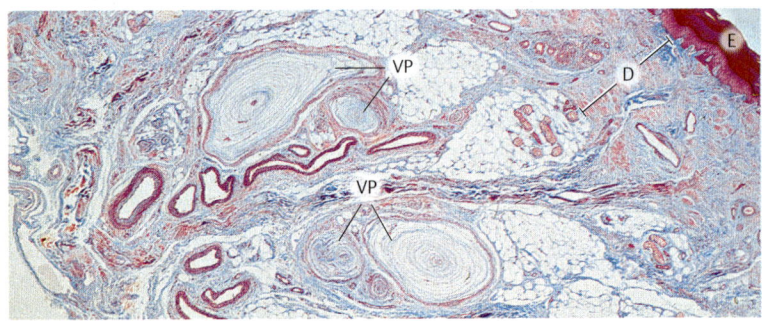

Abb. 23.**1** **Vater-Pacini-Körperchen** (**VP**) in der Subkutis der Fingerbeere. **E**, Epidermis. **D**, Dermis. Vergr. 20fach.

Mechanorezeptoren des Bewegungsapparates

Propriozeptoren vermitteln Information über die Stellung und Bewegung von Rumpf und Extremitäten. Spezifische Einrichtungen sind die *Muskelspindeln* und *Golgi-Sehnenorgane.*

Muskelspindeln (Abb. 23.**2**) sind mehrere Millimeter lange Gebilde, die mit beiden Enden im Perimysium des Muskels verankert sind. Sie bestehen aus einer Perineuralkapsel und dünnen **intrafusalen Muskelfasern**. Diese sind parallel zu

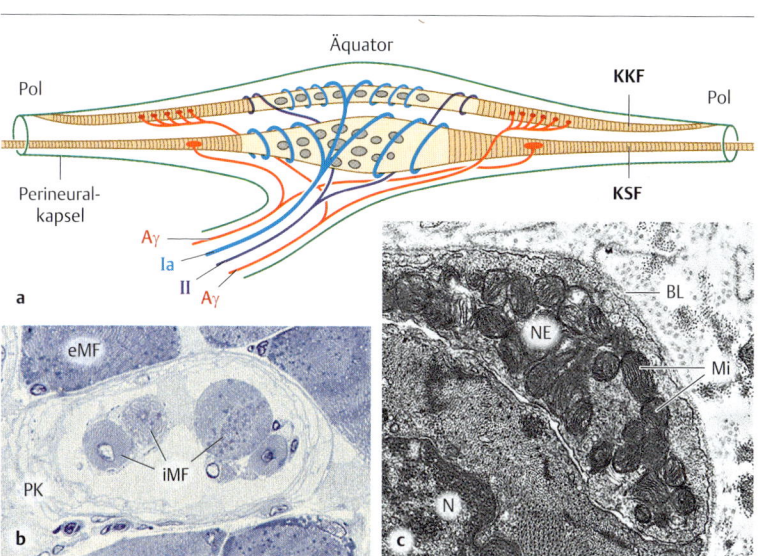

Abb. 23.**2** **Muskelspindel**. **a** Schema. **KKF**, **KSF**, Kernketten- und Kernsackfaser. **PK**, Perineuralkapsel. Die Klassenbezeichnungen der afferenten (Ia, II) und efferenten (Aγ) Nervenfasern sind angegeben. **b** Querschnitt durch Muskelspindel (Maus). **iMF**, **eMF**, intrafusale und extrafusale Muskelfasern; beachte die unterschiedlichen Kaliber. Semidünnschnitt, Toluidinblau. **c** Teil einer sensiblen Nervenendigung (**NE**) an einer KKF (EM-Bild). **BL**, Basallamina. **Mi**, Mitochondrien. **N**, Zellkern der KKF. Vergr. 540fach (b), 17 000fach (c).

den (extrafusalen) Arbeitsfasern angeordnet. Sie inserieren an der Kapsel oder im Endomysium der Arbeitsmuskulatur. Die Zellkerne der intrafusalen Fasern liegen in der Äquatorregion, entweder haufenförmig versammelt (**Kernhaufen-** oder **Kernsackfasern**) oder zu einer Kette aufgereiht (**Kernkettenfasern**).

Afferente und efferente Nervenfasern treten am Äquator in die Spindel ein und bilden je zwei Typen von sensiblen und motorischen Endigungen an den intrafusalen Muskelfasern. Eine Ia-Nervenfaser verzweigt sich innerhalb der Spindel, ihre Endigungen umschlingen als **primäre sensible Endigungen** spiralig die nicht-kontraktile Äquatorregion jeder einzelnen Muskelfaser. Häufig bildet eine Klasse-II-Nervenfaser zusätzlich **sekundäre sensible Endigungen** an den Kernkettenfasern. Beide Muskelfasertypen werden **motorisch durch Aγ-Fasern** innerviert, die neuromuskulären Kontakte liegen in der kontraktilen, polnahen Region. Kernsackfasern tragen motorische Endplatten, Kernkettenfasern weit verstreute primitive Kontakte.

Der adäquate Reiz für die sensiblen Endigungen ist die Dehnung des Äquatorbereichs der intrafusalen Muskelfasern. Durch die efferente Innervation der kontraktilen Polregion kann die Äquatorregion vorgedehnt (Erhöhung der Empfindlichkeit) und die Länge der intrafusalen Muskelfasern an die der Arbeitsmuskulatur angepasst werden.

Golgi-Sehnenorgane liegen im Bereich der Muskel-Sehnen-Übergänge. Sie besitzen eine Perineuralkapsel, die von Sehnenfasern durchzogen wird. Die terminalen Verzweigungen der in die Kapsel eintretenden Axone durchflechten die Sehnenfasern. Zugkräfte, die auf die Sehne einwirken, führen zur Kompression der Axonenden. Der adäquate Reiz für die Golgi-Sehnenorgane ist also Zug an der Sehne (Messung der Muskelspannung).

Die **Gelenkkapseln** und Bänder sind außerdem mit Ruffini- und Vater-Pacini-Körperchen sowie freien Nervenenden ausgestattet, die ebenfalls im Dienste der Propriozeption stehen.

Mechanorezeptoren der Eingeweide

Vater-Pacini-Körperchen oder kleinere Versionen dieses Bautyps kommen vielfach im Bindegewebe der Eingeweide vor: z.B. Mesenterium, Pankreas, Harnblase, in der Nähe großer Blutgefäße, usw. An vielen Stellen gibt es Mechanorezeptoren, deren Funktion zwar gut untersucht ist, über deren Struktur jedoch weniger bekannt ist, es handelt sich wohl vorwiegend um freie Nervenendigungen. Beispiele: Dehnungsrezeptoren, Rezeptoren in der Schleimhaut der Atemwege (Hustenreflex), Rezeptoren für die Wandspannung von Hohlorganen, Barorezeptoren (in der Adventitia des Sinus caroticus und Aortenbogens).

Nozizeptoren

Nozizeptoren registrieren gewebsschädigende Reize (lat.: *nocere*, schädigen) und vermitteln Schmerzempfindung. Das morphologische Korrelat sind **freie Nervenendigungen** (terminale Verzweigungen von Aδ- und C-Fasern). Die Umhüllung der Endigungen mit Schwann-Zellen ist lückenhaft, stellenweise sind die Axonenden nur von Basallamina bedeckt. Nozizeptoren kommen in allen schmerzempfindlichen Geweben vor, z.B. Haut, Kornea, Hirnhäute, Zahnpulpa, Periost, Gelenkkapseln, Muskulatur, usw. In der Haut und Kornea dringen die freien Nervenendigungen sogar bis ins Epithel vor. Nozizeptorische Endigungen von dünn myelinisierten Aδ-Fasern vermitteln den schnellen (scharfen) Schmerz, solche von marklosen C-Fasern den langsamen (dumpfen) Schmerz.

Thermorezeptoren

Soweit bekannt, sind Thermorezeptoren freie Nervenendigungen ohne besondere Hilfseinrichtungen.

24 Geruchs- und Geschmacksorgane

Die Rezeptorzellen des Geruchssinns liegen in der **Riechschleimhaut** (*Regio olfactoria*) der Nase, jene für den Geschmackssinn in den **Geschmacksknospen**, die hauptsächlich auf der Zunge vorkommen. Die Rezeptoren beider Organe reagieren auf chemische Reize. Die Riechzellen sind primäre Sinneszellen, die mit einem Ausläufer das Zentralnervensystem erreichen. Die Geschmacksknospen besitzen sekundäre Sinneszellen, die mit den Endigungen afferenter Nerven Synapsen bilden. Die Sinneszellen beider Organe haben nur begrenzte Lebensdauer und werden ständig ersetzt.

24.1 Geruchsorgan

Die Riechschleimhaut nimmt im Dach der Nasenhöhle beidseits eine Fläche von je ca. 3 cm² ein. Sie besteht aus einem relativ hohen, mehrreihigen Epithel und der Lamina propria. Das Epithel enthält drei Zelltypen: Sinneszellen, Stützzellen und Basalzellen (Abb. 24.**1**). Die Oberfläche ist mit einer dünnen Schicht spezifischen Schleims bedeckt, der von Bowman-Drüsen (*Glandulae olfactoriae*) sezerniert wird.

Die **Sinneszellen** sind *bipolare Nervenzellen*. Ihr dünner, apikaler (dendritischer) Fortsatz überragt die Epitheloberfläche und verdickt sich am Ende zu einem Kolben. Von diesem entspringen mehrere lange **Zilien**, die parallel zur Epithelfläche

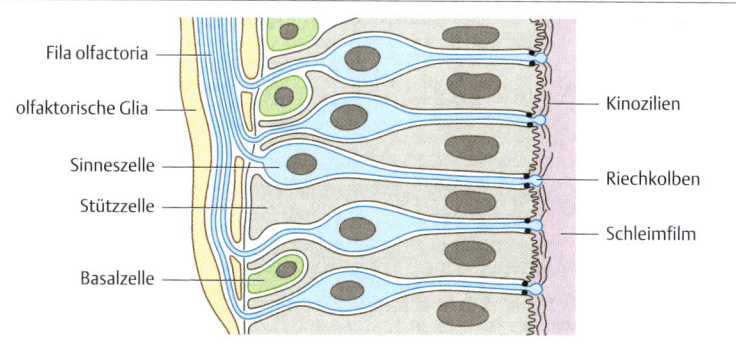

Abb. 24.**1** **Riechepithel** (Schema).

in der Schleimschicht liegen. Die Zilien sind unbeweglich. Sie besitzen im Anfangsteil Mikrotubuli in der 9 x 2-plus-2-Anordnung, weiter distal werden die Mikrotubuli weniger und unregelmäßig. Die Plasmamembran der Zilien enthält die Rezeptormoleküle für Geruchsstoffe (Odorantien). Die **Bindung der Odorantien** setzt in der Riechzelle eine Reaktionskette in Gang, die zur Depolarisation der Membran führt. Basal verjüngt sich die Zelle zu einem sehr dünnen Fortsatz (0,2 μm), der das **Axon** verkörpert.

Die Axone werden bei Eintritt in die Lamina propria der Riechschleimhaut von besonderen **olfaktorischen Gliazellen** zu großen Bündeln zusammengefasst, die als *Fila olfactoria* ins ZNS ziehen. Die olfaktorische Glia, die Eigenschaften sowohl von Schwann-Zellen als auch von Astrozyten aufweist, begleitet die Axonbündel auf dem gesamten Weg bis zu den synaptischen Endigungen im Bulbus olfactorius.

Stützzellen und Basalzellen. Die hochprismatischen Stützzellen tragen Mikrovilli und bilden mit den Sinneszellen Haftkomplexe. Die Basalzellen sind undifferenzierte Stammzellen, aus denen sich die anderen beiden Zelltypen regenerieren. Über die Lebensdauer der Riechzellen gibt es unterschiedliche Angaben. Gesichert ist aber, dass sie in Abständen (Wochen) und besonders nach Schädigung ersetzt werden.

Die regelmäßige **Regeneration der Riechzellen** (Neurone!) ist schon als solche bemerkenswert; und das um so mehr, weil die aussprossenden Axone ihren Weg zu den richtigen Synapsen im ZNS finden. Dies ist, so weit man weiß, in keinem anderen neuronalen System des Säugers möglich, weil üblicherweise die Astroglia regenerierenden Axonen den Weg im ZNS versperrt. Vielleicht dient die **olfaktorische Glia** durch Bildung eines geeigneten Mikromilieus als Leitschiene für die Axone.

Die **Bowman-Drüsen** (*Glandulae olfactoriae*) sind tubuloalveoläre Drüsen in der Lamina propria. Sie bilden den Schleim, der auf dem Riechepithel liegt und dieses zugleich spült. Der Schleim dient u.a. als Vehikel für die flüchtigen Odorantien. Er enthält spezielle Proteine, die Odorantien reversibel binden können: **Odorant-Bindungs-Proteine** (**OBP**).

Viele Odorantien haben als hydrophobe Substanzen nicht ohne weiteres Zugang zu den olfaktorischen Zilien, da diese in wässrigem Milieu liegen. Erst aufgrund der Bindung an die OBP können die Substanzen sich in dem Schleim aufhalten, von den Rezeptoren erkannt und von den Sekreten auch wieder weggespült werden.

24.2 Geschmacksorgan

Die Geschmackssensationen sauer, salzig, süß, bitter werden durch **sekundäre Sinneszellen der Geschmacksknospen** vermittelt. Die meisten Knospen liegen auf der Zunge, und zwar im seitlichen Epithel der *Papillae vallatae* (Abb. 15.**2**), in geringerer Zahl an den *Papillae foliatae* und *Papillae fungiformes* sowie im Epithel des weichen Gaumens und der Rachenwand. Die Geschmacksknospe nimmt die

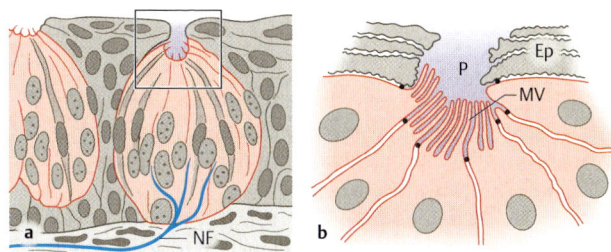

Abb. 24.**2** **Geschmacksknospe** (Schemata). **a** Übersicht. **b** Ausschnitt aus a. **Ep**, Epithel (Superfizial-zellen). **MV**, Mikrovilli der Sinneszellen. **NF**, Nervenfaser. **P**, Geschmacksporus, gefüllt mit Schleim.

ganze Höhe des mehrschichtigen unverhornten Plattenepithels ein und hebt sich von diesem als helles, ovales Gebilde ab (Abb. 24.**2**). Sie besteht aus ca. 50 spin-delförmigen Zellen, die die ganze Höhe der Knospe durchspannen, sowie einigen Stammzellen an der Basis.

Die Zellen der Knospe treffen sich mit ihren Spitzen an einer kleinen grüb-chenförmigen Öffnung der Epitheloberfläche, dem **Geschmacksporus**. Mit langen Mikrovilli ragen sie in eine Schleimsubstanz hinein, die den Geschmacksporus ausfüllt. Die Plasmamembran dieser **Mikrovilli** gilt als **Rezeptoroberfläche** für die verschiedenen Geschmacksstoffe. Von basal treten mehrere Nervenfasern unter Verlust der Myelinscheide in die Geschmacksknospe ein, verzweigen sich und bilden mit verschiedenen Zellen Synapsen.

Funktion und Zelltypen. Bei sauer und salzig schmeckenden Stoffen sind es die Protonen und anderen Kationen (z.B. Na^+), die eine Depolarisation der Sinneszellmembran herbeiführen. Süß und bitter schmeckende Stoffe werden an Rezeptormoleküle in der Membran der Mikrovilli gebunden, was durch eine intrazelluläre Signalkette eine Depolarisation auslöst. In jedem Fall führt diese an der Basis der Sinneszelle zur Freisetzung eines Transmitters, der das sensorische Nervenende erregt.

Über die verschiedenen **Zelltypen** der Geschmacksknospen gibt es unterschiedliche Anga-ben. Je nach Spezies sind außer den basal liegenden **Stammzellen** 2—4 Zelltypen beschrieben worden, aber eine Zuordnung zu bestimmten Geschmacksqualitäten ist bisher nicht gelungen. Es herrscht nicht einmal Einigkeit darüber, welches die Stütz- und die Sinneszellen sind. Die Zel-len haben eine **Lebensdauer** von nur ca. 12 Tagen und werden regelmäßig durch Abkömmlinge der Stammzellen ersetzt. Möglicherweise beruht das unterschiedliche Aussehen der Zellen da-rauf, dass sie in verschiedenen Stadien der Entwicklung und des Alterns sind.

Die **von Ebner-Drüsen**, die vor allem mit den Papillae vallatae verbunden sind (Abb. 15.**2**), produzieren ein dünnflüssiges Sekret, dem Spülfunktion zugeschrie-ben wird. Außerdem enthält das Sekret ein spezielles Protein, das chemisch mit den Odorant-Bindungs-Proteinen (s.o.) des Riechschleims verwandt ist und wahrscheinlich eine ähnliche Funktion hat.

25 Ohr

Im Ohr sind Gehörorgan und Gleichgewichtsorgan (*Vestibularorgan*) vereint. Beide entstehen aus einer gemeinsamen Anlage. Diese enge Verwandtschaft erklärt die strukturelle und funktionelle Ähnlichkeit der Sinneszellen; in beiden Organen fungieren sie als **Mechanorezeptoren**.

Zum Ohr gehören folgende Teile: **Äußeres Ohr** (Ohrmuschel, äußerer Gehörgang); **Mittelohr** (u.a. Trommelfell, Paukenhöhle mit den Gehörknöchelchen, angeschlossen die *Tuba auditiva*); **Innenohr** (häutiges Labyrinth mit den Sinnesepithelien, knöchernes Labyrinth, Perilymphraum, N. vestibulocochlearis).

Vorbemerkungen zur Funktion des Gehörorgans. Schallwellen (periodische Druckschwankungen der Luft) versetzen das *Trommelfell* in Schwingungen. Durch die Kette der *Gehörknöchelchen* (Hammer, Amboss, Steigbügel), die in der lufthaltigen Paukenhöhle liegen, werden die Schwingungen auf ein **wässriges Medium** in der *Cochlea* (Schnecke) übertragen. Dadurch entstehen in der Wand des cochleären häutigen Labyrinths Wanderwellen, die von den *Sinneszellen des Corti-Organs* schließlich in elektrische Erregung übersetzt werden. Für nähere Ausführungen zur makroskopischen Anatomie und Physiologie wird auf die einschlägigen Lehrbücher verwiesen.

25.1 Äußeres Ohr

Das Gerüst der **Ohrmuschel** besteht aus elastischem Knorpel. Die Haut über der lateralen Fläche ist unverschieblich mit dem Perichondrium verbunden. Der **äußere Gehörgang** ist im Anfangsteil durch elastischen Knorpel, im inneren Teil durch Kochen versteift. Die Haut des knorpeligen Teils, die fest mit dem Perichondrium verwachsen ist, enthält Talgdrüsen und *Zeruminaldrüsen* (Ohrschmalzdrüsen), die den so genannten apokrinen Schweißdrüsen (S. 462) ähneln. Das dünnflüssige Sekret dieser Drüsen bildet zusammen mit Talg und abgestoßenen Epithelzellen das **Zerumen**.

25.2 Mittelohr

Die mit Luft gefüllte knöcherne **Paukenhöhle** (*Cavitas tympani*) ist von Schleimhaut ausgekleidet, die mit dem Periost verwachsen ist. Sie überzieht auch die Gehörknöchelchen. Das Epithel ist überwiegend einschichtig kubisch, stellenweise enthält es Zilien-tragende und Schleim-bildende Zellen.

Das **Trommelfell** besteht aus drei Schichten, von außen nach innen: dünnes *Stratum cutaneum* (Fortsetzung der Haut des äußeren Gehörgangs); *Stratum fibrosum* aus radiär sowie zirkulär verlaufenden kollagenen Fasern und elastischen Fasern; *Stratum mucosum* (Fortsetzung der tympanalen Schleimhaut). Das Trommelfell wird von außen und innen reichlich mit Kapillaren und Nervenfasern versorgt.

Die **Tuba auditiva** verbindet die Paukenhöhle mit dem Epipharynx (Druckausgleich). Die Wand ist im Ohr-nahen Drittel knöchern, sonst knorpelig-membranös. Das schlitzförmige Lumen ist von Schleimhaut ausgekleidet, die Flimmerepithel trägt (Zilienschlag zum Pharynx) und im Pharynx-nahen Teil viele seromuköse Drüsen besitzt.

25.3 Innenohr

Das Innenohr liegt im Felsenbein (Abb. 25.**1**). Die Sinnesepithelien des Gehör- und des Gleichgewichtsorgans sitzen in der Wand eines komplizierten Schlauchsystems (**häutiges Labyrinth**). Dieses ist mit **Endolymphe**, einer Flüssigkeit mit ungewöhnlicher Elektrolytzusammensetzung, gefüllt. Das Schlauchsystem liegt eingeschlossen in ein entsprechend geformtes knöchernes Hohlraumsystem (**knöchernes Labyrinth**). Zwischen dem häutigen Labyrinth und den knöchernen Wänden liegt ein Spalt, der mit **Perilymphe**, einer interstitiellen Flüssigkeit, gefüllt ist (**Perilymphraum**).

Häutiges und knöchernes Labyrinth

Das **häutige Labyrinth** hat zwei Anteile: (1) Das cochleäre Labyrinth (= *Ductus cochlearis*) liegt in der *Cochlea* (Schnecke) und enthält das Sinnesepithel des Gehörorgans. (2) Das vestibuläre Labyrinth besteht aus fünf Unterabteilungen (s.u.), von denen jede ein Sinnesepithel des Gleichgewichtsorgans (*Vestibularorgan*) beherbergt. Cochleäres und vestibuläres Labyrinth kommunizieren durch den *Ductus reuniens* miteinander (Abb. 25.**1**).

Das **knöcherne Labyrinth** hat zwar ähnliche Konturen wie das häutige, ist aber wesentlich weiter. Der überschüssige Raum ist mit *Perilymphe* gefüllt, die wie ein Flüssigkeitsmantel das häutige Labyrinth umgibt. Die Auskleidung der **Perilymphräume** besteht aus einem meist flachen, mesothelartigen Verband von Fibroblasten. Im vestibulären Teil durchziehen Bindegewebstrabekel den Perilymphspalt.

Zentraler Raum des knöchernen Labyrinths ist das **Vestibulum**. Es hat über das **ovale Fenster** (*Fenestra vestibuli*) funktionelle Beziehung zur Paukenhöhle: In der Fensteröffnung ist die Steigbügelplatte beweglich befestigt, welche die Schwingungen auf die Perilymphe überträgt.

Peri- und Endolymphe. Perilymphe ist eine wässrige Flüssigkeit mit einer Elektrolytzusammensetzung, die weitgehend der in der allgemeinen interstitiellen Flüssigkeit entspricht (hohe Na^+- und niedrige K^+-Konzentration). In der **Endolymphe** ist das Ionenverhältnis umgekehrt (niedrige Na^+- und **hohe K^+-Konzentration**).

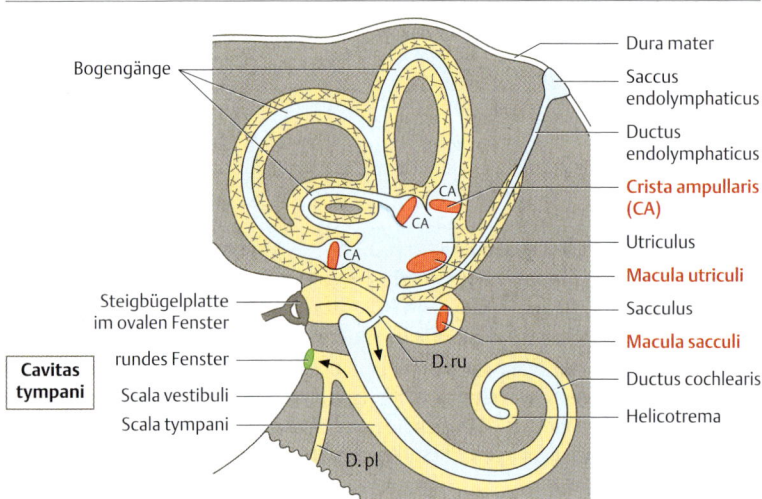

Bogengänge

Dura mater

Saccus endolymphaticus

Ductus endolymphaticus

Crista ampullaris (CA)

CA

CA

CA

Utriculus

Macula utriculi

Steigbügelplatte im ovalen Fenster

Sacculus

Macula sacculi

Cavitas tympani

rundes Fenster

D. ru

Ductus cochlearis

Scala vestibuli

Scala tympani

Helicotrema

D. pl

Abb. 25.**1** **Gehör- und Gleichgewichtsorgan** (Schema). Endolymphraum *blau*, Perilymphraum *gelb*. Sinnesepithelien des Vestibularorgans *rot*. Knochen *grau*. **D. ru**, Ductus reuniens. **D. pl**, Ductus perilymphaticus. Der Perilymphraum des vestibulären Labyrinths wird von Bindegewebstrabekeln durchzogen.

Die Mechanismen der Bildung und des Umsatzes der **Perilymphe** sind nicht ausreichend geklärt. Über den *Ductus perilymphaticus* soll eine Verbindung zum Subarachnoidalraum bestehen. Die **Endolymphe** wird kontinuierlich von der *Stria vascularis* der Cochlea (S. 484) sowie bestimmten Epithelregionen des vestibulären Labyrinths sezerniert. Ihre Ableitung erfolgt über einen Gang (*Ductus endolymphaticus*), der an der Felsenbein-Hinterfläche mit einer epidural gelegenen Aussackung (*Saccus endolymphaticus*) endet, hier findet die Resorption der Endolymphe statt.

Cochlea

Die Sinneszellen der Cochlea wandeln Schallwellen mit Frequenzen zwischen **16 Hz** und ca. **16 000 Hz** in elektrische Potenziale um, die synaptisch auf den N. cochlearis übertragen werden und im Gehirn auditorische Sensationen auslösen.

Die Sinneszellen liegen im **Corti-Organ**, das auf der **Basilarmembran** des Ductus cochlearis ruht. Der mit Endolymphe gefüllte Ductus cochlearis wird von zwei Anteilen des Perilymphraumes flankiert. Vibrationen der Steigbügelplatte im ovalen Fenster werden in oszillierende Bewegungen der Perilymphe umgesetzt. Diese erzeugen an der Basilarmembran des Ductus cochlearis eine Wanderwelle, was zu oszillierenden **Abscherbewegungen der Stereozilien** auf den Sinneszellen führt. Dies ist der adäquate Reiz für die Sinneszellen des Corti-Organs.

Zur Terminologie: Die Ortsbezeichnung „innen" bedeutet zur Achse (Modiolus), „außen" zur Wand, „oben" zur Spitze, „unten" zur Basis der Schnecke hin orientiert.

Räume der Cochlea

Der beim Menschen ca. 35 mm lange knöcherne **Schneckenkanal** (*Canalis spiralis cochleae*) windet sich 2,5-mal um eine konische Achse (*Modiolus*), die von zahlreichen Hohlräumen durchsetzt ist (Abb. 25.**2**). Der Schneckenkanal wird in drei Etagen unterteilt (Abb. 25.**2**, 25.**3**): oben und unten je ein Perilymphraum (**Scala vestibuli** und **Scala tympani**), in der Mitte ein Endolymphraum, der **Ductus cochlearis** (Scala media). Scala vestibuli und tympani stehen in der Schneckenspitze mittels des Schneckenloches (*Helicotrema*) in Verbindung (Abb. 25.**1**). Der Ductus cochlearis dagegen ist ein blinder Schlauch (abgesehen von seiner Verbindung zum vestibulären Labyrinth über den dünnen Ductus reuniens).

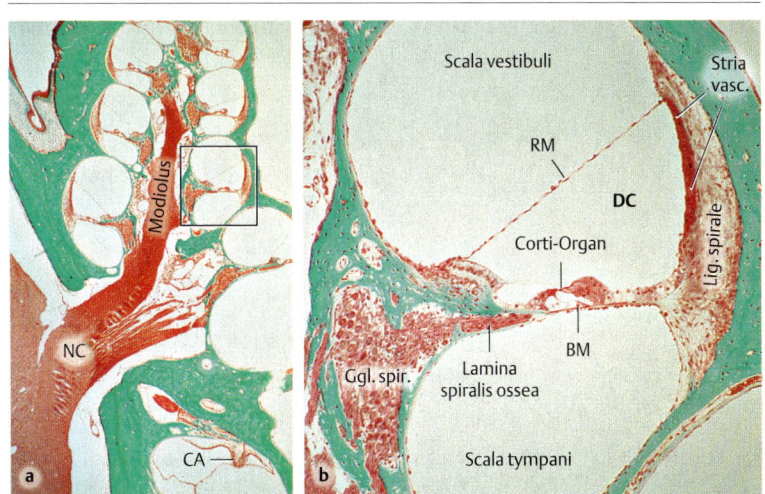

Abb. 25.**2** **Cochlea** (Meerschweinchen). **a** **Übersicht**. Die Hohlräume des Modiolus sind durch Nervenfasern weitgehend ausgefüllt. **CA**, Crista ampullaris eines Bogenganges. **NC**, N. cochlearis. **b** **Ausschnitt**. **BM**, Basilarmembran. **DC**, Ductus cochlearis. **Ggl. spir.**, Ganglion spirale im Canalis spiralis modioli. **RM**, Reissner-Membran. **Stria vasc.**, Stria vascularis. Goldner. Vergr. 9fach (a), 75fach (b).

Für die **Schalltransduktion** im Innenohr sind zwei anatomische Beziehungen zwischen Mittelohr und Perilymphräumen der Cochlea wichtig (Abb. 25.**1**): Das **ovale Fenster** (*Fenestra vestibuli*) wurde bereits erwähnt (S. 477). Das **runde Fenster** (*Fenestra cochleae*) zwischen Scala tympani und Cavitas tympani ist durch eine bewegliche Membran verschlossen. Jede Verdrängung der Perilymphe in der Scala vestibuli (durch Einwärtsbewegung der vibrierenden Steigbügelplatte) führt zu einer Eindellung des Ductus cochlearis, kompensatorisch wird am unteren Ende der Scala tympani die Membran des runden Fensters in Richtung Paukenhöhle ausgebeult. Dieses Ereignis wiederholt sich periodisch entsprechend der Frequenz der Schallwellen.

Ductus cochlearis

Die senkrechte Schnittfläche durch den Ductus cochlearis ähnelt einem rechtwinkligen Dreieck, dessen Spitze nach innen (zum Modiolus) zeigt (Abb. 25.**3**). Die **Epithelauskleidung** des Ductus cochlearis ist zwar regional sehr unterschiedlich; ein generelles Merkmal ist jedoch, dass es mittels *Tight junctions* überall eine **Diffusionsbarriere** bildet, die den Endolymphraum vom umgebenden Milieu der Perilymphe abriegelt.

Das Dach des Ductus cochlearis ist die **Reissner-Membran**. Sie besteht nur aus einer Basalmembran, die unten von einschichtigem flachem Epithel und zur Perilymphe hin von Mesothel bedeckt ist.

Die äußere Wand wird vom **Lig. spirale** und seiner Epithelbedeckung gebildet. Das Lig. spirale liegt dem Knochen an und besteht aus Bindegewebe mit spezia-

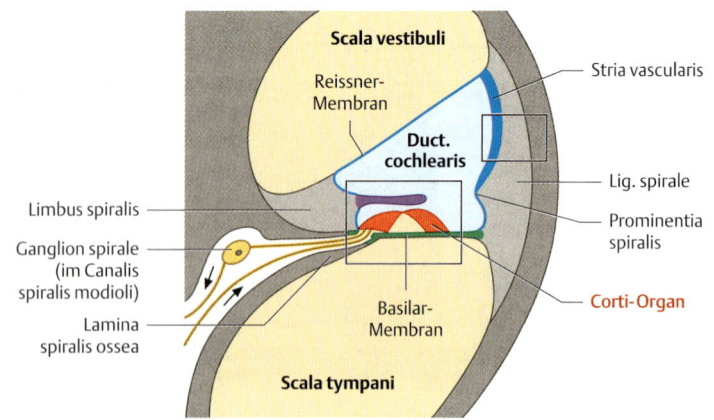

Abb. 25.**3** **Die drei Stockwerke des Schneckenkanals** (Schema entsprechend Abb. 25.**2b**). Corti-Organ *rot*. Endolymphraum (Ductus cochlearis) und begrenzende Epithelien *blau*. Perilymphraum *gelb*. Tektorialmembran *violett*. Die markierten Ausschnitte sind in Abb. 25.4 und 25.6 dargestellt.

lisierten Fibrozyten (S. 484). Im Bereich zwischen *Prominentia spiralis* und Ansatz der Reissner-Membran ist das Lig. spirale von einem speziellen Epithel, der **Stria vascularis**, bedeckt (S. 484).

Auf dem **Boden**, der aus der Lamina spiralis ossea und der Basilarmembran besteht, liegt das **Corti-Organ**.

Die **Lamina spiralis ossea** ist ein Knochenvorsprung, der vom Modiolus entspringt und sich wie ein Schraubengewinde durch die ganze Schnecke zieht. Sie besteht aus zwei Lamellen, zwischen denen Nervenfasern zum Corti-Organ ziehen. Auf der Lamina, im inneren Winkel des Ductus cochlearis, liegt der *Limbus spiralis*. Er besteht aus einem bindegewebigen Grundstock, der von Epithel aus *Interdentalzellen* überzogen ist. Diese produzieren die *Membrana tectoria* (s.u.).

Das Gerüst der **Basilarmembran** (Abb. 25.**4**) besteht aus einem komplizierten Flechtwerk von Kollagenfibrillen, die zwischen der Kante der Lamina spiralis ossea und dem Lig. spirale ausgespannt und in amorphe Extrazellulärmatrix eingebettet sind. Die Basilarmembran wird von der Basal- zur Apikalwindung kontinuierlich breiter (von 200 μm bis 360 μm). Dies hat Bedeutung für die Frequenzanalyse (S. 484).

Corti-Organ

Das Corti-Organ (*Organum spirale*) ist wulstartig aufgeworfen. Innen und außen davon ist das Epithel flach (*Sulcus spiralis internus* und *externus*). Das Corti-Organ besteht aus einem streng geordneten System von Sinnes- und Stützzellen. Darüber liegt die **Tektorialmembran** (*Membrana tectoria*).

Die **Sinneszellen** (innere und äußere Haarzellen) sind apikal mit 50–100 *Stereozilien* versehen (im Lichtmikroskop als Haarschopf sichtbar). Basal bilden die Haarzellen Synapsen mit den Endigungen afferenter und efferenter Nervenfasern (Abb. 25.**4**, 25.**5**). Die auffälligsten **Stützzellen** sind *Phalangenzellen* (Stützen für die Sinneszellen) und *Pfeilerzellen* (Bildung des inneren Tunnels). Sämtliche Stützzellen sind durch ein ausgeprägtes Zytoskelett aus Mikrotubuli (Abb. 3.**5a**) und Aktinfilamenten versteift. Besonders bemerkenswert ist die Bauweise der äußeren Phalangenzellen (*Deiters-Zellen*). Ihr Zellleib dient den äußeren Haarzellen als „Sitz". Nach apikal strecken sie einen dünnen Fortsatz aus, der oben in eine flache Kopfplatte übergeht (Bildung der *Membrana reticularis*, s.u.).

Auf seiner ganzen Länge ist das Corti-Organ von kommunizierenden **Spalträumen** durchzogen: *innerer Tunnel, Nuel-Raum, äußerer Tunnel* (Abb. 25.**4**). Von der Lamina spiralis ossea her ziehen **Nervenfasern** ins Corti-Organ. Vor Durchtritt durch die Basilarmembran verlieren sie ihre Myelinscheide. Die zu den äußeren Haarzellen ziehenden Nervenfasern laufen frei durch den inneren Tunnel, wo man sie lichtmikroskopisch sehen kann.

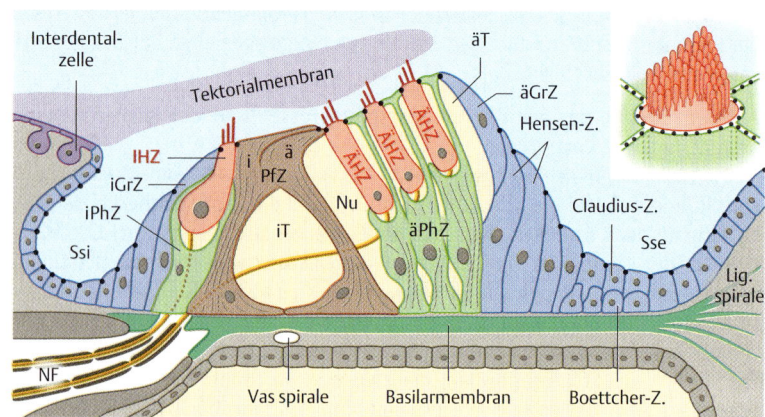

Abb. 25.**4** **Corti-Organ** (Schema). Basilarmembran (Matte aus Kollagenfasern *grün*). **ÄHZ, IHZ**, äußere und innere Haarzellen. **äGrZ, iGrZ**, äußere bzw. innere Grenzzelle. **NF**, Nervenfasern, die ihre Myelinscheide vor Durchtritt durch die Basilarmembran verlieren. **PfZ**, Pfeilerzelle (innere und äußere). **PhZ**, Phalangenzellen (innere und äußere). **T**, Tunnel (innerer und äußerer). **Nu**, Nuel-Raum. **Sse, Ssi**, Sulcus spiralis externus und internus. Endolymphe *blau*. Perilymphe und Corti-Lymphe *gelb*. Boettcher-Zellen kommen nur in der Basalwindung vor. **Einsatzbild**: ÄHZ, Ansicht von apikal. Die Stereozilien sind V-förmig angeordnet. Zellkontakte zwischen den Stützzellen und der Sinneszelle.

Die **Tektorialmembran** (Membrana tectoria) ist ein zellfreies gallertiges Gebilde, das an der Lippe des Limbus spiralis verankert ist und das Corti-Organ in seinem ganzen Verlauf bedeckt. Die *äußeren* Haarzellen ragen mit ihren *längsten* Stereozilien in die gallertige Substanz hinein. Die Membrana tectoria besteht ultrastrukturell aus dünnen Filamenten und amorphem Material, biochemisch aus mehreren Typen von Kollagen (vor allem II, außerdem V, IX, XI), verschiedenen anderen Proteinen (z.B. Tectorine, Otogelin) und Proteoglykanen. Das Material wird hauptsächlich von den Interdentalzellen produziert.

Sinneszellen. Es gibt zwei Typen von Sinneszellen, die nach ihrer Lage als innere und äußere Haarzellen bezeichnet werden. Die **inneren Haarzellen** sind in einer einzigen Reihe angeordnet. Die **äußeren Haarzellen** bilden 3–5 Reihen.

Die **Stereozilien** der Haarzellen sind 200 nm dicke *steife* Mikrovilli unterschiedlicher Länge (bis 10 μm) (Abb. 25.**5**). Ihre Steifigkeit beruht auf dem Binnenskelett aus Aktinfilamenten, die durch Aktin-bindende Proteine quervernetzt sind (S. 20). Durch ein axiales Filamentbündel ist das Stereozilien-Skelett in der **Kutikularplatte** verankert (Aktin- und Spektrin-reiche Verdichtungszone im apikalen Zytoplasma). An der Basis verjüngen sich die Stereozilien, hier erfolgt die Abknickung durch äußere Kräfte. Die Stereozilien sind nach Länge (von außen nach innen abnehmend) abgestuft und in mehreren Reihen angeordnet (auf den äußeren Haarzellen in V-förmiger Formation, Abb. 25.**4**). Die kürzeren Stereozilien sind durch ein filamentäres Extrazellulärmaterial unbekannter Zusammensetzung jeweils an den Schäften der längeren Nachbarn befestigt („Spitzenfäden", engl.: **Tip links**). Dadurch kann das ganze Bündel gleichsinnig abgeknickt werden.

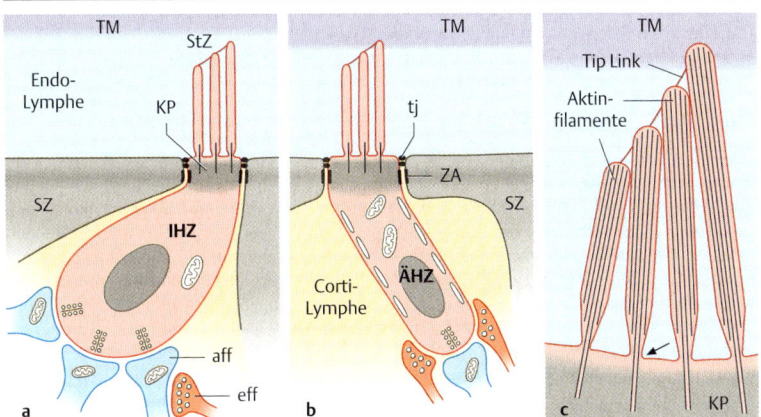

Abb. 25.5 Haarzellen des Corti-Organs und Stereozilien (Schema). **IHZ**, **ÄHZ**, innere und äußere Haarzelle. **KP**, Kutikularplatte. **SZ**, Stützzellen (*grau*). **StZ**, Stereozilien. **TM**, Tektorialmembran. **tj**, Tight junction. **ZA**, Zonula adhaerens. **aff**, **eff**, afferente und efferente Nervenendigungen. **Pfeil** in **c** deutet auf die verjüngte Basis der Stereozilie („Gelenk"). Endolymphe *blau*. Corti-Lymphe *gelb*.

Als **Membrana reticularis** wird die mosaikartige Fläche bezeichnet, die durch die Zusammenlagerung der Stützzell-Kopfplatten entsteht. Diese legen sich so aneinander, dass nur Durchtrittslöcher für den Apex der Sinneszellen frei bleiben. Jede Haarzelle wird apikal gleichsam von einem Kragen aus Stützzell-Kopfplatten umgeben (Abb. 25.**4**).

Sämtliche Elemente der Membrana reticularis und die Haarzellen sind durch Adhärenskontakte und Tight junctions verbunden. Ergebnis: (1) Das komplizierte Gefüge des Corti-Organs wird *mechanisch widerstandsfähig*. (2) Es entsteht eine *Diffusionsbarriere*, die den Extrazellulärraum des Corti-Organs unterhalb der Membrana reticularis vom darüber liegenden Endolymphraum abriegelt. Die Spalten im Corti-Organ enthalten **Corti-Lymphe**, deren Elektrolytgehalt dem in der Perilymphe ähnelt. Corti-Lymphe und Perilymphe sind zwar durch die Basilarmembran getrennt, diese stellt aber keine Diffusionsbarriere dar.

Aufgrund dieser Konstruktion sind nur die Stereozilien und der Apex der Haarzellen der Endolymphe ausgesetzt, während die basolaterale Membran von Corti-Lymphe umspült wird. Dieser Sachverhalt ist von zentraler Bedeutung für die mechanoelektrische Transduktion.

Die **Innervation der Haarzellen** ist sowohl afferent als auch efferent. Für die afferente Innervation sind die *bipolar* gebauten Neurone des N. cochlearis zuständig. Die Perikaryen (**Ganglion spirale**) liegen im *Canalis spiralis* des Modiolus. Der periphere (dendritische) Fortsatz erreicht durch die hohle Lamina spiralis das Corti-Organ, 95 % der Fasern enden an den inneren Haarzellen. Bei vielen Säugern sind die Perikaryen des Ganglion spirale von einer Myelinscheide umgeben, beim Menschen soll dies nur für eine kleine Minderheit der Spiralganglienzellen zutreffen. Die efferenten Fasern stammen aus der oberen Olive, sie wirken inhibitorisch auf die äußeren Haarzellen bzw. auf die afferenten Endigungen an den inneren Haarzellen.

Funktion

Über die Funktionsabläufe in der Cochlea informieren Bücher der Physiologie. Hier sollen nur einige morphologische Korrelate zusammengefasst werden. Die **Wanderwelle** hat in einer (von der Tonfrequenz abhängigen) definierten Region der Basilarmembran das Maximum ihrer Amplitude (hohe Frequenzen nahe der Schneckenbasis, niedrige Frequenzen weiter apikal). Die **Auslenkung der Basilarmembran** verursacht relative Verschiebungen des Sinnesepithels gegenüber der Membrana tectoria. Dadurch werden die längsten Stereozilien der **äußeren Haarzellen** (und aufgrund der Tip links auch die kürzeren) periodisch zur einen und anderen Seite gekippt. Dies löst durch periodische Öffnung und Schließung von Ionenkanälen in der Membran der Stereozilien abwechselnd De- und Hyperpolarisation aus, was wiederum **oszillierende Längenänderungen** der ganzen äußeren Haarzelle zur Folge hat (**Elektromotilität**). Für diese Fähigkeit ist wahrscheinlich ein kontraktiles Protein (**Prestin**) in der lateralen Plasmamembran verantwortlich. Das „**Tanzen**" der äußeren Haarzellen in der Frequenz des Tones erzeugt zusätzliche mikromechanische Schwingungen, die die Wanderwelle der Basilarmembran an einem eng umschriebenen Ort amplifizieren. Dies erzeugt vermutlich eine lokal begrenzte Verstärkung der Endolymphströmung, wodurch die Stereozilien der hier ansässigen **inneren Haarzellen** ausgelenkt werden. Diese erregen ihrerseits durch Freisetzung eines Transmitters die afferenten Nervenenden.

Stria vascularis

Voraussetzung für die mechanoelektrische Transduktion im Corti-Organ ist die **hohe K^+-Konzentration in der Endolymphe** (ca. 140 mmol/l gegenüber 4,5 mmol/l in der Corti- und Perilymphe). Für die Sekretion der Endolymphe ist die Stria vascularis verantwortlich. Die Stria ist ein von Kapillaren durchzogenes Epithel mit drei Zellschichten (Abb. 25.**6**).

Die **Marginalzellen** bilden die glatte Oberfläche zum Endolymphraum. Die basolaterale Oberfläche ist durch einen riesigen Faltenapparat vergrößert, der sich um die Kapillaren legt. Die **Intermediärzellen** stellen eine diskontinuierliche Schicht aus modifizierten Melanozyten dar, ihre Funktion ist nicht geklärt. Die **Basalzellen** bilden eine durchgehende Lage, die merkwürdigerweise *nicht* durch eine Basallamina von dem darunter liegenden Bindegewebe des Lig. spirale getrennt ist, aber durch Tight junctions den Extrazellulärraum der Stria nach basal verschließt (s.u.). Dieser stellt also ein nach allen Seiten abgeschlossenes Kompartiment dar.

Gap junctions (vorwiegend Connexin 26) zwischen allen Stützzellen des Corti-Organs sowie zwischen den Fibrozyten des Lig. spirale und den Basalzellen der Stria vascularis scheinen für die **Rezirkulation der K^+-Ionen** von Bedeutung zu sein: Bei Auslenkung der Stereozilien Einstrom von K^+ aus der Endolymphe durch apikale Kanäle in die Haarzellen → Austritt durch basolaterale Kanäle in die Corti-Lymphe → Weitergabe durch die gekoppelten Stützzellen zum Interstitium des Lig. spirale → Aufnahme in spezifische Fibrozyten des Lig. spirale und Weitergabe an die Basalzellen der Stria vascularis → Übertritt in den Extrazellulärraum der Stria → Transport in die Endolymphe mittels Pumpen und Kanälen der Marginalzellen.

▶ Genetische Defekte des Connexin 26 sind die häufigste Ursache für erblich bedingte Taubheit. ◀

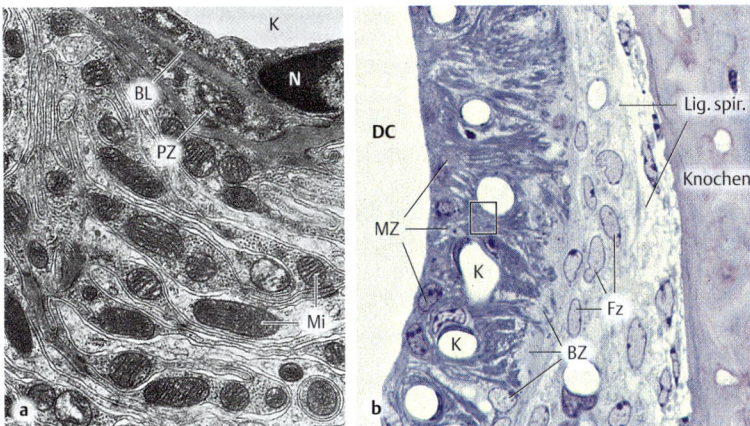

Abb. 25.**6** **Stria vascularis** (Maus). **a** EM-Bild: Basaler mitochondrienreicher Faltenapparat der Marginalzellen. Die Lage der gezeigten Stelle ist in **b** markiert. **BL**, Basallamina um die Kapillare (**K**). **N**, Kern der Endothelzelle. **Mi**, Mitochondrien. **PZ**, Perizytenfortsatz. **b** Übersicht. **DC**, Ductus cochlearis. **BZ**, Basalzellen. **MZ**, Marginalzellen, die mit ihren dunkel gefärbten Ausläufern weit in die Stria hineinreichen. **Fz**, Fibrozyten des Lig. spirale. Semidünnschnitt, Toluidinblau. Vergr. 12 000fach (a), 640fach (b).

Vestibularapparat

Die Sinneszellen des Gleichgewichts- oder Vestibularorgans sind Sensoren für Linear- und Winkelbeschleunigungen. Zum vestibulären Labyrinth gehören **Sacculus**, **Utriculus** und drei **Bogengänge** (*Ductus semicirculares*) (Abb. 25.**1**). Die Sinneszellen des Vestibularapparates tragen ein langes Kinozilium und Stereozilien, die in eine gallertige Masse hineinragen und durch Bewegung dieser Masse abgeknickt werden. Dies ist der adäquate Reiz für die Sinneszellen. Sie sind synaptisch verbunden mit afferenten Fasern des N. vestibularis.

Sinnesepithelien des Vestibularapparats

Sacculus und Utriculus besitzen jeweils einen ovalen Epithelfleck (**Macula statica**) von ca. 2 mm Länge, der das übrige Epithel geringfügig überragt und mit Sinneszellen ausgestattet ist. In den Bogengängen ragt eine querstehende Leiste der Lamina propria in das Lumen der Ampulle hinein (erweiterte Stelle des Bogengangs). Diese Leiste samt dem darauf sitzenden Sinnesepithel ist die **Crista ampullaris**. Die Bauweise der vestibulären Sinnesepithelien ist grundsätzlich überall gleich. Unterschiede betreffen vor allem die Geometrie und das mechanische Verhalten der gallertigen Masse, die über den Maculae (*Statolithenmembran*) und den Cristae ampullares (*Cupula*) liegt. Die Zusammensetzung der gallertigen Masse ist ähnlich wie in der Tektorialmembran des Hörorgans.

Das Epithel besteht aus Sinnes- und Stützzellen (Abb. 25.**7**). Die Stützzellen durchspannen die ganze Höhe des Epithels und sind apikal mit den Sinneszellen durch Adhärenskontakte und Tight junctions verbunden. Jede **Sinneszelle** (**Haarzelle**) trägt apikal ein langes *Kinozilium* (mit Mikrotubuli in 9 x 2-plus-2-Anordnung) und ca. 80 *Stereozilien*. Letztere sind gleich gebaut und ähnlich angeordnet wie die Stereozilien auf den Haarzellen des Corti-Organs, aber viel länger (bis 60 µm). Kinozilium und Stereozilien ragen in die gallertige Masse hinein und sind durch **Tip links** verbunden. Bei Bewegungen der Gallerte wird das ganze Bündel ausgelenkt.

Zwei Typen von Sinneszellen können unterschieden werden. **Haarzelle Typ I**: Flaschenförmiger Zellleib, eingebettet in die kelchförmige Endigung der afferenten Nervenfaser. Dieser Endigung liegen Endknöpfe efferenter Axone an. **Haarzelle Typ II**: Zylindrischer Zellleib, dem basal verschiedene kleinere Nervenendigungen anliegen. Die funktionellen Unterschiede zwischen den beiden Zelltypen sind nicht ausreichend geklärt.

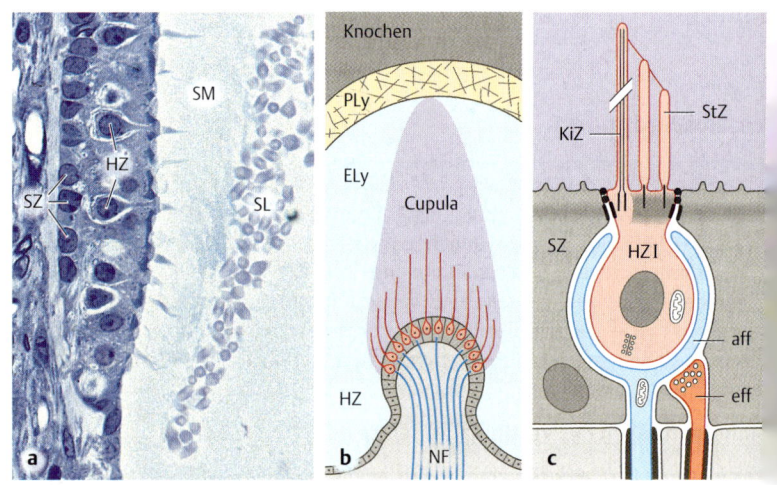

Abb. 25.**7** **Vestibularapparat**. **a** **Macula statica**. **HZ**, Haarzellen. **SL**, Statolithen. **SM**, Statolithenmembran. **SZ**, Stützzellen. Semidünnschnitt, Toluidinblau. **b** **Crista ampullaris** (Schema). **ELy**, **PLy** Endo- und Perilymphe. **NF**, Nervenfasern. **c** **Haarzelle Typ I** (EM-Schema). **KiZ** und **StZ**, Kino- und Stereozilien. **aff**, **eff**, Afferente und efferente Nervenendigungen. Vergr. 480fach (a).

Die **Maculae von Sacculus und Utriculus** liegen annähernd in der Senkrechten bzw. in der Horizontalen. Sie sind mit einer **Statolithenmembran** bedeckt. Diese besteht aus einer ebenen Gallertschicht, an deren Oberfläche *Statolithen* ($CaCO_3$-Kristalle) eingebettet sind. Die relativ schweren und daher trägen Statolithen (spezifisches Gewicht höher als das der Endolymphe) zerren bei Einwirkung von Linearbeschleunigungen an der Gallertmasse, was zu Scherbewegungen am Kinozilium und den Stereozilien führt. Die Haftung der Statolithenmembran (wie auch der Cupula, s.u.) am Epithel wird wahrscheinlich durch ein spezielles Protein (*Otogelin*) vermittelt.

Auf der **Crista ampullaris** sitzt die gallertige **Cupula**, sie ragt quer durch die Endolymphe bis zum Dach der Ampulla und ist dort befestigt. Bei Drehbeschleunigung des Kopfes in der Ebene eines betreffenden Bogenganges wird die Endolymphe aufgrund ihrer Trägheit weniger schnell bewegt als die befestigte Cupula. Diese wird dadurch ausgebeult, was zur Abknickung der Kinozilien und Stereozilien führt.

Für die afferente **Innervation** sind die dendritischen Fortsätze der Neurone im Ganglion vestibulare (am Boden des inneren Gehörgangs) zuständig. Es sind große, *bipolare* Ganglienzellen, deren Perikaryen bei vielen Säugern — aber nicht beim Menschen — myelinisiert sind. Ihre zentralwärts gerichteten (axonalen) Fortsätze bilden den Hauptteil des N. vestibularis.

26 Auge

Das Auge befähigt den Menschen, elektromagnetische Strahlung mit Wellenlängen zwischen **400** und **750 nm** als Licht zu empfinden und Hell-/Dunkel-Kontraste sowie Farbkontraste wahrzunehmen. Der übergeordnete Begriff Sehorgan umfasst den Augapfel und seine Hilfseinrichtungen (unter anderem Augenlider und Tränenorgane). Im hinteren Abschnitt des Augapfels liegt der sensorische Apparat (Netzhaut), im vorderen sind die Licht-brechenden (dioptrischen) Einrichtungen lokalisiert.

Die **Wand des Augapfels** (*Bulbus oculi*) ist aus drei Schichten aufgebaut (Abb. 26.**1** und Tab. 26.**1**): Innere Augenhaut (Retina), mittlere Augenhaut (die nicht-epithelialen Anteile von Iris und Ziliarkörper sowie die Choroidea) und die äußere Augenhaut (Sklera und Kornea).

Anmerkung zur Sprachregelung: Bei Beschreibung der okulären Strukturen beziehen sich die Ortsangaben „innen" und „außen" stets auf das Zentrum des Bulbus.

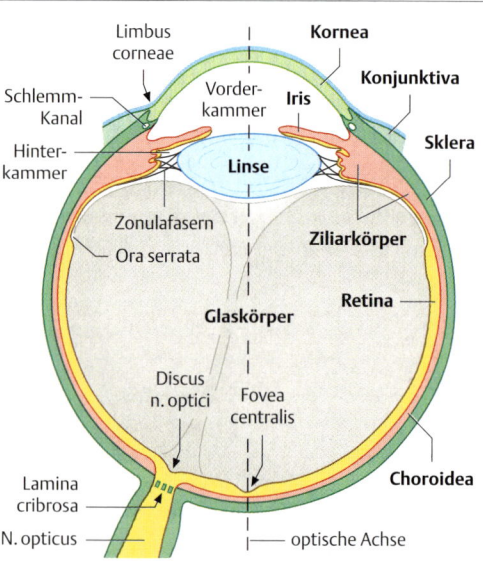

Abb. 26.**1** **Horizontalschnitt durch den Bulbus** (Schema). Innere Augenhaut (Abkömmlinge des Neuroektoderms): *gelb*. Mittlere Augenhaut: *rot*. Äußere Augenhaut: *grün*. Abkömmlinge des Ektoderms: *blau*.

Tab. 26.**1** **Teile des Augapfels**

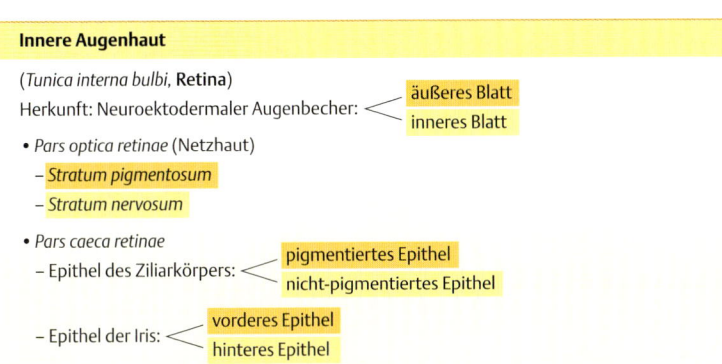

Innere Augenhaut

(*Tunica interna bulbi*, **Retina**)
Herkunft: Neuroektodermaler Augenbecher: — äußeres Blatt / inneres Blatt

- *Pars optica retinae* (Netzhaut)
  - *Stratum pigmentosum*
  - *Stratum nervosum*

- *Pars caeca retinae*
  - Epithel des Ziliarkörpers: — pigmentiertes Epithel / nicht-pigmentiertes Epithel

  - Epithel der Iris: — vorderes Epithel / hinteres Epithel

Mittlere Augenhaut

(*Tunica vasculosa bulbi*, **Uvea**)
Herkunft: Kopfmesenchym (mit Ausnahme der Irismuskeln: Neuroektoderm)

- Ziliarkörper (*Corpus ciliare*, Strahlenkörper)
- *Iris* (Regenbogenhaut)
- *Choroidea* (Aderhaut)

Äußere Augenhaut

(*Tunica fibrosa bulbi*)
Herkunft: Kopfmesenchym (mit Ausnahme der Epithelien: Ektoderm)

- Kornea (Hornhaut, *Cornea*)
- Sklera (Lederhaut, *Sclera*)
- Konjunktiva (Bindehaut, *Conjunctiva*)

Weitere Strukturen im Innern des Bulbus

- Linse (Herkunft: Ektoderm)
- Glaskörper (Herkunft: Mesenchym)

Übersicht über die Teile des Auges

Die **innere Augenhaut (Retina)** geht aus dem neuroektodermalen Augenbecher hervor (Abb. 26.**2**). In ihrem hinteren Teil (*Pars optica retinae*) setzen Sinneszellen Licht in elektrochemische Signale um. Nach neuronaler Verarbeitung innerhalb der Retina werden elektrische Signale über den Sehnerven zum Zwischen-

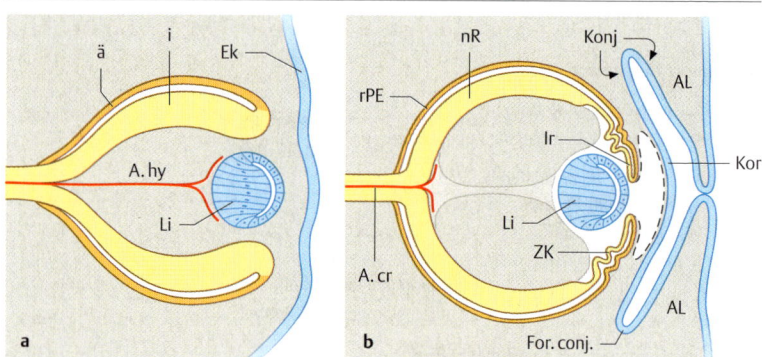

Abb. 26.**2** **Augenanlage in zwei unterschiedlichen Entwicklungsstadien.** Das äußere Blatt des Augenbechers (**ä**) wird im hinteren Augensegment zum retinalen Pigmentepithel (**rPE**), das innere Blatt (**i**) zur neuronalen Retina (**nR**). Im vorderen Augensegment liefern die Blätter des Augenbechers die Epithelien von Ziliarkörper (**ZK**) und Iris (**Ir**). Abkömmlinge des Ektoderms (**Ek**) blau: Linse (**Li**), Epithel von Kornea (**Kor**) und Konjunktiva (**Konj**). Mesenchym: grau. **A. hy**, A. hyaloidea. **A. cr**, A. centralis retinae. **AL**, Augenlid. **For. conj.**, Fornix conjunctivae.

hirn geleitet. Der vordere Teil der Retina ist nicht lichtempfindlich (*Pars caeca retinae*). Er bildet einen zweischichtigen epithelialen Überzug auf dem Ziliarkörper und der Hinterfläche der Iris. Die Grenze zwischen beiden Teilen liegt an der *Ora serrata*.

Zur **mittleren Augenhaut (Uvea)** gehören die nicht-epithelialen Teile von Iris und Ziliarkörper sowie die Choroidea. Im Zentrum der **Iris** liegt die Pupille als Öffnung, deren Weite durch glatte Muskeln der Iris nach Art einer Blende verstellt werden kann. Der **Ziliarkörper** sezerniert das Kammerwasser und enthält den Akkommodationsmuskel (*M. ciliaris*). In der **Choroidea** liegt ein Gefäßgeflecht zur Versorgung der Netzhaut.

Die **äußere Augenhaut** stellt die undehnbare Hülle des Bulbus dar und ist im Verein mit dem Glaskörper und dem Kammerwasser für den intraokulären Druck und die Geometrie des Bulbus verantwortlich. Sie besteht aus der undurchsichtigen **Sklera** und der transparenten **Kornea**. Die Grenze zwischen beiden liegt am *Limbus corneae*.

Bevor das Licht die Sinneszellen der Retina erreicht, durchquert es mehrere **Licht-brechende Medien:** Kornea, Kammerwasser, Linse, Glaskörper. Unter ihnen zeichnet sich die **Linse** dadurch aus, dass ihre Brechkraft je nach Bedarf durch Formänderung variiert werden kann (*Akkommodation*). Hierfür sind vor allem der M. ciliaris und die physikalischen Eigenschaften der Linse selbst verantwortlich. Die Linse ist mittels der *Zonulafasern* am Ziliarkörper aufgehängt. Der **Glas-**

körper ist eine durchsichtige, gelatinöse Extrazellulärmasse. Er hilft mit, die Linse und das innere Blatt (*Stratum nervosum*) der Retina vor Lageveränderungen zu bewahren.

Zwischen Kornea und Iris liegt die **Vorderkammer**, hinter der Iris die Hinterkammer. Beide stehen über die Pupille miteinander in Verbindung und sind mit **Kammerwasser** gefüllt. Diese Flüssigkeit wird kontinuierlich vom Epithel des Ziliarkörpers in die Hinterkammer sezerniert, gelangt durch die Pupille in die Vorderkammer, sickert durch die Wand des **Kammerwinkels** in einen Ringkanal der Sklera (**Schlemm-Kanal**) und fließt von dort in venöse Blutgefäße ab.

Entwicklung des Auges. Aus dem Zwischenhirn wächst beidseits das *Augenbläschen* hervor, das sich später zum **Augenbecher** einstülpt. Aus den beiden Blättern des Bechers entsteht die innere Augenhaut (Abb. 26.**2**). An der Berührungsstelle von Augenbecher und Ektoderm schnürt sich das *Linsenbläschen* ab und wird in die Tiefe verlagert. Das Ektoderm liefert außerdem die Epithelien von Kornea und Konjunktiva. Die übrigen Teile der mittleren und äußeren Augenhaut sind überwiegend mesenchymalen Ursprungs. Die Linsenanlage wird von einem Blutgefäßnetz umsponnen (u. a. aus der *A. hyaloidea*), das später verschwindet. Der proximale Stumpf der Arterie wird später zur *A. centralis retinae*.

Äußere Augenhaut (Tunica fibrosa bulbi)

Kornea

Die Kornea (Hornhaut, *Cornea*) ist das durchsichtige Fenster des Bulbus (Dicke ca. 0,5 mm). Sie ist stärker gewölbt als die Sklera und am Limbus wie ein Uhrglas in die Sklera eingefalzt. Die Kornea besteht aus Epithel, Stroma und Endothel (Abb. 26.**3**). Sie ist **frei von Blutgefäßen.**

Das Epithel ist ein geschichtetes, unverhorntes Plattenepithel (ca. 6 Schichten), das die Vorderseite der Kornea bedeckt. Seine Zellen werden durch Desmosomen zusammengehalten (zur Basallamina Hemidesmosomen). Die Zellen der oberflächlichen Schicht sind durch Haftkomplexe mit Tight junctions untereinander verbunden (**Diffusionsbarriere**). Die Zellen des Epithels werden alle sieben Tage von der Basalschicht aus erneuert. Daher heilen reine Epitheldefekte rasch und ohne Narbe ab. Die **Stammzellen**, die lebenslang den Zellnachschub gewährleisten, sitzen am Limbus (von hier aus Migration auf die Kornea). Das Epithel ist reichlich mit **freien Nervenendigungen** versorgt und gehört zu den empfindlichsten Oberflächen des Körpers (Lidschlussreflex). Die Nervenfasern strahlen vom Limbus aus in die Kornea ein.

Das Stroma macht etwa 90 % der Hornhautdicke aus. Es enthält Kollagenfibrillen, Proteoglykane, Wasser und Fibroblasten (**Keratozyten**), die für den Auf- und Abbau der Kornea-spezifischen Extrazellulärmatrix verantwortlich sind. Der oberste Stromabereich erscheint lichtmikroskopisch homogen und strukturlos,

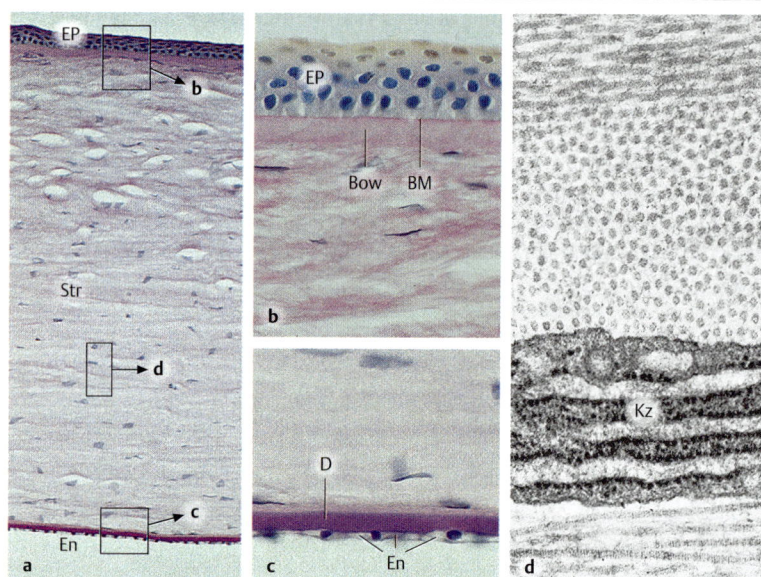

Abb. 26.**3** **Kornea.** **a** — **c** (Mensch), PAS u. Hämatoxylin. **d** Ultrastruktur des Stromas (Ratte). **Ep,** Epithel. **Str,** Stroma. **En,** Endothel. **BM,** Basalmembran. **Bow,** Bowman-Membran. **D,** Descemet-Membran. **Kz,** Teil eines Keratozyten mit rauem ER. Beachte die regelmäßige Anordnung der Kollagenfibrillen im Stroma. Vergr. 88fach (a), 350fach (b,c), 34 000fach (d).

hier sind die Kollagenfibrillen netzartig angeordnet und die Zellen fehlen (*Lamina limitans anterior*, **Bowman-Membran)**. Im überwiegenden Teil des Stromas sind die **Kollagenfibrillen** zu Lamellen gepackt, zwischen denen die Keratozyten liegen. Innerhalb einer Lamelle sind alle Fibrillen parallel angeordnet, von einer Lamelle zur andern ändert sich ihre Verlaufsrichtung. Der Raum zwischen den Kollagenfibrillen enthält **Proteoglykane**, die **Wasser** anziehen (u.a. das Kornea-spezifische Lumican, ein Keratansulfat-Proteoglykan, S. 105).

Das **Endothel** bildet als einschichtige flache Zelllage eine lückenlose Bedeckung der Hinterfläche. Es ist vom Stroma durch eine ungewöhnlich zusammengesetzte, sehr dicke Basallamina (*Lamina limitans posterior*, **Descemet-Membran)** getrennt, die vom Endothel gebildet wird. Das Endothel ist maßgeblich an der Regulation des Wassergehaltes im Stroma beteiligt und daher für die Aufrechterhaltung der **Transparenz** der Kornea unentbehrlich (s.u.).

Die **Ernährung** der Kornea erfolgt durch Diffusion aus drei Richtungen: (a) von hinten aus dem Kammerwasser; (b) von der Peripherie aus den konjunktivalen Blutgefäßschlingen am Limbus; (c) von vorn aus dem Tränenfilm.

Der Tränenfilm schützt das Epithel und damit die gesamte Kornea vor Austrocknung. Der Film besteht aus drei Komponenten: (a) Der größte Anteil ist **Tränenflüssigkeit** (isotone Elektrolytlösung mit verschiedenen Proteinen). (b) Die Haftung der Tränenflüssigkeit an der Epitheloberfläche wird durch eine Schicht von **Muzinen** vermittelt, die von Becherzellen des Konjunktiva-Epithels im Fornix conjunctivae (s. Abb. 26.**13**) sezerniert werden. Durch eine dicke *Glykokalyx* und *Microplicae* auf den oberflächlichen Epithelzellen wird die Haftung begünstigt. (c) Zum Schutz vor rascher Verdunstung ist die Tränenflüssigkeit zur Luftseite hin mit einer **Lipidschicht** bedeckt, die von den Tarsaldrüsen der Augenlider sezerniert wird (S. 510).

Die Transparenz des Kornea-Stromas beruht im Wesentlichen darauf, dass die *Abmessungen des* **Kollagenfibrillen-Gitterwerks** in einem bestimmten Verhältnis zu den Wellenlängen des sichtbaren Lichtes stehen. Dadurch führen Lichtbeugungen nicht zu Lichtstreuungen und somit nicht zur Trübung (Wellenoptik: Prinzip der **auslöschenden Interferenz**). Die Fibrillen haben einen einheitlichen Durchmesser (30 nm) und sind in regelmäßigen, definierten Abständen angeordnet. Diese sind abhängig vom **Wassergehalt** (**Quellungszustand**) der proteoglykanreichen Matrix. Der Wassergehalt wiederum ergibt sich aus dem Gleichgewicht zweier gegenläufiger Mechanismen: (a) Wasseranziehung durch die **Proteoglykane**; (b) Herauspumpen von Wasser durch das **Endothel**. Jede Abweichung des Wassergehaltes nach unten (Austrocknung infolge Verdunstung durch die Vorderfläche) und nach oben (infolge funktionsuntüchtigen Endothels oder Kornea-fremder Proteoglykane mit vermehrter Wasseranziehungskraft) führt zur Trübung der Kornea.

Sklera und Konjunktiva

Der vordere Bereich der Sklera (Lederhaut, *Sclera*) ist von außen als das „Weiße des Augapfels" zu sehen. Allerdings liegt sie nicht frei, sondern schimmert durch die **Konjunktiva** (Bindehaut, *Conjunctiva bulbi*) hindurch. Das *Epithel* der Konjunktiva (mehrschichtiges unverhorntes Plattenepithel) ist die Fortsetzung des Korneaepithels. Das *Stroma* (*Tela subconjunctivalis*) besteht aus lockerem Bindegewebe. Es enthält Zellen der Abwehr, Mastzellen und reichlich Blutgefäße, die am Limbus corneae ein Randschlingennetz bilden.

▶ Vom Limbus corneae aus können bei Hornhauterkrankungen Leukozyten in das Korneastroma einwandern oder sogar Blutgefäße in die Kornea einsprossen. – Bei vermehrter Blutfüllung der konjunktivalen Gefäße (infolge einer Entzündung der Bindehaut, **Konjunktivitis**) erscheint die Konjunktiva gerötet („rotes Auge"). ◀

Die **Sklera** besteht aus straffem geflechtartigem Bindegewebe und hält dem intraokulären Druck (15 mm Hg) stand. Am Durchtritt des Sehnerven ist die Sklera siebartig durchbrochen (*Lamina cribrosa*) und setzt sich in die Dura-Hülle des Sehnerven fort. Dass die Sklera nicht wie die Kornea durchsichtig ist, liegt an der Extrazellulärmatrix (Kaliber der Kollagenfibrillen uneinheitlich, Fibrillenpackung weniger regelmäßig, anderes Proteoglykanmuster) und am höheren Wassergehalt.

▶ Die Sklera ist maßgebend für die Geometrie des Bulbus, insbesondere für die Länge der optischen Achse. Abweichungen von der Norm führen bei normaler Beschaffenheit der Licht-brechenden Medien zu Fehlsichtigkeit. Zu langer Bulbus: Kurzsichtigkeit (**Myopie**). Zu kurzer Bulbus: Weitsichtigkeit (**Hyperopie**). ◀

Licht-brechende Strukturen im Bulbus

Linse

Die Linse (*Lens*) ist ein **rein epitheliales Organ** ektodermalen Ursprungs. Ihre Form ist bikonvex, ihre Vorderfläche ist weniger stark gekrümmt als die Hinterfläche. Beide Flächen treffen sich am **Äquator** (Abb. 26.**4**). Die Mittelpunkte der Flächen sind der **vordere** bzw. **hintere Pol**. Die Linse besteht aus **Linsenfasern**, das sind lang gestreckte (bis 12 mm), dünne, überwiegend kernlose Zellen. Die Linsenvorderfläche (nur diese) ist vom einschichtigen **Linsenepithel** bedeckt. Seine Zellen sind im zentralen Bereich flach bis kubisch, in der Peripherie der Vorderfläche dagegen zylindrisch. Die zylindrischen Zellen bleiben lebenslang teilungsfähig (*germinative Zone*). Die Linse ist allseits von der **Linsenkapsel**, einer besonders dicken Basallamina, umschlossen.

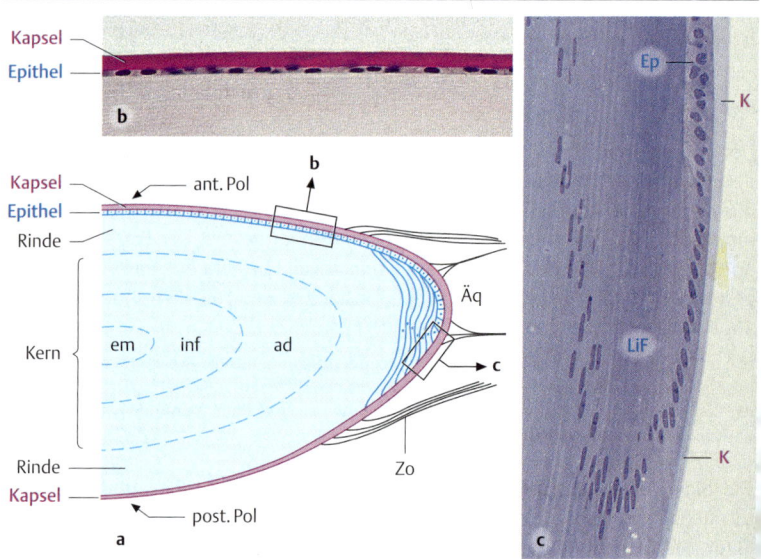

Abb. 26.**4 Linse. a** Horizontalschnitt (Schema): anteriorer und posteriorer Pol, Äquator (**Äq**), Kern (aus embryonalem, infantilem und adultem Anteil), Rinde. Im Äquatorbereich strahlen die Zonulafasern (**Zo**) in die Kapsel ein. Nur die Vorderfläche trägt Epithel, aber die ganze Linse ist von Kapsel umgeben. **b** Linsenepithel und Kapsel im histologischen Schnitt (Mensch; PAS u. Hämatoxylin). **c** Linsenäquator im Semidünnschnitt (Ratte; Toluidinblau). **K**, Kapsel. **Ep**, Epithel. **LiF**, neu entstandene Linsenfasern, die noch einen Kern besitzen. Vergr. 350fach (b) und 200fach (c).

Die Linse wird durch **Zonulafasern** in Position gehalten, die vom Linsenäquator zum Ziliarkörper ziehen. Bei Erschlaffung ihres Aufhängeapparates nimmt die Linse, ihrer Eigenelastizität folgend, eine stärkere Krümmung an. Dadurch erhöht sich ihre Brechkraft (**Nahakkommodation**). Über die aktiven Kräfte bei der Akkomodation s. S. 498.

Die **Transparenz** der Linse beruht auf ihrer Zusammensetzung aus speziellen Proteinen (Kristallinen) sowie dem definierten Wasser- und Ionengehalt. Die **Ernährung** geschieht durch Diffusion vom Kammerwasser aus. Der Diffusionsweg verläuft vorwiegend transzellulär über **Gap junctions** und **Wasserkanäle**.

Entwicklung und Binnenstruktur der Linse. Die Struktur der Linse ist am besten aus ihrer **Entwicklung** zu verstehen (Abb. 26.**2**). Das Vorderwandepithel des Linsenbläschens bleibt flach und einschichtig (das spätere *Linsenepithel*). Die Zellen der Hinterwand dagegen differenzieren sich zu langen, sagittal ausgerichteten Elementen, den *primären Linsenfasern*, die bald den Zellkern und die meisten Zellorganellen verlieren. Sie füllen den Hohlraum des Linsenbläschens aus und bilden somit den *embryonalen Linsenkern*. Das **Wachstum** der Linse ist ein Vorgang, der in der geschlossenen Linsenkapsel lebenslang weiter läuft. Von der germinativen Zone des Epithels wandern die neu entstandenen Zellen langsam zum Äquator und beginnen hier mit der Differenzierung zu *sekundären Linsenfasern*. Dabei werden sie durch nachfolgende Zellen fortwährend nach innen unter das Epithel abgedrängt, verlängern sich und lagern sich dem schon vorhandenen Linsenkern auf. Daher besteht der **Linsenkern** des Erwachsenen aus mehreren Schalen, die man – von innen nach außen – als embryonalen, infantilen, juvenilen und adulten Kern bezeichnet. Die **Linsenrinde** besteht aus den jüngsten Linsenfasern und ist weicher als der Kern. Bezüglich der *Zellkinetik* unterscheidet sich die Linse von anderen epithelialen Organen: es kommen fortwährend neue Linsenfasern hinzu, aber es findet kein Zellaustausch statt. Alle Linsenfasern bleiben lebenslang bestehen (und müssen durchsichtig bleiben).

Die Linsenfasern sind auf ihrer ganzen Länge druckknopfartig miteinander verzahnt, mit einem Minimum an Extrazellulärraum dazwischen. Die Linsenfasern enden am vorderen und hinteren Linsenpol unter Bildung der **Linsennähte** (Suturen), die man mittels der Spaltlampe am Lebenden als Y-förmigen vorderen bzw. hinteren **Linsenstern** sehen kann. Alle Zellelemente der Linse sind durch ungewöhnlich zahlreiche *Gap junctions* untereinander verbunden (Connexine 46 und 50, S. 36) und besitzen Wasserkanäle (Aquaporine 0 und 1).

▷ Mit zunehmendem Alter verändert sich die Linse: Ihre Elastizität nimmt ab, sodass sich die Akkommodationsbreite verringert (**Alterssichtigkeit**). Der Wassergehalt nimmt ab, was zu Trübungen führt (**Grauer Star,** Cataracta senilis); Behandlung durch operatives Entfernen von Linsenkern und -rinde, Ersatz durch eine Kunststofflinse. Dabei bleibt die Kapsel mit Ausnahme der zentralen vorderen Portion erhalten und dient als Lager für die Ersatzlinse. ◁

Glaskörper

Der Glaskörper (*Corpus vitreum*) füllt den Raum zwischen Linse und Netzhaut aus (Abb. 26.**1**). Er besteht zu 99% aus Wasser, in dem *Hyaluronan* gelöst ist (s. Kap. Bindegewebe), wodurch eine visköse gelatinöse Masse entsteht. Für die Synthese sind das nicht-pigmentierte Epithel der Pars plana (s. u.) und *Hyalozyten* (Makrophagen im Glaskörper) verantwortlich. Außerdem enthält er Kollagenfibrillen (Typ II), die vor allem in der Peripherie des Glaskörpers angereichert sind. Die Fibrillen bilden eine stabile Grenzschicht („**Glaskörpergrenzmembran**") und heften den Glaskörper an die innere Oberfläche der Netzhaut. Besonders fest ist diese Verankerung im Bereich der Ora serrata und um die Sehnervenpapille herum. Zentral wird der Glaskörper in sagittaler Richtung vom *Canalis hyaloideus* durchzogen. Dies ist eine Verdichtungszone, in der während der Embryonalzeit die A. hyaloidea verlief.

▶ Bei partieller **Abhebung des Glaskörpers** entsteht abnormer Zug an den retinalen Anheftungsstellen. Dies kann zu Einrissen und nachfolgend zur Ablösung des Stratum nervosum retinae führen (**Netzhautablösung**, akute Gefahr der Erblindung). ◀

Mittlere Augenhaut (Uvea)

Die Uvea (*Tunica vasculosa bulbi*) besteht aus Choroidea, Ziliarkörper und Iris. Embryologisch gehören Ziliar- und Irisepithel zwar zur inneren Augenhaut, sie werden aber hier besprochen, da sie eine funktionelle Einheit mit den nicht-epithelialen Teilen bilden. Das Gefäßsystem der Uvea, das von sämtlichen *Aa. ciliares* (Ästen der A. ophthalmica) gespeist wird, dient als „Verteiler" für die Versorgung der meisten Bulbusanteile (Ausnahmen: innere Netzhautschichten und Konjunktiva). Das Blut fließt vorwiegend über die Vortexvenen (*Vv. vorticosae*), die die Sklera durchbrechen, in die Vv. ophthalmicae ab.

Choroidea

Die Choroidea (Aderhaut) ist der hintere Teil der Uvea. Hier liegen die Blutgefäße zur Versorgung der äußeren Retinaschichten sowie Nerven und eine elastische Membran (**Bruch-Membran**), durch die die Choroidea von der Retina getrennt ist. Das bindegewebige Stroma ist reich an Melanozyten (Abb. 26.**5b**).

Schichten der Choroidea. Nach dem Kaliber der Blutgefäße sind von außen nach innen drei Schichten zu unterscheiden: (1) Die *Lamina suprachoroidea* führt die groben Verzweigungen der Aa. ciliares post. breves. (2) In der *Lamina vasculosa* liegen Arteriolen. (3) Die **Choriokapillaris** (*Lamina choroidocapillaris*) enthält ein flaches Netz aus weitlumigen Kapillaren (Endothel *fenestriert*), am dichtesten ist es unter der Fovea centralis. Vorn endet das Netz an der Ora serrata. Die ca. 2 μm dicke **Bruch-Membran** (*Lamina vitrea* oder *Complexus basalis*) liegt zwischen der Choriokapillaris und dem retinalen Pigmentepithel. Sie besteht aus einem Netz elastischer Fasern, das innen und außen von einem Netz aus Kollagenfibrillen flankiert ist (Abb. 26.**10**).

Ziliarkörper

Der Ziliarkörper (*Corpus ciliare*, Strahlenkörper) sezerniert das Kammerwasser (Leistung des Epithels) und enthält den M. ciliaris für die Akkommodation. Der Ziliarkörper liegt anterior von der *Ora serrata*, einer gezackten Linie, die die Grenze zwischen Pars optica und Pars caeca der Retina markiert (Abb. 26.**5**). Er gliedert sich in einen mehr ebenen Teil (**Pars plana**) und einen Teil mit aufge-

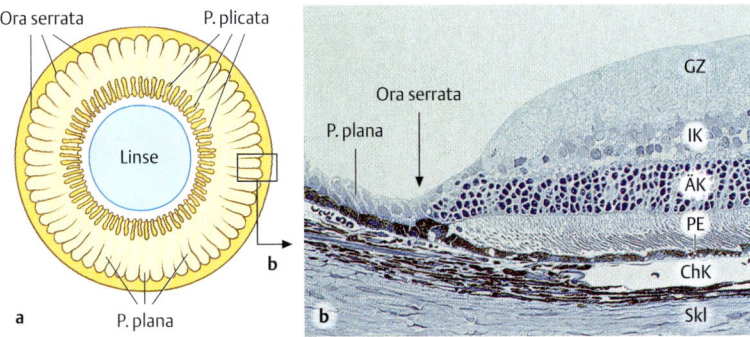

Abb. 26. **5a** **Ora serrata und Ziliarkörper** (mit Pars plana und Pars plicata) von hinten gesehen (Schema). **b** Ora serrata im Semidünnschnitt (Toluidinblau); Rattenauge. Der Pfeil weist auf den Übergang zwischen Pars caeca und Pars optica der Retina. Pars plana mit nicht-pigmentiertem und pigmentiertem Epithel. **Skl**, Sklera. **ChK**, Choriokapillaris. **PE**, retinales Pigmentepithel. **ÄK**, äußere Körnerschicht. **IK**, innere Körnerschicht. **GZ**, Ganglienzellschicht. Vergr. 200fach (b).

worfenem Relief (**Pars plicata**). Letzterer besitzt etwa 70 kleine Wülste (**Ziliarfortsätze**, *Processus ciliares*), die von dorsal gesehen wie ein Strahlenkranz um den Äquator der Linse herum angeordnet sind. Im Horizontalschnitt durch den Bulbus erscheint die Pars plicata als dreieckiges Profil posterior von der Iriswurzel (Abb. 26.**6**). Der Ziliarkörper ist reich an Blutgefäßen, die Ziliarfortsätze enthalten weitlumige Kapillaren mit *gefenstertem* Endothel.

Der Ziliarkörper wird vom zweischichtigen **Ziliarepithel** bedeckt. Entsprechend seiner Entstehung aus dem Augenbecher sind die beiden Schichten mit ihren apikalen Polen gegeneinander gerichtet, und auf beiden Seiten des Epithels liegt eine Basallamina (Abb. 26.**7**). Die äußere Schicht enthält Melanosomen, die innere Schicht ist nicht-pigmentiert. Im Bereich der Pars plicata hat das Epithel die Strukturmerkmale eines transportierenden Epithels und sezerniert das **Kammerwasser** (S. 501).

An der Basallamina des nicht-pigmentierten Epithels von Pars plana und Pars plicata (hier in den Tälern zwischen den Fortsätzen) sind die Aufhängebänder der Linse (**Zonulafasern**, *Zonula ciliaris*) verankert. Sie setzen sich aus **Fibrillin**-Mikrofibrillen (S. 103) zusammen und werden wahrscheinlich von dem nicht-pigmentierten Epithel der Pars plana synthetisiert. Sie ziehen in Bündeln zur Gegend des Linsenäquators und strahlen in die Linsenkapsel ein.

Der größte Teil des Ziliarkörpers, mit Ausnahme der Ziliarfortsätze, wird vom **M. ciliaris** eingenommen. Er besteht aus Zügen von glatten Muskelzellen, die meridional (Brücke-Muskel), radiär und zirkulär (Müller-Muskel) angeordnet sind. Der M. ciliaris entspringt hauptsächlich vom Sklera-Sporn (S. 501), seine

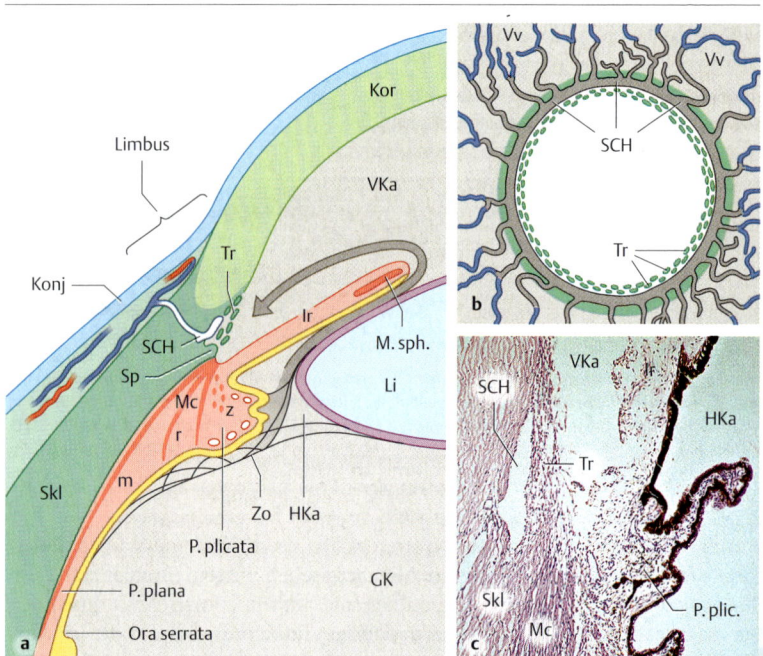

Abb. 26.**6** **Kammerwinkel und seine Umgebung.** **a** Schema. Farben wie in Abb. 26.1. Der Winkel wird von Kornea (**Kor**), Iris (**Ir**) und Sklera (**Skl**) begrenzt. **Li**, Linse. **GK**, Glaskörper. Der *graue Pfeil* deutet die Flussrichtung des Kammerwassers von der Hinterkammer (**HKa**) in die Vorderkammer (**VKa**) an. Durch das Trabekelwerk (**Tr**) gelangt es zum Schlemm-Kanal (**SCH**) und von dort in die episkleralen Venen. Am Sklerasporn (**Sp**) ist einerseits der M. ciliaris (**Mc**) mit seinen meridionalen (**m**), radiären (**r**) und zirkulären (**z**) Anteilen und andererseits das Trabekelwerk befestigt. Die Zonulafasern (**Zo**) verlaufen vom Ziliarepithel (gelb) zur Linsenkapsel (violett). **Konj**, Konjunktiva-Epithel. Im subkonjunktivalen Bindegewebe Blutgefäße, am Limbus Gefäßschlingen. **b** **Schlemm-Kanal** (Schema) als Ringkanal dargestellt. Er ist vom Trabekelwerk und vom Bindegewebe der Sklera (grün) flankiert. Er wird durch zahlreiche Abflusskanälchen entsorgt, die Anschluss an die episkleralen Venen (**Vv**) haben. **c** Kammerwinkel im histologischen Schnitt, menschliches Auge; HE. Vergr. 50fach.

meridionalen Anteile enden im Stroma der Choroidea (u.a. an der Bruch-Membran) und an der Innenfläche der Sklera. Der Muskel wird durch den *Parasympathikus* innerviert.

Akkommodation. Beim ruhenden (in die Ferne blickenden) Auge stehen die Zonulafasern unter Spannung, und die Linse ist abgeflacht. Hierfür sind die passiven elastischen Kräfte der Choroidea (Bruch-Membran, s.o.) und Sklera verantwortlich, die auf den Ziliarkörper und damit auf die Zonula einwirken. Der M. ciliaris arbeitet diesen passiven Kräften entgegen: Durch Verkürzung der meridionalen und radiären Muskelanteile wird der Ziliarkörper etwas nach vorn gezogen,

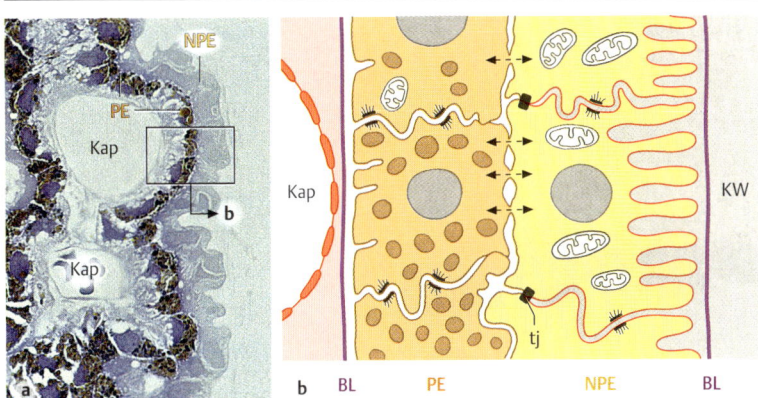

Abb. 26.**7** **Ziliarepithel** (auf einem Ziliarfortsatz der Pars plicata) als Ort der Kammerwassersekretion. **a** Semidünnschnitt (Toluidinblau, Rattenauge). **PE**, Pigmentiertes Epithel. **NPE,** Nicht-pigmentiertes Epithel. **Kap**, weitlumige Kapillare. Vergr. 560fach. **b** Ultrastruktur des Ziliarepithels (Schema). **BL**, Basallamina. Die basolaterale Zellmembran des NPE (rot) ist Sitz der Na^+/K^+-ATPase, der treibenden Kraft für die Sekretion des Kammerwassers (**KW**). **tj**,Tight junctions zwischen den NPE-Zellen (Blut-Kammerwasser-Schranke). Die durchbrochenen Pfeile deuten Gap Junctions zwischen den Zellen der beiden Epithelschichten an.

durch die zirkulären Anteile wird er dem Linsenäquator entgegengewölbt. Hierdurch erschlaffen die Zonulafasern, die Krümmung und damit die Brechkraft der Linse nehmen zu (**Nahakkommodation**). Lässt der Muskeltonus nach, gewinnen die passiven Kräfte die Oberhand und die Linse wird wieder flach (**Fernakkommodation**). Die Akkommodation wird reflektorisch gesteuert.

▶ Bei genetisch bedingter Defizienz der Fibrillin-Synthese (**Marfan-Krankheit**, S. 103) sind die Zonulafasern mechanisch insuffizient. Es kommt zu Lageveränderungen der Linse (Linsenluxation) und die Linse hat Kugelform (Fernakkommodation behindert, Myopie). ◀

Iris

Die Iris (Regenbogenhaut) ist der vorderste Teil der Uvea. Die Hinterfläche der Iris ist pigmentiert und lichtundurchlässig. Die Iris bildet eine Lochblende vor der Linse. Die Weite der zentralen Öffnung (*Pupille*) kann mithilfe der muskulären Anteile der Iris (s.u.) verändert werden (Durchmesser 1–8 mm).

Die unebene *Vorderfläche* trägt eine lückenhafte Bedeckung aus platten Fibroblasten und Melanozyten. Das **Stroma** besteht aus sehr lockerem, kollagenem Bindegewebe. Darin eingebettet liegen Fibroblasten, Melanozyten, Makrophagen und ein dichtes Gefäßnetz. Das zweischichtige **Irisepithel** (Abb. 26.**8**) auf der *Hinterfläche* leitet sich vom Augenbecher ab. Anders als beim Ziliarepithel sind hier beide Schichten pigmentiert. Die vordere (äußere) Schicht hat zugleich

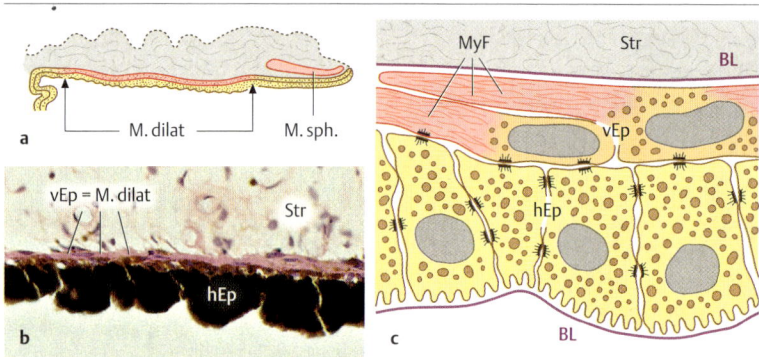

Abb. 26.**8** **Iris** im Schnitt. **a** Schema. Hinterfläche von pigmentiertem Epithel bedeckt. Pfeile deuten die Ausdehnung des M. dilatator pupillae an. M.sph. = M. sphincter pupillae. **b** Hinterfläche im histologischen Schnitt, menschliches Auge; H.E. **hEp**, hinteres Epithel, stark pigmentiert. **vEp**, vorderes Epithel, ebenfalls pigmentiert, außerdem den M. dilatator pupillae verkörpernd. **Str** = Stroma. **c** Ultrastruktur des Irisepithels (Schema). Das vordere Epithel enthält Myofilamente (**MyF**). **BL**, Basallamina. Vergr. ca. 13fach (a), 175fach (b).

Muskeleigenschaften (*Myoepithel*), sie stellt den radiär ausgerichteten **M. dilatator pupillae** (Pupillenerweiterung, Innervation: *Sympathikus*). In Nähe der Pupille liegt der ringförmige **M. sphincter pupillae** (Pupillenverengung, Innervation: *Parasympathikus*). Die Einstellung der Pupillenweite erfolgt reflektorisch (Lichtreaktion, Naheinstellungsreaktion).

Die Augenfarbe ist von der Zahl und dem Melaningehalt der Melanozyten im Stroma abhängig: Bei starker Pigmentierung im Stroma erscheint die Iris braun. Beschränkt sich dagegen die Pigmentierung auf das Melanin des Irisepithels, so erscheint dies, durch das Stroma hindurch betrachtet, nicht braun sondern blau.

Augenkammern, Kammerwassersekretion und Kammerwinkel

Die Grenze der **Hinterkammer** (Abb. 26.**6**) wird vorn von der Iris, hinten vom Glaskörper, zur Mitte von der Linse und seitlich vom Ziliarkörper gebildet. Die **Vorderkammer** wird vorn durch die Kornea, hinten durch die Iris und die Linse begrenzt. Das **Kammerwasser** (ca. **0,3 ml** pro Auge) wird kontinuierlich vom Epithel der Ziliarfortsätze in die Hinterkammer sezerniert (ca. **0,15 ml/h**), fließt zwischen den Zonulafasern hindurch und gelangt zwischen Linse und Iris durch die Pupille in die Vorderkammer. Über ein Abflusssystem im Kammerwinkel verlässt es die Vorderkammer und gewinnt Anschluss an venöse Blutgefäße. Das Kammerwasser ernährt Linse und Kornea, es wird alle zwei Stunden komplett ausgetauscht.

Kammerwasser ist eine klare Flüssigkeit mit ähnlicher Zusammensetzung wie der Liquor cerebrospinalis (S. 171). Bezüglich des Transports von Ionen, Glucose und Aminosäuren sowie bezüglich der Barrierefunktion für Proteine und andere im Blut gelöste Stoffe entsprechen das Ziliarepithel und das Epithel des Plexus choroideus (S. 171) einander, auch wenn sie sich histologisch unterscheiden.

Die beiden Schichten des **Ziliarepithels** sind durch Gap junctions verbunden und können bezüglich der Ionenströme wie *eine* Schicht betrachtet werden (Abb. 26.**7**). An der Kammerwassersekretion ist vor allem das **NPE** aktiv beteiligt. Seine Zellen sind durch **Tight junctions** verbunden; die basale (zum Kammerwasser gerichtete) Membran ist stark aufgefaltet und besonders reich an Na^+/K^+-**ATPase**. Sowohl die apikale als auch die basolaterale Membran des NPE sind mit Wasserkanälen (**Aquaporin 1**) ausgestattet.

Über die Mechanismen der **Kammerwassersekretion** besteht folgende Vorstellung: Na^+ und Cl^- gelangen durch mehrere Transporter vom Stroma (Blutseite) des Ziliarkörpers aus in das PE und durch die Gap junctions in das NPE. Von dort wird Na^+ durch die ATPase in die Hinterkammer gepumpt, Cl^- tritt durch einen Kanal in die Hinterkammer aus, Wasser folgt aufgrund des osmotischen Gradienten durch die Aquaporinporen nach.

Der **Kammerwinkel** (Iridokornealwinkel) wird von Iris, Kornea und zu einem kleinen Teil von Sklera begrenzt (Abb. 26.**6**). Im skleralen Anteil der Winkelbegrenzung liegt der **Schlemm-Kanal** (*Sinus venosus sclerae),* eine Art Ringdrainage-Rohr, verborgen. Unmittelbar innen vom Schlemm-Kanal weist die Sklera einen Verstärkungsring auf, der im Schnitt wie ein Sporn aussieht (**Sklera-Sporn***).* Von ihm entspringt nach hinten der M. ciliaris, nach vorne ist ein System von **Trabekeln** an ihm befestigt; das sind flache, fenestrierte Bindegewebszüge, die von Mesothelzellen (Fortsetzung des Korneaendothels) überzogen sind. Durch die Spalten zwischen den Trabekeln (*Fontana-Räume*) sickert das Kammerwasser bis an den Schlemm-Kanal, der das Kammerwasser aufnimmt. Von hier aus gelangt es durch Abflusskanälchen, die die Sklera durchbrechen, in die episkleralen Venen. Ein kleiner Teil des Kammerwassers wird vom Kammerwinkel aus direkt in die Extrazellulärräume von Uvea und Sklera und von dort aus in die Vortexvenen abgeleitet (*uveoskleraler Abflussweg*).

Der Weg des Kammerwassers in die episkleralen Venen ist eine Einbahnstraße, da der **Augeninnendruck** (**15 mmHg**) höher ist als der Druck in den episkleralen Venen (9 mmHg). Die Geometrie der Spalträume zwischen den Trabekeln wird durch Kontraktion des M. ciliaris so verändert, dass der Abfluss des Kammerwassers erleichtert wird.

▶ **Glaukom** (Grüner Star, Erhöhung des intraokulären Drucks)**.** Bei gestörtem Abstrom des Kammerwassers steigt der intraokuläre Druck. Dadurch wird vor allem der **Sehnerv** an seiner Austrittstelle geschädigt (Gefahr der Erblindung). Ursache: entweder Verlegung des Kammerwinkels (z.B. durch Verklebung der Iris an der Kornea, *Winkelblockglaukom*, selten); oder (meist) Winkel zwar offen, aber Abfluss zwischen den Trabekeln behindert (*Offenwinkelglaukom*). Medikamentöse Behandlung: In erster Linie Verbesserung (a) des Abflusses durch das Trabekelwerk (Dauerkontraktion des M.ciliaris und M. sphincter pupillae durch konjunktivale Anwendung von Parasympathomimetika) sowie (b) des uveoskleralen Abflusses (Prostaglandine), außerdem Verminderung der Kammerwasserproduktion. ◀

Retina (Innere Augenhaut)

Die Pars optica retinae kleidet den hinteren Abschnitt des Bulbus aus. Bei der ophthalmologischen Untersuchung des zentralen Retinabereiches am Patienten („Augenhintergrund", Fundus) fallen außer den Blutgefäßen (Äste der *A. centralis retinae* und zugehörige Venen) zwei Stellen besonders auf: Die **Papille** (*Discus* oder *Papilla nervi optici*, Durchmesser ca. 1,7 mm, Austrittstelle des Sehnerven) und die temporal davon gelegene **Macula lutea** mit einer trichterförmigen Vertiefung in der Mitte, **Fovea centralis** (Bereich des schärfsten Sehens, S. 505).

Entwicklung. Die Retina ist nach Herkunft und Organisation ein vorgeschobener Hirnanteil. Sie entwickelt sich aus den beiden Blättern des Augenbechers (Abb. 26.**2**). Das äußere (zur Skleraseite gelegene) Blatt wird zum einschichtigen retinalen Pigmentepithel (**Stratum pigmentosum**). Das innere (zur Glaskörperseite gelegene) Blatt entwickelt sich zu einem komplexen System (**Stratum nervosum**, neuronale Retina) aus Rezeptorzellen, Interneuronen und Ganglienzellen. Aus der Entwicklung ergibt sich, dass die Photorezeptorzellen in der äußersten Schicht der neuronalen Retina liegen. Das Licht muss also erst alle weiter innen gelegenen Schichten durchqueren, bis es auf die lichtempfindlichen Teile der Rezeptorzellen trifft.

▶ Zwischen beiden Blättern bleibt (außer an Papille und Ora serrata) zeitlebens ein kapillärer Spalt bestehen: Möglichkeit der Ablösung der beiden Blätter voneinander sowohl beim Lebenden (**Netzhautablösung**) als auch bei der Herstellung von histologischen Präparaten. ◀

Zellen und Schichten der Retina

Die Retina enthält — stark vereinfacht — die ersten drei Neurone der Sehbahn (Abb. 26.**9**):

1. Neuron: Die **Photorezeptorzellen** (Zapfen- und Stäbchenzellen, insgesamt ca. 130 Millionen) setzen Lichtreize in elektrochemische Signale um.

2. Neuron: **Bipolare Zellen** nehmen die Signale von den Rezeptorzellen auf und geben sie (im Falle der Stäbchen über die amakrinen Zellen) weiter an das

3. Neuron: **Ganglienzellen** (Anzahl ca. 1 Million). Ihre Neuriten vereinigen sich an der Papille zum N. opticus und verlassen die Retina in Richtung Zwischenhirn (Corpus geniculatum lat., Sitz des 4. Neurons).

Außer den vertikalen Verbindungen werden durch weitere Interneurone (**Horizontalzellen, amakrine Zellen**) laterale Verbindungen hergestellt. Durch komplizierte Verschaltungen werden die von den Rezeptorzellen gelieferten Informationen schon innerhalb der Retina bearbeitet und gebündelt, ehe sie über den Sehnerven an höhere Zentren weitergeleitet werden.

Gliazellen. Die für die Retina typischen Gliazellen sind die **Müller-Zellen**, eine Sonderform der Astroglia (S. 158). Sie durchspannen die neuronale Retina radiär von der äußeren bis zur inneren Grenzschicht und füllen mit ihren Ausläufern überall die Lücken zwischen den Neuronen aus. Die intraretinalen Blutgefäße werden von regulären Astrogliazellen umscheidet.

Schichten. Traditionell werden an der Retina **zehn Schichten** unterschieden (Abb. 26.**9**), obwohl es sich bei den meisten nicht um eigenständige Schichten handelt. Das Schichtenbild kommt vor allem dadurch zustande, dass vergleichbare Bestandteile der oben genannten Neurone jeweils auf gleicher Höhe liegen.

1) Pigmentepithelschicht (*Stratum pigmentosum*)
2) Schicht der Stäbchen und Zapfen: Lichtempfindliche Fortsätze der Photorezeptorzellen
3) Äußere Grenzschicht (*Str. limitans externum*): Lichtmikroskopisches Äquivalentbild der Zellkontakte (Zonulae adhaerentes) zwischen den nach außen gerichteten Müller-Zellfortsätzen und den Photorezeptorzellen (Abb. 26.**10**)
4) Äußere Körnerschicht (*Str. nucleare externum*): Perikaryen der Photorezeptorzellen = **1. Neuron**
5) Äußere plexiforme Schicht (*Str. plexiforme externum*): Synapsen zwischen „Axonen" des 1. und Dendriten des 2. Neuron, außerdem Synapsen mit den Horizontalzellen

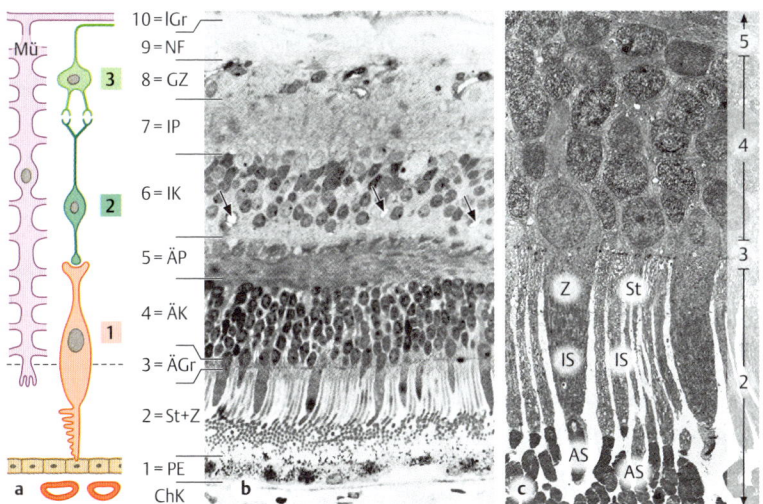

Abb. 26.**9** **Schichten der Retina.** **a** Schema der ersten drei Sehbahn-Neurone und ihre Lagebeziehung zu den Retinaschichten. **ChK**, Choriokapillaris. **PE**, Pigmentepithel. **St + Z**, Stäbchen und Zapfen. **ÄGr**, äußere Grenzschicht (nur aus einer Linie bestehend). **ÄK**, äußere Körnerschicht. **ÄP**, äußere plexiforme Schicht. **IK**, innere Körnerschicht. **IP**, innere plexiforme Schicht. **GZ**, Ganglienzellschicht. **NF**, Nervenfaserschicht. **IGr**, innere Grenzschicht. **Mü**, Müller-Zelle (Glia). **b** Menschliche Retina mit allen in a genannten Schichten (Semidünnschnitt, Toluidinblau). Pfeile weisen auf Blutgefäße in der IK, die noch aus der A. centralis retinae versorgt wird (s. Text). **c** Zapfen- (**Z**) und Stäbchenzellen (**St**) der menschlichen Retina (EM), nur die Perikaryen (Schicht 4) und Innensegmente (**IS**) sind gezeigt. Von den Außensegmenten (**AS**) ist nur der Anfang zu sehen; sie sind durch die Präparation artifiziell verbogen und teils quer geschnitten (wie auch in b). Nummern der Schichten wie in a. Schicht 3: Linie aus Verdichtungen, die den Zonulae adhaerentes entsprechen (s. Text). Aufnahmen: Ch. Remé, Univ.-Augenklinik Zürich. Vergr. 250fach (b), 1000fach (c).

6) Innere Körnerschicht (*Str. nucleare internum*): Perikaryen der bipolaren Zellen = **2. Neuron**, außerdem Perikaryen der Horizontalzellen, amakrinen Zellen und Müller-Zellen
7) Innere plexiforme Schicht (*Str. plexiforme internum*): Synapsen zwischen Axonen des 2. und Dendriten des 3. Neuron, außerdem Synapsen mit den amakrinen Zellen
8) Ganglienzellschicht (*Str. ganglionicum*): Perikaryen der Optikusganglienzellen = **3. Neuron,** außerdem Perikaryen von nach innen verlagerten Amakrinen
9) Nervenfaserschicht (*Str. neurofibrarum*): Neuriten der Ganglienzellen
10) Innere Grenzschicht (*Str. limitans internum*): Endfüßchen der nach innen gerichteten Müller-Zellfortsätze und die Basallamina

Pigmentepithel. Die Pigmentepithelzellen enthalten zahlreiche Melanosomen (Abb. 5.**10**). Das Epithel sitzt mit seiner Basallamina fest auf der *Bruch-Membran* (Abb. 26.**10**). Die Zellen sind durch Haftkomplexe mit Tight junctions untereinander verbunden (*Blut-Retina-Schranke*, S. 508). Am apikalen Pol umfassen die Epithelzellen mit Mikrovilli und Invaginationen die Spitzen der Rezeptorzellfortsätze. Das Pigmentepithel vermittelt den Stoffaustausch zwischen der Choriokapillaris und den Photorezeptorzellen und ist am Umsatz der Rezeptorzellfortsätze beteiligt.

▷ **Albinismus.** Das Pigment (Melanin) verhindert Lichtreflexionen. Es schützt dadurch die Photorezeptoren vor Streulicht und hat somit Bedeutung für die Sehschärfe. Bei genetisch bedingtem Fehlen von Melanin (Albinismus, S. 52) werden von einem Lichtstrahl, der eigentlich nur auf wenige Rezeptoren trifft, viele Rezeptoren beeinflusst. Bei albinotischen Individuen ist daher – und auch wegen der nichtpigmentierten Iris – die Sehschärfe deutlich gemindert. ◁

Photorezeptorzellen

Die Retina besitzt zwei Arten von Sinneszellen:

1. Stäbchenzellen (ca. 120 Millionen) mit hoher Lichtempfindlichkeit (Dämmerungssehen, *skotopisches Sehen*) zur Wahrnehmung von Helligkeitsunterschieden, aufgrund ihrer spezifischen neuronalen Verschaltung allerdings mit geringer räumlicher Auflösung.

2. Zapfenzellen (ca. 6 Millionen) mit geringerer Lichtempfindlichkeit (Sehen bei Tageslicht, *photopisches Sehen)* zur Wahrnehmung von Helligkeits- und Farbunterschieden, aufgrund ihrer Verschaltung mit hoher Auflösung.

Beide Zelltypen sind grundsätzlich gleich gebaut und bestehen aus dem *lichtempfindlichen Fortsatz, Perikaryon* und *„Axon"* (Abb. 26.**10**). Die Bezeichnungen „Stäbchen- und Zapfenzellen" beziehen sich auf die unterschiedliche Form der Fortsätze.

Bau der Stäbchen- und Zapfenzellfortsätze. Der Fortsatz der Rezeptorzellen besteht aus dem **Innensegment** (metabolisches Zentrum der Zelle) und dem lichtempfindlichen **Außensegment**; beide Teile sind nur durch ein Zilium (9 × 2 plus 0) miteinander verbunden. Das Außensegment enthält zur Perzeption von Licht das Sehpigment (**Rhodopsin** = das Protein *Opsin* und das daran gebundene Chromophor *Retinal*), welches in Biomembranen eingebaut ist. Diese liegen bei den Stäbchen als Stapel von intrazellulären Membranscheiben vor, bei den Zapfen ist das Sehpigment an Einfaltungen der Plasmamembran gebunden. Die Außensegmente werden lau-

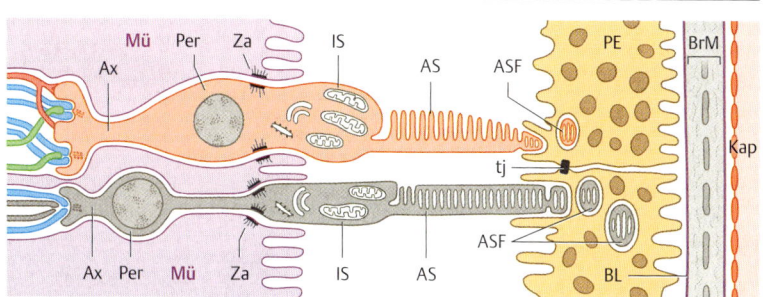

Abb. 26.**10** **Ultrastruktur der Photorezeptorzellen** (Schema). Oben Zapfenzelle, unten Stäbchenzelle. **AS**, Außensegment. **IS**, Innensegment. **Per**, Perikaryon. **Ax**, Axonaler Fortsatz mit Endkolben bzw. Endknöpfchen, an denen die Kontakte zu den Bipolaren und Horizontalzellen liegen (Farben wie in Abb. 26.12). **Mü**, äußere Fortsätze der Müller-Zellen. **Za**, Zonulae adhaerentes. **PE**, Pigmentepithel mit Melaningranula (braun) und phagozytierten Außensegment-Fragmenten (**ASF**). **tj**, Tight junction. **BL**, Basallamina. **BrM**, Bruch-Membran aus elastischen Fasern (mittlere Lage) und Kollagenfibrillen. **Kap**, Kapillare (gefenstetes Endothel) der Choriokapillaris.

fend erneuert (bei den Stäbchen komplette Erneuerung innerhalb von ca. 10 Tagen). Sie wachsen proximal ständig nach, an ihren Spitzen werden intermittierend ganze Pakete von Membranstapeln abgeworfen, die dann vom Pigmentepithel phagozytiert und abgebaut werden.

Transduktion. Der erste Schritt bei der Transduktion von Licht in elektrochemische Signale ist die lichtinduzierte Umwandlung von 11-cis-Retinal in all-trans-Retinal. Das führt zu einer Konformationsänderung des Opsins und leitet eine Kettenreaktion ein, die schließlich eine Hyperpolarisation der Rezeptorzellmembran bewirkt (Beendigung des „Dunkelstroms", d.h. der Depolarisation während des unbelichteten Zustandes). Das Retinal löst sich vom Opsin und wird erst nach enzymatischer Überführung in 11-cis-Retinal wieder an Opsin gebunden. Diese Vorgänge sind bei allen Rezeptorzellen grundsätzlich gleich. Die unterschiedliche Ansprechbarkeit der Stäbchen und Zapfen (und der drei verschiedenen Zapfentypen zur Unterscheidung von Farben) durch Licht bestimmter Wellenlängen beruht auf *unterschiedlichen Typen von Opsinen*.

Macula lutea und Fovea centralis

Zapfen- und Stäbchenzellen sind regional unterschiedlich verteilt. Die meisten Zapfen sind in einem eng umschriebenen Bereich der zentralen Retina lokalisiert, peripher davon überwiegen die Stäbchen bei weitem.

Die **Macula lutea** (Durchmesser ca. 3 mm) ist ein Areal genau im Zentrum der Retina, nasal davon liegt die Sehnervenpapille. Im Zentrum der Makula zeigt die Retinaoberfläche eine trichterförmige Vertiefung (Durchmesser ca. 1,5 mm). Dies ist die **Fovea centralis**, die Stelle für die *höchste Sehschärfe*. Der Trichter kommt dadurch zustande, dass hier die inneren Retinaschichten nach peripher (an den Trichterrand) verlagert sind (Abb. 26.**11**). Im Zentrum des Trichters (**Foveola**, Durchmesser 0,35mm) sind die Photorezeptoren (ausschließlich Zapfen) ledig-

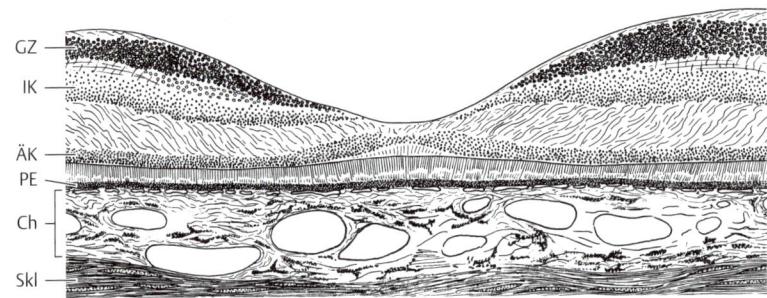

GZ
IK
ÄK
PE
Ch
Skl

Abb. 26.**11** **Fovea centralis**. Im Zentrum der Fovea sind die inneren Retinaschichten (Abkürzungen s. Abb. 26.**9**) nach peripher verlagert. **Ch**, Choroidea. **Skl**, Sklera. Vergr. ca. 40fach.

lich von Ausläufern der Müller-Zellen bedeckt, sodass das einfallende Licht nicht durch darüber liegende Zellschichten gestreut wird.

Die Photorezeptoren der Fovea centralis sind fast ausschließlich Zapfenzellen, die 1:1 mit den Ganglienzellen verschaltet sind (Abb. 26.**12**). Zudem zeichnet sich die *Foveola* dadurch aus, dass die Zapfenzellen hier besonders schlank sind und ihre höchste Packungsdichte erreichen (höchstes Auflösungsvermögen). In der Peripherie der Fovea tauchen die ersten Stäbchenzellen auf. In einem schmalen Ring um die Fovea herum (parafoveale Retina, etwa der Peripherie der Makula entsprechend) ist das Verhältnis Zapfen zu Stäbchen 1:1, peripher davon nimmt die Häufigkeit der Zapfen rasch ab.

Gefäßversorgung der Makula. Bei Betrachtung des Augenhintergrundes am Patienten sieht man, dass viele kleine Blutgefäße radiär auf die Makula zustreben, das Zentrum der Makula aber nicht erreichen. Genauere Untersuchungen an der gesunden Makula zeigen, dass Kapillaren bis an den Rand der Fovea heranreichen, die Fovea selber aber gefäßfrei ist. Die Versorgung der Fovea erfolgt von der Choriokapillaris aus.

▷ Die Makula ist der „kostbarste" Teil der Retina. Bei Funktionsverlust, z.B. infolge **altersbedingter Makuladegeneration**, kommt es zu starker Sehverschlechterung (z.B. Lesen nicht mehr möglich). ◁

Retinale Verschaltungen

Das eingangs skizzierte Prinzip der intraretinalen Kette aus drei Neuronen gilt für die **Zapfenzellen** (Abb. 26.**12**). Hier gibt es zwei Möglichkeiten: Entweder (in der Fovea) individuelle Leitung des Signals von *einer* Zapfenzelle über *eine* **Zapfenbipolare** zu *einer* **Ganglienzelle** (*1:1-Verschaltung*); oder (außerhalb der Fovea) von einer ganzen *Gruppe* von Zapfenzellen durch *eine* Zapfenbipolare zu *einer* Ganglienzelle (*Konvergenz*). Für die **Stäbchenzellen** gilt grundsätzlich, dass das

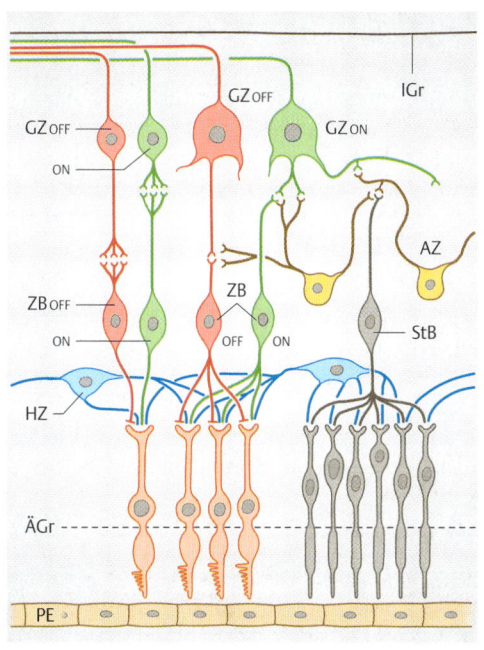

Abb. 26.**12** **Verschaltungen in der Retina** (vereinfachtes Schema). **Links** (Foveola): Individuelle Leitung von einer Zapfenzelle an eine ON- oder OFF-Zapfenbipolare (**ZB**) und weiter an eine kleine Ganglienzelle (**GZ**) (ON oder OFF). Die Horizontalzellen (HZ) sind entscheidend an der antagonistischen Organisation in ON- und OFF-Zentren beteiligt. **IGr** und **ÄGr**, innere und äußere Grenzschicht. **PE**, Pigmentepithel. **Mitte**: Mehrere Zapfenzellen geben ihre Lichtantwort konvergierend an eine ON-Zapfenbipolare oder eine OFF-Zapfenbipolare. Das Signal wird an große ON- bzw. OFF-Ganglienzellen weitergeleitet. **Rechts**: Viele Stäbchenzellen konvergieren auf eine Stäbchenbipolare (**StB**), diese ist über Amakrine Zellen (**AZ**) an große Ganglienzellen sowie an die Zapfenbipolaren angeschlossen. Dadruch gelangt auch die Lichtantwort der Stäbchenzellen in den ON- bzw. den OFF-Kanal.

Signal von *größeren Gruppen* (bis zu 40) an eine **Stäbchenbipolare** geleitet wird und von dort auf indirektem Weg unter Vermittlung der **Amakrinen** zu einer Ganglienzelle gelangt. Sowohl Zapfen- als auch Stäbchenzellen können gemeinsam auf *eine* Ganglienzelle projizieren: **Rezeptives Feld** (= derjenige Bereich der Retina, dessen Belichtung zu einer Antwort in einer bestimmten Ganglienzelle und der zugehörigen Optikusnervenfaser führt; großes rezeptives Feld: geringe Auflösung und umgekehrt). Die Verhältnisse werden dadurch kompliziert, dass ein rezeptives Feld durch ON- und OFF-Ganglienzellen und ihnen vorgeschaltete ON- und OFF-Zapfenbipolare antagonistisch in ein *erregendes Zentrum* und eine *hemmende Umgebung* organisiert ist (Einzelheiten s. Lehrbücher der Physiologie). Bei dieser Organisation, die der *Kontrastverstärkung* dient, spielen die **Horizontalzellen** als hemmende Interneurone eine entscheidende Rolle. Wie in Abb. 26.**12** dargestellt, ist eine foveale Zapfenzelle bzw. eine Gruppe von extrafovealen Rezeptorzellen, die zu einem rezeptiven Feld gehören, stets über *zwei* antagonistische Zapfenbipolare mit *zwei* antagonistischen Ganglienzellen verknüpft.

Discus (Papilla) nervi optici und N. opticus

Die marklosen Neuriten der Optikusganglienzellen konvergieren zur Papille und vereinen sich zum Sehnerven. Da an dieser Stelle Rezeptorzellen fehlen, besteht hier ein *„blinder Fleck"*. Nach Austritt aus dem Bulbus durch die hier siebartig gebaute Sklera (*Lamina cribrosa*) erhalten die Nervenfasern eine Myelinscheide (zentrales Myelin, gebildet von Oligodendrozyten). Der Sehnerv ist wie das Gehirn von Dura (Fortsetzung der Sklera), Arachnoidea und Pia sowie Subarachnoidalraum (kommunizierend mit dem des Gehirns) umhüllt. Die Pia strahlt mit Septen in den Nerven ein und gliedert ihn in Faszikel.

Blutgefäße der Retina und Diffusionsbarrieren im Auge

Die Retina wird von zwei Seiten her versorgt. (1) Die **A. centralis retinae**, die über den Sehnerven eintritt und sich an der Papille in ihre Äste aufteilt, versorgt die inneren Retinaschichten und dringt bis zur inneren Körnerschicht vor. Die Äste der A. centralis retinae sind *Endarterien.* (2) Die Photorezeptorzellen werden aus den Gefäßen der **Choriokapillaris** versorgt.

Die Retina ist genau wie das Gehirn vor im Blut zirkulierenden Stoffen abgeschirmt (gilt nur für hydrophile Stoffe, die nicht passiv durch Zellmembranen diffundieren können): **Blut-Retina-Schranke**. Da der Extrazellulärraum der Retina über den Glaskörper mit dem Kammerwasser kommuniziert, muss es auch eine **Blut-Kammerwasser-Schranke** geben.

Folgende Strukturen sind **Korrelate der Blut-Retina-Schranke**: (a) Das geschlossene Endothel (Tight junctions) der retinalen Blutgefäße. (b) Das retinale Pigmentepithel mit Tight junctions. Das Kapillarendothel in der Choriokapillaris ist fenestriert und hat keine Schrankenfunktion. Die **Korrelate der Blut-Kammerwasser-Schranke** sind: (a) Das nicht-pigmentierte Epithel des Ziliarkörpers (Tight junctions); die Kapillaren der Ziliarfortsätze sind gefenstert und daher durchlässig. (b) Das geschlossene Endothel der Irisgefäße. Nicht-membrangängige Substanzen, die die Retina benötigt (z. B. Glucose, Aminosäuren), werden mithilfe spezieller membranständiger Transportmechanismen durch die Barrieren hindurchgeschleust.

▶ **Anmerkung zur ophthalmologischen Inspektion des Auges.** Kein anderes Organ kann am Patienten von außen so detailliert optisch (mit biomikroskopischen Techniken) untersucht werden wie das Auge, sofern Kornea und Linse nicht getrübt sind. Beispiele: Sämtliche Kornea-Schichten, Kammerwasser, Iris, Linse, Glaskörper mittels Spaltlampe. Kammerwinkel mittels Gonioskop. Retina durch Spiegelung des „Augenhintergrundes". Mikrozirkulation der Retina durch Fluoreszenzangiographie. Die übliche Spaltlampe liefert eine 16fache Vergrößerung, durch zusätzliche Linsen wird eine noch wesentlich höhere Vergrößerung erreicht. Die mikroskopische Anatomie der meisten in diesem Kapitel besprochenen Strukturen ist somit „klinischer Alltag" des Augenarztes. ◀

Hilfseinrichtungen

Augenlid

Ober- und Unterlid sind grundsätzlich gleich gebaut (Abb. 26.**13**). Unter der **Kutis** des Lides liegt eine Platte aus **Skelettmuskulatur** (*M. orbicularis oculi;* Innervation: *N. facialis*) für den Lidschluss. In der Tiefe liegt eine Matte aus straffem Bin-

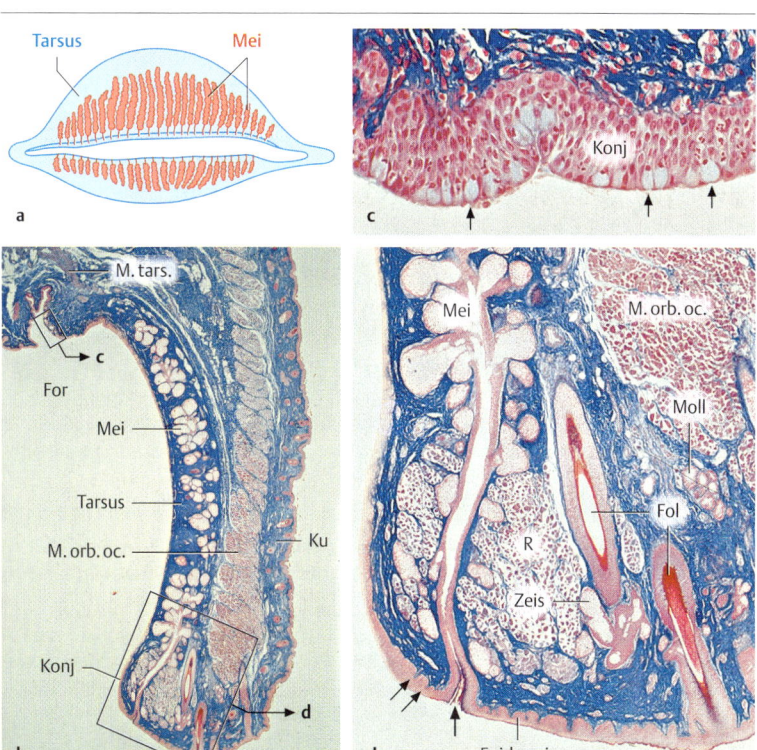

Abb. 26.**13** **Augenlid.** **a** Schema des Tarsus von Ober- und Unterlid mit Darstellung der Glandulae tarsales (Meibom-Drüsen, **Mei**) von hinten gesehen. **b** Sagittalschnitt durch Oberlid. **Ku**, Kutis. **M. orb. oc.**, M. orbicularis oculi. **Konj**, Konjunktiva. **For**, Fornix conjunctivae. **M. tars.**, M. tarsalis. **c** Ausschnitt aus b. Konjunktiva-Epithel (mehrschichtig, zylindrisch) im Fornix. Pfeile weisen auf Becherzellen. **d** Lidrand (Ausschnitt aus b). Moll-Drüse (apokrine Schweißdrüse), Zeis-Drüse (Talgdrüse). **Fol**, Follikel der Wimpern. **R**, Riolan-Muskel (zum M. orb. oc. gehörig), bei Kontraktion presst er Talg aus der Meibom-Drüse aus. Pfeil weist auf den Ausgang einer solchen Drüse. Doppelpfeil: Hier liegt der Übergang von der Epidermis in das mehrschichtige unverhornte Plattenepithel der Konjunktiva. Azan. Vergr. 6fach (b), 175fach (c), 22fach (d).

degewebe (**Tarsus,** Lidplatte), die dem Augenlid seine gewölbte Form verleiht. Die Innenseite des Lides ist von **Konjunktiva** (*Conjunctiva palpebrae*) überzogen. Diese ist unverschieblich mit dem Tarsus verwachsen und hier von einem mehrschichtigen unverhornten Plattenepithel bedeckt, in das einzelne Becherzellen eingestreut sind. Die Konjunktiva reicht weit über den Tarsus hinaus bis zum *For-*

nix conjunctivae, einer Reservefalte für die Beweglichkeit des Bulbus, an der die Conjunctiva palpebrae in die Conjunctiva bulbi umschlägt (vgl. Abb. 26.**2**). Das Epithel im Fornix ist mehrschichtig zylindrisch und enthält gehäuft *Becherzellen*, die Muzine für den Tränenfilm sezernieren.

Liddrüsen. Das Lid enthält Drüsen, die an der Aufrechterhaltung des Tränenfilms beteiligt sind: In den Tarsus sind ca. 30 große Talgdrüsen eingelagert (*Glandulae tarsales,* **Meibom**-Drüsen). Sie münden unabhängig von Haarfollikeln nahe der Hinterkante des Lidrandes. Eine reguläre Talgdrüse (**Zeis**-Drüse) und eine apokrine Schweißdrüse (**Moll**-Drüse) sind an den *Follikel* der Wimper angeschlossen; die Haartrichter der Follikel münden in mehreren Reihen nahe der Vorderkante des Lidrandes. Im Oberlid kommen in der Nähe des Fornix kleine akzessorische Tränendrüsen vor (Krause-Drüsen).

▶ Das „**Gerstenkorn"** *(Hordeolum)* ist eine schmerzhafte, akute bakterielle Entzündung einer der erstgenannten drei Liddrüsen: Hordeolum internum von einer Meibom-Drüse ausgehend, H. externum eine Moll- oder Zeis-Drüse betreffend. Das „**Hagelkorn"** (*Chalazion*) ist eine nicht schmerzhafte Schwellung einer Meibom-Drüse infolge Sekretverhaltung. ◀

Am Oberlid strahlt die Sehne des in der Orbita gelegenen *M. levator palpebrae* (Lidheber; Innervation: *N. oculomotorius*) in den Oberrand des Tarsus ein. Bei beiden Lidern setzt am Tarsusrand außerdem der *glatte M. tarsalis* an (Retraktion der Lider; Innervation: *Sympathikus*).

▶ „**Horner-Trias".** Bei Schädigung der sympathischen Leitungsbahnen zum Kopf kommt es aufgrund der Lähmung sympathisch innervierter glatter Muskeln am Auge zu einer typischen Kombination von drei Symptomen (Trias): Enge Lidspalte (M. tarsalis), enge Pupille (M. dilatator pupillae), Zurücksinken des Bulbus (M. orbitalis) (Enophthalmus). ◀

Tränendrüse

Die Tränendrüse (*Glandula lacrimalis*) sitzt unter dem temporalen oberen Rand der knöchernen Orbita verborgen. Sie ist in Läppchen gegliedert und mündet mit ca. 10 Ausführungsgängen in den oberen Fornix conjunctivae. Es ist eine *verzweigte tubuloalveoläre Drüse*, deren Endstückszellen denen von serösen Drüsen der Mundhöhle ähneln. Das Endstücklumen ist jedoch *weiter* (Abb. 26.**14**). Es kommen Myoepithelzellen vor. Das Ausführungsgangsystem ist einfach gebaut (*keine* Schalt- und Streifenstücke). Die Tränenflüssigkeit ist isoton. Sie enthält u.a. Muzine, verschiedene antimikrobielle Proteine (z.B. Lysozym, Defensine) und Antikörper (IgA, von Plasmazellen produziert und durch Transzytose in die Tränenflüssigkeit verbracht). Die sekretorische Innervation der Tränendrüse erfolgt vor allem durch den *Parasympathikus*. Über den Tränenfilm s. S. 493.

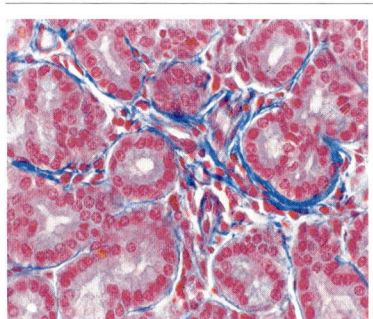

Abb. 26.**14** **Tränendrüse**. Seröse Drüse mit tubuloalveolären Endstücken (weites Lumen, daran leicht von Parotis und Pankreas zu unterscheiden). Azan. Vergr. 350fach.

27 Anhang

27.1 Methoden

Von den vielfältigen histologischen und histochemischen Methoden werden hier nur diejenigen besprochen, für die es Bildbeispiele in diesem Buch gibt.

Standardpräparate für die Lichtmikroskopie

Grundsätzliches Vorgehen

Eine Gewebsprobe durchläuft routinemäßig folgende Schritte: Fixierung, Einbettung, Schneiden, Färbung. Wie unten ausgeführt, wird die Gewebsprobe bei der Einbettung durch organische Lösungsmittel (z.B. Ethanol, Xylol) geführt, wobei sämtliche Lipide extrahiert werden.

Fixierung. Ziel ist es, den Zustand der Zellen und Gewebe möglichst naturgetreu festzuhalten (zu „fixieren"). Postmortale Veränderungen, z.B. durch noch aktive zelleigene Enzyme (Autolyse), durch Schwellung oder Schrumpfung (infolge von Wassereinstrom bzw. Austrocknung) müssen unterbunden werden. Standardmethode in der medizinischen Praxis ist die **chemische Fixierung:** Sofort nach Gewinnung der Gewebsprobe Einlegen in ein 50faches Volumen **Formalin** (4–10 % Formaldehyd in isotoner gepufferter Kochsalzlösung). Wirkungsmechanismus: Vernetzung und leichte Denaturierung der Proteine. Lipide und nicht mit Proteinen assoziierte Kohlenhydrate werden durch die Routine-Methoden nicht fixiert.

Rasches **Gefrieren** ist eine andere Möglichkeit zur Erhaltung des Gewebes, der harte Gewebsblock kann sofort in einem Gefriermikrotom geschnitten werden, die Schnitte können sofort nach Aufbringen auf Objektträger (und evtl. kurzer Fixierung mit Formalin oder Aceton) gefärbt werden. Damit entfallen alle weiteren Schritte (s.u.), die sonst der Färbung vorangehen. *Vorteil*: (a) Zeitgewinn („Schnellschnitte" zur Tumordiagnostik während der Operation); (b) Proteine werden weniger denaturiert, sodass Enzymaktivitäten und Antigen-Eigenschaften besser erhalten bleiben. (c) Die Lipide werden nicht extrahiert. *Nachteil*: Strukturerhaltung weniger gut als bei Paraffineinbettung.

Einbettung in Paraffin. Ziel ist es, den Gewebsblock in eine Konsistenz zu überführen, die hart genug ist für die Herstellung von dünnen Schnitten (ca. 7 µm). Dazu wird das Gewebe mit verflüssigtem Paraffin durchtränkt, das nach Aushärtung dem Block die gewünschte Konsistenz verleiht. Da Paraffin jedoch nicht mit Wasser mischbar ist, muss dem Gewebe vor der Einbettung das Wasser völlig entzogen werden. Die **Entwässerung** wird dadurch erreicht, dass das Wasser durch *Ethanol* ersetzt wird (schrittweise von 50 % bis 100 % aufwärts). Ethanol wird anschließend durch ein *Intermedium* (z.B. Xylol) und dieses schließlich durch flüssiges Paraffin ersetzt, das nach Abkühlen aushärtet.

Zum Schneiden wird der Paraffinblock in ein *Mikrotom* eingespannt, das mit Spezialmessern ausgerüstet ist und die Herstellung von Schnitten definierter Dicke erlaubt. Die Paraffinschnitte werden auf Glasobjektträger aufgebracht. Vor dem Färben, das meist in wässrigen Lösungen stattfindet, muss das Paraffin mittels Xylol aus den Schnitten herausgelöst werden (Entparaffinieren).

Färben geschieht durch Einstellen des Objektträgers in eine Färbelösung. Die überschüssige Farbe wird anschließend durch Spülen („Differenzieren") entfernt. **Eindecken:** Dauerpräparate werden mittels eines Deckglases und eines Materials, das an der Luft aushärtet, eingedeckt. Dies dient nicht nur der Konservierung des gefärbten Schnitts, sondern erleichtert aufgrund der speziellen Licht-brechenden Eigenschaften von Deckglas und Eindeckmedium auch die mikroskopische Analyse.

Prinzip der histologischen Standardfärbungen

Ziel der Standardfärbungen ist es, die wichtigsten Strukturen eines Gewebes so hervorzuheben, dass sie voneinander unterschieden werden können. Grundlage sind die unterschiedlichen Affinitäten der Farbstoffe zu bestimmten Gewebsbestandteilen. Die meisten Färbemethoden sind empirisch entwickelt worden, für manche ist der genaue chemische Mechanismus nicht völlig geklärt. Häufig sind **elektrostatische Interaktionen** zwischen Farbstoff und Gewebsbestandteilen für die Anfärbung verantwortlich:

- **Basische = kationische Farbstoffe** $^{(+)}$ werden an anionische Komponenten $^{(-)}$ gebunden (z.B. DNA, RNA, sulfatierte Glykosaminoglykane), diese werden daher als basophil bezeichnet.
- **Saure = anionische Farbstoffe** $^{(-)}$ werden an kationische Komponenten $^{(+)}$ gebunden (z.B. diverse zytoplasmatische Proteine, Hämoglobin, Mitochondrien, manche Speicher- und Sekretgranula), diese werden daher als azidophil oder eosinophil bezeichnet.

Basische Farbstoffe werden u.a. zur **Kernfärbung** eingesetzt. Der am häufigsten verwendete basische Farbstoff heißt **Hämatoxylin**. Die Nomenklatur ist historisch bedingt und verwirrend: Genau genommen wird nicht der Naturfarbstoff Hämatoxylin selbst benutzt, sondern sein Oxidationsprodukt *Hämatein*. Bei der Färbung liegt Hämatein als Komplexverbindung mit einem Metallion (Al^{3+}, Fe^{3+}, Cr^{3+}) vor, die Metallionen sind die Träger der Positivladungen. Sie werden meist in Form von sog. Alaunen der Färbelösung beigefügt. Wenn es sich um Aluminium-Alaun handelt, wird der Metallion-Farbstoffkomplex als **Hämalaun**, sonst als **Eisenhämatoxylin** oder Chromhämatoxylin bezeichnet.

Andere basische Farbstoffe (*Methylenblau, Azur*) sind in den Mischungen enthalten, die für hämatologische Präparate (**Pappenheim-Färbung**, S. 229) und Schnitte von lymphatischen Geweben (**Giemsa-Färbung**, Abb. 13.**9**, 13.**10**) verwendet werden. In der Neuroanatomie dienen einige (*Kresylviolett, Toluidinblau*) zur **Nissl-Färbung** (Abb. 9.**1**, 9.**15**). Toluidinblau und der vierfach positiv geladene Farbstoff *Alcianblau* werden außerdem für die histochemische Darstellung von stark anionischen Substanzen benutzt (z.B. sulfatierte Glykosaminoglykane, sulfatierte Muzine, s.u.).

Saure Farbstoffe werden u.a. zur **Zytoplasmafärbung** verwendet. Der am häufigsten eingesetzte saure Farbstoff ist **Eosin**. Andere für denselben Zweck benutzte saure Farbstoffe sind Azokarmin, Säurefuchsin, Ponceau, Orange G, Pikrinsäure (Tab. **1**).

Tab. 27.**1** **Histologische Standardfärbungen**

Färbung	Kerne	Zytoplasma einschl. Muskulatur und Erythrozyten	Kollagen-fasern	Elastische Fasern
Eisenhämatoxylin	schwarz	grau; Muskulatur: A-Banden schwarz, Mitochondrien: schwarz	grau	grau
H.E. Hämatoxylin, Eosin	blau	rot wenn Ribosomen-reich: bläulich	rot	blass-rot oder ungefärbt
Azan Azokarmin, Anilinblau, Orange-G	rot	rot	blau	blass blau oder ungefärbt
Masson Eisenhämatoxylin, Säurefuchsin, Ponceau, Anilinblau	braun-schwarz	rot	blau	blass blau oder ungefärbt
Goldner Eisenhämatoxylin, Säurefuchsin, Ponceau, Orange-G, Lichtgrün	braun-schwarz	rot	grün	blass grün oder ungefärbt
van Gieson Eisenhämatoxylin Pikrinsäure Säurefuchsin	braun-schwarz	gelb	rot	blass gelb
Elastika-Färbung Orcein bzw. Resorcin-Fuchsin	blass-rosa	blass-rosa	blass-rosa	braun-rot bzw. violett-schwarz

Standardfärbungen

Durch die verschiedenen Standardfärbungen werden entweder (a) hauptsächlich die **Kerne** (Eisenhämatoxylin), (b) **Kerne und Zytoplasma** (Hämatoxylin-Eosin; H.E.) oder (c) zusätzlich **Kollagenfasern** deutlich hervorgehoben („Bindegewebs-färbungen" wie Azan, Masson, Goldner, van Gieson). **Elastische Fasern** sind nur durch spezielle „Elastika-Färbungen" deutlich darzustellen. Einzelheiten sind in Tabelle 27.**1** zusammengefasst. Über retikuläre Fasern s.u.

Histochemische Färbungen

Ziel: möglichst spezifischer Nachweis und histologische Lokalisierung von Stoffen oder Stoffgruppen (**Substrathistochemie**) oder Enzymaktivitäten (**Enzymhistochemie**). Prinzipielle Voraussetzung: Der in Frage stehende Stoff muss am Ort seines natürlichen Vorkommens verbleiben, die nachträgliche Umverteilung muss ausgeschlossen sein. Im Folgenden werden nur einige wenige Färbungen genannt.

Substrathistochemie

PAS-Färbung zur Darstellung von **Polysacchariden** (z.B. Glykogen), **Glykoproteinen, Muzinen, Glykolipiden**. PAS bedeutet *periodic acid-Schiff*, d.h. Perjodsäure (HIO_4) und Schiff-Reagenz (= farblose fuchsinschweflige Säure). Alle Makromoleküle, in denen zahlreiche Kohlenhydratreste mit benachbarten 1,2- Glykolgruppen (-HCOH-HCOH-) vorliegen, geben eine positive Reaktion. Prinzip: HIO_4 oxydiert die beiden OH-Gruppen unter Spaltung der C-C-Bindung zu Aldehydgruppen; diese reagieren mit dem Schiff-Reagenz, welches dadurch in einen **purpurroten** Farbstoff übergeht. Beispiele: Glykogen (Abb. 7.**5b**, 17.**8c**, 21.**15e**), Muzine (Abb. 7.**8c**, 16.**4**), Basalmembranen aufgrund der assoziierten Glykoproteine (Abb. 8.**10a**).

Die **Silberimprägnation** (z.B. Versilberung nach Gomori) erlaubt ähnliche histochemische Aussagen wie die PAS-Reaktion: Die durch Oxidation entstehenden Aldehydgruppen (s.o.) reduzieren Silber-Ionen einer angebotenen Silbersalzlösung zu metallischem Silber, das an den Reaktionsorten ausfällt: Positiv reagierende Strukturen färben sich **schwarz**. Beispiel: Retikuläre Fasern und Basalmembranen aufgrund der assoziierten Glykoproteine (Abb. 8.**5a**, 8.**12**).

Fettfärbung. Hierzu werden fettlösliche Farbstoffe verwendet (z.B. Sudan III, Sudanschwarz). Präparate von Gewebsproben, die *nicht* zuvor mit organischen Lösungsmitteln behandelt worden sind, z.B. Gefrierschnitte oder dünne Häutchen (Häutchenpräparat), werden entsprechenden Farblösungen ausgesetzt. Die Färbung beruht darauf, dass der Farbstoff sich in den Lipiden des Gewebes besser löst als in dem Lösungsmittel des Färbebades. Beispiel: Fettzellen (Abb. 8.**13c**).

Eisen-Nachweis. Färbemechanismus identisch mit dem der Berlinerblau-Reaktion (s. Bücher der Anorganischen Chemie). Beispiel: Milzmakrophagen (Abb. 13.**19a**).

Sulfatierte Glykosaminoglykane (GAG), sulfatierte Muzine und Sulfolipide sind polyanionische Makromoleküle (S. 90, 104), die kationische Farbstoffe sehr effektiv binden. Zur *selektiven* Darstellung wählt man Bedingungen (z.B. hohe Protonenkonzentration), unter denen nur noch die Sulfatreste dissoziiert vorliegen und als Bindungspartner für die Farbstoffe (z.B. Alcianblau, Toluidinblau) in Frage kommen, während alle anderen anionischen Komponenten (z.B. Phosphatreste der RNA und DNA) bereits ein H^+ gebunden haben und für die Farbstoffbindung nicht mehr verfügbar sind. Beispiele: Heparin in Mastzellgranula (Abb. 13.**8a**), Muzine in Becherzellen des Kolon (Abb. 7.**8d**).

Enzymhistochemie

Prinzip: Inkubation des Gewebsschnittes mit einem für das betreffende Enzym spezifischen (meist künstlichen) Substrat unter spezifischen Bedingungen (pH, Ionenkonzentration usw.). Das entstehende Reaktionsprodukt wird in eine unlösliche, farbige Verbindung überführt. Ergebnis: Farbprodukt am Ort der Enzymaktivität. Beispiele: Saure Phosphatase (Abb. 5.**4b**, 19.**11**), Succinat-Dehydrogenase (Abb. 10.**7**, 19.**12**), Acetylcholin-Esterase (Abb. 10.**8**). – Modifikationen für den ultrastrukturellen Enzymnachweis führen zu einem elektronendichten Endprodukt (Abb. 5.**4c**).

Immunhistochemie

Prinzip: Identifizierung und histologische Lokalisierung eines Stoffes mittels der Antigen-Antikörper (Ag-Ak)-Reaktion. Dabei fungiert der nachzuweisende Stoff als Ag. Der spezifische Ak (Primär-Ak) stammt aus dem Serum eines mit diesem Stoff immunisierten („geimpften") Versuchstieres (**polyklonaler Ak**) oder aus dem Kulturmedium von Hybridomzellen (**monoklonaler Ak**). Hybridomzellen erzeugt man durch Fusion von Ag-stimulierten B-Zellen und einer „unsterblichen" Zelllinie, die sich von einem Myelom (Plasmazelltumor) herleitet.

Prinzip der Färbung: Überschichtung des Gewebsschnittes mit einer verdünnten Ak-Lösung; anschließend optische Darstellung des spezifisch gebundenen Ak. Für die Immunhistochemie auf LM-Ebene gibt es unterschiedlich komplizierte Techniken, um den spezifisch gebundenen Primär-Ak sichtbar zu machen (Abb. **1**). Die Sensitivität (aber auch die Fehleranfälligkeit) der Techniken steigt von (a) bis (c).

(a) Direkte Methode: Der Primär-Ak ist mit einer markierenden Substanz, meist einem fluoreszierenden Farbstoff, gekoppelt, der im Fluoreszenzmikroskop direkt sichtbar ist.

(b) Indirekte Methode: Der gebundene Primär-Ak wird mittels eines markierten Sekundär-Ak nachgewiesen, der gegen das Immunglobulin des Primär-Ak gerichtet ist.

(c) Enzym-Immunglobulin-Komplex: Der an den Primär-Ak gebundene Sekundär-Ak fungiert als Brücken-Ak, welcher zugleich ein weiteres Immunglobulin erkennt und bindet. Letzteres ist ein Ak gegen ein Enzym (z.B. Peroxidase, alkalische Phosphatase) und liegt als löslicher Immunkomplex mit dem Enzym vor, welches histochemisch sichtbar gemacht werden kann. Die schließlich erzielte Anfärbung beruht also auf dem Reaktionsprodukt einer enzymhistochemischen Reaktion. Beispiele für diese Version: Abb. 16.**7**, Gastrin-Nachweis (Peroxidase-Reaktion, braunes Reaktionsprodukt); Abb. 13.**9** und 13.**10c**, Nachweis verschiedener Lymphozyten-Proteine (alkalische Phosphatase, rotes Reaktionsprodukt).

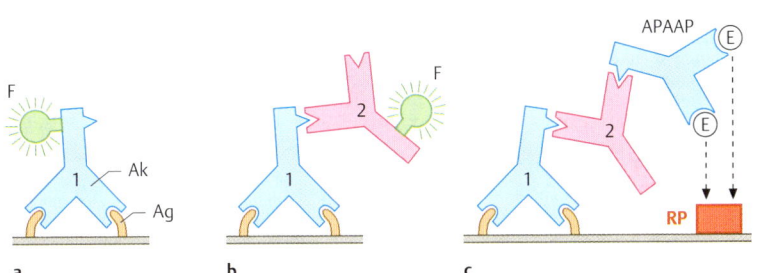

Abb. **1** **Prinzip einiger immunhistochemischer Färbungen** (vereinfachtes Schema). **a**, **b** Direkte und indirekte Immunfluoreszenz. **Ag**, Antigen im Gewebsschnitt. **Ak**, Antikörper. **1**, Primär-Ak gegen das Gewebs-Ag. **2**, Sekundär-Ak gegen das Fc-Fragment des 1. Ak. Die Ak sind durch einen angekoppelten Fluoreszenzfarbstoff markiert. **c** APAAP-Methode („Alkalische Phosphatase-anti-alkalische Phosphatase"). Löslicher Immunkomplex aus alkalischer Phosphatase und einem Antikörper gegen dieses Enzym (**E**). Der 2. Ak fungiert hier als Brücken-Ak, da er auch das Fc-Fragment des Immunglobulins im APAAP-Komplexes erkennt und bindet. Der 1. Ak und der Ak gegen alkalische Phosphatase müssen aus derselben, der 2. Ak aus einer anderen Tierart stammen. **RP**, unlösliches, farbiges Reaktionsprodukt der nachfolgenden enzymhistochemischen Reaktion.

Für die *Immunzytochemie* auf EM-Ebene ist der Primär- oder der Sekundär-Ak mit Goldpartikeln gekoppelt, die im EM direkt sichtbar sind.

Standardpräparate für die Elektronenmikroskopie (EM)

Transmissions-EM

Fixierung: 3 % Glutardialdehyd in isotonem Puffer (feine Vernetzung und starke Denaturierung der Proteine) plus Osmiumtetroxid (Fixierung von Lipiden und Kontrast-Erhöhung).
Einbettung: Kunstharze mit harter Konsistenz.
Schneiden: Zunächst Semidünnschnitte (1 µm), Färbung z.B. mit Toluidinblau; LM-Untersuchung, Verkleinerung der Schnittfläche (auf ca. 1 mm^2) auf die interessierende Region. Ultradünnschnitte (< 100 nm). Als „Objektträger" dienen runde Kupfernetze (Durchmesser ca. 3 mm).
„Färben" (Kontrastieren) mit Blei- und Uranyl-Salzen.

Raster-EM

Dies ist eine Technik zur dreidimensionalen Darstellung von Oberflächen. Hierfür sind spezielle Präparationsmethoden und ein besonderes EM-Gerät erforderlich. Beispiele: Mikrovilli usw. (Abb. 2.**3**), Darmzotten (Abb. 16.**9**).

Licht- und Elektronenmikroskop

Über Aufbau und Funktion des **Lichtmikroskops** (Lichtquelle, Blenden, Linsen von Objektiv und Okular) s. Physik-Bücher. Das **Transmissions-Elektronenmikroskop** funktioniert nach demselben Prinzip, mit dem Unterschied, dass nicht sichtbares Licht, sondern kurzwellige Strahlen (Elektronen) und statt Glaslinsen elektromagnetische Linsen verwendet werden.

Polarisationsmikroskopie: Das optischen Verhalten von hoch-geordneten (sub)mikroskopischen Strukturen im polarisierten Licht wird als doppel-brechend (**anisotrop**) bezeichnet; ungerichtete Strukturen dagegen verhalten sich einfach-brechend (**isotrop**): In *einer* Ebene schwingendes (polarisiertes) Licht wird von anisotropen Strukturen in zwei zueinander senkrecht schwingende Anteile zerlegt. Anisotrope Strukturen leuchten hell auf, sobald sie zwischen zwei gekreuzten Polarisationsfiltern in der Diagonalen ausgerichtet sind, isotrope Strukturen bleiben stets dunkel. Beispiel: Knochenlamellen (Abb. 8.**20**), A-Bande der quergestreiften Muskulatur (Abb. 10.**1a**).

Äquivalentbild und Artefakt

Das Bild fixierter Zellen kann nicht identisch mit dem lebender Zellen sein, da durch die histologische Präparation eigentlich Kunstprodukte (Artefakte) erzeugt werden. Viele Eigenschaften dieser Kunstbilder sind jedoch bei gleichbleibender Methode konstant reproduzierbar und kennzeichnend für die betreffende Zellart (z.B. die Basophilie des Zytoplasmas einer Ribosomen-reichen Zelle; die von extrahierten Lipiden hinterlassenen „Löcher" im Zytoplasma). Sie erlauben somit Rückschlüsse auf den zu Lebzeiten herrschenden Zustand und werden als **Äquivalentbilder** bezeichnet. Unter **Artefakten** versteht man im Allgemeinen nicht reproduzierbare Veränderungen, die durch insuffiziente Fixier- und Präparationstechnik entstehen und keine sicheren Rückschlüsse auf den lebenden Zustand erlauben. Beispiele: mechanische Schädigung des Gewebes bei der Probengewinnung; autolytische Veränderungen infolge verspäteter Fixierung (häufig in autoptisch gewonnenem Gewebe); Schrumpfung oder Quellung durch nicht-isotone Fixierlösungen; Risse, Scharten und Falten im Schnitt; Farbstoffniederschläge.

Bildquellenverzeichnis

n. = nach; diese Abbildungen sind gegenüber den zitierten Vorlagen abgeändert.
Die Zahlen in [ ] verweisen auf das Literaturverzeichnis.

1.1 n. Leonhardt [19].
3.2 n. Alberts et al. [2]; 3.3c n. Benninghoff [3]; 3.4 n. Lodish et al. [20]; 3.6 n. Alberts et al. [2]; 3.7 n. Lodish et al. [20] sowie Goode et al. [54].
4.3 n. Krstic [64]; 4.4b n. Tsukita u. Furuse [88]; 4.5 n. Falk [48].
5.3 n. Sabatini u. Adesnik [81].
6.3b n. Scriver et al. [28]; 6.5 n. Lee u. Orr-Weaver [67]; 6.7 n. Lee u. Amon [66].
7.2 n. Leonhardt [19]; 7.7 n. Benninghoff [3].
8.12b aus Bargmann [36]; 8.13c aus Bargmann [36]; 8.17b n. Rauber-Kopsch [22]; 8.23a n. Rodan u. Martin [79]; 8.25 n. Huffer [61]; 8.26 n. Bloom u. Fawcett [5].
9.1b n. Leonhardt [19]; 9.4a, c n. Kahle [62]; 9.4 b n. Benninghoff [3]; 9.7a–c n. Leonhardt [19]; 9.8 aus Kahle [62]; 9.12d n. Chiu [44]; 9.12e n. Arroyo u. Scherer [34]; 9.14 n. Rauber-Kopsch [23]; 9.17b n. Andres [33]; 9.20b n. Cajal, S. R. [42].
10.3e n. Guyton [12]; 10.4 n. Gregorio et al. [55]; 10.5 n. Bloom u. Fawcett [5]; 10.6 n. Blake et al. [39]; 10.9a: Andres, K.H. (1963) in „Das Herz des Menschen", Bd. 1, S. 63. Hrsg. Bargmann, W., Dörr, W.; Thieme, Stuttgart; 10.13 n. Draeger et al. [46] u. Hinssen et al. [57].
11.2 n. Leonhardt [19]; 11.4 n. Davis [45]; 11.6b n. Stensaas [85]; 11.7f n. Bearer et al. [37]; 11.8a n. Leak [65]; 11.9 n. Leonhardt [69]; 11.11a n. Leonhardt [69]; 11.11b n. Guyton [12].
12.1a aus Rohr [80]; 12.3 n. Tse u. Lux [87]; 12.4 n. George [53]; 12.6 n. Robbins [24]; 12.9 n. Weissman [89] u. [90]; 12.10 n. Lennert [68]; 12.11b aus Leonhardt [19]; 12.12 n. Lennert [68]; Tab. 12.1 n. Begemann [38]; Tab. 12.2 n. Lennert [68]; Tab. 12.3 n. Borregaard et al. [40].
13.2 n. Abbas et al. [1]; 13.6 n. Abbas et al. [1]; 13.11b n. Abbas et al. [1]; 13.14b aus Fujita et al. [51] (mit Genehmigung); 13.14c n. Mori u. Lennert [72]; 13.16 n. Steiniger u. Barth [83]; 13.18b aus Bargmann [36]; 13.24 n. von Gaudecker [52].
14.1a, b n. Leonhardt [19]; 14.3b n. von Hayek [56].
15.1 n. Leonhardt [19]; 15.2 n. Leonhardt [19]; 15.7 n. Schroeder [27]; 15.11 n. Schroeder [27].
16.6 n. Benninghoff [3]; 16.10b,c n. Leonhardt [69].
17.1 n. Netter [74]; 17.3a n. Rhodin [77]; 17.4a n. Muto [73]; 17.5a n. Elias [47]; 17.6a n. Burwen et al. [41].
18.11 n. Refetoff et al. [76].
19.3 n. Kriz u. Bankir [63]; 19.4 n. Leonhardt [19]; 19.6b n. Benninghoff [3]; 19.14 n. Staehelin et al. [82] u. Hu al. [60]; Tab. 19.1 n. Kriz u. Bankier [63].
20.1 n. Leonhardt [19]; 20.5a n. Holstein u. Roosen-Runge [59]; 20.9 n. McNeal [71]; 20.10a n. Frick et al. [50].
21.4 n. McGee u. Hsueh [70] u. Fauser u. Van Heusden [49]; 21.7 n. Talbot, P. [86]; 21.10 siehe 21.4; 21.14a n. Carlsson [43]; 21.15a c n. Baltzer u. Mickan [35].
22.7 n. Stenn u. Paus [84].
23.2a n. Gray [10].
24.1 n. Gray [10]; 24.2 a n. Kahle [62].
25.1 n. Leonhardt [19]; 25.4 n. Rauber-Kopsch [23]; 25.5a, b n. Leonhardt [19]; 25.5c n. Roberts et al. [78]; 25.7c n. Leonhardt [19].
26.2 n. Cormack [7]; 26.4a n. Hogan [58]; 26.5a n. Hogan [58]; 26.6b n. Hogan [58]; 26.8c n. Hogan [58]; 26.10 n. Leonhardt [19]; 26.11 n. Leonhardt [19]; 26.12 n. Leonhardt [19].
27.1 n. Pearse [75].

Literaturverzeichnis

Lehrbücher und Übersichtswerke (Auswahl)

[1] Abbas, A.K. et al. (2000). Cellular and molecular immunology. 4. Aufl., Saunders, Philadelphia.
[2] Alberts, B. et al. (1994 u. 2002). Molecular biology of the cell. 3. u. 4. Aufl., Garland Science, New York.
[3] Benninghoff, Anatomie (1994). Drenckhahn, D, Zenker, W (Hrsg.), 15. Aufl. Urban u. Schwarzenberg, München.
[4] Benninghoff-Drenckhahn, Anatomie (2003/2004). Drenckhahn, D. (Hrsg.), 16. Aufl., Bd. 1 u. 2, Urban u. Fischer, München.
[5] Bloom and Fawcett. A textbook of histology (1994). Fawcett D.W., 12. Aufl., Chapman & Hill, New York.
[6] Böcker , W. et al. (2001). Pathologie. 2. Aufl., Urban u. Fischer, München.
[7] Cormack D. H. (1987). Ham's Histology. 9. Aufl. , Harper, Philadelphia.
[8] Drews, U. (1993). Taschenatlas der Embryologie. Thieme, Stuttgart.
[9] Fritsch, P. (1998). Dermatologie und Venerologie. Springer, Berlin.
[10] Gray's Anatomy (1995). Bannister, L.H. et al. (Hrsg.), 38. Aufl., Churchill Livingstone, Edinburgh.
[11] Greenfield's neuropathology (1997). Graham, D.I., Lantos, P.L. (Hrsg.), 6. Aufl., Arnold, London.
[12] Guyton, A.C. (1991). Textbook of medical physiology. 8. Aufl., Saunders, Philadelphia.
[13] Junqueira, L.C., Carneiro, J. (1996). Histologie. Übersetzt und bearbeitet von Schiebler, T.H., Schneider, F., 4. Aufl., Springer, Heidelberg.
[14] Kierszenbaum, A. L. (2002). Histology and cell biology. Mosby, St. Louis.
[15] Klinke, R., Silbernagl, S. (Hrsg.) (2001). Lehrbuch der Physiologie. 3. Aufl., Thieme, Stuttgart.
[16] Koolman, J., Röhm, K. H. (1998). Taschenatlas der Biochemie. 2. Aufl., Thieme, Stuttgart.
[17] Kreis, T., Vale, R. (Hrsg.) (1999a). Extracellular matrix, anchor and adhesion proteins. 2. Aufl., Oxford Univ. Press, New York.
[18] Kreis, T., Vale, R. (Hrsg.) (1999b). Cytoskeletal and motor proteins. 2. Aufl., Oxford Univ. Press, New York.
[19] Leonhardt, H. (1990). Histologie, Zytologie und Mikroskopische Anatomie des Menschen. Thieme, Stuttgart.
[20] Lodish, H. et al. (2000). Molecular cell biology. 4. Aufl., Freeman, New York.
[21] Löffler, G., Petrides, P. E. (1997). Biochemie und Pathobiochemie. 6. Aufl., Springer, Berlin.
[22] Rauber-Kopsch, Anatomie des Menschen, Bd.1 (1987). Tillmann, B., Töndury, G. (Hrsg.). Thieme, Stuttgart.
[23] Rauber-Kopsch, Anatomie des Menschen, Bd.3 (1987). Leonhardt, H. et al. (Hrsg.), Thieme, Stuttgart.
[24] Robbins, Pathologic basis of disease (1999). Cotran, R. S. et al. (Hrsg.), 6. Aufl., Saunders, Philadalphia.
[25] Romeis. Mikroskopische Technik (1989). Böck, P. (Hrsg.), 17. Aufl., Urban u. Schwarzenberg, München.
[26] Schmidt, R. F. et al. (Hrsg.) (2000). Physiologie des Menschen. 28. Aufl., Springer, Heidelberg.
[27] Schroeder, H. E. (1992). Orale Strukturbiologie. 4. Aufl., Thieme, Stuttgart.
[28] Scriver, C.R. et al. (Hrsg.) (2001). The metabolic and molecular basis of inherited disease. 8. Aufl., McGraw-Hill, New York.
[29] Sibernagl, S., Despopoulos, A. (2001). Taschenatlas der Physiologie. 5. Aufl., Thieme, Stuttgart.
[30] Sobotta, Atlas Histologie (2002). Welsch, U. (Hrsg.), 6. Aufl., Urban u. Fischer, München.
[31] Weiss, L. (1988). Cell and tissue biology. 6. Aufl., Urban u. Schwarzenberg, Baltimore.
[32] Welsch, U. (2003). Lehrbuch Histologie. Urban u. Fischer, München.

Weiterführende Literatur und weitere Abbildungsquellen

[33] Andres, K.H. (1967). Über die Feinstruktur der Arachnoidea und Dura mater von Mammaliern. Z. Zellforsch. 79, 272–295.

[34] Arroyo, E.J., Scherer, S. (2000). On the molecular architecture of myelinated fibres. Histochem. Cell Biol. 113, 1–18.

[35] Baltzer. J., Mickan, H. (1985). Gynäkologie, 4. Aufl., Thieme, Stuttgart.

[36] Bargmann, W. (1977). Histologie und Mikroskopische Anatomie des Menschen. Thieme, Stuttgart.

[37] Bearer, E.L. et al. (1985). Endothelial fenestral diaphragms: A quick-freeze, deep-etch study. J. Cell Biol. 100, 418–428.

[38] Begemann, M. (1999). Praktische Hämatologie. 11. Aufl., Thieme, Stuttgart.

[39] Blake, D.J. et al. (2002). Function and genetics of dystrophin and dystrophin-related proteins in muscle. Physiol. Rev. 82, 291–329.

[40] Borregaard, N., Cowland, J.B. (1997). Granules of the human neutrophilic polymorph-nuclear leukocyte. Blood 89, 3503–3521.

[41] Burwen, S. J. et al. (1992). Subcellular and molecular mechanisms of bile secretion. Int. Rev. Cytol. 135, 269–313.

[42] Cajal, S. R. (1906). Die Struktur der sensiblen Ganglien des Menschen und der Tiere. Erg. Anat. 16, 177–215.

[43] Carlsson, B.M. (1994). Human embryology and developmental biology. Mosby, St. Louis.

[44] Chiu, S.Y. (1995). Schwann cell function in saltatory conduction. In: Neuroglia, Kettenmann, H., Ransom, B.R. (Hrsg.), Oxford, S. 777–792.

[45] Davis, E.C. (1993). Smooth muscle cell to elastic lamina connections in developing mouse aorta. Lab. Invest. 68, 89–99.

[46] Draeger, A. et al. (1990). The cytoskeletal and contractile apparatus of smooth muscle: Contraction bands and segmentation of the contractile elements. J. Cell Biol. 111, 2463–2473.

[47] Elias, H. in Gray's Anatomy (1995), s. [10]

[48] Falk, M.M. (2002). Genetic tags for labelling live cells: gap junctions and beyond. Tr. Cell Biol. 12, 399–404.

[49] Fauser , B. C. J. M., Van Heusden, A. M. (1997). Manipulation of human ovarian function: Physiological concepts and clinical consequences. Endocr. Rev. 18, 71–106.

[50] Frick, H. et al. (1992). Spezielle Anatomie, Bd. II. 4. Aufl., Thieme, Stuttgart.

[51] Fujita, T. et al. (1972). Scanning electron microcope observation of the dog mesenteric lymph node. Z. Zellforsch 133, 147–162.

[52] Gaudecker, B. von (1991). Functional histology of the human thymus. Anat. Embryol. 183, 1–15.

[53] George, J.N. (2000). Platelets. Lancet 355, 1531–1539.

[54] Goode, B. L. et al. (2000). Functional cooperation between the microtubule and actin cytoskeletons. Curr. Op. Cell Biol. 12, 63–71.

[55] Gregorio, C.C. et al. (1999). Muscle assembly: a titanic achievement? Curr. Op. Cell Biol. 11, 18–25.

[56] Hayek, H. v. (1970). Die menschliche Lunge. 2. Aufl. Springer, Heidelberg.

[57] Hinssen, H. et al. (1979). Mode of filament assembly of myosins from muscle and nonmuscle cells. J. Ultrastruct. Res. 64, 282–302.

[58] Hogan, M. J. et al. (1971). Histology of the human eye. Saunders, Philadelphia.

[59] Holstein, A.F., Roosen-Runge, E.C. (1981). Atlas of human spermatogenesis. Grosse, Berlin.

[60] Hu, P. et al. (2000). Ablation of uroplakin III gene results in small urothelial plaques, urothelial leakage, and vesicoureteral reflux. J. Cell Biol. 151, 961–972.

[61] Huffer, W.E. (1988). Morphology and biochemistry of bone remodeling. Lab. Invest. 59, 418–442.

[62] Kahle, W. (1976). Taschenatlas der Anatomie, Bd. 3, 1. Aufl. Kahle W. et al. Hrsg., Thieme, Stuttgart.

[63] Kriz, F., Bankir, L. (1988). A standard nomenclature for structures of the kidney. The Renal Commission of the International Union of Physiological Sciences. Anat. Embryol. 178, N1–8, 1988.

[64] Krstic, R.V. (1976). Ultrastruktur der Säugetierzelle. Springer, Heidelberg.

[65] Leak, L.V. (1971). Studies on the permeability of lymphatic capillaries. J. Cell Biol. 50, 300−323.
[66] Lee, B., Amon, A. (2001). Meiosis: how to create a specialized cell cycle. Curr. Op. Cell Biol. 13, 770−777.
[67] Lee, J.Y., Orr-Weaver, T.L. (2001). The molecular basis of sister-chramatide cohesion. Annu. Rev. Cell Dev. Biol 17, 753−777.
[68] Lennert, K. (1990). Blut und blutbildende Organe. In: Eder, M., Gedigk, P. (Hrsg.), Lehrbuch der Allgemeinen Pathologie und der Pathologischen Anatomie. 33. Aufl., Springer, Heidelberg.
[69] Leonhardt, H. (1973). Taschenatlas der Anatomie, Bd. 2. 1. Aufl., Kahle, W. et al. (Hrsg.), Thieme, Stuttgart.
[70] McGee, E. A., Hsueh, A. J. W. (2000). Initial and cyclic recruitment of ovarian follicles. Endocr. Rev. 21, 200−214.
[71] McNeal, J. E. (1988). Normal histology of the prostate. Am J. Surg. Pathol. 12, 619−633.
[72] Mori, Y., Lennert, K. (1969). Electron microscopic atlas of lymph node cytology and pathology. Springer, Heidelberg.
[73] Muto, M. (1975). A scanning electron microscopic study on endothelial cells and Kupffer cells in rat liver sinusoids. Arch. histol. jap. 37, 369−386.
[74] Netter, F. H. (1975). The Ciba Collection of Medical Illustrations, Digestive System, Part III.
[75] Pearse, A.G.E. (1980). Histochemistry. Theoretical and Applied, Bd.1. 4. Aufl., Churchill Livingstone, Edinburgh.
[76] Refetoff, S. et al. (2001). Thyroid disorders. In [28], S. 4029−4075.
[77] Rhodin, J. A. G. (1975). An atlas of histology. Oxford University Press, New York.
[78] Roberts, W. M. et al (1988) Hair cells: Transduction, tuning and transmission in the inner ear. Annu. Rev. Cell Biol. 4, 63−92.
[79] Rodan, G.A., Martin, T.J. (2000). Therapeutic approaches to bone diseases. Science 289, 1508−1514.
[80] Rohr, K. (1959). Tabulae haematologicae. Thieme, Stuttgart.
[81] Sabatini, D.D., Adesnik, M.B. (2001). The biogenesis of membranes and organelles. In [29], S. 433−517.
[82] Staehelin, L.A. et al. (1972). Lumenal plasma membrane of the urinary bladder. J. Cell Biol. 53, 73−91.
[83] Steiniger, B., Barth, P. (1999). Microanatomy and function of the spleen. Adv. Anat. Embryol. Cell Biol. 151, 1−110.
[84] Stenn, K. S., Paus, R. (2001). Controls of hair follicle cycling. Physiol. Rev. 81, 449−494.
[85] Stensaas, L.J. (1975). Pericytes and perivascular microglial cells in the basal forebrain of neonatal rabbits. Cell Tissue Res. 158, 517−541.
[86] Talbot, P. (1985). Sperm penetration through oocyte investments in mammals. Am. J. Anat. 174, 331−346.
[87] Tse, W.T., Lux , S.E.(2001). Hereditary spherocytosis and hereditary elliptocytosis. In: The metabolic & molecular basis of inherited disease. 8. Aufl., Scriver, C.R. et al. (Hrsg.), McGraw-Hill, New York, S. 4665−4727.
[88] Tsukita, S., Furuse, M. (2000). Pores in the wall: Claudins constitute tight junction strands containing aqueous pores. J. Cell Biol. 149, 13−16.
[89] Weissman, I. L. et al. (2001). Stem and progenitor cells: origins, phenotypes, lineage commitments and transdifferentiations. Annu. Rev. Cell Biol. Dev. Biol. 17, 387−403.
[90] Weissman, I.L. (2000). Translating stem and progenitor cell biology to the clinic: Barrieres and opportunities. Science 287, 1442−1446.

Periodika (Auswahl)

Annual Review of Cell and Developmental Biology
Current Opinion in Cell Biology
International Review of Cytology
Physiological Reviews
Trends in Cell Biology
Trends in Molecular Medicine

Anatomische Terminologie

Nomina histologica (1989). International Anatomical Nomenclature Committee.
3. Aufl., Churchill Livingstone, Edinburgh.

Terminologia anatomica (1998). Federative Committee on Anatomical Terminology.
Thieme, Stuttgart.

Terminologia histologica (in Vorbereitung). International Federation of Associations
of Anatomists.

Internet-Adresse für Literatursuche

Zusammenfassungen von wissenschaftlichen Arbeiten auf dem gesamten Gebiet der
Biomedizinischen Forschung sind zu erhalten unter:
`http://www4.ncbi.nlm.nih.gov./PubMed/`

Sachverzeichnis

^{G} verweist auf das Glossar
^{T} verweist auf Tabellen oder Text-Abbildungen